总主编　秦正红　乐卫东　谢志平

自　噬
——生物学与疾病
基础卷
第 3 版

主编　秦正红

科学出版社

北　京

内 容 简 介

本书是国内第一部系统介绍自噬生物学基础和疾病关系的专著，在第2版的基础上，根据自噬研究飞速发展的现状，第3版的内容和编者做了大幅度的调整。第3版分为基础卷、临床卷和方法卷。本卷系基础卷，着重介绍了自噬研究的历史与现状、自噬调节的信号通路，以及自噬的基本生物学功能等，各章节的内容力求系统地反映自噬研究的最新进展。本书的编者均为国内外活跃在自噬研究领域的专家和学者，具有丰富而扎实的自噬理论知识和研究经验。

本书可作为从事生物学和医药学基础研究的学者及临床医师的重要参考用书，也适于作为相关专业研究生的教材。

图书在版编目（CIP）数据

自噬：生物学与疾病．基础卷 / 秦正红主编 . —3 版 . —北京：科学出版社，2021.4
ISBN 978-7-03-067277-3

Ⅰ．①自… Ⅱ．①秦… Ⅲ．①人体细胞学—细胞生物学—研究 Ⅳ．① R329.2

中国版本图书馆 CIP 数据核字 (2020) 第 265312 号

责任编辑：戚东桂 高峥荣 / 责任校对：张小霞
责任印制：肖 兴 / 封面设计：龙 岩

科学出版社 出版
北京东黄城根北街16号
邮政编码：100717
http://www.sciencep.com

三河市春园印刷有限公司 印刷
科学出版社发行 各地新华书店经销

*

2011年4月第 一 版 开本：787×1092 1/16
2021年4月第 三 版 印张：34 1/4
2021年4月第三次印刷 字数：790 000

定价：218.00元
（如有印装质量问题，我社负责调换）

《自噬——生物学与疾病·基础卷》编写人员

主　编　秦正红
编　委（按姓氏汉语拼音排序）

陈临溪（南华大学）

陈英玉（北京大学）

程　超（中山大学）

崔　隽（中山大学）

何琪杨（中国医学科学院医药
　　生物技术研究所）

胡丽芳（苏州大学）

胡卓伟（中国医学科学院药物
　　研究所）

荆　清（中国科学院上海营养与
　　健康研究所）

乐卫东（大连医科大学）

李　卫（中国科学院动物研究所）

马振毅（天津医科大学）

潘李锋（中国科学院上海有机
　　化学研究所）

秦正红（苏州大学）

盛　瑞（苏州大学）

王光辉（苏州大学）

吴　缅（郑州大学人民医院）

杨　倩（空军军医大学）

姚红红（东南大学）

张宏冰（中国医学科学院基础
　　医学研究所）

张慧灵（苏州大学）

张利宁（山东大学）

赵　颖（北京大学）

赵同标（中国科学院动物研究所）

编　者（按姓氏汉语拼音排序）

陈　松（郑州大学人民医院）

崔　冰（中国医学科学院药物
　　研究所）

高　晖（中国科学院动物研究所）

高　琦（山东省立医院）

韩　冰（东南大学）

韩晓帅（中国科学院上海营养与
　　健康研究所）

胡汪来（郑州大学人民医院）

胡杨兮（上海长海医院）

花　芳（中国医学科学院药物
　　研究所）

黄荣荣（东南大学）

金寿恒（中山大学）

李　珂（中国医学科学院医药
　　生物技术研究所）

李　文（山东大学）

李艳君（南开大学）

林　珩（中国医学科学院药物
　　研究所）

刘　坤（中国科学院动物研究所）

刘建平（中国科学院上海有机
　　化学研究所）

刘振国（中山大学）

罗　丽（苏州大学）

倪　勇（苏州大学）

戚芷豪（南华大学）

尚　爽（中国医学科学院药物
　　研究所）

沈　灵（东南大学）

王　凤（中国医学科学院药物
　　研究所）

王　亮（中国科学院动物研究所）

王　锐（苏州大学）

王　燕（苏州大学）

王　莹（北京市创伤骨科研究所）

王榕林（空军军医大学）

魏　敏（大连医科大学）

伍耀星（中山大学）

徐海东（苏州大学）

闫晓洁（天津医科大学）

杨　洁（天津医科大学）

张　楠（北京大学）

张　媛（东南大学）

周瑞敏（天津医科大学）

周子璇（中国科学院上海有机化学研究所）

朱　林（空军军医大学）

Muhammad Babar Khawar（中国科学院动物研究所）

Rick F. Thorne（郑州大学人民医院）

编写秘书　盛　瑞（苏州大学）

前　言

自《自噬——生物学与疾病》2015 年再版至今，虽仅有短短的五年，但在这几年中，国内自噬的基础研究和临床研究发展迅猛，新发现、新成果层出不穷，新技术、新方法不断涌现。自 2015 年 7 月以来，PubMed 收录自噬相关学术论文 22 401 篇，其中中国学者贡献了 8860 篇。面对新科学、新理论和新技术的挑战，为了紧跟当前自噬研究的前沿，准确把握今后自噬研究的发展方向，我们对《自噬——生物学与疾病》一书进行了再一次修订和充实。

考虑到再版编写工作的延续性，同时兼顾中青年科学家在自噬研究领域中的创新思维、新技术和新方法，第 3 版由秦正红教授、乐卫东教授和谢志平教授作为共同主编，一同负责再版编写工作。我们有幸邀请到中国科学院樊嘉院士、中国工程院陈香美院士等在内的数十位国内知名专家参与编写工作，他们中既有多年从事自噬基础研究的学者，也有常年工作在临床一线的医生，都是国内自噬研究专业队伍的中流砥柱。同时，本书的编写工作还得到了自噬研究领域国内外权威学者 Daniel Klionsky 教授、王红阳院士和张宏教授的指导。这些专家学者的研究方向和研究内容各有所长，他们的学术思想将在本书的不同章节中得以呈现，为本书增光添彩。

与前两版相比，第 3 版在内容上有较大幅度的增加，力图更加全面而系统地介绍自噬的基本理论和临床知识，完整地反映当前自噬研究领域的新进展和新成果。特别需要强调的是，第 3 版更加注重对自噬研究技术和方法的介绍，在基础卷和临床卷的基础上，增加了方法卷，使得本书实践性更强，有助于初学者快速掌握自噬研究的技术方法和工具。我们期望本书的再版能够让广大读者领略到当前自噬研究领域欣欣向荣的真实面貌和深远广博的研究前景，并为推动国内自噬领域的基础和临床研究提供有益的工具和参考。

同时，为扩大自噬研究的国际影响，我们还委托 Springer Nature 出版集团出版本书的英文版。尽管本书的内容包括了自噬研究的基本理论、基本方法、临床意义和前沿发现，但仍难以全面涵盖自噬领域的各个方面。限于知识水平和文字修养，本书的内容及编辑工作难免存在疏漏和不足之处，恳请广大读者批评指正，以便再版时改正和完善。

秦正红　乐卫东　谢志平

2020 年 7 月

目　录

第一篇　自噬研究的历史与现状

第二篇　自噬调节的信号通路

第三篇　自噬的基本生物学功能

第一篇
自噬研究的历史与现状

第一章　自噬研究的历史与现状

1963 年，Christian de Duve 首次提出了自噬（autophagy）的概念，该词来源于希腊语，"auto"意为自我，"phagy"意为吃。自噬是一种进化保守的过程，真核生物双层膜囊泡包裹胞内物质，运送到溶酶体被降解。自噬的主要功能是降解内源性生物大分子以实现蛋白质、脂肪和糖的再循环，对营养缺乏时维持细胞内环境稳态和生存尤为重要。在其后的 20 多年间，由于研究方法所限，自噬研究领域进展缓慢，并没有引起人们的广泛关注。但是，20 世纪 90 年代，Yoshinori Ohsumi（大隅良典）等在酵母中发现了自噬现象，并利用该模型鉴定了多个自噬相关基因，随后几乎所有酵母自噬相关基因均在高等真核生物、人类找到了功能性同系物，使得自噬研究取得了重大进展。2003 年，Klionsky 等将这些基因统一命名为 Atg（AuTophaGy）基因，以研究其编码蛋白之间的相互作用及其在自噬过程中的功能。2004 年 12 月出版的 Science 期刊预测自噬研究会成为 2005 年科技领域的六大热点之一，且排在第一位。从 1997 年开始，各种国际性的自噬研讨会在世界各地召开；2005 年 4 月，一份新的国际性期刊 Autophagy 由 Klionsky 主编并出版；PubMed 上收录的自噬研究论文也逐年增多；2016 年 Yoshinori Ohsumi 由于"自噬机制的发现"获得诺贝尔生理学或医学奖（Mizushima，2018）。这些都反映出自噬越来越受到人们的关注，自噬已经成为一个快速发展的研究热点，研究涉及生物学、医学、植物学和微生物学等领域。在生物医学界，许多研究人员正在积极探讨非选择性和选择性自噬与人类多种病理生理状态的关系，研究多种疾病中自噬调控的分子机制，包括癌症、代谢性疾病、神经退行性病变、心血管疾病、免疫反应、发育和衰老等。

本章将主要介绍自噬研究的发展史和现状，重点阐述促进该领域发展的里程碑式研究（图 1-1）。后续章节将详细介绍自噬的分类与各型自噬的特点，自噬囊泡的生成、转运和降解，自噬调节的信号通路，自噬的生物学作用和功能，以及自噬研究的工具和方法等。

第一节　自噬的研究历史

一、自噬研究的早期事件

1. 溶酶体和自噬概念的提出　自噬领域的研究起源于比利时细胞学和生物化学家 Christian de Duve 发现溶酶体。1955 年，de Duve 在对肝匀浆差速分离过程中，发现了一种新的细胞器，该细胞器能够包裹酸性磷酸水解酶，该酶在酸性 pH 时活性最佳，他把这种细胞器命名为溶酶体（lysosome），代表其为具有溶解细胞功能的细胞器。1957 年，Clark 应用电镜在新生小鼠肾近曲小管上皮细胞中观察到形状不规则的双层膜囊泡包裹无

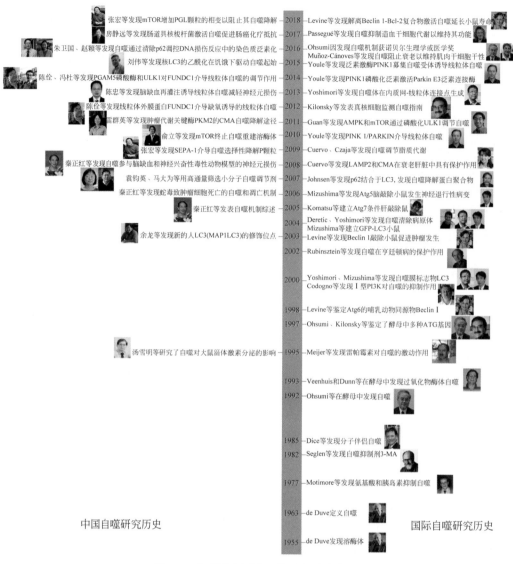

图 1-1 自噬研究历史上的里程碑式发现

定形物质（包括线粒体），描述为"不规则密度的小体"和"致密体"，de Duve 认为这是最早观察到的自噬体。1962 年，Ashfold 和 Porter 用胰高血糖素处理大鼠肝细胞，观察到膜囊泡包裹半消化的线粒体和内质网。Novikoff 等则观测到饥饿大鼠肝组织切片中自噬体增多（肝脏中的管周体），1963 年，该研究组又在肾脏中观察到含有溶酶体水解酶的相似小体，称之为"cytolysosome"，该结构呈现酸性磷酸酶阳性，并包含线粒体、内质网、核糖体和其他细胞质组件的轮廓。基于这些发现，1963 年，在伦敦召开的 Ciba 基金会溶酶体研讨会上，de Duve 做了题为"溶酶体概念"的大会报告，描述了胞吞（endocytosis）和胞吐（exocytosis）过程，区分了异体吞噬（heterophagy）和自体吞噬（autophagy）中溶酶体的功能，首次提出了自噬（autophagy）的概念，用以描述单层或双层膜囊泡包裹降解部分胞质和细胞器，这些囊泡被称为"自噬小体"。1974 年，由于 de Duve 在亚细胞生物学的重大发现：发现了溶酶体（相当于细胞消化系统的细胞器）和过氧化物酶（在细胞代谢过程中发挥重要作用），他被授予诺贝尔生理学或医学奖。

2. 溶酶体与蛋白质更新　在 20 世纪 60～70 年代，一些研究者检测了溶酶体与蛋白质更新的关系。1969 年，Schimke 等发现蛋白质降解的速度不同，采用脉冲追踪放射性亮氨酸、精氨酸、甲硫氨酸以检测多种胞内蛋白质的半衰期，各种蛋白质的半衰期从几分钟到几天不等，与其细胞定位无关。研究者希望了解这些蛋白质是如何降解的，为何其降解速率相差如此之大。20 世纪 70 年代，多个研究者在完整的骨骼肌、肝细胞和巨噬细胞，使用溶酶体抑制剂 NH_4Cl、亮抑蛋白酶肽（leupeptin）、氯喹和抗蛋白酶来评估溶酶体在降解蛋白质中的作用，发现溶酶体在长寿蛋白和短命蛋白中，优先降解长寿蛋白：54% 的短命蛋白和 75% 的长寿蛋白在溶酶体降解，而且溶酶体同时负责降解内源性和外源性蛋白质。Dice 等发现在肝脏和肌肉中，大分子蛋白质降解速度比小分子蛋白质快，酸性蛋白质降解速度快于中性或碱性蛋白质，糖蛋白比非糖蛋白降解速度更快；此外，在糖尿病和饥饿大鼠中，蛋白质降解加快，上述这些变化后来被证实是由于非选择性自噬的激活。

3. 自噬调节途径的发现　早期研究显示，自噬受氨基酸和某些激素调节。1967 年，Deter 和 de Duve 在胰高血糖素处理后的大鼠肝脏观察到自噬囊泡和溶酶体增大、数量增加，对机械应激和渗透压变化更敏感，表明胰高血糖素激活自噬。与胰高血糖素的激活效应相反，1977 年，Pfeifer 和 Mortimore 等证明，氨基酸和胰岛素显著抑制肝脏自噬和蛋白质更新（Mortimore et al.，1977）：当大鼠肝脏灌注液内氨基酸减少时，蛋白质降解率显著增加；相反，增加溶液内氨基酸，则降解率降低到正常的 1/3，表明自噬介导的蛋白质降解受氨基酸水平严格控制。Mortimore 等进而研究了哪些氨基酸单独或共同地抑制自噬，发现 7 种氨基酸：亮氨酸、酪氨酸、苯丙氨酸、谷氨酰胺、组氨酸、色氨酸和甲硫氨酸抑制自噬。Seglen 在培养肝细胞时得到了类似的结论，并发现亮氨酸抑制自噬作用最强。1981 年，Pfeifer 等发现：在大鼠肝脏和心脏，摄食抑制自噬，而禁食引起自噬，饥饿 48 小时，30%～40% 的肝脏蛋白质发生降解，如果去除 7 种调节性氨基酸，5 分钟内形成自噬体，20 分钟内自噬达到稳态，即自噬体（autophagosomal）形成速度与损失速度相等，而再加入氨基酸，则溶酶体降解加快，自噬体明显减少。上述研究证明胰高血糖素激活自噬，胰岛素和氨基酸抑制自噬，这与两种激素对分解代谢和合成代谢的调控功能相一致。

1982 年，Seglen 和 Gordon 报道了 3- 甲基腺嘌呤（3-MA）能够抑制自噬（Seglen et al.，1982），自此 3-MA 成为经典的自噬抑制剂。随后，Seglen、Meijer 和 Codogno 组注意到蛋白激酶、磷酸酶和异源三聚体 G 蛋白可以调节自噬。1995 年，Meijer 组从饥饿大鼠分离肝细胞，发现氨基酸加入培养基时自噬减少，此时核糖体蛋白 S6 磷酸化；免疫抑制剂西罗莫司（又称雷帕霉素）拮抗哺乳动物雷帕霉素靶蛋白（mTOR），抑制 S6 磷酸化，诱导自噬；这项工作揭示了 mTOR 信号在自噬调节中的作用，并证明了雷帕霉素通过抑制 mTOR 激活自噬（Blommaart et al.，1995）。而直到 2000 年 Codogno 组才发现了 3-MA 抑制自噬的机制，Ⅰ型磷脂酰肌醇 3- 激酶（PI3KC1）抑制自噬，而Ⅲ型磷脂酰肌醇激酶复合物（PI3KC3）激活自噬，自噬抑制剂 3-MA 与渥曼青霉素均为 PI3KC3 抑制剂。在 3-MA 和雷帕霉素两种经典调控剂的基础上，更多的研究者试图基于自噬的分子机制寻找特异性的自噬调控剂。

4. 自噬类型的发现　已知巨自噬（macroautophagy）的典型过程是胞质内首先出现膜

结构（吞噬泡或隔离膜），延伸形成杯状结构，随后封闭，即为双膜或多层膜包绕的早期自噬体（AVi）；自噬体进而与溶酶体融合形成自噬泡，即为降解自噬体（自噬溶酶体，AVd），其内膜和内容物被溶酶体水解酶降解；最后，自噬溶酶体成为残体，降解产物转运回到胞质以实现重新利用。自噬体中 AVi 外绕两层或多层膜，而 AVd 为单层膜。1981 年，Mortimore 首先提出了 AVi 和 AVd 的概念，并指出蛋白质更新速度与 AVi 和 AVd 比值之间存在定量关系。

20 世纪 80 年代，Mortimore 等研究了肝脏溶酶体超微结构后得出结论：细胞组件可经两种机制被溶酶体降解，即微自噬和巨自噬。微自噬（microautophagy）通过溶酶体膜内陷，直接运送细胞成分至溶酶体内降解，因为该过程中只有较少部分的胞质发生降解（相比于巨自噬），因此被称为微自噬。微自噬负责基础降解，而巨自噬由氨基酸、胰岛素和胰高血糖素调节蛋白质降解。某些酵母如毕赤酵母（*Pichia pastoris*）和多形汉逊酵母（*Hansenula polymorpha*）的囊泡膜可介导微自噬，可作为微自噬的模型系统。

1985 年，Dice 等报道了溶酶体选择性地降解可溶性蛋白质，血清剥夺后放射性标记的核糖核酸酶（RNase A）降解速度增加，降解信号残基位于 Lys-Phe-Glu-Arg-Gln（KFERQ）基序，KFERQ 信号被胞质 Hsc70 蛋白识别，Hsc70 与溶酶体膜蛋白 LAMP2 相互作用促进 RNase A 转移至溶酶体降解，他把这个途径命名为分子伴侣介导的自噬（CMA）。2008 年，Cuervo 等发现 LAMP2 和 CMA 对衰老肝脏具有保护作用，进而深入研究了 CMA 的分子机制及其在代谢、衰老和疾病中的功能（Zhang et al.，2008）。

5. 自噬囊泡膜的来源　自噬体膜的来源和形成部位一直是自噬领域研究的难点，1987 年，Seglen 通过电镜观察到自噬囊泡由厚嗜锇膜的杯状吞噬泡形成，表明其富含脂质。1990 年，Dunn 等提出免疫组化证据表明，AVi 来自于粗面内质网，而非高尔基体或浆膜。1998 年，Seglen 从长春碱处理的肝细胞中分离自噬体，发现其包含内质网腔蛋白质二硫键异构酶（PDI）和 GRP78（也称作 Bip），以及溶酶体 LAMP2、胞质 SOD 和高尔基体 p58 标志物，但没有浆膜和内涵体标志物。2013 年，Yoshimori 等报道自噬体形成在内质网 - 线粒体连接点，饥饿时，自噬前体 / 自噬体标志物 Atg14、自噬体形成标志物 Atg5 重新定位于内质网 - 线粒体连接点，内质网内的 SNARE 蛋白 syntaxin 17 结合于 Atg14 并招募其到内质网 - 线粒体连接点，从而提出了自噬体形成的一个新颖来源（Hamasaki et al.，2013）。

另外，传统的自噬途径是形成双层或多层膜结构以包裹内容物至溶酶体降解，但最近发现，在非经典模式下，自噬体形成和成熟的关键上游因子微管相关蛋白 1 轻链 3（LC3）亦可定位于单膜囊泡，驱使溶酶体降解其内容物；而且，多层或单层膜结构还介导非降解功能，如促进细菌复制、溶酶体局部分泌、黑色素体功能等。因此，在某种程度上，自噬机制很可能仅介导一种囊泡穿梭机制，在细胞过程中产生更广泛的作用，这些新颖的发现极大地拓展了自噬的概念和生物学意义。

二、自噬研究的里程碑式发现

1. 自噬相关基因的发现

（1）自噬在酵母模型的发现：1990 年之前，自噬研究的模型主要是哺乳动物细胞系和啮齿动物的肝脏。1992 年，Yoshinori Ohsumi 等在酿酒酵母中发现营养缺乏引起自噬降解。在酿酒酵母中，液泡是相差显微镜唯一可见的细胞器，其功能相当于哺乳动物的溶酶体，呈酸性，包含多种水解酶。Ohsumi 等首次先驱式地应用缺乏液泡蛋白酶的酵母菌株，由于降解受阻，当氮缺乏细胞饥饿 30 分钟后，光学显微镜观察到多个球形体出现在液泡周围，数量缓慢增加至视野内充满液泡。电镜观察证实这些球形体即自噬体，平均直径 500 ～ 900nm，包裹部分细胞质、核糖体或线粒体。在野生型细胞，这些酵母自噬小体可以被液泡水解酶迅速降解，当自噬小体的外膜与液泡膜融合时，在液泡腔内形成单层膜包绕的自噬体，这一系列的膜动力学完全类似于哺乳动物的自噬。随后，研究发现碳、硫、磷酸和单一营养缺陷型的氨基酸缺乏也诱导相似的过程。

（2）酵母 *Atg* 基因的鉴别和克隆：1992 年起，由于酵母中自噬现象的发现，Ohsumi 和 Tsukada 应用缺乏液泡蛋白酶的酵母菌株，在光镜下筛选氮缺乏后未能形成自噬体的自噬缺陷突变体（Takeshige et al.，1992）。他们在饥饿条件下筛选了约 38 000 个独立克隆，并最终分离出 15 种自噬缺陷的酵母突变体，鉴定了一系列自噬基因，称之为 *Apg* 基因。1992 年，Klionsky 等将氨肽酶 I 导入酿酒酵母的液泡，提出了液泡酶 - 氨肽酶 I 的胞质 - 液泡运输（cytoplasm-to-vacuole transport，CVT）途径，发现了该酶运输功能缺陷的许多突变体，从而鉴定了 *Cvt* 基因。Veenhuis 和 Dunn 检测了过氧化物酶体酶活性，鉴定了 *Pdd*（过氧化物酶体降解缺陷）基因和 *Gsa*（葡萄糖介导的选择性自噬）基因。Thumm 等筛选了果糖 -1，6- 二磷酸酶（FBPase）降解缺陷的克隆，鉴定了 *Aut* 基因。

1993 年，Ohsumi 组报道了第一个酵母自噬基因 *Apg1*（现称为 *Atg1*），其编码 Atg1 蛋白的激酶活性在营养饥饿诱导自噬中起关键作用。1996 年，Ohsumi 等报道了自噬基因 *Apg5*（现称为 *Atg5*）。1997 年 Thumm 等报道了 *Aut1*（现称为 *Atg3*）编码 E2 结合酶修饰泛素样蛋白 Atg8。1998 年，Mizushima 等报道了酵母中的蛋白聚合系统——Atg12-Atg5 系统（Mizushima et al.，1998）。1999 年，酵母 *Atg7* 被克隆和鉴定。2000 年，Ichimura 等报道 Atg7 E1 样酶将 Atg8 与磷脂酰乙醇胺（PE）结合，证明了自噬过程中蛋白质酯化在膜动力学中的作用。实际上，许多 *Cvt*、*Atg* 和 *Aut* 基因是等位基因，如 Atg7（Gsa7、Cvt2）是自噬、过氧化物酶体和 CVT 途径的必需蛋白。2003 年，这些基因被统一命名为自噬相关基因（Klionsky et al.，2003），包含了酵母、植物和脊椎动物中涉及 APG、AUT、CVT、GSA、PDD 途径的自噬基因。2010 年，Kanki 等通过选择性线粒体降解（mitophagy）突变体的基因筛选，鉴定了 *Atg32* 和 *Atg33*。迄今为止，已鉴定出 42 种 *Atg* 基因，其在真核生物中高度保守，负责自噬体形成和调控选择性自噬。

（3）哺乳动物及其他生物的 *Atg* 基因：研究者通过结构和功能的同源性鉴别酵母基因的哺乳动物同系物。1998 年，Mizushima 等鉴定了首个哺乳动物自噬基因 *Atg5* 和 *Atg12*，证明 Atg12-Atg5 共轭体系是保守的。1999 年，Levine 组发现 Bcl-2 结合蛋白 Beclin 1 能够诱导自噬，证明 Beclin 1 即 Atg6/Vps30（Liang et al.，1999）。2000 年，Kominami 组鉴定了 Atg7 共轭体系的哺乳动物同源物，而 Yoshimori 组则鉴定了 Atg8 的哺乳动物同源物微管相关蛋白 1 轻链 3（LC3 或 GABARAP）（Kabeya et al.，2000），存在两种形式的 LC3：胞质 LC3- I 和自噬膜上磷脂酰乙醇胺结合的 LC3- II，LC3- II 经 C 端剪切等多步骤合成，LC3- II 水平反映自噬体数量，在巴弗洛霉素 A1 存在时，LC3- II 不能与溶酶体融合，在蛋白酶抑制剂存在时，LC3- II 不能降解。现在，LC3 已经成为监测哺乳动物细胞自噬的经典生化指标。除了上述 Atg 蛋白，几乎所有酵母 Atg 蛋白均在哺乳动物中找到了同系物，包括两个 Atg1 同系物 ULK1 和 ULK2，以及 PI3K 复合物、Atg14L（Atg14 同系物）、p150（Vps15 同系物）、Atg9、WIPI-Atg2 复合物等。2002 年，Ohsumi 组鉴别了高等植物模式生物拟南芥的大多数 *Atg* 基因同系物，表明这些基因也参与植物细胞的自噬过程。2010 年，张宏等在秀丽隐杆线虫发现了四个特异性自噬基因：*epg-2*、*epg-3/VMP1*、*epg-4/EI24* 和 *epg-5*，*epg-2* 是线虫特有的，而其他三个基因从线虫到哺乳动物均呈保守性。上述发现强烈提示自噬是真核生物进化早期阶段的保守机制。

（4）自噬的信号调节：自噬调节信号通路的重大突破是发现了调节细胞生长、细胞周期进程和蛋白质合成的雷帕霉素靶蛋白（TOR）。1995 年，Meijer 组首先发现 TOR 抑制剂雷帕霉素能够诱发大鼠肝细胞自噬，减轻氨基酸抑制自噬的作用。他们还发现，氨基酸刺激核糖体蛋白 S6 磷酸化，雷帕霉素抑制这一效应，表明氨基酸和 TOR 调节自噬的信号相互关联。

1997 年，Meijer 组又发现：在大鼠肝细胞，PI3K 抑制剂渥曼青霉素、LY294002 和 3-MA 阻止氨基酸诱导的 S6 磷酸化，似乎与雷帕霉素作用相似。但实际上，这些 PI3K 抑制剂在氨基酸缺乏时能够阻断自噬。2000 年，Codogno 发现，PI3KC3 产物 PI3P 是自噬必需的，而 PI3KC1 的产物磷脂酰肌醇（3,4）- 二磷酸［PI（3,4）P2］和磷脂酰肌醇（3,4,5）- 三磷酸［PI（3,4,5）P3］抑制自噬。由于 3-MA 与渥曼青霉素同时抑制 PI3KC1 和 PI3KC3，因此可下调 S6 磷酸化并抑制自噬。胰岛素可以抑制自噬，现在知道胰岛素信号的初始步骤在浆膜，导致 PI3KC1 的激活，产生 PI（3,4,5）P3，以抑制自噬，同时通过磷酸肌醇依赖激酶 1（PDK1）激活蛋白激酶 B（PKB，也称为 AKT）而抑制自噬。其他 TOR 依赖的通路包括应激响应的 c-JunN 端激酶 1（JNK1）和死亡相关蛋白激酶（DAPK）激活 Beclin 1 以诱导自噬。2011 年，Guan 实验组报道 AMPK 和 mTOR 通过磷酸化 ULK1 调节自噬：饥饿时，AMPK 通过磷酸化 Ser317 和 Ser777 直接激活 ULK1，进而诱导自噬；而营养充足时，增加的 mTOR 活性通过磷酸化 Ser757 阻止 ULK1 激活，破坏 ULK1 和 AMPK 的相互作用，从而揭示了 AMPK/mTOR 经由自噬相关基因调控自噬的机制（Kim et al., 2011）。

2. 选择性自噬的发现　在自噬发现之初，人们认为自噬非特异地包裹部分细胞质经溶酶体消化。1973 年，Bolender 和 Weibel 发现滑面内质网能够被自噬特异性吞食。1983 年，Veenhuis 和 Dunn 首次报道了汉逊酵母中的选择性过氧化物酶体自噬（pexophagy）。1985 年，Dice 等报道了溶酶体选择性地降解可溶性蛋白质——核糖核酸酶，即 CMA，后来又发现了其他的 CMA 作用底物，如 GAPDH、膜联蛋白、IκB 和醛缩酶 B 等。1987 年，Mortimore 等报道当肝细胞暴露于胰高血糖素时，自噬选择性地降解核糖体。2004 年，Lemasters 等发现异常线粒体被自噬选择性降解，从而提出了线粒体自噬（mitophagy）的概念。这些在酵母和高等真核生物的研究充分证明：自噬具有选择性。

（1）胞质 - 液泡运输途径：1992 年起，Klionsky 研究了胞质 - 液泡运输（CVT）途径，该通路负责运输囊泡蛋白质 α- 氨肽酶Ⅰ和 α- 甘露糖苷酶 1，该途径的膜动力学与巨自噬非常相似，必需基因（*Cvt* 基因）也与 *Atg* 基因相同，但两者也存在着差异，即 Cvt 囊泡特异性包绕 Cvt 复合物（α- 氨肽酶Ⅰ复合物和 Ty1 病毒样颗粒），Cvt 囊泡（直径约 150 nm）比自噬体（直径约 500 nm）小得多。CVT 的特异性使其成为研究选择性自噬的模型系统。

　　介导选择性自噬的自噬相关蛋白称为自噬衔接蛋白，这些衔接蛋白分为两大类：泛素依赖型蛋白和泛素非依赖型蛋白。泛素依赖型蛋白通过泛素标签识别 LC3 或其他 Atg8 类似物；泛素非依赖型蛋白直接包裹细胞器或病原体。Atg11（Cvt9/Gsa9）是首个被发现的泛素非依赖选择性自噬必需蛋白，负责氨肽酶 I（CVT 通路）、过氧化物酶体（pexophagy）和线粒体的囊泡运输，作为支架蛋白募集其他 Atg 蛋白和选择性降解的靶点。泛素非依赖型蛋白还包括 Atg19 和 Atg34，分别为 CVT 通路 α- 氨肽酶 I 和 α- 甘露糖苷酶 1 的选择性受体蛋白；Atg30 负责酵母过氧化物酶体自噬；Bnip3L / Nix 参与线粒体自噬。p62（sequestosome 1，SQSTM1）则是泛素依赖型蛋白，结合于泛素化蛋白，亦结合于 LC3，组装入自噬体，最终与泛素化蛋白在自噬溶酶体内降解。

　　（2）异源自噬（xenophagy）：是胞内病原体的选择性自噬，表明自噬还可以作为防止细菌和病毒感染的防御机制。A 型链球菌通过内吞作用进入细胞，2004 年 Yoshimori 组发现，在细胞质中，A 型链球菌立即被自噬小体捕获，与其他自噬体融合，形成巨大的膜结构，最终与溶酶体融合后被消化。与此同时，Deretic 等证实自噬参与细胞对多种病原体的固有免疫，包括结核分枝杆菌、A 型链球菌、单核细胞增多性李斯特菌、弗氏志贺菌、肠道沙门菌、嗜肺军团菌、单胞菌等，分枝杆菌、链球菌、李斯特菌、志贺菌和沙门菌经自噬溶酶体降解，但军团菌和单胞菌仍存在于自噬体，能够在宿主细胞内存活。因此，自噬能够选择性降解细胞内病原体，但某些病原体能够破坏自噬途径以维持生存和复制。在鼠伤寒沙门菌感染并释放到胞质后，细菌蛋白迅速泛素化并被货物受体 SQSTM1、CALCOCO2 和 OPTN 识别，这三种受体均含有泛素结合结构域和 LC3 相互作用区（LIR），介导泛素化细菌和 LC3 / GABARAP 家族成员之间的相互作用，以形成自噬泡。CALCOCO2 与细菌的结合还依赖于凝集素 LGALS8 募集到含有受损细菌的囊泡。目前，针对胞内病原体的自噬已发展为令人兴奋的研究领域，有希望成为对抗感染性疾病的新颖手段。

　　（3）线粒体自噬：线粒体质量控制对于维持线粒体及细胞功能至关重要。线粒体自噬和泛素蛋白酶体系统是线粒体质量控制的重要途径，可选择性地清除受损和（或）多余的线粒体以维持线粒体稳态。在酵母中，线粒体外膜蛋白 Atg32 是泛素非依赖线粒体自噬受体，Atg32 与 Atg8、Atg11 相互作用，以促进线粒体自噬过程。PINK1 / Parkin 途径是大多数哺乳动物细胞中介导线粒体自噬最重要的机制。2008 年 Youle 等、2010 年 Przedborski 和 Springer 等均发现哺乳动物中线粒体自噬依赖于 PINK1/Parkin，PINK1 促使 E3 泛素连接酶 Parkin 定位于受损线粒体，Parkin 泛素化一个或多个线粒体蛋白，进而被 p62 识别，由 LC3 招募到自噬体降解。实际上，p62 和 NBR1 能够结合泛素，含有 LIR 和泛素相关结构域（UBA），LIR 结合于 Atg8 及其同系物的疏水袋，代表选择性自噬相互作用的重要模式。该 LIR 也被发现共存于 Nix、Atg19、Atg32 及其他可能的衔接蛋白中。2015 年，Youle 等进一步阐明了 PINK1 激活线粒体自噬的 Parkin 依赖和非依赖途径：在没有 Parkin 时，由于线粒体基础泛素水平较低，PINK1 磷酸化泛素将自噬受体 NDP52 和视神经蛋白（optineurin）募集到线粒体，不依赖于 Parkin 直接激活线粒体自噬，但激活的线粒体自噬水平较低；当存在 Parkin 时，PINK1 将 Parkin 及 NDP52 和 optineurin 募集到线粒体，Parkin 能够扩增 PINK1 产生的磷酸化泛素信号，诱导快速而强大的线粒体自噬（Lazarou et al.，2015）。此外，Sandoval 等（2008）和陈佺等（Liu et al.，2012）则分别发现了存在于哺乳动物细胞中的线粒体自噬受体 BNIP3L/Nix 和 FUNDC1，它们均为含有 LIR 的线粒体外膜蛋白，参与缺氧诱导的线粒体自噬。由于缺氧诱导的线粒体自噬与肿瘤或心血管疾病的病理机制相关，阐明 BNIP3L 和 FUNDC1 的作用可能为治疗、干预肿瘤和缺氧相关疾病提供实验基础。

（4）内质网自噬（ER-phagy/reticulophagy）选择性降解内质网（ER）。2007 年，Bernales 最早命名了内质网自噬，在酿酒酵母中，ER 应激既激活内质网自噬，又激活巨自噬，两个进程可以独立运作，也可互补。重要的是，ER 应激诱导自噬的保护作用主要与内质网自噬相关，而不是巨自噬（Schuck et al.，2014）。2015 年，*Nature* 上连续两篇论文报道了内质网自噬的调控机制，Mochida 等（2015）在酵母中鉴定了两种新颖的自噬调节蛋白 Atg39 和 Atg40，Atg39 定位在核周 ER（或核膜），介导核自噬（nucleophagy）；Atg40 定位在胞质 ER，能够加载 ER 结构域到自噬小体，介导酵母内质网自噬。Khaminets 等（2015）则在鼠和人类细胞发现：内质网膜蛋白家族成员FAM134B/ RETREG1 能够介导内质网自噬，FAM134B 含有 LIR 结构域及网膜蛋白结构域，网膜蛋白结构域结合于 ER 碎片，而 LIR 与 LC3 相互作用，以促进自噬体降解 ER。下调FAM134B 导致 ER 扩张，抑制 ER 更新，增敏应激诱导的细胞凋亡。FAM134B 敲除小鼠随年龄增长自噬活性降低，错误折叠蛋白和聚集蛋白在 ER 内堆积，引发感觉神经病变。有趣的是，FAM134B 正是 Atg40 的哺乳动物同源物，因而 FAM134B/Atg40 介导的选择性内质网自噬控制 ER 形态和更新，是维持细胞稳态不可或缺的过程。

3. 自噬生物功能的发现　自噬的功能大致包括两方面：其一是生成降解产物和营养素，以适应饥饿或生长需求来维持细胞存活，对于酵母和多细胞生物在营养限制条件的急性期尤其重要，如短期饥饿、产后和着床前期；其二是进行细胞内质量控制以清除损伤的大分子和细胞器，对于长寿细胞和生物体非常重要。基于这两种基本功能，自噬在代谢、发育、干细胞、衰老长寿和细胞生存死亡中发挥丰富的作用。

（1）代谢：自噬有利于营养物质的代谢分解，对调控营养和维持细胞稳态至关重要。生物大分子物质可通过自噬溶酶体途径降解为葡萄糖、游离脂肪酸及氨基酸供细胞重新利用，并提供能量。当营养缺乏时，细胞可利用自噬来调动细胞内糖原和脂肪以产生能量，自噬也可促进细胞内蛋白质的降解以提供氨基酸来维持蛋白质合成。虽然自噬降解蛋白产生的氨基酸可以被用来产生 ATP 以补充能量，但这样转换的能量平衡是相对薄弱的，脂类才是更好的能量来源。自噬有利于降解脂类以产生游离脂肪酸，其离开溶酶体腔后通过线粒体 β 氧化产生能量，细胞亦借此控制脂质代谢并防止脂类积聚（Singh et al.，2009）。由于自噬溶酶体途径在营养代谢中发挥重要作用，其进程障碍则会导致一系列代谢性疾病，如糖尿病、肥胖、肝病、动脉粥样硬化等。

（2）衰老和长寿：衰老细胞的共同特征是受损蛋白质和细胞器（如损伤线粒体）的进行性聚积，自噬活性下降可能与这些现象密切相关。Bergamini 实验室研究发现：随着年龄增长，啮齿动物体内和离体肝细胞的自噬功能下降，而热量限制（已知有效延缓衰老的唯一方法）随年龄增长而增加，可防止自噬活性下降。2003 年，Levine 组进行了首个衰老和长寿相关自噬基因的实验研究，在缺乏胰岛素信号时，*Beclin 1* 秀丽隐杆线虫同系物 *bec-1* 敲减能够抑制 *daf-2*，而 *daf-2* 是寿命延长表型的基因。随后对果蝇的研究发现，果蝇 *Atg7* 缺失则寿命缩短，而促进成年果蝇基底自噬水平则延长寿命，从而证明了自噬能够延长模式生物的寿命。2018 年, Levine 组进一步确证了自噬促进哺乳动物长寿的作用, 通过构建 *Beclin 1* (*Becn1F121A / F121A*) 突变的靶向突变小鼠, 发现 Beclin 1 与负调节因子 Bcl-2 的相互作用减少, 基础自噬增加, 则小鼠寿命明显延长, 年龄相关的肾脏及心脏病理改变和自发性肿瘤也明显减少, 相反, 缺乏抗衰老蛋白 klotho 3 的小鼠 Beclin 1 和 Bcl-2 相互作用增加, 自噬水平降低, 发生早死和不育, 而 *Beclin 1* (*F121A*) 突变拯救了这些表型。这些数据证明 Beclin 1 介导的自噬能够防止衰老, 促进哺乳动物长寿 (Fernandez et al., 2018)。

(3) 干细胞: 其在胚胎发生过程中产生机体的关键细胞, 并且在出生后和成年期参与组织修复和稳态, 因此强有力的质量控制机制对于干细胞生存是必需的。自噬是主要的细胞质量控制途径, 在维持多种干细胞功能中起关键作用, 可促进其静止, 维持其干性和自我更新, 并介导分化。同时, 自噬通过调节细胞重塑和新陈代谢来保护干细胞功能。实际上, 自噬抗衰老的作用亦可能与调控干细胞相关, 在衰老过程中, 干细胞再生能力下降, 从正常的静息态过渡到不可逆的衰老态, 自噬对维持干细胞静息态和干性至关重要。2016 年 Muñoz-Cánoves 组发现生理衰老的卫星细胞发生自噬障碍, 年轻细胞中自噬的遗传缺失致蛋白质稳态降低、线粒体功能障碍和氧化应激, 引起卫星细胞的功能和数量降低, 进入衰老态。重建自噬则恢复衰老卫星细胞的再生功能 (Garcia-Prat et al., 2016)。2017 年 Passegué 等进一步证实自噬维持造血干细胞功能, 衰老造血干细胞中自噬丧失导致线粒体积累和活化的代谢状态, 损害干细胞的自我更新和再生潜力。不过仍有约 1/3 的老化造血干细胞表现出高自噬水平并维持低代谢状态, 具有与年轻造血干细胞类似的强大再生潜力, 表明自噬能够清除线粒体, 抑制年轻和衰老造血干细胞代谢 (Ho et al., 2017)。这些研究表明自噬对于维持干细胞功能、促进再生具有重要意义。

(4) 发育和细胞死亡: 在研究酵母 *Atg* 基因时, Tsukada 和 Ohsumi 注意到酵母自噬突变体不能在饥饿时形成孢子, 后续研究证实了在不同生物体中自噬对发育的作用。盘基网柄菌自噬突变体出现多细胞发育缺陷, 秀丽隐杆线虫自噬基因失活破坏正常幼虫形成, *Beclin 1* 缺失小鼠早期胚胎死亡, 表明自噬在发育过程中可能供应营养。2008 年, Mizushima 等发现, 受精后不久自噬即被诱导, 且自噬对卵母细胞到胚胎的转换过程是必需的。上述研究说明, 自噬对小鼠早期胚胎发育是必需的, 但并非后期胚胎发育所必需。

大多数研究证明了自噬在细胞生存中的作用, 但也有研究者提出了自噬在细胞死亡中的作用。最早描述的自噬细胞死亡发生在组织发育过程中。在 20 世纪 60 ~ 70 年代早期, 经超微结构研究发现, 在果蝇破坏幼虫组织的早期阶段, 发生了自噬泡累积, 自噬被称为 "Ⅱ型程序性细胞死亡", 与细胞凋亡 (Ⅰ型程序性细胞死亡) 相区别。2004 年, 俞立等和 Shimizu 等证明, 当细胞凋亡被破坏时, 激活自噬能够导致细胞死亡, 自噬 "自我消化" 与凋亡 "自杀" 的相互作用可能在发育的不同阶段和不同疾病的发病机制中具有重要作用。

自噬性细胞死亡对发育尤为重要, 因为某些发育程序需要大量细胞清除。2007 年, Berry 等证明, 果蝇自噬是唾液腺细胞发育性降解所必需的, 2010 年, McPhee 等进一步证明, 吞噬受体 Draper 诱导降解唾液腺过程中的自噬, 但不介导与存活相关的饥饿诱导的自噬, 提示 Draper 可能是细胞死亡相关自噬和细胞生存相关自噬的分界点。此外,自噬介导细胞死亡并不仅局限于发育的生理性程序性细胞死亡，由于自噬有能力降解完整细胞器，因而自噬还可能介导多种病理状态下的细胞死亡，如癌症、神经退行性病变、免疫和衰老等。完整理解自噬在生存和死亡中的矛盾作用对于自噬的临床应用至关重要。

4. 自噬与疾病关系的发现　由于自噬过程的重要性，多种自噬相关基因的突变被证明与人类疾病密切相关。

（1）肿瘤：癌症是首先被发现与自噬基因受损相关的疾病。1999 年，Levine 组鉴定了酵母 Atg6 的哺乳动物同系物 Beclin 1，并证明了 Beclin 1 的肿瘤抑制作用（Liang et al.，1999）。Beclin 1 是抗凋亡蛋白 Bcl-2（B 细胞淋巴瘤 2）相关蛋白，当 Bcl-2 结合于 Beclin 1 时，则减少 Beclin 1 相关的 hVps34 的 PI3K 活性，从而抑制自噬（Pattingre et al.，2005）。在 40%～75% 的人类乳腺癌、卵巢癌和前列腺癌病例中，染色体位点 17q21 的 *BECLIN 1* 单等位基因缺失；*Beclin 1* 敲除纯合子小鼠则胚胎致死，而 *Beclin 1* 敲除杂合子小鼠则自发肿瘤发生率增加。2005 年，Komatsu 等证明肝脏特异性 *Atg7* 敲除导致肝大和肿瘤形成，*Atg*4C 缺失小鼠表现为相似的特性。这些研究表明自噬能够抑制肿瘤发生。然而，White 和其他研究人员却发现自噬具有促癌作用，Amaravadi 等还开展了自噬溶酶体抑制剂氯喹和羟氯喹对人类癌症的临床试验，2007 年，White 等解释了这一悖论：首先，在凋亡缺陷细胞中，自噬防止坏死，而坏死可能加剧局部炎症，促进肿瘤生长。其次，在自噬缺失的肿瘤细胞中，受损线粒体、活性氧、蛋白聚合物和 p62 聚积，导致 DNA 损伤、癌基因激活和肿瘤发生。然而，在肿瘤微环境缺氧和低营养条件下，自噬也会抵抗致死亡因素（如缺氧），从而促进转移性肿瘤进展。因此，在不同的环境因素或稳态条件下，自噬能够阻止或促进肿瘤发生。

（2）神经退行性疾病：自噬和人类疾病之间关系的重要证明是自噬的神经保护作用。2003 年，Rubinsztein 等证明自噬与蛋白酶体途径共同降解帕金森病中的 α- 突触核蛋白，其后，秦正红与 Rubinsztein 等又分别证明了自噬参与降解亨廷顿病中突变亨廷顿蛋白聚合物 Htt、雷帕霉素抑制 TOR 以诱导自噬，则增加 Htt 的降解，改善果蝇和小鼠舞蹈病模型的神经退化症状。后来的研究证明，在几乎所有的神经退行性病变中，激活自噬均产生有益效应，主要通过清除胞质内聚集蛋白，如帕金森病中的 α- 突触核蛋白和各种神经退行性疾病中的 tau 蛋白。2006 年，Mizushima 组建立了神经元特异性敲除 *Atg*5 或 *Atg*7 小鼠模型，发现脑内基础自噬水平显著降低，泛素化蛋白和 p62 聚积，*Atg*7 缺乏小鼠大脑和小脑皮质大量神经元丧失，*Atg*5 缺乏小鼠则发生进行性运动功能缺陷（Hara et al.，2006）。Youle 组则发现在某些类型的家族性帕金森病中线粒体明显受损，而 Parkin 参与自噬清除受损线粒体。后来证明，两种帕金森病相关基因：*PARK2*（编码 Parkin）和 *PARK6*（编码 PINK1）能够选择性识别受损或去极化线粒体，介导线粒体自噬。最近的研究也证实，在伴有精神发育迟缓的人类先天性共济失调中，*ATG5* 发生纯合错义突变致自噬受损。*WDR45*（编码 WIPI4）是酵母基因 *Atg18* 或 *Atg21* 的哺乳动物同源物，儿童期静态性脑病成年期神经变性病（SENDA，也称为 BPAN）是一种罕见的神经退行性疾病，外显子组研究发现 *WDR45* 突变。这些研究证据表明自噬能够控制可溶性胞质蛋白的更新，减少异常蛋白的聚积，防止神经退行性病变。

（3）感染和免疫：细胞经自噬降解细菌［即异体吞噬（xenophagy）］是抵抗微生物

入侵的重要防御形式。早在 1984 年，Rikihisa 等报道立克次体感染诱导自噬。2004 年，Yoshimori 和 Deretic 等实验室分别报道了自噬清除胞内 A 型链球菌和分枝杆菌，证明自噬是防御某些细菌病原体的重要机制（Gutierrez et al.，2004）。2008 年，Kurata 等与 Yoshimori 等合作发现，在果蝇中，细胞内模式识别受体——PGRP-LE 介导自噬依赖的宿主防御系统识别和转运单核细胞增多性李斯特菌。2009 年，Randow 实验室进一步证明，人类自噬受体 NDP52（核点蛋白 52kDa）能够识别泛素化的沙门菌，进而结合 LC3，引导细菌进入自噬小体。而且，自噬包裹细胞内病原体不仅限于细菌和寄生虫，Liang 等证明神经元强化表达 Beclin 1 防止病毒复制，抵抗小鼠的病毒性脑炎。自噬还能够调节炎症和影响淋巴细胞的发育和功能，如全基因组关联研究发现核心自噬基因 ATG16L1 的单核苷酸多态性是克罗恩病的易感位点。与野生型对照相比，Atg16l1 缺陷小鼠有更严重的结肠炎病理表现。

除了在固有免疫中发挥作用，自噬也促进适应性免疫。2005 年，Munz 首次证明自噬参与 MHC-Ⅱ 类呈递 Epstein-Barr 病毒核抗原 1（EBNA1）。2009 年，Desjardins 组证明自噬促进处理和呈递 MHC-Ⅰ 类抗原。

5. 自噬研究的工具和模式生物　如前所述，自噬研究最重要的进步是 20 世纪 90 年代在酵母中发现了自噬，并由此鉴定了多种 Atg 基因，直到现在酵母仍然是自噬研究最佳的模式生物之一。

2000 年，Yoshimori 等发现 GFP-LC3 是自噬体的标志物，自此，荧光标记的 Atg8 / LC3 同源物已用于监测各种物种中的自噬体数量。21 世纪后，转基因动物模型推动了自噬研究的进展，2004 年，Mizushima 等构建了全身表达 GFP-LC3 的转基因小鼠（Mizushima et al.，2004），由于 LC3-Ⅱ 定位于自噬体膜，GFP- 阳性结构即相当于自噬小体或自噬溶酶体，因而观察 GFP 的绿色荧光即能够在体评估自噬体的数量和部位。使用该小鼠模型，发现禁食时的自噬反应具有器官特异性，GFP-LC3 点状荧光在骨骼肌和心脏最强。这一转基因动物模型后来广泛用于监控禁食、胚胎发生发育、轴突萎缩症时组织和细胞的自噬现象。Mizushima 还成功建立了首个 Atg 基因敲除（Atg5$^{-/-}$）小鼠，这种小鼠能够正常繁殖，但是新生小鼠在 24 小时内死亡，表明自噬对哺乳动物新生发育阶段的存活是必需的。迄今为止，报道了 9 种 Atg 基因敲除小鼠：Atg3、Atg7、Atg9 和 Atg16l1 基因敲除小鼠的表型类似于 Atg5$^{-/-}$ 小鼠；Atg4B$^{-/-}$ 小鼠能够存活和繁殖，但机体平衡功能障碍，可能与内耳缺陷相关；Atg4C$^{-/-}$ 小鼠发育、寿命和繁殖正常，但是，在长期饥饿时，Atg4C$^{-/-}$ 小鼠灵活性降低，较野生型更易死于饥饿；ULK1 敲除小鼠有轻微的贫血症状；Beclin 1、Ambra1 和 FIP200 基因敲除小鼠无法产生纯合子的后代；Beclin 1 杂合子（Beclin 1$^{+/-}$）小鼠自噬效应降低，细胞增殖能力增加，易致自发肿瘤，如淋巴瘤、肺乳头状癌和肝癌。

2005 年起，Komatsu 等在肝脏、大脑、心脏和骨骼肌条件性敲除 Atg5 和 Atg7，以研究自噬在器官稳态中的作用。Atg7$^{flox/flox}$：Mx1（条件性肝脏敲除）小鼠禁食 1 天后，观察到微小的类自噬泡结构但未包裹大细胞器，变形线粒体聚积；LC3 上调，但其修饰和降解受损；肝小叶结构紊乱、细胞肿胀、肝大、碱性磷酸酶泄漏，天冬氨酸转氨酶和丙氨酸转氨酶进入血液。Atg7$^{flox/flox}$：nestin-Cre（条件性脑敲除）小鼠出生 4 周后存活率降低；出生 14 天、21 天出现运动和行为缺陷；出生 56 天，中枢神经系统神经元明显萎缩，泛素化蛋白或包涵体聚集；28 周所有小鼠死亡。这些研究表明，自噬在维持生长发育过程中肝脏和脑功能至关重要。2010 年，张宏实验室建立了多细胞生物的模式生物以研究细胞自噬的作用机制、调控机制及生理功能，在此基础上研究自噬在胚胎发育中的作用，并且筛选了多细胞生物特异的自噬基因。

三、自噬研究的影响力分析

1. 自噬研究论文分析　自噬研究已经有 50 多年的历史，最初自噬被认为是一种正常的生理现象，没有引起广泛的重视，1980 ～ 1990 年 PubMed 上收录的自噬研究论文也只有 200 篇（图 1-2A），2000 ～ 2009 年达到 3482 篇，增加了 16 倍多，而在 2010 ～ 2019 年论文发表量已远远超过前面大约 50 年的总和，达到了惊人的 30 000 多篇，再从近 10 年的统计数据来看，自噬的研究论文从 2008 年 892 篇，到 2013 年 3358 篇，发展到 2018 年 6591 篇（图 1-2B），这反映出自噬研究尤其在近 10 年来受到全世界各领域科学家的广泛关注，是当今科研领域的热点课题之一。

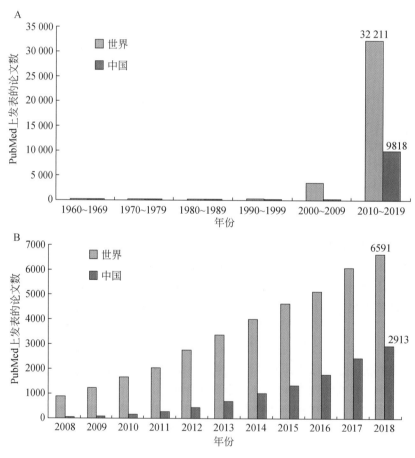

图 1-2　PubMed 中收录的自噬研究论文发表数

A. 1960 ～ 2019 年每 10 年发表的自噬论文数；B. 近 10 年间每年发表的自噬论文数

自噬主题的论文中，迄今为止总被引数目排名第一的为 2000 年由 Tamotsu Yoshimori 等发表于 *EMBO J* 的论文，题为 "LC3, a mammalian homologue of yeast Apg8p, is localized in autophagosome membranes after processing"（Kabeya et al.，2000）（到 2019 年 1 月总引次数为 4258 次）。

2. 自噬领域的重要科学家　回顾自噬研究 50 多年的历史，许多研究者为推动自噬领域进步做出了卓越贡献（图 1-1），其中尤为著名、树立里程碑的重要科学家有 Ohsumi、Mizushima、Yoshimori、Levine 和 Klionsky 教授。

Yoshinori Ohsumi（大隅良典）现任日本东京工业大学教授，他的实验室对自噬领域的突出贡献是 20 世纪 90 年代在酵母中发现自噬，并利用这一模型，鉴定了多个自噬基因，极大地推动了该领域的发展。Yoshinori Ohsumi 由于其卓越贡献，获得 2016 年诺贝尔生理学或医学奖。

Noboru Mizushima（水岛昇）现为日本东京大学教授。他的实验室不仅首次鉴别了 Atg5 蛋白，参与克隆自噬标志物 LC3，而且建立了 GFP-LC3 转基因小鼠和 Atg5 基因敲除小鼠，以绿色荧光蛋白标记自噬体，用荧光显微镜即可方便地观察细胞自噬体。因而他在自噬方法学及自噬与发育的关系研究上有很大贡献。

Tamotsu Yoshimori 现为日本大阪大学教授，他领导的课题组鉴别了哺乳动物细胞自噬的关键蛋白 LC3，从而推动了该领域对自噬分子机制的认识；还发现 A 型链球菌侵入宿主细胞后能够被胞质自噬体吞噬后杀死，证明自噬参与固有免疫；证明自噬参与清除错误折叠蛋白，防止蛋白聚集，可以预防阿尔茨海默病等神经退行性病变。

Beth Levine 现为霍华德·休斯医学研究所和得克萨斯大学西南医学中心教授，她领导的课题组发现了与抗凋亡蛋白 Bcl-2 相互作用的 Beclin 1 蛋白，进一步研究酵母、线虫和小鼠后，课题组发现 Beclin 1 是酵母 Atg6 的同源物，当生物体 Beclin 1 缺乏时，抑制自噬，导致肿瘤发生，易受到细菌和病毒感染，易发生神经退行性病变和自身免疫病。

Daniel J. Klionsky 现为密歇根大学生命科学学院教授，他领导的研究小组应用酿酒酵母作为模式生物，研究了 CVT 途径的自噬相关基因，并于 2003 年与 Ohsumi 等科学家共同建立了 Atg 基因的统一命名法。Klionsky 在 2005 年创办了 Autophagy，它现在是生物科学领域的权威期刊之一。2012 年，Klionsky 联合世界上 1200 多名来自世界各国自噬研究领域的专家撰写了高等生物细胞自噬的监测指南：*Guidelines for the Use and Interpretation of Assays for Monitoring Autophagy*，以 90 页的篇幅详细介绍了细胞自噬的检测准则、应用范围及注意事项，内容包括：①自噬检测的方法，包括电镜、Atg8（LC3）、p62、mTOR、AMPK、Atg1/ULK1 等，还重点介绍了选择性自噬的检测方法；②其他检测方法的评价，包括酸性染料法、自噬抑制剂和诱导剂、实验模型等；③在不同生物模型系统中检测自噬的方法和挑战。该指南对自噬的多个经典指标和方法学进行了系统概括，具有重要的参考价值。

3. 自噬研究获 2016 年诺贝尔奖　2016 年 10 月 3 日，瑞典皇家科学院向 Yoshinori Ohsumi 颁发诺贝尔生理学或医学奖，以表彰其"自噬机制的发现"方面的贡献。如前所述，Ohsumi 开创性地在酿酒酵母中发现了自噬的分子基础，使得其后全世界范围内成百上千的科学家能够借此研究自噬在哺乳动物健康和疾病中的作用，对生物学和医学的发展产生了巨大的影响，也提示基础科学中的重大发现对开辟医学新领域至关重要（Levine et al.，2017）。

第二节　自噬期刊和国际会议

一、*Autophagy* 杂志

为了适应自噬研究的迅猛发展，一本重要的国际性同行评审期刊——*Autophagy* 于2005 年 4 月正式出版，其迅速成为生物科学领域极具影响力的重要期刊之一，该期刊的出版社为 Landes Bioscience，主编为密歇根大学的 Klionsky 教授，自噬领域的多位著名科学家作为编委，现任副主编包括中国科学院生物物理研究所的张宏教授和浙江大学刘伟教授。

Autophagy 涵盖以下主题：巨自噬、微自噬、特定细胞器降解（如过氧化物酶体自噬等）和其他自噬过程（如分子伴侣介导的自噬）；自噬的分子机制、自噬蛋白的结构特征和结构 / 功能关系；信号和自噬调控；自噬在人类健康和疾病包括癌症、神经变性、衰老、糖尿病、肌病和心脏病等中的作用。论文类型含原创研究（基础科学、转化和临床研究）、综述（包括全面评述和短评）、技术论文、评论等。*Autophagy* 的目标是发表涵盖自噬研究各方面的高质量论文以推动领域进步；建立全球自噬研究的科学家团体，促进彼此间的沟通；提供资源以强化自噬研究实验室的实力。*Autophagy* 目前已成为生物科学领域的权威期刊之一，其影响因子逐年提高，2018 年影响因子为 11.059，5 年影响因子为 11.815。

二、国际著名的自噬会议

1. 与自噬领域相关的历史会议　如前所述，1963 年伦敦召开的 Ciba 基金会溶酶体研讨会上，de Duve 首次提出了自噬（autophagy）的概念。1967 年，第一届"高登研究会议——溶酶体"研讨会召开，讨论了内吞作用、溶酶体生成、溶酶体疾病和蛋白质运输等主题。1996 年，在芬兰图尔库召开的第十一届会议上，Seglen 组织了首个自噬研讨会，Ohsumi、Dunn、Codogno、Meijer 等自噬领域的先驱参加了这次会议，会议取得圆满成功，自噬从此发展为新的研究领域。

2. 高登研究会议——自噬与应激、发育和疾病　2003 年举行的第一届"高登研究会议——自噬与应激、发育和疾病"汇集了来自世界各地自噬领域的资深专家和新入门研究人员，他们做演讲报告和相互交流，促成了酵母和哺乳动物自噬研究的联合，推进了自噬领域新概念的形成和新研究方向的发展。其后又分别于 2005 年、2008 年、2010 年、2012 年、2014 年、2016 年召开。

最近一届的"高登研究会议——自噬与应激、发育和疾病"，于 2018 年 3 月 18 日至 23 日在意大利 Lucca（Barga）举行，由 Simon AK 和 Rubinsztein DC 主持，会议的主题是"自噬：基础生物学、衰老和年龄有关疾病"。这次会议关注衰老和年龄相关疾病中自噬的作用和自噬调节的新颖分子机制，以期将目前的理论转化为药物及针对衰老疾病的新型治疗手段。

3. 国际细胞自噬研讨会（International Symposium on Autophagy，ISA）　1997 年，第一届国际自噬研讨会（ISA）在日本冈崎召开，会议由 Ohsumi Y 主持，讨论了酵母和哺乳动物细胞中巨自噬、微自噬和过氧化物酶体自噬的机制，以及生物学和病理学等领域新发现的自噬功能等。第二届 ISA 于 2000 年在法国 Aix Lex Bains 举行，由 Codogno P 主持，第三届至第六届 ISA 分别在日本大阪（2002 年，Uchiyama Y 主持）、三岛（2006 年，Kominami E 主持）、大津（2009 年，Sakai Y 主持）、冲绳（2012 年，Yoshimori T 主持）举行。

随着自噬领域的发展，ISA 会议规模逐渐扩大，大约每两年举办一次，第七届 ISA 于 2015 年 3 月在中国黄山举行，由中国科学院生物物理研究所的张宏教授主持。第八届 ISA 于 2017 年 5 月 29 日至 6 月 1 日在日本奈良举行，由东京大学 Mizushima N 主持，第九届 ISA 在 2019 年 11 月 3 日至 11 月 7 日在中国台北举行，由台湾生物化学及分子生物学学会的陈光超教授主持，该会汇集了数百位国际自噬研究专家，探讨细胞自噬在生物学和病理学领域的新发现和新功能。

4. Keystone Symposium——自噬主题研讨会　第一届 Keystone 自噬研讨会——自噬、健康和疾病于 2007 年 4 月 15 日至 20 日在加州中部的蒙特利召开。这次会议涵盖了自噬的新型分子机制、概念及自噬在细胞器降解、生理调节、细胞存活死亡和疾病中的作用。

由于自噬越来越深远的影响力，从 2013 年起，每年都会举办 Keystone Symposium 自噬主题的国际研讨会，最近一次的 Keystone Symposium 研讨会——自噬：从模式系统到临床治疗于 2019 年 2 月 17 日至 21 日在美国 Santa Fe 召开，会议由 Deretic V、俞立和 Muphy LO 主持，会议的主题：①比较酵母和高等生物中的自噬，关注其共同和不同的调节因子；②探讨自噬与能量代谢、固有免疫信号和内膜损伤的关系；③研究信号级联如何调节选择性自噬过程，如何通过受体和分子标签如泛素、半乳糖凝集素或其他方式募集底物以形成自噬体。会议还探讨了如何将自噬应用于人类疾病和转化。

5. 欧洲分子生物学组织（European Molecular Biology Organization，EMBO）自噬主题系列会议　以"自噬：细胞生物学、生理学和病理学"为主题的第一届 EMBO 会议于 2009 年 10 月 18 日至 21 日，在瑞士阿斯科纳（Ascona）召开，会议组织者是瑞士的 Peter M、Kraft C 和荷兰的 Reggiori F。会议的主题包括自噬的分子机制；选择性自噬和细胞器的降解；泛素化和自噬；自噬信号和膜动力学；自噬调控和生理学；自噬在健康与疾病中的作用。

EMBO 自噬会议每两年举办一次，最近的 EMBO 自噬会议于 2017 年 9 月 25 日至 29 日在克罗地亚召开，由 Dikic I、Proikas-Ceaznne T 和 Elazar Z 主持，会议的主题是"自噬：从分子机制到人类疾病"，会议集中讨论了自噬分子机制的最新进展、自噬对人类疾病的影响及自噬作为治疗靶标的潜力。

第三节　我国自噬的研究历史和现状

一、我国自噬研究的历史

中国最早独立开展自噬研究的是上海第二医科大学的汤雪明等，从 20 世纪 90 年代开始，他们比较了各组织的基础自噬活性，发现大鼠睾丸具有较高的基础自噬活性，自噬活动对甾体激素分泌有作用，因此睾丸间质细胞可能是研究自噬的理想细胞模型；90 年代后，自噬逐渐成为世界各国科学家的研究热点，我国该领域的研究明显落后于世界先进水平。但是，自 2003 年以来，我国科研工作者逐渐打破了这一僵局，多个研究小组积极探索自噬调节的信号通路、自噬的生物学作用与功能、自噬与疾病的关系，试图开发作用于自噬通路的药物，尤其在 2009 年后，中国的研究者在顶级学术期刊上发表了多篇自噬研究的高水平论文，向世界证明了我国在自噬领域的科研实力。

（一）自噬调节的信号通路

2003 年，复旦大学余龙课题组克隆了 3 个人类 LC3 同源基因，并且发现其中一个（*MAP1LC3B*）发生转录后修饰的位点是 Lys-122 而不是 Gly-120，提示不同的 LC3 亚型可能有不同的调节方式和功能，研究成果发表在 *J Biol Chem* 上，是国内第一篇高质量的自噬研究文章。

张宏等致力于研究多细胞生物秀丽隐杆线虫中自噬过程的调控机制。2009 年他们在 *Cell* 上发表了中国独立开展自噬研究的首篇高水平论文，在线虫胚胎发育中，来源于卵细胞的 P 颗粒的组分 PGL-1 和 PGL-3 在体细胞中选择性地被自噬降解，SEPA-1 作为受体蛋白介导这一过程（Zhang et al., Cell 2009）。2010 年，课题组筛选了特异性参与多细胞生物自噬的多个基因 epg-2、epg-3、epg-4、epg-5 和 epg-6。其中，epg-2 作为支架蛋白在 PGL 颗粒被自噬降解过程中发挥着重要功能（Tian et al., Cell 2010）。*EPG5* 则是人类多重系统疾病 Vici 综合征中的致病突变基因，基因缺陷导致小鼠视网膜出现色素样变，EPG5 是晚期内体 / 溶酶体上 Rab7 的效应蛋白，能够特异性介导自噬小体与晚期内体 / 溶酶体间的融合（Autophagy 2016，Mol Cell 2016）。epg-3（哺乳动物中同源蛋白为 VMP1）则定位于内质网，可激活 ER 上的钙通道 SERCA，负向调控内质网 – 线粒体的相互作用（Mol Cell 2017）。PGL-1 和 PGL-3 的选择性降解还受到精氨酸甲基酶 EPG-11（Li et al., Mol Cell 2013）和自身组分浓度（Zhang et al., Autophagy 2017）的调节。2018 年张宏等研究又发现，PGL 颗粒的大小及生物物理性质决定了其自噬降解效率。受体蛋白 SEPA-1 促进 PGL-1/3 的相变；支架蛋白 EPG-2 控制 PGL-1/3 的大小，并且促使其从液态到水凝胶状态的转化。而在高温环境下，mTOR 增加 PGL-1/3 磷酸化，加速 PGL-1/3 的相变，阻止其被自噬降解。累积的 PGL 颗粒对于线虫胚胎在热应激条件下的正常发育是必需的。这项工作揭示了在线虫的胚胎发育过程中，mTOR 作为感受热应激的感受器，能够通过调节 PGL 颗粒的相变来控制其自噬降解及保护应对热应激（Zhang et al., 2018）。该课题组的一系列研究工作深入揭示了 epg 信号对自噬的调节作用。

俞立早在 2003 年就在 Lenardo 课题组研究自噬与凋亡的关系，发现自噬性细胞死亡需要 Atg7 和 Beclin 1。抑制 caspase 8 介导的细胞凋亡，能够诱导自噬性细胞死亡。2010 年，他的课题组又发现 mTOR 能够终止自噬重建溶酶体，进一步研究发现了一个对自噬溶酶体重构及 mTOR 激活起关键性作用的分子 Spinster，Spinster 是一种带有糖转运体标记的溶酶体外溢玻璃酸酶，通过自身糖转运体活性参与调控自噬溶酶体重构。*Spinster* 基因突变可导致溶酶体内糖类积聚，从而引起溶酶体膨大，并最终导致细胞内大量膨大的自噬溶酶体积聚。2012 年，他们以酿酒酵母为模式生物，报道了组蛋白乙酰化酶 Esa1 及去乙酰化酶 Rpd3 通过调节自噬发生关键蛋白 Atg3 的乙酰化水平，实现对自噬过程的动态调控。同年，该课题组利用蛋白质组学分析鉴定了网格蛋白（clathrin）和 PI（4,5）P2 调控自噬溶酶体再生的分子机制，阐述了 clathrin 及其辅助蛋白在膜蛋白分选、脂类转换、自噬溶酶体起始和原溶酶体生成中的作用。在哺乳动物细胞中隔离膜内肌动蛋白支架组装是自噬体膜形成的必要条件。2015 年俞立课题组发现，在遭受饥饿后不久肌动蛋白丝会解聚，并且肌动蛋白在隔离膜内组装成一个网络，当利用一种肌动蛋白聚合抑制剂来破坏肌动蛋白斑点结构（actin puncta）或是抑制 actin 戴帽蛋白 CapZβ 时，隔离膜和奥米伽体（omegasome）会瓦解为混合膜束，肌动蛋白斑点结构形成是 PI3P 依赖性的，而 CapZ 与奥米伽体中丰富的 PI3P 结合，刺激了肌动蛋白聚合，从而揭示了自噬体膜形成的潜在分子机制（Nat Cell Biol，2015）。2017 年，该课题组进一步发现 DNA 损伤修复蛋白 Mec1 特异性参与了能量匮乏诱导的自噬。在能量匮乏条件下，Snf1（AMPK 在酵母中的同源物）、DNA 损伤修复蛋白 Mec1（ATR 在酵母中的同源物）和自噬蛋白 Atg1 被特异性招募到线粒体，调节线粒体呼吸，以控制自噬发生。

2010 年，北京大学医学部朱卫国和赵颖课题组报道了 FoxO1 诱导自噬的作用，细胞质内 FoxO1 与组蛋白脱乙酰酶 SIRT2 结合而保持非活性状态，但在应激情况下 FoxO1 与 SIRT2 解离而变成活化状态的乙酰化 FoxO1；该活化状态的 FoxO1 又特异性结合到自噬关键蛋白 Atg7，从而激发细胞自噬过程，动物实验和临床标本也证明 FoxO1 引起的自噬是 FoxO1 抗肿瘤的主要原因之一，从而将表观遗传修饰的组蛋白脱乙酰酶与细胞自噬及肿瘤抑制功能有机联系起来。2016 年该组进一步研究发现，自噬缺陷细胞中累积的 p62/SQSTM1 直接结合并抑制组蛋白泛素化，致 DNA 损伤，而定位于细胞核的 p62 则增加了肿瘤细胞的放疗敏感度，从而阐明了自噬与表观遗传和 DNA 损伤的关系（Wang et al.，2016）。

乙酰化作为哺乳动物细胞内重要的蛋白翻译后修饰，参与调控众多的生物学过程。浙江大学刘伟课题组一直致力于探索乙酰化修饰对自噬的调节作用，2015 年 1 月，该课题组阐述了核内 LC3 蛋白去乙酰化修饰在自噬泡形成中的重要意义及其调控机制（Huang et al.，2015）；2015 年 11 月，他们又发现了一条激活组蛋白脱乙酰酶 Sirt1 启动细胞自噬的新的信号途径；2017 年 8 月，课题组发现了组蛋白乙酰转移酶 p300 介导的乙酰化修饰在 Vps34 激活中的关键作用；2017 年 10 月，他们又发现调控细胞生长和代谢的重要蛋白复合物 mTORC1 通过磷酸化 p300 促进其激活。功能研究证明，mTORC1-p300 通路在自噬起始和脂质生成的过程中发挥重要调控作用，提示该通路在协调细胞内分解代谢和合成代谢过程中扮演关键角色。

（二）自噬的生物学功能

中国的自噬研究组也探索了自噬的生物学功能，包括自噬与蛋白质降解和质控、线粒体更新、细胞生存死亡之间的复杂关系。

2011 年，复旦大学医学院雷群英课题组证实，高浓度葡萄糖促使肿瘤代谢关键酶 PKM2 赖氨酸 305 位点乙酰化，进而抑制 PKM2 酶活性，并促使 PKM2 与伴侣分子 HSC70 结合，经 CMA 在溶酶体中降解。而且，PKM2 乙酰化修饰可促使肿瘤细胞中糖酵解中间产物累积，从而促进细胞增殖及肿瘤生长。该研究揭示了肿瘤代谢关键酶 PKM2 的 CMA 自噬降解途径。

中国科学院动物研究所的陈佺课题组则致力于揭示线粒体自噬和线粒体质量控制的分子调控机制，2012 年，他们发现了一个新的介导哺乳动物细胞线粒体自噬的受体分子 FUNDC1，其定位于线粒体外膜上，并通过特有的 LIR 保守结构域与 LC3 相互作用来介导低氧诱导的线粒体自噬，而且 FUNDC1 磷酸化在线粒体自噬调控中发挥了关键作用：正常时，FUNDC1 能被蛋白激酶 Src 磷酸化；低氧时，蛋白激酶 Src 的活性降低，导致 FUNDC1 磷酸化水平降低，从而促进其与 LC3 相互作用诱发线粒体自噬（Liu et al.，2012）。在此基础上，该课题组进一步研究发现，在低氧或者线粒体受损时，Src 和 CK2 蛋白激酶的活性受到抑制，而线粒体磷酸酶 PGAM5 活性增强，使 FUNDC1 去磷酸化，增强与 LC3 的结合能力而促进线粒体自噬的发生（Chen et al.，2014）。2016 年，陈佺课题组发现低氧（8%）处理野生型小鼠 72 小时引起组织和器官中 Fundc1 依赖的线粒体自噬，低氧诱导血小板线粒体自噬，降低血小板活性；而人工合成的能干预 Fundc1 介导线粒体自噬的短肽可影响血小板线粒体质量和血小板活性。*Fundc1* 基因敲除小鼠则对低氧刺激和短肽不敏感。在缺血复灌（I/R）小鼠模型中也出现了血小板线粒体自噬现象，而低氧预处理显著减少 I/R 引起的心肌坏死面积，改善心脏功能，从而揭示了低氧预处理减少 I/R 损伤的新机制。2018 年，该课题组构建了肝脏特异敲除 *Fundc1* 基因的小鼠，并利用二乙基亚硝胺（DEN）诱导原发性肝癌，发现特异敲除肝脏中 *Fundc1* 后，可促进肝脏的肿瘤发生，在肝细胞中，Fundc1 缺失引起受损伤的线粒体在肝脏中积累，以及大量线粒体 DNA 从线粒体基质释放到细胞质中激活炎症小体，过度激活的炎症小体产生大量的炎症因子如 IL1，刺激巨噬细胞释放细胞因子（TNF 和 IL6 等），从而激活下游信号通路如 JAK/STAT 和 NF-κB，这可能是促进肝细胞过度增殖并最终导致肝癌发生的原因。这些研究结果为阐明线粒体自噬在疾病发生中的作用及相关药物的开发提供了依据。

（三）自噬与疾病的关系

苏州大学秦正红领导的衰老与神经疾病实验室是国内最早开展自噬研究的实验室之一，曾获得第一项自噬相关的国家自然科学基金面上项目（2003）和重点项目（2009），是最早研究自噬和异常折叠蛋白代谢的研究者。曾在《中国药理学报》发表国内第一篇自噬的英文综述，介绍了自噬的分子机制及调控，它一度成为中国药理学报引用频率最高的论文。该实验室一直致力于研究在多种神经退行性疾病、心脑血管疾病、肿瘤中自噬机制对细胞代谢和生存的调节作用。亨廷顿病的生物标志物是脑内包涵体和 N 端突变 Htt 聚集体，实验组研究表明，自噬和溶酶体组织蛋白酶在降解 N 端 Htt 中起重要作用，抑制自噬过程和组织蛋白酶 D 加重亨廷顿病（HD）病程。该实验室还首次完整地阐明了 Htt 片段亦可经 CMA 降解。CMA 元件 HSC70 和 LAMP-2A 在 Htt 清除中起重要作用。兴奋性毒性在多种神经退行性病变的病理过程中起作用，实验组发现兴奋性氨基酸受体激动剂红藻氨酸和 NMDA 受体激动剂喹啉酸诱导自噬激活和线粒体凋亡通路，上调 Bax/Bcl-2、Tp53 和 PUMA 表达。自噬抑制剂和组织蛋白酶抑制剂则显著抑制兴奋性毒性诱导的自噬和凋亡通路。Tp53 和 DRAM1 可能是调节自噬介导神经元兴奋毒性和线粒体功能障碍的关键因子，抑制 Tp53 和 DRAM1 能够抑制兴奋性神经元损伤、自噬激活和线粒体功能障碍，DRAM1 多角度地影响自噬进程：DRAM1 与 Bax 存在相互作用，DRAM1 增强溶酶体的酸化，促进溶酶体与自噬体融合和清除自噬体。在缺血性脑卒中方面，2008 年，其实验室获得形态学和生化证据，首次证明自噬溶酶体途径参与大鼠永久性局灶缺血引起的神经元死亡。然而，2010 年实验组又发现，缺血预适应（IPC）亦激活自噬，抑制自噬取消预适应的神经保护作用，从而提示自噬可能在 IPC 和致死性脑缺血中扮演不同角色。自噬在 IPC 和致死性缺血中的不同作用也与内质网（ER）应激相关，预适应激活自噬能上调分子伴侣，进而抑制致死性缺血中过度 ER 应激介导的细胞凋亡。2014 年，该实验组探索了自噬与肿瘤的关系，Tp53 诱导糖酵解和凋亡调节因子（TIGAR）能够抑制肺癌和肝癌细胞的糖酵解，导致细胞内 NADPH 增加，降低活性氧（ROS）和自噬活性，提示 TIGAR 抑制凋亡和自噬，从而可能对肿瘤化疗后细胞死亡产生双重效应。2011 年，秦正红教授与乐卫东教授主编并出版了国内第一本自噬专著《自噬——生物学与疾病》，并分别于 2015 年、2020 年再版，对国内自噬的研究起到了极大的推动作用。

2009 年，大连医科大学的乐卫东课题组报道了在蛋白酶体抑制剂制作的帕金森病模型中，p53 介导自噬激活。自噬激活可能对多巴胺神经元起保护作用。2011 年研究组利用经典的肌萎缩侧索硬化（ALS）转基因 *SOD1G93A* 小鼠实验，发现在转基因小鼠脊髓前角运动神经元内自噬小体数目增加，自噬激活剂雷帕霉素作用于转基因小鼠，能够加重运动神经元内线粒体损伤，激活凋亡，促进小鼠死亡。有趣的是，雷帕霉素在激活运动神经元内自噬的同时不能减少胞内 SOD1 蛋白的聚集，且伴有自噬流蛋白 p62 积聚，提示 ALS 小鼠内存在自噬流的异常。2013 年，研究组在前期工作的基础上，发现 mTOR 非依赖自噬激活剂海藻糖能够通过促进自噬小体与溶酶体的融合，加速聚集状蛋白质的降解，保护线粒体功能，从而保护运动神经元的存活，延缓 ALS 骨骼肌的退化。因此，自噬激动剂海藻糖可能成为 ALS 或其他神经退行性疾病的潜在治疗药物。

2017 年，上海交通大学医学院附属仁济医院房静远教授团队首次揭示复发大肠癌患者中肠道具核梭杆菌（*Fusobacterium nucleatum*）丰度明显升高，是导致氟尿嘧啶和奥沙利铂化疗失败的重要因素，其引起化疗抵抗的分子机制是通过 TLR4/MYD88 通路，下调 miRNA-18a*/4802 的水平，上调自噬通路相关蛋白 ULK1/ATG7 的表达，从而导致大肠癌细胞的化疗抵抗。该研究为临床上预测大肠癌化疗效果、判断预后提供了新方法，也为改善大肠癌治疗效果提供了重要的新思路（Yu et al.，2017）。

（四）自噬与药物开发

2007 年，哈佛大学的袁钧瑛联合中国科学院上海有机化学研究所马大为研究组率先开展调控自噬药物的筛选工作，在美国 FDA 批准的药物中发现了 8 个有激活自噬作用的化合物。2011 年，他们又利用高通量筛选技术发现了一种有效的小分子自噬抑制剂 spautin-1，并证实 spautin-1 可通过抑制泛素特异性肽酶 USP10 和 USP13 对 Beclin 1 的去泛素化作用，促使 Beclin 1 和 Vps34 复合物降解，从而抑制细胞发生自噬。而且，Beclin 1 亦可转而影响 USP10 和 USP13 的去泛素化活性，从而对 p53 蛋白水平进行调控。这项研究不仅提供了一个有潜力的抗癌先导化合物，同时揭示了联系肿瘤抑制因子 Tp53 和自噬相关基因 Beclin 1 的一条重要的分子信号通路。

综上所述，可以欣喜地发现，中国自噬领域的研究呈现出欣欣向荣的繁荣景象，到 2018 年 12 月为止，PubMed 收载的中国自噬研究论文达到 9818 篇。回顾 2003 年时，PubMed 上收载的中国自噬研究论文仅有 2 篇，只占国际论文总数的 2%，5 年后的 2008 年，自噬研究论文达到 47 篇，占国际论文总数的 5%，而 2013 年的研究论文达到了 690 篇，占国际论文总数的 21%，2018 年的研究论文达到 2913 篇，已占国际论文总数的 44.2%，这些数据充分代表了中国在自噬研究中取得的成绩。越来越多的中国研究者不再是国外自噬研究的追随者，其揭示了越来越多的全新自噬调节信号，积极探索着自噬与细胞代谢、生存和发育密切相关的过程，自噬与人类疾病的关系更是国内自噬研究的重点，基本达到或已接近国际领先水平，我们期待着中国研究者在自噬领域取得更大的突破。

二、国家自然科学基金中自噬主题的资助情况

2003 年，苏州大学秦正红教授获得了第一个自噬主题的国家自然科学基金（NSFC）的资助。2006 年开始，国家自然科学基金项目中，自噬主题的项目逐年增多，根据中标项目的统计数据可以看出，2006 年为 7 项，2008 年为 27 项，2010 年 55 项，2012 年 179 项，2014 年 307 项，2017 年 606 项，可以说在 2017 年以前每两年自噬获批项目数成倍增长（图 1-3A）；如果比较近 10 年内国家自然科学基金中三大细胞死亡途径：自噬（autophagy）、凋亡（apoptosis）、坏死（necrosis）主题的获批项目，则更可以清晰地发现自噬的研究蒸蒸日上，逐渐超越凋亡、坏死的研究，已经成为继凋亡后，当今生命科学热门的研究领域之一（图 1-3B）。

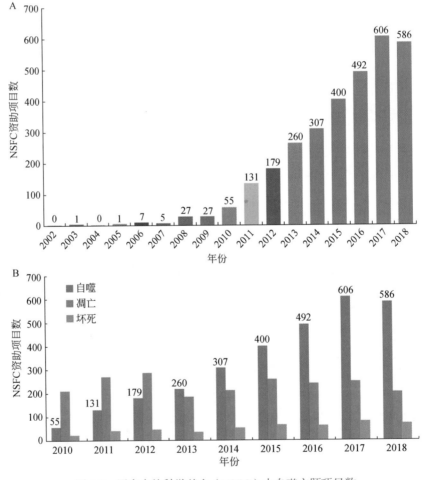

图 1-3　国家自然科学基金（NSFC）中自噬主题项目数

A. 2002 ～ 2018 年国家自然科学基金中自噬主题的项目数；B. 2010 ～ 2018 年国家自然科学基金中自噬、凋亡、坏死主题的获批项目

小　结

　　自噬研究领域开始于 1963 年，早期的研究发现自噬是降解细胞内蛋白质和细胞器的主要途径，氨基酸和激素经 mTOR 和 PI3K- Ⅲ通路调节自噬。现代自噬生物学研究的转折点是 20 世纪 90 年代在酵母中鉴别了 *Atg* 基因，几乎所有酵母基因均找到了高等真核生物（包括人类）的功能性同系物，尤其是在自噬体膜形成中发挥关键性作用的 Atg8（哺乳动物 LC3）。这些自噬基因和后来建立的自噬研究模式生物、转基因动物模型促使研究者能够更准确地探讨正常和病理状态下自噬的调节信号和生物功能。随着自噬研究的不断深入，自噬已成为生命科学领域的研究热点，研究人员正以惊人的速度不断探索自噬与其他研究领域之间的新关联。由于自噬调节基因在人类疾病，特别是癌症、免疫和神经退行性疾病中发生突变，提示增强自噬防治疾病具有巨大潜能。

　　在过去的 20 年里，虽然研究者对自噬的分子机制及其生理意义有了一些认识，但对于自噬的基本过程、自噬相关基因的功能及其在疾病中的作用，以及自噬作为药物靶向途径的潜力，还有许多问题需要解决。例如，过去自噬被认为是细胞通过自食致死的自杀途径。然而，现在人们认识到自噬的双重功能：自噬是一种细胞保护或生存机制，自噬在饥饿条件下维持营养和能量稳态；自噬能够清除引起各种疾病的受损蛋白质、功能失调的细胞器和细胞内病原体。但是，自噬的激活也可能是有害的：自噬可能允许癌症细胞对化疗产生抗药性，病理条件下过度激活的自噬可能引起细胞凋亡或其他类型的死亡。因此，未来的目标是确定自噬与更多生理活动和病理状态的相关性，从而靶向自噬治疗多种疾病。同时，我们需要深入了解自噬的调控通路和选择性自噬的机制，采用更加有效的技术手段监测自噬体内膜、脂质分子和内容物的来源、成分和动力学过程，分析 Atg 和相关蛋白质的结构和生物学功能。总之，自噬领域的影响力将会快速而持续地发展，希望在不久的将来，我们能够通过调节自噬来对抗疾病，促进人类健康。

（苏州大学　盛　瑞　秦正红）

参 考 文 献

BLOMMAART E F，LUIKEN J J，BLOMMAART P J，et al.，1995. Phosphorylation of ribosomal protein S6 is inhibitory for autophagy in isolated rat hepatocytes [J]. J Biol Chem，270：2320-2326.

CHEN G，HAN Z，FENG D，et al.，2014. A regulatory signaling loop comprising the PGAM5 phosphatase and CK2 controls receptor-mediated mitophagy [J]. Mol Cell，54：362-377.

FERNANDEZ A F，SEBTI S，WEI Y，et al.，2018. Disruption of the beclin 1-BCL2 autophagy regulatory complex promotes longevity in mice [J]. Nature，558：136-140.

GARCIA-PRAT L，MARTINEZ-VICENTE M，PERDIGUERO E，et al.，2016. Autophagy maintains stemness by preventing senescence [J]. Nature，529：37-42.

GUTIERREZ M G，MASTER S S，SINGH S B，et al.，2004. Autophagy is a defense mechanism inhibiting BCG and Mycobacterium tuberculosis survival in infected macrophages [J]. Cell，119：753-766.

HAMASAKI M，FURUTA N，MATSUDA A，et al.，2013. Autophagosomes form at ER-mitochondria contact sites [J]. Nature, 495: 389-393.

HARA T, NAKAMURA K, MATSUI M, et al., 2006. Suppression of basal autophagy in neural cells causes neurodegenerative disease in mice [J]. Nature, 441: 885-889.

HO T T, WARR M R, ADELMAN E R, et al., 2017. Autophagy maintains the metabolism and function of young and old stem cells [J]. Nature, 543: 205-210.

HUANG R, XU Y, WAN W, et al., 2015. Deacetylation of nuclear LC3 drives autophagy initiation under starvation [J]. Mol Cell, 57: 456-466.

KABEYA Y, MIZUSHIMA N, UENO T, et al., 2000. LC3, a mammalian homologue of yeast Apg8p, is localized in autophagosome membranes after processing [J]. EMBO J, 19: 5720-5728.

KHAMINETS A, HEINRICH T, MARI M, et al., 2015. Regulation of endoplasmic reticulum turnover by selective autophagy [J]. Nature, 522: 354-358.

KIM J, KUNDU M, VIOLLET B, et al., 2011. AMPK and mTOR regulate autophagy through direct phosphorylation of Ulk1 [J]. Nat Cell Biol, 13: 132-141.

KLIONSKY D J, CREGG J M, DUNN W A J R, et al., 2003. A unified nomenclature for yeast autophagy-related genes [J]. Dev Cell, 5: 539-545.

LAZAROU M, SLITER D A, KANE L A, et al., 2015. The ubiquitin kinase PINK1 recruits autophagy receptors to induce mitophagy [J]. Nature, 524: 309-314.

LEVINE B, KLIONSKY D J, 2017. Autophagy wins the 2016 Nobel Prize in Physiology or Medicine: Breakthroughs in baker's yeast fuel advances in biomedical research [J]. Proc Nat Acad Sci U S A, 114: 201-205.

LIANG X H, JACKSON S, SEAMAN M, et al., 1999. Induction of autophagy and inhibition of tumorigenesis by beclin 1 [J]. Nature, 402: 672-676.

LI S, YANG P, TIAN E, et al., 2013. Arginine methylation modulates autophagic degradation of PGL granules in C. elegans.[J]. Mol Cell, 52 (3): 421-433.

LIU L, FENG D, CHEN G, et al., 2012. Mitochondrial outer-membrane protein FUNDC1 mediates hypoxia-induced mitophagy in mammalian cells [J]. Nat Cell Biol, 14: 177-185.

MIZUSHIMA N, 2018. A brief history of autophagy from cell biology to physiology and disease [J]. Nat Cell Biol, 20: 521-527.

MIZUSHIMA N, NODA T, YOSHIMORI T, et al., 1998. A protein conjugation system essential for autophagy [J]. Nature, 395: 395-398.

MIZUSHIMA N, YAMAMOTO A, MATSUI M, et al., 2004. In vivo analysis of autophagy in response to nutrient starvation using transgenic mice expressing a fluorescent autophagosome marker [J]. Mol Biol Cell, 15: 1101-1111.

MOCHIDA K, OIKAWA Y, KIMURA Y, et al., 2015. Receptor-mediated selective autophagy degrades the endoplasmic reticulum and the nucleus [J]. Nature, 522: 359-362.

MORTIMORE G E, SCHWORER C M, 1977. Induction of autophagy by amino-acid deprivation in perfused rat liver [J]. Nature, 270: 174-176.

PATTINGRE S, TASSA A, QU X, et al., 2005. Bcl-2 antiapoptotic proteins inhibit Beclin 1-dependent autophagy [J]. Cell, 122: 927-939.

SANDOVAL H, THIAGARAJAN P, DASGUPTA S K, et al., 2008. Essential role for Nix in autophagic maturation of erythroid cells [J]. Nature，454：232-235.

SCHUCK S，GALLAGHER C M，WALTER P，2014. ER-phagy mediates selective degradation of endoplasmic reticulum independently of the core autophagy machinery [J]. J Cell Sci，127：4078-4088.

SEGLEN P O，GORDON P B，1982. 3-Methyladenine：specific inhibitor of autophagic/lysosomal protein degradation in isolated rat hepatocytes [J]. Proc Natl Acad Sci U S A，79：1889-1892.

SEPA-I mediates the specific recognition and degradation of P granule components by autophagy in C.elegans.[J]. Cell，144（6）：1042-1055.

SINGH R，KAUSHIK S，WANG Y，et al.，2009. Autophagy regulates lipid metabolism [J]. Nature，458：1131-1135.

TAKESHIGE K，BABA M，TSUBOI S，et al.，1992. Autophagy in yeast demonstrated with proteinase-deficient mutants and conditions for its induction [J]. J Cell Biol，119：301-311.

The vici syndrome protein EPG5 is a rab7 effector that determines the fusion specificity of autophagosomes with late endosomes/lysosomes.[J]. Mol Cell，63（5）：781-795.

The ER-Localized Transmembrane Protein EPG-3/VMP1 Regulates SERCA Activity to Control ER-lsolation Membrane Contacts for Autophagosome Formation. [J]. Mal Cell，67（6）：974-989.

WANG Y，ZHANG N，ZHANG L，et al.，2016. Autophagy regulates chromatin ubiquitination in DNA damage response through elimination of SQSTM1/p62 [J]. Mol Cell，63：34-48.

YU T，GUO F，YU Y，et al.，2017. Fusobacterium nucleatum promotes chemoresistance to colorectal cancer by modulating autophagy [J]. Cell，170：548-563 e16.

ZHANG C，CUERVO A M，2008. Restoration of chaperone-mediated autophagy in aging liver improves cellular maintenance and hepatic function [J]. Nat Med，14：959-965.

ZHANG G M，WANG Z，DU Z，et al.，2018. mTOR Regulates Phase Separation of PGL Granules to Modulate Their Autophagic Degradtion. [J]. Cell，174（6）：1492-1506.

第二篇
自噬调节的信号通路

第二章 ATG 与自噬的起始调节

尽管 1950 年人们就用电子显微镜观察到了自噬相关结构，并在大鼠的肝脏中发现胰高血糖素或者氨基酸消耗可以诱导自噬，胰岛素可以抑制自噬，但自噬的分子机制仍不十分清楚。1990 年酵母中自噬相关基因（ATG）的发现为研究自噬提供了强大的基因和分子工具。至今，在酵母中已鉴定出的 ATG 超过 35 种（Wen et al., 2016）。饥饿诱导的自噬和选择性自噬所需的 15 种核心 ATG（*ATG*1 ～ 10、*ATG*12 ～ 14、*ATG*16 和 *ATG*18）在哺乳动物中高度保守。

自噬（通常是指巨自噬）是真核细胞用于降解比蛋白质分子更大的内容物的主要机制，也是真核细胞在饥饿时期循环利用细胞质内容物来补充生物合成前体和能源库的主要机制。从酵母到哺乳动物，自噬过程及其机制都是保守的。自噬可以是选择性的或非选择性的（Wen et al., 2016）。选择性自噬从细胞中去除并回收有害或不需要的物质，包括蛋白质聚集体、受损的线粒体、对细胞有害的过量的过氧化物酶体、过量的核糖体、内质网、脂滴和细胞内病原体。这类物质不可控制的积累可能导致人类疾病。大量的综述把自噬与神经变性、癌症、衰老、感染及其他疾病联系在一起。一般情况下自噬是由饥饿引发的，对维持脂质、氨基酸、碳水化合物和核酸的细胞供应至关重要。选择性和非选择性自噬由不同的信号触发。然而，这些不同的信号汇集成一条通路，启动形成自噬体所需的膜重塑。

自噬在酵母中以点状结构开始，称为前自噬体结构（pre-autophagosomal structure，PAS）或自噬组装位点（phagophore assembly site）。在哺乳动物中，自噬起始与富含脂质磷脂酰肌醇 3- 磷酸（PI3P）的内质网（ER）功能域相关，称为欧米茄体（omegasome）。从 PAS 或 omegasome 开始，吞噬泡伸长成杯状结构并开始吞噬细胞内的物质（Suzuki et al., 2007）。用于吞噬泡生长的膜来源于各种细胞器膜。在选择性自噬中，货物本身的大小决定了吞噬泡的大小和形状，具体机制不得而知，但明确的一点是涉及肌动蛋白细胞骨架。最后，囊泡自动关闭，囊泡尖端的狭窄间隙融合，导致内部成分的完全隔离。然后自噬体的外膜与溶酶体（酵母或植物中的液泡）融合，形成自噬溶酶体的结构。在这个阶段，内膜及其所有内容物都会被降解。本章集中于自噬过程中最早的步骤：在酵母中形成 PAS 和在哺乳动物中形成自噬起始位点及吞噬囊泡的初始成核，总结了参与自噬起始阶段的一些重要的基因，见表 2-1。

表 2-1　参与自噬起始阶段的基因一览表

自噬复合体	哺乳动物中的基因	在哺乳动物中的功能	酵母中的基因	在酵母中的功能
自噬起始复合物	*ULK1*	丝氨酸 / 苏氨酸激酶	*ATG1*	丝氨酸 / 苏氨酸激酶
	ATG13	调节性亚基	*ATG13*	调节性亚基
	FIP200	支架	*ATG17*、*ATG11*	支架
	ATG101	激活因子		
			ATG29	酵母特有
			ATG31	酵母特有

自噬复合体	哺乳动物中的基因	在哺乳动物中的功能	酵母中的基因	在酵母中的功能
PI3K 复合物	*VPS34*	PI 激酶	*VPS34*	PI 激酶
	VPS15	脚手架	*VPS15*	脚手架
	BECN1	调控亚基	*ATG6/VPS30*	调控亚基
	ATG14L	PAS 定位	*ATG14*	PAS 定位
	NRBF2	激活因子	*ATG38*	激活因子
ATG9	*ATG9*	跨膜蛋白定位于小囊泡	*ATG9*	跨膜蛋白定位于小囊泡
RAB1	*RAB1*	Rab GTPase	*Ypt1*	Rab GTPase
TRAPP Ⅲ	*TRAPPC8*	PAS 定位	*Trs85*	PAS 定位

一、ULK1/ATG1 自噬起始复合物

（一）ULK1/ ATG1 复合物的组成

自噬起始阶段开始于 ULK1 复合物（酵母中是 ATG1 复合物）的活化。在哺乳动物，ULK1 复合物由 ULK1 本身及非催化亚基 FIP200、ATG13 和 ATG101 构成。FIP200 分子质量为 200kDa，也称为 RB1CC1，是一种大的起到类似支架作用的卷曲螺旋蛋白；ATG13 和 ATG101 包含 HORMA（Hop / Rev7 / Mad2）功能域，它们可形成异源二聚体。ATG13 在 HORMA 功能域后有一段长序列——内在无序区域（intrinsically disordered region，IDR），其 IDR 的 C 端含有与 ULK1 的 C 端 EAT/tMIT 功能域结合的基序。酵母以独特而复杂的方式形成 ATG1 复合体，ATG1 亚基与 ULK1 具有相同的结构，ATG13 是保守的，但是 ATG101 亚基在酵母中是缺乏的，FIP200 由两个脚手架亚基取代，即由在选择性自噬中发挥作用的 ATG11 和在自噬膜扩展中发挥作用的 ATG17 取代，ATG17 进而募集两个较小的亚基（ATG29 和 ATG31）共同参与 ATG1 复合物的组装。

（二）ULK1/ATG1 激酶的活化和失活

人 ULK1 Thr180 位点或酵母 ATG1 Thr226 位点的自身磷酸化是 ULK1/ATG1 激酶复合物活化所必需的。诱导自噬条件和共组装成复合体的其他亚基一起促进其自身磷酸化。这种共同组装反过来增加了 ATG1 分子的局部浓度并促进了它们的自身磷酸化。这是在营养丰富的条件下和饥饿条件下的选择性自噬中都会发生的过程。激活后，ULK1 和 PI3KC3-C1 可被 Cul3-KLHL20 连接酶复合物泛素化并降解，从而关闭自噬起始信号（Dikic et al.，2018）。

饥饿如何触发 ULK1 的 Thr180 磷酸化呢？通常通过激酶的二聚化或更高级寡聚化来促进自身磷酸化。ATG1 C 端的 EAT 功能域单独存在时，可形成二聚体，然而，据报道全长 ATG1 在无其他亚基的情况下是以单体的形式存在的。目前 ATG1 是否在某些条件下通过其 EAT 功能域调节自身的二聚化尚不完全明确。ULK1 通过 ATG13 桥接至脚手架亚基 FIP200。在酵母中，ATG13 与 ATG11 和 ATG17 桥连。虽然 FIP200 和 ATG11 的寡聚状态是未知的，但 ATG17 组成二聚体，通过 ATG13 介导将 ULK1 募集至 FIP200 是 ULK1 实现自身磷酸化的基础。

对于饥饿对 ATG1 复合物形成的调节已有深入研究。mTORC1（酵母中为 TORC1）是细胞生长和代谢的主要调节因子，氨基酸消耗引起其失活是自噬的主要诱因。在酵母的典型模型中，ATG13 在非饥饿条件下被 TORC1 磷酸化。广泛的磷酸化后导致 ATG13 与 ATG1 和 ATG13 与 ATG17 的组装受到抑制。在报道的酵母 ATG13 内的 51 个磷酸化位点中，有 6 个属于结晶学定义的 ATG1 结合位点。把这些位点的丝氨酸全部突变成天冬氨酸，使 ATG1 的结合能力降低。ATG13 磷酸化对 ATG17 结合的影响可能是大的 51 个磷酸化位点中的 2 个出现在 ATG13 结合 ATG17 的接合位点上，这两个磷酸化位点的突变明显干扰它们的结合（Itakura et al., 2010）。ATG17-ATG13 相互作用水平的磷酸化调节似乎比 ATG1-ATG13 相互作用亲和力的变化更大。研究广泛认为哺乳动物 ULK1 与酵母菌 ATG1 相似。然而，哺乳动物 ATG13-ATG101 复合体可独立于 ULK1 复合体发挥自噬的功能。

另外，尚有其他与 mTORC1/TORC1 调控平行或相反的通路。磷酸腺苷（AMP）活化的蛋白激酶（AMPK）通过检测细胞质 AMP 的增加感应能量撤离上调自噬。AMPK 直接使 ULK1 中央 IDR 的多个位点磷酸化，导致其激活。这些 IDR 磷酸化位点如何与催化功能域相互作用的细节仍有待阐明。

（三）将 ULK1 复合物招募到自噬初始部位

将 ULK1 复合物募集到自噬起始位点是其活化的第二个调节步骤。在酵母自噬中，PAS 募集受到 ATG13 磷酸化水平的调节。ATG17 及其辅助蛋白 ATG29 和 ATG31 是第一个到达 PAS 的蛋白质，它为 ATG13 和 ATG1 的募集奠定了基础。ULK1 的 EAT 功能域，即 ATG13 结合的基因座，对于其募集到人类细胞中的自噬囊泡起始位点是必不可少的。这表明在酵母和哺乳动物中招募的原则是相似的（Cheong et al., 2008）。

许多其他蛋白质 - 蛋白质相互作用影响 ULK1 定位到自噬囊泡起始位点。LC3 蛋白家族分别结合人和酵母 ULK1/ATG1 的 LIR/AIM 基序（Weidberg et al., 2010）。然而，许多研究认为 LC3 的结合发生在 ULK1 活化的下游，并且 LIR / AIM 基序似乎参与自噬小体形成的后期（Weidberg et al., 2011）。在酵母中 ATG1 通过 ATG13 的 HORMA 域和 ATG9 的 N 端可溶性功能域之间的直接相互作用结合。酵母 Rab1（Ypt1）是一种小型 G 蛋白，它是内质网和高尔基体内交通的调节因子，与 ATG1 结合并帮助将其募集到 PAS 中（Webster et al., 2016）。

C9orf72 是遗传性肌萎缩侧索硬化症（ALS）和额颞叶痴呆（FTD）中突变的蛋白质。最近的研究显示 C9orf72 对通过 RAB1A 依赖性机制将 ULK1 募集到人细胞中的自噬囊泡起始位点至关重要（Webster et al., 2016）。C9orf72 含有 DENN 功能域，并且在许多情况下 DENN 功能域蛋白质可充当 RAB 鸟嘌呤核苷酸交换因子（GEF）。显然 C9orf72 DENN 与 RAB1A 结合但缺乏 GEF 活性，使 C9orf72 成为 RAB1A 效应因子而不是 RAB1A 的 GEF。有学者提出，C9orf72 突变体中自噬囊泡起始位点的 ULK1 募集受损是导致其疾病表型的原因（Rao et al., 2016）。

（四）ULK1 磷酸化底物

ULK1 激酶通过磷酸化许多底物蛋白来转导自噬信号。ULK1 识别位点由富含疏水性氨基酸围绕丝氨酸残基组成。这种序列并不罕见，ULK1 的众多底物包括其本身和 ULK1

复合物的其他亚基及自噬机器的核心成分，包括 PI3KC3-C1 亚基、ATG9；和其他蛋白质连接的不同区域都具有类似的结构。在 ULK1 复合体内，ATG101 中有两个磷酸化位点，FIP200 和 ATG13 中有多个位点。ATG101 磷酸化位点 Ser11 和 Ser203 分别位于 ATG101 的 HORMA 功能域的起始处和 HORMA 功能域末端的柔性区域中。

PI3KC3-C1 复合物是另一种关键的自噬起始复合物，是 ULK1 磷酸化最重要和最被广泛熟知的靶点之一。ULK1 磷酸化 Ser15 和 BECN1 其他位点，激活 PI3KC3-C1 复合物和促进自体吞噬。PI3KC3-C1 催化亚基 VPS34 的 Ser249 是 ULK1 的磷酸化位点。大量 PI3KC3-C1 相关的 IDR 蛋白 AMBRA1 是另一种 ULK1 底物。在酵母中，ATG9 是 ATG1 的重要底物。ULK1 对选择性和巨自噬至关重要。它使载体蛋白 p62 磷酸化，增加 p62 对泛素的亲和力。ULK1 还使 FUNDC1 磷酸化以促进线粒体自噬。这些磷酸化（包括 ULK1 和 PI3KC3-C1 亚基的磷酸化）在自噬起始中非常重要，而其他成分（如 ATG9）的磷酸化对下游的影响更为深远（Hurley et al.，2017）。

二、PI3KC3-C1 复合物

PI3KC3 通过磷酸化磷脂酰肌醇（PI）的脂质头部以产生 PI3P。PI3P 的形成是自噬起始的早期事件，在 ULK1 下游。PI3KC3 形成至少两个不同的复合物，称为复合物 I 和复合物 II（PI3KC3-C1 和 PI3KC3-C2）。两种复合物都含有催化亚基 VPS34、公认的蛋白激酶 VPS15（哺乳动物）/VPS15（酵母）和 BECN1（哺乳动物）/ATG6（酵母）。PI3KC3-C1 包含 ATG14L（哺乳动物）/ATG14（酵母），它指导复合物定位到自噬泡的起始位点（Ohashi et al.，2016）。PI3KC3-C1 复合物促进膜延伸，而含有 UVRAG 的 PI3KC3-C2 促进内体和自噬体成熟。

多年来，对于 PI3KC3-C1 结构的研究进展缓慢且不系统。VPS34 催化功能域与相关的螺旋功能域、中心卷曲螺旋结构和 VPS30 / BECN1 的 C 端 BARA 功能域及 VPS15 的 WD40 功能域均分别被解析出来（Ohashi et al.，2016）。最近，通过电子显微镜解析了完整的人类 PI3KC3-C1 的结构，揭示出其 "V" 形结构。酵母复合物 II 的 X 线晶体结构显示出保守的结构和功能域位置，包括在 VPS38（酵母 UVRAG）中存在 BARA 样功能域（Ohashi et al.，2016）。

（一）PI3KC3-C1 招募到自噬囊泡起始位点

PI3KC3-C1 要在自噬中发挥作用需要先定位到酵母的 PAS 区域或者哺乳动物的自噬起始位点，这是通过其独特的 ATG14L/ATG14 亚基来实现的。在 ATG14L 的 N 端附近的富含半胱氨酸的功能域对于饥饿诱导的转位至吞噬泡内质网上的起始位点是必需的。这个功能域的结构是未知的，正如其在吞噬泡位点被推测与之相互作用的分子一样，它被称为 BATS 的 C 端偶极性螺旋功能域（Barkor/ATG14L 自噬体靶向序列），是一大类偶极性脂质填充感受器（ALPS）模体，对复合体的转位也是非常重要的。研究认为这主要是由于其具有结合高曲率脂质的能力，但是要注意，正如在高尔基体中发现的，ALPS 基序也可以结合松散堆积的低曲率膜。

除了 ATG14L 中 PAS 和 ER 靶向基序具有复合物 I 和自噬特异性，PI3KC3-C1 和 PI3KC3-C2 的其他区域并非十分特异性地与膜结合。BECN1 的 C 端 BARA 功能域位于左臂的尖端，推测是通过芳香指状结构插入膜中。在"V"形的另一侧是 VPS34，其末端的 kα12 螺旋必须结合膜以便发生脂质磷酸化。另一方面，尽管推测 VPS34 的 C2 功能域可以结合膜，但是复合物 II 的结构表明 C2 功能域仅参与蛋白质 - 蛋白质相互作用。最后，VPS15 的 N- 十四酰化增加了一次其与膜接触的次数。通过结合推测和已知的锚定基序还是难以得到 PI3KC3-C1 和 PI3KC3-C2 复合物结合在膜上的空间结构，但这对于阐明其作用是非常重要的。

（二）PI3KC3-C1 调节蛋白

PI3KC3-C1 复合物的激酶活性通过翻译后修饰及多种蛋白质 - 蛋白质相互作用来调节。与 PI3KC3-C1 复合物相互作用的分子非常广泛，这也提示"两个复合物"的模型过于简单。与 PI3KC3-C1 紧密连接的第 5 个亚基，在哺乳动物中被称为核受体结合因子 2（NRBF2），在酵母中被称为 ATG38。NRBF2/ATG38 含有 N 端三螺旋微管相互作用和转运（MIT）功能域和 C 端卷曲螺旋的功能域，诱导其二聚化。NRBF2 通过与 ATG14L 和 BECN1 的 N 端相互作用与复合物 I 的碱基结合，可在体外增强其激酶活性并促进复合物 I 的二聚化。虽然酵母 ATG38 也是二聚体，但它不促进酵母 PI3KC3-C1 复合物的二聚化。NRBF2 促进哺乳动物 PI3KC3-C1 复合物二聚化和激酶活性的能力是彼此完全独立的。由于其酶促活性的激活不需要激酶二聚化，因此变构激活的机制和二聚化的生物学功能仍有待阐明。

抗凋亡因子 Bcl-2（B 细胞淋巴瘤 2）与 BECN1 的 BH3（Bcl-2 同源功能域）结合，其结合位点接近复合体中 NRBF2 功能域，甚至可能重叠。Bcl-2 的亲和力比 NRBF2 的亲和力低 50 倍。与 NRBF2 不同，Bcl-2 在 PI3KC3-C1 上快速交换。Bcl-2 与 BECN1 的结合抑制 VPS34 激酶活性并拮抗自噬。因为结合位点远离脂质激酶功能域，所以这种抑制的机制是未知的，但很可能涉及远程交流变构。此外，BECN1 能够通过其 BH3 功能域与其他抗凋亡 Bcl-2 家族成员（Bcl-XL、Bcl-w、Mcl-1）结合。只有 ER 定位的 Bcl-2 才能抑制自噬，线粒体定位的 Bcl-2 则不能。AMBRA1 与细胞中的 PI3KC3-C1 结合并促进自噬。这种 IDR 蛋白分子量巨大，使得研究具有挑战性，因此尚未获得其重组蛋白的完整结构。如上所述，AMBRA1 被 ULK1 磷酸化，然后被骨架蛋白释放进而激活 PI3KC3-C1。PI3KC3-C1 相互作用家族的最新成员是 PAQR3（孕激素和 adipo Q 受体 3），这是一种位于高尔基体的跨膜蛋白，已被证实通过帮助组装 PI3KC3-C1 来促进自噬。关于 PI3KC3-C1 复合物的组装作为调节步骤的研究相对较少。

三、ATG12-ATG5 泛素化系统

ATG12 被 ATG7 激活，转运到 ATG10 上，最终与 ATG5 形成 ATG12-ATG5 复合体（Mizushima et al.，1999）。ATG12-ATG5 复合体与 ATG16 或者 ATG16L1 相互作用，以 2∶2∶2 的比例形成 ATG12-ATG5-ATG16L 复合物（Fujioka et al.，2010）。在酵母中，ATG12-ATG5-ATG16 复合体定位于 PAS 上，但不在完整的自噬小体上。同样的，在哺乳动物中，ATG12-ATG5-ATG16L1 复合体主要定位于隔离膜的外表面，一旦自噬小体形成，这个复合体将立刻从膜上脱落（Fujita et al.，2009）。体外重构实验已经显示 ATG12-ATG5 与 ATG3 相互作用，并明显促进 ATG8 由 ATG3 转运到磷脂酰乙醇胺（PE）。虽然 ATG16 不影响 ATG12-ATUME6TG8-PE 形成的加速作用，但它对 ATG8-PE 和 ATG12-

ATG5 的形成十分重要。在酵母中 ATG12-ATG5 定位到 PAS 上需要 ATG16。在哺乳动物细胞中，如果 ATG16L1 被人工定位到质膜上，LC3 的酯化就会发生在质膜上。这些发现表明 ATG12-ATG5-ATG16（L）复合物参与决定 ATG8 酯化的位置。进一步的机制阐明有待对 ATG16 功能的研究（Fujita et al.，2009）。

（一）ATG12 的泛素化

ATG12 和 ATG8 的特异性结合与蛋白泛素化相似，需要一系列酶促反应（图 2-1）。具有 E1 泛素化酶作用的 ATG7 通过消耗一个 ATP，使其半胱氨酸残基与 ATG12 的 C 端的羧基团形成硫酯键，然后将含硫酯键的 ATG12 转移到具有 E2 泛素化酶作用的 ATG10 上，最终通过异构肽连接到 ATG5 的赖氨酸基团上。分析 ATG7 的结构发现，它同其他 E1 泛素化酶一样，具有腺苷酰（化）作用的功能域，通过这个功能域形成一个同源二聚体（Noda et al.，2011）。此外，ATG7 的 N 端含有一个独特的功能域，ATG10 和 ATG3 以相互排斥的方式结合。结合生化分析推测 ATG12 或 ATG8 与 ATG7 二聚体中的一个原体形成硫酯中间体，分别转移至已经结合到相同二聚体上的 ATG10 或者 ATG3。

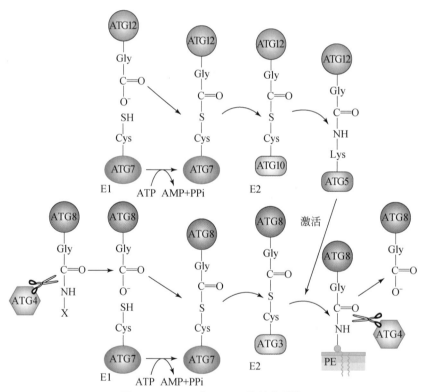

图 2-1　ATG12 和 ATG8 的结合系统

与蛋白的泛素化相似，E1 酶 ATG7 通过消耗 ATP，将泛素样蛋白 ATG12 的羧基团激活，与其半胱氨酸残基形成硫酯中间体，然后转移到 E2 酶 ATG10 的半胱氨酸残基上，最后与 ATG5 的赖氨酸残基形成异构肽。同样的，泛素样蛋白 ATG8 被 ATG7 激活，转移到 E2 酶 ATG3 上，最终通过酰胺键结合到 PE（引自 Nakatogawa et al.，2013）

泛素化过程中，E2 酶的一个赖氨酸残基在一个天冬酰胺（天冬氨酸残基不变）与半胱氨酸残基形成的硫酯键中起关键作用。然而，ATG3 的一个苏氨酸残基与天冬酰胺的位置是对应的，ATG3 在其同源蛋白中是高度保守的。生化分析表明，这个苏氨酸残基在

ATG8 转移到 PE 上起作用，这种作用与天冬酰胺在其他 E2 酶中的作用相同。ATG3 可能需要这个苏氨酸残基而不是赖氨酸残基去靶向脂质 PE。

然而，在泛素系统中 E3 酶决定底物的特异性和泛素转移到底物上，而 ATG12 系统不存在 E3 酶。E2 酶 ATG10 直接识别底物 ATG5。考虑到 ATG5 是 ATG12 结合反应中的唯一底物，所以认为这是合乎情理的。同样的，在 ATG8 系统中，E2 酶 ATG3 本身识别底物 PE，在体外非生理条件下，ATG3 结合 ATG8 到磷脂酰丝氨酸，磷脂酰丝氨酸的亲水头部与 PE 一样，有氨基基团。尽管 ATG12-ATG5 的结合会加强 ATG3 的 E2 酶活性，但不会影响 ATG3 对底物的优先选择（Mizushima et al.，2001）。

（二）ATG12-ATG5-ATG16 复合物的形成

不能生成 ATG12-ATG5 和 ATG8-PE 复合物的细胞（如缺乏 ATG12、ATG5 或 ATG10 的细胞）也不能生成 ATG8-PE（在哺乳动物中为 LC3/GABARAP-Ⅱ）。这表明在两种复合物系统之间存在着一定的联系。ATG8 的共轭结合反应在体外能够通过 ATG8、ATG7、ATG3 纯化蛋白及含 PE 的脂质体（人造囊泡）和 ATP 重建。另一方面，同步表达的 ATG12、ATG5、ATG7 和 ATG10 能够在大肠杆菌中形成 ATG12-ATG5 复合物，可以通过这种方法提纯这种复合物。将 ATG12-ATG5 复合物加入到 ATG8 的体外体系中可以证实 ATG12-ATG5 本身具有促进 ATG8-PE 形成的功能。进一步的研究表明 ATG12-ATG5 与 E2 酶 ATG3 相互作用，通过与 ATG3 具有催化作用的半胱氨酸残基形成硫酯键，刺激 ATG8 转移至 PE。因此，在 ATG8 共轭反应中，ATG12-ATG5 的作用与泛素系统中 E3 酶的作用类似（Shpilka et al.，2011）。

在体内，ATG12-ATG5 与 ATG16（在哺乳动物中为 ATG16L）形成复合体来发挥功能，其中，ATG16 通过其 C 端形成二聚体。因为 ATG16 的 N 端与 ATG5 相互作用，所以 ATG12-ATG5-ATG16 复合体是以 2 : 2 : 2 比例形成的异六聚体。ATG16 对于维持 ATG12-ATG5 的 E3 样活性是可有可无的，但对于复合体在自噬相关膜结构上的定位却是必不可少的。

（三）ATG12-ATG5 对 ATG3 的活化

虽然 ATG8 和 ATG12 的基本序列表现出很小的泛素相似度，但是对其结构的研究表明这些蛋白实际上具有一种泛素样折叠结构。除此之外还揭示出 ATG5 包含两个泛素样折叠。这些区域加强了 ATG 链接体系的特质。一个泛素样蛋白和另外三个泛素样折叠结合作为和另一种泛素蛋白结合反应时的 E3 酶。最近有研究成功地揭示了 ATG12-ATG15 是如何加强 E2 对 ATG3 的活化的。ATG3 有一个 E2 编码区，它类似于其他 E2 酶。然而，ATG3 在没有 ATG12-ATG5 存在时处于一种不活跃的构象。ATG3 的侧链催化半胱氨酸残基与上面提到的苏氨酸残基方向相反，是指向天冬氨酸的。ATG12-ATG5 引起半胱氨酸重新定位而指向苏氨酸残基，导致 ATG3 活性增强。

（四）ATG12-ATG5-ATG16 复合体对 ATG8-PE 的调控

经过自噬信号的诱导，ATG8 在转录水平上表达上调，Ume6-Sin3-Rpd3 复合体结合 *ATG8* 基因的启动子区，在营养充分的情况下抑制其转录，在饥饿状态下，Rim15 磷酸化

Ume6，从而解聚其复合体，导致 ATG8 在转录水平上调（Bartholomew et al.，2012）。诱导自噬的信号也刺激 ATG8-PE 的形成。这与 ATG12-ATG5-ATG16 复合体的定位密切相关，ATG12-ATG5-ATG16 复合体在自噬诱导信号作用下从细胞膜定位到 PAS 区和自噬小泡膜上。也有报道称 ATG12-ATG5-ATG16 在哺乳动物细胞中优先定位于自噬小泡的凸面膜上。ATG12-ATG5-ATG16 靶向这些结构（PAS、自噬小泡膜），通过其 E3 泛素化酶样作用激活 ATG3，从而导致膜上 ATG8-PE 的产生。既然 PE 是细胞内膜结构中的一个主要部分，那么 ATG12-ATG5-ATG16 激活 ATG3 有可能对自噬相关膜结构上 ATG8-PE 的产生十分重要。

ATG5 和 ATG16 共同靶向 PAS。体外分析表明，单独 ATG5 和 ATG12-ATG5-ATG16 复合体（而不是单独 ATG16 或 ATG12-ATG5）可以结合脂质体，表明 ATG16 增加 ATG5 的膜结合能力，而 ATG12 的结合可以抑制这一过程。包含 ATG14 的 PI3K 复合体产生的 PI3P 是 ATG12-ATG5-ATG16 定位的首要条件，这一点已经得到公认。然而，ATG12-ATG5-ATG16 如何定位于 PAS，如何与自噬小泡膜相互作用仍然不清楚，与 ATG8 不同，ATG12-ATG5-ATG16 是从自噬小体刚形成后的膜结构释放的，但其机制尚未阐明，PI3P 可能涉及这个过程（Nakatogawa et al.，2013）。

四、ATG8-PE 结合系统

ATG8 的合成在其 C 端伴随着一段额外的序列，通过解离酶 ATG4 的作用，暴露其后必要的甘氨酸残基。ATG8 的结合反应是由 ATG7（ATG12 和 ATG8 有共同的 E1 酶）和特异性的 E2 酶 ATG3 催化的。很明显，ATG8 的底物不是蛋白质，而是脂质 PE，ATG8 的羧基团与 PE 亲水头部的氨基形成酰胺键使 ATG8 锚定在膜上（Xie et al.，2008）。

通过荧光和免疫电子显微镜观察可知，ATG8-PE 定位于所有自噬相关结构：PAS、隔离膜、完整的自噬小体、自噬性体（在酵母和植物细胞中，液泡和自噬小体的外层膜结合而内层膜释放入液泡）及自噬溶酶体（在哺乳动物细胞中溶酶体与自噬小体融合）。体外研究亦为阐明 ATG8-PE 复合物在自噬小体形成过程中的功能提供了证据。在体外反应中，ATG8 与脂质体脂质双分子层外层的 PE 结合（图 2-2A）。研究表明，这一过程引发脂质体半融合（两个双分子层膜结构之间外层膜融合而内层膜仍旧相互独立）（图 2-2A），可导致脂质体聚集。研究亦证实，ATG8 和 PE 共轭结合时生成寡聚体。这些证据提示不同膜上的 ATG8-PE 复合物能够相互作用，将各膜连在一起，并引发膜之间的半融合（图 2-2）。多数不能形成自噬小体的 ATG8 的突变体膜连接与半融合的情况明显减少，提示这些在体外观察到的 ATG8 的功能与其在体内自噬小体形成过程中的作用相似。

ATG8-PE 的膜连接与半融合功能是怎样参与到自噬小体的形成过程中的呢？表达 ATG8 突变体的细胞膜连接与半融合功能受损，在其中形成的自噬小体明显小于野生型细胞，表明 ATG8-PE 的功能在一些决定自噬小体大小的过程中很重要，如膜扩展的过程。与其相一致，ATG8 表达水平的降低可导致形成的自噬小体体积减小。ATG8 亦有可能在更早期发挥作用，即在迄今尚不明确的 PAS 前体膜形成的过程中发挥重要作用。此外，有研究表明，异常形态的未闭合的隔离膜在 PE 与 ATG8 同系物结合功能缺陷的哺乳动物细胞中堆积，提示在隔离膜的正常发生发展过程之外，ATG8-PE 亦参与其闭合过程。关于 ATG8-PE 在自噬小体的形成过程中的具体作用仍需进一步研究。

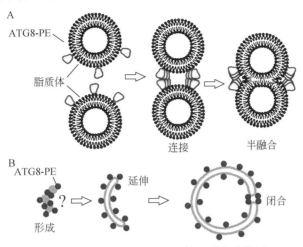

图 2-2　ATG8-PE 在自噬小体形成中的作用

A. 在体外 ATG8-PE 寡聚化并且引发脂质体膜连接和半融合。不同小体膜上的 ATG8-PE 复合物能够相互作用，将各膜连在一起，并引发膜之间的半融合。B. ATG8-PE 在自噬小体的形成（起始、延伸和闭合）过程中发挥重要作用（引自 Nakatogawa et al.，2013）

需要注意的是，ATG8-PE 介导的半融合与脂质体聚集相比，对脂质体中的脂质成分更敏感。亦有研究证实，脂质体的 PE 与典型细胞器膜上的浓度相同时，不发生半融合。尽管这一现象可能是由于 ATG8-PE 在体内不引发半融合，为了阐明这一点，需要检测受到 ATG8-PE 影响的膜的脂质组成。无论在何种情况下，只有半融合不能引发膜扩展；其他的蛋白和（或）一种特别的脂质组成都能在细胞中促进完全融合。最近有研究证实，在多种内膜系统中介导膜融合的可溶性 *N*-乙基马来酰亚胺敏感因子附着蛋白受体（soluble *N*-ethylmaleimide-sensitive fusion protein-attachment protein receptor，SNARE）在自噬小体形成的过程中亦是必需的，但尚不清楚其是否与 ATG8 共同发挥作用。

近期，有学者在理论研究的基础上提出了一个耐人寻味的隔离膜弯曲模型。隔离膜在扩展到临界体积时即会自发弯曲，这个体积由三个特征决定：膜的横向尺寸、高度弯曲的边缘的分子构成和两个平面之间的不对称性。与膜结合的蛋白如 ATG8-PE 能够调节后两项特征。而弯曲边缘的高蛋白浓度能抑制隔离膜的弯曲，并导致形成的自噬小体体积增大；两平面之间蛋白分布的不对称则能促进弯曲，导致形成的自噬小体体积减小。因此，ATG8-PE 在隔离膜上的密度和定位能够影响自噬小体的体积。这些推测的 ATG8-PE 的功能与之前的讨论并不矛盾，而且提示 ATG8-PE 有很大的可能性以多种途径影响自噬小体的形成（Slobodkin et al.，2013）。

（一）ATG8 家族

虽然简单的真核生物酵母只表达一种 ATG8 蛋白，但是高等哺乳动物的 ATG8 的同源蛋白组成了一个蛋白家族，根据氨基酸序列的同源性这个蛋白家族又被分成了三个不同的亚家族，分别是微管相关蛋白 1 轻链 3（microtubule-associated protein 1 light-chain 3，MAP1LC3），又被称为 LC3；γ-氨基丁酸受体相关蛋白（γ-aminobutyric acid receptor-associated protein，GABARAP）和 16kDa 的高尔基体相关三磷酸腺苷酶增强子（Golgi-associated ATPase enhancer of 16kDa，GATE-16）。由于在进化过程中的基因突变和缺失等原因，这些亚家族在不同生物体中的基因数也不同。人类的 ATG8 蛋白家族基因由一个 GATE-16 基因、两个 GABARAP 基因［GABARAP 和 GABARAPL1（γ-aminobutyric acid receptor-associated protein-like 1）］和四个 LC3 基因（LC3A、LC3B、LC3B2 和 LC3C）组成。

LC3 是第一个被描述的哺乳动物 ATG8 的同源蛋白。最初，在大鼠的脑组织中被鉴定为微管相关蛋白 1A 和微管相关蛋白 1B 的轻链。Kabeya 等首次将它们引入自噬这一生理现象中。他们发现 LC3 在翻译完成后被分为两种形式：一种是定位于细胞质的 LC3-Ⅰ，另一种是与 PE 结合并与自噬小体膜结合的 LC3-Ⅱ。研究发现，LC3-Ⅱ的数量与自噬小体形成的程度有关。GABARAP 和 GATE-16 亚家族的 ATG8 同源蛋白被认为是细胞内的信号转导因子。研究证明，GATE-16 既可以与高尔基体囊泡相关 N-乙基马来酰亚胺敏感因子连接蛋白受体（Golgi vesicle-associated N-ethylmaleimide-sensitive factor attachment protein receptor，Golgi v-SNARE，GOS-28）相互作用，也可以与 N-乙基马来酰亚胺敏感因子（N-ethylmaleimide-sensitive factor，NSF）相互作用，在与后者相互作用的同时可引起后者 ATPase 活化的激活反应（Sagiv et al.，2000）。通过这些相互的作用，GATE-16 可以通过偶联 NSF 的活化和 SNARE 的激活作用调节细胞内高尔基转运体的作用。此外，研究表明，在细胞有丝分裂完成后，GATE-16 与细胞内高尔基复合体的重新装配有一定的关系（Muller et al.，2002）。GABARAP 被认为是一个可以调节 GABAA 受体 γ2 亚基在细胞内转运的细胞质因子。随后的研究表明，与 LC3 相似，GATE-16 和 GABARAP 都要经历翻译后的加工，并且都存在Ⅰ型和Ⅱ型两种加工形式。在转变成Ⅱ型后的 LC3 与自噬小体的结合有联系（Leil et al.，2004）。

对一些 ATG8 家族成员结构的研究表明 ATG8 蛋白与泛素有极为相似的结构。除了泛素的核心由五个 β-折叠组成且其侧面又与两个 α-螺旋相连外，ATG8 蛋白还包含两个在这些蛋白行使功能的过程中起重要作用的 N 端的 α-螺旋，其重要的功能是可能会调节蛋白质与蛋白质之间的相互作用。

尽管这些蛋白的亚家族在结构上颇为相似，但是哺乳动物的 ATG8 蛋白家族在其氨基酸序列上显示出一些不同。例如，LC3 中的第一个 α-螺旋是碱性的，而在 GATE-16 和 GABARAP 中却是酸性的（Muller et al.，2002）。在 LC3 中，第二个 α-螺旋的表层是酸性的，而在 GATE-16 中是中性的，在 GABARAP 中却是碱性的。然而，在哺乳动物 ATG8 蛋白中，蛋白质的保守区域可能对于维持这些蛋白的典型功能起到重要的作用。就像结合机械蛋白一样，各种 ATG8 蛋白结构的不同可能会产生针对目标蛋白的不同的特异性作用，也反映出它们不同的功能。研究确实表明，哺乳动物 ATG8 的同源蛋白有多重不同作用功能的配置，并且可以调节自噬过程的不同环节。此外，ATG8 蛋白在组织分布中的不同表明一些 ATG8 蛋白家族成员存在组织特异性。为了方便起见，"ATG8"将用来表示所有的 ATG8 家族成员。同时，为了区分真核酵母的 ATG8 蛋白和哺乳动物 ATG8 的同源蛋白，将会选用特定的名称来表示。

（二）ATG8 的泛素化

ATG8 蛋白的功能与其和膜结合的状态相关，其作为自由胞质成分（ATG8-Ⅰ）与膜紧密结合的形式（ATG8-Ⅱ）在细胞中被发现。ATG8-Ⅱ定位于自噬体膜内层和外层上。ATG8 向自噬体募集取决于一系列翻译后修饰（图 2-3）。新生 ATG8 被组成性表达半胱氨酸蛋白酶 ATG4 从 C 端裂解。ATG4 包括四种同源蛋白（ATG4A ～ ATG4D 或 autophagin1 ～ autophagin4），在酵母菌中显示出与 ATG4 单体相似的序列（Scherz-Shouval et al.，2007）。这种蛋白水解方式产生了 C 端暴露一个甘氨酸残基的成熟的 ATG8-Ⅰ。随后 ATG8-Ⅰ通过 C 端甘氨酸与 PE 的氨基酰胺作用，而与 PE 共价结合。结合了 PE 的 ATG8（ATG8-Ⅱ）与自噬体膜结合。这种酯化反应分别涉及充当 E1 活化酶的 ATG7 和 E2 酶的 ATG3 的泛素样调控（Nakatogawa et al.，2007）。最后，ATG4 可以攻击与自噬体外膜相接的 ATG8 并将其从其脂质上解离。这使 ATG8 与自噬体膜的结合变成可逆过程。游离的 ATG8 可以循环并再次参加结合反应，而在自噬体内被截留的 ATG8-PE 会随着溶酶体的融合被分解。ATG4 的结合和解离活动都是自噬正常进行所必需的（Yu et al.，2012）。

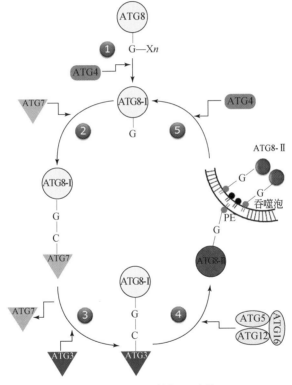

图 2-3　ATG8 的加工过程

① ATG8 被 ATG4 半胱氨酸蛋白酶水解，导致形成 C 端隐藏了一个甘氨酸残基的 ATG8-Ⅰ形成；②暴露的甘氨酸残基与 E1 类酶 ATG7 的半胱氨酸残基形成硫酯键；③ E2 类酶 ATG3 通过形成硫酯键与 ATG8-Ⅰ结合；④在 ATG5-ATG12-ATG16 复合体的作用下，ATG8-Ⅰ的 C 端的甘氨酸残基通过酰胺键与 PE 结合，引起与膜紧密联系的 ATG8-Ⅱ形成；⑤结合于自噬体外膜的 ATG8-PE 可以被 ATG4 裂解并释放，形成游离的 ATG8（引自 Slobodkin et al.，2013）

　　调节 ATG12 和 ATG5 的相互结合是募集 ATG8 到自噬小体的先导条件。和泛素化系统相似，ATG12 首先被 E1 样酶 ATG7 激活，随后传递给 E2 样酶 ATG10，最后 ATG12 的 C 端甘氨酸残基通过异肽键与 ATG5 内部的赖氨酸残基共价结合。ATG12-ATG5 共轭体联合可以通过形成卷曲螺旋体形成同种低聚物的 ATG16，这使得 ATG16 能够交联多个 ATG12-ATG5 复合物，从而形成一个蛋白复合物。研究已经证明 ATG12-ATG5-ATG16 复合物的定位指明了 ATG8 酯化的位点，也能通过促进 ATG8 由 ATG3 向 PE 转运来促进酯化反应。

ATG8 向自噬小体的募集是由额外的翻译后修饰所调节的。研究发现 LC3 会受到 PKA 介导的磷酸化作用，进一步发现在神经元细胞中 LC3 会在自噬被诱导后发生去磷酸化。去磷酸化的 LC3 与膜的结合加强，但是 LC3 阳性的自噬小体的形成会被一种伪磷酸化 LC3 突变体的表达所抑制。最后，ATG8 和其他的 ATG 蛋白被乙酰转移酶 p300 乙酰化，这可能会负调控它们的活性。

（三）ATG4 降解 ATG8 的意义

ATG4 剪切 ATG8 的 C 端，剩下甘氨酸残基，而甘氨酸残基对于结合其他物质非常重要。除此之外，ATG4 也充当解离酶的作用，可以阻断 ATG8 与 PE 的结合，从而在膜上把蛋白解离下来。这个反应对于再利用那些在自噬小体发挥作用的 ATG8 十分重要，ATG8 可以出现在成熟自噬小体和自噬溶酶体上（ATG8-PE 在自噬小体外膜上，可以通过融合转移到溶酶体膜或液泡膜上），并且 ATG4 剪切 ATG8 也可以发生在自噬小泡上，而这可以正向或负向影响膜的形成（Yu et al.，2012）。另一方面，未起到作用的 ATG8-PE 被 ATG-4 保护，从而不被降解，这一机制也是存在的，但是需要更进一步探索其可能性。

综上所述，在自噬相关膜结构上局部 ATG8-PE 的产生，应该是依靠 ATG12-ATG5-ATG16 复合体在这些膜上的定位实现的。然而，近期研究表明，这种机制并不是绝对的：在细胞质中结合酶很大程度上在细胞内各种膜结构上错误地产生 ATG8-PE。因此，ATG4 的一个新的作用被提出，即 ATG4 剪切那些无用的 ATG8-PE，从而提供了一个胞质未结合的 ATG8 池，而这对于 ATG8-PE 在正确位置的形成是必要的。

（四）ATG8 家族的功能

1. ATG8 在自噬小体形成中的作用　在酵母中研究最初发现在 ATG8 缺失的突变体中自噬小体形成严重受损，提示 ATG8 在自噬小体发生中起重要的作用。后来在酵母和哺乳动物中都发现了 ATG8 蛋白在自噬调控中的重要作用。在酵母中饥饿能诱导 ATG8 的表达。自噬小体上酯化 ATG8 的数量在自噬被诱导后明显增加，与自噬小体的形成明显相关，ATG8 的水平决定了自噬的水平并能控制自噬小体的大小（Ichimura et al.，2004）。

ATG8 在哺乳动物中作用的研究起初由于多种同源蛋白的存在受到阻碍。研究发现在哺乳动物细胞中过表达催化性的 ATG4B 能够通过隔离非酯化 ATG8 同源蛋白而抑制自噬。在这些细胞中，过表达突变的 ATG4B、未闭合的自噬小体前体的累积，提示 ATG8 同源蛋白的酯化对于哺乳动物细胞中自噬小体的形成是必需的（Fujita et al.，2008）。尽管 LC3 介导吞噬泡膜的延伸，但 GABARAP 和 GATE-16 家族或许参与自噬小体成熟过程中下游的一些反应（Kabeya et al.，2004）。

Ohsumi 与其同事在体外利用脂质体建立了一种 ATG8-PE 共轭系统，首次对 ATG8 功能的机制进行了研究。他们发现酯化的 ATG8 介导了脂质体的定位和半融合。研究进一步发现酵母中 ATG8 缺失突变导致膜的定位和半融合的活性受损，进而影响自噬小体的形成。这些现象表明 ATG8 在膜重构中起作用，能够促进自噬小体结构的生长和成熟。随后又发现两种 ATG8 在哺乳动物中的同源物——LC3 和 GATE-16，都能促进定位和膜的融合（Kabeya et al.，2004）。这种活性分别由 LC3 的 N 端 α- 螺旋中带正电荷的氨基酸及 GATE-16 的疏水性氨基酸所介导。

除了 ATG8-PE 在自噬中的关键作用外，ATG4 介导的 ATG8 的去酯化，即 ATG8 从自噬小体膜上的释放是自噬能够进行下去的必需的关键一步。ATG8 去酯化受阻会导致其无法定位到液泡膜上，自噬小体体积减小、数量减少，对自噬小体的发生有抑制作用。对此可能的解释是 ATG8 与 PE 的结合不仅发生在自噬小体前体的结构上，也发生在细胞内的其他位点上。ATG8-PE 从这些位点上的释放对于供应自噬诱导过程中需求不断增长的 ATG8 非常关键。另外，ATG8-PE 的解离在自噬小体的成熟及其与液泡的融合过程中也是必需的。

据报道，ATG8 与自噬核心蛋白的 LIR 依赖性相互作用充当着调节功能的角色。LIR 直接介导的 ATG8 与必需自噬调节因子 ATG1（在酵母菌中）和 ULK1（Unc-51 样激酶 1）复合体的结合有助于自噬小体的形成。同样，ATG8 被发现可与 Rab 蛋白的 GAP（GTP 酶激活蛋白）的成员相互作用，GAP 包括 TBC（Tre2、Bub2 和 Cdc16）区域。Rab 型小 GTP 酶是进化上保守的膜交通蛋白，其中的一些参与调节自噬相关的共享和融合。此外，除了它们在识别降解目标的作用外，ATG8 还可作为一种支架蛋白促进自噬体表面的关键复合体的聚集。

2. ATG8 在自噬溶酶体中的作用　长久以来，自噬被认为是一种非选择性的自体降解过程。然而，最近的实验数据提供了关于自噬的另一种模式的确凿证据，这种自噬模式为经溶酶体降解选择性包含物的过程。可被自噬特异性消除的一些底物包括由聚集的或错误折叠的蛋白导致的蛋白包含物、受损的细胞器〔如过氧化物酶体、线粒体、多余的内质网（ER）、核糖体〕及细菌和病毒。

除了在自噬体生物起源上的作用以外，ATG8 蛋白也是介导选择性分类细胞内含物进入自噬体的中心因素。这个过程大部分是由自噬受体的相互作用完成的，自噬受体连接自噬底物到自噬相关的 ATG8 上。自噬受体多经自噬而降解。ATG8 直接介导的包涵体分类首次在酵母菌中自噬相关的 CVT 通路中被阐明。ATG8 被发现可与 ATG19 相互作用，ATG19 是一个 CVT 包含物的受体，可使包含物的靶向目标空泡化（Sawa-Makarska et al.，2014）。在哺乳动物 LC3 清除泛素分子作用的研究中，LC3 的包含物分类功能也随即被揭示。除了其蛋白酶体降解蛋白的基本作用以外，泛素还可作为一种选择性降解信号，即溶酶体靶向降解各种类型自噬底物，这些底物包括蛋白聚合物、膜结合细胞器和微生物。这种泛素化底物的清除取决于一组包含泛素结合域（UBD）的自噬受体，此受体可同时结合到 ATG8 蛋白上。

在哺乳动物中，自噬受体有 p62/SQSTM1 和 BRCA1（NBR1）（参与泛素化蛋白降解的自噬降解）；p62/SQSTM1、NDP52（核心蛋白 52 kDa）和 optenurin（将 LC3 连接到胞内病原体）；Nix、线粒体外膜蛋白 Bcl-2 相关蛋白（直接参与线粒体损伤的自噬成分的招募）和自噬关联的 FYVE 蛋白（autophagy-linked FYVE protein，ALFY）。自噬受体与 ATG8 同源物的相互作用由一个称为 LIR 的短线性分子介导，与 W/F/Y-X-X-L/I/V 结构相一致，并且包围着至少一个酸性残基。

3. LC3（ATG8）作为一个监控自噬过程的工具　ATG8 与成熟的完整自噬体有着特异的相关性，并且由于结合的 ATG8 与自噬体数目有关，这些蛋白被广泛应用于监控自噬体和作为自噬活动的特异性标志物。在酵母和哺乳动物中，多种实验被用来检测和定量 ATG8 蛋白，包括蛋白质印迹法（Western blotting）、荧光显微镜和流式细胞仪。

自噬的启动伴随着可溶性 LC3-Ⅰ（ATG8-Ⅰ）到结合 PE 的膜结合形式的 LC3-Ⅱ（ATG8-Ⅱ）的转变增多（Kabeya et al.，2000）。ATG8-Ⅱ的积聚象征着自噬产生。脂溶性的 LC3 可与非脂溶性的形式区分开来，由于脂溶性的 LC3 电泳时移动速度快，虽然它的分子量较大，但电泳时在胶较低的位置，然而由于 LC3-Ⅱ（与内层自噬体膜相关）随着与带有溶酶体泡界面的融合而降解，LC3-Ⅱ水平的降低经常在自噬减少的情况下出现。因此，为了精确地测量自噬的活力，LC3 的水平是溶酶体降解抑制因子存在与否的决定因素。在酵母中，由于在 SDS 聚丙烯酰胺凝胶电泳（SDS-PAGE）中几近相同的运动性，LC3 的脂溶性与非脂溶性形式的区别更加复杂。检测机体中自噬更加常用的实验是 GFP-LC3 处理实验。这种实验依赖性地应用了异位表达的 N 端 GFP 标记的 LC3（非 C 端标记，因为 LC3 的 C 端标记处被 ATG4 蛋白水解过）。随着自噬的形成，结合到内层自噬体膜的 GFP-LC3 被释放到胞质中。尽管 ATG8 可以被细胞质中的蛋白酶迅速降解，而相对稳定的 GFP 依旧是完整的，并导致游离 GFP 的积聚。游离 GFP 的积聚表明了自噬流的增加。

借助荧光显微镜，GFP 标记的 LC3 同样可作为在人工培养的细胞和转基因生物体内检测自噬的功能性指标。应用特异性抗体，内源性 LC3 蛋白可以在免疫细胞化学或者免疫组织化学中被检测出来。由于其是内源性蛋白，故不需要转染，避免了人为因素造成的假象。LC3 相关的自噬细胞膜和自噬小体看上去像是明亮的呈胶状分散的泪滴。应该注意的是，细胞内 LC3 阳性斑点的积聚并不完全代表自噬的诱导，有可能反映了由于阻断了自噬体流而造成的自噬抑制（在溶酶体降解过程中，溶酶体通路的受损导致 LC3 自噬溶酶体中的降解减少）。这种可能性可以用溶酶体降解抑制剂来鉴别。在抑制剂存在的情况下，LC3 数目的增加可反映活跃的自噬，而溶酶体抑制剂处理后未发生 LC3 水平的改变可能表示自噬流的阻断。另外，荧光既能分析自噬的诱导，又能分析不需要药物处理就出现的自噬流，它利用了串联的单体 RFP-GFP 标记 LC3。然而 GFP 信号对于溶酶体的酸性或者蛋白水解条件的改变是敏感的，RFP 更稳定一些。因此，在与溶酶体融合之前，黄色的信号（来自 GFP 的局域化和 RFP 的荧光叠加）即为自噬小体结构。已经与溶酶体结合的自噬体，表现出来自 RFP 的红点而无 GFP 信号。

流式细胞术可用来分析活体哺乳动物细胞的自噬。荧光标记的 ATG8 在全部的细胞信号中，自噬的诱导导致溶酶体活性依赖性降低。这个简单的方法需要对大量的细胞进行精确的自动化分析来获得数据。

值得注意的是，尽管 ATG8 家族被常规地应用到自噬研究上，基于这些蛋白质的研究方法也是不相同的。ATG8 的数量和加工程序是有组织和细胞依赖性的。除此以外，ATG8 可能还参与了非自噬的细胞过程。因此，推荐使用另外的方法，如电子显微镜（EM），以及通过监测自噬基质的降解来检测自噬流这种更直接的方法。

五、ATG9 与自噬小体的形成

在 ATG 核心蛋白中，ATG9 是唯一的跨膜蛋白。尽管大多数下游的 ATG 蛋白的聚集都需要 ATG9，但 ATG9 的功能依然是个谜。在酵母中，ATG9 集中在直径为 30 ～ 60nm 的小囊泡（ATG9 囊泡）上，这些囊泡定位在 PAS 和细胞质中。ATG9 在 PAS 上的定位需要高尔基体小泡。酵母 ATG9 也存在于孤立的膜结构和自噬小体上。在哺乳动物中，ATG9 部分定位于高尔基体反面的管网状结构和内体上，当用荧光显微镜直接观察时，饥饿诱导 ATG9 囊泡从高尔基体反面的管网状结构上解离，并和标记自噬小体的 LC3 短暂共定位。哺乳动物 ATG9 存在于小囊泡和管状结构上，和酵母 ATG9 类似。既然 ATG9 定位于膜性囊泡上，那么这些囊泡也许为自噬小体的生物起源提供膜结构（Lamb et al.，2016）。

在哺乳动物中，荧光显微镜观察到 ATG9 和 LC3 部分共定位。然而，免疫电子显微镜不能在自噬小体上检测到 ATG9。尽管它可以瞬时与这些结构相互作用，但哺乳动物 ATG9 不能稳定并进入到独立的膜结构和自噬小体上。相反，酵母 ATG9 可以在孤立的膜结构和自噬小体上被检测到，提示 ATG9 囊泡可以并入到这些膜中。有趣的是，在酵母自噬小体形成过程中，仅有一部分 ATG9 囊泡被募集。既然仅有一小部分 ATG9 囊泡（直径 30～60nm）为自噬小体（直径 300～900nm）提供脂质，那么很有可能存在其他的膜来源，而 ATG9 囊泡的融合也许为孤立膜结构的形成提供了膜性平台。在另一项研究中，免疫电子显微镜在一群小囊泡和小管上检测到 ATG9，可以认为独立膜结构的形成是以这些成簇的小囊泡或小管的融合来起始的。ATG9 囊泡融合机制也许包括酵母 Rab 蛋白 Ypt1 和 GEF 复合体（TRAPP Ⅲ 复合体），这种复合体也是自噬需要的，其在纯化的 ATG9 囊泡中被鉴定出来。另外，酵母自噬小体形成所需要的 SNARE 蛋白和 ATG9 囊泡融合相关联（Sogawa et al.，2018）。

最近对酵母 ATG17 的结构分析为深入理解 ATG9 囊泡融合机制提供了帮助。ATG17 形成一个大约 10nm 弯曲度的月牙形结构，两个 ATG17 分子在 C 端相互结合形成一个"S"形的同源二聚体（Hurley et al.，2017）。因为 ATG17 新月形的半径和 ATG9 囊泡的半径相似，研究者怀疑 ATG17 同源二聚体作为两个 ATG9 囊泡的脚手架并促进它们的融合。然而，在这项研究中 ATG17-ATG31-ATG29 复合体与脂质体结合。需要注意的是这些实验用到的囊泡是合成的脂质体，不包含 ATG9。鉴于以前报道的 ATG1 依赖的 ATG9-ATG17 的相互作用，研究者提出 ATG9 或 ATG9 囊泡上的其他分子也许有助于 ATG17 结合 ATG9。另外，他们发现酵母 ATG1 在 C 端有一个膜结合域，其和哺乳动物直接同源的 ULK1 类似。他们把这个结合域命名为早期自噬目标区域。这个功能域的囊泡结合能力也许进一步促进 ATG9 囊泡融合（Rao et al.，2016）。然而，这大部分都是假想的，应该进行进一步实验验证。

综上所述，笔者在表 2-2 中归纳总结了重要的哺乳动物及酵母自噬相关基因及功能。

表 2-2　重要的哺乳动物及酵母自噬相关基因及功能

哺乳动物自噬相关基因	酵母自噬相关基因	功能
ATG3	AUT1/ATG3	自噬体形成，介导 LC3 修饰及 ATG5- ATG12 的结合
ATG4/autophagins	AUT2/ATG4	自噬体形成，通过剪切 C 端暴露的甘氨酸辅助 LC3 的修饰
ATG5	ATG5	自噬体形成，定位于形成的新的自噬体分隔膜上，与 ATG12 形成复合物
BECN1	VPS30/ATG6	自噬诱导或自噬体形成，与Ⅲ型 PI3K VPS34 形成复合物
ATG7	ATG7	自噬体形成，介导 ATG5-ATG12 的结合及 LC3 的修饰
MAP-LC3	AUT7/ATG8	自噬体形成，定位于自噬体分隔膜上
ATG10	ATG10	自噬体形成，介导 ATG5-ATG12 的结合，促进 LC3 的修饰
ATG12	ATG12	自噬体形成，定位于形成的新的自噬体分隔膜上，与 ATG5 形成复合物
ATG16L	ATG16	自噬体形成，与 ATG5-ATG12 连接形成多聚体

小　结

　　ATG 参与自噬小体形成的多个过程，包括自噬的起始阶段。哺乳动物的自噬 ULK1 复合物由 ULK1、FIP200、ATG13 和 ATG101 构成，酵母的自噬起始复合物 ATG1 复合体则由 ATG1、ATG13、ATG17、ATG29 和 ATG31 组成，该复合物被活化后，结合并使小泡上的 ATG9 磷酸化，进而募集 PI3KC3-C1（酵母：VPS34、VPS15、ATG6、ATG14，哺乳动物：VPS34、VPS15、BECN1、ATG14L）到自噬囊泡起始位点。进一步 ATG12-ATG5-ATG16 复合体定位于 PAS 上（酵母）或定位于隔离膜的外表面（哺乳动物），使 ATG8（LC3）与 PE 结合形成 ATG8-PE 复合物，促进自噬膜的延伸、闭合、自噬小体和自噬溶酶体的形成。

（山东大学　李　文　张利宁）

参 考 文 献

BARTHOLOMEW C R，SUZUKI T，DU Z，et al.，2012. Ume6 transcription factor is part of a signaling cascade that regulates autophagy [J]. Proc Natl Acad Sci U S A，109：11206-11210.

CHEONG H，KLIONSKY D J，2008. Biochemical methods to monitor autophagy-related processes in yeast [J]. Methods Enzymol，451：1-26.

DIKIC I，ELAZAR Z，2018. Mechanism and medical implications of mammalian autophagy [J]. Nat Rev Mol Cell Biol，19：349-364.

FUJIOKA Y，NODA N N，NAKATOGAWA H，et al.，2010. Dimeric coiled-coil structure of *Saccharomyces cerevisiae* Atg16 and its functional significance in autophagy [J]. J Biol Chem，285：1508-1515.

FUJITA N，HAYASHI-NISHINO M，FUKUMOTO H，NODA T，et al.，2008. An Atg4B mutant hampers the lipidation of LC3 paralogues and causes defects in autophagosome closure [J]. Mol Biol Cell，19：4651-4659.

FUJITA N，SAITOH T，KAGEYAMA S，et al.，2009. Differential involvement of Atg16L1 in Crohn disease and canonical autophagy：analysis of the organization of the Atg16L1 complex in fibroblasts [J]. J Biol Chem，284：32602-32609.

HURLEY J H，YOUNG L N，2017. Mechanisms of autophagy initiation [J]. Annu Rev Biochem，Vol 86，86：225-244.

ICHIMURA Y，IMAMURA Y，EMOTO K，et al.，2004. In vivo and in vitro reconstitution of Atg8 conjugation essential for autophagy [J]. J Biol Chem，279：40584-40592.

ITAKURA E，MIZUSHIMA N，2010. Characterization of autophagosome formation site by a hierarchical analysis of mammalian Atg proteins [J]. Autophagy，6：764-776.

KABEYA Y，MIZUSHIMA N，UENO T，et al.，2000. LC3，a mammalian homologue of yeast Apg8p，is localized in autophagosome membranes after processing [J]. EMBO J，19：5720-5728.

KABEYA Y，MIZUSHIMA N，YAMAMOTO A，et al.，2004. LC3，GABARAP and GATE16 localize to autophagosomal membrane depending on form- Ⅱ formation [J]. J Cell Sci，117：2805-2812.

LAMB C A，NUHLEN S，JUDITH D，et al.，2016. TBC1D14 regulates autophagy via the TRAPP complex and ATG9 traffic [J]. EMBO J，35：281-301.

LEIL T A，CHEN Z W，CHANG C S，et al.，2004. GABAA receptor-associated protein traffics GABAA receptors to the plasma membrane in neurons [J]. J Neurosci，24：11429-11438.

MIZUSHIMA N，NODA TOHSUMI Y，1999. Apg16p is required for the function of the Apg12p-Apg5p conjugate in the yeast autophagy pathway [J]. EMBO J，18：3888-3896.

MIZUSHIMA N，YAMAMOTO A，HATANO M，et al.，2001. Dissection of autophagosome formation using Apg5-deficient mouse embryonic stem cells [J]. J Cell Biol，152：657-668.

MULLER J M，SHORTER J，NEWMAN R，et al.，2002. Sequential SNARE disassembly and GATE-16-GOS-28 complex assembly mediated by distinct NSF activities drives Golgi membrane fusion [J]. J Cell Biol，157：1161-1173.

NARATOGAWA H，2013. Two ubiquitin-like conjugation systems that mediate membrane formation during autophagy. Essays Biochem，55：39-50.

NAKATOGAWA H，ICHIMURA YOHSUMI Y，2007. Atg8，a ubiquitin-like protein required for autophagosome formation，mediates membrane tethering and hemifusion [J]. Cell，130：165-178.

NODA N N，SATOO K，FUJIOKA Y，et al.，2011. Structural basis of Atg8 activation by a homodimeric E1，Atg7 [J]. Mol Cell，44：462-475.

OHASHI Y，SOLER N，GARCIA ORTEGON M，et al.，2016. Characterization of Atg38 and NRBF2，a fifth subunit of the autophagic Vps34/PIK3C3 complex [J]. Autophagy，12：2129-2144.

RAO Y，PERNA M G，HOFMANN B，et al.，2016. The Atg1-kinase complex tethers Atg9-vesicles to initiate autophagy [J]. Nat Commun，7：10338.

SAGIV Y，LEGESSE-MILLER A，PORAT AELAZAR Z，2000. GATE-16，a membrane transport modulator，interacts with NSF and the Golgi v-SNARE GOS-28 [J]. EMBO J，19：1494-1504.

SAWA-MAKARSKA J，ABERT C，ROMANOV J，et al.，2014. Cargo binding to Atg19 unmasks additional Atg8 binding sites to mediate membrane-cargo apposition during selective autophagy [J]. Nat Cell Biol，16：425-433.

SCHERZ-SHOUVAL R，SHVETS E，FASS E，et al.，2007. Reactive oxygen species are essential for autophagy and specifically regulate the activity of Atg4 [J]. EMBO J，26：1749-1760.

SHPILKA T，WEIDBERG H，PIETROKOVSKI SELAZAR Z，2011. Atg8：an autophagy-related ubiquitin-like protein family [J]. Genome Biol，12：226.

SLOBODKIN M R，Elazar Z，2013. The Atg8 family：multifunctional ubiquitin-like key regulators of autophagy Essays Biochem, 55：51-64.

SOGAWA A，YAMAZAKI A，YAMASAKI H，et al.，2018. SNARE proteins LjVAMP72a and LjVAMP72b are required for root symbiosis and root hair formation in *Lotus japonicus* [J]. Front Plant Sci，9：1992.

SUZUKI K，KUBOTA Y，SEKITO TOHSUMI Y，2007. Hierarchy of Atg proteins in pre-autophagosomal structure organization [J]. Genes Cells，12：209-218.

WEBSTER C P，SMITH E F，BAUER C S，et al.，2016. The C9orf72 protein interacts with Rab1a and the ULK1 complex to regulate initiation of autophagy [J]. EMBO J，35：1656-1676.

WEIDBERG H，SHPILKA T，SHVETS E，et al.，2011. LC3 and GATE-16 N termini mediate membrane fusion processes required for autophagosome biogenesis [J]. Dev Cell，20：444-454.

WEIDBERG H，SHVETS E，SHPILKA T，et al.，2010. LC3 and GATE-16/GABARAP subfamilies are both essential yet act differently in autophagosome biogenesis [J]. EMBO J，29：1792-1802.

WEN X，KLIONSKY D J，2016. An overview of macroautophagy in yeast [J]. J Mol Biol，428：1681-1699.

XIE Z，NAIR UKLIONSKY D J，2008. Atg8 controls phagophore expansion during autophagosome formation [J]. Mol Biol Cell，19：3290-3298.

YU Z Q，NI T，HONG B，et al.，2012. Dual roles of Atg8-PE deconjugation by Atg4 in autophagy [J]. Autophagy，8：883-892.

第三章　mTOR 信号与自噬调节

自噬在细胞生理状态的维持中起着至关重要的作用，和人类多种疾病的发生密切相关。生物体在应对营养物质缺乏、生长因子缺乏和缺氧等多种多样的环境压力时，细胞自噬会被诱导。诱导的自噬可以缓减这些压力所造成的损伤，当压力解除后，细胞自噬恢复到正常水平。如果想要了解自噬在压力应激时是如何变化进而影响细胞生命过程的，就必须了解细胞自噬的调节机制。众多研究表明，多种信号转导通路参与细胞自噬的调节，其中有多条途径在进化上高度保守的激酶——雷帕霉素靶蛋白（target of rapamycin，TOR）处汇集，而 TOR 是调控细胞自噬的重要激酶。因此，本章将着重讲述 TOR 信号通路对自噬的调控作用。

第一节　mTOR 信号转导通路概述

一、mTORC1 和 mTORC2

TOR 属于磷脂酰肌醇 3- 激酶相关激酶（phosphoinositide 3-kinase-related kinase，PKK）家族，具有丝氨酸 / 苏氨酸激酶活性。TOR 作为承上启下的关键蛋白激酶类信号枢纽，可感受细胞内外营养成分含量的变化、能量物质水平的变化及生长因子等信号刺激，并通过激活其下游效应蛋白来调控细胞生长、增殖和蛋白质合成等合成代谢过程。

TOR 最初被确定为雷帕霉素的靶点，雷帕霉素是一种亲脂性大环内酯类抗真菌药，是 FK506 类似物，利用雷帕霉素抑制 TOR 活性能够达到抑制酿酒酵母生长的作用。TOR 也参与细胞自噬的调控，在营养物质丰富的条件下，TOR 抑制剂雷帕霉素也可以诱导酵母细胞中自噬的发生。TOR 是进化上高度保守的丝氨酸 / 苏氨酸蛋白激酶，不仅存在于酵母，也存在于多细胞动物，如果蝇（dTOR）和哺乳动物中（哺乳动物雷帕霉素靶蛋白，即 mammalian target of rapamycin，mTOR，这一名称近年来已被更名为 mechanistic target of rapamycin）。酵母中存在两种 TOR 基因，即 *TOR1* 和 *TOR2*，分别编码 TOR1 和 TOR2 激酶，二者氨基酸序列相似度达 80%。与酵母不同，其他真核生物中只存在一个 *TOR* 基因，所编码的 TOR 蛋白与酵母 TOR2 功能上同源。在多细胞真核生物中，TOR 能够与多个蛋白相互作用，形成至少两种结构和功能不同的复合体，分别为 TOR 复合体 1（target of rapamycin complex 1，TORC1）和 TOR 复合体 2（target of rapamycin complex 2，TORC2）。尽管这两种不同复合体含有相同的蛋白催化亚基组分 TOR，但是却磷酸化不同的下游靶点，进而表现出不同的细胞功能。

（一）mTORC1 的组成及功能

在哺乳动物细胞中，mTORC1 主要参与调节自噬、核糖体生物合成和蛋白质合成，由 mTOR、RAPTOR、MLST8（或 GβL）、PRAS40 及 DEPTOR 组成。mTOR 分子氨基酸序列相对保守，分子结构复杂，其 N 端存在 20 个串联排列的 HEAT 重复序列，每个 HEAT 模体由大约 40 个氨基酸残基组成一对反向平行的 α-螺旋，这种重复序列形成超螺旋结构，介导蛋白质之间的相互作用，并对 mTOR 在细胞内的定位起着重要作用。mTOR 分子 C 端中部是激酶催化结构域，其靠近 N 端的区域是 12kDa 的 FK506 结合蛋白（FK506 binding protein，12kDa molecular weight，FKBP12）- 雷帕霉素结合（FKBP12-rapamycin binding，FRB）区域，FKBP12- 雷帕霉素结合到该区域，可抑制 mTOR 活性。FRB N 端一侧约 500 个氨基酸残基处为 FAT 结构域，其作用可能是与 mTOR C 端的 FATC 结构域相互作用形成空间结构，进而调节 mTOR 分子的激酶活性。FATC 结构域是位于 mTOR 分子 C 端的另一个 FAT 结构域，对维持 mTOR 分子的活性起着至关重要的作用，该结构域中任何一个氨基酸残基发生突变或缺失都有可能使 mTOR 丧失催化能力。激酶催化结构域和 FATC 结构域之间是 mTOR 分子的负调节结构域（NRD），剔除 NRD 能够增强 mTOR 的激酶活性。mTORC1 的另一个组成成员 RAPTOR 的结构高度保守，分子质量为 150kDa，在其 N 端和 C 端分别存在 3 个 HEAT 重复序列和 7 个 WD40 重复序列。RAPTOR 似乎通过多个位点与 mTOR 相互作用，同时，RAPTOR 亦包含多个 mTOR 下游效应分子如 4EBP 和 S6K1 的结合位点。作为"桥梁"分子，RAPTOR 通过这些结合位点将 mTOR 的激酶催化结构域与效应分子连接起来，调节效应分子的活性，影响蛋白质的翻译、核糖体合成等代谢过程，进而调控细胞的存活、生长和增殖状态。MLST8 分子的结构也高度保守，分子质量为 36kDa，含有 7 个 WD40 重复序列（GβL）。MLST8 与 mTOR 激酶催化结构域特异性结合，稳定 mTOR 和 RAPTOR 组成的复合物，是维持 mTORC1 活性所必需的。PRAS40 是富含脯氨酸的 AKT 底物蛋白，分子质量为 40kDa，具有抑制激酶活性的作用。DEPTOR 分子也是 mTORC1 的重要组成部分，可通过其 PDZ 结构域同 mTOR 相互作用，进而抑制 mTOR 激酶活性。

（二）mTORC2 的组成及功能

在哺乳动物细胞中，mTORC2 由 mTOR、RICTOR、SIN1、MLST8 和 DEPTOR 组成，任何一个亚基缺失都足以破坏 TORC2 的激酶活性。先前研究报道 mTORC2 对雷帕霉素不敏感，然而近年来发现利用雷帕霉素长时间处理细胞亦能够间接抑制 mTORC2 的功能。mTORC2 是将 AKT1 Ser473 进行磷酸化的 PDK2。mTORC2 的组成成员中，RICTOR 蛋白由 1708 个氨基酸残基组成，分子质量约为 200kDa。mTOR-RICTOR 复合物参与调节细胞骨架蛋白的构造，能够磷酸化 AKT1 分子中一系列氨基酸残基，并与 PDK1 协同完成激活 AKT1。SIN1 又称作 MIP1，是一个关键的 mTORC2 亚基，维持 mTOR-RICTOR 复合物的完整性，起着调节 AKT1 Ser473 磷酸化的作用。

二、调节 mTORC1 活性的上游信号

目前对于 mTORC2 的上游调节信号知之甚少，因此在这里将主要介绍 mTORC1 的上游调节信号。

（一）氨基酸和细胞因子

氨基酸，尤其是亮氨酸、谷氨酰胺和精氨酸，是激活 mTORC1 的必需信号，因为当氨基酸缺乏时，生长因子等刺激并不能有效激活 mTORC1。生长因子，如胰岛素或胰岛素样生长因子 1（insulin-like growth factor 1，IGF-1）等，在促进细胞的生存、生长和合成代谢中起着至关重要的作用。在过去的几十年中，一系列研究成果表明了 mTORC1 信号通路在调节生长因子介导的细胞效应上的重要性。此外，mTORC1 的活性与细胞内的能量状态密切相关，缺氧等应激信号亦可调控 mTORC1 活性。

（二）TSC 复合物 -RHEB

TSC 复合物 -RHEB 通路能够传递多种上游信号，包括 RTK- PI3K/PTEN-AKT、RAS-RAF-MEK-ERK（RSK），以及能量感应器 AMP 活化的蛋白激酶（AMP-activated protein kinase，AMPK）传递而来的信号（为了便于讲述，详细的信号转导过程请参见本章第二节内容），进而控制 mTORC1 活性，调节细胞生存、生长和增殖等生命过程。

RHEB 是一种小 GTP 结合蛋白，当 RHEB 与 GTP 结合时，可以与 mTOR 分子的激酶催化结构域相互作用，进而活化 mTORC1，而当 GTP 被水解成 GDP 后，这种活化功能消失。TSC 复合物以异源二聚体（TSC1-TSC2）的形式发挥作用，TSC 复合物通过 GTP 酶激活蛋白（GTPase-acti-vating protein，GAP）活性负性调节 RHEB 的活性，达到抑制 mTORC1 的目的。RAS 通路下游胞外信号调节激酶（extracellular signal-regulated kinase，ERK）、AKT 和核糖体 S6 激酶（RSK）通过磷酸化 TSC 复合物抑制 TSC 复合物活性，进而上调 mTORC1 的活性，抑制自噬。

（三）AMPK

AMPK 可感受细胞内的能量状态，当细胞内能量下降时，LKB1 可磷酸化激活 AMPK，活化的 AMPK 通过磷酸化 TSC2 或者直接作用于 mTORC1 的关键结合亚基 RAPTOR 来抑制 mTORC1 的活性。

三、mTOR 复合物下游靶点

（一）mTORC1 的下游靶点

4E 结合蛋白 1（4E binding protein 1，4EBP1）和 S6K1 磷酸化状态通常被用来评价 mTORC1 的活性，4EBP1 是蛋白质合成中的负向调节因子，能够被 mTORC1 磷酸化而失活，其磷酸化的位点是 Thr37/46。失活的 4EBP1 与 eIF4E 解离，失去对 eIF4E 的抑制作用，eIF4E 进而与 eIF4A 和 eIF4G 结合，形成 eIF4F 复合物，并与 mRNA 帽结合，促进帽依赖性翻译起始。eIF4E 可以调控 CYCLIN D、MYC 与 RAS 等与细胞生长、增殖及细胞周期调控密切相关的多种蛋白质的翻译。S6K 是一种丝氨酸 / 苏氨酸激酶，含有多个磷酸化位点，受 mTORC1 直接或间接调控，参与调节自噬。S6K 能够磷酸化并激活 40S 核糖体蛋白 S6，其磷酸化的位点是 Ser235/236。活化的 S6 可以提高 5′ 端含有末端寡聚嘧啶（5′ terminal oligopyrimidine tracts，5′ TOP）的一类 mRNA 的翻译效率。5′ TOP mRNA 占细胞内总 mRNA 的 15%～20%，编码多种蛋白质翻译所需成分，如核糖体蛋白、延长因子和 poly A 结合蛋白等。

（二）mTORC2 的下游靶点

AGC 蛋白激酶家族成员，如 AKT、蛋白激酶 1（SGK1）和蛋白激酶 C（PKC），是已知的 mTORC2 下游底物，在调节细胞骨架重塑、自噬等重要的细胞生命过程中起着重要作用。

第二节　mTOR 信号转导通路在自噬调节中的作用

一、mTORC1 及其上游调节信号在自噬调节中的作用

1. 氨基酸信号对细胞自噬的调节作用　氨基酸是调节细胞生长和增殖的重要环境刺激信号，也是自噬的终产物。氨基酸能够负反馈调节自噬，去除氨基酸能够有效刺激自噬，这种能力从酵母细胞到哺乳动物细胞都是高度保守的。氨基酸通过多种信号转导通路对自噬进行调控，其中 mTOR 信号通路起关键作用。然而，长期以来，对于氨基酸如何调节 mTORC1 活性进而抑制自噬的机制尚不甚清楚。直至近年来，随着来自多个研究小组的一系列论文的发表，其机制才被逐渐揭示出来。

与其他刺激信号不同的是，氨基酸对 mTORC1 的调节不依赖于 TSC 复合物。在 TSC2 缺失的小鼠胚胎成纤维细胞中，mTORC1 活性仍受到氨基酸水平的调控，但不再受到生长因子缺乏的影响，提示氨基酸信号可能通过独立于 TSC 复合物通路的某种方式进行传递。值得注意的是，在持续表达 RHEB-GDP 突变体的细胞中，外源氨基酸并不能激活 mTORC1，提示 RHEB 在氨基酸调节 mTORC1 的活性过程中发挥作用。

近年来研究表明，氨基酸（包括亮氨酸、精氨酸、谷氨酰胺等）介导的 mTORC1 激活主要发生在溶酶体，这一过程需要 RAG GTP 酶（RAG GTPase）、RAGULATOR、液泡质子 ATP 酶（v-ATPase）、SLC38A9 及 KICSTOR 的参与（图 3-1A）。通过对果蝇和哺乳动物细胞的筛选发现小 RAG GTPase，这在认识氨基酸信号调节 mTORC1 活性的机制上是一个重大突破。哺乳动物 RAG 蛋白（RAGA- RAGD；酵母中为 GTR1 和 GTR2 蛋白）是 RAS 相关小 GTP 酶（ras-related small GTPase）。在哺乳动物细胞和酵母细胞中，RAG 蛋白和 GTR 蛋白均通过形成异源二聚体行使功能，该二聚体都由一个 GTR1 样因子（RAGA 或 RAGB）和一个 GTR2 样因子（RAGC 或 RAGD）组成。氨基酸能够促进失活形式的 RAG 复合物（即 RAGA/B·GDP-RAGC/D·GTP）向活性形式的 RAG 复合物（RAGA/B·GTP-RAGC/D·GDP）转变。RAG GTPase 在功能上对于 mTORC1 在细胞氨基酸水平发生改变时的激活是必需的。细胞内氨基酸的水平直接影响 RAG 复合物所载有鸟苷的状态，而该状态又直接影响 RAG 复合物同 mTORC1 的亲和力（Shen et al., 2017）。在细胞缺乏氨基酸时，mTORC1 分散于细胞质中；而当加入氨基酸后，氨基酸会促进 RAG 和 RHEB 结合，进而促进 mTORC1 转位至溶酶体表面与 RHEB 共定位。

到目前为止，已经证实了两种调节 RAG GTPase 的复合物：① GATOR1 复合物，由 NPRL2、NPRL3 和 DEPDC5 构成，是 RAGA/B 的 GAP 和抑制剂；② GATOR2 复合物，由 Milos、WDR24、WDR59、SEHL1L 和 SEC13 构成，可正向调节 RAG GTPase

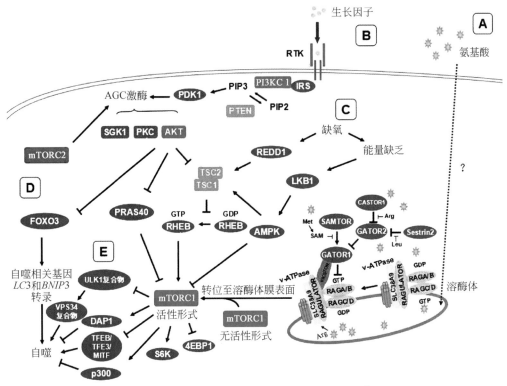

图 3-1　mTORC1 和 mTORC2 在自噬调节中的作用

A. 氨基酸主要通过 RAG 复合物、RAGULATOR、v-ATPase、SLC38A9 及 KICSTOR 介导 mTORC1 激活，这一过程在溶酶体表面完成。B. 生长因子通过 PI3KC1 激活 AKT，AKT 进而通过两种途径激活 mTORC1。C. 缺氧信号抑制 mTORC1 活性的两种途径。D.mTORC2 通过激活 AKT 阻断 FOXO3 激活。活化的 FOXO3 通过增强两种自噬相关基因即 *LC3* 和 *BNIP3* 的转录诱导自噬体形成。E. mTORC1 通过调节 ATG1/ULK1 复合体、DAP1、TFE/MITF 转录因子及 p300 介导的乙酰化影响细胞自噬（具体细节详见本章正文）

活性，但分子功能未知（Bar-Peled et al.，2013）。RAGULATOR 是由 5 种基因，即 *LAMTOR1*、*LAMTOR2*、*LAMTOR3*、*LAMTOR4* 和 *LAMTOR5* 分别编码产生的 P18、P14、MP1、C7ORF59 和 HBXIP 蛋白形成的五聚体复合物。在这些成分中，P18 是溶酶体膜锚定蛋白，它作为支架蛋白募集 MP1-P14 和 C7ORF59-HBXIP 异源二聚体至溶酶体，并形成 RAGULATOR 复合物。RAGULATOR 通过两个结合位点，即 P18 的 α1- 螺旋和 MP1-P14 的两个螺旋侧面，与 RAG GTPase 的 C 端二聚 Roadblock 功能域（而不是 N 端 GTPase 结构域）直接相互作用（Zhang et al.，2017）。RAGULATOR 和 RAG GTPase 复合物之间的相互作用有助于将 RAG GTPase 锚定在溶酶体表面。五聚体 RAGULATOR 曾经被认为是一种鸟嘌呤核苷酸交换因子（guanine nucleotide-exchange factor，GEF），能够促进 RAGA/B·GDP 向 RAGA/B·GTP 转化，进而激活 RAG 复合物（Bar-Peled et al.，2012）。然而，最近发表的文献提供的生化数据显示，单独的 RAGULATOR 复合物不能作为 RAG GTPase 复合物的 GEF，并且研究推测 RAGULATOR 复合物可能作为未知 GEF 的支架，该未知 GEF 可以优先与非活性的 RAG GTPase 复合物相互作用（Zhang et al.，2017）。v-ATPase 亦是氨基酸介导 mTORC1 激活过程中的重要调控因子。在果蝇和哺乳动物细胞内，v-ATPase 在溶酶体表面同 RAG GTPase 和 RAGULATOR 相互作用，进而调节 mTORC1 活性。研究显示，氨基酸向 mTORC1 的信号传递开始于溶酶体管腔内，在溶酶体管腔内通过"内部 - 外部"机制与 v-ATPase 之间进行信息传递，即堆积于溶酶体管腔内的氨基酸通过 v-ATPase 将信号传递于溶酶体腔外，进而在溶酶体表面富集并激活 mTORC1（Zoncu et al.，2011）。跨膜蛋白 SLC38A9 是重要的溶酶体腔内精氨酸浓度感受器。溶酶体腔内的精氨酸浓度能有效刺激 SLC38A9 与 RAG-RAGULATOR 复合物的相互作用。此外，SLC38A9 能够介导多种必需氨基酸从溶酶体向胞质中的转运，包括亮氨酸，进而激活 mTORC1（Wyant et al.，2017）。KICSTOR 复合物由 4 种蛋白质组成，即 KPTN、ITFG2、C12orf66 和 SZT2，其是 mTORC1 信号的溶酶体相关负调节因子。KICSTOR 定位于溶酶体，在溶酶体表面结合并招募 GATOR1，而不是 GATOR2；并且其对于 GATOR1 与其底物 RAG GTPase 和 GATOR2 的相互作用是必要的（Wolfson et al.，2017）。

关于 mTORC1 上游的胞质内氨基酸感受器多年来一直是一个科学难题。Sestrin2 和 CASTOR1 是胞质中报道的极个别氨基酸感受器，其感知和传递机制已经被充分定义。Sestrin2 是 mTORC1 通路上游的细胞质内亮氨酸感受器，而 CASTOR1 与 SLC38A9 一同调节精氨酸对 mTORC1 的作用。Sestrin2 和 CASTOR1 分别结合生理浓度的亮氨酸和精氨酸，并通过破坏 Sestrin2 或 CASTOR1 与 GATOR2 的相互作用来激活 mTORC1（Wolfson et al.，2016；Chantranupong et al.，2016）。除了 Sestrin2，leucyl-tRNA 合成酶（LARS）（一种蛋白质合成酶）也是 mTORC1 上游的亮氨酸感受器。据报道，LARS 通过控制 RAGD 的 GTP 水解来起到"开"（ON）的作用，而 Sestrin2 则通过在 RAG GTPase-mTORC1 轴上对 RAGB 进行 GTP 水解来起到"关"（OFF）的作用（Lee et al.，2018）。

亮氨酸和精氨酸是已经得到确认的 mTORC1 信号通路的激活剂。最近有报道称甲硫氨酸也能激活 mTORC1 信号。与直接结合感受器的亮氨酸和精氨酸不同，甲硫氨酸信号间接通过 S- 腺苷甲硫氨酸（SAM）被 SAMTOR 感知，而 SAMTOR 与 GATOR1 相互作用抑制 mTORC1 信号。已经证明，SAM 能够干扰 SAMTOR 与 GATOR1 的相互作用，从而激活 mTORC1 信号通路（Gu et al.，2017）。

氨基酸（如谷氨酰胺）对 mTORC1 活性的调节亦可以通过 RAG-RAGULATOR 复合物非依赖途径进行。在 RagA/B- 缺失细胞中，谷氨酰胺通过小 GTP 酶 - 腺苷二磷酸核糖基化因子 1（adenosine diphosphate ribosylation factor 1，Arf1）激活 mTORC1，这个过程依赖于 v-ATPase（Nguyen et al.，2017）。

对于被转运至溶酶体的氨基酸是起源于细胞内还是细胞外环境仍不清楚。然而，蛋白质合成抑制剂放线菌酮介导的细胞内氨基酸浓度增加能够增强 mTORC1 活性，表明细胞内氨基酸可以在溶酶体管腔内积聚。

2. 生长因子信号对细胞自噬的调节作用　生长因子信号诱导 mTORC1 激酶激活的过程开始于细胞质膜。生长因子（如胰岛素）通过酪氨酸激酶受体（RTK）和 1 型磷脂酰肌醇 3- 激酶（phosphatidylinositol 3-kinase class 1，PI3KC1）的激活来激活信号。PI3K 反过来激活 AKT，从而磷酸化并抑制 TSC 复合物，进而激活 RHEB，RHEB 随后直接激活 mTORC1 的激酶活性。类似于 mTORC1，mTORC2 活性也受生长因子调节，但所涉及的确切机制仍未阐明。一个可能的机制是，mTORC2 的激活需要核糖体的参与。此外，mTORC2 可以通过 PI3K 依赖的方式结合在溶酶体表面。

1 型 PI3K 是由调节亚基（P85）和催化亚基（P110）组成的异源二聚体，其活性受多种机制严格控制。一般认为，在静止期细胞中，无活性的 P85-P110 复合物散布于细胞质中；在生长因子的刺激下，活化的 RTK 通过与 P85 的 SH2 结构域直接结合而将 P85-P110 复合物富集到细胞膜上并使之活化。某些情况下，亦可以通过胰岛素受体底物 IRS1/IRS2 间接地将 P85-P110 复合物与 RTK 结合在一起。活化的 PI3KC1 可以将 PI（4,5）P2 磷酸化为 PI（3,4,5）P3，这个磷酸化过程可以被磷酸酯酶 PTEN 所抑制。PI（3,4,5）P3 作为配体可以把含有 PH 结构域的蛋白（如丝氨酸 / 苏氨酸激酶 AKT1）富集到细胞膜上，然后使它们被细胞膜上的激酶 PDK1 磷酸化并激活，进而激活下游信号通路。

AKT1 是细胞内反转录病毒 v-AKT 的同源物，含有 PH 结构域、激酶催化结构域和调控结构域。AKT1 的 PH 结构域大约由 100 个氨基酸残基组成，主要是介导 AKT1 与 PIP3 之间的结合。PI（3,4,5）P3 不能直接激活 AKT1，需要通过其他的机制起作用。首先，PIP3 通过与 AKT 的 PH 结构域相互作用，在细胞膜上富集 AKT，并改变其构型。然后，位于膜上的 PDK1 行使其激酶功能，将 AKT1 的 Thr308 残基磷酸化。调控结构域末端的 Ser473 磷酸化可以使 AKT1 获得最大活性。AKT1 的 Ser473 可以被多种激酶磷酸化，如 mTORC2、PDK1、依赖 DNA 的蛋白激酶（DNA-PK）、整合素结合激酶（ILK）、ILK 相关激酶和 AKT1 自身，其中磷酸化 AKT1 Ser473 能力最强的是 mTORC2。

活化的 AKT1 进一步通过两种方式激活 mTORC1，一种方式是通过直接磷酸化 PRAS40（mTORC1 中起抑制激酶作用的蛋白，其磷酸化的位点是 Thr246），导致其失活进而激活 mTORC1；另一种方式是通过磷酸化 TSC2 的 Ser939 和 Thr1462，抑制 TSC 复合物水解 GTP-RHEB 的能力。

mTORC1 的持续性激活最终导致 RTK 信号负反馈抑制，这种负反馈环路被 mTORC1 信号通路下游多种成分介导，包括 S6K1 和 mTORC1 本身等。

如前所述，生长因子主要通过激活 PI3KC1-AKT-TSC 复合物 -RHEB-mTORC1 信号通路，随后抑制自噬（见图 3-1B）。生长因子缺乏能够触发细胞自噬。当生长因子缺乏时，细胞表面的葡萄糖受体、低密度脂蛋白受体及氨基酸转运蛋白等营养物质转运相关受体数量相应减少，使得细胞不能有效地摄取外源性营养物质，导致细胞内营养物质缺乏，通过诱导自噬发生可以向细胞提供生长所需的能量和营养。

在对果蝇的研究中发现 S6K 有助于诱导自噬，但是对自噬起始并不是必要条件。此外，在哺乳动物细胞中，S6K 可能通过反馈抑制 PI3KC1 依赖的胰岛素信号转导通路而有助于维持自噬的基础水平。在胰岛素介导的 mTORC1 信号通路中，S6K 可以通过磷酸化负反馈抑制胰岛素受体底物（insulin receptor substrates，IRS），其磷酸化的位点是 Ser636 /639，使得在营养充足的情况下，细胞仍然能维持一定基础水平的自噬。然而，当细胞处于营养物质缺乏的早期阶段时，S6K 激酶活性在一段时间内仍然比较高，会进一步抑制 IRS 活性，从而抑制 mTORC1 活性，诱导自噬发生；当细胞外源性营养物质缺乏较长时间时，S6K 激酶活性逐渐降低，对 IRS 反馈性抑制作用逐渐减弱，IRS 维持一定活性，使得 PI3KC1 活性维持在一定水平，最终使自噬水平不至于过高而对细胞产生损伤。然而，这种细胞生存机制是局限性的，当环境中营养物质持续性缺乏时，因 S6K 激酶活性降低引起的负反馈抑制 IRS 作用减弱，不足以抵消生长因子介导的 IRS 活化水平，使 mTORC1 活性持续性降低，导致自噬水平持续性升高而过度分解大量细胞器和生物大分子，最终导致细胞在数周内死亡。然而，在 S6K 缺陷型小鼠横纹肌中并未观察到自噬速率改变，因此需要更多的研究来阐明 S6K 在自噬中的作用。

3. 应激信号对细胞自噬的调节作用　缺氧通过抑制 mTORC1 活性诱导自噬，利用低浓度氧处理细胞一定时间能够抑制胰岛素介导的 mTORC1 的激活，随着氧浓度的升高，mTORC1 的活性亦随之增高，表明一定时间内的缺氧能够可逆性抑制 mTORC1 活性。缺氧通过两条途径抑制 mTORC1 活性，一条途径是通过降低细胞内 ATP/AMP 值所介导的 AMPK 通路，另一条途径是通过转录激活 "发育和 *DNA* 损伤反应调节蛋白 1"（regulated in development and DNA damage 1，REDD1）。缺氧诱导 REDD1 表达，后者随后同 TSC 复合物的抑制分子 14-3-3 结合，从而激活 TSC 复合物活性（DeYoung et al.，2008）（见图 3-1C）。

二、mTORC2 对细胞自噬的双向调节作用

之前介绍较多的是 mTORC1 对细胞自噬的作用，那么 mTORC2 是否也参与细胞内自噬水平的调节呢？

mTORC2 对细胞自噬具有双向调节作用。mTORC2 可以通过 AKT1/FOXO3a 通路间接抑制细胞自噬。FOXO3a 是诱导自噬发生所必需的转录因子。mTORC2 复合物中的关键亚基 RICTOR 介导 mTORC2 与 AKT1 相互作用并促进 AKT1 蛋白 Ser473 位点的磷酸化。活化的 AKT1 继而通过磷酸化 FOXO3a 的 Thr32 位点，使 FOXO3a 从细胞核中移位，从而抑制两个自噬相关基因 *LC3* 和 *BNIP3* 的转录，进而抑制自噬体形成（Chen et al.，2013）（见图 3-1D）。但是此作用不能被雷帕霉素抑制。在乳腺癌细胞中，干扰素调节因子 4 结合蛋白可以通过激活 mTORC2 促进 AKT1 Ser473 位点的磷酸化，并进一步抑制其下游转录因子 FOXO3a，最终抑制自噬的发生。因此，在许多细胞中 mTORC2/AKT1/FOXO3a 信号通路在细胞自噬中发挥重要的抑制性调节作用。另一方面，如果 AKT1/mTORC1 信号通路具有抑制细胞自噬的功能，那么 IGF-1 理论上在促进上述信号通路的同时应该抑制细胞自噬，然而，实际结果恰恰相反。研究表明这一过程可能与 mTORC2 对微丝骨架和胞吞作用相关通路的调控有关。同样的，敲除 mTORC2 复合物的关键亚基 RICTOR 可以一定程度上抑制 PKCα/β 的活性，破坏微丝骨架及抑制胞吞作用，从而使自噬的成核阶段受到影响。上述现象说明，mTORC2 对于自噬泡的成熟和运输都发挥着非常重要的作用。

综上所述，与 mTORC1 不同的是，mTORC2 对细胞自噬具有双向调节作用，因此，在 mTOR 抑制剂或激活剂的使用上应区别对待。

第三节　mTORC1 调控自噬活性的主要机制

在过去的 10 年里，人们对 mTORC1 调节自噬的机制产生了极大兴趣。近年来，众多研究已填补这一空白，本节内容将详细介绍目前已知的 mTORC1 调节自噬的具体机制（见图 3-1E）。

一、mTORC1 通过调节 ULK1 复合体和 ATG5-RACK1 复合体磷酸化调控细胞自噬

在细胞自噬发生的过程中，有两大复合物参与细胞自噬起始阶段自噬泡形成的调控，即 ATG1/ULK1 复合物和 3 型 PI3K 复合物。ATG1/ ULK1 复合物是 3 型 PI3K 复合物的上游调控因子，并且通常情况下被视为营养信号与自噬发生之间的 "桥梁"。ATG1（autophagy-related gene 1）是第一个在酵母中被成功克隆的自噬基因，编码一种丝氨酸 / 苏氨酸蛋白激酶，与哺乳动物中其同源蛋白 ULK1 一样，是自噬泡形成所必需的一种蛋白质。ULK1 以复合物的形式存在，除了 ULK1 本身，还包括 ATG13、FIP200 和 ATG101，这些蛋白质与 ULK1 的相互作用对维持 ULK1 的稳定性和激酶活性十分重要。FIP200 是一种与黏着斑激酶（FAK）相互作用的蛋白质，分子质量为 200kDa，又称作 RB1 诱导卷曲螺旋蛋白 1（RB1-inducible coiled-coil protein 1，RB1CC1），在酵母中的同源蛋白为 ATG17。ATG13 在酵母细胞中被视为 ATG1（与 ULK1 同源）与 ATG17 相互作用的 "桥梁"。然而在哺乳动物细胞中，ATG13、ULK1 及 FIP200 的这种相互作用方式没有表现出与酵母细胞中 ATG1 复合体相似的行为。有研究表明，ATG13 和 FIP200 有助于增强 ULK1 的激酶活性。ATG101 在各种真核生物中相对保守，与其他 ATG 蛋白没有明显的同源性。ATG101 与 ATG13 相互作用，在细胞自噬调节中起重要作用（Ganley et al.，2009）。

ULK1 通过磷酸化 PI3KC3 复合物中的自噬 /Beclin 1 调节因子 1（autophagy/Beclin 1 regulator 1，AMBRA1），促进该复合物从微管动力蛋白马达复合体转位至内质网。内质网上的 VPS34（与 3 型 PI3K 复合物同源）酯酶复合物具有催化内质网上磷脂酰肌醇（PI）转化为 PI（3,4,5）P3 的功能，从而促进自噬的起始成核过程（Di Bartolomeo et al.，2010）。此外，ULK1 还可以通过磷酸化 VPS34 复合体成员 Beclin 1 Ser14，进而促进 VPS34 复合体激活及细胞自噬的发生（Russell et al.，2013）。

mTORC1 通过直接磷酸化 ULK1 复合物中的 ULK1 Ser757 和 ATG13 Ser258 及 ATG14 Ser29 来抑制自噬的起始过程，从而将 ULK1 复合物和含有 ATG14 的 PI3KC3 复合物以非活性状态隔离。AMPK 能够促进细胞自噬发生，也是一种重要的能量传感器，通过调节细胞代谢来维持能量平衡。ULK1 复合物活性受 mTORC1 和 AMPK 调节。在葡萄糖缺乏的情况下，AMPK 通过磷酸化 ULK1 Ser317 和 Ser777 残基直接激活 ULK1，进而促进自噬发生；在营养充足的情况下，活化的 mTORC1 通过磷酸化 ULK1 Ser757 位点以破坏 ULK1 和 AMPK 之间的相互作用，从而阻止 ULK1 的活化（Kim et al.，2011）。在自噬诱导中这种协同磷酸化对 ULK1 的调控起重要作用。此外，mTORC1 还可以间接抑制 ULK1 的稳定性并最终导致自噬的抑制，其具体过程与 AMBRA1 的磷酸化有关。

ATG12-ATG5-ATG16 蛋白复合物催化 MAP1LC3 蛋白与脂质结合，控制自噬囊泡的扩张。其中，ATG5 被认为是自噬调节的一个交汇点。最近的一项研究表明，一种具有七叶螺旋桨结构的 WD40 重复蛋白 RACK1，是一种新的 ATG5 相互作用因子，对于 mTORC1 抑制和饥饿诱导的自噬是必需的（Erbil et al.，2016）。

二、DAP1 作为 mTORC1 的底物负向调控细胞自噬

之前已经介绍了 mTORC1 可以通过调控 ULK1 磷酸化水平间接影响细胞自噬水平。其中，ULK1 复合物对自噬的调控均属于正向调节，那么 mTOR 的下游分子中是否存在负调控细胞自噬的底物呢？Keren 等首次指出，死亡相关蛋白 1（death-associated protein 1，DAP1）作为 mTOR 的底物参与自噬的负向调控。

DAP1 在进化上十分保守，且广泛地存在于多种组织细胞内。其编码基因可转录约 2.4kb 大小的 mRNA，编码由 102 个氨基酸残基组成的蛋白质，其中脯氨酸含量十分丰富（约 15%）。然而，由于在 DAP1 中缺乏已知的功能模体及与其他已知功能蛋白的同源序列，使得人们对于 DAP1 功能的预测和研究长期受到限制。直到 2010 年，Koren 等证明 DAP1 是一种含磷蛋白，且在氨基酸饥饿的情况下发生电泳迁移率增加的现象。他们通过小牛肠碱性磷酸酶的使用，发现电泳迁移率的增加是 DAP1 的去磷酸化所致，并进一步证实在氨基酸饥饿状态下 DAP1 蛋白中存在的 Ser3 和 Ser51 两个磷酸化位点磷酸化水平下降。上述变化与 mTOR 下游效应蛋白 S6K 的磷酸化水平变化表现出一定的相似性。进一步的研究证实，mTOR 是 DAP1 的特异性激酶。最后，Koren 等在稳定表达 GFP-LC3 的人宫颈癌 HeLa 细胞系中采用敲除 DAP1 及转染 Ser3 和 Ser51 磷酸化位点突变质粒的方法证实，DAP1 的去磷酸化抑制氨基酸饥饿诱导的细胞自噬发生。至此，Koren 等（2010）的研究首次证实，mTOR 的底物分子 DAP1 具有抑制细胞自噬的功能。值得注意的是，近期 Yahiro 等（2014）在枯草杆菌霉细胞毒素介导的 HeLa 细胞自噬和凋亡的研究中同样发现 DAP1 具有抑制细胞自噬的功能。尽管如此，DAP1 调控细胞自噬的分子生物学机制仍有待进一步研究。

三、mTORC1 通过阻止溶酶体生物发生相关基因的核易位抑制自噬

溶酶体是一种膜包裹的囊泡，含有 60 多种水解酶，用于细胞内必需营养素的降解和循环利用，以维持细胞的稳态。溶酶体降解途径调节一系列细胞功能，如自噬、吞噬和内吞作用。

溶酶体生物发生受 TFE/MITF 转录因子家族，包括转录因子 EB（TFEB）、转录因子 E3（TFE3）和小眼症相关转录因子（MITF）控制。在氨基酸存在时，活性 RAG GTPase 异源二聚体结合并募集 mTORC1 复合物至溶酶体膜，在溶酶体膜上被 RHEB 蛋白激活。同时，活化的 RAG GTPase 将 TFEB、TFE3 和 MITF 转录因子募集至溶酶体中，并被 mTORC1 磷酸化。mTORC1 的磷酸化触发 14-3-3 蛋白与这些转录因子结合，从而使它们滞留于胞质中。而当氨基酸饥饿时，RAG GTPase 进入失活状态，致使 mTORC1 失活。在这种条件下，ULK1 复合物被重新激活并诱导自噬发生。此外，TFEB、TFE3 和 MITF 转录因子被去磷酸化，然后转移至细胞核，从而触发自噬和溶酶体相关基因（如 *atg9B*、*UVRAG*、*CLCN7*、*ATP6V1H* 和 *MCOLN1*）的转录（Martina et al.，2012；Ozturk et al.，2019；Martina et al.，2014）。

四、mTORC1 通过直接磷酸化并激活乙酰转移酶 p300 抑制自噬

在哺乳动物细胞中，乙酰化是翻译后水平调节多种细胞功能的重要机制之一。越来越多的证据表明乙酰化可以调节自噬。组蛋白乙酰转移酶（HAT）p300 和相关的 CREB 结合蛋白（CBP）在进化上是保守的，传统上是作为转录辅助活化因子通过乙酰化核心组蛋白和细胞核内非组蛋白发挥作用的。研究认为 p300（而不是 CBP）是调节自噬的关键乙酰转移酶。敲低 p300 表达降低 ATG 蛋白（如 ATG5、ATG7、ATG8 和 ATG12）的乙酰化，使得在营养丰富的条件下能够诱导自噬发生。

最近的一项研究发现 p300 是 mTORC1 的直接磷酸化底物。mTOR 磷酸化并激活 p300 蛋白质 C 端区域的 4 个丝氨酸残基（Ser2271、Ser2279、Ser2291 和 Ser2315），从而抑制饥饿诱导的自噬（Wan et al.，2017）。这些研究发现在 mTORC1 和 p300 之间建立了直接而强有力的调节关系，这种调节关系在细胞自噬的调控中发挥着重要的作用。

<h2 style="text-align:center">小　　结</h2>

mTORC1 是调节细胞生长的一个关键激酶复合物，其介导的氨基酸、生长因子、缺氧及能量缺乏等信号通路在多种疾病中被异常调节，包括癌症和糖尿病等。虽然人们已经很好地认识到 mTORC1 能够负向调节自噬活性，然而对 mTORC1 调控自噬活性的机制还不完全清楚。近年来，mTORC1 下游新靶点 DAP1、TFE/MITF 转录因子家族及 p300 等的发现，一定程度上补充并阐释了 mTORC1 调控自噬活性的机制。但是，是否存在其他的调控机制，尚有待于在不同的亚细胞器、细胞类型、组织或物种中进一步挖掘。

（北京市创伤骨科研究所　王　莹，
中国医学科学院基础医学研究所　张宏冰）

参 考 文 献

BAR-PELED L，CHANTRANUPONG L，CHERNIACK A D，et al.，2013. A tumor suppressor complex with GAP activity for the Rag GTPases that signal amino acid sufficiency to mTORC1 [J]. Science，340：1100-1106.

BAR-PELED L，SCHWEITZER L D，ZONCU R，et al.，2012. Ragulator is a GEF for the rag GTPases that signal amino acid levels to mTORC1 [J]. Cell，150：1196-1208.

CHANTRANUPONG L，SCARIA S M，SAXTON R A，et al.，2016. The CASTOR proteins are arginine sensors for the mTORC1 pathway [J]. Cell，165：153-164.

CHEN S，HAN Q，WANG X，et al.，2013. IBP-mediated suppression of autophagy promotes growth and metastasis of breast cancer cells via activating mTORC2/Akt/FOXO3a signaling pathway [J]. Cell Death Dis，4：e842.

DEYOUNG M P, HORAK P, SOFER A, et al., 2008. Hypoxia regulates TSC1/2-mTOR signaling and tumor suppression through REDD1-mediated 14-3-3 shuttling [J]. Genes Dev, 22: 239-251.

DI BARTOLOMEO S, CORAZZARI M, NAZIO F, et al., 2010. The dynamic interaction of AMBRA1 with the dynein motor complex regulates mammalian autophagy [J]. J Cell Biol, 191: 155-168.

ERBIL S, ORAL O, MITOU G, et al., 2016. RACK1 is an interaction partner of ATG5 and a novel regulator of autophagy [J]. J Biol Chem, 291: 16753-16765.

GANLEY I G, LAM DU H, WANG J, et al., 2009. ULK1.ATG13.FIP200 complex mediates mTOR signaling and is essential for autophagy [J]. J Biol Chem, 284: 12297-12305.

GU X, OROZCO J M, SAXTON R A, et al., 2017. SAMTOR is an S-adenosylmethionine sensor for the mTORC1 pathway [J]. Science, 358: 813-818.

KIM J, KUNDU M, VIOLLET B, et al., 2011. AMPK and mTOR regulate autophagy through direct phosphorylation of Ulk1 [J]. Nat Cell Biol, 13: 132-141.

KOREN I, REEM E, KIMCHI A, 2010. DAP1, a novel substrate of mTOR, negatively regulates autophagy [J]. Curr Biol, 20: 1093-1098.

LEE M, KIM J H, YOON I, et al., 2018. Coordination of the leucine-sensing Rag GTPase cycle by leucyl-tRNA synthetase in the mTORC1 signaling pathway [J]. Proc Natl Acad Sci U S A, 115: E5279-E5288.

MARTINA J A, CHEN Y, GUCEK M, et al., 2012. MTORC1 functions as a transcriptional regulator of autophagy by preventing nuclear transport of TFEB [J]. Autophagy, 8: 903-914.

MARTINA J A, DIAB H I, LISHU L, et al., 2014. The nutrient-responsive transcription factor TFE3 promotes autophagy, lysosomal biogenesis, and clearance of cellular debris [J]. Sci Signal, 7: ra9.

NGUYEN T P, FRANK A R, JEWELL J L, 2017. Amino acid and small GTPase regulation of mTORC1 [J]. Cell Logist, 7: e1378794.

OZTURK D G, KOCAK M, AKCAY A, et al., 2019. MITF-MIR211 axis is a novel autophagy amplifier system during cellular stress [J]. Autophagy, 15: 375-390.

RUSSELL R C, TIAN Y, YUAN H, et al., 2013. ULK1 induces autophagy by phosphorylating Beclin-1 and activating VPS34 lipid kinase [J]. Nat Cell Biol, 15: 741-750.

SHEN K, CHOE A, SABATINI D M, 2017. Intersubunit crosstalk in the Rag GTPase heterodimer enables mTORC1 to respond rapidly to amino acid availability [J]. Mol Cell, 68: 552-565 e8.

WAN W, YOU Z, XU Y, et al., 2017. mTORC1 phosphorylates acetyltransferase p300 to regulate autophagy and lipogenesis [J]. Mol Cell, 68: 323-335 e6.

WOLFSON R L, CHANTRANUPONG L, SAXTON R A, et al., 2016. Sestrin2 is a leucine sensor for the mTORC1 pathway [J]. Science, 351: 43-48.

WOLFSON R L, CHANTRANUPONG L, WYANT G A, et al., 2017. KICSTOR recruits GATOR1 to the lysosome and is necessary for nutrients to regulate mTORC1 [J]. Nature, 543: 438-442.

WYANT G A, ABU-REMAILEH M, WOLFSON R L, et al., 2017. mTORC1 activator SLC38A9 is required to efflux essential amino acids from lysosomes and use protein as a nutrient [J]. Cell, 171: 642-654 e12.

YAHIRO K, TSUTSUKI H, OGURA K, et al., 2014. DAP1, a negative regulator of autophagy, controls

SubAB-mediated apoptosis and autophagy [J]. Infect Immun，82：4899-4908.

ZHANG T，WANG R，WANG Z，et al.，2017. Structural basis for ragulator functioning as a scaffold in membrane-anchoring of Rag GTPases and mTORC1 [J]. Nat Commun，8：1394.

ZONCU R，BAR-PELED L，EFEYAN A，et al.，2011. mTORC1 senses lysosomal amino acids through an inside-out mechanism that requires the vacuolar H（+）-ATPase [J]. Science，334：678-683.

第四章　AMPK 与细胞自噬

　　AMP 活化的蛋白激酶（AMP-activated protein kinase，AMPK）是高度保守的丝氨酸 /
苏氨酸蛋白激酶，广泛存在于真核生物中。作为细胞内重要的能量感受器，AMPK 在调
节细胞能量代谢和维持细胞存活中发挥着重要的作用。在缺血、缺氧、饥饿、电刺激和
热休克等生理或病理条件下，AMP 及 ADP 水平升高，即可导致 AMPK 被激活。激活的
AMPK 可进一步作用于其下游的不同靶蛋白及信号转导通路，进而开启生成能量的分解
代谢途径（如葡萄糖吸收、糖酵解、脂肪酸氧化和线粒体生成等），并关闭消耗能量的
合成代谢途径（如蛋白质、脂肪酸和胆固醇的合成等），由此导致 ATP 的合成增加，细
胞内能量的动态平衡得以维持，使机体可以应对多变的生理和病理环境（Hardie et al.，
2016）。AMPK 在肝脏、骨骼肌、脂肪组织、胰岛 B 细胞、心脏和中枢神经系统的生理
功能调控中发挥重要的作用，并已成为治疗某些代谢性疾病（如肥胖症、糖尿病和心血
管疾病等）、炎症及肿瘤等疾病的生物学靶标。

第一节　AMPK 的结构与分布

一、AMPK 的结构

　　AMPK 是由 α 催化亚基和 β、γ 调节亚基构成的异源三聚体复合物。其中 α 亚基包
括 α1 和 α2 两种亚型，分子质量均为 63 kDa，分别由 *PRKAA1*［（5'-）AMP-activated
protein kinase catalytic subunit alpha 1］和 *PRKAA2* 基因编码。β 亚基包括 β1 和 β2 两种亚型，
分子质量均为 38 kDa，分别由 *PRKAB1*［（5'-）AMP-activated protein kinase subunit beta 1］和
PRKAB2 基因编码。γ 亚基包括 γ1、γ2 和 γ3 三种亚型，分子质量分别为 37kDa、63kDa
和 54kDa，并分别由 *PRKAG1*［（5'-）AMP-activated protein kinase subunit gamma 1］、
PRKAG2 和 *PRKAG3* 基因编码。每个 AMPK 复合物都由一个 α 亚基、一个 β 亚基和
一个 γ 亚基组成，理论上这些亚基可产生 12 个不同的 AMPKαβγ 复合物，即 α1β1γ1、
α1β1γ2、α1β1γ3、α1β2γ1、α1β2γ2、α1β2γ3、α2β1γ1、α2β1γ2、α2β1γ3、α2β2γ1、
α2β2γ2、α2β2γ3，这些复合物分布在不同的组织或定位于同一细胞的不同部位。虽然在
大部分细胞中普遍表达的是 α1、β1 和 γ1 的组合，但是在心肌和骨骼肌中也发现 α2、
β2、γ2 和 γ3 的表达。

　　α 亚基的 N 端含有一个典型的丝氨酸 / 苏氨酸蛋白激酶催化区域（kinase domain，
α-KD），是 AMPK 复合物的活性中心，α-KD 又分为一个较小的 N 臂（N-lobe）区域和
一个较大的 C 臂（C-lobe）区域。C-lobe 区域包含一个保守的苏氨酸（在 α1 亚基中是
Thr172，在 α2 亚基中是 Thr174）位点，该位点的磷酸化是其激酶活性所必需的，通常将

Thr172 位点的磷酸化作为 AMPK 活化的标志。γ 亚基与 AMP 的结合可导致 AMPK 的一系列构型变化，并抑制 Thr172 位点的去磷酸化。α-KD 的下游含有一个自抑制结构域（auto-inhibitory domain，α-AID）。在细胞内单独表达 α-KD 时，由其参与构成的 AMPK 具有完全的催化活性；当同时表达 α-AID 和 α-KD 时，α-AID 能够封闭 α-KD，并使之处于非活性状态，从而下调 AMPK 的活性。研究证明，在大肠杆菌中表达的非磷酸化的 AMPK 并没有活性，一旦其 Thr172 残基被磷酸化，AMPK 的 α-AID 结构域就会与 α-KD 解离，导致 AMPK 被激活。α-AID 下游是一段柔性的接头（α-Linker），其中含有两个保守的调节亚基相互作用基序（regulatory subunit interacting motif，RIM），即 α-RIM1 和 α-RIM2。其后为球状的 C 端结构域（C-terminal domain，α-CTD）和最末端的核输出序列（nuclear export sequence，NES），NES 之前有一个大约 50 个氨基酸残基组成的富含丝氨酸 / 苏氨酸的 ST 环（ST-loop），该区域主要负责与 β 和 γ 亚基的相互作用及激酶活性的调节。

AMPK 的 β 亚基是三聚体的核心，负责连接 α 亚基和 γ 亚基。其 N 端含有豆蔻酰化（myristoylation）位点，随后是碳水化合物结合域（carbohydrate binding domain，β-CBD），再下游是柔性的 β-Linker 和 C 端结构域（C-terminal domain，β-CTD）。在葡萄糖饥饿的情况下，豆蔻酰化的 AMPKβ 亚基可使胞质定位的 AMPK 转位到溶酶体上（Zhang et al.，2014）。也有报道称豆蔻酰化的 β 亚基能够使 AMPK 定位于受损线粒体的外膜，进而在线粒体自噬过程中发挥作用（Liang et al.，2015）。β-CTD 的作用类似一个支架，负责与 α 和 γ 亚基连接。β-CBD 也被称为糖原结合功能域（glycogen-binding domain，β-GBD），由大约 80 个氨基酸组成，可能与糖原对 AMPK 活性的调节有关。在 β-CBD 和 α-KD 的 N-lobe 之间有一个裂隙，该裂隙通过 β-CBD 上磷酸化的 Ser108 残基与 N-lobe 上保守的 Lys29 和 Lys31 残基的相互作用而保持稳定。这个类似口袋的裂隙也是结合配体（如 AMPK 别构激活剂 A-769662 和水杨酸盐等）的位点，因而被称为别构药物和代谢物（allosteric drug and metabolite，ADaM）结合位点（Xiao et al.，2013）。人 AMPKβ1 的突变体（S108A）能阻断 AMPK 别构激活剂 A-769662 等与 ADaM 位点的结合，从而抑制 AMPK 的别构激活。

AMPKγ 亚基的 N 端是与 β 亚基结合的区域，随后是 4 个串联重复的胱硫醚 β- 合成酶（cystathionine β-synthase，CBS）1 ～ 4 区域，每个 CBS 大约由 60 个氨基酸组成，这 4 个 CBS 重复序列形成扁平的盘状结构，其中心包含 4 个潜在的核苷酸结合位点（nucleotide-binding site，NBS）1 ～ 4。CBS1、CBS3 和 CBS4 是功能性的，CBS4 能紧密结合 AMP，CBS1 和 CBS3 能竞争结合 AMP、ADP 或 ATP。AMP 与 CBS1 结合可引起变构活化，而 AMP 或 ADP 与 CBS3 结合能通过上游激酶调节 AMPKα 亚基上 Thr172 的磷酸化状态。在哺乳动物 AMPK 的 γ1 亚基中，由于 CBS2 中的天冬氨酸残基被精氨酸取代，导致 CBS2 不能与核苷酸结合。人的 AMPKγ1（R299G）突变体或 γ2（R531G）突变体也能够封闭 AMP 与 AMPKγ 亚基的结合，从而抑制 AMPK 的激活。

二、AMPK 的组织分布

AMPK 各亚基的不同亚型在不同组织的分布不同。AMPKα1 主要分布在肾、心、肝、脑和胰岛 B 细胞中；AMPKα2 主要分布在心、肝、骨骼肌和脑神经元中。AMPKβ1 具有广泛的组织分布性，而 AMPKβ2 主要分布于骨骼肌、心肌和胰腺中。AMPKγ1 和 γ2 在肝、肾、心、肺、骨骼肌和胰腺中均有分布，AMPKγ3 在骨骼肌中分布，与细胞对葡萄糖的摄取和线粒体的功能有关。

AMPK 各亚基在细胞中也有不同的定位。AMPKα1 主要定位于细胞质中，AMPKα2 大部分位于细胞核内，而 β 亚基的豆蔻酰化能够使 AMPK 在线粒体及溶酶体外膜上定位。

第二节　AMPK 的活性调控

作为细胞的能量感受器，AMPK 密切监视着细胞的能量状态并受到精确而又快速的调控。AMPK 的活性调节非常复杂，既受上游的激酶或磷酸酶的调节，也受 AMP 的别构调节及其他翻译后修饰的调控。

（一）LKB1/STK11-STRAD-MO25 复合物对 AMPK 的激活

AMPKα 亚基中保守的 Thr172 的磷酸化是 AMPK 发挥激酶活性所必需的。在多数哺乳动物细胞中，AMPK 主要被肿瘤抑制因子 LKB1（liver kinase B1）磷酸化激活。LKB1 又称为 STK11，是由 *LKB1* 基因编码的丝氨酸 / 苏氨酸蛋白激酶家族成员。LKB1 必须和另外两个亚基形成稳定的异源三聚体才能发挥作用，这两个亚基分别是具有催化活性的 Ste20 相关的接头蛋白（Ste20-related adaptor protein，STRAD）和脚手架蛋白 MO25（mouse protein 25），MO25 也被称为 CAB39（calcium binding protein 39）。在 *Lkb1* 敲除小鼠及 LKB1 缺失细胞中的研究表明，在能量应激情况下，LKB1 能够负责大部分组织中 AMPK 复合物的活化，包括肝脏和肌肉等重要代谢组织。

LKB1/STK11-STRAD-MO25 复合体是组成型激活的，而 AMPK 的激活需要能量胁迫等诱发条件，在组织中磷酸化 LKB1（p-LKB1）的表达与 AMPK 的活性呈正相关。另外，AMP 与 AMPKγ 亚基的结合能够促进 LKB1 介导的 AMPK Thr172 的磷酸化，进一步促进 AMPK 的激活。

（二）CAMKK2 激活 AMPK

钙调蛋白依赖的蛋白激酶激酶 2（calmodulin-dependent protein kinase kinase 2，CAMKK2），也称为 CAMKKβ，主要在中枢神经组织中高水平表达，同时在睾丸、脾、肺中也有低水平表达，近期发现 CAMKK2 在骨髓来源的髓细胞和腹腔巨噬细胞中也有表达。

CAMKK2 由 N 端、C 端及中间的 Ser/Thr 结合区域组成，胞内 Ca^{2+} 浓度的增加能够激活 CAMKK2，使之与 AMPK 结合并直接磷酸化后者的 Thr172 位点，CAMKK2 对 AMPK 的激活不依赖于 LKB1 和核苷酸水平。上游的细胞外信号如胰岛素、脂多糖（lipopolysaccharide，LPS）、氨基酸、激素和血液循环中的葡萄糖与各自的受体结合，可引起细胞内 Ca^{2+} 浓度的升高和 Ca^{2+}/CaM 靶点 CAMKK2 的积累。Ca^{2+}/CaM 与 CAMKK2 的亲和力和结合能力增强，导致 CAMKK2 激酶活性增加，从而磷酸化和激活 AMPK。CAMKK2 依赖性的 AMPK 激活可调节能量平衡，特别是在大脑、肝脏和脂肪中。研究发现，CAMKK2 只有在活化状态下才能与 AMPK 直接结合，并且体外实验体系中纯化的 CAMKK2 也可以激活 AMPK。在哺乳动物细胞中灭活 CAMKK2 的表达，可完全阻断 AMPK 的激活。在 *LKB1* 缺失的细胞中，Ca^{2+} 浓度升高可以通过 CAMKK2 途径磷酸化并激活 AMPK，从而维持部分 AMPK 的活性（图 4-1）。这种 CAMKK2 依赖的 AMPK 激活，能够解释 LKB1 缺乏的肿瘤中所观察到的残留的 AMPK 活化现象。

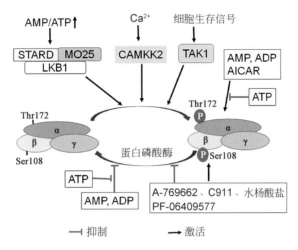

图 4-1　AMPK 的活性调节

LKB1 复合物、CAMKK2 及转化生长因子 β 激活激酶 1（TAK1）能够磷酸化 AMPKα 亚基的 Thr172 位点，使之激活。AMP 和高浓度 ADP 可通过 3 种不同的机制激活 AMPK：① AMP 与 AMPK 的 γ 亚基结合促进 LKB1 介导的 AMPK Thr172 的磷酸化；② AMP 和高浓度 ADP 与 AMPK 结合可抑制蛋白磷酸酶对 AMPK Thr172 的去磷酸化作用；③ AMP 与 AMPKγ 亚基的结合，促使 AMPK 复合体发生变构激活。上述效应能够被高浓度的 ATP 所拮抗。激活 AMPK 的小分子化合物包括 5- 氨基咪唑 -4- 甲酰胺核苷（AICAR）和别构激活剂如 A-769662、C991、水杨酸盐和 PF-06409577。AMPKβ1 亚基 Ser108 位点的磷酸化修饰能够增加这些药物与 AMKP 的亲和力

（三）TAK1 对 AMPK 的调控

转化生长因子 β 激活激酶 1（transforming growth factor-β-activating kinase 1，TAK1）被广泛认为是一种促分裂原活化的蛋白激酶激酶（mitogen-activated protein kinase kinase，MAPKK）。TAK1 对 AMPKα 中 Thr172 的磷酸化作用于 2006 年被首次报道，TAK1 也被称为第三个 AMPK 的上游激酶。研究累积的大量数据表明，TAK1 作为 AMPK 上游激酶，可能在特定环境或响应特定信号（如生存信号）中发挥作用（Neumann，2018），如 TRAIL/TNFSF10 可通过 TAK1 激活 AMPK 并诱导上皮细胞发生保护性自噬；在幽门螺杆菌感染的胃上皮细胞中，灭活 TAK1 不仅抑制 AMPK 的磷酸化，同时也抑制细胞自噬及细胞的生存。

（四）AMP、ADP 和 ATP 调节 AMPK

除受上述激酶调节外，AMPK 的活性还受细胞中 AMP/ATP 及 ADP/ATP 值的精确调控。AMP、ADP 和 ATP 均可与 AMPK 的 γ 调节亚基结合，当细胞处于正常生理状态时，ATP 水平较高，ATP 与 AMPK 结合并抑制其活性。当细胞中能量缺乏时，ADP 和 AMP 水平升高，之后可通过 3 种不同的机制激活 AMPK：① AMP 与 AMPK 的 γ 亚基的结合促进 LKB1 介导的 AMPK Thr172 的磷酸化，这种磷酸化作用在体外可使 AMPK 活性提高 100 倍，

但在完整细胞中 AMPK 的激活程度并没有这么高；② AMP 与 AMPK 结合可抑制磷酸酶对 AMPK Thr172 的去磷酸化作用，导致 AMPK 的活性增加；③ AMP 与 AMPKγ 亚基的结合，促使 AMPK 复合体发生变构，暴露出 AMPKα 亚基的 Thr172 残基并吸引上游激酶与其结合，这样即使在生理浓度的 ATP 存在的情况下，也能大量激活 AMPK。另外，高水平的 ADP 与 AMPKγ 亚基的结合也可抑制 AMPK 的去磷酸化，从而维持 AMPK 的活性。相对来讲，AMP 抑制 AMPK Thr172 残基去磷酸化的效率显著高于 ADP（约 10 倍的差异）。

上述效应能够被高浓度的 ATP 所拮抗，因为 ATP 可与 AMP 竞争 AMPK 上的变构位点，AMP 与 AMPK 的亲和力也会因 ATP 浓度的升高而下降。关于 AMP 别构激活 AMPK 的机制，目前的研究认为是由于 AMP 与 γ 亚基的结合可通过 α 亚基上的 RIM 结构域直接引起 α-AID 的变构，在 Thr172 被磷酸化的情况下，变构的 α-AID 进一步远离 α-KD，从而引起 AMPK 的别构激活。

（五）蛋白磷酸酶调控 AMPK 活性

研究表明，蛋白磷酸酶对 AMPK 的去磷酸化作用是 AMPK 活性调控的重要一环。蛋白磷酸酶 2A（protein phosphatase 2A，PP2A）能够与 AMPK 相互作用，并促进 AMPK Thr172 位点的去磷酸化，从而抑制 AMPK 的活性，实现对 AMPK 的负向调节（Joseph et al.，2015）。细胞在低能状态时，上调的 AMP 能够减弱 PP2A 对 AMPK 的去磷酸化作用，从而使 AMPK 的活性增加。需要特别指出的是，这种抑制作用并非通过抑制 PP2A 活性实现，而是通过抑制 PP2A 与磷酸化的 Thr172 残基的接触而实现。镁离子 / 锰离子依赖的蛋白磷酸酶 1E（protein phosphatase，Mg^{2+}/Mn^{2+} dependent 1E，PPM1E）也是 AMPK 的磷酸酶，能与 AMPKα 结合并促使其去磷酸化。

（六）其他蛋白激酶对 AMPK 活性的调节

AMPKα1 的 Thr172 位磷酸化是发挥激酶活性所必需的，而 ST-loop 的 Ser/Thr 是抑制性磷酸化位点，在不同的组织或细胞中形成 AMPK 活性的负反馈调节机制（Hardie，2014）。在心脏、骨骼肌和肝脏中，胰岛素或胰岛素样生长因子 1（insulin-like growth factor 1，IGF-1）激活的 AKT/PKB（protein kinase B），可磷酸化大鼠 AMPKα1 中的 Ser485（人源 AMPKα1 中为 Ser487）残基，以及人源 AMPKα2 中的 Ser491 残基，进而抑制 AMPK 的 Thr172 磷酸化以封闭其活性；在人类二倍体成纤维细胞中，蛋白激酶 A（protein kinase A，PKA）可通过磷酸化 AMPK 的 Ser487/491 位点调控溶血磷脂酸反应；蛋白激酶 D（protein kinase D，PKD）1 可通过磷酸化 AMPKα2 的 Ser491 而抑制 AMPK 活性，从而阻碍胰岛素信号在骨骼肌细胞的转导；在人内皮细胞中，激活的蛋白激酶 C（protein kinase C，PKC）可诱导 AMPKα1 的 Ser487 磷酸化，该位点的磷酸化与人肌肉对胰岛素的敏感性呈显著负相关；蛋白激酶 GSK3β（glycogen synthase kinase 3β）可磷酸化 AMPKα1 的 Thr481 和 Ser477 位点；在下丘脑中，S6K（p70S6K）能通过磷酸化 AMPKα2 中的 Ser491 位点，抑制对食物的摄取。另外 PKA 也能磷酸化 AMPKα1 的 Ser173 和 AMPKα2 的 Ser175 位点，从而阻断相邻 AMPKα 上 Thr172/174 的磷酸化。目前对这些位点的磷酸化抑制机制并不完全清楚，有研究认为 AMPKα1 的 ST-loop 的抑制性磷酸化，可能导致 AMPK 构型的改变，从而抑制 LKB1 或 CaMKK2 对 Thr172 位点的接近及磷酸化，或通过促进 Thr172 的去磷酸化而抑制 AMPK 的活性。这些磷酸化事件可能是机体维持 AMPK 活性动态平衡的重要机制之一。

除了上述的磷酸化调节外，AMPK 活性还受到乙酰化 / 去乙酰化、泛素化 / 去泛素化及 SUMO 化等的影响。

第三节　AMPK 的激活剂和抑制剂

鉴于 AMPK 在细胞和机体的能量代谢中发挥的关键作用，AMPK 已经成为治疗糖尿病、肥胖及心血管疾病的潜在靶点，目前已有一些 AMPK 激活剂进入临床或临床前研究，它们激活 AMPK 的机制各不相同，可分为直接激活剂和间接激活剂。

一、AMPK 的直接激活剂

1. 5- 氨基咪唑 -4- 甲酰胺核糖核苷酸（5-aminoimidazole-4-carboxamide ribonucleotide，AICAR）　AICAR 是首个被发现的 AMPK 激活剂，具有细胞渗透性，现已被广泛用于 AMPK 相关的实验研究。AICAR 是一种腺苷类似物，能够被腺苷激酶磷酸化，形成与 AMP 类似的 AICAR 单磷酸盐 5- 氨基咪唑 -4- 羧基酰胺 -1-D- 呋喃核糖基 -5'- 单磷酸（5-amino-1-(b-D-ribofuranosyl)imidazole-4-carboxamide-5'-phosphate，ZMP）。ZMP 具有与 AMP 相似的性质，可结合到 AMPKγ 亚基的 CBS1 或 CBS3 位点并激活 AMPK，AICAR 不影响细胞内 AMP/ATP 值和氧气的摄取，也不会抑制线粒体的功能。AMPKγ1（R299G）或 γ2（R531G）突变体能够抑制 AICAR 对 AMPK 的激活。动物实验研究表明，AICAR 可以在不同组织中激活 AMPK，进而促进葡萄糖转运体 4（glucose transporter 4，GLUT4）向细胞质膜的转位，从而增加葡萄糖向细胞内的运输，增加葡萄糖的利用，降低血糖浓度，提高口服糖耐量。

2. 硫代吡咯烷酮（thienopyridone，A-769662）　A-769662 是对 AMPK 潜在激活剂进行高通量筛选后发现的人工合成化合物，其激活 AMPK 的机制与 AMP 不同。A-769662 能够与 AMPKβ1 和 α 亚基之间的 ADaM 位点结合，从而别构激活 AMPK 并抑制 AMPK α 亚基上 Thr172 的去磷酸化。一般把结合 ADaM 位点的化合物称为别构激活剂（allosteric activator），但是 A-769662 结合 ADaM 引起 AMPK 活化的详细分子机制目前还不是很清楚。值得注意的是，A-769662 对线粒体氧耗没有明显抑制作用，也不增加细胞的 AMP/ATP 值和 ADP/ATP 值。A-769662 对 AMPKβ1 S108A 突变体没有激活作用，在 *AMPKβ1* 基因敲除的小鼠中也不能激活 AMPK。另外，在 AMPKβ1 亚基 Ser108 自磷酸化的情况下，AMP 和 A-769662 联合使用能使 AMPK 处于超激活状态，而且 A-769662 本身也会产生最大效应。

3. 苯并咪唑（benzimidazole，Compound 911）和 Compound C13　Compound 911 与 A-769662 具有相同的分子机制，也能结合 ADaM 位点，选择性激活 AMPKβ1 亚基，其效力是 A-769662 的 5 ～ 10 倍，因而具有更强的激活 AMPK 的能力。同样，Compound 911 也不影响细胞的 AMP/ATP 值和 ADP/ATP 值。

Compound C13 是一种磷酸二酯，进入细胞后被酯酶转化为 Compound C2。Compound C2 是一种新的 AMP 类似物，对 AMPK 有较好的特异性，是一种强效的激酶变构激活剂，其变构激活 AMPK 的能力比 AMP 高 2 ～ 3 个数量级，比 ZMP 高 4 个数量级。它在结构上不同于 A-769662，Compound C2 激活 AMPK 并不需要 β 亚基 CBD 的存在，它可能通过与 AMP 竞争性结合 AMPKγ 亚基上的 CBS 结合位点，来发挥其变构激活效应。Compound C2 不能激活含有 AMPKγ2（R531G）突变体的 AMPK 复合物。另外，Compound C2 具有对 AMPKα1 复合物的偏好性。与 AMP 一样，Compound C2 对 AMPKα1 Thr172 去磷酸化也有抑制作用。Compound C2 也是 AMPKα2 复合物的部分激动剂，但不能防止 AMPKα2 的去磷酸化，因而它可能是组织特异性的 AMPK 激活剂。

4. PF-06409577（Compound 7） PF-06409577 是一种强效的选择性 AMPK 激活剂，可用于糖尿病肾病的治疗，具有口服活性。PF-06409577 是选择性地针对大鼠和人 AMPKβ1 复合物的一种强效变构激活剂，同时抑制蛋白磷酸酶 PP2A 对 Thr172 的去磷酸化作用。作为一种特异的吲哚酸类 AMPK 激活剂，其激活 AMPK 的分子机制与 A-769662 和 Compound 911 类似，也是结合 ADaM 位点（Cameron et al., 2016）。体内的研究证明，PF-06409577 可剂量依赖性地促进糖尿病肾病模型大鼠肾组织中 AMPK 的激活，并改善其肾功能。

5. 水杨酸盐 水杨酸作为一种药物已有数千年的历史，是合成阿司匹林的天然原料。乙酰水杨酸即阿司匹林，在体内经肠道吸附后迅速分解成水杨酸发挥效应。水杨酸的作用与 A-769662 和 Compound 911 类似，作为 AMPK 的直接激动剂，它能够选择性结合 ADaM 位点并促进 AMPK 的别构活化，这个活化过程也不依赖 AMP 和 ADP 水平。另外，水杨酸也可以通过抑制磷酸酶活性及拮抗 AMPK 的去磷酸化而活化 AMPK。同样，AMPKβ1 S108A 突变体能够阻断水杨酸对 AMPK 的激活。水杨酸盐体内给药可提高小鼠肝脏和脂肪组织中的 AMPK 活性，促进野生型小鼠体内脂肪酸氧化，而在 *AMPKβ1* 基因敲除小鼠中没有此作用，证实 AMPKβ1 复合物参与了该药物作用的发挥。

最近的研究报道，在小鼠骨髓来源的巨噬细胞（bone marrow-derived macrophage，BMDM）、小鼠肝脏和原代人肝细胞及前列腺和肺癌细胞中，水杨酸能与 AMPKβ1 亚基的 ADaM 位点结合，直接激活 AMPK。也有研究提示巨噬细胞中 AMPKβ1 复合物的药理激活在动脉粥样硬化的早期阶段可能是有益的。另外，水杨酸与二甲双胍联合具有协同效应，可进一步促进胰岛素的敏感性及肿瘤细胞死亡。

二、AMPK 的间接激活剂

一些生理激素和天然植物化合物也能够激活 AMPK，如脂肪组织分泌的瘦素（leptin）和脂连蛋白（adiponectin）、白藜芦醇（resveratrol）、小檗碱（berberine）、槲皮素（quercetin）和寡霉素（oligomycin）等。研究表明，这些分子主要通过抑制线粒体呼吸链或 ATP 合酶，减少 ATP 的生成，使细胞中 AMP/ATP 值和 ADP/ATP 值升高而间接激活 AMPK 复合物。值得注意的是，白藜芦醇、小檗碱和槲皮素不能激活 AMP/ADP 不敏感的 AMPK 突变体，如人 γ1（R299G）突变体或人 γ2（R531G）突变体，说明线粒体呼吸链功能障碍可能是这些植物化合物激活 AMPK 的上游原因，但是这些分子调控 AMPK 活性的具体分子机制尚未完全清楚。有报道认为 2- 脱氧葡萄糖（2-deoxyglucose）可通过抑制糖酵解减少 ATP 的产生，从而间接激活 AMPK，但它不作用于线粒体也不会抑制氧气的摄取。

　　临床上广泛用于治疗 2 型糖尿病的二甲双胍（metformin）也是 AMPK 的激动剂。在分离的大鼠肌肉中二甲双胍可显著激活 AMPKα1 和 α2，并且能够提高肌肉对葡萄糖的摄取。二甲双胍可阻断线粒体呼吸链中的复合体 I 的电子传递，抑制线粒体内氧化磷酸化过程，减少细胞内的 ATP 合成，增加细胞内 AMP/ATP 值，进而间接激活 AMPK（Foretz et al.，2014）。二甲双胍还能能够促进 LKB1 出核转运至细胞质中，进而激活 AMPK，促进其磷酸化。

　　噻唑烷二酮类（thiazolidinedione，TZD）药物是一种过氧化物酶体增殖物激活受体 γ（peroxisome proliferator-activated receptor γ，PPARγ）的激动剂，也能快速激活 AMPK，增加胰岛素敏感性，改善胰岛素抵抗，维持糖代谢和脂代谢的平衡，已被广泛用于 2 型糖尿病的治疗。

三、AMPK 的抑制剂

　　大量的体内外研究表明，高糖、高脂和高蛋白饮食等均可导致组织中 AMPK 的活性降低。糖原含量的升高可抑制大鼠骨骼肌中 AMPK 的活性，这种作用不依赖于 AMP 浓度的变化，主要机制是糖原与 AMPKβ 亚基表面的 CBD 结合，抑制 AMPK 的构象变化，从而降低其活性。高脂饮食的小鼠的骨骼肌、心脏、肝脏及下丘脑等组织或器官通常会出现 AMPK 磷酸化和蛋白表达的缺陷。

　　Dorsomorphin/Compound C（6-[4-（2-piperidin-1-ylethoxy）phenyl]-3-pyridin-4-ylpyrazolo [1,5-a] pyrimidine）是目前广泛应用的一种 ATP 竞争性 AMPK 抑制剂，具有细胞渗透性和可逆性，结构分析表明 Compound C 与模拟 AMPKα 磷酸化状态的 T172D 突变结构域有明显的结合反应。Compound C 也能够竞争性抑制 AICAR 对 AMPK 的激活，但该化合物并非特异性靶向 AMPK，在抑制 AMPK 的同时还会抑制其他一些蛋白激酶，说明该化合物存在明显的脱靶效应（off-target）或 AMPK 非依赖的细胞效应（Dasgupta et al.，2018）。

　　SBI-0206965 是最近发现的一种 AMPK 的直接抑制剂（Dite et al.，2018），是一种新的嘧啶衍生物。在体外的研究中，其抑制效力比 Compound C 高 40 倍，而对其他蛋白激酶的活性影响较低。AMPK 激酶结构域 /SBI-0206965 复合物的结晶结构表明，该药物与 ATP 活性位点部分重叠，为混合类型的抑制剂，既有 ATP 竞争性抑制活性，也能抑制 AMPK 与底物的结合。另外，SBI-0206965 也是 Unc-51 样激酶 1（ULK1）的抑制剂，为研究 AMPK 及 ULK1 的生理作用提供了有用的工具。

第四节　AMPK 对细胞自噬的调节

　　AMPK 为细胞能量代谢的调节中枢，可通过直接作用于代谢相关蛋白或间接影响基因表达调节多个代谢应激过程。在应激状态下，激活的 AMPK 可直接调控下游各种代谢相关酶，如 mTOR、乙酰辅酶 A 羧化酶（acetyl-CoA carboxylase，ACC）、脂肪酸合成酶（fatty acid synthase，FAS）、甘油磷酸酰基转移酶（glycerol phosphate acyltransferase，GPAT）及 PPARγ 共刺激因子 1α（PPARγ coactivator 1α，PGC-1α）等，以调节不同的能量消耗 /

产生途径（如蛋白、脂质、葡萄糖代谢或线粒体生物合成等），从而维持细胞能量代谢的平衡和内环境的稳定。自噬作为细胞在应激状态下的自我保护机制，也受到 AMPK 的调节，AMPK 通过对自噬相关蛋白的特异性磷酸化调节，在不同的自噬过程中发挥调控作用，从而促进完整的细胞自噬。

一、AMPK 定位于溶酶体

晚期内体 / 溶酶体作为自噬底物的最终降解场所，在自噬的发生及自噬体的降解过程中发挥重要作用。最近的研究证明，作为脚手架蛋白的 AXIN 能够与 AMPK 相互作用，后者募集 AXIN 及与之结合的 LKB1 至溶酶体表面，形成稳定的 AXIN-AMPK-LKB1 复合物（Zhang et al.，2013）。在能量应激条件下，AMP 与 AMPKγ 亚基结合，进而提高 AMPK 和 AXIN 的亲和力，促进其与 AXIN-LKB1 的相互作用，增强 AMPK-AXIN-LKB1 复合物的形成及 LKB1 对 AMPK 的磷酸化。值得注意的是，AMPKβ 亚基 N 端的豆蔻酰化修饰，是 AMP 驱动 AMPK 与 AXIN 相互作用的前提条件。另外，豆蔻酰化修饰的 AMPKβ 复合物至少有一部分是定位在溶酶体表面的。

溶酶体表面的 v-ATPase-Ragulator 复合物包含 p18/LAMTOR1、p14/LAMTOR2、MP1/LAMTOR3、C7orf59/LAMTOR4 和 HBXIP/LAMTOR5。该复合物可与 AXIN 相互作用，从而在溶酶体表面形成一个新的稳定的 v-ATPase-Ragulator-AXIN-LKB1-AMPK "超级复合物"（super complex），并最终通过 LKB1 在溶酶体表面磷酸化 AMPK，这种机制可以发生在 AMP/ATP 值或 ADP/ATP 值没有任何变化的情况下。在葡萄糖饥饿的情况下，*AXIN* 的敲除会消除细胞内这种复合物的形成及 AMPK 的磷酸化和激活。动物实验证明敲除 *Axin* 基因的小鼠肝细胞中 AMPK 的活化减弱，加重了饥饿诱导的小鼠脂肪肝症状，证明 AXIN 对 AMPK 的激活至关重要。

在营养丰富的情况下，溶酶体定位的 v-ATPase-Regulator 复合物与 Rag GTPase 结合，继而招募 mTORC1，形成 v-ATPase-Regulator- Rag GTPase-mTORC1 复合物，从而将 mTORC1 锚定在溶酶体上并激活它。Regulator-Rag 所介导的 mTORC1 在溶酶体表面的定位是氨基酸激活 mTORC1 信号通路中的关键步骤。因此，溶酶体定位的 mTORC1 与 AMPK 存在竞争关系，v-ATPase-Regulator 复合体作为能量 / 营养的双重传感器，其发挥作用主要取决于哪个信号占优势。在葡萄糖饥饿条件下，AMP 水平的升高导致 AMPK 的变构激活，使之和 v-ATPase-Regulator-AXIN-LKB1 复合体的结合更加紧密，实现 LKB1 对 AMPK 的磷酸化激活，与此同时，使 v-ATPase-Regulator-Rag GTPase 复合物失活，从而解离 mTORC1，抑制 mTORC1 的溶酶体靶向和活性。鉴于溶酶体是自噬底物的降解中心，因此 AMPK 和 mTORC1 在溶酶体上的募集，可能在整合营养 / 能量信号和调节自噬的动态平衡中发挥重要作用（Zhang et al.，2014）。

二、AMPK 对非选择性自噬的调节

1. AMPK 拮抗 mTORC1 调控 ULK 复合物活性　活化的 AMPK 可以通过抑制 mTORC1 活性及直接磷酸化 ULK1 诱导细胞自噬。

mTOR 复合物有两种：mTORC1 和 mTORC2。mTORC2 与自噬的关系不明。

mTORC1 能够促进细胞生长和合成代谢，如蛋白质和脂类的生物合成，并通过抑制自噬来阻碍细胞分解代谢。大多数影响 mTORC1 的信号是通过干扰结节性硬化复合物（tuberous sclerosis complex，TSC）和小 GTP 酶 RHEB（Ras homolog enriched in brain）实现的，RHEB 以 GTP 结合形式与 mTORC1 结合并激活它。TSC 复合物由 TSC1 和 TSC2 组成，具有 GTP 酶激活蛋白活性，能激活 GTP 酶，水解 GTP 为 GDP，进而通过抑制 RHEB 活性来抑制 mTORC1 活性。

在能量和营养匮乏时，AMPK 通过两个机制抑制 mTOR 活性：① AMPK 可直接磷酸化 TSC2 的 Thr1227 和 Ser1345 位点，提高 TSC1/TSC2 复合物的 GTP 酶激活蛋白（GTPase-activating protein，GAP）活性，将 RHEB-GTP 转化为无活性的 RHEB-GDP 状态，进而阻止 RHEB 介导的 mTORC1 的激活；② AMPK 可直接磷酸化 mTOR 调控相关蛋白 RAPTOR 的 Ser772 和 Ser792 位点，增加 14-3-3 蛋白与 RAPTOR 的结合，阻碍 RAPTOR 与 mTOR 或 mTOR 底物的结合，从而抑制 mTOR 信号通路（图 4-2）。同时，失活的 mTOR 可解除 ULK1 Ser757（人类 ULK1 中为 Ser758）位点的磷酸化抑制作用，诱导 ULK1 与 AMPK 结合，这是 AMPK 活化细胞自噬的主要机制之一。

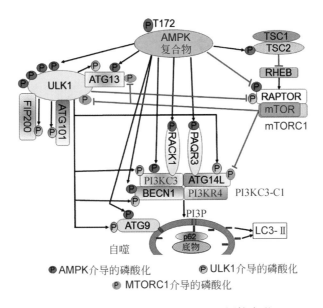

图 4-2 AMPK、mTOR 和 ULK1 调控自噬

激活的 AMPK 能够磷酸化 TSC2 和 RAPTOR，从而下调 mTORC1 的活性；AMPK 能够在多个位点磷酸化 ULK1，促进其活性，活化的 ULK1 磷酸化 ATG101、ATG13 和 FIP200，进一步增强 ULK1 复合物的活性。同时 ATG13 也能被 AMPK 和 mTORC1 磷酸化。PI3KC3-C1 各组成成分及辅助因子 RACK1 和 PAQR3 的磷酸化情况如图所示。PI3KC3-C1 能够促进 PI3P 的产生及隔离膜的定位，募集其他下游自噬相关分子，促进自噬体的形成。活化的 AMPK 和 ULK1 能够磷酸化跨膜蛋白 ATG9，其在自噬体生物合成中提供隔离膜延伸所需的膜结构

研究证明，在葡萄糖缺乏的条件下，AMPK 正向调节 ULK1 活性诱导自噬。AMPK 可与 ULK1 的 Ser/Pro 富含区（氨基酸 654 ～ 828）相互作用，直接磷酸化 ULK1 的多个位点，如人 Ser467、Ser556、Thr575 和 Ser638，以及小鼠 Ser317 和 Ser777（表 4-1），从而导致 ULK1 的构型改变，促进 ULK1 与其复合物的其他成分如 ATG13、ATG101

和 FIP200/ RB1CC1 的相互作用，增加 ULK1 激酶活性和 ULK1 复合物的稳定性。活化的 ULK1 也能磷酸化 ATG13、ATG101 和 FIP200/RB1CC1，进一步加强 ULK1 复合物的诱导自噬活性（见图 4-2）。*AMPK* 基因敲除的小鼠胚胎成纤维细胞（mouse embryonic fibroblast，MEF）在无葡萄糖培养时，ULK1 不能被激活；*ULK1* 基因敲除细胞系中恢复表达非磷酸化突变体后，饥饿和代谢应激时，激活的 AMPK 也不能诱导自噬。这些研究证实了 AMPK 介导的 ULK1 磷酸化在自噬诱导中的重要作用。另外，ULK1 的 Ser556 磷酸化位点也是 14-3-3 结合位点，在细胞饥饿及用 AMPK 激活剂如 AICAR 处理细胞时，ULK1 与 14-3-3 的相互作用增强，细胞自噬被激活。另外，激活的 AMPK 也能磷酸化 ATGl3 的 Ser225（小鼠为 Ser224）位点，该位点为抑制性磷酸化，可抑制长时间饥饿诱导的细胞自噬，显示出 AMPK 对 ULK1 复合物的负调节作用。

表 4-1　AMPK 对自噬相关蛋白的调控（Tamargo-Gomez et al., 2018）

蛋白	磷酸化位点	自噬阶段	自噬功能
ULK1	Ser467（H，M，R）	自噬起始	ULK1 复合物的组成
	Ser555（M，R）/ Ser556（H）		
	Thr574（M，R）/Thr575（H）		
	Ser637（M，R）/Ser638（H）		
	Ser 317（M），Ser777（M）		
PI3KC3	Thr163（H，M，R）	自噬体膜形成	PI3KC3 复合物的组成
	Ser165（H，M，R）		
BECN1	Ser91（H，M，R）	自噬体膜形成	PI3KC3 复合物的组成
	Ser94（H，M，R）		
	Thr388（H，M，R）		
RACK1	Thr50（H，M，R）	自噬体膜形成	促进 PI3KC3 复合物的组装
PAQR3	Thr32（H，M）	自噬体膜形成	促进 PI3KC3 复合物的形成
RAPTOR	Ser722（H，M）	自噬调节	自噬负调节分子
	Ser792（H，M）		
mTOR	Thr2446（H）	自噬调节	自噬负调节分子
TSC2	Ser1342（H，M，R）	自噬调节	mTOR 负调节分子
	Thr1227（H，R）		
ATG9	Ser761（H，M，R）	自噬体膜延伸	参与脂质向隔离膜的募集
ATG13	Ser224（M）/Ser225（H）	自噬起始	ULK1 复合物的组成，抑制性磷酸化位点

注：H，人类；M，小鼠；R，大鼠

AMPK 和 ULK1 之间的相互作用受到 mTORC1 的调节。在营养丰富的条件下，mTORC1 磷酸化 ULK1 的 Ser758（小鼠为 Ser757）位点，该位点恰好位于 AMPK 结合区域（氨基酸 711 ～ 828），从而抑制 AMPK 与 ULK1 的相互作用。同时，mTORC1 也能磷酸化 ATG13 的 Ser259 位点（小鼠为 Ser258）（Puente et al.，2016），该位点也是抑制性磷酸化修饰位点，磷酸化的 ATG13 与 ULK1 的亲和力降低并从 ULK1 复合物解离，致使 ULK1 复合物活性降低（见图 4-2）。在饥饿条件下 mTORC1 活性降低，对 ULK1

和 ATG13 的抑制性磷酸化减少，从而促进 ULK1 与 AMPK 的结合，增强 ULK1 活性并促进 ULK1-ATG13-FIP200 复合体的形成。两种营养敏感分子 AMPK 和 mTORC 通过对 ULK1 复合物的调节，实现对细胞内自噬过程的调控。

AMPK/mTORC1 和 ULK1 之间也存在双向调节。在能量缺失时，活化的 ULK1 激酶能直接磷酸化 AMPK 的多个 Ser/Thr 位点，这些位点包括大鼠 AMPKα1 亚基的 Ser360/Thr368、Ser397 和 Ser486/Thr488；AMPKβ2 亚基的 Ser38、Thr39、Ser68 和 Ser173；AMPKγ1 亚基的 Ser260/Thr262 和 Ser269。上述磷酸化事件可导致 AMPKα 的 Thr172 磷酸化水平下调，从而降低 AMPK 激活，形成对 AMPK 激活的负反馈调节（Loffler et al.，2011），目前对这部分的解释还需要提供更多的证据。同样地，活化的 ULK1 激酶也能负向调节 mTORC1 的活性，在营养丰富的情况下，ULK1 与 RAPTOR 相互作用，诱导 RAPTOR 多位点磷酸化，如 Ser696、Thr706、Ser855、Ser859、Ser863、Ser877 和 Ser792，阻断 RAPTOR 与 mTORC1 的结合及 mTORC1 的激酶活性（Dunlop et al.，2011）。另一方面，有研究指出高表达的 ULK1 也能诱导 mTOR Ser2481 位点的自磷酸化，增加 mTORC1 的催化活性。这种瞬时反馈机制的存在，意味着 AMPK、ULK1 和 mTORC1 三联体能够对能量/营养应激进行及时精细的调控，使自噬的活性不至于过高或持续的时间不至于过长，从而维持自噬过程的动态平衡（Dunlop et al.，2013）。

2. AMPK 调节 PI3KC3/VPS34 复合物活性 哺乳动物的 PI3KC3/VPS34 复合物分为 2 类，PI3KC3-C1 和 PI3KC3-C2。PI3KC3-C1 包括 PI3KC3/VPS34、Beclin 1/BECN1、PI3KR4/VPS15 和 ATG14L；PI3KC3-C2 含有 PI3KC3、BECN1、PI3KR4 和 UVRAG(ultraviolet radiation resistance-associated gene protein)。PI3KC3-C2 在自噬体成熟与自噬溶酶体管状形成中发挥作用，也参与内体运输和多泡体的形成等。PI3KC3-C1 中的 ATG14L 将 BECN1 与 PI3KC3-PI3KR4 连接在一起，能够募集 PI3KC3-C1 在隔离膜形成部位聚集，促进磷脂酰肌醇 3- 磷酸（phosphatidylinositol 3-phosphate，PI3P）的产生及隔离膜的定位，募集其他下游自噬相关分子，促进自噬体的形成。

AMPK 在葡萄糖饥饿时调节多个 PI3KC3 复合物的活性。AMPK 能够直接磷酸化 BECN1 的 Thr388 位点，促进 BECN1 与 PI3KC3 和 ATG14L 的结合，增强自噬活性。同时，AMPK 可磷酸化小鼠 BECN1 的 Ser91 和 Ser94 位点，也增加了营养胁迫条件下自噬体的形成速率（Kim et al.，2013）。在同样的能量缺乏状态，AMPK 也可磷酸化 PI3KC3 的 Thr163 和 Ser165 位点，该位点的磷酸化可以抑制 PI3KC3 的非自噬活性。在 ATG14L 存在的 PI3KC3-C1，内质网定位的 ATG14L 募集 PI3KC3 及 BECN1，可导致 PI3KC3-C1 复合物构型改变，这样 ATG14L 不仅干扰 AMPK 对 PI3KC3 抑制性磷酸化，还能增强 BECN1 的活化型磷酸化。因此，在促进自噬的条件下，活化的 AMPK 既能促进 PI3KC3 复合物的自噬活性，又能抑制与自噬无关的 PI3KC3 复合物的形成，以确保足够的 PI3KC3 参与自噬体的形成。另外，PI3KC3-C1 也是 ULK1 激酶的下游底物，依赖 AMPK 激活的 ULK1 也能磷酸化 PI3KC3、ATG14L 和 BECN1，进一步加强 PI3KC3-C1 复合物的活性（见图 4-2）。

研究证明，AMPK 也可通过磷酸化其他蛋白影响 PI3KC3-C1 复合物的稳定性或生物学活性，如孕激素和脂肪 Q 受体 3（progestin and adipo Q receptor 3，PAQR3），其作为脚手架蛋白能够促进 PI3KC3-C1 的形成，在能量匮乏时，AMPK 能够磷酸化 PAQR3 的 Thr32 位点，促进 PAQR3 与 PI3KC3-C1 的结合。AMPK 能够磷酸化活化蛋白激酶 C 受体 1（receptor for activated C kinase 1，RACK1）的 Thr50 位点，该位点的磷酸化增强 RACK1 与 PI3KR4、ATG14L 及 BECN1 的结合，加强 PI3KC3-C1 的稳定性和促自噬活性（见图 4-2）。

AMPK 还可以通过磷酸化 ATG9 促进自噬体形成。ATG9 是一种跨膜蛋白，在自噬体生物合成中提供隔离膜延伸所需的膜结构，AMPK 介导 ATG9 Ser761 的磷酸化，该位点也是 ULK1 磷酸化 ATG9 的位点。在基础条件下，ULK1 和 AMPK 介导的该位点磷酸化维持在较低水平，一般而言，ULK1 对 ATG9 的磷酸化起辅助作用。然而在低氧应激（低葡萄糖和低氧）诱导下，激活的 AMPK 可以绕过 ULK1，增加 Ser761 磷酸化水平，以及与 14-3-3 蛋白的相互作用，促进 ATG9（和含 ATG9 的囊泡）向 LC3 阳性自噬体膜的募集和定位，从而增强自噬体的生物合成。

三、AMPK 对自噬的转录调控

AMPK 能够通过直接和间接机制，对参与自噬和溶酶体功能的一些基因进行选择性调控，实现在转录水平上调控细胞自噬。转录因子 FOXO 是一类以翼状螺旋 DNA 结合基序和叉头状结合域为特征的转录因子，该家族蛋白主要由翻译后修饰调控，包括磷酸化、乙酰化和泛素化等。在能量应激条件下，活化的 AMPK 与 FOXO3 相互作用并磷酸化后者的多个 Ser 和 Thr 残基，如 Thr179、Ser399、Ser413、Ser439、Ser555、Ser588 和 Ser626，促进其细胞核转位，增加其转录活性，促进下游自噬相关基因的转录（表 4-2），如 *ULK1*、*PI3KC3/VPS34*、*BECN1*、*ATG4*、*LC3*、*ATG12* 和 *BNIP3* 等。FOX 转录因子家族中的另外两个成员叉头框转录因子 K1（forkhead box transcription factor K1，FOXK1）和 FOXK2，能与 FOXO3 竞争性抑制自噬相关基因的转录（Bowman et al., 2014）。在营养丰富条件下，mTOR 磷酸化 FOXK1 和 FOXK2，使它们转位到细胞核，与 FOXO3 竞争结合相同的基因调控位点并抑制自噬基因的转录。当营养缺陷或能量匮乏时，AMPK 被激活，激活的 AMPK 一方面可直接磷酸化 FOXO3 并将其激活，另一方面可通过磷酸化 TSC2 和 RAPTOR 来抑制 mTOR 的活性，激活的 AMPK 进而诱导 FOXK1 和 FOXK2 从细胞核到胞质的转位，从而间接促进 FOXO3 活性的最大化。

表 4-2　AMPK 磷酸化对自噬的转录调控（Tamargo-Gomez et al., 2018）

转录因子	磷酸化位点	靶基因
FOXO3	Ser399（H），Ser413（H） Ser555（H），Ser588（H） Ser626（H），Thr179（H）	*ATG4B*，*GABARAPL1*，*ATG12*，*ATG14*，*GLUL*，*MAP1LC3*，*BECN1*，*PIK3CA*，*PI3KC3*，*ULK1*，*BNIP3*，*FBXO32*
CHOP	Ser30（H，M，R）	*ATG5*，*MAP1LC3*
TP53	Ser15（H）/Ser18（M）	*AEN*，*DRAM1*，*DAPK1*，*PRKAB1*，*PRKAB2*，*PTEN*，*IGFBP3*，*TSC2*
HSF1	Ser121（H，M，R）	*ATG7*
NRF2	Ser550（M，R）/ Ser558（H）	*SQSTM1*
TP73	Ser426（H）	*ATG5*，*DRAM1*，*ATG7*，*UVRAG*

注：H，人类；M，小鼠；R，大鼠。

转录因子 TFEB（transcription factor EB）是调控自噬和溶酶体生物合成的正向调节

分子，能够激活整个自噬－溶酶体通路。TFEB 与被称为 CLEAR（coordinated lysosomal expression and regulation）网络的 DNA 序列结合，诱导许多自噬相关基因和溶酶体基因的表达，如 *ATG9*、*LC3*、*UVRAG*、*LAMP1*、*VPS11* 等，这些基因涉及从自噬体生成、膜融合到自噬溶酶体对底物降解等多个自噬环节。TFEB 通常定位于胞质，在饥饿或溶酶体功能受损时转位进入细胞核发挥效应。TFEB 的活性和核转位与其磷酸化状态密切相关，在营养丰富的条件下，mTORC1 可以磷酸化 TFEB 的 Ser211 位点，使其与脚手架蛋白 14-3-3 结合并滞留在细胞质（Martina et al.，2012）。在低能或营养缺乏时，AMPK 被激活进而抑制 mTORC1 活性，mTORC1 不再磷酸化 TFEB，去磷酸化的 TFEB 与 14-3-3 蛋白解离，从胞质转位至胞核并促进自噬相关靶基因的转录。

　　AMPK 除了通过抑制 mTORC1 活性来调控 TFEB，还可通过其他机制激活 TFEB 依赖性基因的表达：①依赖 AMPK 的 FOXO3 磷酸化，可抑制 E3 酶 SKP2（S-phase kinase-associated protein 2）的 mRNA 的表达，阻断 SKP2 对组蛋白去甲基化酶 CARM1[coactivator-associated arginine（R）methyltransferase 1] 的降解，随后 CARM 1 与 TFEB 结合，协助 TFEB 促进自噬和溶酶体基因的表达；②AMPK 磷酸化乙酰辅酶 A 合成酶 2（acetyl-CoA synthetase short chain family member 2，ACSS2）的 Ser659 位点，磷酸化的 ACSS2 入核与 TFEB 相互作用，增强 TFEB 靶基因启动子区域的乙酰辅酶 A 和组蛋白 H3 乙酰化，促进 TFEB 依赖性的基因表达（Li et al.，2017）。

　　含溴化合物蛋白质 4（bromodomain-containing protein 4，BRD4）是自噬－溶酶体途径的转录抑制因子，在营养丰富的条件下，它被招募到多种自噬和溶酶体基因的启动子区域，并抑制基因的表达。在饥饿情况下，活化的 AMPK 可通过 AMPK-SIRT1 信号解离 BRD4 与自噬基因启动子的结合，从而促进自噬和溶酶体相关基因的表达，增强自噬流和溶酶体功能，促进自噬底物的降解（Sakamaki et al.，2017）。另外，AMPK 可结合并磷酸化其他转录因子，如 TP53 的 Ser15（小鼠为 Ser18）位点、CHOP（C/EBP homologous protein）/DDIT3（DNA damage inducible transcript 3）的 Ser30 位点、HSF1（heat shock factor 1）的 Ser121 位点、NRF2（nuclear factor E2-related factor 2）的 Ser558 位点（小鼠和大鼠是 Ser550）及 TP73 的 Ser426 位点，调控下游自噬靶基因的表达，这些分子的磷酸化与细胞自噬的相关性还需要进一步研究。

四、AMPK 对线粒体自噬的调节

　　线粒体可通过氧化磷酸化和三羧酸循环（tricarboxylic acid cycle，TCA）等细胞呼吸作用产生 ATP，是正常细胞内产生 ATP 的主要场所，在调节细胞代谢中发挥至关重要的作用。此外，线粒体是许多自由基产生的场所，如活性氧（reactive oxygen species，ROS）和活性氮（reactive nitrogen species，RNS）等，自由基是细胞信号传导所必需的，但是 ROS 过多也会攻击线粒体 DNA（mitochondrial DNA，mtDNA）、脂质及蛋白质等生物大分子物质，使之受损；受损线粒体堆积进而产生更多的 ROS，最终使得氧化还原失衡，形成恶性循环，导致更多线粒体受损。因此，通过自噬及时清理受损线粒体，对于维持细胞产生 ATP 的能力和线粒体稳态至关重要。

（一）AMPK 在线粒体的定位

线粒体至少存在两种 AMPK 的底物，即线粒体分裂因子（mitochondrial fission factor，MFF）和 ACC2。MFF 和 ACC2 定位于线粒体外膜，暴露在胞质中，因此增加了与自由流动的 AMPK 接触的机会，使 AMPK 在线粒体或线粒体附近定位成为可能。当细胞能量较低时，激活的 AMPK 磷酸化 ACC2 的 Ser221 位点，该位点是抑制性磷酸化位点，导致 ACC2 失活，进而抑制消耗 ATP 的脂肪酸合成并促进线粒体的脂质 β 氧化。MFF 是线粒体外膜上动力相关蛋白 1（dynamin-related protein 1，DRP1）的主要受体，在能量应激时，激活的 AMPK 能够与 MFF 相互作用，磷酸化 MFF 的 Ser155 和 Ser172 位点，从而募集胞质中的 DRP1 在线粒体上定位，促进线粒体的收缩和分裂，促进线粒体自噬。

另外的研究证明，AMPKβ1 亚基 N 端的豆蔻酰化，能够促使 AMPK 定位于线粒体，而豆蔻酰化缺陷的 AMPKβ1 突变体（AMPKβ1G2A）则不会出现在线粒体。同样，抑制豆蔻酰化也能阻断 AMPK 复合物在膜上的聚集，AMPK 的豆蔻酰化由 N- 肉豆蔻酰基转移酶 1（N-myristoyl transferase 1，NMT1）介导（Liang et al.，2015）。当线粒体损伤（如 CCCP 处理使线粒体去极化）时，AMPK 在线粒体的募集明显增加。另外，AMPK 可磷酸化 ULK1 的 Ser555 位点，使 ULK1 在线粒体定位，从而通过线粒体自噬特异性清除受损线粒体，维持细胞活力。鉴于线粒体在能量产生中的重要作用，可以推测聚集在线粒体的 AMPK 可能会快速有效地感知能量水平的变化，并做出积极响应。

（二）AMPK 调控线粒体自噬

除了调控非选择性巨自噬外，AMPK 还能够促进选择性的线粒体自噬，通过这种方式，功能失调或受损的线粒体被自噬体吞没，并被转运到溶酶体降解。研究证明，AMPK 缺失的细胞中，自噬受体 SQSTM1/p62 异常累积，受损的线粒体不能被及时清除导致数量增多（Egan et al.，2011），提示 AMPK 与线粒体自噬存在密切关系。线粒体去极化或抑制线粒体 ATP 合成时，线粒体分裂的速率增加，融合的速率降低，导致线粒体片段化，有利于线粒体自噬的进行。呼吸链抑制剂鱼藤酮（rotenone）和抗霉素 A（antimycin A）也能够诱导线粒体片段化，这一过程需要 AMPK 活性。另外，在正常情况下 AMPK 的激动剂（如 A-769662）也能引起线粒体的片段化。进一步研究认为，线粒体定位的 AMPK 可直接磷酸化并激活线粒体外膜的 MFF，后者可募集 DRP1 到受损线粒体外膜上，增加线粒体的分裂和片段化（Toyama et al.，2016），这样使得线粒体易于被隔离膜包裹，进而发生线粒体自噬。细胞中 MFF 的磷酸化缺失可抑制线粒体分裂，阻碍线粒体自噬，这说明 AMPK 诱导的 MFF/DRP1 通路对于线粒体分裂及线粒体自噬是必需的。

AMPK 磷酸化 ULK1 Ser555 对运动诱导的线粒体自噬的发生至关重要。在缺氧或解偶联剂 FCCP 作用下，磷酸化的 ULK1 能够转位到功能失调的线粒体，进一步磷酸化线粒体外膜上的自噬受体 FUNDC1（FUN14 domain containing protein 1）的 Ser17 位点，促进其与 LC3 相互作用，并诱导线粒体的自噬性降解。AMPK 介导的 ULK1 磷酸化是在低氧等应激条件下启动线粒体自噬的关键（Wu et al.，2014）。

最近的研究表明，当线粒体去极化时，活化的 AMPK 可将 PI3KC3 复合物和 ATG5-ATG12-ATG16 复合物募集到线粒体上，共同介导自噬体膜的延伸和自噬体的成熟。鉴于

PI3KC3 和 BECN1 是 AMPK 的直接底物（见表 4-1），它们的磷酸化与线粒体自噬之间的关系还需要进一步研究。AMPK 能够与 ATG16 及 ATG5-ATG12 相互作用，使该复合物滞留在受损的线粒体上，进而促进 LC3 酯化和包裹线粒体的自噬体形成。因此，AMPK 在线粒体的募集可能会感知线粒体的损伤，从而使自噬的核心机器在空间上接近损伤部位，进而促进自噬体在该部位的组装。

线粒体自噬的另一条途径是由 PINK1-Parkin 介导的去极化线粒体的清除（Nguyen et al.，2016）。PINK1 是丝氨酸 / 苏氨酸蛋白激酶，也是线粒体极性的感应器。在极化的线粒体中，PINK1 被转运至线粒体膜间隙，并且被迅速降解。在去极化的线粒体中，PINK1 的转运和降解受到抑制，导致 PINK1 在线粒体外膜聚集，进而招募、磷酸化并激活 E3 酶 Parkin，Parkin 导致多种线粒体外膜蛋白泛素化，进而募集自噬受体 SQSTM1/p62 并实现 Parkin- 泛素 -SQSTM1/p62 介导的线粒体自噬。这条途径只针对去极化的线粒体，因此不同于 AMPK-ULK1 对线粒体的基础监控。而 AMPK 和 ULK1 是否通过 PINK1-Parkin 途径参与线粒体自噬调控还有待进一步研究。不过值得注意的是，介导 PINK1-Parkin 线粒体自噬的诱导剂，如线粒体去偶联试剂 CCCP，能通过抑制线粒体中 ATP 合成而高效诱导 AMPK 活性。因此，AMPK 和（或）ULK1 下游的一些靶点可能参与 PINK1-Parkin 通路，但是还需要进一步的实验证据加以证明。

小　结

AMPK 作为能量感受器在感知并维持细胞内环境的稳态方面发挥重要的调控作用。在生理或各种应激条件下，活化的 AMPK 可以通过直接或间接机制调控许多下游的信号通路，参与不同的生物学功能的调节，其本身也受到多方面因子的精细调控。AMPK 可以从多个层面调控细胞自噬过程，涉及从自噬启动、自噬体生成、膜融合到自噬溶酶体对底物降解等多个环节，这些效应主要是通过对自噬关键蛋白的特异性磷酸化和转录水平的调控等实现的。AMPK 功能失调可引起多种疾病如糖尿病、肥胖症等，因此 AMPK 已经成为治疗代谢性疾病等的分子靶标，期待在未来开发出在靶组织中激活或抑制 AMPK 活性的高选择性、高特异性药物应用于临床，最终实现基础研究向临床应用的转化。

（南开大学　李艳君，北京大学　陈英玉）

参考文献

BOWMAN C J，AYER D E，DYNLACHT B D，2014. Foxk proteins repress the initiation of starvation-induced atrophy and autophagy programs [J]. Nat Cell Biol，16：1202-1214.

CAMERON K O，KUNG D W，KALGUTKAR A S，et al.，2016. Discovery and preclinical characterization of 6-chloro-5-[4-（1-hydroxycyclobutyl）phenyl]-1H-indole-3-carboxylic acid （PF-06409577），a direct activator of adenosine monophosphate-activated protein kinase （AMPK），for the potential treatment of diabetic nephropathy [J]. J Med Chem，59：8068-8081.

DASGUPTA B，SEIBEL W，2018. Compound C/Dorsomorphin：Its use and misuse as an AMPK inhibitor [J].

Methods Mol Biol, 1732: 195-202.

DITE T A, LANGENDORF C G, HOQUE A, et al., 2018. AMP-activated protein kinase selectively inhibited by the type Ⅱ inhibitor SBI-0206965 [J]. J Biol Chem, 293: 8874-8885.

DUNLOP E A, HUNT D K, ACOSTA-JAQUEZ H A, et al., 2011. ULK1 inhibits mTORC1 signaling, promotes multisite Raptor phosphorylation and hinders substrate binding [J]. Autophagy, 7: 737-747.

DUNLOP E A, TEE A R, 2013. The kinase triad, AMPK, mTORC1 and ULK1, maintains energy and nutrient homoeostasis [J]. Biochem Soc Trans, 41: 939-943.

EGAN D F, SHACKELFORD D B, MIHAYLOVA M M, et al., 2011. Phosphorylation of ULK1 (hATG1) by AMP-activated protein kinase connects energy sensing to mitophagy [J]. Science, 331: 456-461.

FORETZ M, GUIGAS B, BERTRAND L, et al., 2014. Metformin: from mechanisms of action to therapies [J]. Cell Metab, 20: 953-966.

HARDIE D G, 2014. AMPK—sensing energy while talking to other signaling pathways [J]. Cell Metab, 20: 939-952.

HARDIE D G, SCHAFFER B E, BRUNET A, 2016. AMPK: An energy-sensing pathway with multiple inputs and outputs [J]. Trends Cell Biol, 26: 190-201.

JOSEPH B K, LIU H Y, FRANCISCO J, et al., 2015. Inhibition of AMP kinase by the protein phosphatase 2A heterotrimer, PP2APpp2r2d [J]. J Biol Chem, 290: 10588-10598.

KIM J, KIM Y C, FANG C, et al., 2013. Differential regulation of distinct Vps34 complexes by AMPK in nutrient stress and autophagy [J]. Cell, 152: 290-303.

LI X, YU W, QIAN X, et al., 2017. Nucleus-translocated ACSS2 promotes gene transcription for lysosomal biogenesis and autophagy [J]. Mol Cell, 66: 684-697 e9.

LIANG J, XU Z X, DING Z, et al., 2015. Myristoylation confers noncanonical AMPK functions in autophagy selectivity and mitochondrial surveillance [J]. Nat Commun, 6: 7926.

LOFFLER A S, ALERS S, DIETERLE A M, et al., 2011. Ulk1-mediated phosphorylation of AMPK constitutes a negative regulatory feedback loop [J]. Autophagy, 7: 696-706.

MARTINA J A, CHEN Y, GUCEK M, et al., 2012. MTORC1 functions as a transcriptional regulator of autophagy by preventing nuclear transport of TFEB [J]. Autophagy, 8: 903-914.

NEUMANN D, 2018. Is TAK1 a direct upstream kinase of AMPK? [J]. Int J Mol Sci, 19.

NGUYEN T N, PADMAN B S, LAZAROU M, 2016. Deciphering the molecular signals of PINK1/Parkin mitophagy [J]. Trends Cell Biol, 26: 733-744.

PUENTE C, HENDRICKSON R C, JIANG X, 2016. Nutrient-regulated phosphorylation of ATG13 inhibits starvation-induced autophagy [J]. J Biol Chem, 291: 6026-6035.

SAKAMAKI J I, WILKINSON S, HAHN M, et al., 2017. Bromodomain protein BRD4 is a transcriptional repressor of autophagy and lysosomal function [J]. Mol Cell, 66: 517-532 e9.

TAMARGO-GOMEZ I, MARINO G, 2018. AMPK: regulation of metabolic dynamics in the context of autophagy [J]. Int J Mol Sci, 19.

TOYAMA E Q, HERZIG S, COURCHET J, et al., 2016. Metabolism. AMP-activated protein kinase mediates mitochondrial fission in response to energy stress [J]. Science, 351: 275-281.

WU W, TIAN W, HU Z, et al., 2014. ULK1 translocates to mitochondria and phosphorylates FUNDC1 to regulate mitophagy [J]. EMBO Rep, 15: 566-575.

XIAO B, SANDERS M J, CARMENA D, et al., 2013. Structural basis of AMPK regulation by small molecule activators [J]. Nat Commun, 4: 3017.

ZHANG C S, JIANG B, LI M, et al., 2014. The lysosomal v-ATPase-Ragulator complex is a common activator for AMPK and mTORC1, acting as a switch between catabolism and anabolism [J]. Cell Metab, 20: 526-540.

ZHANG Y L, GUO H, ZHANG C S, et al., 2013. AMP as a low-energy charge signal autonomously initiates assembly of AXIN-AMPK-LKB1 complex for AMPK activation [J]. Cell Metab, 18: 546-555.

第五章 Beclin 1-Bcl-2 与自噬

自噬是存在于所有真核细胞中的一条古老而保守的通路。在自噬过程中，细胞内的一部分组分运送到溶酶体进行降解，产生的降解产物供机体使用。在 1963 年，比利时科学家 Christian de Duve 首次提出"自噬"的概念。经过近 70 年的研究，我们才刚刚开始认识自噬的一些关键过程，参与该过程的重要机制主要是在单细胞真菌酿酒酵母中发现的（Takeshige et al., 1992）。20 世纪 90 年代初，大隅良典和同事们最早观察到酵母中自噬小体的存在。在酵母液泡（功能上相当于真核细胞的溶酶体）的某些蛋白酶缺失细胞中，营养缺乏诱导自噬小体在液泡中不断堆积，这些球形小体中包含了胞质核糖体、粗面内质网、线粒体、脂质颗粒和糖原颗粒等成分，从核糖体密度看其成分和细胞胞浆没有区别（Takeshige et al., 1992）。这是在酵母中最早观察到的非选择性自噬。利用酵母中自噬的特征，几个课题组开始利用基因突变筛选参与自噬机制的相关基因，也就是现在所说的 atg 基因，并在 1996 年发现了第一个酵母自噬基因 atg5。随后在酵母中又鉴定出一系列自噬相关基因，分别参与自噬体的起始、延伸和成熟的不同阶段。利用和酵母自噬基因高度序列同源性的特征，一些哺乳动物自噬基因被克隆出来。在 1999 年，Levine 课题组发现了第一个哺乳动物自噬相关基因 *Beclin 1*——酵母 *atg6* 基因在哺乳动物中的同源物（Aita et al., 1999），并证明了 Beclin 1 能够在因缺失 Beclin 1 而有自噬缺陷的乳腺癌细胞中恢复自噬活性（Liang et al., 1999）。从此以后，许多酵母自噬相关基因都被证明在哺乳动物中有同源物，这不仅表明自噬是一种进化上高度保守的过程，而且在单细胞生物酵母中阐明的自噬关键机制对哺乳动物中自噬的研究有重要的借鉴意义。2016 年，日本科学家大隅良典因为在酵母中关于自噬的开创性工作获得了诺贝尔生理学或医学奖。现在，我们认识到自噬不仅仅是细胞应对饥饿的反应，而且参与了细胞内广泛的生命进程，自噬的失调和许多疾病有密切关系。本章主要概述哺乳动物中自噬基因 Beclin 1 的发现和调控自噬的机制及其在疾病中的作用。

第一节 Beclin 1 的发现及其在自噬中的作用

2014 年 1 月，美国霍华德·休斯医学研究所研究员、得克萨斯大学西南医学中心自噬研究中心主任 Beth Levine 博士获得了 2014 年美国临床研究学会颁发的 Stanley J. Korsmeyer 奖，以此表彰她首次阐明哺乳动物系统中自噬的遗传调控，以及随后关于自噬通路的工作对许多其他疾病研究的积极影响。而对哺乳动物系统中自噬调控的研究主要就与 Beclin 1 的发现有关。

一、Beclin 1 的发现

Beclin 1 的发现源于抗凋亡蛋白 Bcl-2。Bcl-2 是 Bcl-2 家族蛋白的奠基者。*bcl-2*（B cell lymphoma 2）基因最早在 B 细胞滤泡性淋巴瘤的 t（14；18）染色体转位断裂点被发现（Tsujimoto et al.，1985），而且它的转录活性在 14 号染色体免疫球蛋白重链基因的启动子和增强子的作用下被大大增强。Bcl-2 的发现给凋亡领域引入了一个新的范畴，那就是过表达 Bcl-2 并不促进细胞的增殖，而是阻止细胞的死亡。在 1998 年，Levine 课题组发现 Bcl-2 在小鼠脑中能减少辛德毕斯（Sindbis）病毒的复制和其诱导的凋亡，为了探究其分子机制，他们利用酵母双杂交方法鉴定出一个新的 60 kDa 大小的具有卷曲螺旋结构（coiled-coil）的 Bcl-2 相互作用蛋白，由于其具有卷曲螺旋结构（所以有"in"后缀），同时又和 Bcl-2 有相互作用（称 Becl），所以命名为 Beclin（Liang et al.，1998）。酵母双杂交结果也证明了 Beclin 1 不但和 Bcl-2 有相互作用，和 Bcl-XL 也同样有相互作用，其相互作用位点存在于 Beclin 1 蛋白的 262～450 段氨基酸中。并且和 Bcl-2 一样，在体内神经元中过表达 Beclin 1 能抑制辛德毕斯病毒的复制，减少中枢神经系统（CNS）神经元的凋亡，对抗致命辛德毕斯病毒的感染（Liang et al.，1998）。这些研究证明 Beclin 1 是一个新的 Bcl-2 相互作用蛋白，并且在抗病毒的宿主防御过程中具有保护作用。

二、Beclin 1 诱导自噬并抑制肿瘤形成

1999 年，Levine 课题组报道了 Beclin 1 在自噬中的作用（Liang et al.，1999）。*Beclin 1* 处于染色体 17q21 的一个肿瘤易感基因座，该基因座在 40%～75% 的散发性卵巢癌和乳腺癌患者中都是单等位缺失的。人乳腺癌细胞株 MCF7 最初来自一位 17q21 基因座缺失杂合性的乳腺癌患者，其 Beclin 1 表达水平几乎检测不到。稳定表达 Beclin 1 的 MCF7 细胞自噬活力增强并且细胞中长寿命蛋白的降解增加，表明过表达 Beclin 1 在 MCF7 细胞中恢复的营养应激条件诱导的自噬是有功能的。过表达 Beclin 1 的 MCF7 细胞不但表现出形态扁平、个头较大、贴壁较牢和细胞接触抑制增强等非癌细胞样特征，更显著的是其增殖能力减慢，克隆形成能力明显受损，但是 Beclin 1 过表达本身并不导致细胞死亡。裸鼠体内成瘤实验也证明，稳定表达 Beclin 1 的 MCF7 细胞在体内的成瘤能力明显降低，这些结果都表明 Beclin 1 是哺乳动物细胞生长和肿瘤形成的负调控子。Beclin 1 在乳腺组织中广泛表达，但在乳腺癌患者组织中 Beclin 1 的表达水平普遍降低（Liang et al.，1999）。这一研究的重要意义在于，以往的研究虽然证明了在哺乳动物中，通过 TOR-S6K 信号通路能够抑制自噬，但是没有鉴定出一个自噬相关基因，而 *Beclin 1* 是在哺乳动物中鉴定出的第一个能够诱导自噬的基因，更重要的是，Beclin 1 的诱导自噬及抑制细胞增殖和抗肿瘤生成特性把自噬和抗肿瘤两者联系到一起，研究者首次提出了自噬活性缺陷可能是肿瘤发生的重要原因，为癌症的发生机制开辟了全新的视野和研究领域。

第二节　Beclin 1 调控自噬的分子机制

自噬最早的研究成果主要来自酵母。酵母中许多蛋白在哺乳动物中都有同源蛋白，

所以哺乳动物中自噬的研究大多基于在酵母中的发现。Beclin 1 如何调控自噬也不例外。虽然 Beclin 1 和 atg6/vps30 的氨基酸序列差异较大（24.4% 的序列一致和 39.1% 的序列相似性），但 Beclin 1 是酵母 Atg6/Vps30 在哺乳动物中的同源物。与酵母相似，在哺乳动物细胞中，Beclin 1 通过和不同蛋白形成复合物发挥调控自噬的功能。

一、Beclin 1 通过 Ⅲ 型 PI3K 复合物调控自噬

（一）Beclin 1 和 Ⅲ 型 PI3K 形成复合物

PI3K 是一个酶家族，该家族能磷酸化磷酸肌醇类肌醇环上的 3′- 羟基基团。PI3K 通过产生这些磷酸化的磷脂，也就是信号分子，包括 PI（3,4,5）P3 和 PI（3,4）P2 等，广泛参与细胞内信号转导，调控许多生理功能，包括有丝分裂应答，细胞分化、凋亡、细胞骨架重组及分泌和内吞途径的细胞膜流动。PI3K 主要分为 3 种类型。Ⅰ 型 PI3K 主要由催化性 p110 亚基和 p85 的衔接子组成。p85 亚基含有的 SH2 基序能结合磷酸化的酪氨酸残基，从而将催化亚基和酪氨酸激酶信号通路联系到一起。Ⅰ 型 PI3K 以 PI（4,5）P2 为底物，磷酸化产生 PI（3,4,5）P3。Ⅱ 型 PI3K 激酶是一个分子质量很大的激酶（＞ 200 kDa），在其 C 端含有一个 C2 结构域。该激酶在体外主要磷酸化 PI、PI（4）P，但不磷酸化 PI（4,5）P2。PI3KC3 是酵母中 Vps34p 的同源物，以 PI 为底物磷酸化产生 PI（3）P。酵母中只含有 PI3KC3。

在哺乳动物中鉴定出的第一个自噬相关基因 Beclin 1 引起了自噬研究界的广泛兴趣。2001 年，大阪大学 Yoshimori 团队报道了 Beclin 1 和 PI3K 复合物有相互作用，并且在反面高尔基体网（trans-Golgi network，TGN）中发挥调控作用（Kihara et al., 2001a）。由于 Beclin 1 是 Vps30p/Atg6p 在哺乳动物中的同源物，Tamotsu Yoshimori 课题组就想探究 Beclin 1 是否在哺乳动物中也和 PI3K 形成复合物，通过免疫共沉淀和交联实验，他们证明了 Beclin 1 和 PI3K 有相互作用，并且也在 PI（3）P 的产生中有重要功能。全部 Beclin 1 都能和 PI3K 形成复合物，还有约 50% 的 PI3K 不与 Beclin 1 形成复合物，而以游离形式存在。膜相关的 Beclin 1 和 PI3K 主要定位于 TGN，还有部分定位于晚期内体（late endosome）（Kihara et al., 2001a）。这表明 Beclin 1-PI3K 复合物能在 TGN 产生 PI（3）P，在自噬体组分和溶酶体蛋白的分选中发挥重要作用。

（二）Beclin 1 和不同蛋白形成复合物调控自噬

在酵母中，至少存在两种 Vps34-PI3K 复合物，一种包含 Vps34、Vps15、Vps30/Atg6 和 Atg14，在自噬中发挥作用，另一种含有 Vps34、Vps15、Vps30/Atg6 和 Vps38，在羧肽酶 Y（carboxypeptidase Y，CPY）分选中发挥作用（Kihara et al., 2001b）。Beclin 1 和 Vps34 形成复合物，提示在哺乳动物中也同样可能存在调控自噬的 PI3K 复合物。几个课题组确实都独立证明了在哺乳动物细胞中存在特异性调控自噬的复合物，包括 hVps34、hVps15、Beclin 1 和 Atg14L/Atg14/Bakor。在哺乳动物中，酵母 Vps34、Vps15、Vps30/Atg6 的对应物分别是 Vps34、p150 和 Beclin 1。Vps38 在哺乳动物中的同源物是 UVRAG，主要存在于内体，而 Atg14 定位于自噬体膜上，二者无法共存于同一复合物中（Itakura et al., 2008）。Barkor 也就是 Atg14，它和酵母中的 Atg14 共享 18% 的一致性序列和 32% 的相似性序列，Barkor 可以和 UVRAG 竞争性结合 Beclin 1 并激活自

噬（Sun et al.，2008）。另外两个小组都发现 Atg14L 和 Rubicon 两个蛋白能和 Beclin 1 结合并调控自噬。Atg14L 可以和 UVRAG 竞争性结合 Beclin 1，而 Rubicon 只和一部分 UVRAG 结合。Rubicon 主要定位于内体和溶酶体，下调 Rubicon 促进自噬体成熟和激活内吞通路（Matsunaga et al.，2009）。这些研究都提示，Beclin 1-hVps34-hVps15 核心复合物通过与 Atg14L、UVRAG 和 Rubicon 的结合，形成不同的复合物，调控自噬的起始和内吞通路（图 5-1）。

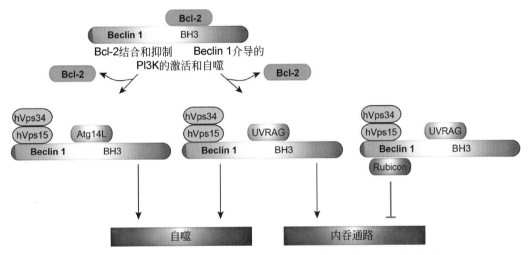

图 5-1　Bcl-2-Beclin 1 和Ⅲ型 PI3K 复合物调控自噬和内吞通路模型

Beclin 1 在正常情况下和 Bcl-2 结合（图上部）；当 Bcl-2 和 Beclin 1 解离后，Beclin 1 与Ⅲ型 PI3K 复合物形成不同的复合物：含有 Atg14L、hVps34、hVps15 和 Beclin 1 的复合物能诱导自噬；含有 UVRAG、hVps34、hVps15 和 Beclin 1 的复合物能激活内吞通路，也能激活自噬；Rubicon 能抑制 UVRAG、hVps34、hVps15 和 Beclin 1 激活的内吞通路〔修改自 Levine B，et al.，2015. Trends Cell Biol，25（9）：533-544〕

二、Bcl-2-Beclin 1 复合物对自噬的调控

凋亡和自噬是细胞内两种受到严格调控的生物进程，在维持组织内稳态和发育中发挥关键作用。早期研究将细胞死亡分为三种形式：凋亡、自噬性死亡和坏死。随着自噬研究的深入，其在细胞内保护性作用和损伤性作用的两面性日益突显，而两方面碰撞的结果归结为关键性科学问题，即自噬是否参与细胞死亡进程或自噬能否导致细胞死亡。理论上，自噬能清除细胞内受损的细胞器、毒性代谢产物和病原体，并在营养缺乏条件下产生维持细胞生存的能量，这些都能促进细胞的生存。另一方面，过度的自我消化和降解重要的细胞内组分会导致细胞死亡。然而迄今为止没有任何证据表明，在生理性条件下自噬的激活能够导致细胞死亡，所以很多科学家认为"自噬性细胞死亡"是名不副实的，也通常把自噬性死亡称为"细胞死亡伴随自噬的现象"。在当时研究自噬和凋亡关系成为热点的大背景下，抗凋亡蛋白 Bcl-2 和促进自噬蛋白 Beclin 1 之间的相互作用，代表了凋亡和自噬之间交互机制的一个潜在的重要汇合点。

（一）Bcl-2 和 Beclin 1 相互作用并抑制 Beclin 1 介导的自噬

Bcl-2 和 Beclin 1 相互作用最早是在酵母双杂交实验中发现的（Pattingre et al.，

2005）。人类 Bcl-2 和卡波西肉瘤相关疱疹病毒编码的 Bcl-2 都能和 Beclin 1 相互作用。Bcl-2 家族蛋白包括抗凋亡蛋白和促凋亡蛋白，它们都含有 Bcl-2 同源结构域（BH）。Bcl-2 能够和只含有 BH3 结构域的促凋亡蛋白结合并抑制其促凋亡能力。研究发现 Beclin 1 也同样含有 BH3 结构域，当 Beclin 1 的 BH3 结构域缺失或者 Bcl-XL 的 BH3 受体结构域突变时，Beclin 1 不能和 Bcl-XL 相互作用。不但如此，Beclin 1 的 BH3 结构域或 Bcl-XL 的 BH3 受体结构域突变时，Bcl-XL 不能抑制 Beclin 1 诱导的自噬。同时，敲除或下调 BH3 蛋白 Bad 可减少饥饿诱导的自噬，而过表达 Bad 则诱导自噬（Maiuri et al.，2007）。这些结果都说明 Bcl-2/Bcl-XL 能够通过其 BH3 受体结构域和 Beclin 1 的 BH3 结构域结合。因此，这些研究提示 Bcl-2 不但能和含有 BH3 结构域的促凋亡蛋白结合而抑制凋亡，还有可能通过和含有 BH3 结构域的 Beclin 1 结合而调控自噬。

在 2005 年，Beth Levine 课题组研究发现野生型 Bcl-2 抗凋亡蛋白能在酵母和哺乳动物细胞中抑制 Beclin 1 依赖性自噬，而不能和 Beclin 1 结合的缺陷型 Bcl-2 则不能抑制 Beclin 1 诱导的自噬。不但如此，不能和 Bcl-2 结合的 Beclin 1 突变体比野生型 Beclin 1 可诱导更高水平的自噬，并且能导致细胞死亡（Pattingre et al.，2005）。因此，Bcl-2 不但是一个抗凋亡蛋白，还能够通过和 Beclin 1 的相互作用发挥抗自噬功能。Bcl-2 的抗自噬功能能够帮助细胞维持自噬在合理范围内。他们根据这些发现提出一个模型，自噬作为一种适应性应答，在营养剥夺和其他形式的细胞应激条件下是必需的，阻断自噬或缺失自噬基因会使细胞在面临应激刺激时容易发生死亡。然而，如果自噬的诱导超出了正常生理性范围，过度激活的自噬也能导致细胞死亡。Beclin 1-Bcl-2 复合物可能在细胞内发挥变阻器功能，保证自噬水平维持在生理稳态范围内，而不会超出非生理性范围诱发细胞死亡（图 5-2）（Pattingre et al.，2005）。笔者课题组也发现，血清饥饿在神经母细胞瘤 SH-SY5Y 中激活自噬伴随 Bcl-2 上调，下调 Bcl-2 使血清饥饿过度激活自噬并导致细胞死亡，而抑制自噬或下调 Beclin 1 可部分挽救细胞死亡（Xu et al.，2013），提示在血清饥饿时，自噬的保护性作用依赖于 Bcl-2，下调 Bcl-2 导致血清饥饿过度激活自噬并诱导自噬性死亡。与凋亡中 Bcl-2 家族的调控主要在线粒体不同，Bcl-2-Beclin 1 复合物对自噬的调控发生在内质网。和凋亡相似的是，Bcl-2-Beclin 1 复合物之间的相互作用也受到包括凋亡在内多种信号的调控，表明虽然 Bcl-2 在调控凋亡和自噬方面具有复杂性，但反映到分子机制上可能具有共同的基础。

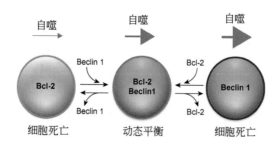

图 5-2　Bcl-2-Beclin 1 复合物调控自噬模型

正常情况下 Bcl-2-Beclin 1 复合物相互作用并维持动态平衡，调控自噬在正常范围内以维持细胞内稳态（中间）；缺失自噬基因 *Beclin 1*，自噬活力下降到异常水平，使细胞在营养剥夺和各种其他应激条件下发生死亡（左边）；相反，缺失 Bcl-2 诱导自噬的过度激活也能导致细胞死亡（右边）（修改自 Pattingre S, et al, 2005）

（二）Bcl-2 磷酸化对 Bcl-2-Beclin 1 复合物的调控

早期关于 Bcl-2 磷酸化的研究提示其在调控凋亡中起作用，Bcl-2 磷酸化阻断其和其他只含有 BH3 结构域蛋白（BH3-only protein）的结合，而来自蛋白质结构的研究表明 Bcl-2 通过其 BH3 结构域和 Beclin 1 结合，这些研究都提示 Bcl-2 磷酸化可能抑制其和 Beclin 1 结合。Wei（2008）等发现饥饿能诱导细胞内 Bcl-2 在非结构环的 Thr69、Ser70 和 Ser87 等多个位点发生磷酸化，Bcl-2 磷酸化导致 Beclin 1 和其解离，Beclin 1 诱导自噬发生。因此，磷酸化的 Bcl-2 失去抑制自噬功能。JNK1 激酶，而非 JNK2 激酶能磷酸化 Bcl-2，使 Bcl-2-Beclin 1 复合物解离并诱导自噬。饥饿诱导的 JNK1 主要磷酸化定位于内质网的 Bcl-2（Wei et al.，2008）。这表明饥饿条件下，JNK1 通过磷酸化定位于内质网的 Bcl-2，使 Beclin 1 从 Bcl-2 解离并诱导自噬。这一奠基性研究首次揭示了在高等真核生物中自噬调控的分子机制。

运动同样能诱导 Bcl-2 磷酸化，打破 Bcl-2-Beclin 1 复合物并诱导自噬（He et al.，2012）。我们都知道运动有益身体健康。事实上，运动不足和许多慢性疾病相关，如糖尿病。为了研究运动调控自噬的作用，Beth Levine 课题组首先训练 GFP-LC3 转基因小鼠在跑步机上运动。LC3 是自噬体的标志物，当自噬体形成时，GFP-LC3 会形成绿色荧光颗粒。他们发现运动 30 分钟（大概 300m 距离）的小鼠骨骼肌和心肌有 GFP-LC3 点状颗粒形成，提示自噬激活，在运动 80 分钟（大概 900m 距离）时，自噬体形成达到高峰。运动也使 Bcl-2-Beclin 1 复合物发生解离。为了进一步研究其机制，他们制作了 Bcl-2 突变小鼠模型，该小鼠 Bcl-2 的三个磷酸化位点 Thr69、Ser70 和 Ser87 都被突变为丙氨酸（Ala），也就是 T69A、S70A 和 S84A，这个小鼠被简称为 Bcl-2 AAA 小鼠。该小鼠基础自噬水平正常，但在应激条件下，由于 Bcl-2 的三个磷酸化位点被突变而不能和 Beclin 1 解离，因而无法诱导自噬激活。无论饥饿还是急性运动，Bcl-2 AAA 小鼠的 Bcl-2 均无法磷酸化，Bcl-2-Beclin 1 无法解离，也无法诱导自噬。Bcl-2 AAA 小鼠表现出对急性运动耐受的下降和葡萄糖代谢异常。研究者进一步发现长期训练能改善野生型小鼠由高脂饮食引起的葡萄糖不耐受，然而长期训练无法在 Bcl-2 AAA 小鼠中改善上述的葡萄糖不耐受（He et al.，2012）。因此，运动能够通过调控 Bcl-2 及其磷酸化诱导自噬，只是尚不清楚运动通过哪条信号通路引起 Bcl-2 的磷酸化。

（三）Beclin 1 磷酸化对 Bcl-2-Beclin 1 复合物的双向调控

除了 Bcl-2 磷酸化能调控 Bcl-2/Bcl-XL-Beclin 1 复合物外，Beclin 1 也可以被多种激酶磷酸化，进而调控自噬。值得注意的是，Beclin 1 磷酸化对自噬的调控是双向的，依赖上游信号激酶不同，Beclin 1 的磷酸化既能激活自噬，又能抑制自噬。

1. Beclin 1 磷酸化激活自噬　死亡相关蛋白激酶（DAPK）能和 Beclin 1 结合。过表达 DAPK 能磷酸化 Beclin 1 的 BH3 结构域的 Thr119 位点，促进 Beclin 1 和 Bcl-XL 解离并诱导自噬（Zalckvar et al.，2009）。但还不清楚内源性 DAPK 对于 Beclin 1-Bcl-XL 复合物的解离是否是必需的，以及如果是，在什么条件下发生，也不清楚 DAPK 的活性在细胞死亡和肿瘤抑制中的作用。另一个能够磷酸化 Beclin 1Thr119 位点的激酶是丝氨酸 / 苏氨酸 Rho 激酶 1（ROCK1）。ROCK1 和 Beclin 1 的结合是通过蛋白质组学的方法发现的。在营养剥夺情况下，ROCK1能磷酸化Beclin 1的Thr119位点，并导致其从Bcl-2解离。ROCK1敲除的小鼠自噬诱导受损（Gurkar et al.，2013）。这些都表明ROCK1是Beclin 1上游的关键自噬调控子。

促分裂原活化的蛋白激酶（MAPK）家族的两个成员——MAPKAPK2（MK2）和MAPKAPK3（MK3）也能磷酸化Beclin 1的BH3结构域的Thr90位点。该位点的磷酸化对于Beclin 1在MCF7细胞中的肿瘤抑制作用很重要（Wei et al.，2015）。MK2/MK3能够在体外磷酸化Beclin 1的Thr90位点，然而其和Beclin 1的相互作用还未被证实。另外，在Beclin 1磷酸化调控自噬中自噬激活时Bcl-2的磷酸化和Beclin 1的磷酸化是协同还是独立发生还不清楚。

2. Beclin 1磷酸化抑制自噬　位于Beclin 1的BH3结构域内丝氨酸/苏氨酸位点的磷酸化并不都激活自噬。Sadoshima课题组报道了促凋亡激酶Mst1能抑制自噬并损伤蛋白质质量控制（Maejima et al.，2013）。Mst1在应激条件下被诱导并磷酸化Beclin 1的BH3结构域Thr108位点，与Thr119位点的磷酸化相反，Thr108位点的磷酸化能增强Beclin 1和Bcl-2/Bcl-XL之间的相互作用，稳定Beclin 1二聚体，抑制Atg14L-Beclin 1-Vps34复合物的PI3K激酶活性，最终抑制自噬。而且Mst1通过磷酸化Beclin 1，增强其和Bcl-2/Bcl-XL之间的相互作用，激活Bax活性并诱导凋亡（Maejima et al.，2013）。这表明Beclin 1的不同磷酸化位点对其和Bcl-2/Bcl-XL之间的相互作用有不同影响，Mst1可以通过调控Beclin 1的磷酸化调节Bcl-2、Beclin 1和Bax三者之间的相互作用，从而调控自噬和凋亡。对于Beclin 1介导的自噬被抑制是否直接参与凋亡通路还不清楚，关于Mst1在自噬和凋亡中的功能正在深入研究中。

（四）BH3结构域蛋白/模拟物通过打破Bcl-2-Beclin 1复合物诱导自噬

另一种调控Bcl-2/Bcl-XL相互作用并激活自噬的机制包括只含有BH3结构域蛋白（如Bad和线虫中的EGL-1）或BH3模拟肽试剂（如ABT737）竞争性打乱Bcl-2/Bcl-XL和Beclin1之间相互作用（Maiuri et al.，2007）。Bcl-2/Bcl-XL和Beclin 1之间亲和力较低，因此，如果上述有较高亲和力的BH3蛋白或肽段与Bcl-2/Bcl-XL结合，则Bcl-2/Bcl-XL与Beclin 1之间的相互作用很容易被打乱。这种情况在生理性条件下可能是存在的，因为下调Bad或敲除线虫的EGL-1能分别在哺乳动物和线虫中损伤饥饿诱导的自噬。BH3模拟肽如ABT737已经被证明能诱导凋亡，然而对其诱导自噬的功能在抗肿瘤中能发挥多大作用还不清楚。如果能设计出更具选择性的BH3模拟物，只抑制Bcl-2家族蛋白的抗自噬活性而不影响其抗肿瘤活性，通过选择性激活自噬，不但在癌症中，还会在感染性疾病、神经退行性疾病和衰老中具有很高的治疗价值。

三、肿瘤相关信号通路对Beclin 1的调控

如前所述，Beclin 1最初被认为是肿瘤抑制子，并且能够诱导自噬，从而第一次将自噬和肿瘤发生联系起来。然而，对Beclin 1诱导自噬和抑制肿瘤内在联系机制还不清楚。现在对自噬在肿瘤发生中的作用尚有争议，部分原因是肿瘤相关信号通路和自噬信号通路有重叠，即许多信号通路既能够影响肿瘤发生，又能够调控自噬。譬如肿瘤中最常见出现异常的Ⅰ型PI3K信号通路能够靶向下游的mTOR信号，调控自噬，然而mTOR除

了抑制自噬外，还有许多其他功能，如调控蛋白质合成，不但如此，mTOR 还受到除癌基因信号外其他许多信号的调控，如应激、氨基酸和能量。因此，对于癌基因信号抑制 mTOR 介导的自噬在肿瘤发生中的真正作用还有待深入研究。

（一）Akt 磷酸化 Beclin 1

Akt 本身可以通过激活 mTOR 抑制自噬。最近发现，Akt 可以和 Beclin 1 相互作用，磷酸化 Beclin 1 的 Ser234 和 Ser295 位点并抑制自噬（Wang et al., 2012）。不能被 Akt 磷酸化的 Beclin 1 突变蛋白（S234A/S295A）能够增强自噬，减少锚定非依赖性生长并抑制 Akt 驱动的肿瘤生成。进一步研究发现，Beclin 1 能够和 14-3-3 蛋白及中间丝蛋白之一的波形蛋白相互作用，和这两个蛋白结合的 Beclin 1 诱导自噬能力下降，Akt 能够磷酸化 Beclin 1 并促进其和 14-3-3/ 波形蛋白的相互作用。因此，Akt 通过磷酸化 Beclin 1 抑制自噬并促进肿瘤发生，该作用是通过调控 Beclin 1-14-3-3- 波形蛋白复合物来实现的。这说明癌基因信号可以直接靶向 Beclin 1 并抑制自噬活性。

（二）EGFR 磷酸化 Beclin 1

细胞表面受体能整合外部环境刺激调控细胞内进程。最近的研究发现，表皮生长因子受体（EGFR）酪氨酸激酶能直接调控自噬（Li et al., 2013）。活化的 EGFR 能够结合 Beclin 1，导致 Beclin 1 的 Tyr229、Tyr233 和 Tyr352 多个酪氨酸残基磷酸化，这促进了 Beclin 1 同源二聚体形成及与 Rubicon 结合，并抑制 Beclin 1 相关 Vps34 激酶活性，最终抑制自噬。在非小细胞肺癌（NSCLC）中，EGFR 突变并持续激活，应用 EGFR 酪氨酸激酶抑制剂（TKI）能打乱 Beclin 1 酪氨酸位点磷酸化及与其抑制子 Rubicon 的结合，进而恢复自噬活性。具有持续磷酸化功能的 Beclin 1 酪氨酸突变蛋白能促进 Beclin 1 同源二聚体形成。在 NSCLC 中异种移植该 Beclin 1 突变蛋白抑制自噬，可促进肿瘤形成和细胞增殖，并部分抵抗 EGFR 酪氨酸激酶抑制剂的治疗。因此，Beclin 1 不仅是肿瘤抑制子，还能阻止肿瘤生成并调节化学治疗反应。

（三）AMPK 磷酸化 Beclin 1

LKB1/AMPK 是重要的肿瘤抑制信号通路，其下游靶点包括 p53 和 mTOR。AMPK 能够调控不同的 Vps34 复合物。AMPK 通过磷酸化 Vps34 的 Thr163/Ser165 位点，抑制 Vps34 复合物的活性。在葡萄糖饥饿时，AMPK 通过磷酸化 Beclin 1 的 Ser93 和 Ser96 位点，上调 Vps34 复合物活性并激活自噬（Kim et al., 2013）。因此，AMPK 通过影响包括 Beclin 1 在内的 Vps34 复合物活性调控自噬以应对不同营养条件。

四、泛素化对 Beclin 1 的调控

Beclin 1 除了可以被磷酸化调控外，还可以被泛素化调控。自噬参与固有免疫和适应性免疫过程。Toll 样受体 4（TLR4）能够招募 Beclin 1 并诱导自噬。在巨噬细胞中，肿瘤坏死因子受体相关因子 6（TRAF6）介导的 Lys63 连接的泛素化，对于 TLR4 诱导的自噬很关键。Beclin 1 内的两个 TRAF6 结合基序有利于 TRAF6 的结合和 Beclin 1 的泛素化。Beclin 1 的 BH3 结构域内的 Lys117 位点是 Lys63 连接泛素化的主要位点。去泛素化酶

A20 能减少 Lys63 介导的 Beclin 1 泛素化并减轻自噬激活。干扰素 γ 和白细胞介素 -1 也能够诱导 Lys63 连接的 Beclin 1 泛素化并诱导自噬（Shi et al.，2010）。Beclin 1 的泛素化调控自噬的活性在炎症反应过程中有重要作用。另一个在 Beclin 1 泛素化中发挥作用的是 WASH［Wiskott-Aldrich 综合症蛋白（WASP）和 SCAR 同源物］（Xia et al.，2013）。WASH 能够和 Beclin 1 结合并抑制 Beclin 1 的泛素化。E3 酶 AMBRA1 促进 Beclin 1 的 Lys473 位点的 Lys63 连接泛素化，这对饥饿情况下自噬的诱导是必需的。Beclin 1 Lys473 位点的泛素化增强其和 Vps34 的结合并促进 Vps34 的活性。WASH 通过抑制 Beclin 1 泛素化下调 Vps34 活性并抑制自噬。笔者课题组发现，在缺血预适应时，鞘氨醇激酶 2（SPK2）能够和 Bcl-2 的 BH3 结构域结合并释放 Beclin 1，从而激活自噬，减轻神经细胞在缺血下的损伤（Song et al.，2017），提示某些激酶也可能不依赖于转录后修饰而直接调控 Bcl-2-Beclin 1 复合物，激活自噬。

五、Beclin 2 的发现和功能

Beclin 1 不是孤立的。最近鉴定出来的哺乳动物蛋白 Beclin 2 是 Beclin 1 的同源物，它们有 57% 的序列是一致的（He et al.，2013）。Beclin 2 也含有 BH3 结构域和卷曲螺旋结构域，因此，与 Beclin 1 一样，Beclin 2 也能和Ⅲ型 PI3K 复合物及 Bcl-2 结合调控自噬。Beclin 2 与 Beclin 1 不同的是其 N 端。Beclin 2 的 N 端能够和 G 蛋白偶联受体相关分选蛋白 1（GASP1）结合，进而在内吞运输通路中发挥作用。Beclin 1 无此功能。Beclin 2 调控内吞主要是通过促进 GASP1 相关 G 蛋白偶联受体（GPCR）的降解实现的。Beclin 2 通过溶酶体选择性降解某些 GPCR，如 δ- 阿片受体、大麻素 Ⅰ 型受体和非循环性突变 β 肾上腺素能受体，而且是不依赖于Ⅲ型 PI3K 复合物独立发挥作用的（He et al.，2013）。这表明 Beclin 家族蛋白在自噬和内吞中都有作用。哺乳动物自噬溶酶体通路和细胞膜介导的内吞通路之间的密切联系，有助于哺乳动物适应复杂的外部环境，及时调整细胞膜受体的分布和数量以维持细胞内稳态。

六、Beclin 1 相互作用组

近年来，随着以 Beclin 1 为研究焦点的深入，学者们鉴定出了功能各异的 Beclin 1-PI3K 复合物，对 Beclin 1 和自噬抑制子 Bcl-2/Bcl-XL 之间相互作用的分子调控也有新的认识，这些研究都提示在不同的生理病理条件下，Beclin 1 很可能通过参与不同组分的相互作用而发挥不同的功能，这些不断被发现的 Beclin 1 相互作用成员被有些学者称为 "Beclin1 相互作用组"（Beclin 1 interactome）（He et al.，2010）。

第三节　Beclin 1-Bcl-2 调控自噬在疾病中的意义

Beclin 1 在不同物种如植物、霉菌、线虫、果蝇、小鼠和人类细胞的自噬中都是保守性的。Beclin 1 表达水平的下调或功能活性异常会增加以下疾病的易感性，如癌症、阿尔茨海默病和舞蹈症，还会改变微生物致病性，影响凋亡细胞清除和正常发育。尚不清楚是这些表型究竟是自噬缺陷直接的结果，还是由 Beclin 1 其他未知功能失调导致的结果。

一、Beclin 1 在肿瘤中的作用

近年来的研究表明自噬在肿瘤中既能起抑制作用又能起促进作用，自噬失调和肿瘤发生有很强的相关性。

如前所述，自噬调控的信号通路和肿瘤的信号通路有些是重叠的。一些肿瘤抑制基因如 PTEN、TSC1 和 TSC2，都能通过抑制 mTOR 通路激活自噬，而原癌基因 Ⅰ 型 PI3K 和 Akt 则能激活 mTOR，并抑制自噬激活。Akt 也能直接磷酸化 Beclin 1 并抑制自噬。研究广泛的肿瘤抑制子 p53 在人癌症进程中发生突变，在 DNA 损伤诱导剂作用下，p53 能够激活自噬，可能通过激活 AMPK 并抑制 mTOR 或者通过诱导一个溶酶体蛋白 DRAM 激活自噬。DAPK 通常在肿瘤中被甲基化而不表达，也能通过激活自噬和凋亡在肿瘤发生中发挥抑制作用。原癌基因 Bcl-2/Bcl-XL 转录调控失调，会在人类肿瘤中高表达，通常认为 Bcl-2/Bcl-XL 能够通过抑制线粒体膜通透性和凋亡因子的释放而抑制细胞凋亡，最终促进肿瘤发生。

Beclin 1 是首个已知和人类肿瘤有特别相关性的自噬基因（Liang et al.，1999）。Beclin 1 定位于肿瘤敏感位点，并在多数人类乳腺癌、卵巢癌和前列腺癌中都是单等位缺失的，也有报道在乳腺癌、卵巢癌和脑瘤中 Beclin 1 的表达水平降低。Beclin 1 过表达能抑制肿瘤细胞生长并抑制体内肿瘤细胞成瘤。Beclin 1 基因位点的单个缺失可能在肿瘤形成中发挥重要作用，因为定向突变敲除 Beclin 1 单个位点基因的小鼠更容易形成散发性的肿瘤，如淋巴瘤、肺部肿瘤、肝部肿瘤、癌前期组织损伤，并加速乙型肝炎病毒的致癌作用。从 Beclin 1 杂合缺陷小鼠分离的永生化肾脏和表皮细胞比从野生型小鼠分离出的细胞具有更强的成瘤性。

虽然自噬基因缺陷容易导致肿瘤发生已经表明了自噬在肿瘤抑制中的重要作用，但是对自噬如何在抑制肿瘤中发挥作用却知之甚少。越来越多的证据表明，自噬抑制肿瘤不是通过促进死亡或生存作用。Beclin 1 和 Atg5 单等位或双等位敲除的上皮肿瘤细胞不表现出死亡减少，却在代谢应激条件下死亡增多，可能是由于自噬缺陷影响了细胞生存。在 Atg 基因缺失细胞中，细胞死亡增多和成瘤能力增强共存的现象表明自噬促进生存的能力并不一定会促进肿瘤发生。

Eileen White 团队研究发现自噬受损会促进染色体不稳定，自噬失调不能维持代谢平衡会增加 DNA 损伤，导致基因扩增和呈非整倍性（Mathew et al.，2007）。由此研究者对自噬缺陷促进肿瘤提出两种可能性：①当肿瘤细胞在代谢压力下不能发生凋亡时，自噬可能阻止细胞发生坏死，坏死会恶化局部炎症反应并增加肿瘤生长率。② Atg 基因缺失能在代谢应激细胞中促进染色体不稳定，导致原癌基因激活和肿瘤形成。Atg 基因缺失的永生化上皮细胞表现出 DNA 损伤增加，中心体异常，呈非整倍性，染色体数目和结构异常及基因扩增，特别在缺血性应激条件下肿瘤形成增多。近年来研究倾向于自噬在肿瘤中的双向作用的观点。在正常组织中，自噬通过清除细胞有害物质维持内稳态而发挥抑制肿瘤作用，但是在一些高度恶化肿瘤组织中经常存在营养应激情况，这时自噬又可以通过降解大分子的再循环功能，缓冲肿瘤组织的代谢压力，维持肿瘤组织在应激下的生存。所以，在正常组织中激活自噬能够抑制肿瘤形成，但是对已经形成的肿瘤，抑制自噬反

而可能对治疗有利。肿瘤日渐被认为是一种代谢性疾病，许多肿瘤治疗方法都能直接或间接诱导自噬，然而对自噬激活在癌症治疗中的作用还不清楚。深入研究 Beclin 1 介导的自噬在肿瘤中的作用也许会对我们理解肿瘤发生机制有所帮助。

二、Beclin 1 在神经退行性疾病中的作用

自噬 - 溶酶体通路异常是神经退行性疾病潜在病因之一已经得到广泛认可，然而自噬的真正作用还不清楚。Beclin 1 在神经退行性疾病中的作用是自噬作用的一个侧面。阿尔茨海默病（AD）以淀粉样斑块和神经纤维缠结及广泛的大脑皮质神经元死亡为特征。在 AD 中，一般认为 Beclin 1 的蛋白水平或功能是下降的。Beclin 1 可以被 caspase 切割，而切割位点不同影响其在 AD 中的功能。Beclin 1 也能和 tau 蛋白形成的缠结形成聚集体而从胞质中隐去。有报道 Bcl-2/Bcl-XL 等抗凋亡蛋白在大脑中的表达随着年龄增长而增加，Beclin 1 也可以通过和这些抑制子的相互作用增强而失去功能。譬如，最近报道和 Bcl-2 结合减弱的 Beclin F121A 突变蛋白，能够在 AD 模型中加快淀粉样蛋白寡聚体的清除并改善认知功能（Rocchi et al.，2017）。此外，许多炎症小体蛋白也能和 Beclin 1 相互作用并抑制其自噬功能，如 NLRP4 和 Beclin 1 亲和力很高，可通过其 NACHT 结构域和 Beclin 1 相互作用并抑制自噬功能。其他如 NLRP3 也能和 Beclin 1 相互作用，而敲除 NLRP3 在 APP/PS1 转基因小鼠中可减少 β 淀粉样蛋白聚集体并改善记忆和行为，Beclin 1 被认为在其中发挥作用。亨廷顿蛋白（huntingtin，Htt）是舞蹈症的致病蛋白，笔者实验室早期研究发现自噬调控舞蹈症致病蛋白 Htt 的 N 端片段的加工和溶酶体依赖性降解过程（Qin et al.，2003），进一步研究发现，Beclin 1 能够调控 N 端 Htt 片段在细胞内的堆积（Wu et al.，2012）。这些研究都表明 Beclin 1 介导的自噬在许多以异常蛋白聚集为特征的神经退行性疾病中发挥重要作用。

三、Beclin 1 在发育与感染性疾病中的作用

Beclin 1 在发育中有重要作用。缺失 Beclin 1 的小鼠胚胎发育延迟，在第 7.5 天成型时个头很小，分离敲除 Beclin 1 的胚胎干细胞发现，在胚胎中心清除细胞能力下降，并且在胚胎形成后期出现大量细胞死亡。进一步研究发现，在胚胎成腔过程中，Beclin 1 和 Atg5 能通过自噬维持凋亡细胞内 ATP 稳态，这对于外胚层内侧的凋亡细胞产生适当 "来吃我" 的吞噬信号是必需的（Qu et al.，2007）。所以在 Beclin 1 敲除的胚胎中，凋亡细胞无法产生适当的被识别信号而不能被清除，但目前对胚胎中大量细胞死亡的真正原因还不清楚。

自噬在感染性疾病中有重要作用，自噬相关基因的改变对病毒的入侵有很大影响。早期研究发现 Beclin 1 过表达能够保护致死性辛德毕斯病毒的致病作用。另一方面，病原微生物也能通过改变自噬活性而侵入机体。单纯疱疹病毒 1 型（HSV-1）能在小鼠中诱发致命性脑炎，它的一个病毒编码的神经毒力因子能结合宿主的 Beclin 1 并抑制自噬活性，当把该因子突变后，HSV-1 的致病性大大降低（Orvedahl et al.，2007）。与机体相关自噬蛋白受损可能导致上述神经退行性疾病发生，不同的是，即使宿主的自噬功能正常，病毒也能够直接解除宿主的自噬防御系统而致病。选择性地打乱微生物毒力因子与其靶向

宿主中自噬蛋白之间的相互作用可能是一种新的抗微生物感染治疗策略。

小　结

过去十几年内，研究者鉴定出 Beclin 1 并阐明了其在自噬中的重要功能，以及 Beclin 1 的许多相互作用蛋白和 Beclin 1-PI3K 复合物新成员，发现了新的调控 Bcl-2/Bcl-XL-Beclin 1 相互作用的分子机制，鉴定出 Beclin 1 的新的抑制蛋白，所有这些研究都表明 Beclin 1 不仅在自噬体形成阶段发挥作用，还在自噬体和内体成熟过程中有功能，Beclin 1 及其正、负向调控子之间在不同时间和空间上的相互作用很可能调控上述过程。未来几年内，关于 Beclin 1 及其相互作用成员的知识会进一步扩增，通过遗传学和蛋白质组学的筛选，会鉴定出更多的 Beclin 1 相互作用蛋白，Bcl-2-Beclin 1 相互作用机制是这些研究的奠基石。这些研究会加深我们理解通过精细调控自噬水平维持细胞内稳态的分子机制，最终通过自噬机制的研究为临床自噬异常相关疾病提供治疗基础。

（苏州大学　徐海东　秦正红）

参 考 文 献

AITA V M，LIANG X H，MURTY V V，et al.，1999. Cloning and genomic organization of beclin 1，a candidate tumor suppressor gene on chromosome 17q21 [J]. Genomics，59：59-65.

GURKAR A U，CHU K，RAJ L，et al.，2013. Identification of ROCK1 kinase as a critical regulator of Beclin1-mediated autophagy during metabolic stress [J]. Nat Commun，4：2189.

HE C，BASSIK M C，MORESI V，et al.，2012. Exercise-induced BCL2-regulated autophagy is required for muscle glucose homeostasis [J]. Nature，481：511-515.

HE C，LEVINE B，2010. The Beclin 1 interactome [J]. Curr Opin Cell Biol，22：140-149.

HE C，WEI Y，SUN K，et al.，2013. Beclin 2 functions in autophagy，degradation of G protein-coupled receptors，and metabolism [J]. Cell，154：1085-1099.

ITAKURA E，KISHI C，INOUE K，et al.，2008. Beclin 1 forms two distinct phosphatidylinositol 3-kinase complexes with mammalian Atg14 and UVRAG [J]. Mol Biol Cell，19：5360-5372.

KIHARA A，KABEYA Y，OHSUMI Y，et al.，2001a. Beclin-phosphatidylinositol 3-kinase complex functions at the trans-Golgi network [J]. EMBO Rep，2：330-335.

KIHARA A，NODA T，ISHIHARA N，et al.，2001b. Two distinct Vps34 phosphatidylinositol 3-kinase complexes function in autophagy and carboxypeptidase Y sorting in Saccharomyces cerevisiae [J]. J Cell Biol，152：519-530.

KIM J，KIM Y C，FANG C，et al.，2013. Differential regulation of distinct Vps34 complexes by AMPK in nutrient stress and autophagy [J]. Cell，152：290-303.

LI W L，YU S P，CHEN D，et al.，2013. The regulatory role of NF-kappaB in autophagy-like cell death after focal cerebral ischemia in mice [J]. Neuroscience，244：16-30.

LIANG X H，JACKSON S，SEAMAN M，et al.，1999. Induction of autophagy and inhibition of tumorigenesis by beclin 1 [J]. Nature，402：672-676.

LIANG X H，KLEEMAN L K，JIANG H H，et al.，1998. Protection against fatal Sindbis virus encephalitis by beclin，a novel Bcl-2-interacting protein [J]. J Virol，72：8586-8596.

MAEJIMA Y，KYOI S，ZHAI P，et al.，2013. Mst1 inhibits autophagy by promoting the interaction between Beclin1 and Bcl-2 [J]. Nat Med，19：1478-1488.

MAIURI M C，LE TOUMELIN G，CRIOLLO A，et al.，2007. Functional and physical interaction between Bcl-X（L）and a BH3-like domain in Beclin-1 [J]. EMBO J，26：2527-2539.

MATHEW R，KONGARA S，BEAUDOIN B，et al.，2007. Autophagy suppresses tumor progression by limiting chromosomal instability [J]. Genes Dev，21：1367-1381.

MATSUNAGA K，SAITOH T，TABATA K，et al.，2009. Two Beclin 1-binding proteins，Atg14L and Rubicon，reciprocally regulate autophagy at different stages [J]. Nat Cell Biol，11：385-396.

ORVEDAHL A，ALEXANDER D，TALLOCZY Z，et al.，2007. HSV-1 ICP34.5 confers neurovirulence by targeting the Beclin 1 autophagy protein [J]. Cell Host Microbe，1：23-35.

PATTINGRE S，TASSA A，QU X，et al.，2005. Bcl-2 antiapoptotic proteins inhibit Beclin 1-dependent autophagy [J]. Cell，122：927-939.

QIN Z H，WANG Y，KEGEL K B，et al.，2003. Autophagy regulates the processing of amino terminal huntingtin fragments [J]. Hum Mol Genet，12：3231-3244.

QU X，ZOU Z，SUN Q，et al.，2007. Autophagy gene-dependent clearance of apoptotic cells during embryonic development [J]. Cell，128：931-946.

ROCCHI A，YAMAMOTO S，et al.，2017. A Becn1 mutation mediates hyperactive autophagic sequestration of amyloid oligomers and improved cognition in Alzheimer's disease [J]. PLoS Genet，13：e1006962.

SHI C S，KEHRL J H，2010. TRAF6 and A20 regulate lysine 63-linked ubiquitination of Beclin-1 to control TLR4-induced autophagy [J]. Sci Signal，3：ra42.

SONG D D，ZHANG T T，CHEN J L，et al.，2017. Sphingosine kinase 2 activates autophagy and protects neurons against ischemic injury through interaction with Bcl-2 via its putative BH3 domain [J]. Cell Death Dis，8：e2912.

SUN Q，FAN W，CHEN K，et al.，2008. Identification of Barkor as a mammalian autophagy-specific factor for Beclin 1 and class Ⅲ phosphatidylinositol 3-kinase [J]. Proc Natl Acad Sci U S A，105：19211-19216.

TAKESHIGE K，BABA M，TSUBOI S，et al.，1992. Autophagy in yeast demonstrated with proteinase-deficient mutants and conditions for its induction [J]. J Of Cell Biol，119：301-311.

TSUJIMOTO Y，COSSMAN J，JAFFE E，et al.，1985. Involvement of the bcl-2 gene in human follicular lymphoma [J]. Science，228：1440-1443.

WANG R C，WEI Y，AN Z，et al，2012. Akt-mediated regulation of autophagy and tumorigenesis through Beclin 1 phosphorylation [J]. Science，338：956-959.

WEI Y，AN Z，ZOU Z，et al.，2015. The stress-responsive kinases MAPKAPK2/MAPKAPK3 activate starvation-induced autophagy through Beclin 1 phosphorylation [J]. Elife，4.

WEI Y，PATTINGRE S，SINHA S，et al.，2008. JNK1-mediated phosphorylation of Bcl-2 regulates starvation-induced autophagy [J]. Mol Cell，30：678-688.

WU J C，QI L，WANG Y，et al.，2012. The regulation of N-terminal Huntingtin（Htt552）accumulation by Beclin1 [J]. Acta Pharmacol Sin，33：743-751.

XIA P，WANG S，DU Y，et al.，2013. WASH inhibits autophagy through suppression of Beclin 1 ubiquitination [J]. EMBO J，32：2685-2696.

XU H D，WU D，GU J H，et al.，2013. The pro-survival role of autophagy depends on Bcl-2 under nutrition stress conditions [J]. PLoS One，8：e63232.

ZALCKVAR E，BERISSI H，MIZRACHY L，et al.，2009. DAP-kinase-mediated phosphorylation on the BH3 domain of beclin 1 promotes dissociation of beclin 1 from Bcl-XL and induction of autophagy [J]. EMBO Rep，10：285-292.

第六章　Tp53 和 Tp53 靶基因与自噬

Tp53 简称 p53，是一种重要的抑癌基因，在超过半数的人类肿瘤中，Tp53 呈现突变或者基因缺失。作为转录因子，Tp53 在细胞周期调控、细胞凋亡及 DNA 修复等方面发挥着十分重要的作用，它在肿瘤发生发展中的调控作用已经正在受到越来越多的研究人员的关注。近年来众多的研究表明，Tp53 的生物学功能远不仅仅为参与调控肿瘤的生成和发展，而是涉及细胞活动的方方面面。自噬是细胞的一种代谢方式，参与调控多种生理和病理过程，在维持细胞的生长与代谢等方面起关键作用。自噬的发生受到不同信号分子的精细调控，其中也包括 Tp53。Tp53 对自噬的调控作用十分复杂，它可以从多个不同层面参与调控，而调控的方式主要取决于细胞所处的环境和细胞所受到的压力及 Tp53 不同的亚细胞定位。本章将着重结合 Tp53 不同的亚细胞定位、细胞面临的不同压力情况来分别阐述 Tp53 及 Tp53 靶基因对细胞自噬的促进和抑制作用。

第一节　Tp53 研究概述

一、Tp53 基因的发现和主要生物学功能

（一）Tp53 基因的发现开启了肿瘤研究的全新时代

Tp53 于 20 世纪 70 年代末首次被发现，至今对于 Tp53 的研究已超过 40 年。20 世纪 70 年代前，肿瘤的研究大多集中在由病毒感染引起的细胞恶性转化（transformation）。当时有研究发现 Tp53 能与 SV40 病毒的大 T 抗原（large T antigen）结合，同时发现 Tp53 在很多肿瘤细胞中表达水平升高。因此，Tp53 被认为是促进肿瘤形成的。之后的研究表明，这一观点是错误的，因为之前所发现的 Tp53 并非野生型 Tp53，而是丧失了抑癌功能的突变体。尽管如此，Tp53 的发现开启了癌症研究领域的全新时代。到目前为止，PubMed 中收录的关于 Tp53 的研究论文已超过 93 000 篇。

（二）Tp53 的主要生物学功能

Tp53 的主要生物学功能体现在它能对多种外界压力做出及时应答（图 6-1），通过转录下游众多的靶基因，使机体对相应的压力做出合适的反应，防止细胞或组织出现异常、DNA 复制出现错误，从而防止癌症的发生。原癌基因（proto-oncogene）的突变及 DNA 损伤等会直接激活 Tp53，这种激活主要表现在转录后调控，使 Tp53 蛋白更趋于稳定且转录活性大为增强。活化的 Tp53 通过促进细胞周期阻滞、调节细胞自噬、加速 DNA 修复、调整细胞代谢方式及促进细胞的凋亡来抑制细胞恶性转变。

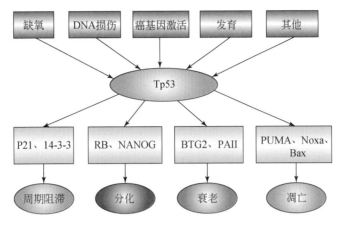

图 6-1　Tp53 的生物学功能

缺氧、原癌基因的突变及 DNA 损伤等情况下 Tp53 蛋白转录活性增强，Tp53 通过靶基因，如 P21、GADD45 等参与细胞周期阻滞、细胞衰老及细胞凋亡的调控；Tp53 也能通过调节细胞自噬、修复 DNA 损伤、改变细胞代谢等方式，使机体对相应的胁迫条件做出合适的响应

二、Tp53 蛋白的结构和亚细胞定位

（一）Tp53 蛋白的基本结构

Tp53 蛋白的分子量依据其氨基酸残基计算应为 43kDa 左右。但是，在 SDS 凝胶电泳中观测到的表观分子质量（apparent molecular weight）约为 53kDa，由此被命名为 Tp53。两种方法所得到的分子量差别缘于 Tp53 蛋白中含有大量的脯氨酸残基，极大地减缓了其在 SDS 凝胶电泳中的移动速度。Tp53 这种迁移速度减缓的效应在很多物种，包括人、啮齿动物、青蛙和鱼类中都可以观察到。Tp53 是由 *Tp53* 基因编码的，定位于人 17 号染色体短臂的 p13.1 上，在不同物种中高度保守（酵母中没有 *Tp53* 的同源基因）。Tp53 是重要的转录因子，蛋白结构上具有多数转录因子的共同特点：Tp53 由 3 个主要结构域组成，它们在 Tp53 功能中发挥不同的作用。位于 N 端的转录激活结构域主要负责靶基因转录激活（transactivation domain，TAD）；位于序列中端的 DNA 结合结构域（DNA binding domain，DBD）负责与靶基因启动子区域的结合，与该结构域结合的启动子 DNA 序列是相对保守的，基本框架为 RRRCWWGYYY（*n*）RRRCWWGYYY（R 代表嘌呤核苷酸，W 代表腺嘌呤或胸腺嘧啶，Y 代表嘧啶核苷酸，*n* 表示一段长度在 0 ～ 13 单核苷酸的序列）；位于序列 C 端的是功能结构域，该区域包括①负责 Tp53 出核和核定位的相关信号序列［核定位信号（nuclear localization signal，NLS）及核输出信号（nuclear export signal，NES）］；②负责 Tp53 与自身结合形成四聚体的寡聚结构域（oligomerization domain）；③一个 C 端功能调控结构域（C-terminal regulatory domain）（图 6-2）。

（二）Tp53 蛋白的亚细胞定位情况

人类 Tp53 蛋白由 393 个氨基酸残基组成，天然存在的 Tp53 是以四聚体形式存在的，Tp53 蛋白的寡聚化需要位于 334 ～ 356 位的氨基酸残基参与。Tp53 在细胞质和细胞核中都有分布。虽然定位于细胞核和细胞质的 Tp53 蛋白可以发生相互转移，但是，细胞核

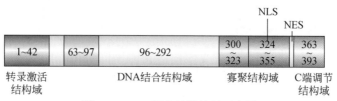

图 6-2 Tp53 蛋白的结构域示意图

Tp53 结构包括 3 个主要结构域：位于 N 端的转录激活结构域，主要负责靶基因的转录激活；位于序列中端的 DNA 结合结构域，负责与靶基因启动子区域的结合；位于 Tp53 序列 C 端的是功能结构域 [包括负责 Tp53 出核和核定位的相关信号序列（NLS 及 NES ）] 和负责形成 Tp53 四聚体的寡聚结构域及一个功能调控结构域

和细胞质定位的 Tp53 对于自噬的调控作用却不尽相同。大部分 Tp53 分布于细胞核，主要以转录依赖性的方式参与自噬调控；在细胞核中的 Tp53 也可由 Mdm2 对其 C 端进行泛素化修饰后被转移至细胞质中，胞质中的 Tp53 主要以转录非依赖性的方式调控自噬（Green et al., 2009）。

第二节　Tp53 与自噬

一、Tp53 对自噬的促进作用

1. mTOR 信号通路介导的 Tp53 对自噬的促进作用　雷帕霉素（rapamycin）是一种大环内酯类抗生素。起初雷帕霉素被作为低毒性的抗真菌药物来研究，1977 年有研究发现雷帕霉素具有免疫抑制作用。哺乳动物雷帕霉素靶蛋白（mammalian target of rapamycin, mTOR）是一种非典型的丝氨酸 / 苏氨酸（Ser/Thr）蛋白激酶。mTOR 分子量为 289kDa，属于大分子蛋白质。其蛋白结构中的很多结构域能够通过蛋白间的相互结合而发挥作用。mTOR 以两种不同的复合物形式存在，即 mTORC1 与 mTORC2。mTORC1 主要包括 mTOR、RAPTOR（regulatory-associated protein of mTOR）和 MLST8（mammalian lethal with SEC13 protein 8），对雷帕霉素抑制敏感；而 mTORC2 主要包括 mTOR、MLST8、RICTOR（rapamycin-insensitive companion of mTOR） 和 MSIN1（mammalian stress-activated protein kinase interacting protein 1），对雷帕霉素抑制耐受。

mTOR 响应细胞内外信号刺激，参与细胞内多条信号通路，在细胞凋亡、自噬、生长等活动中发挥重要的生物学功能。mTOR 主要是通过磷酸化 p70S6K（p70 ribosomal protein S6 kinase）、S6K1 和真核生物起始因子 4E 结合蛋白 1（eukaryotic initiation factor 4E binding protein 1, eIF4EBP1）来调节其下游靶蛋白的翻译而发挥作用。mTOR 信号通路是自噬的负性调控信号轴。它的激活能够抑制细胞自噬的发生，而 Tp53 众多的下游靶基因能够抑制 mTOR 信号通路，因此表现为 Tp53 通过 mTOR 促进细胞自噬。以下重点介绍 Tp53 通过 AMPK、IGF-BP3 和 REDD1 抑制 mTOR 信号通路促进细胞自噬。

（1）Tp53 活化 AMPK 抑制 mTOR 信号通路：AMPK 是细胞中进化上非常保守的能量感受器，它感知细胞内能量代谢并维持能量的稳态。AMPK 通过磷酸化 TSC 中的组成蛋白 TSC1 和 TSC2 来抑制 mTOR 活性，从而促进自噬。Tp53 可以通过活化 AMPK 而抑制 mTOR 信号通路。

首先 AMPK 的 β1 和 β2 亚单位的表达受 Tp53 转录调控,在其启动子区域存在 Tp53 的转录结合位点,Tp53 蛋白可以直接结合到 AMPK 的 β1 和 β2 亚单位的启动子上,使其转录上调并以此活化 AMPK(Feng et al.,2007);其次,Tp53 也可以通过直接上调 TSC 复合物中的 TSC2(Tp53 不能上调 TSC1,因为它不是 Tp53 的靶基因)抑制 mTOR 活性而促进自噬。另外,在基因毒性胁迫(genotoxic stress)条件下,AMPK 的激活因子 SESTRIN1 和 SESTRIN2 被 Tp53 上调。SESTRIN1 和 SESTRIN2 在 Tp53 功能正常的细胞中可以通过多种方式促进自噬。SESTRIN1 和 SESTRIN2 可与 TSC1、TSC2 及 AMPK 相结合,促进 AMPK 第 172 位苏氨酸磷酸化,从而激活 AMPK,促进自噬发生;SESTRIN1 和 SESTRIN2 引起的 AMPK 活化进一步增加 TSC2 的磷酸化,促进自噬发生(Budanov et al.,2008)。

除此之外,在营养缺失或缺氧等能量胁迫(energy stress)情况下,LKB1 能够直接磷酸化 AMPK 的 α 亚单位而激活 AMPK。Shackeford 等证实 Tp53 也可以通过 LKB1 活化 AMPK 的类似机制,直接磷酸化 AMPK 而抑制 mTOR 信号通路,诱导自噬发生。更为有趣的是在代谢胁迫(metabolic stress)条件下,如在葡萄糖缺乏时,AMPK 也可以反馈性直接磷酸化 Tp53 第 15 位丝氨酸,引起 Tp53 依赖的细胞周期阻滞和细胞衰老,这对机体会有一定程度的暂时性保护作用(Jones et al.,2005)。这些现象都说明 Tp53 与 AMPK 及 mTOR 之间存在着非常严密的调控关系。

(2)Tp53 激活 IGF-BP3 抑制 mTOR 信号通路:IGF-1 是人类生长素(human growth hormone,HGH)在肝脏中生成的小分子肽类物质,通过与细胞膜上相应的具有酪氨酸蛋白激酶活性的受体结合发挥生物学功能。受体蛋白酪氨酸激酶(receptor protein tyrosine kinase,RPTK)的胞外部分具有与相应配体结合的结构域,而它的胞内结构是具有蛋白酪氨酸激酶活性的催化部位,具有自磷酸化位点。与相应配体结合后,受体的胞内结构域被磷酸化,从而使胞内结构域中与下游信号蛋白结合的位点暴露出来,通过募集下游信号蛋白,在受体胞内结构域的尾部形成一个信号复合物(signaling complex),信号复合物可以通过多种不同的信号转导途径引起细胞不同的应答反应。IGF-1 可与其受体 IGF-1R(IGF-1 receptor)结合,活化 mTOR 信号通路。胰岛素生长因子结合蛋白(insulin growth factor binding protein 3,IGF-BP3)能够与 IGF-1 发生高亲和力的结合,竞争性阻断 IGF-1 与 IGF-1R 的正常结合,从而阻断该信号途径对于 mTOR 信号通路的激活。

在缺氧、DNA 损伤或癌基因激活等细胞内应激反应时,Tp53 被激活,随后促进 IGF-BP3 的表达,IGF-BP3 与 IGF-1 结合,抑制 IGF-1 与 IGF-1R 的作用,继而阻断 IGF-1/AKT 信号通路,最终抑制 mTOR,促进自噬的发生。

在细胞应激状态下,Tp53 通过 IGF-BP3 对 IGF-1/AKT 和 mTOR 信号通路的负向调控,不仅能够促进细胞自噬的发生,而且能够移除细胞表面的生长因子受体,进而减缓细胞的生长和分化速度,达到保存和重复利用细胞内资源的目的。该机制也参与了细胞或组织的损伤修复过程。

(3)Tp53 激活 REDD1 抑制 mTOR 信号通路:REDD1 是细胞在缺氧或 DNA 损伤时被诱导激活的一类高度保守的因子。最初是由几个研究小组同时发现并鉴定出来的,他们发现该基因的 mRNA 在细胞缺氧及 DNA 损伤时会被大量诱导表达。REDD1 基因编码一个分子量约为 25kDa 的蛋白,但对于其结构域的功能,目前还不是十分明确。

正常情况下，果蝇中 REDD1 缺失不影响其成活，只有在缺氧或者饥饿等应激条件下，其缺失可降低果蝇成活率，说明 REDD1 在应激条件下能够调控细胞生长。另外，REDD1 在肿瘤细胞中突变频率较高，导致其调节缺氧和 DNA 损伤的作用减弱，丧失抑制肿瘤的功能。因此也有研究认为 REDD1 是一种抑癌基因。

关于 Tp53 通过 REDD1 对于自噬的调控主要表现在以下几方面：① REDD1 可以作为 TSC1-TSC2 上游分子参与调节多种信号转导通路，如 mTOR 信号途径；②在缺氧情况下，Tp53 被活化后上调缺氧诱导因子 1（hypoxia inducible factor 1，HIF-1），通过 HIF-1 促进 REDD1 的表达，抑制 mTOR 活性，促进自噬的发生。

2. DAPK1 介导 Tp53 对自噬的促进作用 DAPK 家族包含 3 个紧密相关的丝氨酸 / 苏氨酸蛋白酶，分别为 DAPK1、ZIP 和 DRP1（图 6-3）。DAPK1 最初因为能够介导干扰素 γ 诱导的细胞凋亡而被发现，是家族中最大的蛋白，分子量 160kDa，由多个不同功能的结构域所构成。除了具有苏氨酸 / 丝氨酸蛋白激酶活性的结构域外，DAPK1 在结构上还包含 1 个死亡结构域（death domain）、2 个 P 环（P-loop）和 8 个锚定蛋白重复（ankyrin repeat）序列，这些结构域介导了 DAPK1 与其他蛋白之间的相互作用。细胞骨架结合结构域（cytoskeleton binding domain）决定了 DAPK1 在肌动蛋白丝的定位，而 DRP1 主要定位于胞质，ZIP 因为具备 NLS 序列而能够在细胞核质间穿梭。DAPK1 和 DRP1 还具备一个钙调蛋白结合结构域，ZIP 不具备该结构域，因此 DAPK1 和 DRP1 能够通过结合钙调蛋白来响应由细胞外刺激导致的细胞内钙离子浓度变化。同时除了钙离子依赖的调控方式外，钙调蛋白结合结构域的 Ser308 的自磷酸化是确保 DAPK1 和 DRP1 在正常细胞中处于失活状态的条件之一。ZIP 和 DRP1 还能通过各自位于蛋白 C 端的"亮氨酸拉链"（leucine zipper）和"C 端尾巴"介导蛋白的寡聚化。

DAPK1 是一个潜在的具有肿瘤抑制功能的蛋白，能以 Tp53 依赖或不依赖的方式参

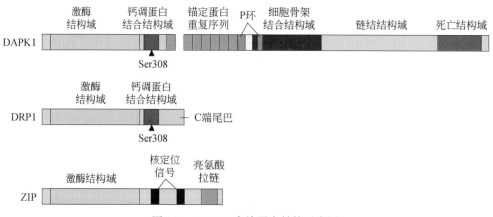

图 6-3 DAPK1 家族蛋白结构示意图

DAPK 家族包含 3 个丝氨酸 / 苏氨酸蛋白酶，分别为 DAPK1、ZIP 和 DRP1。DAPK1 是家族中最大的蛋白，由多个不同功能的结构域所构成。除了具有苏氨酸 / 丝氨酸蛋白激酶活性的结构域外，DAPK1 在结构上还包含 1 个死亡结构域、2 个 P 环（P loop）、细胞骨架结合结构域、钙调蛋白结合结构域和 8 个锚定蛋白重复序列，这些结构域介导 DAPK1 与其他蛋白之间的相互作用；DRP1 在结构上包含具有苏氨酸 / 丝氨酸蛋白激酶活性的结构域、钙调蛋白结合结构域和 1 个"C 端尾巴"；ZIP 除了具有苏氨酸 / 丝氨酸蛋白激酶活性的结构域外，C 端还具有"亮氨酸拉链"及核定位信号序列

与对细胞凋亡与自噬的调控。在大多数恶性肿瘤组织中，DAPK1 的表达由于启动子的高度甲基化而被沉默。

（1）通过与微管结合蛋白 MAP1B 相互作用促进自噬：附着于微管多聚体上，参与微管的组装并增强微管稳定性的蛋白被定义为微管相关蛋白（microtubule associated protein，MAP），MAP 在结构上至少包含两个结构域：一个是碱性的结合微管的结构域，另一个是酸性的外伸结构域，外伸结构域伸到微管外与细胞其他组分结合。MAP 根据其序列特点可以被分为两种主要类型：Ⅰ型和Ⅱ型。Ⅰ型主要包括 MAP1A 和 MAP1B，Ⅱ型主要包括 MAP2、MAP4 和 Tau。MAP 最主要的功能是参与微管的聚合，提高微管的稳定性，以微管转运囊泡和颗粒的形式参与细胞内物质的转运。

MAP1B 又被称作 LC3 的 "转换器"，具有抑制自噬的功能。DAPK1 能够与微管相关蛋白 MAP1B 结合，通过促进自噬泡膜的形成和自噬小体的积聚而增强自噬。很多条件下 DAPK1 基因的 mRNA 水平以 Tp53 依赖的方式上调，在人和老鼠来源的 DAPK1 启动子序列中都存在能与 Tp53 结合的位点，通过寡聚核苷酸免疫共沉淀的方法发现 Tp53 能够结合到 DAPK1 的启动子区域而促进其表达。而且 DAPK1 的激酶活性依赖于 Tp53 的存在，Tp53 的 DNA 结合结构域中 MDM2 泛素化信号位点是包括 DAPK1 在内的钙调蛋白激酶的锚定位点（docking site）（Harrison et al.，2008）。

（2）通过磷酸化 Beclin 1 促进自噬：Beclin 1 又称 BECN1，最早被 Liang 等在致死性辛德毕斯病毒性脑膜炎的大鼠中发现，编码的蛋白分子质量约为 60kDa。Beclin 1 是一个重要的自噬相关蛋白，含有一个 BH3 结构域，通过该结构域能与 Bcl-2 家族抗凋亡蛋白相结合。Beclin 1 能否从抑制其活性的 Bcl-2 家族蛋白中解离出来，对于其发挥促进自噬的功能至关重要，所以 Beclin 1 与 Bcl-2 家族蛋白之间的结合是受到精密调控的。

因为 Bcl-2 和 Bcl-XL 共同拥有与 Beclin 1 的 BH3 相结合的 "口袋" 结构，所以都可以与 Beclin 1 结合形成复合物。Bcl-2/Bcl-XL 与 Beclin 1 之间的结合通常被两种磷酸激酶所调控，其中之一是由 JNK1 介导的促进 Bcl-2 中 Thr69、Ser70、Ser87 的磷酸化，从而使 Beclin 1 从与 Bcl-2 的结合中解离出来，促进自噬发生。另一种方式就是由 DAPK1 介导的 Beclin 1 的磷酸化，DAPK1 能够促进 Beclin 1 BH3 结构域的关键位点 Thr119 磷酸化，促进 Beclin 1 从与 Bcl-XL 的结合中解离出来，从而促进自噬。同时 Beclin 1 Thr119 的磷酸化也可以减少 Beclin 1 与 Bcl-2 的结合（Zalckvar et al.，2009a；Zalckvar et al.，2009b）。

（3）通过提高 Tp53 蛋白稳定性促进自噬发生：ARF（人源 p14ARF；鼠源 p19ARF）是由 INK4a/ARF 基因簇编码产生的肿瘤抑制因子。在人类肿瘤中 ARF 发生突变或缺失的频率仅次于 Tp53，因此与肿瘤发生具有很高的相关性。ARF 最重要的功能就是通过抑制 Tp53 的负性调节蛋白 HDM2/Mdm2（Tp53 的泛素连接酶；人源 HDM2，鼠源 Mdm2）而激活 Tp53。ARF 能够将 HDM2/Mdm2 滞留在细胞核内而抑制其对 Tp53 的降解。细胞内 Tp53 蛋白水平主要取决于其降解速度而不是其生成速度，HDM2/Mdm2 是细胞内调节 Tp53 蛋白水平及活性的关键蛋白；Mdm2 在翻译后水平降解 Tp53，而 Tp53 在转录水平靶向上调 Mdm2 水平，两者构成反馈性环路，彼此进行精细的调节。

DAPK1 能够以 ARF 依赖的方式促进 Tp53 在细胞核内积聚和激活，以 DAPK1-ARF-Tp53 正反馈环路促进自噬发生（Martoriati et al.，2005）。另外，DAPK1 也能通过 ARF

以非 Tp53 依赖的机制促进自噬。ARF 对于自噬的调控也是非常复杂的，取决于细胞所处的环境和条件。野生型 ARF 能够以 Tp53 依赖和非依赖的方式诱导自噬的发生。另外，ARF 还存在一个 N 端缺失的异构体蛋白，被称为短小线粒体 ARF（short mitochondrial ARF，smARF），它的翻译起始于 ARF mRNA 中间的甲硫氨酸，smARF 半衰期非常短，约 1 小时。过表达 smARF 会使它定位在线粒体上，通过改变线粒体的膜电位而引发自噬（Reef et al.，2006）。

二、Tp53 对自噬的抑制作用

在自噬研究的早期，比较多的证据都显示 Tp53 诱导自噬的发生，对细胞自噬起促进作用；但现在也有研究指出 Tp53 能够抑制自噬的发生。Tp53 对于自噬的抑制作用分为生理和病理两种情况。

1. 生理情况下 Tp53 对自噬的抑制作用

（1）Tp53 通过结合并抑制 RB1CC1/FIP200 而抑制自噬发生：RB1CC1（RB1-inducible coiled-coil protein 1）也被称作 FIP200（FAK family kinase-interacting protein of 200kDa），是酵母中参与自噬至关重要的蛋白 Atg17 在哺乳动物中的同源蛋白。RB1CC1/FIP200 能够在细胞核质间穿梭，通过参与多条信号通路来调控细胞生长、分化、迁移、凋亡和自噬。RB1CC1/FIP200 能通过诱导 RB1 的表达而抑制细胞周期进程，也可以通过抑制胞质中具有酪氨酸激酶活性的 PYK2 和 FAK1 来激活 mTOR 信号通路。RB1CC1 还参与多种类型细胞的终末分化，包括肝细胞、心肌细胞及骨骼肌细胞。此外，RB1CC1/FIP200 还能作为肿瘤抑制因子发挥作用，在大约 20% 的乳腺癌病例中发现存在 RB1CC1/FIP200 的缺失突变。在参与细胞自噬方面，RB1CC1/FIP200 作为酵母 Atg17 的人类同源蛋白，能够与 Atg1 相结合，是自噬小体形成起始阶段必需的蛋白激酶。除了与 Atg1 结合，RB1CC1/FIP200 也能和人源 ULK1 相结合，通过调控 Atg1 和 ULK1 的稳定性和磷酸化水平来调控自噬。

Tp53 通过与 RB1CC1/FIP200 结合来抑制自噬发生，RB1CC1/FIP200 的 N 端（第 1～154 位氨基酸）能够与 Tp53 结合并稳定 Tp53（Morselli et al.，2011）。另外，RB1CC1/FIP200 能与 Tp53 在核内形成复合物，从而介导其对 RB1、CDKN1A、CDKN2A 的转录调控。Tp53 通过与 RB1CC1/FIP200 的结合来抑制自噬，但这仅限于野生型 Tp53，突变型 Tp53 如 Tp53 K382R 等丧失了对自噬的抑制作用，因为突变型 Tp53 不能与 RB1CC1/FIP200 结合。有报道 Tp53 通过 RB1CC1/FIP200 抑制自噬的作用与 mTOR 信号通路相关，但具体机制尚不清楚，推测可能与 RB1CC1/FIP200 参与 PI3K 复合物的形成有关。

（2）通过 PKR 抑制自噬：双链 RNA（double-stranded RNA，dsRNA）是细胞内具有多种生物学功能的核酸分子，本底水平的内源性 dsRNA 参与众多细胞生理活动，包括基因表达、异染色体重塑、RNA 编辑等。dsRNA 自身的翻译受到细胞内天然的反义 RNA 和 microRNA 的调控。有证据表明细胞内产生高水平 dsRNA 的原因主要是 RNA 正常的新陈代谢受到以下三种情况的干扰：①基因毒性压力的影响；②受损 DNA 的异常转录；③病毒感染。dsRNA 的大量产生被认为是细胞遭遇危险的信号。

dsRNA 在细胞积聚引起的效应较为复杂，研究最为清晰的是一个由 RNA 激活的、干扰素诱导的蛋白激酶(interferon-induced protein kinase RNA-activated，PKR)所介导的模式。PKR 的主要功能是通过对真核生物起始因子 2α（ eukaryotic factor 2α，eIF2α ）的磷酸化而快速关闭蛋白质的翻译。PKR 响应细胞内 dsRNA 积聚的信号刺激阻止翻译，能够（ 至少在某些情况下能够）诱导自噬发生。另外，PKR 也能够通过抑制翻译而限制病毒传播，这也被认为是机体抗病毒的有效机制之一。

Tp53 在此过程中的作用比较复杂，Grinberg 等发现含野生型 Tp53 的细胞裂解物能够催化 dsRNA 和 ssRNA 的核苷酸从 3′ 端降解而具备核酸外切酶（ exonuclease ）活性，而缺失 Tp53 或提前用 Tp53 中和抗体孵育过的细胞裂解物则丧失这种外切酶活性，于是推测 Tp53 可能通过降低细胞内 dsRNA 的稳定性、减少 dsRNA 累积及对 PKR 的激活而间接抑制自噬（ Galluzzi et al.，2010 ）。由于野生型 Tp53 和突变型 Tp53 在胞质中均可发挥抑制自噬的作用，也都能以同等的效率与 dsRNA 结合，但只有野生型 Tp53 具备核酸酶活性，所以，对于 Tp53 在细胞生理稳态时降解 dsRNA 中到底如何发挥功能还需要进一步探索。

2. 应激情况下 Tp53 对自噬的抑制作用　　当细胞未处于任何应激情况时，Tp53 只是作为一种潜在的未被激活的转录因子存在，其表达水平也很低。当细胞受到缺氧、饥饿或 DNA 损伤等条件刺激时，Tp53 获得不同方式的修饰而被稳定和激活，进而参与细胞凋亡、衰老、自噬等调控过程；在多数情况下 Tp53 都表现为对自噬的促进作用，故下面简要概述几种 Tp53 抑制自噬的情况。

（ 1 ）在营养缺乏（ nutrient deprivation ）等条件下 Tp53 的降解反过来促进了自噬发生：对于 Tp53 在营养物质匮乏、衣霉素诱导内质网应激及 mTOR 被抑制等条件下抑制自噬的具体机制目前还不是很清楚。但是这些情况下 Tp53 抑制自噬的作用是确实存在的。

研究发现当细胞经 mTOR 抑制剂(雷帕霉素)处理或者其他一些诱导自噬条件刺激(如营养因子缺失、衣霉素引起内质网应激等)时，Tp53 通过 HDM2 依赖的蛋白酶体途径被降解，细胞内 Tp53 的含量降低，导致细胞自噬发生增加。而当 Tp53 降解被蛋白酶体抑制剂（ MG132 ）阻止或者采用 RNA 干扰的方法敲除 HDM2 时，细胞自噬的发生被阻断。Tp53 的这种作用可以在很多种细胞中观察到，如结肠癌细胞、宫颈癌细胞及成纤维细胞。为进一步证实 Tp53 对自噬的抑制作用，采用两种 HDM2 的拮抗剂 Nutlin-3 和 RITA 处理细胞，发现其都可以稳定 Tp53，从而抑制由营养缺乏或 mTOR 抑制剂诱导的自噬发生。但是同样采用这两种 HDM2 的拮抗剂却不能阻断 Tp53 缺失细胞用相同条件诱导的自噬，表明这两种 HDM2 的拮抗剂自身并不具有抑制自噬的能力，是通过 Tp53 而发挥抑制自噬的作用。另外，若人为过量表达 Tp53 也可以抑制细胞在这些情况下发生自噬。营养缺乏或缺氧时，自噬的增强有利于维持高水平的 ATP 含量，从而促进肿瘤细胞的成活，这样 Tp53 使自噬的调控和肿瘤的形成发生内在关联，有利于人们更好地了解自噬在肿瘤发生发展中的作用。

（ 2 ）通过 AMPK 信号通路抑制自噬发生：Tp53 通过 AMPK 调控 mTOR 的活性对于自噬的影响更多地表现为对自噬的促进作用。但是当研究人员采用基因敲除或者相关抑制剂降低 Tp53 蛋白表达或抑制其功能时，发现细胞质中 Tp53 具有抑制自噬的作用；而且这种抑制作用也与 AMPK 活性相关，其具体作用机制还不明确，可能与细胞质中部分 Tp53 定位于线粒体的特征相关，线粒体蛋白与胞质之间的调控具有类似细胞核的核质穿梭的信号调控模式。

　　有趣的是 Tp53 对于自噬的抑制作用与细胞周期进展也有很大关系，Tp53 对于自噬的抑制作用更多是发生在细胞周期的 G_0/G_1 期，很少发生于 S 期，而 G_2/M 期更为鲜见。对于不同的细胞类型，Tp53 调控自噬的作用也不尽相同。在无核细胞中，Tp53 对自噬有很强的抑制作用。另外，Tp53 在细胞核质间的分配量也和自噬抑制有相关性。若将 Tp53 的核定位信号序列删除（此时 Tp53 只定位于胞质），则 Tp53 对自噬的抑制作用达到最强；相反，若删除 Tp53 的核输出信号序列（Tp53 全在细胞核内聚积），则 Tp53 对于自噬的抑制作用将会消失。

第三节　Tp53 靶基因与自噬

一、p53 通过诱导自噬调节蛋白 DRAM 促进自噬发生

　　损伤调节自噬调控因子（damage-regulated autophagy modulator，DRAM）是一个在动植物进化史上非常古老的溶酶体蛋白，在 Tp53 诱导的自噬和细胞凋亡的交叉点上发挥重要作用。DRAM 在目前发现的很多物种，包括人、老鼠、果蝇、斑马鱼和线虫中都是非常保守的。在哺乳动物基因组中 DRAM 的同源物还不止一种，其中 DRAM1 是最被人们熟知的，人源 DRAM1 基因野生型含有 7 个外显子，编码的 DRAM1 蛋白含有 238 个氨基酸残基，在结构上包含 6 个疏水的跨膜结构域，另外在其 N 端存在一段潜在的导向内质网的信号肽序列，DRAM1 蛋白定位于溶酶体或者内体（溶酶体膜的组成蛋白之一），在自噬－溶酶体的形成过程中发挥重要作用。DRAM1 参与 Tp53 对自噬的促进作用，当 DRAM1 缺失时，Tp53 对自噬的促进作用明显减弱。通过分析 DRAM1 的基因组序列发现在 DRAM1 的第一个内含子序列中存在一个保守的 Tp53 结合位点，Tp53 能够结合该位点而直接转录 DRAM1 的表达，因此，DRAM1 是 Tp53 直接调控的靶基因。在 DNA 损伤情况下，Tp53 能够直接转录上调 DRAM1 的 mRNA 水平而诱导 DRAM1 表达增加（Crighton et al.，2007）。

　　当细胞内大量表达 DRAM1 时，通过电镜观察发现细胞内积聚了大量具有双层膜结构的自噬囊泡；而且过表达 DRAM1 还增加了自噬标志物 LC3 在胞质的点状分布（LC3 在胞质的点状分布代表的是伴随自噬发生所形成的自噬溶酶体）。DRAM1 不仅对于由 Tp53 过量表达或 DNA 损伤导致的 Tp53 积聚所引发的自噬至关重要，而且对于 Tp53 诱导的细胞凋亡也不可或缺。尽管 DRAM1 单独过量表达诱导细胞凋亡的能力很弱，但是在细胞 DNA 损伤或其他凋亡刺激时，如果 DRAM1 缺失，将会严重减弱 Tp53 诱导的细胞凋亡，表明 Tp53 诱导的细胞凋亡依赖于 DRAM1 的存在。

　　目前已经对 Tp53 通过 DRAM1 诱导自噬有了一些了解，但是对于 DRAM1 如何引起自噬小体的积聚及如何促进自噬小体形成的具体机制尚不完全明确。DRAM1 仅定位于溶酶体膜，而溶酶体只是在自噬小体形成的后期发挥重要作用，在自噬小体形成的起始阶段并不起作用，所以目前仍不清楚 DRAM1 如何通过调控自噬－溶酶体的融合而促进自噬小体生成的细节。

　　除此之外，Li Yen Mah 等还报道 DRAM1 存在两个重要剪切体——DRAM1-SV4 和

DRAM1-SV5（相比较野生型 DRAM1 分别缺失 4 ~ 5 号和 4 ~ 6 号外显子，分别定位于过氧化物酶体和自噬体），过表达 DRAM1-SV4 或 DRAM1-SV5 也可以诱导自噬发生，但是相对于野生型 DRAM1，诱导自噬发生的作用要弱很多（Mah et al., 2012）。

另外，DRAM1 还存在两个同源物 DRAM2 和 DRAM3，DRAM2 蛋白也定位于溶酶体并参与自噬调控，过表达 DRAM2 促进自噬发生，反之敲低 DRAM2 则自噬被抑制，而且 DRAM2 敲除后饥饿诱导的自噬明确被阻断（Yoon et al., 2012）；DRAM3 在众多的正常和肿瘤组织中都有表达，但是和 DRAM1 不同的是 DRAM3 表达不受 Tp53 或者 DNA 损伤调控。DRAM3 过表达能够引起自噬小体的聚集和增强自噬流的发生，当DRAM3 表达被敲除后，自噬流的发生明显受到抑制（Mrschtik et al., 2015）。有趣的是，在酵母和细菌等低等生物基因组中尚未发现 DRAM 的同源物，表明 DRAM 对于自噬的调控作用可能仅限于较为高等的真核细胞。

二、Tp53 与靶基因 TIGAR 协同抑制自噬

TIGAR 是 Tp53 诱导的参与糖酵解和细胞凋亡的重要因子，也是受 Tp53 直接调控的靶基因，位于第 12 号染色体的短臂。在其第一个外显子的上游和第一个内含子中分别存在潜在的 Tp53 结合位点（BS1 和 BS2），在多柔比星（阿霉素）作用下，Tp53 与 BS1和 BS2 都能结合，但是相对来说，BS2 对于 TIGAR 的转录调控作用更强。TIGAR 的mRNA 和蛋白水平均会因 Tp53 诱导而表达增强（Bensaad et al., 2006）。

TIGAR 能够降低细胞内果糖 -2, 6- 二磷酸酶活性，抑制糖酵解，激活戊糖磷酸途径，这种代谢加速的结果使细胞内 NADPH 水平增高，通过减少谷胱甘肽来降低细胞内 ROS水平，抑制自噬发生。

三、Tp53 通过其他靶基因调控自噬

1. Tp53 通过靶向调控 PTEN 促进自噬 PI3K 是细胞内重要的信号转导分子，它具有丝氨酸 / 苏氨酸激酶活性，也具有磷脂酰肌醇（PI）激酶活性，主要由催化亚基 p110和调节亚基 p85 组成。依据其 p110 亚基的结构特点和底物分子的不同，PI3K 可分为三类：Ⅰ型以 PI、PIP 和 PIP2 为底物，Ⅱ型以 PI 和 PIP 为底物，Ⅲ型以 PI 为底物。其中Ⅰ型依据其催化亚基 p110 的不同可以分为ⅠA 型和ⅠB 型，ⅠA 型催化亚基 p110 包括 p110α、p110β、p110δ，主要接受来自酪氨酸激酶受体的信号；ⅠB 型催化亚基为 p110γ，主要接受来自 G 蛋白偶联受体的信号。其中Ⅰ型 PI3K 的功能最为重要，本章中所述及的 PI3K均指Ⅰ型 PI3K。PI3K 在响应细胞外生长因子和激素等刺激后被激活，激活后的 PI3K 可以磷酸化膜磷酸肌醇，使肌醇环上第 3 位羟基磷酸化生成 PI（3,4）P2 和 PI（3,4,5）P3，它们可以通过与 AKT 的 PH 结构域（pleckstrin homology domain）的结合来激活 AKT。

AKT 是一种丝氨酸 / 苏氨酸蛋白激酶，在磷脂酰肌醇依赖的蛋白激酶（phosphoinositide-dependent protein kinase，PDK）的协同作用下，与 PI（3,4）P2、PI（3,4,5）P3 结合，导致 AKT 的 Ser473 和（或）Thr308 磷酸化，Ser473 和（或）Thr308 磷酸化是 AKT 激活的必要条件。mTOR 也被称为 FRAP（FKBP-rapamycin-associated protein），属于 PI3K 相关激酶（PIKK）家族，是 PI3K/AKT 的下游底物，AKT 可以通过促进 mTOR 的磷酸化发

挥广泛的生物学效应，包括对自噬的调控作用。

PTEN 是一种选择性存在于某些细胞或组织内的抑癌基因，最初研究发现 PTEN 与细胞的增殖和黏附相关，其突变后易引起遗传缺失综合征，也会促进肿瘤的形成。PTEN 是一个 PIP3- 磷酸酶，与 PI3K 功能相反，被认为是 PI3K 的抑制因子，PTEN 可以通过去磷酸化的方式将 PIP3 转变为 PIP2，以减少 AKT 的活化，从而阻止所有受 AKT 磷酸化调控的下游信号转导。

Tp53 对于 PTEN 的调控是直接的转录调控，通过对 PTEN 的基因组序列分析发现，在 PTEN 的启动子区域存在 Tp53 蛋白的结合位点，为 Tp53 调控 PTEN 的表达提供了分子基础。Tp53 过量表达或者被其他条件激活后，Tp53 可以直接作用于 PTEN 启动子中的 Tp53 结合位点，使 PTEN 的 mRNA 和蛋白水平显著上调。在急性髓细胞性白血病细胞中，PTEN 高表达，而 PI3K 活性降低，说明 PTEN 的表达与 PI3K 的活性呈负相关。因此 PTEN 可以通过抑制 PI3K/AKT/mTOR 信号通路，促进细胞自噬。目前，Tp53 通过诱导 PTEN 参与 mTOR 介导的对自噬的调控已经成为研究 Tp53 及自噬的新方向，这方面越来越多的工作受到研究人员的关注。

2. Tp53 通过靶向调控 PUMA、BAX、BAD 和 BNIP3 等 Bcl-2 家族蛋白诱导线粒体自噬 PUMA 是仅含一个 BH3 结构域的 Bcl-2 家族成员，其表达受 Tp53 调控，在介导 Tp53 依赖的细胞凋亡中起很重要的作用。PUMA 是通过激活 Bax 引起线粒体外膜通透性的增加来诱导细胞凋亡的。在调控自噬方面，PUMA 可以通过其 BH3 结构域与 Beclin 1 竞争性结合 Bcl-2/Bcl-XL，而将具有促进自噬作用的 Beclin 1 从 Beclin 1-Bcl-2/Bcl-XL 复合物中释放出来，诱导线粒体自噬。PUMA 的 BH3 结构域中的关键氨基酸经过点突变后，会使 PUMA 对线粒体自噬的促进作用丧失。PUMA 调控线粒体自噬的作用依赖于 Bax/Bak 的存在。另外，有研究发现，单独过表达 Bax 也具有类似功能。有趣的是，人为抑制 PUMA 或 Bax 诱导的线粒体自噬，可以减弱细胞对于凋亡的反应，说明在一些特定情况下，这种选择性地诱导线粒体自噬对凋亡是起促进作用的（Yee et al.，2009）。

Beclin 1 是仅含有一个 BH3 结构域的蛋白，能够凭借其 BH3 结构域与 Bcl-2 家族中含有多个 BH 结构域的成员相结合，尤其是与 Bcl-2 和 Bcl-XL 形成复合物。一旦形成复合物，Beclin 1 促进自噬的功能就会丧失。而另一个受 Tp53 调控的靶蛋白 Bad，同样含有一个 BH3 结构域，具有类似 Beclin 1 的结构，能与 Beclin 1 竞争结合 Bcl-2/Bcl-XL，使更多 Beclin 1 从复合物中解离出来，以此促进自噬的发生。但是 Tp53 通过 Bad 解离 Beclin 1 引起的自噬仅发生在线粒体，即线粒体自噬，而不存在于内质网或者其他细胞器，这或许与 Bcl-2 家族成员蛋白多定位于线粒体膜上有很大的关系。

BNIP3（Bcl-2/adenovirus E1B 19kDa-interacting protein 3）与 BNIP1、BNIP2 最初是通过酵母双杂交的方法被鉴定出来的。BNIP1 和 BNIP2 在细胞中分别定位于核膜和内质网膜，而 BNIP3 则定位于线粒体，这也决定了 BNIP3 通过线粒体信号途径参与细胞凋亡与自噬的调控。BNIP3 在结构上具有一个潜在的 BH3 结构域，在 C 端具有一个跨膜结构域。但 BNIP3 的 BH3 结构域的氨基酸序列与传统意义上 Bcl-2 家族成员的 BH3 结构域序列存在一些区别，在结构上更接近于 Bax，所以 BNIP3 被赋予了促凋亡的活性，更易于与 Bcl-XL 形成异源二聚体（Zhang et al.，2009）。

Daido 等首次在恶性神经胶质瘤细胞中描述了 BNIP3 参与神经酰胺（ceramide）诱导

的细胞自噬性死亡，在这些细胞中，神经酰胺诱导 BNIP3 的表达上调，导致线粒体去极化和自噬发生。随后，越来越多的研究证实 BNIP3 能够参与调控线粒体自噬。在缺氧情况下，BNIP3 促进自噬的发生，同时能够保护细胞免于坏死（Feng et al.，2011）。但是对 BNIP3 导致线粒体自噬发生的分子机制，现在的认识还不是很清楚，对于不同的细胞类型和刺激条件，存在各种假说和理论模型。其中最为人们接受的是最近提出的一种解释：在 BNIP3 引起的细胞自噬和细胞凋亡之间存在"对话"。BNIP3 和 Beclin 1 都被认为能与 Bcl-2 或者 Bcl-XL 结合，其中 Beclin 1 促进自噬的作用已经明确。在结构上含有一个 BH3 结构域的蛋白都能与 Beclin 1 竞争结合 Bcl-2 或者 Bcl-XL，于是 BNIP3 就有可能通过与 Beclin 1 竞争结合 Bcl-XL 而释放 Beclin 1 来促进自噬发生。但是这种假设并不能解释以下两个问题：第一，在网织红细胞中缺失 BNIP3 的情况下，自噬的发生并未被减弱，说明在该细胞中自噬发生的核心机制在缺失 BNIP3 时还是健全的，在这些红细胞中可能还存在激活自噬的其他途径，BNIP3 可能仅在所在部位即线粒体外膜附近发挥作用；第二，BNIP3 参与竞争结合 Bcl-XL 释放 Beclin 1，但这同时要求 BNIP3 对 Beclin 1-Bcl-XL 复合物有高度的特异性，若非如此，BNIP3 也会因为干扰了 Bcl-XL 与其他含有 BH3 结构域的促凋亡蛋白的结合而诱导细胞凋亡；而事实上，BNIP3 诱导细胞凋亡的能力是非常有限的。

3. Tp53 通过靶向调控非编码 RNA 影响自噬　　非编码 RNA 可以分为结构非编码 RNA（structural ncRNA）和调控非编码 RNA（regulatory ncRNA）。前者主要包括转运 RNA（tRNA）、核糖体 RNA（rRNA）和核仁小分子 RNA（snoRNA）等。后者可以根据其长度进一步分为短链非编码 RNA（常见的为 microRNA）和长链非编码 RNA（long non-coding RNA，lncRNA）。

microRNA（miRNA）是一类长度为 20 ～ 24 个核苷酸的小 RNA，在细胞内主要通过靶向调控基因的表达发挥重要的调节作用。细胞响应内外环境中的不同刺激情况，既可以通过一个 miRNA 来调控几个基因的表达，也可以通过几个 miRNA 的组合来精细调控某一个基因的表达，从而形成复杂而精细的调节网络。到目前为止，在动植物及病毒中发现的 miRNA 分子约有 28 645 个。大多数 miRNA 基因以单拷贝、多拷贝或基因簇（cluster）的形式存在于基因组中。microRNA 对靶基因 mRNA 的抑制作用主要取决于它与靶基因转录本序列的互补程度，大致可以分为两种情况：① miRNA 与靶基因序列完全互补结合（此时 miRNA 作用方式和功能与 siRNA 相似），直接切断靶基因的 mRNA 分子。② miRNA 与靶基因序列部分互补结合。通过这种不完全的互补结合，miRNA 抑制靶基因的翻译而不影响 mRNA 的稳定性。Tp53 转录调控 miRNA 影响自噬已经得到证明。miR-34a 的表达受 Tp53 转录调控，是被确定的 Tp53 的靶基因。Yiqing Zheng 等发现 miR-34a 可以通过靶向调控 ATG9A 的表达抑制自噬；另外 Jiqin Lian 等报道 miR-34a/34c-5p 可以通过靶向调控 ATG4B 的表达抑制雷帕霉素诱导的细胞自噬（Xu et al.，2012；Zhai et al.，2013；Liao et al.，2014）。

lncRNA 是指长度大于 200 个核苷酸的非编码 RNA，近年来越来越多的证据表明 lncRNA 有着非常重要的生物学功能。lncRNA 结构多样，可塑性较强，能通过碱基配对与 DNA 和 RNA 相互作用，参与基因调控，也能通过特定的结构基序与蛋白质相互结合，以引导分子、支架分子、诱导分子等形式发挥作用，或直接调控染色质的高级结构形式和基因表达。关于 lncRNA 对自噬的调控研究目前尚处于起步阶段，现已发现一些重要的 lncRNA，如 NBR2、MALAT1、MGE3 等参与自噬不同发生阶段的调控（Yang et al.，2017），Kun Wang 等发现 lncRNA CAIF 可以通过抑制细胞自噬减轻心肌梗死引起的损伤，具体机制为阻断 p53 介导的 myocardin 的转录，表明 Tp53、lncRNA 与自噬之间肯定存在着某种程度的联系（Liu et al.，2018），但是目前尚未发现受 Tp53 直接靶向调控的 lncRNA 参与影响自噬，还有待研究进一步挖掘。

第四节　Tp53 调控自噬的其他可能机制

一、突变型 Tp53 对自噬的调控作用

（一）Tp53 突变类型及常见形式

基因突变的形式主要包括基因片段的缺失、插入引起的移码，点突变引起的错义表达及杂合性缺失（loss of heterozygocity，LOH）等。Tp53 也同样具有以上几种突变方式，其中占主导地位的还是单个核苷酸突变引起的错义突变，占比高达 80% 以上；在错义突变中，97% 的点突变区域都集中在 Tp53 与 DNA 结合结构域（DBD）。DBD 的每一个氨基酸理论上都可以发生突变，产生相应的突变体，但其中 6 个位点的突变频率非常高，分别为 R175、G245、R248、R249、R273、R282，其发生突变与肿瘤发生密切相关，被称为热点突变（hot spot mutation）。

突变型 Tp53 从结构上可以分为两类：一类称为 DNA 结合缺陷突变体，负责与特定 DNA 序列结合的氨基酸残基发生点突变，致使 Tp53 的 DNA 结合能力减弱，如 R273H；另一类称为构象突变体，发生点突变后改变了野生型 Tp53 的整体构象，如 R175H。值得关注的是近年来发现通过不同的转录起始位点和 mRNA 的选择性剪接，Tp53 基因可以表达出很多种不同的异构体，包括 Tp53α、Tp53β、Tp53γ、Δ40Tp53α、Δ40Tp53β、Δ40Tp53γ、Δ133Tp53α、Δ133Tp53β、Δ133Tp53γ 等，这些异构体也广泛参与各种野生型 Tp53 相关的生物学活动。

（二）Tp53 突变体对自噬的调控

Tp53 突变体主要通过以下几种方式参与对自噬的调控：①突变型 Tp53 改变野生型 Tp53 的稳定性及转录活性等，影响 Tp53 对自噬的调控作用；②突变型 Tp53 可以通过 C 端四聚化结构域与野生型 Tp53 形成异寡聚蛋白，抑制野生型 Tp53 的活性，参与自噬调控；③ Tp53 对自噬的调控与 Tp53 在细胞内的定位密切相关，而很多突变体 Tp53 改变了 Tp53 蛋白在细胞核质间的重新分配，即 Tp53 在细胞质或细胞核的定位决定了 Tp53 对自噬的作用方式。

二、Tp53 家族蛋白 Tp73 对自噬的调控作用

Tp53 家族成员包括 Tp53、Tp63 和 Tp73，这些蛋白的总体结构从果蝇到人类的进化中都是非常保守的，都含有一个位于中间的 DBD 及 N 端的转录激活结构域和 C 端的寡

聚化结构域。与 Tp53 类似，Tp73 基因也可以从位于第三个内含子的启动子起始转录。Tp73 基因至少表达 7 种 C 端不同的剪切体和 4 种 N 端不同的剪切体，Tp73 基因至少编码 29 种不同的剪切体。Tp73 能够特异性地与突变型 Tp53 结合，抑制其转录活性。Tp73 所定位的 1 号染色体短臂 36 区在很多肿瘤细胞中会发生突变，有学者推测 Tp73 可能充当了 DNA 损伤的防御信号，防止细胞因为基因不稳定性而诱导肿瘤发生。

Tp73，包括其异构体 Tp73α、Tp73β、Tp73γ 都能诱导自噬发生，其中 Tp73γ 诱导自噬的能力更为突出，其机制尚不十分明确。研究表明 Tp73 能够诱导 DRAM 的表达，但是这与 Tp73 诱导自噬无关，不是其必需条件。此外，Tp73 的 N 端缺失突变体 ΔNTp73 缺乏转录基因的能力，但是能够与 Tp53、Tp73 竞争 DNA 结合位点而抑制 Tp53 和 Tp73 的转录功能。ΔNTp73 单独不能诱导自噬发生，但是其能够抑制 Tp73 和 Tp53 诱导的自噬小体形成，但 ΔNTp73 对于营养缺失诱导的自噬没有抑制或调控作用。Tp73 诱导的自噬发生不依赖于 DRAM 的存在，但是可能依赖于 Tp73 调控的其他靶基因；另外 Tp53 的存在与否对于 Tp73 诱导自噬发生没有影响。

Tp53 自 20 世纪 70 年代末被发现以来，一直是细胞生物学及基础医学研究的焦点和热点。对于 Tp53 生物学功能的认识已经由最初的"基因组守护神"（genome guardian）发展为目前所公认的参与多种生理和应激反应的"多向性监管者"（pleiotropic regulator）。自噬被认为是一种从低等生物到高等生物都高度保守的代谢机制，在维持机体内环境稳定、生长发育、细胞分化及应答细胞的内源或外源性刺激方面都具有重要作用。

Tp53 对自噬的调控作用是十分复杂的（表 6-1）。目前还有很多未解之谜，如为什么细胞核定位的 Tp53 多表现为促进自噬（维持细胞应对压力刺激），而细胞质定位的 Tp53 表现为抑制自噬（与细胞凋亡相关），这些现象背后的具体分子机制还有待大量的研究探索，但确定无疑的是 Tp53 对于自噬发生起着重要的调控作用。同一种蛋白能够

表 6-1　Tp53 对自噬调控作用总结

调控方式			机制
Tp53	促进自噬	通过 mTOR 通路	活化 AMPK
			激活 IGF-BP3
			激活 REDD1
		通过 DAPK1	结合 MAP1B
			磷酸化 Beclin 1
			提高 Tp53 蛋白稳定性
	抑制自噬	生理情况下	结合并抑制 RB1CC/FIP200
			通过 PKR
		应激情况下	营养缺乏情况下，Tp53 降解促进自噬
			通过 AMPK 通路抑制自噬
Tp53 靶基因	DRAM		促进自噬 - 溶酶体形成
	TIGAR		抑制糖酵解、降低 ROS，抑制自噬
	PTEN		抑制 PI3K/AKT/mTOR 通路，促进自噬
	PUMA、Bax、Bad、BNIP3		释放 Beclin 1，促进自噬
	非编码 RNA		靶向调控自噬相关基因表达
其他机制	突变型 Tp53		影响野生型 Tp53
	Tp73		未知机制

调控相反作用的现象在 Tp53 的转录调控中也有表现。例如，Tp53 促进细胞周期调控蛋白 p21 的表达，p21 能够通过抑制 G_1 期特异性的细胞周期蛋白激酶而使细胞周期阻滞于 G_0/G_1 期；然而 Tp53 也能够很有效地转录促进 Bcl-2 家族中促凋亡蛋白 Bax、PUMA、NOXA 等表达，促进细胞凋亡。Tp53 转录调控靶基因的选择是受 Tp53 翻译后不同的修饰（包括磷酸化、乙酰化、Sumo 化及泛素化）所决定的。我们有理由相信，Tp53 翻译后修饰的改变或者那些迄今为止尚未被发现的与 Tp53 相结合的蛋白（定位于细胞核或细胞质）将会决定 Tp53 是发挥促进自噬还是抑制自噬的作用。还有一种可能是 Tp53 在响应细胞压力时首先激活促进细胞存活的机制（如细胞周期阻滞、自噬），继而会试图将细胞恢复成应激前的稳态；只有在细胞稳态无法恢复时才启动致死程序（如细胞凋亡、自噬抑制）。这一推测及许多其他未解之谜也迫切需要用更深入的研究来加以证实。

细胞自噬与细胞凋亡和细胞衰老一样，是一种十分重要的生命活动，许多人类重大疾病的发生，包括肿瘤、肥胖症、神经退行性疾病及糖尿病等都与自噬发生异常有关。深入探讨细胞自噬的发生机制有助于更好地阐明这些疾病的发病机制和形成原因。以肿瘤为例，自噬与肿瘤的发生发展及肿瘤对化疗药物或放射治疗的敏感性密切相关。肿瘤细胞内自噬的发生会引起两种截然相反的结果，一种是肿瘤细胞发生自噬性死亡，抑制肿瘤细胞的增殖；另一种是自噬的发生稳定肿瘤细胞的内环境，肿瘤细胞在自噬作用的保护下更加适应缺氧等肿瘤微环境，对化疗药物的杀伤更加耐受，因而有助于肿瘤的进一步发展。目前，自噬调控肿瘤的机制仍然不太明确，对于自噬在肿瘤发生发展的哪个阶段发挥调控作用也不是很清楚。关于 Tp53 及其家族蛋白对肿瘤发生发展调控的研究由来已久，Tp53 参与的自噬调控在肿瘤形成中的作用研究，可以进一步拓展对 Tp53 研究的深度和广度。靶向 Tp53 的基因治疗已经成为抗肿瘤研究领域的重要方向，因此详细了解 Tp53 参与细胞自噬的分子机制显得尤为重要。目前，探讨 Tp53 蛋白与 mTOR 信号通路中相关蛋白的作用方式和作用靶点、发现 Tp53 在不同情况下对自噬发挥不同作用的"分子开关"机制是 Tp53 调控自噬研究领域的热点课题，另外，Tp53 介导的自噬调控与肿瘤治疗效果的相关性也急需得到进一步的确定。这些问题的深入研究有望开辟肿瘤治疗的新方向并提供新的靶点。明确肿瘤发生发展不同阶段的自噬发生情况，将有助于我们针对性地靶向 Tp53（包括过量表达、敲除、修饰等方式）以达到干预或者治疗肿瘤的目的。

另外值得一提的是，细胞自噬在多种类型的干细胞，包括胚胎干细胞、造血干细胞、神经干细胞等的干性维持、自我更新及定向分化中起着重要作用。Tp53 在诱导性多能干细胞（iPSC）及胚胎干细胞的自我更新中也发挥着重要作用。已经确定 Tp53 是细胞重编程进程中的一大障碍。Tp53 是否通过调控自噬影响细胞重编程或细胞分化及 Tp53 通过调控自噬影响干细胞命运的具体分子机制都将是该研究领域的重要方向，进一步的研究将有望为安全高效地获得诱导性多能干细胞提供解决方案。Tp53 对于自噬的调控作用影响干细胞的抗衰老活性，可为预防和治疗衰老相关疾病提供新的思路和策略。

小　结

Tp53 对自噬的调控是多层次、复杂而精细的。一方面，Tp53 可以促进自噬。Tp53

既可以通过活化 AMPK 通路、诱导 IGF-BP3 的表达及激活 REDD1 等方式抑制 mTOR 信号通路，促进自噬发生；也可以通过转录调控 DAPK1 而作用于微管相关蛋白 MAP1B、磷酸化 Beclin 1、以 ARF 依赖的方式提高 Tp53 蛋白稳定性等促进自噬；另一方面，Tp53 可以通过不同的方式分别在生理或应激情况下抑制自噬。除此之外，Tp53 还可以通过直接靶向调控下游靶基因 DRAM、TIGAR、PTEN、Bcl-2 家族蛋白（PUMA、Bax、Bad、BNIP3）、非编码 RNA 等调控自噬。目前我们对于 Tp53 或其靶基因调控自噬方面尽管已积累了一些认识，但对许多机制方面的细节尚不完全清楚，还有待进一步研究。

（郑州大学人民医院　胡汪来　陈　松　Rick F. Thorne　吴　缅）

参 考 文 献

BENSAAD K，TSURUTA A，SELAK M A，et al.，2006. TIGAR，a p53-inducible regulator of glycolysis and apoptosis. Cell，126：107-120.

BUDANOV A V，KARIN M，2008. p53 target genes sestrin1 and sestrin2 connect genotoxic stress and mTOR signaling. Cell，134：451-460.

CRIGHTON D，WILKINSON S，RYAN K M，2007. DRAM links autophagy to p53 and programmed cell death. Autophagy，3：72-74.

FENG X，LIU X，ZHANG W，et al.，2011. p53 directly suppresses BNIP3 expression to protect against hypoxia-induced cell death. EMBO J，30：3397-3415.

FENG Z H，HU W W，DE STANCHINA E，et al.，2007. The regulation of AMPK beta 1，TSC2，and PTEN expression by p53：Stress，cell and tissue specificity，and the role of these gene products in modulating the IGF-1-AKT-mTOR pathways. Cancer Res，67：3043-3053.

GALLUZZI L，KEPP O，KROEMER G，2010. A new role for cytoplasmic p53：binding and destroying double-stranded RNA. Cell Cycle，9：2491-2492.

GREEN D R，KROEMER G，2009. Cytoplasmic functions of the tumour suppressor p53. Nature，458：1127-1130.

HARRISON B，KRAUS M，BURCH L，et al.，2008. DAPK-1 binding to a linear peptide motif in MAP1B stimulates autophagy and membrane blebbing. J Biol Chem，283：9999-10014.

JONES R G，PLAS D R，KUBEK S，et al.，2005. AMP-activated protein kinase induces a p53-dependent metabolic checkpoint. Mol Cell，18：283-293.

LIAO J M，CAO B，ZHOU X，et al.，2014. New insights into p53 functions through its target microRNAs. J Mol Cell Biol，6：206-213.

LIU C Y，ZHANG Y H，LI R B，et al.，2018. LncRNA CAIF inhibits autophagy and attenuates myocardial infarction by blocking p53-mediated myocardin transcription. Nat Commun，9.

MAH L Y，O'PREY J，BAUDOT A D，et al.，2012. DRAM-1 encodes multiple isoforms that regulate autophagy. Autophagy，8：18-28.

MARTORIATI A，DOUMONT G，ALCALAY M，et al.，2005. DAPK1，encoding an activator of a p19ARF-p53-mediated apoptotic checkpoint，is a transcription target of p53. Oncogene，24：1461-1466.

MORSELLI E，SHEN S，RUCKENSTUHL C，et al.，2011. p53 inhibits autophagy by interacting with the human ortholog of yeast Atg17, RB1CC1/FIP200. Cell Cycle, 10: 2763-2769.

MRSCHTIK M, O'PREY J, LAO L Y, et al., 2015. DRAM-3 modulates autophagy and promotes cell survival in the absence of glucose. Cell Death Differ, 22: 1714-1726.

REEF S, ZALCKVAR E, SHIFMAN O, et al., 2006. A short mitochondrial form of p19ARF induces autophagy and caspase-independent cell death. Mol Cell, 22: 463-475.

XU J Z, WANG Y F, TAN X R, et al., 2012. MicroRNAs in autophagy and their emerging roles in crosstalk with apoptosis. Autophagy, 8: 873-882.

YANG L X, WANG H Y, SHEN Q, et al., 2017. Long non-coding RNAs involved in autophagy regulation. Cell Death Dis, 8.

YEE K S, WILKINSON S, JAMES J, et al., 2009. PUMA- and Bax-induced autophagy contributes to apoptosis. Cell Death Differ, 16: 1135-1145.

YOON J H, HER S, KIM M, et al., 2012. The expression of damage-regulated autophagy modulator 2 (DRAM2) contributes to autophagy induction. Mol Biol Rep, 39: 1087-1093.

ZALCKVAR E, BERISSI H, EISENSTEIN M, et al., 2009a. Phosphorylation of Beclin 1 by DAP-kinase promotes autophagy by weakening its interactions with Bcl-2 and Bcl-XL. Autophagy, 5: 720-722.

ZALCKVAR E, BERISSI H, MIZRACHY L, et al., 2009b. DAP-kinase-mediated phosphorylation on the BH3 domain of beclin 1 promotes dissociation of beclin 1 from Bcl-XL and induction of autophagy. EMBO Rep, 10: 285-292.

ZHAI H Y, FESLER A, JU J F, 2013. MicroRNA A third dimension in autophagy. Cell Cycle, 12: 246-250.

ZHANG J, NEY P A, 2009. Role of BNIP3 and NIX in cell death, autophagy, and mitophagy. Cell Death Differ, 16: 939-946.

第七章　钙离子与自噬

细胞的代谢及功能通常需要多个细胞元件的共同参与，研究证明细胞内的钙离子（Ca^{2+}）与多种细胞活动密切相关，而细胞内游离的 Ca^{2+} 被一套严密的机制所控制着。1993 年 Gordon 等首次报道了 Ca^{2+} 对自噬的调控作用。在随后二十多年的时间里，研究者对 Ca^{2+} 在自噬中的作用进行了深入的研究。目前对于细胞内的 Ca^{2+} 信号能够调节自噬的研究证据是明确的，但 Ca^{2+} 在不同条件下对自噬的调控作用仍存在争议，不同的研究对其促进还是抑制自噬持有不同的观点。关于 Ca^{2+} 调控自噬的确切机制也存在不同的观点。目前普遍的观点认为，细胞在正常状态和应激状态下，Ca^{2+} 对自噬存在正向或负向的调控作用，其调控自噬的通路也不尽相同。本章将对 Ca^{2+} 对自噬的促进和抑制作用、分子机制及两种作用之间的关联分别进行介绍。

第一节　钙离子对自噬的促进作用

一、细胞内 Ca^{2+} 及内质网在自噬发生中的角色

早在 1993 年，Gordon 等就已经阐述了细胞内 Ca^{2+} 在自噬中的作用。内质网作为细胞内重要的存储 Ca^{2+} 的细胞器，在 Ca^{2+} 对自噬调控过程中的作用不容忽视。众所周知，内质网应激能够触发自噬，并且受内质网 Ca^{2+} 的储备和释放所调控，这一点与凋亡的调控机制类似。钙动员剂能促进 Ca^{2+} 从内质网释放，引起细胞质 Ca^{2+} 浓度（$[Ca^{2+}]_{cyt}$）的升高从而诱导自噬，这些钙动员剂包括钙离子载体离子霉素（ionomycin）、三磷酸腺苷（ATP）、维生素 D_3 及其类似物、镉离子、白藜芦醇及金丝桃素联合光动力疗法（photodynamic therapy，PDT）等。研究发现在大鼠视神经压伤模型中，抑制细胞膜的 Ca^{2+} 通道能够阻止轴突内 Ca^{2+} 浓度升高，从而抑制自噬的发生。而由外源性的 Ca^{2+} 磷酸盐沉淀所诱导的自噬却会被细胞外或细胞内的 Ca^{2+} 缓冲所抵消。在 Ca^{2+} 所诱导的自噬中，内质网不但是储存 Ca^{2+} 的主要区域，也是参与诱导自噬的重要细胞器之一。

研究中，采用肌质网或内质网的钙 -ATP 酶（sarco/endoplasmic reticulum Ca^{2+} ATPase，SERCA）抑制剂、毒胡萝卜素（thapsigargin）和 Xestospongin B（XeB）都可以引起 $[Ca^{2+}]_{cyt}$ 的升高，进而促进自噬。二者中毒胡萝卜素是最常用的 SERCA 不可逆抑制剂，其诱导自噬的作用具有剂量和时间依赖效应。研究发现以 1μmol/L 毒胡萝卜素处理 10 分钟并给予 6 小时恢复期能显著增强 Ca^{2+} 依赖的细胞自噬，而更高剂量或更长时间的作用则可能导致一些不良反应，如分泌性通路 Ca^{2+}-ATP 酶（SPCA）的抑制、Ca^{2+} 在高尔基体的积聚、Ca^{2+} 通道障碍所致的 Ca^{2+} 内流受阻等。此外，由于内质网应激与非折叠蛋白反应密切相关，而毒胡萝卜素所诱导的自噬在非折叠蛋白反应缺失的细胞中也能发生，

提示 Ca^{2+} 可以不通过内质网应激而直接诱导自噬。

1,2- 双（2- 氨基苯氧基）- 乙烷 -N,N,N',N'- 四乙酸（BAPTA）是一种选择性 Ca^{2+} 螯合剂，其乙酰甲酯衍生物为 1,2- 双（2- 氨基苯氧基）乙烷 -N,N,N,N- 四乙酸四（乙酸氧基甲酯（BAPTA-AM）），能轻易地进入细胞。BAPTA-AM 是一种快速有效的细胞内 Ca^{2+} 缓冲剂，经胞内酯酶水解后释放 BAPTA 发挥其生理作用。BAPTA-AM 处理的细胞内 GFP-LC3 荧光标记的自噬体被显著抑制，说明 BAPTA 通过螯合胞内 Ca^{2+} 抑制细胞自噬，且胞质 Ca^{2+} 在自噬过程中起重要作用。另外，BAPTA-AM 也能抑制由饥饿或雷帕霉素等诱导的自噬，说明 Ca^{2+} 信号通路是自噬激活的重要通路。

近期研究发现内质网应激介导自噬激活的上游信号。该研究利用衣霉素诱导建立小鼠肝脏和人 HeLa 细胞内质网应激模型，发现内质网应激导致钙网蛋白表达增加，进而刺激自噬体的形成和自噬通量的增加，减轻衣霉素诱导的内质网应激。同时，利用慢病毒敲低钙网蛋白的表达则加剧内质网应激，且自噬体中钙网蛋白和 LC3 的共定位增强。进一步研究发现，LC3 存在着钙网蛋白介导自噬激活和内质网应激抑制所必需的相互作用区域（Yang et al.，2019）。

二、三磷酸肌醇受体和 Beclin 1

在内质网中三磷酸肌醇受体（IP3R）的作用也同样重要。这是一种广泛存在于细胞内的 Ca^{2+} 释放通道，主要位于内质网，包括三种同型体，即 IP3R-1、IP3R-2 和 IP3R-3。功能性 IP3R 是一个四聚体，包括 4 个约 310kDa 的亚单位，受体最大的部分面向细胞质，这样很多细胞质蛋白包括蛋白激酶和磷酸酶都可以直接结合并调控 IP3R，继而控制 Ca^{2+} 流。研究发现镉离子诱导的 Ca^{2+} 动员是通过 IP3R 的作用实现的。不管是通过化学物质抑制 IP3R 还是用 siRNA 敲低 IP3R，抑或用锂离子抑制三磷酸肌醇（IP3）的合成等方法抑制 IP3R 的活性，都能诱导自噬体的形成，这充分表明抑制 IP3R 的活性能够激活自噬。然而，研究者用 2- 氨基乙基二苯硼酸盐（2-APB）阻断 IP3R 之后却能抑制由镉离子诱导的自噬。同样，钙调神经磷酸酶作为 IP3R 的抑制剂，理论上抑制该酶后应该能抑制自噬，但在用 siRNA 敲低钙调神经磷酸酶之后，增加了 IP3R 的活性，结果却促进镉离子诱导的自噬。上述两种截然不同的结果提示 IP3R 在调控自噬的过程中可能具有双重作用。但由于 2-APB 并不是高选择性的 IP3R 抑制剂，用它阻断 IP3R 也能影响到 Ca^{2+} 通道和 SERCA，因此 2-APB 还可能通过 SERCA 等途径起作用，从而对 IP3R 在自噬中的作用起到相反的作用。此外钙调神经磷酸酶是否能够作为 IP3R 的调节剂在学界也存在很大争议。因此，关于 IP3R 对自噬究竟是激活还是抑制，学界仍持两种观点，在下一节中将继续介绍 IP3R 对自噬的抑制作用。

前面提到 Ca^{2+} 在诱导自噬的过程中也可以直接发挥作用。在 HEK293 细胞中的研究发现，Ca^{2+} 的磷酸盐沉淀能够诱导自噬，这一过程是 Beclin 1 依赖的。Beclin 1 能够促进自噬体的形成，而 Beclin 1 的促自噬作用能够被 Bcl-2 和 Bcl-XL 蛋白抑制，这也是联系自噬和凋亡的重要节点（Mehrpour et al.，2010）。Bcl-2 家族成员中仅包含 BH 结构域的蛋白都是促凋亡的，但 Beclin 1 虽然拥有一个 BH 结构域，却并不能触发凋亡，而是激活了自噬，因此 Beclin 1 可能通过对抗多种促凋亡物质对细胞起到保护作用。另外，Beclin

1 还与死亡相关蛋白激酶（DAPK）及 IP3R 相互作用。DAPK 能够使 Beclin 1 磷酸化，促进 Beclin 1 从 Bcl-2 样蛋白中解离，继而诱导自噬。Beclin 1 与 IP3R 的相互作用则是自噬发生时内质网与线粒体发生功能性联系的基础。

三、CaMKK2-AMPK-mTOR 通路

AMPK-mTOR 通路是自噬发生中十分重要的一条信号通路（详见相关章节），多种应激因素所诱导的自噬都通过这条通路起作用。Ca^{2+} 能够通过 CaMKK2 激活 AMPK，进一步抑制 mTOR，从而激活自噬。

mTOR，尤其是 mTORC1 是调控自噬的中心环节。调节 mTORC1 活性的一个重要介质是 AMPK，AMPK 能被上游的激酶 LKB1 和 CaMKK2 所磷酸化并激活。活化的 AMPK 通过磷酸化并激活 TSC1/2 复合物来抑制 mTORC1 活性，从而促进自噬。应用 siRNA 或化学抑制剂（STO-609 和复合物 C）靶向抑制 CaMKK2 都可以抑制自噬的发生，也验证了上述观点。此外，AMPK 还能磷酸化并激活 ULK1/2 激酶，从而促进自噬（Cardenas et al.，2012）。

CaMKK2 关联了 Ca^{2+} 信号、mTOR 与自噬。$[Ca^{2+}]_{cyt}$ 的持续升高可以激活自噬，这是通过 CaMKK2 和 AMPK 参与的机制实现的，并涉及 mTORC1 信号的抑制。β 淀粉样蛋白同样也通过 CaMKK2-AMPK 机制来调控自噬。过表达富亮氨酸重复激酶（LRRK）2 能激活 Ca^{2+} 依赖的 CaMKK2-AMPK 通路，引起自噬体形成的持续增加（Gomez-Suaga et al.，2012）。营养缺乏能够触发 IP3R 介导的 Ca^{2+} 从内质网释放，从而引起 $[Ca^{2+}]_{cyt}$ 的升高，这在饥饿诱导的自噬中是必需环节。因此 Ca^{2+} 依赖的 CaMKK2-AMPK-mTOR 通路在多种应激条件诱导的自噬中均起到重要的作用。

在研究异丙酚（PPF）在脑缺血再灌注（I/R）中的神经保护作用时，发现 PPF 通过调控 Ca^{2+}/CaMKK2/AMPK/mTOR 自噬通路拮抗葡萄糖剥夺和再氧合触发的神经元损伤。研究将培养的原代大鼠大脑皮质神经元采用氧 - 葡萄糖剥夺和再氧合（OGD/R）处理，体外模拟脑 I/R 损伤。结果发现 OGD/R 暴露显著引起自噬，通过增强的 LC3-Ⅱ/LC3-Ⅰ 值和 Beclin 1 表达，降低 p62 表达，并增加 LC3 斑点形成，而且 OGD/R 暴露诱导细胞内 Ca^{2+} 浓度（$[Ca^{2+}]_i$）升高。在使用 PPF 处理神经元后，发现 PPF 显著拮抗 OGD/R 触发的细胞损伤，自噬诱导和 $[Ca^{2+}]_i$ 升高。进一步研究发现 PPF 通过 Ca^{2+}/CaMKK2/AMPK/mTOR 通路抑制自噬，从而缓解 OGD/R 触发的神经元损伤（Sun et al.，2018）。

四、线粒体能量代谢与 Ca^{2+} 摄取

与内质网一样，线粒体能够储存 Ca^{2+}，但其调控机制与内质网不同。线粒体的 Ca^{2+} 摄取通过一种 Ca^{2+} 高选择性的离子电导通道。在线粒体中，Ca^{2+} 的移动受线粒体膜蛋白的调节。线粒体内膜上的跨膜单向转运体参与形成线粒体与细胞质之间的质子梯度，这一生电的单向转运体介导了线粒体 Ca^{2+} 的摄取，能够在高电导和低电导的模式下工作，并被邻近内质网和线粒体的 Ca^{2+} 微区所激活，因其容量较大，故使 Ca^{2+} 能够在线粒体积聚，这在一定情况下可以对细胞起到保护作用。

线粒体积聚 Ca^{2+} 能增加电子转运链的活性，从而诱导生成更多的 ATP，并且使更多

的氧变成水。然而，这些过程伴随了自由电子泄漏的增加，这将导致超氧化离子的形成。所产生的超氧化分子、游离自由基和过氧化物被统称为活性氧（ROS）。当 ROS 累积时，能通过氧化细胞组分而引起细胞损伤。因此，线粒体积聚 Ca^{2+} 可加强能量的产生及形成 ROS。线粒体基质所拥有的缓冲系统能够防止积累过多 Ca^{2+}。一旦细胞质 Ca^{2+} 恢复静息水平，线粒体的 Na^+/Ca^{2+} 交换泵会将 Ca^{2+} 泵回细胞质，从而使 Ca^{2+} 回到内质网或被清除出细胞。Ca^{2+} 还能通过渗透性转运孔（PTP）被释放出线粒体。PTP 具有两种功能状态：一种是低电导模式，可以允许瞬时开放，因此被认为与 Ca^{2+} 波增幅有关；另一种高电导模式是全或无的形式，能够释放大量的 Ca^{2+}。

Ca^{2+} 还能够调节线粒体酶的活性。线粒体中三种关键的代谢酶活性可被 Ca^{2+} 增强，包括丙酮酸脱氢酶（PDH）、α- 酮戊二酸脱氢酶和异柠檬酸脱氢酶，这导致 NAD 更多地被还原成 NADH，而 NADH 是线粒体呼吸链重要的原料供应者。此外，Aralar1 和维生素 P、天冬氨酸 / 谷氨酸载体都受 Ca^{2+} 所调控，在被刺激时可增强需氧代谢。由于存在电压依赖性阴离子通道（VDAC），Ca^{2+} 被摄取进入线粒体时，在线粒体外膜是畅通无阻的，但 Ca^{2+} 渗透进入线粒体内膜是速率限制性的，并由线粒体钙单向转运体（mitochondrial calcium uniporter，MCU）介导。MCU 是一种选择性 Ca^{2+} 通道小孔形式的亚单位，曾被认为是 Ca^{2+} 单向转运体。正常呼吸的线粒体在电子传递时可产生高度的跨膜负电压，而线粒体通过 MCU 摄取 Ca^{2+} 就是由该跨膜负电压所驱动的。对线粒体悬液和丝状体（一种没有外膜的线粒体）的研究表明，线粒体摄取 Ca^{2+} 一般在 $1 \sim 100\mu mol/L$。但 IP3 相关激动剂产生的亚微摩尔水平的 Ca^{2+} 升高则会触发线粒体 Ca^{2+} 的大量增加，这是由线粒体和内质网之间的紧密连接所介导的（Cardenas et al., 2012）。

五、溶酶体作为 Ca^{2+} 信号调节器调控自噬

在真核细胞中有很多酸性的 Ca^{2+} 储存库，包括核内体、溶酶体、分泌颗粒、高尔基体等，它们调节 Ca^{2+} 泵或 Ca^{2+} 交换器对 Ca^{2+} 的摄取。这些储存库的 Ca^{2+} 通道属于瞬时电位受体家族，为双孔通道（TPC）或瞬时受体电位通道（TRP）。其中，溶酶体属于强酸性的细胞器（pH 4 ～ 5），且在细胞中普遍存在。溶酶体不仅是自噬过程中清除消化细胞成分的重要细胞器，其作为 Ca^{2+} 存储及 Ca^{2+} 信号位点的作用也越来越受到关注。

溶酶体能够直接与核内体、吞噬体及质膜融合，这在自噬完成的过程中十分重要。在蛋白质复合物或细胞器被双膜的囊泡吞没时，溶酶体即开始启动，吞噬泡随后与溶酶体融合。而内吞、膜转运及自噬等涉及融合和分裂的过程都受 Ca^{2+} 调控，$[Ca^{2+}]_{cyt}$ 的增高对溶酶体－溶酶体、溶酶体－自噬体、溶酶体－细胞膜的融合都是必需的。

溶酶体中 Ca^{2+} 存储和释放由多种分子参与调节。研究发现甘氨酸 -L- 苯丙氨酸－萘酰胺（GPN）能诱导溶酶体的渗透性肿胀并将其内容物释放入细胞质，包括 Ca^{2+}。而作为 V 型 ATP 酶抑制剂的洛霉素 A1，则能够改变酸性细胞器的跨膜 pH 梯度并阻滞 Ca^{2+} 摄取。对于从溶酶体存储中释放 Ca^{2+}，烟酸腺嘌呤二核苷酸磷酸（NAADP）是重要调节因子，其作用相当于第二信使。NAADP 是一种普遍存在的 Ca^{2+} 释放因子，参与细胞功能的调控，包括受精、细胞增殖和分化、胰岛素分泌、氮氧化物信号及肌肉收缩等。NAADP 通过动员初始的 Ca^{2+} 爆发引起 Ca^{2+} 反应，随后内质网中 Ca^{2+} 诱导的 Ca^{2+} 释放（CICR）

又能进一步放大这一反应。研究发现一种 TPC 可能是 NAADP 受体家族的成员，NAADP 的 TPC 模式受体具有诱导酸性细胞器释放 Ca^{2+} 的功效（Ruas et al.，2010）。NAADP/TPC2/Ca^{2+} 信号通过碱化溶酶体的 pH 来抑制自噬体和溶酶体之间的融合，从而减少自噬通量（Choi et al.，2014）。

　　Ca^{2+} 分隔机制是自噬的重要调节因子。TRP 黏脂蛋白（TRPML）-1 与 TRP 基因的一种突变型有关，是一种非选择性的透 Ca^{2+} 的阳离子通道，可引起溶酶体存储异常，提示 Ca^{2+} 依赖的融合对于正常由 TRPML1 介导的溶酶体转运是必需的。TRPML3 是一种选择性 Ca^{2+} 通道，受胞质外 H^+ 的调控，能介导 Ca^{2+} 信号及细胞器膜电位的变化或 pH 的变化。过表达 TRPML3 可导致自噬上调，而敲除 TRPML3 则可导致自噬下调（Kim et al.，2009）。在巨自噬/自噬诱导时，TRPML3 被募集并为自噬体生物发生中的融合过程提供 Ca^{2+}。TRPML3 蛋白 C 端区域棕榈酰化，是 TRPML3 在自噬中动态运输和发挥功能所必需的。棕榈酰化不仅调节细胞内 TRPML3 向自噬结构的运输，还调节诱导自噬中的自噬通量。营养饥饿激活 TRPML3 释放 Ca^{2+} 并增加 TRPML3 棕榈酰化水平。然而，破坏 TRPML3 棕榈酰化水平仅可以消除饥饿诱导的 TRPML3 激活，却不影响其通道活性。TRPML3 的运输和通道功能在自噬的背景下被调节，并且棕榈酰化是 TRPML3 作为自噬体形成中 Ca^{2+} 通道功能的先决条件（Kim et al.，2018）。这提示 Ca^{2+} 在自噬体水平是十分重要且受调控的，它对自噬体与溶酶体的融合起到了重要的作用（图 7-1）。

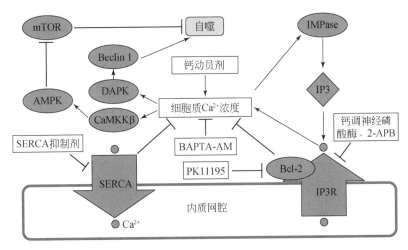

图 7-1　Ca^{2+} 促进自噬的细胞内机制

IMPase：肌醇单磷酸酶

第二节　钙离子对自噬的抑制作用

一、IP3R 与 Beclin 1-Bcl-2 复合物

Ca^{2+} 对自噬的抑制作用主要集中于 IP3R，在受到激素、生长因子或抗体刺激后，细

胞质内 IP3 生成增多，通过 IP3R 介导 Ca^{2+} 从内质网释放入细胞质。此外，当 $[Ca^{2+}]_{cyt}$ < 300nmol/L 时也能直接活化 IP3R，而 $[Ca^{2+}]_{cyt}$ 较高时则抑制 IP3R。

Ca^{2+} 能够抑制肌醇单磷酸酶（IMPase），从而降低 IP3 水平并促进自噬，而增加肌醇能够降低锂离子对自噬的刺激作用（Sarkar et al., 2005）。通过这条途径，mTOR 抑制剂雷帕霉素与锂离子可协同刺激自噬。鸡 DT40 B 淋巴细胞的自噬水平要明显高于野生型，在敲除 IP3R 三倍体的该种细胞中已经证实可通过 IP3R 对自噬产生抑制作用。在 DT40 KO 细胞中异位表达 IP3R-1 或 IP3R-3 能够修复自噬水平，而 XeB 不能增加 DT40 KO 细胞的自噬水平，此外，表达其他内质网 Ca^{2+} 释放通道（如兰尼碱受体）则不能恢复升高的自噬水平，这也进一步证明了 IP3R 在抑制自噬中的重要作用（Decuypere et al., 2011a）。

低水平的 IP3 介导 Ca^{2+} 转运至线粒体可以促进氧化磷酸化，缺乏这条通路的细胞具有弱化的生物能量学（bioenergetics），可由 AMPK 感知并激活自噬。在 IP3R 活性被抑制的细胞中，以甲基丙酮酸盐培育细胞，即通过氧化减少了 NADH 当量，以驱动氧化磷酸化和 ATP 生成，能够阻断自噬并减少 AMPK 活性，而且在表达 IP3R 的细胞中通过特异性 Ca^{2+} 单向转运体阻滞剂 Ru360 或者以 RNA 干扰敲低 MCU 抑制线粒体摄取 Ca^{2+} 能够降低耗氧率（OCR），激活 AMPK 并诱导非 mTOR 依赖的自噬，这和使用 XeB 或基因敲除 IP3R 的作用非常相似，提示它们的作用靶点是在同一通路上（Cardenas et al., 2012）。

Beclin 1 通过形成Ⅲ型 PI3K 激酶 Vps34 和 p150 的复合物促进自噬体的装配。在自噬体的早期合成中，Beclin 1 与 Vps34 的相互作用起到重要作用。有一种意见认为 IP3R 对 Beclin 1 起缓冲作用，从而抑制其与 Vps34 的结合，进而抑制自噬。但不同的意见认为糖皮质激素能够诱导淋巴细胞发生自噬，其降低了 IP3R 介导的 $[Ca^{2+}]_{cyt}$，这是由典型的 mTOR 依赖通路来实现的。在 XeB、磷脂酶 C 抑制剂抑制 IP3R，或敲除 IP3R 后，细胞的自噬流出现增强并表现出基础的自噬，这支持了非 mTOR 依赖的通路作用于自噬发生的观点。在 DT40 KO 细胞中重新表达重组大鼠 IP3R-3 能够逆转已经上调的自噬水平；而在 DT40 KO 细胞中表达没有离子通道活性的突变型 IP3R-3，则不能下调自噬；在 DT40 KO 细胞中表达通道门控正常但不透 Ca^{2+} 的突变型 IP3R 同样不能抑制已经上调的自噬。由于突变型和野生型 IP3R 均能与 Beclin 1 结合，在野生型细胞和 DT40 KO 细胞中 Beclin 1-Vps34 复合物也没有差别，因此，阻止 Beclin 1 与 Vps34 的结合并不是 IP3R 抑制自噬的原因，IP3R 介导的 Ca^{2+} 释放才是抑制自噬的必要条件。

对于 IP3R 与 Beclin 1 的相互作用方式学术界存在另一种观点。部分学者认为在自噬的过程中存在 IP3R、Beclin 1 和 Bcl-2 的复合物。在这个复合物中 IP3R 充当了支架蛋白的角色，分别与 Beclin 1 和 Bcl-2 结合。因此可以认为 IP3R 促进了 Bcl-2-Beclin 1 复合物的形成，而该复合物是抑制自噬激活的，且由于 Beclin 1 和 Bcl-2 结合成了复合物，游离的 Beclin 1 也相应减少，从总体来讲，其激活自噬的能力也减弱了。基于上述复合物模型，使用 XeB 特异性结合 IP3R，可以导致上述复合物的解体，从而激活自噬。XeB 的这一作用可以被过表达的 Bcl-2 所阻断，而在相反条件下采用 siRNA 抑制 Bcl-2 则可以消除 IP3R-Beclin 1 的相互作用。此外，IP3R 的缺乏可导致 Beclin 1 从 Bcl-2 分离，继而刺激自噬。因此可以认为该复合物中的 3 种物质之间存在着相互作用。然而，在野生型和 DT40 KO 细胞间没有观察到 Bcl-2 和 Beclin 1 相互作用的不同，在 XeB 作用下也没有观察到 Beclin 1 与 IP3R 相互作用的变化。值得注意的是，Beclin 1 从 IP3R 分离仅仅发生在比较晚的时间点（相应的处理条件作用后 6 小时），这就能够解释为什么有的研究没有能够观察到这一现象。但如果基于这一支架蛋白的理论，IP3R 对自噬的作用中则不涉及 Ca^{2+} 通道的功能。事实上用 siRNA 敲除 Beclin 1 后，对激动剂诱导的 Ca^{2+} 释放也确实没有影响。在这一复合物中，Beclin 1 是与 IP3R 中 IP3 核心结合，而对 IP3R 的 Ca^{2+} 释放功能不产生影响。

一些研究表明抗凋亡蛋白 Bcl-2 和 Bcl-XL 的表达能够抑制自噬。在许多情况下，这被归因于其与 Beclin 1 的 BH 结构域直接作用，进而直接有效地隔离了 Beclin 1 参与自噬机制。在上述 IP3R-Bcl-2-Beclin 1 复合物模型中，IP3R 仅作为一个支架，促进 Bcl-2 和 Beclin 1 的相互作用，保持自噬被抑制，这一作用并不依赖于其通道功能。有研究者也提出 Bcl-2 通过减少内质网 Ca^{2+} 的含量抑制自噬。然而由于通过 IP3R 的 Ca^{2+} 流的量级依赖于内质网 Ca^{2+} 浓度（$[Ca^{2+}]_{ER}$），那么如果减少 $[Ca^{2+}]_{ER}$ 则可以减少 Ca^{2+} 转运至线粒体，从而促进自噬。Bcl-2 是内质网 Ca^{2+} 水平重要的调控因子，能够抑制 Ca^{2+} 诱导的自噬。Bcl-2 这种抑制自噬的作用最为突出的证据是，在内质网特异性过表达 Bcl-2 后自噬受到了抑制。PK11195 诱导自噬的能力也是由首先抑制 Bcl-2 随后增加 $[Ca^{2+}]_{ER}$ 所介导的（Gastaldello et al.，2010）。但由于 Ca^{2+} 载体能够动员细胞外的 Ca^{2+}，不完全依赖内质网 Ca^{2+} 的释放，因此 Bcl-2 并不能抑制 Ca^{2+} 载体诱导的自噬。Bcl-2 对自噬的抑制作用涉及内质网 Ca^{2+} 的释放，这种调节细胞内 Ca^{2+} 稳态从而抑制自噬的能力是 Bcl-2 在直接抑制 Beclin 1 活性之外的另一条抑制自噬的通路。

研究发现，Bcl-XL 能够直接作用于 IP3R 的全部亚型，并保持其在静息细胞中对低 IP3 浓度的敏感性，这一作用能够促进低水平的 Ca^{2+} 释放。有的研究中观察到过表达 Bcl-2 或 Bcl-XL 以后 $[Ca^{2+}]_{ER}$ 降低，可能与上述机制有关。重要的是，抗凋亡的 Bcl-2 家族成员可增强 IP3R 介导的 Ca^{2+} 信号，从而增强凋亡抵抗作用，同时也能增强细胞生物能量适应性（Decuypere et al.，2011b）。因此 Bcl-2 和 Bcl-XL 抑制自噬的机制涉及其增强 IP3R 介导的低水平 Ca^{2+} 转运至线粒体的能力。

二、AMPK-mTOR 通路

IP3R 和 Ca^{2+} 抑制自噬的作用，可能涉及 AMPK-mTOR 通路。有学者提出在 DT40 KO 细胞中下调 mTOR 活性后，AMPK 和 AKT 活性没有变化。然而更精细的研究发现 DT40 KO 细胞中糖类和氧的消耗增加、丙酮酸脱氢酶和 AMPK 活性升高，提示存在某种机制通过 IP3R 介导基本的 Ca^{2+} 释放入线粒体，继而增加线粒体的生物能及 ATP 生成。在 DT40 KO 细胞中，敲除或抑制 IP3R，都可消除这些基本的 Ca^{2+} 信号，导致 AMP/ATP 值增加、AMPK 激活并刺激自噬。然而引人关注的是，在这项研究中 mTOR 活性并未受到影响，提示存在一种非典型的 AMPK 依赖的自噬途径。这些在 DT40 KO 细胞中的不同发现再次显示了这些细胞的多样性。

多种假说提出 mTOR 在这个新的自噬通路中独立或非独立的作用非常重要。基于此，一些研究者提出在多条通路中存在一些内在联系。在 T 淋巴细胞中，地塞米松对自噬的诱导与 Fyn 介导的 IP3R 磷酸化及 Ca^{2+} 振荡关系密切相关，提示地塞米松通过这条通路刺激自噬（Harr et al.，2010）。然而，地塞米松也能降低 mTOR 活性，这可能导致 IP3R 磷酸化和活性的改变。mTOR 可能由此对 IP3R 产生直接的影响。在 IGF-1 刺激

AR4-2J 细胞时，mTOR 使 IP3R-2 磷酸化，导致 Ca^{2+} 振荡增强，并且该作用可被雷帕霉素消除（Regimbald-Dumas et al., 2011）。此外，在 RINm5F 细胞中，mTOR 作用于 IP3R-3 并使其磷酸化，而雷帕霉素及其他 mTOR 抑制剂则能够削弱这一现象，下调激动剂诱导的和 IP3 诱导的 Ca^{2+} 释放作用（Fregeau et al., 2011）。因此，研究这种 mTOR 依赖的 IP3R 磷酸化是否与自噬的调控有关联十分有意义。这也意味着通过雷帕霉素诱导自噬可能不仅仅导致 mTOR 的抑制，也可能会触发 IP3R 活性的变化。这种 Ca^{2+} 依赖的自噬和 mTOR 依赖的自噬之间可能的关联可以用来解释 mTOR 依赖和非依赖机制自噬的不同。

不管 Ca^{2+} 诱导自噬的下游影响因子是什么，有研究严谨地提出了 Ca^{2+}/IP3R 介导的自噬通路中有意义的上游调节因子。研究者提出了一种新型的 mTOR 依赖的自噬诱导复合物。在这些复合物中，一些 L 型 Ca^{2+} 通道抑制剂能诱导自噬。证据表明细胞内的 Ca^{2+} 能激活钙蛋白酶，而钙蛋白酶能通过介导 G 蛋白的 α 亚基分裂及腺苷酸环化酶激活而生成环腺苷酸（cAMP）。cAMP 浓度的增加通过 Rap2B 依赖的途径和磷脂酶 C（PLC）-ε 依赖的途径刺激 IP3R 生成，这将进一步增加 IP3R 介导的 Ca^{2+} 释放，提示细胞内存在 Ca^{2+} 抑制自噬的正反馈环。

近期研究发现，在正常和肿瘤性 B 淋巴细胞中 BAFF 通过激活 Ca^{2+}-CaMKⅡ 依赖的 AKT/mTOR 信号通路抑制自噬，进而促进细胞增殖和存活。过量的人可溶性 BAFF（hsBAFF）抑制自噬，并伴随着正常和 B 淋巴（Raji）细胞中 LC3-Ⅱ 的减少。LC3 的敲低不仅增强了 hsBAFF 对自噬的抑制，而且还减弱了 AKT/mTOR 途径的 hsBAFF 活化，从而减少了 hsBAFF 诱导的 B 细胞增殖 / 活力。此外，研究还发现 hsBAFF 对自噬的抑制是 AKT/mTOR 依赖性的。AKT 抑制剂 X、mTORC1 抑制剂雷帕霉素、mTORC1/2 抑制剂 PP242、显性失活 AKT 的表达或 mTOR 的敲低，减弱了 hsBAFF 诱导的 ULK1 的磷酸化、LC3-Ⅱ 水平的降低及细胞增殖 / 活力的增加。同时，用 BPATA-AM 螯合 $[Ca^{2+}]_i$ 或使用 EGTA 或 2-APB 预防 $[Ca^{2+}]_i$ 升高，可显著阻断 hsBAFF 诱导的 AKT/mTOR 活化、ULK1 的磷酸化和 LC3-Ⅱ 的减少，以及细胞增殖 / 活力的增加。在这个过程中，使用 KN93 抑制 CaMK2 或使用 CaMK2 shRNA 降低 CaMKⅡ 表达可以观察到类似的结果（图 7-2）（Dong et al., 2019）。

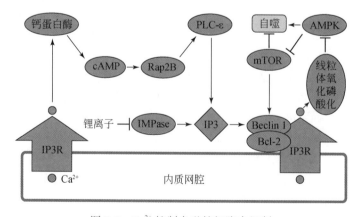

图 7-2　Ca^{2+} 抑制自噬的细胞内机制

第三节　钙离子调控自噬的两面性

上述两节分别讨论了 Ca^{2+} 对自噬调控的两种可能性。一种观点认为 Ca^{2+} 和 IP3R 为自噬的抑制剂,而另一种观点则关注 Ca^{2+} 对自噬的促进作用,IP3R 也牵涉其中。这些模型可能代表了不同的 Ca^{2+} 信号模式,而哪种模式起效则取决于细胞的状态。Ca^{2+} 信号可能在正常状态和应激状态下的细胞中表现出相反的作用,从而对基础的和应激反应下增强的自噬活性起到不同的调控作用。因此,一方面在健康细胞中自发的 Ca^{2+} 信号可能通过线粒体途径抑制基础的自噬,另一方面应激条件可能促进 Ca^{2+} 释放,从而提高细胞质中的 Ca^{2+} 浓度,并通过细胞质作用分子促进自噬。

在健康的细胞中,对于基础水平 IP3 的应答,IP3R 释放基本的 Ca^{2+},这些 Ca^{2+} 被线粒体摄取,并通过 Ca^{2+} 依赖的酶反应刺激线粒体产生 ATP。这可被认为是一种正向的、"健康"的信号。阻断 IP3R 或者抑制 IP3 生成将消除该信号,导致 ATP 生成减少,进一步因 AMP/ATP 值升高而激活 AMPK 通路来诱导自噬。此外,IP3R 还能抑制 Beclin 1 从 Bcl-2 分离,且不依赖其 Ca^{2+} 释放活性。另外一个正反馈环路可能存在于细胞膜附近 Ca^{2+} 浓度与钙蛋白酶生成 IP3、cAMP 和 PLC-ε 的活性之间。阻断该通路或者阻断 L- 钙通道也会异常得减少 Ca^{2+} 转运至线粒体。因此,这个基本的 Ca^{2+} 信号可能是细胞状态的质量控制系统。存在 Ca^{2+} 自发流向线粒体的这一现象表明细胞是健康的且不需要激活自噬等应激通路,降低该 Ca^{2+} 信号将导致自噬的激活。然而,当 Ca^{2+} 信号继续降低甚至完全消除时,细胞最终将激活内质网应激诱导的凋亡。

当细胞处于应激条件下时,Ca^{2+} 信号可能会发生变化,引起 $[Ca^{2+}]_{cyt}$ 的升高。这种情况在毒胡萝卜素或 Ca^{2+} 通道载体等应激条件诱导 Ca^{2+} 释放入细胞质的作用中已经较为明确。但除了钙动员以外的其他应激因素,如饥饿或雷帕霉素等在这一方面的作用仍有待阐明。$[Ca^{2+}]_{cyt}$ 的升高能够激活多种自噬促进蛋白,最显著的是 CaMKK2,继而增加自噬,这一过程至少部分通过 mTOR 依赖的途径。在这一方面,研究自噬过程中哪个步骤受 Ca^{2+} 调控变得非常有趣。然而,Ca^{2+} 释放入细胞质增多也能引起线粒体 Ca^{2+} 摄取的增多,从而促进凋亡。这种双重结果也被抗凋亡和抗自噬的 Bcl-2 减低 Ca^{2+} 信号的能力所证明。未来研究的一个挑战将是如何把这两种不同的 Ca^{2+} 依赖通路分开,从而促进自噬,而不干涉凋亡通路。

将 Ca^{2+} 信号模式从抗自噬转换为促自噬的机制尚不清楚。然而目前明确的是 IP3R 及其附属蛋白(如 Bcl-2 和 Beclin 1)在基础状态和应激状态下 Ca^{2+} 信号的处理和改变中起核心作用。例如,已知 JNK 和 DAPK 激酶能够调节饥饿状态下 Bcl-2 和 Beclin 1 的磷酸化状态,进而影响 Bcl-2-Beclin 1 蛋白复合物。同样的,Bcl-2 磷酸化影响了其降低 $[Ca^{2+}]_{ER}$ 能力,因为在降低 $[Ca^{2+}]_{ER}$ 的能力方面,过度磷酸化形式的 Bcl-2 较非磷酸化的要弱得多。然而,对 Bcl-2 和 Beclin 1 磷酸化在其 IP3R 结合能力方面的作用及其调节 IP3R Ca^{2+} 流的能力仍有待进一步研究。

小　　结

Ca^{2+} 信号对自噬的调控表现出明显的两面性,这取决于细胞所处的不同状态。一方面在健康细胞中，自发的 Ca^{2+} 信号可能通过线粒体途径抑制基础的自噬。另一方面，应激条件可以促进 Ca^{2+} 释放并因此提高 $[Ca^{2+}]_{cyt}$，从而促进自噬。总之，Ca^{2+} 在正常状态和应激状态下的细胞中可能表现出相反的作用，对基础的自噬和应激状态下自噬的激活能够表现出不同的调控作用。

（上海长海医院　胡杨兮，

中国科学院上海营养与健康研究所　韩晓帅　荆　清）

参 考 文 献

CARDENAS C，FOSKETT J K，2012. Mitochondrial Ca（2+）signals in autophagy [J]. Cell Calcium，52：44-51.

CHOI SKIM H J，2014. The Ca^{2+} channel TRPML3 specifically interacts with the mammalian ATG8 homologue GATE16 to regulate autophagy [J]. Biochem Biophys Res Commun，443：56-61.

DECUYPERE J P，BULTYNCK G，PARYS J B，2011a. A dual role for Ca（2+）in autophagy regulation [J]. Cell Calcium，50：242-250.

DECUYPERE J P，MONACO G，BULTYNCK G，et al.，2011b. The IP（3）receptor-mitochondria connection in apoptosis and autophagy [J]. Biochim Biophys Acta，1813：1003-1013.

DONG X，QIN J，MA J，et al.，2019. BAFF inhibits autophagy promoting cell proliferation and survival by activating Ca（2+）-CaMKII-dependent Akt/mTOR signaling pathway in normal and neoplastic B-lymphoid cells [J]. Cell Signal，53：68-79.

FREGEAU M O，REGIMBALD-DUMAS Y，GUILLEMETTE G，2011. Positive regulation of inositol 1，4，5-trisphosphate-induced Ca2+ release by mammalian target of rapamycin （mTOR）in RINm5F cells [J]. J Cell Biochem，112：723-733.

GASTALDELLO A，CALLAGHAN H，GAMI PCAMPANELLA M，2010. Ca^{2+} -dependent autophagy is enhanced by the pharmacological agent PK11195 [J]. Autophagy，6：607-613.

GOMEZ-SUAGA P，LUZON-TORO B，CHURAMANI D，et al.，2012. Leucine-rich repeat kinase 2 regulates autophagy through a calcium-dependent pathway involving NAADP [J]. Hum Mol Genet，21：511-525.

HARR M W，MCCOLL K S，ZHONG F，et al.，2010. Glucocorticoids downregulate Fyn and inhibit IP （3）-mediated calcium signaling to promote autophagy in T lymphocytes [J]. Autophagy，6：912-921.

KIM H J，SOYOMBO A A，TJON-KON-SANG S，et al.，2009. The Ca（2+）channel TRPML3 regulates membrane trafficking and autophagy [J]. Traffic，10：1157-1167.

KIM S W，KIM D H，PARK K S，et al.，2018. Palmitoylation controls trafficking of the intracellular Ca（2+）channel MCOLN3/TRPML3 to regulate autophagy [J]. Autophagy：1-14.

MEHRPOUR M，ESCLATINE A，BEAU I，et al.，2010. Overview of macroautophagy regulation in mammalian cells [J]. Cell Res，20：748-762.

REGIMBALD-DUMAS Y，FREGEAU M O，GUILLEMETTE G，2011. Mammalian target of rapamycin （mTOR）phosphorylates inositol 1，4，5-trisphosphate receptor type 2 and increases its Ca（2+）release activity [J]. Cell Signal，23：71-79.

RUAS M, RIETDORF K, ARREDOUANI A, et al., 2010. Purified TPC isoforms form NAADP receptors with distinct roles for Ca（2+）signaling and endolysosomal trafficking [J]. Curr Biol, 20: 703-709.

SARKAR S, FLOTO R A, BERGER Z, et al., 2005. Lithium induces autophagy by inhibiting inositol monophosphatase [J]. J Cell Biol, 170: 1101-1111.

SUN B, OU H, REN F, et al., 2018. Propofol inhibited autophagy through Ca（2+）/CaMKKbeta/AMPK/ mTOR pathway in OGD/R-induced neuron injury [J]. Mol Med, 24: 58.

YANG Y, MA F, LIU Z, et al., 2019. The ER-localized Ca（2+）-binding protein calreticulin couples ER stress to autophagy by associating with microtubule-associated protein 1A/1B light chain 3 [J]. J Biol Chem, 294: 772-782.

第八章 内质网应激与自噬

1945 年，KR Porter 等发现细胞质内有未曾被报道过的网状结构，于是将其命名为内质网（endoplasmic reticulum，ER）。内质网主要参与细胞内蛋白质的合成及修饰和加工，是真核细胞中重要的细胞器，它是由复杂且封闭的细胞内管状内膜系统相互交错沟通而成的三维网络结构。细胞遭受到胞内外的多种强烈刺激因素（营养物质的缺乏、Ca^{2+} 代谢失衡、毒素刺激、持续的氧化应激刺激）影响时，细胞稳态被打破，内质网中出现大量的未折叠蛋白和错误折叠蛋白的蓄积，为了生存下去，一系列的细胞自我保护机制将会被启动，其中就包括内质网应激（endoplasmic reticulum stress，ERS）。ERS 引起未折叠蛋白反应（unfolded protein response，UPR）后进一步通过蛋白激酶 R 样内质网激酶（protein kinase R-like ER kinase，PERK）、ATF 活化转录因子 6（activating transcription factor 6，ATF6）和肌醇需要酶 1（inositol requiring kinase 1，IRE1）启动它们各自下游的信号传递，上调促进错误及未正确折叠蛋白降解的酶的基因表达，帮助内质网恢复其正常状态。尽管如此，当 ERS 持续存在时，UPR 也无法将内质网恢复至正常状态，受损的内质网将会被部分吞入自噬小泡中，然后进一步转运到溶酶体中降解。被降解的内质网碎片还能重新组装成新的内质网，从而使内质网恢复至其正常状态。因此，就目前看来自噬便成了细胞恢复内质网稳态的最后一项手段。有关 ERS 与自噬之间的关系将在本章进行详述。

第一节 内质网结构与功能

内质网主要参与细胞内蛋白质的合成及修饰和加工，是真核细胞中重要的细胞器，它是由复杂且封闭的细胞内管状内膜系统相互交错沟通而成的三维网络结构。内质网具有高度的动态性，主要体现在数量、类型及形态上，且当同一细胞进行不同的细胞生命活动或是处于不同的生理状态下时，内质网的结构和功能不会一成不变。1945 年，KR Porter 等在观察培养的小鼠胚胎成纤维细胞（mouse embryonic fibroblast，MEF）时发现细胞质内竟然有未曾被报道过的网状结构，于是将其命名为内质网。虽然在之后的研究中发现，内质网主要是由一个个小囊泡构成并且也存在于细胞中的其他部位，但至今仍习惯延用内质网这一名称。

根据结构和功能的差异，内质网可分为粗面内质网（rough endoplasmic reticulum，rER）和滑面内质网（smooth endoplasmic reticulum，sER）。粗面内质网上有大量的核糖体附着，主要负责蛋白质的合成，而滑面内质网上无核糖体或仅有少量的核糖体附着，主要负责脂质的合成。内质网不仅是细胞内的物质合成工厂，并且也能够对内质网中蛋白质进行糖基化、酰基化、羟基化修饰，以及促进内质网中蛋白质之间二硫键的形成。糖基化分为 N- 连接糖基化和 O- 连接糖基化，前者主要发生于内质网，后者则主要发生于高尔基体。GRP78（glucose-regulated protein78）又称 Bip（heavy-chain binding protein），是一种定位于内质网膜上的分子伴侣，通过促进内质网中蓄积的错误折叠蛋白和未折叠蛋白的降解及重新折叠来恢复内质网的稳态。除此之外，滑面内质网还参与肝细胞的生物转化作用，将脂溶性的毒物转化为水溶性而排出体外。机体某些细胞中滑面内质网呈高度特化状，如心肌细胞和骨骼肌细胞，称为肌质网（sarcoplasmic reticulum），其中储存有大量的 Ca^{2+} 以调控肌肉的收缩（Ellgaard et al.，2003；Yan et al.，2005）。

第二节 内质网相关降解

内质网的稳态对于细胞的存活至关重要。为了达到这一条件，必须确保内质网中蛋白质折叠和成熟的完整性。然而，永恒的内质网稳态并不存在，它最终会被某些特定的生理或病理因素打破，导致大量错误折叠的蛋白质积聚在内质网中。内质网有两种方法来应对内质网腔中累积的错误折叠蛋白，一种是未折叠蛋白反应（unfolded protein response，UPR）；另一种则是内质网相关降解（endoplasmic reticulum associated degradation，ERAD），它介导错误折叠的蛋白质运输回细胞质和在泛素－蛋白酶体系统中的降解（Olzmann et al.，2013）。

ERAD 由匹兹堡大学的 Ardythe McCracken 和 Jeffrey Brodsky 于 1996 年发现，是一个多步骤过程，包括内质网中错误折叠蛋白的识别、转运及泛素化后蛋白在蛋白酶体中的降解。错误折叠的蛋白质和未折叠的蛋白可通过蛋白 sel-1 同源物 1（SEL1L）转运至胞质，并通过内质网膜通道 HRD1（为 E3 酶，又称 SYVN1）进行泛素相关的蛋白酶体降解，这一过程又被称为 SEL1L-HRD1 依赖性内质网相关降解。SEL1L 或是 HRD1 敲除将会造成大鼠受精卵在 11 ～ 14 天死亡，然而成年大鼠敲除相同的基因后表现为在出生后第 3 周左右死亡，并且在大鼠的脂肪细胞中特异性地敲除相同基因将会造成大鼠对脂质的代谢障碍和进食后高血糖。特异性地敲除大鼠 AVP（arginine vasopressin）神经元中的 SEL1L 将会造成多尿症和多饮，而在大鼠的阿黑皮素原（proopiomelanocortin，POMC）神经元中则会表现为摄食过度和肥胖（Francisco et al.，2010；Kim et al.，2018）。

第三节 内质网应激

细胞遭受到胞内外的多种强烈刺激因素（营养物质的缺乏、Ca^{2+} 代谢失衡、毒素刺激、持续的氧化应激刺激）影响时，细胞稳态被打破，为了生存下去，一系列的细胞自我保护机制将会被启动，其中就包括内质网应激（endoplasmic reticulum stress，ERS）。ERS 会启动 3 种内质网相关反应来协助清除内质网中蓄积的错误折叠蛋白和未折叠蛋白，以恢复内质网的稳态，包括 UPR、内质网超负荷反应（endoplasmic reticulum overload response，EOR），以及固醇调节级联反应。ERS 引起的 UPR 一方面通过分子伴侣 GRP78/Bip 来促进蛋白的重新折叠和降解，另一方面则降低内质网中蛋白的产量，最终恢复内质网的稳态。最近也有文献报道 ERS 能够通过细胞自噬来恢复内质网的正常功能甚至恢复整个细胞的正常功能。但是自噬的存在犹如一把"双刃剑",一方面能够保护细胞,如当细胞饥饿时,细胞能够通过自噬分解细胞内物质来为细胞提供生存所必需的物质,促进细胞的存活;另一方面,当细胞内外的刺激因素持续存在时,自噬水平上升,反而加重细胞损伤,最终引起细胞的死亡,这种由于自噬过度而引起的细胞死亡称为Ⅱ型程序性细胞死亡(Kapoor et al.,2009)。

内质网应激引起 UPR

UPR 是 ERS 发生时细胞为了恢复内质网稳态而启动的保护机制。UPR 发生时能够激活一些位于内质网膜上的跨膜蛋白,然后启动一系列的细胞内下游信号转导以促进诸如分子伴侣 GRP78/Bip 等蛋白表达,或是降低内质网内有关蛋白质合成酶基因的表达,最终使内质网恢复至其正常状态。ERS 通过 UPR 引起细胞自噬的发生,功能受损的内质网被自噬小泡所包裹,以恢复内质网的正常功能。UPR 主要有 3 条分支分别由不同的蛋白和蛋白激酶所介导,包括蛋白激酶 R 样内质网激酶(protein kinase R-like ER kinase,PERK)、肌醇需求酶 1(inositol-requiring kinase 1,IRE1)和转录激活因子 6(activating transcription factor 6,ATF6)。在未发生 ERS 时,3 种蛋白与 GRP78/Bip 结合,呈一种无活性的状态。当细胞受到刺激发生 ERS 时,内质网中异常蓄积的错误折叠及未折叠蛋白能够与 PERK、IRE1 及 ATF6 来竞争 GRP78/Bip 的结合位点,使 GRP78/ Bip 与 PERK、IRE1 及 ATF6 分离、PERK、IRE1、ATF6 被激活从而启动下游的信号转导,影响细胞核内某些基因的表达,增加分子伴侣的合成,增加内质网中异常蓄积的蛋白降解,减少内质网中蛋白的合成,最终恢复内质网稳态(Hetz,2012;Liu et al.,2016)。

1. PERK ERS 未发生时,PERK 的 N 端结构域与 GRP78/Bip 处于结合状态,导致 PERK 未能被激活。当细胞处于 ERS 时,PERK 激酶发生二聚化和交叉磷酸化,PERK 与 GRP78/Bip 不再结合从而被激活。PERK 的下游是真核生物起始因子 2α(eukaryotic initiation factor 2α,eIF2α)。PERK 能够使 eIF2α 的 Ser51 发生磷酸化,磷酸化的 eIF2α 能够通过抑制内质网的蛋白合成水平来缓解内质网中蛋白蓄积的压力,从而达到恢复正常内质网功能的目的。

2. IRE1 其内质网腔侧结构域具有丝氨酸/苏氨酸激酶活性,胞质侧结构域则具有 RNA 核酸内切酶活性。异常蓄积的错误及未折叠蛋白在 ERS 发生时与 GRP78/Bip 竞争 IRE1 的结合部位,导致 GRP78/Bip 从 IRE1 上解脱下来,IRE1 因此发生交叉磷酸化和二聚化,最终导致其核酸内切酶的活性被激活。激活后的 IRE1 能够剪切某些蛋白的 mRNA,如 IRE1 能够切割 X- 盒结合蛋白 1(X-box binding protein 1,XBP1)mRNA 前体,被剪切后的 XBP1 蛋白能够结合内质网应激反应元件(endoplasmic reticulum stress element,ERSE)的启动子区,上调参与 UPR 相关蛋白的表达及使错误和未折叠蛋白恢复其正常形态的分子伴侣的表达,并且降低内质网蛋白质的合成水平,使内质网恢复其稳态。

3. ATF6 是定位于内质网膜上的转录因子。当 ERS 发生时,ATF 与 GRP78/Bip 分离,与 PERK 和 IRE1 不同的是 ATF 要通过外壳蛋白复合物 Ⅱ(coat protein complex Ⅱ,COP Ⅱ)囊泡的转运将其转位至高尔基体,然后被位于高尔基体膜上的位点 -1 蛋白酶(site-1 protease,S1P)和位点 -2 蛋白酶(site-2 protease,S2P)裂解才能被激活。激活的 ATF6 不需要下游信号的启动就能够直接促进参与 UPR 的蛋白的(如分子伴侣 GRP78/Bip)基因表达，同时也能够直接促进 ERSE 的转录因子 XBP1 的表达。

第四节　内质网应激引起自噬的机制

当受到强烈的胞内外刺激时，内质网中出现错误折叠及未折叠蛋白的异常蓄积，从而引起 ERS。ERS 引起 UPR 后进一步通过 PERK、ATF6 和 IRE1 启动它们各自下游的信号传递，上调促进错误折叠及未折叠蛋白降解的酶的基因表达。文献报道，当 ERS 激活的 UPR 仍不足以清除内质网中蓄积的错误折叠及未折叠蛋白时，泛素－蛋白酶体系统也能参与内质网中错误折叠及未折叠蛋白的降解，进一步帮助 UPR 完成使命，共同来恢复内质网的正常状态。尽管如此，当刺激因素持续存在或是过于强烈时，UPR 和泛素－蛋白酶体系统共同作用也不能让内质网恢复其正常状态。因此，就目前看来自噬便成了细胞恢复内质网稳态的最后一项手段。ERS 持续存在时，受损的内质网被部分吞入自噬小泡中，然后进一步转运到溶酶体中降解。被降解的内质网碎片还能重新组装成新的内质网，从而使内质网恢复至正常状态。

（一）ERS 通过 UPR 引起细胞自噬

PERK、ATF6、IRE1 是 ERS 激活 UPR 后 3 条不同的信号转导途径，除了参与促进帮助错误折叠及未折叠蛋白恢复其正确构象的蛋白和酶基因表达以外，同时也能够启动细胞自噬来进一步帮助细胞缓解 ERS 的压力，最终恢复内质网的稳态。值得注意的是，UPR 的这 3 条通路都能够参与细胞自噬的形成过程，但是这也取决于不同的细胞类型和细胞所处的环境。ERS 激活自噬后对细胞主要起到促存活的作用。所以，由 ERS 引起的自噬很有可能是抗肿瘤药物治疗效果下降的一个很重要的原因。文献也报道使用药理学上的抑制剂和 RNA 干扰技术抑制肿瘤细胞自噬后将会增强 c-Myc 依赖的细胞凋亡作用。但是抑制 ERS 引起细胞自噬后，c-Myc 的促细胞凋亡作用明显下降（Fujita et al.，2007；Yorimitsu et al.，2006）。

PERK 能够通过促进 eIF2α 的磷酸化进一步促进自噬相关基因 Atg12 和 LC3- Ⅱ 的表达。Koruku 等（2007）发现在小鼠胚胎癌细胞和 MEF 中敲除 PERK 基因，能够抑制 ERS-PERK-eIF2α 途径引起的细胞自噬，使细胞中的自噬体明显减少。以上事实说明 PERK-eIF2α 途径是 ERS 引发细胞自噬的关键条件。除此之外，文献报道 eIF2α 并不仅能够被 PERK 磷酸化，双链 RNA 激活蛋白激酶（PKR）、GCN2 激酶（general control nonderepressible kinase 2）和血红素调节抑制因子（heme-regulated inhibitor，HRI）这 3 种激酶在病毒感染、营养缺乏、亚铁血红素耗损的情况下也能够磷酸化 eIF2α，从而激活细胞自噬。用单纯疱疹病毒感染 MEF，发现 eIF2α 能够被 PKR 磷酸化，进行激活自噬。另外，用氨基酸饥饿的方法来模拟细胞自噬的发生，发现此过程也需要磷酸化 eIF2α 的参与，其中的具体机制仍未阐明，但研究证明 eIF2α 的磷酸化在 ERS 引起的细胞自噬中发挥了重要的作用（Liu et al.，2010；Talloczy et al.，2002）。

转录因子 C/EBP-β 在 ERS 发生时表达会上调，能够控制死亡相关蛋白激酶 1（DAPK1）的表达。DAPK1 能够磷酸化自噬相关基因 Beclin 1 并使其从细胞自噬负性调节因子 Bcl-2 上解脱下来，最终促进细胞自噬的发生。ATF6 和 C/EBP-β 形成异源二聚体后能够协同激活 DAPK1 的启动子，最终引起自噬的发生。

有趣的是，有一部分的研究者（Kouroku et al., 2007；Liu et al., 2010；Ogata et al., 2006）认为真正介导 ERS 引起自噬的通路是 IRE1 而不是 PERK 和 ATF6。他们用衣霉素（tunicamycin）、毒胡萝卜素来处理 IRE1 或是 ATF6 缺陷的 MEF 和 PERK 缺陷的小鼠胚胎细胞，发现在 LC3 阳性的自噬小泡的产生和聚集中起决定性作用的是 IRE1，并不是 PERK 和 ATF6。此外，他们还发现 IRE1 可以和肿瘤坏死因子受体相关因子 2（tumor necrosis factor receptor-associated factor 2，TRAF2）形成复合体，该复合体能够磷酸化凋亡信号调节激酶 1（apoptosis signal-regulating kinase 1，ASK1）。磷酸化的 ASK1 再去磷酸化 JNK，磷酸化的 JNK 能够激活 Bcl-2，最终引起细胞自噬的产生。他们在进一步的实验中发现，在 TRAF2 缺陷的 MEF 中，使用毒胡萝卜素后能够抑制 LC3 的表达，进而抑制细胞自噬的发生，并且运用 JNK 激酶抑制剂后也是同样的结果，ERS 依然存在。因此，IRE1-TRAF2-JNK 通路介导了 ERS 引起的自噬的发生。

（二）ERS 促进 Ca^{2+} 流入细胞质引起细胞自噬

ERS 发生时除了可以通过激活 UPR 来启动自噬外，还能通过促进大量 Ca^{2+} 从内质网中释放出来并作用于其下游信号蛋白，最终引起细胞自噬的发生。DAPK1 和钙蛋白酶（calpain）都是与 Ca^{2+} 相关的蛋白酶，也都定位于胞质。有文献报道，当细胞质中 Ca^{2+} 浓度上升时能够激活 DAPK1 和 calpain，从而上调细胞自噬的水平，但是具体机制仍未阐明。研究发现，用多种自噬激动剂来刺激 calpain-4 敲除（knock out，KO）后的 MEF 和人类骨肉瘤细胞，也不足以使细胞中形成自噬小泡，导致内质网中错误折叠蛋白的降解水平无明显变化。值得注意的是，虽然使用 mTOR 抑制剂雷帕霉素能导致细胞中出现大量的自噬标志蛋白 LC3- I 和 LC3- II 的聚集，但是仍不能诱导 calpain-4 KO 细胞中自噬的发生。以上说明，ERS 发生时细胞内 Ca^{2+} 增加引起的 calpain-4 的激活很有可能是通过调节 mTOR 来激活细胞自噬的（Gozuacik et al., 2008；Hyrskyluoto et al., 2012；Madden et al., 2007）。

IP3 是 IP3R 的内源性配体，能够促进 Ca^{2+} 从内质网的释放。研究发现用 siRNA 的方法来干扰 IP3R，细胞内自噬活性不下降反而升高。也确有文献报道（Demarchi et al., 2006；Ganley et al., 2011；Bhutia et al., 2011）ERS 发生时，Ca^{2+} 释放进入细胞质后引起的细胞自噬是通过激活 CaMKK2 进一步激活 AMPK 对 mTOR 的抑制而实现的，说明 IP3R 激活后引起 Ca^{2+} 大量释放入细胞质内，很大程度需要通过 AMPK-mTOR 通路来激活自噬的发生。但是也有文献报道细胞内 ATP 的产生，能够促进 IP3 的合成，进而引起细胞自噬的发生。ATP 依赖性细胞自噬的发生是通过激活内质网中 Ca^{2+} 的释放，然后激活 AMPK，进而抑制 mTOR 所产生的，这一反应发生缓慢，最长可能需要 2 天。有趣的是，当使用药理学手段来抑制 IP3R 以后，细胞的自噬在 2 小时内即可产生，并且 mTOR 的活性并没有受到抑制，胞质中 Ca^{2+} 含量也没有明显的变化。以上数据说明，ERS 导致的 IP3R 的激活或抑制都能够导致细胞自噬的发生，这很有可能是 IP3R 通过不同的信号转导途径而引起的，但是对 ERS 通过 IP3R 引起细胞自噬的具体机制仍不清楚，还需进一步研究。

（三）ERS 抑制 Bcl-2 引起内质网自噬

ERS 诱导的细胞自噬与传统的细胞自噬并没有很大的差异，也是由各种自噬因子所介导的。Beclin 1 又称 BECN1，在酵母中又称 ATG6，其在自噬过程中对自噬体的形成起到了关键性的作用。从某种角度上来说 Beclin 1 在细胞中的含量，决定了自噬的发生程度，并且 Beclin 1 也是自噬形成的标志性蛋白。Bcl-2 主要存在于内质网、核膜、线粒体上，其功能主要是抑制细胞凋亡。文献报道，Bcl-2 在自噬的发生发展过程中既有促进作用，也有抑制作用，但是具体机制目前仍不清楚，可能与 Bcl-2 不同的亚细胞定位和转录后修饰有关。ERS 启动 UPR，UPR 进一步通过激活转录因子 C/EBP 同源蛋白（C/EBP-homologous protein，CHOP）来抑制 Bcl-2，最终导致细胞自噬的发生。对于 Bcl-2 激活后对细胞自噬的抑制作用，目前学术界有两种看法。一是 Bcl-2 能够抑制 Beclin 1 和 PI3K 及 P150 这两种激酶的相互作用，通过阻碍自噬体膜的形成抑制自噬的发生。二是 Bcl-2 能够通过抑制 IP3R 引起的 Ca^{2+} 释放抑制 Ca^{2+} 依赖性的细胞自噬的发生，但也有文献报道 Bcl-2 可以抑制由内质网 IP3R 抑制剂 Xestospogin B 引起的自噬，并且以这样的方式引起的自噬并不依赖于 Ca^{2+}。因此，Bcl-2 对细胞自噬的抑制作用是否需要 Ca^{2+} 的参与，或是有其他机制参与其中，仍需要进一步的研究来阐明（图 8-1）（Cheng et al.，2011；Kandala et al.，2012；Marquez et al.，2012；Pattingre et al.，2005）。

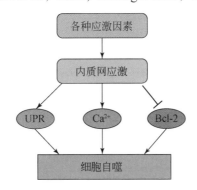

图 8-1　内质网应激引起自噬示意图
——|，抑制

小　结

ERS 与自噬之间的关系近几年才成为科研界的研究热点，关于 ERS 是如何引起细胞自噬发生，其中还有许多悬而未决的问题。当细胞遭受到胞内外多种强烈刺激时，细胞会发生 ERS，ERS 通过激活 UPR 来清除内质网中蓄积的错误折叠及未折叠蛋白，并且 ERAD 介导的泛素 - 蛋白酶体系统也参与细胞内质网中异常蓄积蛋白的降解。值得注意的是，当刺激因素持续存在时，UPR 及泛素 - 蛋白酶体都不能将错误折叠及未折叠蛋白从内质网中及时清除，ERS 便会刺激细胞自噬的产生以减轻内质网的肿胀程度，缓解内质网中蛋白蓄积的压力，最终恢复内质网的正常状态，使细胞继续活下去。然而，当 ERS 引起的自噬产生过度时将会导致细胞的死亡。用 3-甲基腺嘌呤（3-methyladenine，

3-MA）来抑制 Atg5 KO 后的 MEF 中细胞自噬的发生，可以降低 ERS 引起的 MEF 死亡。以上研究说明若试图通过增强自噬来治疗由内质网中或细胞质中蛋白异常蓄积所造成的疾病，需要更深入的研究来阐明自噬对细胞产生的是促存活作用还是促死亡作用。

（南华大学　戚芷豪　陈临溪）

参 考 文 献

BHUTIA S K，DAS S K，AZAB B，et al.，2011. Autophagy switches to apoptosis in prostate cancer cells infected with melanoma differentiation associated gene-7/interleukin-24（mda-7/IL-24）[J]. Autophagy，7：1076-1077.

CHENG Y，YANG J M，2011. Survival and death of endoplasmic-reticulum-stressed cells: Role of autophagy [J]. World J Biol Chem，2：226-231.

DEMARCHI F，BERTOLI C，COPETTI T，et al.，2006. Calpain is required for macroautophagy in mammalian cells [J]. J Cell Biol，175：595-605.

ELLGAARD L，HELENIUS A，2003. Quality control in the endoplasmic reticulum [J]. Nat Rev Mol Cell Biol，4：181-191.

FRANCISCO A B，SINGH R，LI S，et al.，2010. Deficiency of suppressor enhancer Lin12 1 like（SEL1L）in mice leads to systemic endoplasmic reticulum stress and embryonic lethality [J]. J Biol Chem，285：13694-13703.

FUJITA E，KOUROKU Y，ISOAI A, et al., 2007. Two endoplasmic reticulum-associated degradation（ERAD）systems for the novel variant of the mutant dysferlin： ubiquitin/proteasome ERAD（Ⅰ）and autophagy/lysosome ERAD（Ⅱ）[J]. Hum Mol Genet，16：618-629.

GANLEY I G，WONG P M，GAMMOH N，et al.，2011. Distinct autophagosomal-lysosomal fusion mechanism revealed by thapsigargin-induced autophagy arrest [J]. Mol Cell，42：731-743.

GOZUACIK D，BIALIK S，RAVEH T，et al.，2008. DAP-kinase is a mediator of endoplasmic reticulum stress-induced caspase activation and autophagic cell death [J]. Cell Death Differ，15：1875-1886.

HETZ C，2012. The unfolded protein response： controlling cell fate decisions under ER stress and beyond [J]. Nat Rev Mol Cell Biol，13：89-102.

HYRSKYLUOTO A，REIJONEN S，KIVINEN J，et al.，2012. GADD34 mediates cytoprotective autophagy in mutant huntingtin expressing cells via the mTOR pathway [J]. Exp Cell Res，318：33-42.

KANDALA P K，SRIVASTAVA S K，2012. Regulation of macroautophagy in ovarian cancer cells in vitro and in vivo by controlling glucose regulatory protein 78 and AMPK [J]. Oncotarget，3：435-449.

KAPOOR A，SANYAL A J，2009. Endoplasmic reticulum stress and the unfolded protein response [J]. Clin Liver Dis，13：581-590.

KIM G H，SHI G，SOMLO D R，et al.，2018. Hypothalamic ER-associated degradation regulates POMC maturation，feeding，and age-associated obesity [J]. J Clin Invest，128：1125-1140.

KOUROKU Y，FUJITA E，TANIDA I，et al.，2007. ER stress（PERK/eIF2alpha phosphorylation）mediates the polyglutamine-induced LC3 conversion，an essential step for autophagy formation [J]. Cell Death Differ，14：230-239.

LIU M Q, CHEN Z, CHEN L X, 2016. Endoplasmic reticulum stress: a novel mechanism and therapeutic target for cardiovascular diseases [J]. Acta Pharmacol Sin, 37: 425-443.

LIU Y, LASZLO C, LIU Y, et al., 2010. Regulation of G (1) arrest and apoptosis in hypoxia by PERK and GCN2-mediated eIF2alpha phosphorylation [J]. Neoplasia, 12: 61-68.

MADDEN D T, EGGER L, BREDESEN D E, 2007. A calpain-like protease inhibits autophagic cell death [J]. Autophagy, 3: 519-522.

MARQUEZ R T, XU L, 2012. Bcl-2: Beclin 1 complex: multiple, mechanisms regulating autophagy/apoptosis toggle switch [J]. Am J Cancer Res, 2: 214-221.

OGATA M, HINO S, SAITO A, et al., 2006. Autophagy is activated for cell survival after endoplasmic reticulum stress [J]. Mol Cell Biol, 26: 9220-9231.

OLZMANN J A, KOPITO R R, CHRISTIANSON J C, 2013. The mammalian endoplasmic reticulum-associated degradation system [J]. Cold Spring Harb Perspect Biol, 5.

PATTINGRE S, TASSA A, QU X, et al., 2005. Bcl-2 antiapoptotic proteins inhibit Beclin 1-dependent autophagy [J]. Cell, 122: 927-939.

TALLOCZY Z, JIANG W, VIRGIN H W T, et al., 2002. Regulation of starvation- and virus-induced autophagy by the eIF2alpha kinase signaling pathway [J]. Proc Natl Acad Sci U S A, 99: 190-195.

YAN A, LENNARZ W J, 2005. Unraveling the mechanism of protein N-glycosylation [J]. J Biol Chem, 280: 3121-3124.

YORIMITSU T, NAIR U, YANG Z, et al., 2006. Endoplasmic reticulum stress triggers autophagy [J]. J Biol Chem, 281: 30299-30304.

第九章　氧化应激与自噬

氧化应激（oxidative stress，OS）这一概念由 Sohal 等于 1990 年首次提出（Sohal et al., 1990）。OS 是指由机体内自由基增多或者机体清除能力降低所引起的氧化系统和抗氧化系统发生紊乱，从而导致自由基在体内积聚造成氧化损伤的过程。正常状态下，机体内抗氧化系统能够及时清除活性氧（reactive oxygen species，ROS），从而维持体内氧化与抗氧化平衡。但是当机体受不同的应激刺激或受到病原菌的感染时，体内产生的 ROS 超出了细胞抗氧化防御的能力，从而使机体的抗氧化能力下降，机体内氧化还原状态失衡。组织或细胞内存在过量的 ROS 会诱发氧化应激，进而导致氧化损伤，如蛋白质变性、DNA 羟基化、组织损伤等。为了防止进一步氧化损伤，生物体可以激活一系列的防御反应，如增加机体内抗氧化酶的活性及启动溶酶体降解等途径。其中，氧化应激产生的 ROS 可以通过多种机制诱导自噬的发生（Filomeni et al., 2015）。自噬是一种广泛存在于真核细胞中的自食（self-eating）现象。在应激条件下，通过降解长寿蛋白和受损细胞器，循环利用营养物质，是细胞继续生存的重要修复途径之一（Codogno et al., 2005）。细胞在饥饿、缺氧、内质网应激及辐射等条件下会发生自噬。自噬可以清除由氧化应激导致损伤的内质网、线粒体、过氧化物酶体和蛋白质，延缓细胞死亡（Scherz-shouval，2007；Wu et al., 2013；Wang，2015）。由此可见，氧化应激与自噬之间存在着密切的联系。本章内容主要介绍氧化应激系统及其对自噬的调节。

一、细胞内的氧化应激系统

（一）ROS 的种类、来源及功能

ROS 是一种氧的单电子还原产物，是由于电子在被传递到末端氧化酶之前从呼吸链中漏出并消耗约 2% 的氧气生成的，即由分子氧直接或间接转化而来。ROS 是一类更具活性的化学反应性含氧化合物。生物体内存在完整的氧化 - 抗氧化系统，可以在正常条件下将 ROS 保持在稳定的范围内，并在抗炎和抗菌中发挥重要作用。体内的平衡被打破、ROS 持续上升，将会导致疾病发生。

1. ROS 的种类　前期有大量的研究表明，过量的 ROS 在细胞内积聚是导致氧化应激发生的直接引物。ROS 主要有以下几种类型：①氧的单电子还原产物，如超氧阴离子（O_2^-）、氢过氧基（HO_2）和羟自由基（·OH）；②氧双电子还原产物过氧化氢（H_2O_2）；③烷烃过氧化物均裂产物烷氧基（RO·）、烷过氧基（ROO·）；④处于激发态的氧、单线态氧和羰基化合物。另外，一氧化氮（NO）是一种非常不稳定的自由基气体小分子，也可以被认为是一种 ROS，NO 与 O_2^- 之间的反应可以产生 $ONOO^-$。作为体内正常氧化还原反应的产物，ROS 参与杀菌、解毒和各种代谢途径的调节（Nauseef，2008；杨洁，2002）。

2. ROS 的来源 氧气是一种具有独特分子结构的气体，其容易接受电子形成 ROS。体内的氧含量相对丰富，具有产生大量 ROS 的潜能。依据来源的不同，ROS 可分为外源性和内源性。外源物理因素或者化合物，如吸烟、光照、电离、热辐射冲击、高分压氧、药物、环境污染等，都会导致细胞产生 ROS。

（1）正常代谢：体内的正常代谢产生 ROS。线粒体是 ROS 的重要来源，如 O_2^-、H_2O_2、·OH 和单线态氧，它们是有氧代谢的副产物。细胞中超过 90% 的氧气在线粒体中被消耗，在线粒体内膜和基质中 2% 的氧气被转化成氧自由基。尽管体内的大多数 ROS 是有害的，但是它对机体也发挥有益的作用。例如，吞噬细胞的细胞膜受刺激时，能够通过呼吸爆发机制产生大量的 ROS，而 ROS 恰恰是吞噬细胞发挥吞噬和杀伤作用的主要媒介。然而，在病理条件下，ROS 产生和消除失去平衡就会对人体造成损害。

（2）辐射：人们早已认识到，辐射干扰能够在体内产生 ROS。人体内水大约占体重的 60%，水受到放射线的辐射会产生 H·、OH· 等，其能够破坏细胞中的核酸和蛋白质等大分子，最终导致辐射病。T. Herrling 等采用电子自旋共振（electron spin resonance，ESR）的方法发现，紫外线照射皮肤细胞可以产生氧自由基，产生自由基的多少与辐射的强度及射线对皮肤穿透作用的大小有关。

（3）化学因素：许多化学药物，如抗癌剂、抗生素、杀虫剂、麻醉剂、芳香烃类等都可以诱导 ROS 的产生，高压氧也能够诱导 ROS 的产生。M. Chavko 和 A. L. Harabin 研究发现将大鼠在 5atm（1atm=1.013×10^5Pa）下饲养，可检测到脂质和蛋白质发生过氧化，而还原型谷胱甘肽减少，这些现象表明大鼠体内发生了氧化损伤。另外，过渡金属离子也是 ROS 形成的重要因素，并且过渡金属离子去除电子的作用是许多高毒性活性氧物质形成和升高的基础。例如，铁催化的芬顿反应，即毒性较小的过氧化氢在过渡金属铁作用下会产生高活性羟自由基，使毒性增强（谢玉英，2009）。

3. ROS 的功能 氧是生命运动过程中不可缺少的气体，人处于缺氧或氧供应不足的环境会感到窒息甚至发生死亡。因此，自从英国的 Joseph Priestley 于 1770 年初发现氧气以来，它一直被认为是有益于人体的气体。然而，无论是空气中的氧还是水中的溶解氧，它们都具有较高的氧化性。就像金属铁一样，空气中人体各个部位都不断地被氧气腐蚀——"生锈"，当然这种腐蚀体现在细胞水平上。随着年龄增长，人体各器官老化就是这种"生锈"的直观体现。换句话说，我们的身体在细胞水平上会受到氧气的损害，这种损害主要由体内的 ROS 造成，具体表现如下。

（1）对核酸的氧化损伤：DNA 的氧化损伤主要包括碱基的修饰和链的断裂。碱基的修饰如羟自由基能够加成胸腺嘧啶的 5，6- 双键，形成胸腺嘧啶自由基。碱基改变能够破坏许多生化过程。自由基从 DNA 的戊糖中夺取氢原子，导致它们在 C4 位置形成未配对电子的自由基，其在 β- 位置又发生了链的断裂。氧还能分解核苷酸，尤其是鸟苷酸。DNA 受氧化损伤后可能发生断裂、突变和热稳定性改变等，进而严重影响正常转录和翻译过程。

（2）对蛋白质的氧化损伤：ROS 主要影响氨基酸修饰、肽链断裂、蛋白质的交联聚合物、构象和免疫原性改变 5 个方面。

1）修饰氨基酸：蛋白质分子中起关键作用的氨基酸成分对自由基损伤特别敏感，芳香氨基酸和含硫氨基酸最为突出。不同的自由基对特定氨基酸侧链有特殊影响，如超氧阴离子能够将甲硫氨酸氧化成为甲硫氨酸亚砜，将半胱氨酸氧化成为磺基丙氨酸；羟自由基可以去除脂肪族氨基酸 α 位置上的一个氢原子；烷氧自由基和过氧自由基等中间产物能够氧化色氨酸形成犬尿氨酸、N- 甲基犬尿氨酸和 5- 羟色氨酸。

2）使肽链断裂：ROS 可以通过两种方法使蛋白质肽链断裂。一是肽链水解，二是从 α- 碳原子处直接断裂。ROS 和蛋白质的类型、浓度及二者之间的反应速率决定肽链断裂的方式。肽键水解常发生在脯氨酸处，其作用机制是脯氨酸受 ROS 攻击引入羰基，生成 α- 吡咯烷酮，经水解与其相邻的氨基酸断开，通过进一步水解形成谷氨酰胺。肽链直接断裂的方式是 ROS 攻击 α- 碳原子生成 α- 碳过氧基，后者转化为亚氨基肽，经过弱酸水解为氨基酸和双羧基化合物。

3）形成蛋白质交联聚合物：多种机制可以导致蛋白质的交联和聚合。蛋白质分子中的酪氨酸可以形成二酪氨酸，半胱氨酸氧化形成二硫键，两者均可以形成蛋白质的交联。交联可以分为分子内交联和分子间交联 2 种形式。蛋白质分子中酪氨酸和半胱氨酸的数目可以决定交联的形式。另外，脂质过氧化产生的丙二醛（MDA）与蛋白质氨基酸残基反应生成烯胺，也可以造成蛋白质交联。生物体内单糖自动氧化的 α- 羰醛产物可以与蛋白质交联而使酶失活，并使膜变形性下降，导致细胞衰老与死亡。

4）改变构象：蛋白质在氧化过程中发生热动力学不稳定现象，导致一部分三级结构被打开，失去原始构象。超氧化物歧化酶（superoxide dismutase，SOD）被 H_2O_2 和抗坏血酸 -Fe（Ⅲ）氧化后，其紫外线吸收能力增强，内源性荧光减弱，这表明 SOD 蛋白构象由紧密有序排列趋向于松散无序。使用自旋标记进行研究，发现较低浓度的抗坏血酸 -Fe（Ⅲ）和 H_2O_2 就可以影响 SOD 分子亚基缔合或其周围的结构。

5）改变免疫原性：对牛红细胞铜锌 SOD、人血清白蛋白（HSA）和人 IgG，分别采用 H_2O_2 或者 H_2O_2-Cu^{2+} 和抗坏血酸 -Fe（Ⅲ）体系作用，结果发现 SOD 和 IgG 与其抗体的反应增强，提示 ROS 可能参与了某些自身免疫性疾病中抗原抗体复合物的形成过程。

（3）对生物膜的损伤：自由基对生物膜的损伤是作用于细胞膜和亚细胞器膜的多不饱和脂肪酸，引起脂质过氧化，脂质过氧化中间体［脂自由基（L·）、脂氧自由基（LO·）和脂过氧自由基（LOO·）］可以与膜蛋白反应形成蛋白质自由基，从而使蛋白质发生聚合和交联。此外，脂质过氧化羰基产物（如丙二醛）也可攻击膜蛋白分子的氨基，导致蛋白质分子内和分子间交联。

自由基也可直接与膜上的酶或受体共价结合，通过氧化作用破坏镶嵌于膜上的多种酶、受体和离子通道的空间构型，从而破坏膜的完整性，使膜的流动性下降、脆性增加，还能够导致细胞内外或细胞器内外物质和信息交换障碍，影响膜的功能与抗原特异性，最终引起广泛性损伤和病变。体内大多数 HO· 在细胞器中产生，特别是线粒体，造成线粒体膜损伤，导致细胞和机体的能量代谢紊乱。

ROS 是一种强氧化剂，具有广泛杀菌作用，包括杀灭细菌、芽孢、病毒、真菌等，其杀灭速度较氯快 600 ～ 3000 倍。近年来，随着科学技术发展，ROS 已经应用于水、空气、物体表面、食品、蔬菜的消毒等，目前在工业和农业灭菌中也有应用（谢玉英，2009）。

（二）ROS 失衡与氧化应激

生物体内产生 ROS 是一个动态变化过程，与许多体内外因素有关。它直接决定了是否发生氧化应激。氧化应激是自由基在体内产生的一种负面作用，是导致衰老和疾病的一个重要因素。低水平的 ROS 能够参与多种细胞信号调节，其氧化靶分子的半胱氨酸残基，包括激酶、磷酸酶、对氧化还原敏感的转录因子、细胞周期调节蛋白及细胞膜脂质等。ROS 对靶蛋白的修饰氧化、肽键切割、交联等影响蛋白质在细胞内的定位、相互作用和酶活性。

核因子 -κB（NF-κB）是 ROS 调节的重要信号分子之一。H_2O_2 能使 NF-κB 诱导激酶（NF-κB inducing kinase，NIK）活化。NIK 激活 IκB 激酶（IKK），后者催化 IκB（NF-κB 的抑制激酶）磷酸化降解，从而使 NF-κB 活化转位进入细胞核发挥转录调节活性。H_2O_2 也能激活酪氨酸激酶（Syk），Syk 催化 IκB 磷酸化降解。NF-κB 的活化最终导致抗凋亡蛋白 Bcl-2 和凋亡抑制因子 IAP 表达上调，从而维持细胞存活。

ROS 还参与缺氧信号调节。生理和病理条件下均会发生缺氧，如发育、肿瘤、缺血等情况都伴随机体或组织缺氧。缺氧能够诱导一系列基因表达，使机体适应缺氧环境维持生存。其中最关键的是 HIF-lα。正常氧含量条件下，脯氨酰羟化酶（prolyl hydroxylase，PHD）催化 HIF-1α 发生快速羟基化修饰，使其进入蛋白酶体降解。缺氧条件下 PHD 活性受到抑制，稳定的 HIF-lα 能进入细胞核发挥转录调节功能。ROS 参与了缺氧条件下对 PHD 的抑制：缺氧条件下，ROS 在线粒体电子传递链中爆发产生的 H_2O_2 可以抑制 PHD 活性，稳定 HIF-1α。缺氧信号活化能够发挥增强糖酵解、促进血管生成和细胞存活的作用。ROS 调节细胞存活的其他机制包括杀伤微生物、激活热休克因子和诱导 PTEN 失活等（Huang et al.，2007；Hussain et al.，2013）。

当细胞中产生过量 ROS 时，则会诱导氧化应激的发生，细胞经历凋亡、坏死及自噬等途径最终死亡。高浓度的 ROS 诱导线粒体渗透转运体通透性转换孔（permeability transition pore，PT 孔）开放，PT 孔开放是发生内源性凋亡的关键步骤。PT 孔复合物两个组分分别是位于线粒体内膜的腺嘌呤核苷转位酶（ANT）和位于线粒体外膜的电压依赖性阴离子通道（VDAC），这两种分子都对 ROS 十分敏感，氧化损伤可导致线粒体膜破裂，释放凋亡蛋白。多种病理条件，如脑卒中、炎症、缺血均存在 ROS 诱发的凋亡性细胞死亡。三氧化二砷、丁硫氨酸亚砜胺等药物能够耗竭细胞中的抗氧化酶，谷胱甘肽过氧化物酶能诱导细胞内 ROS 大量积聚，从而导致细胞死亡。与凋亡相比，坏死是被动的细胞死亡形式，往往在急性细胞功能障碍、ATP 耗竭的情况下发生。坏死细胞发生肿胀、破裂、内容物释放，从而引发炎症和周围组织损伤。很多情况下，在同一组织，凋亡和坏死可顺序或同时发生。从凋亡转变为坏死不仅需要细胞内 ATP 降低，还需要细胞内 ROS 的激增（Takai et al.，2010）。

总之，低水平 ROS 参与细胞存活信号调节，而过量的 ROS 则导致氧化应激，进而引起细胞死亡。ROS 介导的氧化应激能够诱导自噬活化已逐渐引起人们的重视，有待进一步探究。

二、ROS 对自噬的调控

（一）ROS 调控自噬的信号通路

自噬包括诱导、囊泡核化和延伸、底物识别、自噬体形成、自噬体和溶酶体融合、底物降解 6 个阶段。多种因素诱导细胞发生自噬，在这个过程中超过 30 个自噬相关基因相互作用，主要通过以下 4 个蛋白质复合体介导自噬形成：① ULK1 复合体（ULK1-ATG101-FIP200-ATG13）；② PI3KC3 复合体（Beclin 1-VPS34-ATG14）；③ ATG12-ATG5-ATG16 泛素化复合体；④ LC3-Ⅱ-PE 泛素化复合体（Yang et al.，2010）。

ROS 是造成氧化应激的直接诱因，约 90% 的 ROS 来源于线粒体内膜呼吸链。大量研究表明，发生氧化应激时来源于线粒体的 ROS 是诱导自噬的主要因素。ROS 能通过调节自噬形成过程中的各个信号通路诱导自噬产生。在自噬诱导阶段，ROS 能通过调节 mTOR 诱导细胞发生自噬。mTOR 是一个关键的自噬负性调节因子，其活性受多个信号通路调控，如 PI3K-AKT 和 AMPK 等。大量 ROS 存在可通过抑制 PI3K-AKT-mTOR 通路激活自噬（Portal-Núñez et al.，2016）；在雄性荷兰猪离体心脏中灌注七氟烷，产生的 ROS 能通过激活 AMPK 抑制 mTOR 来诱导自噬发生（Shiomi et al.，2014）。在自噬体形成过程中，ROS 主要通过抑制 ATG4 的活性调控自噬，ROS 引起 ATG4 失活导致 LC3-Ⅱ聚集、自噬体增多。有研究发现，在饥饿条件下细胞会产生大量的 ROS，尤其是 H_2O_2，其氧化 ATG4 进而抑制 LC3-Ⅱ去脂化，从而保证自噬体延伸。Scherz-Shouval 等（2007）研究发现 ROS 能促进待降解物质的泛素化，待降解物与 p62 和 LC3-Ⅱ泛素化结合后进入自噬体发生降解。

此外，ROS 还能调节 MAPK 信号通路，进而调节自噬。MAPK 是由一组以级联方式依次活化的 AKT 组成，对细胞增殖、分化、应激适应及凋亡具有重要的作用，其主要包括 JNK、p38 激酶和 ERK。研究发现，MAPK 能通过调节激活蛋白 1（activator protein-1，AP-1）、FoxO、NF-κB 等转录因子的活性调控自噬相关基因表达而影响自噬。ROS 能通过激活 MAPK 诱导自噬发生（Sui et al.，2014）。试验证明，ROS 能通过激活 JNK 信号通路诱导体外培养的小鼠间充质干细胞（MSC）发生自噬；ROS 激活 p38 诱导 ATG7 及泛素化过程中 E3 酶的基因表达，这个过程依赖 FoxO 的转录激活。而亚砷酸盐则能通过 ROS 激活 ERK 1/2 诱导自噬发生（Liu et al.，2015；McClung et al.，2010；Huang et al.，2015）。下面将分别介绍 ROS 通过 PI3K/AKT、AMPK、ERK-JNK、ATG4 参与自噬调节。

（二）PI3K/Akt 信号通路介导的 ROS 对自噬的调控

PI3K 蛋白家族参与细胞增殖、分化、凋亡和葡萄糖转运等多种细胞功能的调节。PI（一种膜磷脂）在细胞膜中所占的比例较小，比磷脂酰胆碱、磷脂酰乙醇胺和磷脂酰丝氨酸含量少。但在脑细胞膜中含量较为丰富。PI 的肌醇环上有 5 个可被磷酸化的位点，多种激酶可磷酸化 PI 肌醇环上的第 4 位点和第 5 位点，因此一般在这两个位点发生磷酸化修饰，尤其在质膜内侧。PI(4,5)P2 通常在磷酸酶 C 的作用下产生二酰甘油（DAG）和 1，4，5- 三磷酸肌醇。PI3K 转移一个磷酸基团至位点 3，形成的产物对细胞的功能具有重要的影响。例如，单磷酸化的 PI3K 能刺激细胞迁移，PI(3,4)P2 则可促进细胞增殖和增强抗凋性。PI(4,5)P2 转换为 PI(3, 4, 5)P3 能够调节细胞黏附功能、生长和存活。

　　PI3K 可分为 3 类：Ⅰ型 PI3K、Ⅱ型 PI3K 及Ⅲ型 PI3K，其结构与功能各异。其中研究最广泛的是Ⅰ型 PI3K(PI3KC1)，此类 PI3K 为异源二聚体，由一个调节亚基和一个催化亚基组成。调节亚基含有 SH2 和 SH3 结构域，与含有相应结合位点的靶蛋白相互作用，该亚基通常称为 p85，参考第一个被发现的亚型，目前已有 6 种调节亚基，大小从 50kDa 至 110kDa 不等。催化亚基有 4 种，即 p110α、β、δ、γ，而 δ、γ 仅存在于白细胞，其余则广泛分布于各种细胞中。

　　许多蛋白都含有底物同源（pleckstrin homology，PH）结构域，蛋白质可以通过 PH 结构域与 PI(3,4)P2 或 PI(3,4,5)P3 结合。两者的相互作用控制蛋白与膜结合的时间和定位，从而调节蛋白活性。PH 结构域与 PI(3,4)P2 或 PI(3,4,5)P3 间的这种相互作用也可能引起蛋白构象的变化，进而改变蛋白的功能。PI3K 活化的结果是在质膜上产生第二信使 PIP3，PIP3 与细胞内含有 PH 结构域的信号蛋白 AKT 和 PDK1 结合，促使 PDK1 磷酸化 AKT 蛋白的 Ser308，导致 AKT 活化。PDK1 的其他底物还包括 PKC、S6K（p70S6K）和血清/糖皮质激素调节激酶（serum/glucocorticoid regulated kinase，SGK）。AKT 是一类 AGC 家族的丝氨酸/苏氨酸激酶，亦称为 PKB（蛋白激酶 B），其主要有 3 个结构域，分别是 PH 结构域、催化结构域和调节结构域，主要位于 PI3K 的下游。AKT 可分为 3 个亚型：AKT1、AKT2、AKT3，或 PKBα、PKBβ、PKBγ，3 个亚型的功能各异，但也有重叠。

　　ROS 通过调节 mTOR 诱导自噬的发生。mTOR 是自噬的关键负性调节因子，其活性受多种信号通路的影响，如 AMPK 和 PI3K-AKT。研究发现，过量的 ROS 可通过抑制 PI3K-AKT-mTOR 激活自噬。在哺乳动物中，mTOR 是 PIKK 家族成员，其是一种进化相对保守的丝氨酸/苏氨酸蛋白激酶，在细胞生长、增殖及癌细胞代谢过程中发挥至关重要的中枢调控作用。在哺乳动物细胞中，mTOR 激酶复合物有两种不同的结构和功能形式：一种是与 Raptor 蛋白结合形成的 mTORC1 复合体，对雷帕霉素极为敏感；另一种是与 Rictor 蛋白结合形成的 mTORC2 复合体，对雷帕霉素不敏感。mTORC1 主要参与细胞生长、凋亡和自噬的调控，而 mTORC2 则主要参与细胞存活和骨架重组。因此，mTORC1 在调控自噬过程中发挥主要的作用，且是负性调节作用（Inoki et al.，2002）。多种生长因子和信号传导复合物，包括成纤维细胞生长因子（FGF）、血管内皮生长因子（VEGF）、人生长因子（HGF）、血管位蛋白 Ⅰ（Ang1）和胰岛素均可启动 PI3K 活化。AKT 是 PI3K 的下游效应分子，与Ⅰ型 PI3K 产生的 PIP2、PIP3 相互作用，从而激活 mTOR，抑制自噬的发生。

　　PTEN 基因突变或缺失在人类肿瘤中广泛存在。PTEN 可以通过将 PIP3 去磷酸化转变为 PIP2。PTEN 可降低 AKT 活化，阻断由 AKT 调控的所有下游信号传导。PIP2 作为磷脂酶 Cβ（PLCβ）的底物，产生 DAG 和 IP3 作为第二信使能够升高细胞内钙离子水平并激活 PKC。与膜结合的 PIP2 也能调节多种离子通道的活性，包括钙通道、钾通道和钠通道。PIP2 还参与细胞膜小泡的形成及细胞骨架与膜的相互作用。此外，PIP2 能够影响多种参与脂质代谢的酶的活性，包括磷脂酶 D 和神经酰胺 -1- 磷酸。通过从 PIP 形成 PIP2，PTEN 影响细胞的多种功能和细胞通路。而且，PTEN 在减弱 PIP3 信号通路而增加 PIP2

的过程中发挥着重要的作用。PTEN 通过使 PIP3 去磷酸化解除 I 型 PI3K 对自噬的抑制作用，从而发挥对自噬的正性调节作用（Errafiy et al.，2013）。

酵母 ATG6 的同源基因 *Beclin 1* 为抑癌基因，是自噬的正调控因子，可促进自噬囊泡的形成。Bcl-2 是一种抑凋亡蛋白，通过与 Beclin 1 的 BH3 结构域结合发挥抑制自噬的作用。Vps34 是 III 型 PI3K（PI3KC3）的一种，能够激活细胞自噬。在哺乳动物细胞中，Beclin 1、Bcl-2 和 PI3KC3/hVps34 复合物共同组成了一条可以调控自噬的重要信号通路。当应激发生时，Beclin 1-Bcl-2 复合物分离，Beclin 1 被解离出来后与 PI3KC3 结合，从而增强其活性，诱导自噬。另外，有研究表明死亡相关蛋白激酶（DAPK）也能通过与 Beclin 1 的 BH3 结构域结合上调细胞自噬。

（三）AMPK 信号通路介导的 ROS 对自噬的调控

AMPK 在维持细胞内环境稳态中发挥重要作用。AMPK 是一种高度保守的激酶，通过协调多种代谢通路维持全身能量代谢的稳态。哺乳动物 AMPK 以异源三聚体的形式存在于多种组织中，其由 α 催化亚基和 β、γ 调节亚基组成。α 亚基的 N 端是发挥催化作用的核心部位，其催化区域含有一个典型的丝氨酸 / 苏氨酸（Ser/Thr 蛋白激酶。α 亚基的 C 端则主要负责活性调控，以及 β 和 γ 亚单位间的联系。α 亚基中的多个位点可被磷酸化，其中 Thr172 位点的磷酸化和去磷酸化对 AMPK 活性发挥精准调控。β 亚单位可以把 α 亚基和 γ 亚基分别镶嵌或锚定于它的 KIS 区域和 ASC 区域。γ 亚单位有 4 个串行重复的胱硫醚 β- 合成酶（CBS）区域，它们以结构模块的方式组成 AMP 结合位点 Bateman 结构域。

AMPK 的激活在自噬调控和疾病预防过程中都具有潜在的影响，因此，AMPK 激动剂与抑制剂也是近几年来研究的热点。研究发现，AMPK 在缺氧时激活需要 HIF 的诱导，另外，AMPK 在缺氧的应激状态下可以通过自噬调控细胞的存活。据报道，AMPK 的激活可以在多器官水平上通过靶向作用调节机体能量平衡。自噬是细胞的一种保护性机制，AMPK 能通过抑制 mTORC1 通路促使自噬的发生，特别是在缺乏营养的情况下。在营养缺乏的条件下，AMPK 激活并磷酸化 TSC2，抑制 mTORC1。AMPK 通过直接磷酸化 mTOR 调控相关蛋白 Raptor 的 Ser722 和 Ser792 残基调节 mTOR 通路。最近的研究证实在 MEF 中，葡萄糖缺乏的情况下，AMPK 可以磷酸化 ULK1 的 Ser555 和 Ser792 或 Ser317 和 Ser777，从而诱导自噬的发生。

细胞的生长和增殖受生长因子信号通路严格调控，以避免肿瘤的发生。然而，只有提供充分的能量和营养物质，细胞的生长和分裂才会正常进行。mTOR 在平衡各种代谢过程，如细胞生长、增殖及蛋白合成等情况中，发挥关键性作用。大量研究表明，作为生长因子的重要调控因素及营养感受激酶的 mTOR 和能量感受激酶的 AMPK 共同调控细胞自噬过程。

哺乳动物同源蛋白 mTOR 能够与多种配体结合形成两个在功能上有明显差别的复合物，被称为 mTORC1 和 mTORC2。细胞处于缺乏营养状态时，AMPK 被激活，进而诱导自噬的发生。mTORC1 的活性取决于不同的正向信号，如高能状态、正常的含氧量、正常的氨基酸或者生长因子水平，这些因素都抑制自噬发生。最初研究发现，活化的 AMPK 可以通过磷酸化并激活 mTORC1 的负性调控因子 TSC2 抑制 mTORC1 的活性，从而阻止细胞生长，促进自噬的发生。后续研究证实，mTORC1 中的 Raptor 是 AMPK 磷酸化作用的一个直接底物，这种磷酸化作用产生了一个 14-3-3 蛋白（使 mTORC1 脱磷酸化）的锚定位点，这种作用对于 AMPK 所介导的 mTORC1 的抑制是必需的。总体来说，细胞内能量状态异常时，AMPK 至少通过两种不同的途径缓解 mTORC1 介导的自噬抑制效应（Gwinn et al.，2008）。

Tp53 对自噬具有双重调节作用，其定位在细胞的不同位置时，对自噬调节发挥不同的作用。Tp53 定位在细胞核时促进自噬，此时 Tp53 通过激活 AMPK 和 TSC2 抑制 mTOR，促进自噬；Tp53 定位在细胞质时则抑制自噬。Tp53 主要通过 3 种方式发挥抑制自噬的作用：激活细胞自噬抑制因子 mTOR、抑制 AMPK 的作用、Tp53 的直接作用。Tp53 阴性的结肠癌细胞中，细胞自噬基础水平处于不断提高的状态，重新转入 *Tp53* 基因则会引起细胞自噬水平的降低。

（四）ERK、JNK 信号通路介导的 ROS 对自噬的调控

MAPK 是脊椎动物体内广泛存在的丝氨酸/苏氨酸蛋白调节激酶，MAPK 通路是细胞将信号从细胞表面传导到细胞核内部的重要传递者，是一组能被细胞因子、神经递质、激素、细胞应激及细胞黏附等激活的丝氨酸/苏氨酸蛋白激酶。所有的真核细胞都能表达 MAPK，MAPK 通路的基本组成是从酵母到人类都保守的三级激酶模式，包含 MAPK 激酶激酶（MAP kinase kinase kinase，MKKK）、MAPK 激酶（MAP kinase kinase，MAPKK）和 MAPK，这三种激酶能依次激活，共同调节细胞的生长、分化、对环境的应激适应、炎症反应等多种重要的细胞生理病理过程。MAPK 链是真核生物信号传递网络中的重要途径之一，在基因表达调控和细胞质功能活动中发挥关键作用。MAPK 属于 CMGC（CDK/MAPK/GSK3/CLK）激酶组，与 MAPK 亲缘关系最近的蛋白是周期蛋白依赖性激酶（CDK）。在哺乳动物细胞中鉴定了 14 种 MKKK、7 种 MAPKK 和 12 种 MAPK。研究分析显示，这些激酶属于不同亚族。其中 MAPK 可分为 4 个亚族：胞外信号调节激酶（ERK1/2）、p38、c-Jun N 端激酶/应激活化蛋白激酶（JNK/SAPK）和 ERK5。

生长因子、细胞因子、射线、渗透压等因素都可以激活 MAPK 信号转导通路。MAPK 级联激活是多种信号通路的中心，是接收细胞膜传递信号并将其带入细胞核内的一类重要分子，在细胞增殖相关信号通路中具有关键作用。细胞未受刺激时，MAPK 处于静止状态，当细胞受到生长因子或其他因素刺激后，MAPK 接收 MAPKK 和 MKKK 的活化信号而被激活，表现为逐级磷酸化。哺乳动物中，ERK 广泛存在于各种组织，参与调控细胞的增殖分化。多种生长因子受体、营养相关因子受体等都需要 ERK 的活化来完成信号转导过程。JNK 家族参与细胞对辐射、渗透压、温度变化等的应激反应。p38 介导炎症、凋亡等，因而成为开发抗炎药物的靶点。

1. ROS 经 JNK 调节自噬　ROS 可以通过多种途径激活 JNK：①凋亡信号调节激酶 1（ASK1）在 ROS 介导的 JNK 通路活化过程中起桥梁作用。ASK1 可被 ROS 等多种信号所激活，在 MAPK 信号传递过程中，ASK 通过磷酸化 MAPKK4 和 MAPKK7 激活 JNK 通路的上游 MKKK 发挥作用。② Src 家族激酶（Src-family kinase，SFK）目前由 LYN、FYN、LCK、HCK、FGR、BLK、YRK、YES 和 Src 9 个成员组成，其中，Src 蛋白是目

前研究最多的成员。Src 广泛存在于组织细胞中，通过与信号转导通路中其他分子相互作用，发挥调控细胞生长、发育、分化和死亡等过程的作用。Src 缺失严重抑制 JNK 的活化，Src 途径是 ROS 激活 JNK 的信号通路之一。③ GSTπ 也是 ROS 介导 JNK 活化的一个重要中间分子。最新的研究发现，两种单体形式的 GSTπ 可以通过与 JNK 底物转录激活因子 2（activating transcription factor 2，ATF2）的直接作用来抑制 ATF2 的磷酸化，进而抑制 JNK1 或 JNK2 的激活。H_2O_2 可使原来与 JNK C 端结合的 GSTπ 寡聚化，并从 GSTπ-JNK 复合体上分离下来，从而恢复被抑制的 JNK 活性。④混合谱系激酶 3（MLK3）是 MKKK 家族 MLK 亚家族的成员之一，也是一种丝氨酸/苏氨酸蛋白激酶。它通过磷酸化激活丝氨酸/苏氨酸蛋白激酶，介导 MAPK 下游信号通路的激活，是连接 ROS 和 JNK 的重要纽带。Van denBerg 等发现，氧化应激引起的 ROS 水平增加可通过 c-Jun N 端相互作用蛋白 1（JIP1）支架复合体激活小 G 蛋白 RALA，进而调控 JNK 的磷酸化。⑤受体相互作用蛋白（receptor-interacting protein，RIP）-TRAF2 复合体途径。它是 ROS 激活 JNK 的又一重要途径。RIP 和 TRAF2 是 TNF 与其受体 TNFR1 结合后，激活核转录因子 NF-κB、触发信号传导级联反应，从而导致细胞凋亡的重要信号分子。近年来的研究表明，RIP 和 TRAF2 可以在靶细胞膜上的脂筏区相互结合形成 RIP-TRAF2 信号复合体，然后在 ROS 的诱导下直接激活 JNK 通路。⑥抑制促分裂原活化的蛋白激酶磷酸酶（MAPK phosphatase，MKP）途径。MKP 的活性是 ROS 激活 JNK 的另一有效途径。Kamata 等研究表明，细胞内 H_2O_2 通过氧化 MKP 的半胱氨酸残基抑制 MKP 的活性，MKP 被氧化后迅速经泛素-蛋白酶体途径降解，则 MKP 对 JNK 的抑制作用消除，JNK 通路得以持续激活。Hou 等进一步证实，JNK 通路持续激活就是 ROS 介导的 MKP 失活所导致的。

自噬是细胞依赖溶酶体途径对胞质蛋白和细胞器进行降解的过程，是细胞清除受损蛋白与细胞器的重要途径。通常在饥饿、氧化损伤、内质网应激等条件下，自噬水平增强。因此，自噬是细胞的一种自我保护机制，受多种因素的诱导和调节。其中，ROS-JNK 通路就是诱导和调节细胞自噬的一条重要通路。

（1）通过影响 Bcl-2 磷酸化激活细胞自噬：研究发现，ROS 能够激活 JNK1，活化的 JNK1 可直接磷酸化 Bcl-2 蛋白使其与 Beclin 1 解离，Beclin 1 与 Bcl-2 解离后活化，形成 Beclin 1-Vps34-PI3K 多蛋白复合体进而激活自噬。当应用 JNK1 抑制剂或外源性导入磷酸化位点突变的 Bcl-2 蛋白时，则自噬被抑制；激活的 JNK1 会引起 Bcl-2 的多位点磷酸化而激活自噬。尽管 Bcl-2 和 Bcl-XL 间有相似的结构及相同的磷酸化位点，但是 JNK1 介导的磷酸化是否能够调节 Beclin 1 与 Bcl-XL 间的结合目前仍不清楚。

（2）通过上调 ATG7 激活细胞自噬：Wong 等研究表明，ROS-JNK 信号通路还可通过直接上调自噬关键基因 ATG7 与 ATG5 激活自噬。这种激活方式只存在于肿瘤细胞中，良性组织及正常细胞中不存在（Wong et al.，2010）。

（3）通过激活凋亡信号间接抑制细胞自噬：细胞凋亡与自噬是两种重要功能，也是当前的一个研究热点。凋亡能够经多种途径抑制自噬的发生，反之自噬亦能够抑制凋亡。在研究二者相互作用机制的过程中发现，信号分子 JNK、AKT 等在二者信号通路中频繁交叉出现，提示凋亡与自噬存在必然的联系。ROS 通过 MAPKK4、MAPKK7 激活 JNK，JNK 活化后可以通过作用于转录因子 AP-1 促进 p53、Bax、FasL、TNF 等促凋亡蛋白的表达。高表达的 Bax、Bak 等作用于线粒体促进细胞色素 c 进入胞质，在胞质中细胞色素 c 与 caspase 9 结合，最终激活 caspase 3。caspase 活化具有十分重要的作用，它们可以裂解自噬相关蛋白，自噬相关蛋白裂解后进入线粒体促进细胞色素 c 释放，进一步促进细胞凋亡的发生。有研究表明，caspase 3 能够裂解 Beclin 1 产生 C 端 Beclin 1 片段，其进入线粒体内促进细胞色素 c 的释放，从而抑制自噬、诱发凋亡。另外，FasL、TNF 与细胞膜上的死亡受体 Fas、TNFR 结合形成死亡诱导信号复合体（death-inducing signaling complex，DISC），DISC 促进前体 caspase 8 裂解，形成活化的 caspase 8，一方面能够激活下游 caspase，启动凋亡信号；另一方面能够诱导产生 c-FLIP、v-FLIP 等物质与 ATG3 结合，从而抑制 ATG3 和 LC3 的结合，抑制自噬的发生。用 caspase 8 的广谱抑制剂 zVAD 处理小鼠 L929 纤维肉瘤细胞发现，zVAD 可以促进细胞发生自噬性死亡，表明细胞的凋亡信号受抑制后，自噬反而被激活。进一步的研究发现，抑制 caspase 8 可能与 ROS 的产生及 JNK 的激活密切相关（Zhu et al.，2010）。

（4）ROS-JNK 通路对自噬的调节作用依赖于细胞内 ROS 水平：ROS-JNK 通路既可以调节凋亡，也可以调节自噬，其取决于细胞内的 ROS 水平。适度水平的 ROS 可短暂激活 JNK 信号，通过 Beclin 1 途径上调自噬，但不足以诱发细胞凋亡。当 ROS 超过一定水平后则会持续激活 JNK，诱发线粒体途径介导的细胞凋亡。最近的研究发现，用冬凌草甲素干预多发性骨髓瘤 RPMI8226 细胞能够诱导细胞内产生大量的 ROS，促进细胞凋亡和抑制自噬。相反，低水平的 ROS 则促进自噬、抑制凋亡。在 ROS 低水平（即基本氧化应激）条件下，JNK 可活化 ATG7，调节细胞自噬。研究证明，在基本的氧化应激下，敲除 ATG7 则显著降低 H_2O_2 介导的细胞自噬，而进一步的研究提示 ROS 依赖的 JNK 和 ERK 激活均是介导 H_2O_2 升高、上调自噬的重要上游调控机制。

上述研究说明，在哺乳动物细胞内存在 ROS-JNK 通路直接或间接调控细胞自噬的复杂机制，ROS 水平直接影响这一过程。对于 ROS-JNK 通路调节自噬的结果及其对凋亡的影响，目前尚不清楚，最新的研究表明其可能与 ROS 激活 JNK 途径等密切相关（唐锦华，2015）。

2. ROS 经 ERK 调节自噬　ERK 是 MAPK 家族成员，ERK 参与调节细胞分化和活性，表皮生长因子（EGF）和血小板源性生长因子（PDGF）受体能够增强其活性。ROS 也能够激活这些受体，进而使 ERK 磷酸化而被活化。Preston 等研究发现生理浓度的 H_2O_2 能够激活 ERK，使细胞增殖，其他研究人员也发现 ROS 能够活化 ERK。相反，2013 年 Wang 等研究发现抗氧化物质能够抑制 HeLa 细胞增殖，并伴随 ERK 活性下调，增加的 H_2O_2 能够磷酸化 ERK 使其活化。

ERK 和 JNK 是 ROS 诱导自噬的下游效应分子，其机制多样、复杂。Kangmao Huang 等研究发现和厚朴酚能够通过 ROS-ERK 通路诱导骨肉瘤细胞发生自噬。还有研究指出 ROS 能够调节 Ras/Raf/ERK 信号通路，进而调控下游 AP-1 的表达。

（五）ROS 氧化 ATG4 对自噬的调控

mTOR 激酶是诱导自噬的重要调节分子，激活的 mTOR（AKT 和 MAPK 信号转导）能够抑制自噬，而 mTOR（AMPK 和 p53 信号转导）的负性调节则促进自噬。3 种相关的丝氨酸 / 苏氨酸激酶 ULK1、ULK2、UKL3，与酵母 ATG1 具有同样的作用，可作为 mTOR 复合体的下游分子。ULK1、ULK2 与一种哺乳动物同源的自噬相关基因产物

mATG13，以及骨架蛋白 FIP200（与酵母 ATG17 直接同源）共同形成复合体。Ⅲ型 PI3K 复合体包含 hVps34、Beclin 1（酵母 ATG6 的一种哺乳动物同源体）、p150（酵母 Vps15 的一种哺乳动物同源体）及 ATG14 样蛋白（ATG14L 或 Barkor）或 UVRAG，其是诱导自噬所必需的。*ATG* 基因通过 ATG12-ATG5 及 LC3-Ⅱ（ATG8-Ⅱ）复合体调控自噬体的形成。ATG12 通过 ATG7 和 ATG10 参与的泛素样反应与 ATG5 结合。ATG12、ATG5 结合后，与 ATG16 通过非共价相互作用形成大复合体。ATG4 蛋白酶在 C 端剪切 LC3/ATG8 后产生胞质 LC3-Ⅰ。LC3-Ⅰ也是通过 ATG7 和 ATG3 参与的泛素样反应与磷脂酰乙醇胺（PE）结合，脂质化的 LC3 即 LC3-Ⅱ则附着到自噬体的膜上。

ATG4 的结合和解离活动都是自噬正常进行所必需的。目前发现 ATG4 有 4 种同源结构，其中 HsAtg4A 和 HsAtg4B 能够裂解 Atg8，HsAtg4A 主要裂解 GATE-16；HsAtg4B 则能够裂解 3 种同源结构：GATE-16、GABARAP 和 LC3，其中对 LC3 的裂解能力最强。ATG4 是一种半胱氨酸蛋白酶，在自噬小体形成中有着重要功能。ATG4 通过 Cys338 和 Cys394 间的二硫键的氧化还原调节自噬小体形成，该二硫键能非常有效地被硫氧还蛋白（Trx）还原，这表明在 Atg4 调节中这个氧化还原酶起着重要的作用。与野生型细胞相比，在硫氧还蛋白突变的细胞中，主要通过雷帕霉素调节自噬的活性。此外，体内研究表明，Cys338 和 Cys394 对于自噬小体形成是必需的，这些半胱氨酸突变会导致 ATG8 在自噬小体聚集。因此通过细胞内氧化还原调节 ATG4 的活性，从而可调节自噬小体的形成。另有研究发现，在饥饿条件下，Ⅲ型 PI3K 和 Beclin 1 结合，与其他信号分子共同作用产生大量的 ROS，尤其是 H_2O_2，H_2O_2 将 ATG4 氧化能抑制 LC3-Ⅱ去脂化，但并不影响 ATG4 对 LC3 的 C 端进行加工，从而保证自噬体延伸。除了对 ATG4 活性产生影响，ROS 还诱导 Beclin 1 表达，并以此来促进自噬活化。反之，自噬活化后促进过氧化氢酶通过选择性自噬进行降解，导致 ROS 堆积，使得自噬和 ROS 之间形成正反馈调节环。H_2O_2 如何调节 ATG4 呢？Atg4s 是半胱氨酸蛋白酶，含有几种保守的半胱氨酸残基，HsAtg4A 上有两个催化位点——Cys77 和 Cys81，Ruth Scherz-Shouval 等研究发现这两个催化位点是氧化还原调节 HsAtg4A 的关键。该位点体外突变明显影响蛋白对 H_2O_2 的敏感性，抑制 GATE-16 标记的自噬小体的形成。HsAtg4B 上也有类似的位点 C78S，具有相似的效应。该研究小组还发现 H_2O_2 在体外能够直接使 ATG4 失活，并伴随 H_2O_2 与 Cys77 或 Cys81 的结合形成可逆次磺酸来保护 Cys77，或者通过氧化作用导致 Cys77 和 Cys81 以二硫键结合，进而保护 Cys77。

小　结

氧化应激是造成疾病发生的重要原因之一，自噬对于细胞同时克服饥饿和氧化应激条件是必需的。近年来，人们不断探索如何从营养学角度来缓解氧化应激的影响。自噬理论的发展为氧化应激的研究提供了新的方向，氧化应激可激活自噬，而自噬可以清除氧化应激造成的损伤，延缓细胞死亡，维持细胞内稳态。如何通过调控自噬来缓解氧化应激将为抗氧化物质发挥功能的机制研究提供新的思路。

（山东省立医院　高　琦）

参 考 文 献

谢玉英，2009. 谈活性氧与人类疾病［J］. 现代农业科技，15：285-286.

唐锦华，吴江，连继群，2015. ROS 介导的 JNK 信号通路及其对细胞自噬的调节［J］. 重庆医学，44：848-850.

杨洁，高飞，易静，2002. 活性氧与细胞凋亡的研究进展［J］. 国外医学肿瘤学分册，29：248-251.

CODOGNO P，MEIJER A J，2005. Autophagy and signaling：their role in cell survival and cell death［J］. Cell Death Differ，12：1509-1518.

ERRAFIY R，AGUADO C，GHISLAT G，et al.，2013. PTEN increases autophagy and inhibits the ubiquitin-proteasome pathway in glioma cells independently of its lipid phosphatase activity［J］. PLoS One，8：e83318.

FILOMENI G，DE ZIO D，CECCONI F，2015. Oxidative stress and autophagy：the clash between damage and metabolic needs［J］. Cell Death Differ，22：377-388.

GWINN D M，SHACKELFORD D B，EGAN D F，et al.，2008. AMPK phosphorylation of raptor mediates a metabolic checkpoint［J］. Mol Cell.，30：214-226.

HUANG J K，LIONSKY D J，2007. Autophagy and human disease［J］. Cell Cycle，6：1837-1849.

HUANG Y C，YU H S，CHAI C Y，2015. Roles of oxidative stress and the ERK1/2，PTEN and p70S6K signaling pathways in arsenite-induced autophagy［J］. Toxicol Lett，239：172-181.

HUSSAIN S，FELDMAN A L，DAS C，et al.，2013. Ubiquitin hydrolase UCH-L1 destabilizes mTOR complex 1 by antagonizing DDB1-CUL4-mediated ubiquitination of raptor［J］. Mol Cell Biol，33：1188-1197.

INOKI K，LI Y，ZHU T，et al.，2002. TSC2 is phosphorylated and inhibited by Akt and suppresses mTOR signaling［J］. Nat Cell Biol，4：648-657.

LIU G Y，JIANG X X，ZHU X，et al.，2015. ROS activates JNK-mediated autophagy to counteract apoptosis in mouse mesenchymal stem cells in vitro［J］. Acta Pharmacol Sin，36：1473-1479.

MCCLUNG J M，JUDGE A R，POWERS S K，et al.，2010. P38 MAPK links oxidative stress to autophagy-related gene expression in cachectic muscle wasting［J］. Am J Physiol Cell Physiol，298：C542-C549.

NAUSEEF W M，2008. NOX enzymes in immune cells［J］. Semin Immunopathol，30：195-208.

PORTAL-NUNEZ S，ESBRIT P，ALCARAZ M J，et al.，2016. Oxidative stress，autophagy，epigenetic changes and regulation by miRNAs as potentialtherapeutic targets in osteoarthritis［J］. Biochem Pharmacol，108：1-10.

SCHERZ-SHOUVAL R，SHVETS E，ELAZAR Z，2007. Oxidation as a post-translational modification that regulates autophagy［J］. Autophagy，3：371-373.

SCHERZ-SHOUVAL R，SHVETS E，FASS E，et al.，2007. Reactive oxygen species are essential for autophagy and specifically regulate the activity of Atg4［J］. EMBO J，26：1749-1760.

SHIOMI M，MIYAMAE M，TAKEMURA G，et al.，2014. Sevoflurane induces cardioprotection through reactive oxygen species-mediated upregulation of autophagy in isolated guinea pig hearts［J］. J Anesth，28：593-600.

SOHAL R S，ALLEN R G，1990. Oxidative stress as a causal factor in differentiation and aging：A unifying hypothesis［J］. Exp Gerontol，25：499-525.

SUI X，KONG N，YE L，et al.，2014. P38 and JNK MAPK pathways control the balance of apoptosis and autophagy in response to chemotherapeutic agents ［J］. Cancer Lett., 344: 174-179.

TAKAI H, XIE Y, DE LANGE T, et al., 2010. Tel2 structure and function in the Hsp90-dependent maturation of mTOR and ATR complexes ［J］. Genes Dev, 24: 2019-2030.

WANG T, WANG Q W, SONG R L, et al., 2015. Autophagy plays a cytoprotective role during cadmium-induced oxidative damage in primary neuronal cultures ［J］. Biol Trace Elem Res, 168: 481-489.

WONG C H, ISKANDAR K B, YADAV S K, et al, 2010. Simultaneous induction of non-canonical autophagy and apoptosis in cancer cells by ROS-dependent ERK and JNK activation ［J］. PLoS One, 5: e9996.

WU D F, CEDERBAUM A I, 2013. Inhibition of autophagy promotes CYP2E1-dependent toxicity in HepG2 cells via elevated oxidative stress, mitochondria dysfunction and activation of p38 and JNK MAPK ［J］. Redox Biol, 1: 552-565.

YANG Z, KLIONSKY D J, 2010. Eaten alive: a history of macroautophagy ［J］. Nat Cell Biol, 12: 814-822.

ZHU Y, ZHAO L, LIU L, et al., 2010. Beclin 1 cleavage by caspase-3 inactivates autophagy and promotes apoptosis ［J］. Protein Cell, 1: 468-477.

第十章　非编码 RNA 与自噬

自噬是细胞重要的代谢途径之一。细胞通过自噬作用分解和回收有害的细胞内成分，从而维持正常的生长环境。非编码对自噬的调控是近 10 年来生物学领域的研究热点。随着研究的不断深入，大量可以调控自噬的非编码 RNA 不断被发现，同时其对自噬的调控机制也愈发清晰起来。本章综述了多种非编码 RNA 对自噬的调节作用和机制，并讨论了这些非编码 RNA 在疾病的诊断、治疗和预后中的作用，以及它们作为疾病诊断生物标志物和治疗靶点的潜力。

第一节　微小 RNA 与自噬

一、微小 RNA

微小 RNA（micro RNA，miRNA）是一类长度为 20 ～ 25 个核苷酸、具有基因调控功能的内源性短链非编码 RNA（non-coding RNA，ncRNA）。miRNA 序列具有高度物种保守性，不仅存在于真核生物中，也存在于某些基因组有限的病毒中，提示 miRNA 可能蕴藏着强大的生物学作用。

（一）微小 RNA 的生成

在细胞核内，miRNA 基因首先在 RNA 聚合酶 II 的参与下被转录成初级 miRNA（primary miRNA，pri-miRNA）。pri-miRNA 长达几千核苷酸，包含成熟 miRNA 的第 22 ～ 25 位核苷酸序列，由 pri-miRNA 变成前体 miRNA（precursor miRNA，pre-miRNA）形成发卡结构需要一个核酸 – 蛋白复合体参与。该复合体包含 Drosha、DGCR8 及一些辅助分子如 p68 和 p72。随后，pre-miRNA 通过与 Exp5 直接相互作用而进入胞质。在胞质中，Dicer 酶将 pre-miRNA 分解到保持双链状态的成熟长度。此后，双链中一条会被转载到 AGO 家族蛋白中，进而组装成 RNA 诱导沉默复合体（RNA-induced silencing complex，RISC）而发挥其沉默功能。

（二）微小 RNA 功能

早在 1993 年，人们就发现了 miRNA 的存在，但直到 10 年后，基因调控功能才得到挖掘。miRNA 发挥功能的必要条件是装配入 RISC，后者的核心组件为 AGO 和 GW18。AGO 是高度保守 RNA 结合蛋白（RNA binding protein，RBP），具有 N 端、PAZ、MID 和 PIWI 四个结构域。MID 和 PIWI 结构域可以绑定 miRNA 5′端，而 PAZ 结构域可以绑定 miRNA 3′端。AGO 家族有 4 个成员（Ago1 ～ 4），但仅 Ago2 可以降解 3′-UTR 存在的与 miRNA 全链完全互补配对的信使 RNA（message RNA，mRNA）。GW183 作为

AGO 的结合蛋白，可以通过 N 端的 GW 结构域与 AGO 结合，而 C 端的沉默结构域则可招募各种辅助蛋白，如 PABP、CCR4-NOT 等，从而行使 mRNA 翻译抑制功能。其中，miRNA 的核心作用是通过 5′ 端第 2 ～ 8 位核苷酸构成"种子区"与 mRNA 的 3′-UTR 互补配对，进而识别相应 mRNA 并通过 RISC 最终在转录后水平对基因进行调控。一个 miRNA 可以靶向多个基因调控其表达，多个 miRNA 也可以调控同一基因，从而对单个基因进行精准调控。miRNA 参与细胞发育、增殖、分化、凋亡等多种生物学过程，在细胞自噬调控中也发挥极其重要的作用。

二、微小 RNA 对自噬的调控作用

目前研究表明，miRNA 参与了自噬的各个过程，包括自噬启动、囊泡成核、囊泡延伸、囊泡融合等，同时 miRNA 还参与调控可以影响自噬启动的上游信号通路（图 10-1）。

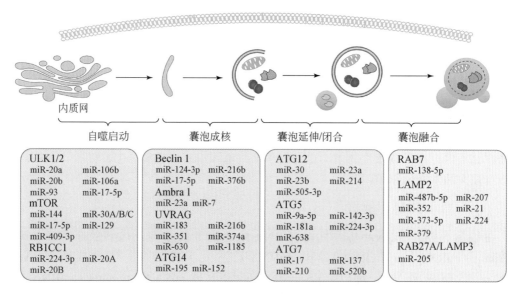

图 10-1　参与自噬调控过程的微小 RNA

（一）自噬启动阶段

高等哺乳动物主要通过 ULK 复合物的激活启动自噬，ULK 复合物包括 ULK1/2、ATG13、FIP200 和 ATG101。其中 ULK1/2 是启动自噬的核心蛋白。细胞处于由饥饿、氧化应激等条件诱导的代谢失衡时，mTOR 活性受到抑制，AMPK 被激活，ULK1/2 被迅速活化进而磷酸化下游 ATG13、Beclin 1 和 VPS34 等底物。ATG13 可以进一步促进 ULK1/2 的激活并介导 FIP200 的磷酸化。FIP200 作为支架蛋白参与 ATG 蛋白的组装。ATG101 作为一种亲水性蛋白质可以稳定 ATG13，保护其免受蛋白酶体降解。由此可见，ULK 复合物中各个成分均具有不可或缺的作用。miRNA 则可通过调控 ULK 复合物各个成分蛋白的表达影响 ULK 复合物的形成。

在 C2C12 成肌细胞株中，miR-17 家族的 miR-20a 和 miR-106b，通过靶向 ULK1 的

3′-UTR 抑制 ULK1 表达，最终抑制亮氨酸缺乏诱导的自噬（Wu et al.，2012）。同属 miR-17 家族的 miR-20b、miR-106a、miR-93 和 miR-17-5p 被证实同样可以靶向调控 ULK1 的表达而抑制自噬，提示 miR-17 家族在调控自噬诱导阶段具有强大作用。除 miR-17 家族外，miR-489、miR-142-5p 和 miR-25 等也被报道通过靶向 ULK1 的表达而调控自噬。miR-26a 和 miR-26b 可同时靶向调控 ULK1 和 ULK2。ULK2 还受到 miR-885-3p 靶向调控，从而影响受顺铂暴露的鳞状细胞癌细胞自噬和凋亡。ULK 复合体中的 ATG13 受到 miR-133a-3p 调控，FIP200 则受到 miR-20a、miR-20b、miR-224-3p 和 miR-309-3p 的调控。mTOR 负向调控自噬的诱发，研究表明 miR-99 家族可以通过抑制 IGF-1R/Akt/mTOR 信号通路间接促进自噬，而 miR-100 则可通过直接靶向 mTOR 的 3′-UTR 抑制 mTOR 而激活自噬。上述 miRNA 均是从自噬诱导环节影响自噬发生。

（二）囊泡成核阶段

囊泡成核是募集蛋白质和脂质体构建自噬体双层膜结构的过程，由 PI3K 复合体触发。PI3K 复合体主要包含 PI3KC3（hVPS34）、Beclin 1、p150 和 ATG14L，另外一些蛋白如 Ambra1、Bif-1、UVRAG 和 Rubicon 等可以结合并调控复合体。众多 miRNA 参与调控自噬囊泡成核阶段，研究主要集中于 miRNA 对 Beclin 1 的调控。目前已经发现 miR-30 家族、miR-124-3p、miR-216b、miR-17-5p 和 miR-376b 等多种 miRNA 可以通过"种子区"靶向 Beclin 1 的 mRNA 3′-UTR 影响 Beclin 1 表达，进而影响自噬。除对 Beclin 1 的直接调控外，miRNA 还可通过间接的方式调控 Beclin 1，进而影响自噬。作为具有 BH3 结构域的蛋白，Beclin 1 可以结合 Bcl-2/Bcl-XL，PUMA 作为同样具有 BH3 结构域的蛋白，可以竞争性结合 Bcl-2/Bcl-XL，释放 Beclin 1，从而诱导自噬。研究发现 miR-143 通过直接靶向 PUMA 间接抑制小胶质细胞自噬的发生（Zhang et al.，2016），提示 miRNA 对自噬具有多重调控效应。miR-23a 可以靶向 Ambra1 而抑制紫外线诱导的光老化过程中成纤维细胞的自噬。Ambra1 同样受到 miR-7 的靶向调控，miR-7 进而通过抑制自噬促进肺癌细胞增殖。UVRAG 则受到 miR-125 家族、miR-183、miR-216b、miR-351、miR-374a、miR-630 和 miR-1185 等靶向调控。以上研究证实了 miRNA 在自噬囊泡成核阶段的强大调控作用。

（三）囊泡延伸阶段

在囊泡延伸阶段，主要由两个泛素样结合系统参与自噬体磷脂双分子层结构的扩张延伸。第一条途径为 ATG12 被泛素活化酶 ATG7 活化后，又在泛素连接酶 ATG10 作用下与 ATG5 结合，再与 ATG16L 结合形成 ATG12-ATG5-ATG16L 多聚体，参与自噬体的扩张。另一调途径为，LC3 在 ATG4 作用下裂解成 LC3-Ⅰ，裸露 C 端甘氨酸残基后，再经 ATG7 活化和 ATG10 作用，与磷脂酰乙醇胺结合并被修饰后形成 LC3-Ⅱ，定位于自噬体膜表面。

上述两种途径涉及众多蛋白质，大量参与这些蛋白调控的 miRNA 也随之被发现。例如，ATG12 受到 miR-30 家族、miR-23a、miR-23b、miR-214、miR-505-3p 等多种 miRNA 靶向调控。miR-30 家族还参与 ATG5 的靶向调控过程，但是这并不意味着 miR-30 家族成员可调控自噬的发生。研究显示，ATG5 具有非自噬功能，在 LPS 刺激人脑微血管内皮细胞后，miR-30d 表达降低，通过上调 ATG5 的表达促进了内皮细胞向间充质细胞转化，并没有激活自噬通路（Yang et al.，2018）。此外，ATG5 还受到 miR-9a-5p、miR-142-3p、miR-181a、miR-224-3p、miR-638 等调控。其中，miR-142-3p 还可同时靶向调控 ATG16L1 的表达，进而在自噬囊泡延伸阶段发挥自噬调控作用。miR-17 家族成员 miR-106a 和 miR-106 均在 *ATG16L1* 基因的 mRNA 3'-UTR 存在结合位点，但只有 miR-106b 通过抑制 ATG16L1 的表达抑制饥饿诱导的自噬，而 miR-106a 对自噬的调控并不通过靶向 ATG16L1 进行。miR-17 家族成员还可同 miR-137、miR-210 和 miR-520b 等 miRNA 一样参与调控 ATG7 的表达，进而抑制自噬。基于 ATG10 的 mRNA 3'-UTR 存在 miR-4458、miR-4667-5p 和 miR-4668-5p 靶向位点，因此三者可同时靶向调控 ATG10 表达，从而抑制人肺上皮细胞中自噬介导的类鼻疽伯克霍尔德菌的清除。ATG4D 受到 miR-101 的靶向调控，同时 miR-101 通过调控 RAB5A 影响 ATG12 和 ATG5 的结合，进而在自噬的囊泡延伸阶段发挥负调控作用。以上研究显示了 miRNA 在自噬囊泡延伸阶段的重要性。

（四）囊泡回收阶段

囊泡回收阶段是指回收利用自噬体中一些诸如表面受体等组分的过程，但其机制尚未明确。目前仅知 ATG9 作为跨膜蛋白在自噬小体前体结构与其他结构或细胞器（如内质网、高尔基体、线粒体等）间不断往复穿梭运输，并且这一过程需要 ATG2 和 ATG18 的参与。有关 miRNA 在这一阶段发挥的作用目前研究较少。仅发现 miR-34a 可以直接靶向 ATG9A mRNA 3'-UTR 抑制 ATG9A 的表达，进而抑制自噬，突变 miR-34a 可以通过激活自噬延长秀丽隐杆线虫寿命（Jurong et al.，2013）。ATG2B 受到 miR-130a 的调控，进而影响 ATG9-ATG2-ATG18 复合物的形成而抑制自噬，从而引发慢性淋巴细胞白血病细胞死亡。以上研究显示了 miRNA 在自噬囊泡回收阶段的重要性。

（五）自噬小体与溶酶体融合阶段

融合阶段指自噬小体和溶酶体融合降解其内包裹物。哺乳动物中主要是 RAB7 参与此过程，LAMP1 和 LAMP2 也发挥重要作用。目前研究发现，miR-138-5p 通过靶向 SIRT1 间接调控 RAB7，进而在胰腺癌囊泡融合阶段抑制自噬。miR-487b-5p 则可以通过靶向 LAMP2 抑制自噬，进而促进肺癌细胞增殖。在缺血性脑卒中进程中，miR-207 和 miR-352 可以直接靶向 LAMP2 而影响自噬。此外，LAMP2 还受到 miR-21 靶向调控，在帕金森病模型中 miR-21 可抑制分子伴侣诱导的自噬。miR-224、miR-373-5p 和 miR-379 可靶向调控 LAMP2 表达。RAB27A 和 LAMP3 是两个与自噬体的囊泡融合相关的蛋白。miR-205 可以通过调控 RAB27A 和 LAMP3 抑制自噬，进而影响前列腺癌细胞对顺铂的敏感性。

除此之外，有研究显示某些 miRNA 可以靶向自噬各个阶段的多个蛋白。例如，miR-33a-5p 和 miR-33a-3p 不但可以直接靶向调控自噬过程中关键分子 ATG5、ATG12、LC3B 和 LAMP1，还可通过靶向 FOXO3 和 TFEB 抑制 AMPK 依赖的自噬激活和溶酶体基因转录，进而从多方面影响自噬（Ouimet et al.，2016）。miRNA 还可能通过不同信号通路间接调控自噬，如 miR-378 靶向 PDK1 激活 Akt，间接激活 mTORC1，抑制 FOXO1 和 FOXO3，最终促进骨骼肌中自噬的发生，这为肌肉疾病的治疗提供了一个新型的潜在靶标。

第二节　长链非编码 RNA 与自噬

一、长链非编码 RNA

长链非编码 RNA（long non-coding RNA，lncRNA）lncRNA 是一类不编码蛋白质的 RNA 分子，通常长度大于 200 个核苷酸。大多数 lncRNA 结构与 mRNA 类似，具有 5′端帽子和 3′端 poly A 尾结构。近年来随着二代测序技术的发展，lncRNA 及其功能逐渐引起了人们的兴趣。目前已证实 lncRNA 广泛参与如癌症、自身免疫性疾病、心血管疾病和神经精神疾病等诸多人类疾病的进程。然而人们对于 lncRNA 的认识仅是冰山一角，更多未知内容有待进一步挖掘。

（一）长链非编码 RNA 的生物学特性

lncRNA 在组织分化发育过程中，具有明显的时空表达特异性。lncRNA 编码序列可在蛋白编码基因的增强子、启动子、内含子、反义编码或基因间区域被转录。虽然 lncRNA 的表达水平相对较低，但其组织分布特异性明显高于蛋白编码基因，说明 lncRNA 具有独特的调控作用，是极具潜力的疾病治疗特异性靶点。根据 lncRNA 编码序列与蛋白编码基因相对位置的区别，可以将 lncRNA 大致分为五大类：同义 lncRNA（sense lncRNA）、反义 lncRNA（antisense lncRNA）、双向 lncRNA（bidirectional lncRNA）、内含子 lncRNA（intronic lncRNA）及基因间 lncRNA（intergenic lncRNA）。

lncRNA 的表达受转录因子和表观遗传因子的双重调控。与蛋白编码基因类似，其基因表达和活性组蛋白标记密切相关。然而从 DNA 甲基化调控角度，lncRNA 的表观遗传学调控与蛋白编码基因明显不同，其转录起始位点周围的甲基化密度显著高于蛋白编码基因。迄今为止，已证实多种转录因子可以调控 lncRNA 的表达，如 Nanog、Sox2、TP53 和 ZNF14317 等。转录后的 lncRNA 进而被转录后处理，如 5′端加帽、聚腺苷酸化、选择性剪接等。

lncRNA 在细胞核与细胞质内均有表达，但相比于细胞质，其在细胞核中的表达更为丰富。这说明 lncRNA 可能通过表观遗传方式参与生命进程。生物物理学分析表明，lncRNA 具有复杂的二级结构，可以和 DNA/RNA 或者蛋白质结合行使其功能。大量研究也表明，核内 lncRNA 可以与启动子或增强子结合，干扰其与特定 DNA 区域的相互作用，从而发挥生物学功能。此外，细胞质中的 lncRNA 作用也不容忽视。细胞质中的 lncRNA 可以通过竞争性内源 RNA（competitive endogenous RNA，ceRNA）机制参与生理活动。例如，血栓发生时，lncRNA WTAPP1 可以通过吸附 miR-3 和 miR-120-5p，抑制 miRNA 对下游靶基因 MMP-1 表达的调控，从而影响 PI3K/AKT/mTOR 通路，调节内皮祖细胞自噬。

此外，部分 lncRNA 具有高度保守的序列和结构，可能参与不同物种间保守生物学功能调控。更多的 lncRNA 在物种间和组织内不保守，表明其参与物种特异性生命活动的调节。

（二）长链非编码 RNA 的生物学功能

与 miRNA 等小非编码 RNA 相比，lncRNA 长度更长，具有复杂的二级结构。复杂的结构赋予 lncRNA 结合蛋白、RNA 和 DNA 伴侣的能力，因此它具有多种调节能力。除了转录和表观遗传调控外，lncRNA 也是转录后调控的重要参与者，如作为 mRNA 编辑器、mRNA 剪接调节器和小非编码 RNA 存储库等。近几年的研究进展突破性地揭示了 lncRNA 在从 DNA 到 RNA 再到蛋白质过程中的调控作用及具体机制。

lncRNA 可以在表观遗传水平对基因进行调控，主要方式包括剂量补偿、染色质修饰和基因组印记。最典型的 lncRNA 参与剂量补偿的研究就是测定平衡 X 染色体连锁基因的表达量。lncRNA Xist 由一条 X 染色体上 *XIST* 基因转录而来，当一条 X 染色体失活后，原本被抑制的 lncRNA Xist 表达量上调（Yan et al.，2018）。染色质修饰是指对 DNA 和组蛋白等染色质的组成部分进行化学基团添加和去除的过程。lncRNA HOTAIR 作为分子支架，能够结合组蛋白修饰复合体，促进组蛋白 H3K4 去甲基化，进而调控目标基因的表达。基因组印记又称为遗传印记，是指通过一些修饰，在一个基因或基因组上标记其双亲来源信息的生物学过程，这类基因的表达取决于来自父本或母本及所在染色体上该基因是否沉默。lncRNA H19 是最早被发现的 lncRNA 之一，也是位于人染色体 11p15 的印记基因，对印记基因簇上的等位基因特异性表达非常重要。

lncRNA 可以在转录水平调控基因表达。转录水平调控是真核生物基因表达的重要环节，是基因表达最主要的调控方式。lncRNA 具有多种转录水平调控方式，如通过竞争转录因子及招募蛋白复合物等来影响基因表达。lncRNA MUF 在肝癌组织中高表达，一方面通过结合膜联蛋白 A2（annexin A2，ANXA2）激活 Wnt/β-catenin 信号通路，引起上皮细胞间充质转化；另一方面，lncRNA MUF 也可以作为 miR-34a 的内源性海绵，解除 miR-34a 对下游靶基因 *Snail1* 的抑制，促进上皮细胞间充质转化（Yan et al.，2017）。

lncRNA 可以在转录后水平调控基因表达，从而发挥转录后调控作用。其主要分为三种途径：mRNA 的剪接、翻译和降解调控。mRNA 在转录后，需要进一步加工成熟，才能发挥功能。前体 mRNA（precursor mRNA，pre-mRNA）是原始转录产物，包含基因外显子、内含子序列及非编码序列。因此需要通过后期加工剪接 RNA 外显子，除去内含子。lncRNA MALAT1 能够调控丝氨酸 / 精氨酸（serine/argine，SR）剪接因子的分布和活性，进而对 pre-mRNA 进行可变剪接。lncRNA MALAT1 通过剪接因子 SR 蛋白磷酸化调节选择性剪接过程，这一系列 SR 蛋白包括 SRSF1、SRSF2 和 SRSF3。eIF4A 是一种双链 RNA 解旋酶，lncRNA Bc1 通过阻断 eIF4A 双链解旋的活性同时激活其 ATP 酶来控制 mRNA 的翻译。lncRNA 还能够作为 miRNA 海绵，解除 miRNA 与 mRNA 3′-UTR 的结合，影响 mRNA 的降解。lncRNA 也能够通过无义介导的 mRNA 降解（nonsense-mediated mRNA decay，NMD）途径调控 mRNA 稳定性。

二、长链非编码 RNA 调控自噬的进程

（一）长链非编码 RNA 与自噬启动相关

正如本书第三章和第四章所描述的，低氧、缺血和营养不良等条件下，细胞依赖 AMPK 和 mTORC1 分子启动自噬，维持细胞内环境稳态。近来研究发现部分 lncRNA 通

过直接或间接方式影响 AMPK 和 mTORC1 分子功能，激活或抑制细胞自噬，如糖尿病大鼠 lncRNA H9 表达下调，减轻了对 DIRAS3 的转录抑制，进一步抑制 PI3K/AKT/mTOR 通路，激活细胞自噬。同时，下调 lncRNA H9 也会影响 Beclin 1 和 ATG7 的表达，进一步证实了 lncRNA H9 对细胞自噬的调控。此外，在脑卒中缺血复灌模型中，上调的 lncRNA H9 引起了自噬性细胞死亡。lncRNA H9 通过抑制一种促分裂原活化的蛋白激酶磷酸酶 DUSP5 的表达，促进下游 ERK1/2 激活，引起细胞自噬。lncRNA H9 在糖尿病和脑卒中引起自噬的机制不一致，表明条件性干扰 lncRNA H9 可能是一种治疗不同疾病的策略（图 10-2）。

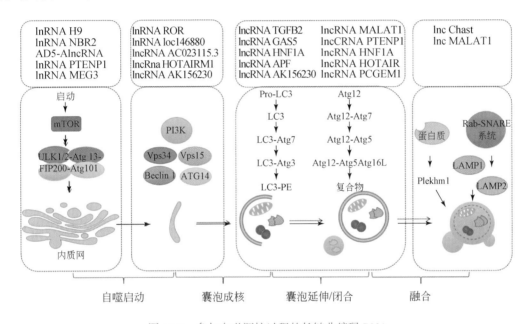

图 10-2　参与自噬调控过程的长链非编码 RNA

AMPK 同样也受到 lncRNA 的调控。lncRNA NBR2 能够直接与 AMPK 结合，促进 AMPK 的激活。在能量应激条件下，激活的 AMPK 促进 lncRNA NBR2 表达，形成反馈环路，进一步增强 AMPK 自身活性。正常组织依赖 AMPK/lncRNA NBR2 复合物促进 AMPK 活性，抵抗能量应激，有一定的抗肿瘤效果。lncRNA NBR2 在肿瘤组织中表达下调，其功能丧失与肿瘤患者不良预后密切相关。lncRNA 直接与蛋白分子结合，调节蛋白活性，是其发挥生理功能的常见方式之一。然而 lncRNA NBR2 如何调节 AMPK 的活性，是通过改变 AMPK 的构象，还是改变 AMPK 与其他调节分子的亲和力，仍有待进一步考证。

除了 lncRNA H9 和 lncRNA NBR2，还有许多 lncRNA 参与自噬启动过程，如 AD5-AlncRNA、lncRNA PTENP1 及 lncRNA MEG3 等。其中 AD5-AlncRNA 作为体外合成的人造 lncRNA 而显得尤为特殊。索拉菲尼是临床上较为常用的一种新型多靶向性治疗肿瘤的口服药物，miR-21、miR-216 和 miR-217 是索拉菲尼治疗肝细胞癌耐药性的关键分子。体外合成的 AD-AlncRNA 与 miR-21、miR-216 和 miR-217 间存在高度亲和力，可吸附这些耐药 miRNA 小分子，抑制 AKT/mTOR 通路，启动肝癌细胞自噬性死亡，降低索拉菲尼的耐药性。因此，体外合成的 lncRNA 与内源性 lncRNA 类似，同样具有调控细胞自噬的功能（Tang et al., 2016）。

（二）长链非编码 RNA 与吞噬泡成核相关

自噬过程中形成的自噬体是自噬的核心元件，它是由细胞内的粗面内质网或高尔基体膜包裹细胞内破碎的细胞器或异常折叠蛋白后，在细胞质中形成的磷脂双分子层囊泡。囊泡成核是细胞招募蛋白和脂类，进而形成自噬体膜结构的第一步。哺乳动物自噬囊泡成核主要是由 Ⅲ 型 PI3K 复合物调控的，其核心组成包括 Vps34、Vps15、Beclin 1 及 ATG14 等蛋白。其中 Beclin 1 与 Vsp34 结合后能显著提高后者活性，促进生成磷脂酰肌醇 3- 磷酸（phosphatidylinositol 3-phosphate，PI3P）。PI3P 招募双重 FYVE 包含蛋白 1（double FYVE-containing protein 1，DFCP1）及其他 ATG 蛋白促进欧米茄体形成。现有研究确认 lncRNA 通过调控 Beclin 1 而影响囊泡成核。lncRNA ROR 通过上调 Beclin 1 表达引起自噬，并改善乳腺癌中吉西他滨和他莫昔芬的耐药性。lncRNA loc146880 提示了自噬与肺癌发生的复杂关系。呼吸道暴露在 PM2.5 环境中引发 ROS 爆发，高水平的 ROS 引起 lncRNA loc146880 水平增高，继而引起下游 Beclin 1 mRNA 水平上升，最终引发肺部自噬和肺部细胞迁移增生。lncRNA ROR 和 lncRNA loc146880 通过 Beclin 1 影响囊泡成核，但更多的 lncRNA 与 Beclin 1 和 Vsp 家族的关系还有待进一步研究。

（三）长链非编码 RNA 与自噬体延伸相关

自噬体延伸是指自噬体磷脂双分子层扩张和延伸的步骤，该过程中涉及两套独立的泛素样结合系统。其中一条通路是在泛素活化酶 ATG7 和泛素结合酶 ATG10 的作用下，ATG12 和 ATG5 共价结合，再同 ATG16L 蛋白结合，形成大型多聚体复合物 ATG12-ATG5-ATG16L。另一条通路则是 LC3 被蛋白酶 ATG4 切割，使得 LC3 C 端末尾的甘氨酸位点暴露，成为 LC3- Ⅰ，进而和磷脂酰乙醇胺共价结合。该反应需要泛素活化酶 ATG7 和泛素结合酶 ATG3 的共同作用，同时也需要 ATG12-ATG5-ATG16L 复合物参与催化。

大量蛋白质参与自噬体延伸过程，该过程也涉及众多 lncRNA。内皮细胞炎症引发 lncRNA TGFB2 上调，继而 lncRNA TGFB2 吸附 miR-3960、miR-4488 和 miR-4459，抑制 miRNA 对下游靶基因 ATG13 的作用，影响细胞自噬水平。lncRNA TGFB2 同样能够上调 ATG3、ATG7 和 p62 表达，这与 lncRNA TGFB2 上调 LARP1（La ribonucleoprotein domain family，member 1）有关。LARP1 是一种 RNA 结合蛋白，通过结合 miR-4459 影响转录本稳定性，调节自噬相关蛋白水平。此外，lncRNA TGFB2 阻止 miR-3960 介导的 CERS1 抑制，产生的 C18- 神经酰胺与含有 LC3- Ⅱ 的自噬溶酶体相互作用，诱导线粒体自噬，这一过程依赖于 Drp1 依赖的线粒体裂变。lncRNA TGFB2 成为内皮细胞自噬和炎症间的桥梁，提示 lncRNA TGFB2 可能是感染和自身免疫性疾病的潜在治疗靶标。

lncRNA GAS5 能够抑制自噬，增加非小细胞肺癌铂敏感性。相比在肿瘤中 lncRNA GAS5 的低表达，lncRNA GAS5 在骨关节炎显著上调，抑制自噬并促进骨关节软骨细胞死亡。骨关节软骨细胞死亡正是关节退化和骨关节炎症病情的决定性因素。高水平的 lncRNA GAS5 通过下调 Beclin 1、ATG3、ATG5、ATG7、ATG12 和 LC3B 表达，抑制自噬发生。lncRNA GAS5 引起的自噬增加药物敏感，也会造成骨关节炎恶化，因此 lncRNA GAS5 可能是不同疾病治疗中的关键分子。

肝细胞中，lncRNA HNF1A-AS1 吸附 miR-30b，解除 miR-30b 对其靶基因 Beclin 1、ATG12 和 ATG5 的负调控，促进自噬的发生。lncRNA TGFB2、lncRNA GAS5 和 lncRNA HNF1A-AS1 都通过调控自噬体延伸过程的关键蛋白，促进自噬进展。

（四）长链非编码 RNA 与自噬溶酶体融合相关

自噬最后一步是自噬体和溶酶体融合，降解其中包裹的衰老细胞器和异常折叠蛋白。该阶段的核心分子包括 Rab-SNARE 系统和溶酶体膜蛋白质 LAMP1 及 LAMP2。同时，适配器蛋白是连接内体和自噬体通往溶酶体的必要条件。普列克底物蛋白同源结构域蛋白家族 M 成员 1（pleckstrin homology domain containing protein family M member 1，Plekhm1）就是一种典型的适配器蛋白，其含有 LC3 相互作用区域，介导内涵体和自噬体与溶酶体的融合。lncRNA Chast 通过下调 Plekhm1 抑制自噬发生，从而改善心肌肥大症状。lncRNA MALAT1 被证明可抑制 LAMP1 和 LAMP2 表达，阻碍自噬体和溶酶体融合，抑制自噬的发生（Yang et al.，2017）。

三、自噬调控长链非编码 RNA 表达

越来越多的研究表明，lncRNA 能够在自噬各个过程发挥作用，而自噬是否也影响 lncRNA 的表达？自噬可以降解多种类型的 RNA 和相关的核糖核蛋白复合物，这为自噬调节 lncRNA 表达提供了理论基础（Frankel et al.，2017）。迄今为止，lncRNA PVT1 是唯一发现的受自噬调节的 lncRNA。糖尿病中 lncRNA PVT1 表达上调，抑制自噬发生降低其转录水平。激活自噬引起的 lncRNA PVT1 升高对糖尿病肾病的发生和发展起着至关重要的作用。显然，lncRNA PVT1 并不会被自噬降解，因为当自噬被抑制时 lncRNA PVT1 被下调。因此，自噬如何调控 lncRNA PVT1 表达的还需要大量实验证明。

第三节　环状 RNA 与自噬

一、环状 RNA

真核细胞中，人们研究最多的是蛋白质编码基因及其转录产物，然而蛋白质编码基因和 RNA 仅仅是基因组和转录组的一小部分。事实上，人类基因组中的绝大多数序列均不编码蛋白质，非编码 RNA 几乎占据了真核基因组 RNA 的 95%。1976 年，在一项基于电子显微镜技术的 RNA 病毒研究中，人们首次观察到了环状 RNA（circular RNA，circRNA），随后在人类、小鼠、大鼠、真菌和其他有机体中均发现了 circRNA 的存在。与线性 RNA 分子不同，circRNA 是具有共价闭合结构的环状分子，不具有 5' 端帽子结构和 3' 端 PolyA 尾。然而由于 circRNA 结构特殊、生物功能尚未明确且表达丰度低等特点，过去人们一直认为它是一种错误剪接或剪接过程中形成的副产物分子，并没有太多关注。circRNA 是非编码 RNA 家族的重要组成部分，近年来受到广泛关注。现在，越来越多的研究表明非编码 RNA 在基因调控中发挥巨大作用并且参与诸多人类疾病的进程。

（一）环状 RNA 的形成

生物体内大多数的 circRNA 是由 pre-mRNA 衍生而来的，然而具体机制尚未明确。circRNA 和其他线性 RNA 之间最大的不同就是具有封闭的环状结构，由 3′和 5′端共价连接形成。这种闭环结构也被称作"反向剪接"结构。

circRNA 按照组成成分可以分成 3 类：外显子 circRNA（exonic circRNA，EcircRNA），外显子-内含子 circRNA（exonic-intronic circRNA，EIcircRNA）和环状内含子 RNA（circular intronic RNA，ciRNA）。虽然具体的反向剪接环化机制尚未完全明确，但是目前提出了若干公认的模型进行解释，如"套索驱动环化"（lariat-driven circularization）模型和"内含子配对驱动环化"（intronpairing driven circularization）模型。"套索驱动环化"模型认为在 pre-mRNA 合成过程中 RNA 被折叠，使得多个外显子互相靠近、"跳跃"形成环形的 RNA 中间体，继而通过套索样剪接生成 circRNA。"内含子配对驱动环化"模型认为反向互补的 ALU 序列存在于外显子上下游的内含子之中，其互相配对介导了反向剪接形成 circRNA。

circRNA 的合成受多种因素调控。多种 RBP 参与 circRNA 的生物合成过程，如可以促进环状过程的 Muscleblind 蛋白（MBL protein）、Quaking 蛋白（QKI protein）及抑制 circRNA 合成的作用于 RNA 的腺苷脱氨酶 1（adenosine to inosine acting on RNA enzyme 1，ADAR1）等（Han et al., 2018a）。

（二）环状 RNA 的功能

近年来，许多 circRNA 的功能已经被阐明，如 circRNA 可以作为基因表达的调控因子，调控转录和选择性剪接过程，也可以和 RBP 蛋白相互作用，以及作为 miRNA 海绵和翻译等。

1. 环状 RNA 可以作为 miRNA 海绵或竞争性内源 RNA　circRNA 主要分布在细胞质内，这一现象引起人们的深思，circRNA 在转录后调节中究竟发挥何种作用。2013 年，人们首次证实 circRNA 可能作为 miRNA 海绵或竞争性内源 RNA 调节 miRNA 靶标基因的表达。ceRNA 假说认为 miRNA 上含有 mRNA 结合位点，而 circRNA 上也含有 miRNA 结合位点。通过和 miRNA 的竞争，circRNA 可以间接调控 mRNA 的翻译。早先，ceRNA 假说主要涉及的 RNA 包括 mRNA、转录假基因和 lncRNA。如今 ceRNA 假说包含的 RNA 得以扩展，也包括了 circRNA。例如，ciRS-7/CDR1 circRNA 含有 70 个以上的 miR-7 保守结合位点。ciRS-7/CDR1 circRNA 可以通过与 miR-7 的结合调节 miR-7 活性，影响 miR-7 靶基因的表达（Qu et al., 2018）。

2. 环状 RNA 可以和 RNA 结合蛋白相互作用　某些 RNA 可以和 RNA 结合蛋白结合或起到储存/隔离蛋白的作用，进而参与蛋白亚结构定位，如 circMbl，来源于 muscleblind（MBL/MBNL1），含有多个 MBL 结合位点。当 MBL 蛋白表达过多时，circMbl 可以吸附多余的蛋白。circMbl 可以通过这种途径调节 MBL 蛋白的水平。

3. 环状 RNA 可以调节转录或剪接　circRNA 可以通过顺势或者反式作用影响其亲本基因。circRNA 可以通过调控线性 RNA 转录和可变剪接直接参与基因表达调控，如在外显子跳跃模型中，前体 RNA 在环化形成 EcircRNA 的同时也可以进行可变剪接，形成成熟的线性 RNA，如此 EcircRNA 的合成会竞争性地阻碍同源的线性 RNA 合成，但也有增加 circRNA 自身或其相应线性 RNA 表达的报道。另外，含有翻译起始位点的 pre-mRNA 如发生环化而非线性剪接，意味着 circRNA 的形成减少了 mRNA 的形成和下游蛋白的翻译，这种作用被称为"mRNA 陷阱"（Meng et al.，2017）。

4. 环状 RNA 的翻译功能 circRNA 除了具有上述功能外，研究人员还发现其具有翻译功能。由于 circRNA 缺少编码 RNA 的一些主要共性特征，如 5′端 m7GPPPN 帽子结构和 3′端 PolyA 尾结构，故一直被认为是非编码 RNA，不能编码蛋白质。circRNA 中存在许多内部核糖体进入位点（ribsome entrysite，RES），提示 circRNA 可能具有编码蛋白质的能力。circ-ZNF609 可以直接翻译蛋白参与肌肉的发生过程，是首个被发现的可以编码蛋白的 circRNA（Legnini et al.，2017）。

二、环状 RNA 和自噬调控

基于 circRNA 独特的三维共价结构，circRNA 能够高效地捕获/隔离 RNA 或者蛋白质，并在特定的亚细胞位置释放这些 RNA 和蛋白质，进而调控自噬，即 circRNA 可能通过自噬降解过程被清除，并相应调节自噬。

星形胶质细胞是中枢神经系统内最丰富的一种细胞，对于维持中枢神经系统稳态具有重要意义。病理条件下，星形胶质细胞激活并伴随有星形胶质细胞增生等形态异常。在多种神经系统疾病如脑卒中、帕金森病、阿尔茨海默病和药物滥用中，星形胶质细胞均发挥重要作用。在成瘾性药物诱导的神经炎性反应中，星形胶质细胞活化和神经元损伤有关。circHIPK2 通过对内源性 miR-124 的海绵吸附作用，封闭 miR-124 而抑制其活性，导致 sigma-1 受体表达上调，通过协同调节自噬和内质网应激而最终影响星形胶质细胞活化（Huang et al.，2017）。在脑卒中，circHECTD1 作为内源性 miR-142 海绵，抑制 miR-142 活性，进而抑制 TCDD 诱导 ADP 核糖聚合酶（TCDD inducible poly-ADP-ribose polymerase，TIPARP）的表达，抑制星形胶质细胞自噬（Han et al.，2018b）。此外，circRNA 也通过自噬参与周围神经损伤的调节。在大鼠坐骨神经损伤模型中，circRNA.2837 的表达显著下调。circRNA.2837 可以作为海绵吸附 miR-34 家族，下调 circRNA.2837 可以通过诱导自噬减轻坐骨神经损伤（Zhou et al.，2018）。

第四节 其他非编码 RNA 与自噬

非编码 RNA 是指转录组中不翻译为蛋白质的 RNA 分子。根据功能、长度和结构的不同，非编码 RNA 又可以被细分为以下几种：①微小 RNA（microRNA，miRNA 或 miR），长度 19 ~ 23bp；②长链非编码 RNA（long noncoding RNA，lncRNA），长度大于 200bp，线性 RNA；③环状 RNA（circular RNA，circRNA），长度大于 200bp，环状 RNA；④转运 RNA（transfer RNA，tRNA），长度为 74 ~ 95bp；⑤核糖体 RNA（ribosomal RNA，rRNA），长度为 121 ~ 5000bp；⑥小核 RNA（small nuclear RNA，snRNA），长度为 100 ~ 300bp；⑦小核仁 RNA（small nucleolar RNA，snoRNA），长度为 100 ~ 300bp；⑧指导 RNA（guide RNA，gRNA），长度为 55 ~ 70bp；⑨ piwi 相

互作用 RNA（piwi-interacting RNA，piRNA），长度为 24-30bp；⑩小干扰 RNA（small interfering，siRNA），长度为 21 ～ 25bp。

近年来，越来越多的证据表明非编码 RNA，从 miRNA 到 lncRNA，甚至是 cirRNA 可以参与自噬调节网络，介导自噬相关基因的转录和转录后调节。前文已对 miRNA、lncRNA 和 circRNA 在自噬中的调节作用做了详尽的介绍，鉴于其他非编码 RNA 与自噬的关系目前研究仍较少，本节将简略介绍最新的相关研究进展。

一、转运 RNA 和自噬

（一）转运 RNA

1953 年沃森与克里克首次公布了 DNA 双螺旋的三维结构，颠覆性地改变了人们对于生命的认知。克里克由此提出了中心法则来解释遗传信息传播的过程：遗传信息通过 DNA 传递给 RNA，再从 RNA 传递给蛋白质的转录和翻译过程。然而在他提出的遗传信息传播假设中，有一个关键的"接合器"尚未被发现，这种接合器是一种能够专门连接核酸和蛋白质序列的关键分子。不久后，人们随即发现了这种关键的接合器分子，并命名为转运 RNA（tRNA），与之一同被发现的是一个重要的酶家族——氨基酸 -tRNA 合成酶，特异性地催化氨基酸与其转运 RNA 载体的偶合。tRNA 作为蛋白质翻译过程中必不可少的接合器分子，其主要生物学功能是携带特定的氨基酸进入核糖体，通过互补密码子的反向互补识别过程，准确地把转运来的氨基酸放在相应密码子对应的部位，插入多肽中。

（二）转运 RNA 与自噬的关系

有关 tRNA 和自噬的关系，目前的研究并不深入。近年来，相关研究表明 tRNA 和自噬之间的相互作用对 mRNA 的稳定和翻译、翻译效率的调节及衰老起到了关键作用。

mRNA 的细胞质定位、稳定性及翻译过程动态地受到其与 mRNA 结合蛋白的影响，这些 mRNA 结合蛋白主要包括冷休克域（cold shock domain，CSD）结构蛋白、核不均一核糖核蛋白及富含丝氨酸 / 精氨酸的蛋白质。近年来研究表明，人体内最丰富的 mRNA 结合蛋白——CSD 结构域 Y 框结合蛋白（YBX1）、密切相关 YBX3 蛋白及其他 mRNA 结合蛋白如 SRSF1、SRSF2、SRSF3、hnRNP A1 和 hnRNP H 等与线粒体 tRNA（mitochondrial tRNA，mt tRNA）之间存在特异且密切的联系。尽管细胞质内 mt tRNA 的功能尚未明确，但是它们与 mRNA 结合蛋白之间的动态相互作用可能影响细胞质 mRNA 的稳定性或翻译。通过与核酸之间的相互作用，Y 框结合蛋白在核 DNA 复制、DNA 修复和转录及 mRNA 处理等过程中发挥广泛的生物学作用。YBX1 和 YBX3 可以和许多 hnRNP 蛋白、富含丝氨酸 / 精氨酸的蛋白质一起结合到新合成的前体 mRNA 上，从而调节前体 mRNA 的剪切和多聚腺苷酸化，促进 mRNA 向细胞质转移并控制细胞质 mRNA 的翻译、稳定和定位。最新研究表明，tRNA 和自噬参与上述过程。自噬引起 mt tRNA 释放入细胞质中，促进上述过程的发生。尽管 mt tRNA 在细胞质中的生物功能目前依然没有定论，但是它们和 mRNA 结合蛋白之间的动态交互作用对 mRNA 的稳定性和翻译起到了重要作用（Jady et al.，2018）。

衰老是一种所有生物都必须经历的复杂生物过程，然而其确切分子机制尚未明确。

由于具有寿命短、衰老途径保守及易于遗传和环境控制等特点，单细胞真核出芽酵母目前已经成为主要的衰老研究模型。此外，出芽酵母代表了一类细胞分裂次数（即复制寿命）可以被精准测定的体系。蛋白质合成是影响细胞生长、复制和存活的关键影响因素，广泛受到细胞外在和内在因素的调节。翻译效率与细胞寿命密切相关。衰老发芽酵母细胞中，由应激激酶 Gcn2 介导的 eIF2α 磷酸化水平增加，降低了酵母细胞的整体翻译效率，而下游转录激活因子 Gcn4 的表达并没有显著降低。年轻酵母细胞中 tRNA 的过表达可以激活应激激酶 Gcn2，并通过依赖于 Gcn4 的途径延长细胞寿命。此外，过表达 Gcn4 可以通过自噬依赖方式延长细胞寿命，而不改变整体翻译效率，即过表达 tRNA 引起的 Gcn4 介导的自噬作用可以延长细胞寿命（Hu et al.，2018）。

二、核糖体 RNA 和自噬

（一）核糖体 RNA

核糖体 RNA（ribosomal RNA，rRNA）是细胞内含量最多的一类 RNA，占 RNA 总量的 82% 左右。它与蛋白质结合形成核糖体，其功能是在 mRNA 的指导下将氨基酸合成为肽链。rRNA 单独存在时不执行其功能，它与多种蛋白质结合成核糖体，作为蛋白质生物合成的"装配机"。

（二）核糖体 RNA 和自噬的关系

有关 rRNA 和自噬的研究也较少。少量研究表明自噬依赖的 rRNA 的降解在维持核苷酸稳定和动物发育中具有重要作用。在自噬的过程中，细胞内的蛋白质聚集体和细胞器等被传递到溶酶体进行降解，其降解产物被细胞重新利用，用以维持细胞内的稳态。许多细胞的组成成分如细胞器等都可以作为自噬的底物。人们很早以前就利用电镜在自噬体内部观察到核糖体，并将其作为细胞质大量降解的标志物。除非选择性自噬以外，在长期缺氮的情况下，酵母中的成熟核糖体也会被选择性地自噬与清除。在该过程中，核糖体大小亚单位极有可能作为独立的降解靶点，该降解过程涉及泛素化和去泛素化。核糖体含有约 50% 的细胞蛋白质和 80% 的总 RNA。在自噬介导的降解过程中，这些蛋白质和 RNA 均在溶酶体内被降解，其降解产物可以作为缺乏营养时氨基酸和核苷酸的主要来源。因此，核糖体的自噬降解对于营养缺乏条件下酵母细胞的生存至关重要。RNST-2（一种线虫 T2 家族核糖核酸内切酶）是溶酶体中降解 rRNA 的关键酶。近来的研究表明，RNST-2 的缺乏可以引起溶酶体内 rRNA 和蛋白质的聚集，表明 RNST-2 介导溶酶体内 rRNA 的自噬降解。缺乏 RNST-2 会引起线虫胚胎和幼虫的发育缺陷，并缩短线虫寿命。此外，若同时缺乏 RNST-2 和嘧啶核苷酸将导致线虫胚胎的死亡，补充尿苷或胞苷可以抑制胚胎死亡（Liu et al.，2018b）。

此外，细胞内物质的合成代谢和分解代谢过程受到细胞能量供应的严格调控。能量应激能抑制细胞 rRNA 的生物合成并诱导自噬的发生。然而 rRNA 生物合成和自噬之间的关系尚未明确。核蛋白 NAT10 在 rRNA 生物合成和自噬之间的转换中起到关键作用。生理条件下，NAT10 乙酰化进而激活 rRNA 生物合成并抑制自噬。在能量供应充足的情况下，NAT10 与自噬调节因子 Che-1 K288 结合并乙酰化，抑制 Che-1 介导的下游基因 *Redd1* 和

Deptor 的转录激活。能量应激时，NAT10 在 Sirt1 的作用下去乙酰化，抑制 NAT10 激活的 rRNA 生物合成。此外，NAT10 的去乙酰化使得其对于 Che-1 介导的自噬抑制作用失效。这说明 NAT10 的乙酰化状态对于合成和分解代谢反应的转换具有重要意义，提供了核蛋白调控 rRNA 生物合成和自噬的新机制（Liu et al., 2018a）。

三、小核 RNA 和自噬

（一）小核 RNA

小核 RNA，也称为核内小 RNA（small nuclear RNA，snRNA），参与真核生物细胞核中 RNA 的加工。snRNA 和许多蛋白质结合在一起成为小核核糖核蛋白，参与 pre-mRNA 的剪切，使其成为成熟 mRNA。

（二）小核 RNA 和自噬的关系

在一些与衰老相关的疾病中，致病基因的突变不仅仅会引起阳性症状的发生，还会引起其所编码蛋白或者代谢产物单克隆构象的变化，从而导致这些潜在毒性蛋白的抗水解能力增加和积聚。溶酶体系统是哺乳动物最主要的蛋白质水解系统，负责异常蛋白质的处理。在溶酶体系统中，异常蛋白质主要有两种分解途径：①自噬溶酶体系统主要负责降解半衰期较长的蛋白质，同时这也是降解细胞器和蛋白质积聚体或包涵体的唯一途径；②在特定的靶向信号下将细胞膜成分和细胞外物质传递到溶酶体。许多化学物质可以在自噬的不同阶段调节自噬水平。雷帕霉素可以通过抑制 mTOR 提高自噬水平，3-MA 可以通过阻断 PI3K 抑制自噬体的形成。神经系统疾病遗传分析表明，神经退行性疾病与溶酶体网络功能有着密切的联系。在阿尔茨海默病（AD）发展进程中，神经元溶酶体系统网络发生了一系列的病理变化，包括溶酶体生物合成增加和溶酶体内吞抑制等，最终导致溶酶体清除机制受到破坏。AD 患者大脑中存在大量聚集的甲状核细胞空泡和自噬体，说明 AD 患者的自噬功能受损。此外，甲状核细胞空泡主要聚集在淀粉样前体蛋白（amyloid precursor protein，APP）中，β 淀粉样蛋白（Aβ）则是自噬过程中由 APP 产生的。在正常细胞中，这些 Aβ 生成后随即在溶酶体内被降解。γ- 分泌酶是自噬途径中必要的水解酶，衰老蛋白（早老素）1（presenilin 1，PS1）是 γ- 分泌酶的组成成分，是溶酶体系统酸化必不可少的一部分。近来研究表明，PS1 可以增加 U1 snRNA 的表达水平，并带来 APP 表达、Aβ 生成及细胞凋亡的不利变化。U1 snRNA 的过表达可以显著激活自噬水平，导致细胞自噬溶酶体系统功能障碍，进而加剧 AD 症状（Cheng et al., 2018）。

小　　结

非编码 RNA 对自噬的调控是近 10 年来生物学领域的研究热点。随着研究的不断深入，大量可以调控自噬的 miRNA 不断被发现，同时 miRNA 对自噬的调控机制也愈发清晰起来。miRNA 主要在转录后水平通过影响自噬相关基因的表达调节自噬过程。但是，目前发现的参与调控自噬的 miRNA 仅仅是冰山一角，更多的自噬相关 miRNA 亟待人们去发掘。相信随着越来越多研究的开展，miRNA 对自噬的调控机制会更加清晰，也会为自噬相关的各种疾病的临床治疗提供新策略。目前大部分 lncRNA 以 ceRNA 机制调控自噬相关蛋白表达。当然，lncRNA 在自噬调节中更复杂的功能有待阐明，包括但不局限于染色质和组蛋白重塑、转录调控和蛋白质 - 蛋白质间相互作用。由于 lncRNA 具有较高的时空特异性和组织特异性，有可能将其作为自噬相关疾病的生物标志物，并制订治疗措施。目前有关 circRNA 与自噬的研究依然较少，但鉴于 circRNA 独特的生物学特性，circRNA 也具有成为自噬相关研究工具的潜能。

（东南大学　姚红红　韩　冰　张　媛　沈　灵　黄荣荣）

参 考 文 献

CHENG Z, DU Z Q, ZHAI B H, et al., 2018. U1 small nuclear RNA overexpression implicates autophagic-lysosomal system associated with AD [J]. Neurosci Res, 136: 48-55.

FRANKEL L B, LUBAS M, LUND A H, 2017. Emerging connections between RNA and autophagy [J]. Autophagy, 13: 3-23.

HAN B, CHAO J, YAO H H, 2018a. Circular RNA and its mechanisms in disease: From the bench to the clinic [J]. Pharmacol Ther, 187: 31-44.

HAN B, ZHANG Y, ZHANG Y H, et al., 2018b. Novel insight into circular RNA HECTD1 in astrocyte activation via autophagy by targeting MIR142-TIPARP: implications for cerebral ischemic stroke [J]. Autophagy, 14: 1164-1184.

HU Z, XIA B, POSTNIKOFF S D L, et al., 2018. Ssd1 and Gcn2 suppress global translation efficiency in replicatively aged yeast while their activation extends lifespan [J]. Elife, 7.

HUANG R R, ZHANG Y, HAN B, et al., 2017. Circular RNA HIPK2 regulates astrocyte activation via cooperation of autophagy and ER stress by targeting MIR124-2HG [J]. Autophagy, 13: 1722-1741.

JADY B E, KETELE A, KISS T, 2018. Dynamic association of human mRNP proteins with mitochondrial tRNAs in the cytosol [J]. RNA, 24: 1706-1720.

JURONG Y, DAPENG C, YANI H, et al., 2013. MiR-34 modulates Caenorhabditis elegans lifespan via repressing the autophagy gene atg9 [J]. Age, 35: 11-22.

LEGNINI I, TIMOTEO G D, ROSSI F, et al., 2017. Circ-ZNF609 Is a Circular RNA that Can Be Translated and Functions in Myogenesis [J]. Mol Cell, 66: 22-37.

LIU X F, CAI S Y, ZHANG C F, et al., 2018a. Deacetylation of NAT10 by Sirt1 promotes the transition from rRNA biogenesis to autophagy upon energy stress [J]. Nucleic Acids Res, 46: 9601-9616.

LIU Y B, ZOU W, YANG P G, et al., 2018b. Autophagy-dependent ribosomal RNA degradation is essential for maintaining nucleotide homeostasis during C. elegans development [J]. Elife, 7.

MENG X W, LI X, ZHANG P J, et al, 2017. Circular RNA: an emerging key player in RNA world [J]. Brief Bioinform, 18: 547-557.

OUIMET M, KOSTER S, SAKOWSKI E, et al., 2016. Mycobacterium tuberculosis induces the miR-33 locus to reprogram autophagy and host lipid metabolism [J]. Nat Immunol, 17: 677-686.

QU S B, LIU Z C, YANG X S, et al., 2018. The emerging functions and roles of circular RNAs in cancer [J]. Cancer Letters, 414: 301-309.

TANG S Y，TAN G，JIANG X，et al.，2016. An artificial lncRNA targeting multiple miRNAs overcomes sorafenib resistance in hepatocellular carcinoma cells［J］. Oncotarget，7：73257-73269.

WU H，WANG F，HU S，et al.，2012. MiR-20a and miR-106b negatively regulate autophagy induced by leucine deprivation via suppression of ULK1 expression in C2C12 myoblasts［J］. Cell Signal，24：2179-2186.

YAN F，WANG X，ZENG Y，2018. 3D genomic regulation of lcnRNA and Xist in X chromosome［J］. Semin Cell Dev Biol，90：174-180.

YAN X L，ZHANG D D，WU W，et al.，2017. Mesenchymal Stem Cells Promote Hepatocarcinogenesis via lncRNA-MUF Interaction with ANXA2 and miR-34a［J］. Cancer Res，77：6704-6716.

YANG L X，WANG H Y，SHEN Q, et al.，2017. Long non-coding RNAs involved in autophagy regulation［J］. Cell Death Dis，8.

YANG L，HAN B，ZHANG Y，et al.，2018. Engagement of circular RNA HECW2 in the nonautophagic role of ATG5 implicated in the endothelial-mesenchymal transition［J］. Autophagy，14：404-418.

ZHANG Y，SHEN K，BAI Y，et al.，2016. Mir143-BBC3 cascade reduces microglial survival via interplay between apoptosis and autophagy：Implications for methamphetamine-mediated neurotoxicity［J］. Autophagy，12：1-22.

ZHOU Z B，NIU Y L，HUANG G X，et al.，2018. Silencing of circRNA. 2837 Plays a Protective Role in Sciatic Nerve Injury by Sponging the miR-34 Family via Regulating Neuronal Autophagy［J］. Mol Ther Nucleic Acids，12：718-729.

第十一章　表观遗传调控与自噬

表观遗传学是指在 DNA 序列不发生改变的情况下，基因表达发生可逆的和可遗传的改变，如 DNA 甲基化、组蛋白修饰、染色质重塑等。这一概念最早由 Waddington 在 1939 年出版的《现代遗传学导论》杂志提出。自噬（以下主要指巨自噬）发生至少包括四个阶段，即自噬激活、自噬小体形成、自噬体与溶酶体融合、溶酶体降解，整个过程至少涉及 30 多个自噬相关蛋白，是一个多步骤且受多种信号分子调控的复杂动态过程。自噬一度被认为是个胞质事件，但是近年来大量研究表明细胞核内组分（转录因子、组蛋白修饰、miRNA 等）在自噬调控中也扮演了重要角色（Baek et al., 2017）。其中，自噬相关的表观遗传修饰近年来备受关注，表观遗传不仅直接修饰自噬相关基因，也可以修饰调控自噬的信号分子基因，从而影响这些基因转录表达及自噬发生。本章重点阐述 DNA 甲基化和组蛋白修饰在自噬中的作用及研究进展。

第一节　DNA 甲基化与自噬

一、DNA 甲基化简介

DNA 甲基化是指在 DNA 甲基转移酶（DNA methyltransferase，DNMT）催化下，以 S- 腺苷甲硫氨酸为甲基供体，将胞嘧啶第 5 位碳原子甲基化、转化为 5 甲基胞嘧啶（5-methylcytosine，5-mC）的过程，主要发生在 CpG 二核苷酸序列。在基因组的大部分区域 CpG 序列出现频率较低，但在某些特定区域如基因启动子区，CpG 二核苷酸呈高频率成串排列，称为 CpG 岛。由于 5-mC 会阻碍转录因子复合体与 DNA 结合，DNA 甲基化通常导致基因沉默；反之，DNA 去甲基化往往激活基因转录。DNA 甲基化是最早发现也是研究最为清楚的表观遗传修饰机制。此外，甲基化 CpG 岛还可被甲基结合蛋白家族 MeCP2（methyl-CpG-binding protein 2）识别，后者进一步募集组蛋白脱乙酰酶（histone deacetylase，HDAC）和组蛋白甲基转移酶（histone methyltransferase，HMT）等组蛋白修饰酶，从而改变染色质结构，间接影响基因表达。因此，DNA 甲基化与组蛋白修饰之间存在相互作用，共同参与基因转录调控。

二、自噬相关基因 DNA 甲基化与自噬

到目前为止，已发现多个自噬相关基因在一些病理生理过程中发生 DNA 甲基化而沉默，从而抑制自噬发生或自噬流。

（一）ULK/ATG1

在酵母细胞中自噬相关蛋白 Atg1 与 Atg13、Atg17 等组成复合物，作为细胞自噬启动和进展的重要调节因子。Atg1 在哺乳动物中有两个同源蛋白：ULK1 和 ULK2。目前研究较多的是 mTOR 和 AMPK 信号通路对 ATG1/ULK1 的调控。当细胞在营养丰富环境中时，活化的 mTOR 通过磷酸化抑制 ULK1 复合物活性；一旦细胞饥饿，mTOR 活性被抑制则解除对 ULK1 的抑制作用，激活的 ULK1 复合物启动诱导自噬体膜的形成。当细胞能量缺失如葡萄糖剥夺时，AMPK 信号被激活，催化 ULK1 Ser317 和 Ser777 位点磷酸化并激活，从而诱导自噬发生。有文献报道除了 mTOR 和 AMPK 通过磷酸化对 ULK 活性的直接调控外，*ULK* 基因 DNA 甲基化也影响 ULK 表达及自噬诱导。有研究报道脑胶质瘤内 ULK1 和 ULK2 表达水平显著降低，*ULK2* 启动子区 DNA 高甲基化而 ULK1 甲基化水平无变化；ULK2 通过诱导自噬激活而抑制星形胶质细胞的转化与胶质瘤生长。这提示 *ULK2* 基因 DNA 甲基化的改变可能影响了胶质瘤细胞自噬活性，从而参与胶质瘤的形成。

（二）Beclin 1/ATG6

Beclin 1（酵母 ATG6 同源蛋白）是一个多功能自噬调节蛋白，它既可以与 Atg14L 共同作用调节自噬的起始，也能与其他蛋白如 Vps34、Ambra 1 等相互作用形成复合物，调节自噬体的成熟与转运。有研究发现 20 名乳腺癌患者中有 14 名患者癌细胞 *Beclin 1* 基因 mRNA 水平降低；13 名患者中 *Beclin 1* 蛋白表达显著下降；*Beclin 1* 转录表达的降低除了与其基因拷贝数的减少有关外，也与其启动子和内含子 2 的 CpG 富集区的异常高甲基化修饰有关。当用甲基化转移酶抑制剂处理乳腺癌细胞时，*Beclin 1* 表达上调伴随着自噬活性增加与肿瘤生长抑制，这提示 *Beclin 1* 基因的 DNA 甲基化抑制了其转录表达和自噬活性。

（三）LC3 /Atg8

LC3 是酵母 Atg8 的同源物，哺乳动物中 LC3 存在多个亚型，即 LC3A、LC3B 和 LC3C。LC3A 和 LC3B 氨基酸序列具有高度一致性，二者均参与自噬体的形成，是自噬体形成的重要标志。自噬过程中，LC3-I 在 ATG7 和 ATG12-ATG5-ATG16L 作用下与磷脂酰乙醇胺共价结合形成 LC3-II，结合在自噬体膜上，因此 LC3-II / LC3-I 值大小是实验研究中自噬体形成的标志。在多种肿瘤细胞中发现，*LC3A* 由于 DNA 高甲基化而被沉默；甲基化转移酶抑制剂促进 *LC3A* 转录表达，并抑制肿瘤细胞生长。这提示 *LC3A* 高甲基化修饰可能引起细胞自噬受阻而促进肿瘤形成。另外，研究报道用 DNA 甲基化抑制剂脱氧氮杂胞苷处理人慢性粒细胞白血病 K-562 和 MEG-01 细胞系，也能升高 LC3-II 水平并促进自噬体形成。这些研究一致表明 DNA 甲基化参与自噬调控过程。

（四）LAMP2

最近的一项研究证据表明溶酶体相关膜蛋白 2（lysosomal-associated membrane protein 2，LAMP2）基因甲基化修饰引起的自噬缺陷与一种 X 连锁的致命性心肌病——Danon 病发病有关。研究者利用患者特异性诱导多能干细胞分化的心肌细胞复制了该病的组织学特征，并发现该细胞自噬流障碍；然而，DNMT 抑制剂处理后，这些细胞中沉默的 *LAMP2*

等位基因重新活化，并改善了自噬流障碍，这提示 DNA 甲基化修饰引起的 *LAMP2* 基因沉默导致自噬流障碍与该疾病发生密切相关（Ng et al.，2016）。

三、其他基因甲基化与自噬

除了上述列举的几个自噬相关基因，DNA 甲基化修饰也会发生在调控自噬的信号分子基因上，研究报道较多的是肿瘤相关基因的甲基化异常参与自噬调控。

（一）硝基还原酶结构域蛋白 1

硝基还原酶结构域蛋白 1（nitro domain containing protein 1，NOR1）是一种抑癌基因，有研究发现鼻咽癌细胞中 *NOR1* 启动子关键区呈高甲基化修饰状态，NOR1 表达水平低于正常组织。用 DNMT 抑制剂脱氧氮杂胞苷处理鼻咽癌细胞，抑制其 DNA 甲基化后，NOR1 表达增加，癌细胞的生存能力和克隆形成明显受到抑制；同时，NOR1 的表达增加抑制了 LC3- Ⅰ向 LC3- Ⅱ的转变，抑制了自噬的发生，使细胞活性降低。这些结果表明抑癌基因 *NOR1* 的高甲基化，增加了自噬活性和鼻咽癌细胞存活，但 NOR1 调控自噬的确切分子机制尚未阐明。

（二）死亡相关蛋白激酶

死亡相关蛋白激酶（DAPK）是近年新发现的一个抑癌基因，广泛参与细胞增殖、凋亡及自噬等多种病理生理过程。在多种肿瘤组织中发现 *DAPK* 启动子区 CpG 岛高甲基化而使该基因沉默，与肿瘤的形成和转移有关。DAPK 通过与 mTOR、Beclin 1 和 PI3K 等自噬调控蛋白相互作用，而在不同肿瘤细胞中发挥正性或负性调节自噬的作用。研究发现砷作用于 SV-HUC-1 细胞后，*DAPK* 启动子区 CpG 岛呈高甲基化修饰而表达降低，而自噬体的数目和 Beclin 1 表达明显增加。用脱氧氮杂胞苷处理后，砷对 DAPK 及自噬相关标志蛋白如 LC3 和 Beclin 1 的作用明显受到抑制，这提示 *DAPK* 基因的 DNA 高甲基化参与自噬调控（Chai et al.，2007）。然而，最近的一项研究通过比较来自 15 对乳腺癌患者的肿瘤组织和邻近非肿瘤组织中 DAPK 的 DNA 甲基化程度与 DAPK 的 mRNA、蛋白表达之间的相关性，发现该基因转录表达与其 DNA 甲基化状态之间并没有显著的相关性（Streckmann et al.，2018）。一方面，可能由于该研究样本量较小，另一方面也提示 DAPK 发生 DNA 甲基化修饰在肿瘤发生中的意义还有待进一步研究。

（三）SOX1

SOX1 是 SRY（sex determining region Y）-box 结构的转录因子超家族 SOX 的成员之一。SOX 可以通过直接与 β-catenin 结合，导致 β-catenin 降解或抑制其功能，从而抑制 Wnt/β-catenin 信号通路。多项研究发现，在肝癌、鼻咽癌、食管癌及非小细胞性肺癌（NSCLC）细胞中 SOX1 启动子存在甲基化，SOX1 在这些肿瘤组织中低表达。而且，长期暴露于顺铂也会诱导卵巢癌细胞中 SOX1 启动子发生甲基化，参与对顺铂的抵抗性。深入的研究发现对顺铂化疗具有抵抗性的 NSCLC 细胞中 SOX1 转录水平降低，伴随其基因启动子区甲基化程度增加；而且 *SOX1* 沉默促进了顺铂诱导的 NSCLC 细胞自噬的发生，提示 *SOX1* 启动子的 DNA 高甲基化参与 NSCLC 细胞自噬的调节。

四、DNA 去甲基化与自噬

DNA 甲基化是个动态平衡过程，甲基化修饰的 DNA 亦可以发生去甲基化，目前认为 DNA 去甲基化主要有主动和被动去甲基化两种方式。主动 DNA 去甲基化主要由酶催化介导使 5-mC 转化为未甲基化的胞嘧啶。被动 DNA 去甲基化是在 DNA 复制过程中，通过 DNA 半保留复制使得原来发生甲基化修饰的 DNA 模式被弃除而没有保留，随着复制的进行，甲基化 CpG 被 "稀释" 导致的 DNA 去甲基化。尽管 DNA 主动去甲基化在很多细胞中广泛存在，但其潜在的分子机制仍存在争议。TET（ten-eleven translocation）家族蛋白（哺乳动物包含 TET1、TET2、TET3）是一种依赖 α- 酮戊二酸和 Fe^{2+} 的双加氧酶，可催化 5-mC 羟基化生成 5-hmC，这是 DNA 主动去甲基化的关键步骤，也是近年来表观遗传学研究热点之一。最近的一项研究发现 TET1 敲除的胶质瘤 U251 细胞自噬水平降低，而 TET1 过表达能上调自噬，表明 TET1 通过调节自噬水平发挥抑癌作用（Fu et al.，2017）。然而，TET1 调控自噬的确切分子机制，是否与自噬相关基因的去甲基化改变有关，仍待进一步研究。另一项研究也发现，TET2 通过催化 *Beclin 1* 启动子区 CpG 岛去甲基化可以上调 Beclin 1 表达并促进自噬，在动脉粥样硬化过程中 TET2 表达降低，抑制了 Beclin 1 表达和内皮细胞自噬流，加重了 *ApoE* 敲除小鼠动脉粥样硬化的发生发展（Peng et al.，2016）。因此，这些资料充分表明 DNA 去甲基化通过调控自噬相关基因的转录表达而影响自噬的发生。然而，DNA 去甲基化与自噬的相关性研究刚起步，目前对其具体机制了解甚少，有待后续研究。

总之，关于 DNA 甲基化修饰调控自噬的研究尚处于起步阶段，目前仅少数自噬关键基因及自噬调控分子受到 DNA 甲基化修饰调控而影响自噬过程。已知的 DNA 甲基化调控细胞自噬的研究主要集中于肿瘤方面，DNA 甲基化程度对细胞自噬的影响与肿瘤组织、细胞类型有关，而 DNA 甲基化是否参与其他自噬相关疾病如感染、神经变性等仍待进一步探索。此外，既往对 DNA 甲基化与自噬的相关研究，主要是利用 DNMT 抑制剂结合相关基因的甲基化修饰分析；但是，目前已知的 DNMT 抑制剂存在非特异性作用，需要结合其他实验证据进一步验证。DNA 去甲基化酶 TET 家族的发现，为今后探索 DNA 甲基化与自噬的相关性提供了新的方向。

第二节　组蛋白修饰与自噬

一、组蛋白修饰简介

组蛋白是染色质的主要蛋白成分之一，与缠绕在其周围的 DNA 双螺旋相结合构成组蛋白 -DNA 复合体。组蛋白包含 H1、H2A、H2B、H3 和 H4 等 5 种成分。除 H1 外，其他 4 种组蛋白均分别以二聚体相结合而构成核小体的核心，其 N 端氨基酸残基通常游离在核小体外，可发生多种形式的修饰如乙酰化、甲基化、磷酸化及泛素化等。组蛋白修饰往往引起染色质结构改变，从而调控基因的转录活性。在某种程度上，组蛋白发生翻译后修饰为其他蛋白与 DNA 结合提供了一种可识别的标志，从而产生协同或拮抗效应调控基因转录，这种修饰发挥着类似 DNA 密码子的作用，所以又称为"组蛋白密码"。值得注意的是，各种组蛋白修饰之间也存在关联，组蛋白通过不同的修饰组合变化而精细地调控基因表达。越来越多的研究表明，组蛋白修饰不仅影响自噬激活与自噬流，而且在细胞应对长期饥饿等应激时发生的自噬维持中发挥重要作用，与肿瘤及神经退行性疾病等发病密切相关（Fullgrabe et al.，2014a；Shin et al.，2016b）。组蛋白修饰是自噬表观遗传调控的研究热点，也是近年自噬研究中进展最快的一个分支。

二、组蛋白乙酰化与自噬

组蛋白乙酰化是研究较为清楚的一种组蛋白修饰方式，主要发生在 H3、H4 的 N 端比较保守的赖氨酸残基上，在组蛋白乙酰转移酶（histone acetyltransferase，HAT）和组蛋白脱乙酰酶（histone deacetylase，HDAC）的催化下协调进行。顾名思义，HAT 将乙酰辅酶 A 的乙酰基转移到组蛋白 N 端特定赖氨酸残基上，因此又称为赖氨酸乙酰转移酶（lysine acetyltransferase，KAT）。HAT 主要包括 4 类，分别是 GCN5 相关乙酰化酶家族、MYST 相关乙酰化酶家族、p300/CBP 乙酰化酶家族（KAT3B/KAT3A）和 Rtt109（KAT11）。HDAC 是一个超家族，目前已知有 18 个不同的亚型，分为四大类：Ⅰ型包括 HDAC1 ～ HDAC3 和 HDAC8，Ⅱ型包括 HDAC4 ～ HDAC7 和 HDAC9 ～ HDAC10，Ⅲ型包括 SIRT1 ～ SIRT7，以及Ⅳ型如 HDAC11。其中，Ⅰ型、Ⅱ型和Ⅳ型是锌离子依赖的；而Ⅲ型以 NAD^+ 为辅助因子催化去乙酰化反应。值得注意的是，HDAC 的表达与亚细胞分布具有一定的特异性，而且在一些病理条件下会发生改变。例如，正常条件下 SIRT1 主要在细胞核内，但许多刺激可以促使其发生核质转移，在胞质中 SIRT1 催化多个自噬相关蛋白和其调控分子如 ATG5、ATG7、LC3、FOXO、E2F1 等去乙酰化而影响自噬发生。有趣的是，SIRT1 对胞质内非组蛋白的去乙酰化往往激活自噬，而对细胞核内组蛋白的去乙酰化恰恰相反，会抑制自噬。除 SIRT1 外，其他组蛋白脱乙酰酶（如 HDAC6）也能影响非组蛋白的乙酰化而调控自噬。非组蛋白的去乙酰化是自噬分子机制研究热点之一。

相较于非组蛋白修饰，组蛋白乙酰化参与自噬调控直到最近才受到关注。2009 年，Madeo 等首次提出"组蛋白修饰调控细胞自噬"这一概念。他们在衰老的酵母中发现，亚精胺诱导自噬发生依赖于 HAT 活性的抑制，后者引起组蛋白 H3 广泛性低乙酰化，抑制了许多基因转录表达；然而，此过程中一些自噬相关基因（ATG）的转录表达未受影响而仍然被激活，使得自噬发生。他们认为 *ATG* 基因选择性转录激活是酵母在饥饿条件下节省"资源"的重要机制。其实，在这一理论提出之前，其他课题组开展的实验研究也提示了组蛋白乙酰化修饰会影响自噬。例如，2004 年 Shao 等发现 HDAC 抑制剂 butyrate 和 SAHA 都能诱导多个人类肿瘤细胞株自噬性死亡。但是由于 HDAC 抑制剂对胞质中非组蛋白也产生效应，且早期学术界大多认为自噬发生不依赖于细胞核，仅仅是一个细胞质事件，所以当时人们将研究焦点放在了细胞质中非组蛋白的乙酰化改变。近年来，越来越多的研究证实组蛋白乙酰化修饰的改变是细胞应对长期营养剥夺而激活持续性自噬的重要调控机制（Fullgrabe et al.，2014b）。目前研究的较为清楚的是组蛋白 4 第 16 位赖氨酸和组蛋白 3 第 56 位赖氨酸的乙酰化。

1. 组蛋白 4 第 16 位赖氨酸乙酰化（H4K16ac）　与大多数组蛋白修饰不同，H4K16 乙酰化除了在核小体水平外，还影响染色质结构，因此在染色质重塑和基因转录调控中起重要作用。在人类，hMOF/KAT8 和 SIRT1 像一对分子开关，共同调节与维持 H4K16 的乙酰化水平，从而调控细胞自噬活性。hMOF 催化 H4K16 乙酰化修饰，促进自噬相关基因表达；SIRT1 激活则产生拮抗效应，催化 H4K16 去乙酰化而抑制细胞内基础自噬活性。研究发现多个刺激因素在多种细胞中诱导的自噬发生与 H4K16 乙酰化程度广泛性降低有关。hMOF/KAT8 是自噬底物之一，自噬发生时 hMOF 降解使得 H4K16 乙酰化水平降低，抑制了自噬相关基因转录表达和自噬的持续，这形成一个负反馈过程，以防自噬过度激活引起自噬性死亡。以雷帕霉素诱导正常体细胞、HeLa 细胞和 U1810 细胞株发生自噬时，联合给予 SIRT1 特异性抑制剂或促使 hMOF 过表达可阻断 H4K16 去乙酰化，使细胞死亡明显增加（Fullgrabe et al., 2013）。这提示 H4K16 乙酰化程度不仅调节自噬，还影响细胞生存或死亡命运。需要注意的是，SIRT1 诱导的非组蛋白去乙酰化促进自噬，这与其在细胞核内对组蛋白去乙酰化介导的抑制自噬效应相反。此外，组蛋白乙酰化常常与其他组蛋白修饰联系在一起，共同参与自噬调控。例如，H4K16ac 常常和 H3K9me2 协同作用抑制自噬流。另外，H4K16ac 还与 H4K20me3 关系紧密。自噬发生时，H4K16ac 降低与 H4K20me3 增加共同抑制基因表达。这提示组蛋白的不同修饰往往相互影响，精细地调控自噬相关基因转录与自噬发生。因此，自噬活性的改变可能是多种组蛋白修饰变化的最终结果。在研究组蛋白修饰对自噬的调控作用时，不能仅仅关注单一的修饰，而忽略组蛋白修饰变化对自噬的影响。

2. 组蛋白 3 第 56 位赖氨酸乙酰化（H3K56ac）　H3K56 在核小体中的位置比较独特，位于核小体出入口，H3K56 乙酰化修饰使得组蛋白与 DNA 之间作用减弱而抑制转录。研究者们首先在酵母中发现雷帕霉素对 H3K56 乙酰化具有抑制作用，揭示了 TOR 信号通路对 H3K56 乙酰化的正向调节作用。在人类中，H3K56 的乙酰化受 EP300/KAT3B/P300 和 KAT2A/GCN5 共同调控。有研究报道 EP300 敲除激活自噬；相反，EP300 过表达抑制饥饿诱导的自噬。然而，EP300 是否仅仅通过调节 H3K56 乙酰化而影响自噬，仍待研究，因为目前已知 EP300 调节多个自噬相关蛋白包括 ATG5、ATG7、MAP1LC3 和 ATG12 乙酰化。另外，关于 H3K56 的去乙酰化酶尚存在争议，研究报道 HDAC1、HDAC2、SIRT1、SIRT2 及 SIRT3 等去乙酰化酶能催化 H3K56 去乙酰化。值得注意的是，这些去乙酰化酶虽然都调节自噬，但并不能排除非组蛋白去乙酰化在其中的作用。

特别值得指出的是，细胞内 HAT 和 HDAC 协同调控并维持组蛋白和非组蛋白乙酰化与去乙酰化修饰的动态平衡（图 11-1）。一些病理因素导致的 HAT 和（或）HDAC 功能失衡会引起蛋白乙酰化水平改变，使自噬相关基因或调节信号分子表达上调或受抑制，最终引起各种疾病如肿瘤和神经退行性疾病的发生发展。既往已有大量研究资料表明，HDAC 抑制剂通过增加胞质内非组蛋白乙酰化促进自噬发生（在其他章节阐述，如自噬的翻译后修饰），HDAC 抑制剂已成为肿瘤和神经退行性疾病药物研发的新方向。随着研究的不断深入，学者们认识到组蛋白乙酰化修饰的改变往往与胞质内非组蛋白乙酰化程度改变联系在一起，而已有的研究表明两者对自噬活性的调控存在不一致效应。因此，在利用工具药等研究时，建议通过核质分离等多种技术手段验证组蛋白和非组蛋白乙酰化改变在自噬调控中的贡献。

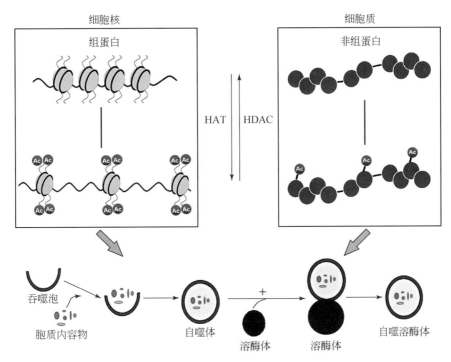

图 11-1　组蛋白乙酰转移酶（HAT）和组蛋白脱乙酰酶（HDAC）介导的组蛋白和非组蛋白乙酰化修饰对自噬的调控作用

细胞内 HAT 和 HDAC 协同调控并维持组蛋白和非组蛋白乙酰化与去乙酰化修饰的动态平衡，通过促进或抑制自噬相关基因或调节基因的表达、蛋白之间相互作用而在自噬发生的不同阶段发挥作用，调控细胞自噬的发生。已有研究表明胞质内非组蛋白的去乙酰化往往激活自噬，而细胞核内组蛋白的去乙酰化常常抑制自噬，所以组蛋白和非组蛋白乙酰化水平对自噬的调控活性不一致

三、组蛋白甲基化与自噬

　　除了乙酰化修饰，组蛋白甲基化也参与自噬调控。组蛋白甲基化是由组蛋白甲基转移酶（HMT）催化完成。与乙酰化修饰不同，组蛋白甲基化除了发生在赖氨酸（lysine，K），精氨酸（arginine，R）残基也可以发生甲基化修饰。例如，组蛋白 H3 的 K4、K9、K27、K36、K79、R2、R17、R26，以及 H4 的 R3、K20，都可以发生甲基化，而且赖氨酸可以分别发生一、二、三甲基化；而精氨酸只能发生一、二甲基化，这些不同程度的甲基化修饰极大地增加了组蛋白修饰的复杂性。与组蛋白乙酰化类似的是，组蛋白甲基化是可逆的，赖氨酸和精氨酸分别由特异的组蛋白去甲基化酶介导。组蛋白精氨酸去甲基化酶主要包括肽基精氨酸去亚胺基酶 4（peptide arginine deiminase 4，PAD4）和 JmjC 区域包含蛋白 6（JmjC domain-containing protein 6，JMJD6）。组蛋白赖氨酸去甲基化酶有 LSD1、JHDM1、JHDM2、JMJD2 等。

　　组蛋白赖氨酸甲基化对基因转录的调控不仅取决于修饰位点及甲基化程度，而且与发生甲基化所在基因的区域有关。例如，异染色质 H3K9 甲基化往往导致基因转录沉默；而基因编码区 H3K9 甲基化则激活基因转录。H3K4 甲基化主要聚集在启动子转录活跃区，是基因转录激活标志。H3K27 甲基化与基因转录抑制有关。组蛋白去甲基化对基因转录的调控作用比较复杂。例如，赖氨酸去甲基化酶 LSD1 对基因表达的调控取决于特异性底物。总之，与组蛋白乙酰化类似，组蛋白甲基化与去甲基化是由特异性酶催化下形成的一个动态、可逆的复杂过程，参与基因转录及细胞自噬等生物学过程（图 11-2）。以下介绍目前已知的参与自噬调控的组蛋白甲基化修饰。

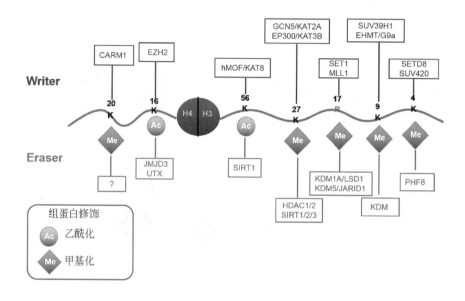

图 11-2　参与自噬调控的组蛋白修饰

组蛋白共价修饰是在特定的酶催化下发生或受抑制，促进和抑制组蛋白修饰的酶分别统称为 Writer 和 Eraser。参与自噬调控的组蛋白修饰主要发生在 H3 和 H4 上。与乙酰化修饰不同，组蛋白甲基化除了发生在赖氨酸（lysine，K）外，精氨酸（arginine，R）残基也可以发生甲基化修饰

1. 组蛋白 3 第 4 位赖氨酸甲基化（H3K4me3）　H3K4 发生二甲基化和三甲基化（简称 H3K4me2/me3）通常与基因转录激活有关，H3K4me3 常发生在转录起始位点附近。组蛋白甲基化酶 SET1 和 MLL1 催化 H3K4 发生甲基化；而 KDM1A/LSD1 及 KDM5/JARID1 催化 H3K4 去甲基化。人类细胞中 H4K16ac 与 H3K4me3 常常并存于同一个核小体中，其相应的催化酶 KAT8 与 KMT2A/MLL1 之间也存在相互作用。与 H4K16ac 改变类似，从酵母到人的多种细胞株中发现，自噬发生使得 H3K4me3 程度降低，引起广泛的基因转录抑制，这可能是细胞在持续饥饿时的一种保守的节能机制。研究发现 WNT/β-catenin 信号激活抑制自噬底物 *SQSTM1/p62* 转录及自噬活性，该作用与 H3K4me3 程度增加有关（Petherick et al.，2013）。当自噬发生时，WNT 从 *SQSTM1* 启动子区域解离、降解，H3K4me3 水平相应降低，这使得 WNT 对 *SQSTM1* 转录的抑制作用减弱，增加了 *SQSTM1* 转录及自噬活性。该过程已在混合谱系白血病及其他多种肿瘤细胞中得到证实（Sierra et al.，2006；Wend et al.，2013）。

2. 组蛋白 3 第 9 位赖氨酸甲基化（H3K9me3/H3K9me2）　H3K9 这个位点比较特殊，它不仅可以在组蛋白甲基化酶（如 SUV39H1 和 EHMT2/G9a）催化下产生一甲基化、二甲基化甚至三甲基化修饰；也可以在组蛋白乙酰化酶（如 KAT2A 和 KAT2B/PCAF）作用下发生乙酰化修饰。H3K9 去乙酰化对 H3K9 双甲基化修饰增加是必需的。

H3K9 甲基化主要与基因沉默相关。生理条件下，EHMT/G9a 与多个自噬相关基因（如 *LC3B*、*WIPI1*）启动子区结合，引起 H3K9 甲基化而导致这些基因沉默（Artal-Martinez de Narvajas et al.，2013）。营养剥夺等诱导自噬时，EHMT2 与这些自噬相关基因启动子解离，使得 H3K9 相继发生去甲基化和乙酰化修饰，从而促进自噬相关蛋白转录表达。EHMT2 抑制剂会升高 BNIP3 和 LC3 水平。以雷帕霉素等诱导自噬并联合特异性抑制剂抑制 EHMT2 活性时，会使得自噬过度激活和发生自噬性死亡。所以，H3K9 甲基化修饰不仅影响自噬活性，而且与细胞的存活或死亡决定有关。组蛋白赖氨酸去甲基化酶（KDM）家族的多个成员可以催化 H3K9 去甲基化过程，如 KDM2B 可以使得 H3K9 去甲基化而诱导自噬。

3. 组蛋白 4 第 20 位赖氨酸甲基化（H4K20me3）　H4K20 甲基化修饰与基因沉默有关，H4K20me3 常分布于一些固有表达的异染色质区域。H4K20 甲基化可由多个酶催化介导，包括 SETD8 和 SUV420。其中，SETD8 催化 H4K20 单甲基化（H4K20me1），后者可以在 SUV420 作用下再甲基化修饰成 H4K20me2 和 H4K20me3。PHF8 是已知的 H4K20 去甲基化酶。血清剥夺诱导自噬发生，使得 H4K20me3 增加，此过程伴随 H4K16 乙酰化程度改变。研究表明，H4K16ac 去乙酰化和 H4K20me3 上调形成一种拮抗效应而相互作用，在 20%～30% 的人类基因组表达调控中发挥重要作用，其机制与调节 RNA 聚合酶 II 中断有关（Kapoor-Vazirani et al.，2011）。因此，自噬过程中 H4K16ac 去乙酰化和 H4K20 甲基化可能共同作用，从而更为精细地调节 RNA 聚合酶 II 中断而抑制一些自噬不相关基因表达。

4. 组蛋白 3 第 17 位精氨酸甲基化（H3R17me2）　研究发现 H3R17 二甲基化修饰（H3R17me2）促进多个自噬相关基因和自噬关键转录因子 *TFEB* 的转录表达。H3R17me2 主要由 CARM1 催化介导。在营养丰富的条件下，E3 酶 SKP2 在细胞核而不是细胞质中调节 CARM1 的稳定性。营养缺乏如葡萄糖剥夺引起细胞核内 AMPK 激活而磷酸化 FOXO3a，后者进一步抑制 *SKP2* 转录。这种抑制导致 CARM1 蛋白水平升高，随后组蛋白 H3R17me2 增加，全基因组分析显示此过程对自噬相关基因和溶酶体基因发挥转录激活作用（Shin et al.，2016a），由此揭示了在长期营养缺乏后 AMPK-SKP2-CARM1 信号轴对组蛋白修饰与自噬发挥调节作用的一个新途径。

5. 其他位点甲基化　除了上述几个位点的甲基化修饰，EZH2 介导的 H3K27me3 也影响自噬活性。人直结肠癌组织中 EZH2 表达增加，*EZH2* 敲除或其抑制剂能降低 H3K27me3 并激活自噬（Wei et al.，2015），可能对直结肠癌治疗具有意义。然而，最近在同型半胱氨酸诱导的小鼠肝损伤模型研究中发现，EZH2 介导的 H3K27me3 与 DNMT1 诱导的 DNA 甲基化协同作用抑制了 CFTR 的表达，导致自噬激活并加重了肝损伤（Yang et al.，2018）。因此，在不同病理生理条件下 EZH2 引起的 H3K27me3 对自噬的调控并不一致，这也证实了组蛋白甲基化修饰对自噬调控的复杂性与多样性，此点在研究时不容忽视。

四、组蛋白其他翻译后修饰与自噬

在过去的 10 年中，大量研究揭示了组蛋白甲基化和乙酰化与细胞自噬的相关性，而对组蛋白其他形式的共价修饰如磷酸化、苏木素化（SUMOylation）、泛素化、ADP 核糖基化等在自噬发生中的作用及机制了解尚处于起步中，相关报道较少。最近一项研究表明 H2BK120 单泛素化（H2Bub1）可能是自噬与表观遗传调控通路的关键调控开关分子。H2Bub1 对生理条件下基础自噬维持在较低水平是十分关键的。营养剥夺或饥饿时，去泛素化酶 USP44 表达上调，H2Bub1 减少而激活自噬，该过程还伴随 hMOF 表达与 H4K16ac 程度的改变（Chen et al.，2017）。另外，H2Bub1 还能调节组蛋白甲基化，如 H3K4 和 H3K79 甲基化都受 H2Bub1 影响。以上充分说明各种组蛋白修饰之间是相互影响的，这种相互作用在自噬及自噬相关疾病发生中的确切意义还有待进一步探索。

小　　结

综上，到目前为止 DNA 甲基化和组蛋白翻译后修饰与自噬调控的相关性研究仅仅揭开了自噬表观遗传调控的冰山一角。表观遗传调控方式存在多样性，除了 DNA 甲基化和组蛋白翻译后修饰，非编码 RNA 对自噬的调控研究近年来也取得了很大进展（见第 10 章）。多种表观遗传调控方式之间存在相互作用，不仅 DNA 甲基化会影响组蛋白乙酰化，各种组蛋白修饰如甲基化、乙酰化甚至泛素化之间也存在相互调节，这些都决定了自噬表观遗传调控的复杂性。另外，应特别注意的是，胞质内非组蛋白乙酰化改变也是自噬调控的重要机制，因此，在分析靶向调控乙酰化修饰酶的工具药对自噬的调控作用时，要结合多种技术手段全面分析组蛋白和非组蛋白乙酰化修饰程度改变对自噬的影响。最后，表观遗传调控涉及一系列细胞核内动态、可逆的事件，并由特异性酶催化介导，这为疾病相关的表观遗传调控提供了靶点。所以，深入开展表观遗传与细胞自噬调控的相关研究，不仅对人们理解自噬调控的分子机制及其在肿瘤和神经退行性疾病等病理生理过程中的作用具有重要意义，而且为新药研发提供了方向。

（苏州大学　胡丽芳）

参 考 文 献

ARTAL-MARTINEZ DE NARVAJAS A，GOMEZ T S，ZHANG J S，et al.，2013. Epigenetic regulation of autophagy by the methyltransferase G9a［J］. Mol Cell Biol，33：3983-3993.

BAEK S H，KIM K I，2017. Epigenetic control of autophagy：nuclear events gain more attention［J］. Mol Cell，65：781-785.

CHAI C Y，HUANG Y C，HUNG W C，et al.，2007. Arsenic salts induced autophagic cell death and hypermethylation of DAPK promoter in SV-40 immortalized human uroepithelial cells［J］. Toxicol Lett，173：48-56.

CHEN S，JING Y，KANG X，et al.，2017. Histone H2B monoubiquitination is a critical epigenetic switch for the regulation of autophagy［J］. Nucleic Acids Res，45：1144-1158.

FU R，DING Y，LUO J，et al.，2017. TET1 exerts its tumour suppressor function by regulating autophagy in glioma cells［J］. Biosci Rep，37.

FULLGRABE J, HELDRING N, HERMANSON O, et al., 2014a. Cracking the survival code: autophagy-related histone modifications [J]. Autophagy, 10: 556-561.

FULLGRABE J, KLIONSKY D J, JOSEPH B, 2014b. The return of the nucleus: transcriptional and epigenetic control of autophagy [J]. Nat Rev Mol Cell Biol, 15: 65-74.

FULLGRABE J, LYNCH-DAY M A, HELDRING N, et al., 2013. The histone H4 lysine 16 acetyltransferase hMOF regulates the outcome of autophagy [J]. Nature, 500: 468-471.

KAPOOR-VAZIRANI P, KAGEY J D, VERTINO P M, 2011. SUV420H2-mediated H4K20 trimethylation enforces RNA polymerase II promoter-proximal pausing by blocking hMOF-dependent H4K16 acetylation [J]. Mol Cell Biol, 31: 1594-1609.

NG K M, MOK P Y, BUTLER A W, et al., 2016. Amelioration of X-Linked related autophagy failure in Danon disease with DNA methylation inhibitor [J]. Circulation, 134: 1373-1389.

PENG J, YANG Q, LI A F, et al., 2016. Tet methylcytosine dioxygenase 2 inhibits atherosclerosis via upregulation of autophagy in ApoE$^{-/-}$ mice [J]. Oncotarget, 7: 76423-76436.

PETHERICK K J, WILLIAMS A C, LANE J D, et al., 2013. Autolysosomal beta-catenin degradation regulates Wnt-autophagy-p62 crosstalk [J]. EMBO J, 32: 1903-1916.

SHIN H J, KIM H, OH S, et al., 2016a. AMPK-SKP2-CARM1 signalling cascade in transcriptional regulation of autophagy [J]. Nature, 534: 553-557.

SHIN H R, KIM H, KIM K I, et al., 2016b. Epigenetic and transcriptional regulation of autophagy [J]. Autophagy, 12: 2248-2249.

SIERRA J, YOSHIDA T, JOAZEIRO C A, et al., 2006. The APC tumor suppressor counteracts beta-catenin activation and H3K4 methylation at Wnt target genes [J]. Genes Dev, 20: 586-600.

STRECKMANN F, BALKE M, LEHMANN H C, et al., 2018. The preventive effect of sensorimotor-and vibration exercises on the onset of Oxaliplatin-or vinca-alkaloid induced peripheral neuropathies-STOP [J]. BMC Cancer, 18: 62.

WEI F Z, CAO Z, WANG X, et al., 2015. Epigenetic regulation of autophagy by the methyltransferase EZH2 through an MTOR-dependent pathway [J]. Autophagy, 11: 2309-2322.

WEND P, FANG L, ZHU Q, et al., 2013. Wnt/beta-catenin signalling induces MLL to create epigenetic changes in salivary gland tumours [J]. EMBO J, 32: 1977-1989.

YANG A, JIAO Y, YANG S, et al., 2018. Homocysteine activates autophagy by inhibition of CFTR expression via interaction between DNA methylation and H3K27me3 in mouse liver [J]. Cell Death Dis, 9: 169.

第十二章　蛋白质修饰和自噬激活

蛋白质修饰指的是蛋白质在其生物合成后受到的化学修饰，常被称为蛋白质翻译后修饰（posttranslational modification，PTM），常常在修饰后出现蛋白质特性的变化，并引起功能改变。蛋白质修饰包括官能基团的加入，如甲基化、乙酰化、糖基化和磷酸化等；也可能是其他小肽或蛋白质的共价耦联，即在修饰蛋白上共价结合了一个或多个小肽或蛋白质，如泛素化（ubiquitination）和苏木素化（SUMOylation）等；还有氨基酸化学性质的改变，如瓜氨酸化，即将精氨酸转变为瓜氨酸等。

蛋白质修饰在细胞中具有重要功能。由于一个蛋白可以被不同的方式修饰，如乙酰化、甲基化和磷酸化等，因而在不同的修饰状态下蛋白功能不同。而且同一修饰在不同的位点也会对蛋白功能产生完全不同的影响，如同一蛋白一些位点的磷酸化可能导致该蛋白功能的激活，而在其他一些位点的磷酸化却可能引起该蛋白功能的抑制。因此，不同的修饰方式、组合和位点变化会给一个蛋白带来不同的功能调节，从而在细胞中产生不同的效应。

在自噬中，PTM广泛参与了自噬的调节，包括泛素化、磷酸化及乙酰化等。泛素化是通过一系列酶的作用，将泛素共价连接到底物蛋白上。磷酸化是指将一个磷酸基团导入蛋白中，主要在丝氨酸或苏氨酸及酪氨酸上，由底物的激酶催化完成。磷酸化调节蛋白质功能和定位，是一个极常见的修饰方式。在自噬中磷酸化调控着自噬相关蛋白的活性，也通过调节信号通路调控自噬的启动和进程。乙酰化是通过乙酰转移酶将乙酰基团加入目的蛋白的赖氨酸或者N端段上，乙酰化和去乙酰化通过控制自噬过程中重要蛋白的乙酰化水平共同参与自噬的起始和选择性自噬的调控。本章将着重介绍泛素化和磷酸化在自噬中的调节作用。

第一节　泛素蛋白酶体系统与自噬

在细胞中，蛋白降解有以下几个途径：①泛素 - 蛋白酶体系统（ubiquitin-proteasome system，UPS）；②自噬 - 溶酶体系统（autophagy-lysosome system，ALS）；③蛋白酶水解。而蛋白经蛋白酶水解后其水解片段往往也会通过泛素 - 蛋白酶体系统降解，因而调节蛋白降解的途径主要为UPS和ALS。UPS作为正常情况下蛋白降解的主要途径，对短生命周期蛋白降解具有特异性，即通过E3酶特异性地识别降解蛋白，调控蛋白的稳态水平。自噬主要负责降解长周期蛋白和一些异常折叠及聚集蛋白，也包括降解损伤细胞器。尽管过去认为自噬对蛋白降解没有明显的选择性，但近来的研究表明，自噬对一些细胞器及异常蛋白的降解均需要泛素化这一途径，因而存在选择性机制。同时，许多自噬核心蛋白本身具有泛素化酶的特性，使得人们越来越关注UPS和自噬的关联。

一、泛素化与自噬

泛素化一直被认为是通过蛋白酶体降解的一个特异性标记。最近的研究表明共价泛素链的连接在选择性自噬中非常重要，这与自噬受体和接头蛋白的发现密切相关，同时也与神经退行性疾病中错误折叠蛋白的降解研究密切相关。错误折叠蛋白出现在很多的细胞生理和病理过程中，如细胞应激（如热休克等）、基因突变导致蛋白质的构象改变（如神经退行性疾病相关蛋白）和蛋白质的异常修饰。在正常情况下，很多新合成蛋白是不正确折叠的。这些蛋白不仅容易聚集，也会干扰正常的细胞功能。尽管分子伴侣（包括热休克蛋白）可促进异常蛋白的降解，但很多错误折叠蛋白仍可能在细胞内聚集，且由于聚集体体积较大，往往不能通过蛋白酶体降解。在神经退行性疾病中，错误折叠蛋白常常形成聚集体（aggregate）且被泛素化，如亨廷顿病患者的包涵体中就含有大量多聚泛素化的亨廷顿突变蛋白。这些蛋白上的多聚泛素链可被自噬接头蛋白识别，从而被引导通过自噬途径降解（图12-1）。因此，自噬对错误折叠蛋白的降解和防止它们的异常积聚有重要作用（Rape，2018）。

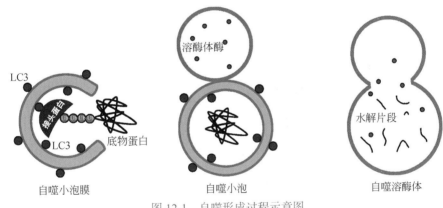

图 12-1　自噬形成过程示意图

在自噬过程中，受体蛋白上的 AIM（酵母 Atg8 结合域）或 LIR（哺乳动物细胞 LC3 相互作用区）可与 PE 偶联的 Atg8 或 LC3 结合，而泛素结合域可与降解底物上的多聚泛素链结合，类似于一个脚手架将这些结构连接起来。随后形成自噬小泡包裹这些成分，与溶酶体融合成自噬溶酶体后，由溶酶体降解底物

1. 底物蛋白泛素化　UPS 和自噬途径均使用泛素链作为底物识别的标记系统。泛素是一种高度稳定的 76 个氨基酸蛋白，在所有真核生物中几乎相同。这种高进化保守性对泛素被识别蛋白通过结合结构域所识别，以及对泛素化底物蛋白的稳态调节有重要作用。仅一个泛素的修饰被称为单泛素化，其可调节蛋白质功能和运输。多个泛素的修饰为多聚泛素化。多聚泛素化可以通过泛素上的任何赖氨酸残基（如 K3、K6、K11、K27、K29、K48 或 K63）发生，并且可以生成不同类型的泛素链（如 K11、K48 或 K63 连接的泛素链）。通常泛素结合蛋白可识别并优先结合具有特定泛素化状态的蛋白质，与 UPS 和自噬降解系统密切相关的结构。泛素相关结构域（UBA）存在于蛋白酶体（如 Rad23）和自噬受体（如 p62 和 NBR1）、蛋白酶体蛋白 S5a / Rpn10 / Pus1 中的与泛素相互作用基序（UIM）、组蛋白脱乙酰酶 6（HDAC6）的锌指等锌指泛素结合结构域（ZnF UBP），或自噬受体

NDP52 上的泛素结合锌指（UBZ）等中。

泛素化过程包括对泛素（ubiquitin，Ub）的激活、转接和链接三个步骤，它们分别由泛素活化酶（ubiquitin-activating enzyme，E1）将泛素 C 端的半胱氨酸活化，并与 E1 形成硫酯键的结合，然后通过转硫酯反应由 E1 将泛素转给泛素结合酶（ubiquitin-conjugating enzyme，E2），最后通过 E2 与泛素连接酶（ubiquitin ligase，E3）结合，经 E3 催化，将泛素共价结合到底物蛋白上。而 E3 可以通过与 E2 和底物结合，不断地将泛素链接到底物上已连接的泛素上，形成一个泛素链。由于泛素自身形成一个长链结合在底物上，泛素不同位点的赖氨酸连接（如 Lys48 和 Lys63 位点）形成的泛素链往往决定底物行使不同功能，因此不同位点的修饰对决定蛋白功能和命运相当重要。在自噬过程中，自噬接头蛋白可以识别泛素化的底物，将其锚定于自噬小泡膜上，从而使自噬底物被自噬小泡包裹，最终经溶酶体降解。因此，泛素化修饰对底物被自噬系统识别非常重要，而由于底物的泛素化存在明显的选择性，故泛素化修饰在选择性自噬中有重要意义（Kwon et al.，2017）。

2. 自噬受体蛋白　目前已知的泛素识别的自噬受体蛋白主要有 TOLLIP/Cue5、p62、NBR1、OPTN 和 NDP52（图 12-2）。

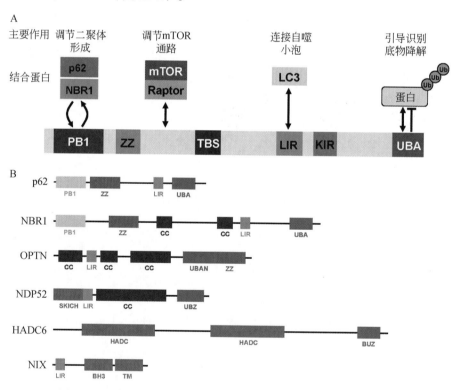

图 12-2　受体蛋白 p62、NBR1、OPTN 和 NDP52 等的结构示意图

A. p62 的结构域、这些结构域的结合蛋白和结合后的功能示意图。B. p62、NBR1、OPTN 和 NDP52 等的结构示意图

CUE 结构域靶向（CUET）蛋白是一个较早发现的参与清除细胞毒性蛋白聚集体的自噬受体。这组蛋白质以酵母 Cue5 及其哺乳类同源物 TOLLIP 为代表，通过其 CUE 结

构域结合泛素。但是，TOLLIP 和 Cue5 中除 CUE 结构域外，其他的结构明显不同。TOLLIP 除了具有 CUE 结构域外，N 端还具有 TOM1（myb1 同源物的靶标）结合结构域和磷脂结合的 Ca^{2+} 依赖性膜靶向模块（C2）。此外，Cue5 的 C 端带有一个 Atg8 结合基序（AIM），而 TOLLIP 包含位于 C2 结构域内的两个功能性 LC3 相互作用区（LIR）。Cue5 和 TOLLIP 的 CUE 结构域对 Lys48 连接或 Lys63 连接的泛素链没有偏好，因此可能无法区分各种类型的泛素结合物。TOLLIP 的 CUE 结构域与 p62 对游离泛素具有相似的亲和力，但其与 Lys48 和 Lys63 连接的多聚泛素链的结合强于 p62。

　　p62 是一个多功能蛋白，在其结构上具有多个重要结构域（见图 12-2）。最初研究主要在 p62 与肿瘤的关系上，研究发现 p62 的 N 端的 PB1（Phox and Bpem1）结构域与 PKCζ 和 PKCι 结合，从而调节 NF-κB 通路。在肿瘤的发生中，p62 在不同的环境条件下激活不同的信号通路，既可成为肿瘤促进因子，也可成为肿瘤抑制因子。例如，在导管胰腺癌细胞中，p62 与 TRAF6 结合激活 Ras，从而进一步激活 NF-κB，引起 p62 合成增加。新合成的 p62 反过来与 TRAF6 结合放大 Ras 信号，促进肿瘤发生。但在 Thr269 和 Ser272 磷酸化的背景下，p62 则可抑制肿瘤的生长和侵袭。最近的研究发现 p62 在锌指结构（zinc finger，ZZ）和 TRAF6 结合域（TRAF6-binding domain，TBD）之间的一段序列与 mTOR 的调节因子 Raptor 结合，其结合影响 mTORC1 的溶酶体膜定位并促进 RagGTP 酶介导的 mTOR 激活，因此该结合在肿瘤和自噬中均有重要作用。

　　p62 在自噬中的作用更主要地体现在它作为一个受体蛋白介导其识别底物的降解。Johansen 研究组于 2007 年首先报道了 p62 与 LC3 结合，介导泛素化的蛋白聚集体通过自噬降解。由于 LC3 暴露的 C 端的甘氨酸残基通过磷脂酰乙醇胺（phosphatidy-lethanolamine，PE）偶联形成 LC3-Ⅱ，然后紧密地锚定到自噬小泡的膜上，而 p62 位于第 332～343 位的 11 个氨基酸形成一个 LIR 而与 LC3-Ⅱ结合，使其通过 LC3 连接到自噬小泡上。在 p62 C 端还有另一个重要的 UBA，由第 386～440 位氨基酸组成。UBA 可识别泛素，因此可与多聚泛素化蛋白结合。由此，p62 连接了 LC3 和多聚泛素化蛋白，从而行使接头蛋白的功能，将其结合的泛素化蛋白送入自噬小泡。UBA 在对多聚泛素链的识别中，其结合泛素 Lys63 连接的泛素链的能力强于 Lys48 连接的泛素链，且 UBA 和泛素链的结合能力在 p62 的 Ser403 被酪蛋白激酶 2（casein kinase 2，CK2）磷酸化后大幅增加（Lee et al.，2017）。

　　另一个与 p62 类似的受体蛋白是 NBR1（尽管两者在蛋白质序列上并不相同）。NBR1 在结构上与 p62 有许多相似之处，也具有与 LC3 结合的 LIR 和与泛素链结合的 UBA。因此，两者在自噬调节上极为相似。在 p62 和 NBR1 执行功能时，两者往往形成同源二聚体或异源二聚体，即自身结合或两者相互结合。p62 在形成二聚体时，通过 PB 结构域（Phox and Bpem1 domain）结合（见图 12-2），而 NBR1 则通过卷曲螺旋（coiled-coil，CC）自身结合或结合到 p62 的 PB 结构域上（Kirkin et al.，2009）。

　　另外两个自噬受体蛋白是 OPTN 和 NDP52，两者也均带有 LC3 和 UBA。这两个蛋白主要在免疫过程中，通过识别细胞内泛素化的细菌，介导这些细菌的自噬清除。有趣的是，两者均涉及 TANK 结合激酶 1（TBK1）信号通路。TBK1 是丝氨酸/苏氨酸激酶，为 IKK 家族成员，具有抗菌的作用。TBK1 对 OPTN 邻近 LIR 的丝氨酸磷酸化会增强 OPTN 与 LC3 的结合，从而促进其介导的对泛素化细菌的清除作用。

3. 自噬受体蛋白与底物识别 LC3 是哺乳动物细胞中 Atg8 的同源物，与 Atg8 相似，参与自噬的激活。LC3 在 Atg4 蛋白酶的作用下暴露出 C 端的甘氨酸，形成 LC-Ⅰ，然后，在 Atg7 和 Atg3 类泛素系统的作用下可将暴露的甘氨酸与 PE 偶联形成 LC3-Ⅱ 的形式，从而结合在自噬小泡上，参与自噬激活。在酵母仅有一个 Atg8 蛋白质，而在哺乳动物细胞中 Atg8 的同源物有 LC3、γ- 氨基丁酸受体结合蛋白（gamma aminobutyrate receptor-associated protein，GABARAP）和 γ- 氨基丁酸受体结合蛋白样蛋白（GABARAP-like protein）。目前研究最多的是 LC3。在自噬受体（如线粒体蛋白 FUNDC1 和 NIX）存在的情况下，LC3-Ⅱ 可以与其直接结合，介导底物（线粒体）降解，即诱导线粒体自噬发生。但在许多情况下，LC3 通常与受体蛋白结合，通过受体蛋白介导带有多聚泛素链的蛋白的自噬降解。目前已知的受体蛋白主要有 p62、NBR1、HDAC6 和视神经蛋白（optineurin，OPTN）。这些受体蛋白的共同特征是带有 LIR，同时带有 UBA，因此，这些受体蛋白类似于一个脚手架，可以通过这两个结构域同时结合 LC3 和多聚泛素链，由此促进自噬激活和介导底物降解（见图 12-2）。在许多神经退行性疾病蛋白的聚集体中，如亨廷顿病患者的包涵体中，均有 p62 的存在。细胞和动物实验也显示，受体蛋白参与了神经退行性疾病蛋白的自噬降解（Lu et al.，2014）。参与聚集体清除的自噬受体 p62、NBR1、OPTN 和其他受体蛋白可形成寡聚体与 ATG8 / LC3 / GABARAP 家族成员直接或间接结合。例如，p62 通过其 PB1 结构域聚合成螺旋状细丝，甚至与其他蛋白（如亨廷顿蛋白）组装成异源寡聚体，促进其介导的聚集蛋白经自噬降解。NBR1 可通过其 CC1 结构域形成寡聚体，或通过其 PBQ 结构域与 p62 的 PB1 结构域相互作用形成 NBR1 和 p62 的异源寡聚体。p62 的寡聚化使得其与泛素和 LC3 / GABARAP 蛋白产生高亲和力，显著增加了 p62 与 LC3 和聚集体上泛素链的结合时间，有利于将底物蛋白输送到自噬小体；而 p62 的 PB1 结构域缺失，或干扰其寡聚化，可抑制 p62 向自噬小体募集（Lee et al.，2017）。

4. HDAC6 最早发现组蛋白脱乙酰酶（HDAC）是因为其对细胞核内组蛋白的乙酰化作用，随后发现这些酶也作用于核内其他蛋白及胞质蛋白。微管蛋白（tubulin）是第一个被证实的乙酰化蛋白，其乙酰化状态受到 HDAC6 和 SIRT2 及赖氨酸乙酰转移酶 9（lysine acetyltransferase 9，KAT9）的共同调节，形成一个乙酰化和去乙酰化的可逆过程。微小管（microtubule）的稳定性和功能受到 α-tubulin 可逆的乙酰化调节。在营养缺乏的情况下，α-tubulin 上 Lys40 的乙酰化可增强 MAPK/JNK 磷酸化。MAPK /JNK 信号通路的激活促进了 Beclin 1 和 Bcl-2 的解离，游离的 Beclin 1 则可启动自噬小泡的形成。微管蛋白的乙酰化作用也对自噬小泡的转运及自噬小泡与溶酶体的融合至关重要。HDAC6 并不具有 LIR 结构域，但具有一个可与泛素链结合的区域及一个可以与马达蛋白（kinesin family member 1，KIF1 和 dynein）结合的结构域。在介导自噬的过程中，HDAC6 通过结合泛素化蛋白和马达蛋白，驱动其识别底物的自噬降解。在这一过程中，HDAC6 结合的泛素化蛋白会被连接至自噬小泡，从而形成 HDAC6- 泛素化蛋白 -LC3- 自噬小泡的结构。同时 HDAC6 可结合马达蛋白。由于马达蛋白在微管蛋白乙酰化后会募集到微小管上，因此，HDAC6 连接的泛素化蛋白和自噬小泡会在与 HDAC6 结合的马达蛋白驱动下，沿着乙酰化的微小管向溶酶体富集的中心体附近运动，由此促进自噬小泡和溶酶体的融合，促进自噬激活。在将马达蛋白突变使其丧失运动功能的情况下，细胞内聚集蛋白的自噬清除会受到影响，自噬小泡由于不能与溶酶体融合而不能被溶酶体清除，导致细胞内出现 LC3-Ⅱ的积聚（Calderilla-Barbosa et al.，2014）。这些发现均提示尽管 HDAC6 不是一个自噬受体蛋白，但它对泛素化降解底物的识别和对自噬小泡的运输作用使其成为一个介导底物降解和自噬激活的重要蛋白。

二、泛素蛋白酶体系统与自噬的关系

过去人们一直认为自噬和 UPS 是独立和平行的两个体系，UPS 降解短周期蛋白而自噬降解长周期蛋白。但最近的研究表明，两者在很多条件下存在相互作用，并且可以有着相同的底物，如 UPS 底物 IκB 激酶（IKK）也被发现可经自噬降解。而自噬抑制同时会削弱蛋白酶体的功能，引起蛋白酶体底物（如 p53）水平增加。p62 在自噬抑制后的蛋白含量会出现上升，尽管不影响蛋白酶体活性，但其增加了与蛋白酶体泛素化底物的结合，影响这些底物向蛋白酶体的正常输送，导致 UPS 底物的积聚。另一个显示 UPS 和自噬联系的重要证据来自于条件性敲除 Atg5 或 Atg7 小鼠的研究。这些小鼠出现神经退行性改变，其神经元中出现泛素阳性标记的聚集体。由于 UPS 没有明显的活性改变，因而可以认为这些泛素化的蛋白是自噬底物，是自噬缺陷引起了这些泛素化蛋白的异常积聚。下面就主要讨论泛素蛋白酶体系统对自噬的影响作用。

1. 泛素蛋白酶体系统对自噬的影响 研究表明，UPS 对自噬有着极大的影响。在线粒体的选择性自噬中，parkin 这个 E3 链接酶为线粒体蛋白（底物）的泛素化提供了一个可被受体蛋白识别的信号，从而介导了选择性线粒体自噬的激活（见"自噬与线粒体更新和质控"章节），这为泛素参与自噬提供了非常清楚的证据。在细胞体系中，应用蛋白酶体抑制剂会引起泛素化蛋白的增加和积聚，这些泛素化蛋白可被运输到近核的聚集小体（aggresome）中。在神经退行性疾病中，对于泛素化的错误折叠蛋白在聚集小体的积聚已有很多的研究，并且发现这些在聚集小体中的错误折叠蛋白可部分被自噬途径降解。因此，自噬系统对泛素化蛋白的清除可被视为蛋白酶体功能障碍时的一个补偿机制。

HDAC6 和 p62 更能显示自噬和 UPS 之间的关系。HDAC6 兼具泛素化蛋白识别、输送其至自噬小泡，以及通过结合马达蛋白运输自噬小泡的功能。在果蝇和小鼠模型中 HDAC6 功能丧失均可引起泛素化聚集蛋白的增加，表明 HDAC6 介导的泛素化聚集蛋白的自噬降解在神经退行性疾病中起着重要作用；而在果蝇中过表达 HDAC6 可以减轻多聚谷氨酰胺引起的 UPS 功能损伤，减轻多聚谷氨酰胺的神经毒性作用，并且该保护作用依赖于自噬激活。在神经退行性疾病中，许多泛素化的致病蛋白是由 Lys63 连接形成的泛素化蛋白，这些泛素化蛋白常常不被蛋白酶体降解而形成聚集体，而它们常常是自噬底物。p62 作为一个泛素化蛋白，在介导自噬与蛋白酶体降解途径中都发挥重要作用。

由泛素 Lys48 组成的多聚泛素链在细胞中非常丰富，当蛋白酶体被抑制时，它们的水平迅速增加，表明其参与蛋白酶体降解。在泛素链识别中，Lys48 连接的泛素链标记底物蛋白通常经蛋白酶体降解，而单泛素化和 Lys63 连接的泛素链在自噬中有更重要的作用。对 p62 和 NBR1 的 UBA 的研究表明，这些受体蛋白优先结合 Lys63 连接的泛素链。NBR1 的 UBA 与 Lys63 连接的两个泛素的结合能力比单泛素强约 60 倍。p62 的 UBA 结构域也优选与 Lys63 连接的泛素链结合，但仍然对 Lys48 连接的泛素链具有一定的亲和力。因此，总体上认为 Lys63 位泛素链标记的底物蛋白更易于被受体蛋白识别，经自噬途径降解。

　　含有类泛素（ubiquitin like，UbL）结构域的受体蛋白的单体和二聚体（无论它们是否具有 AIM）都能在可溶状态下经蛋白酶体降解，但聚集的蛋白质不能被清除。相反，含有 AIM 的受体寡聚体促进细胞内聚集蛋白的自噬依赖性降解，但会影响可溶性蛋白的蛋白酶体降解。因此，受体蛋白可能在底物蛋白泛素化后，其蛋白酶体结合模块或 ATG8 结合模块选择性地影响泛素化蛋白的降解途径，受体蛋白寡聚体的形成和结合 ATG8 的特性对泛素化蛋白经自噬降解起到重要作用。

　　因此，UPS 与自噬系统两者密切相关且相互影响。UPS 直接参与了自噬的调节，如通过对自噬底物的泛素化，促进自噬的发生。同时，UPS 的功能改变会影响自噬活性，并在不同条件下对不同底物产生不同的影响，尤其是 HDAC6 连接 UPS 和自噬的作用显示了 UPS 的活性对自噬有一定的影响（Peng et al.，2017）。

　　2. ATG 的类泛素系统作用与自噬激活　众所周知，在泛素化过程中，泛素活化酶 E1 与泛素的 C 端甘氨酸通过一个高能硫酯键结合活化泛素，然后通过酯基转移作用将泛素送至泛素结合酶 E2。最后 E2 与 E3 结合，经 E3 催化在底物的赖氨酸和泛素的 C 端甘氨酸之间形成异肽键，将泛素导向底物。

　　在自噬激活中，一个关键的步骤是将 Atg8 或 LC3-Ⅱ 通过与 PE 的偶联结合到自噬小泡，从而激活自噬。有趣的是，尽管 Atg8 或 LC3-Ⅱ 与泛素在氨基酸序列或结构上没有相似之处，但核心 Atg 自身组成一个类泛素系统，通过类似于泛素活化和偶联的方式将 Atg8 或 LC3-Ⅱ 偶联到 PE 上，从而形成 Atg8 或 LC3 与自噬小泡的结合。在这一自噬系统激活的过程中，Atg8 或 LC3-Ⅱ 相当于一个泛素分子，因而它们也被称为泛素样蛋白，而其他一些 Atg 或 Atg 复合物则相当于泛素激活过程中的 E1、E2 和 E3 酶（图 12-3）。

　　不同于泛素链接系统的是，在自噬激活中，有两条平行通路介导了 Atg8 或 LC3-Ⅱ 与 PE 的偶联（见图 12-3）。其中一条通路的组成有泛素样蛋白 Atg12、E1 样蛋白 Atg7、E2 样蛋白 Atg10 和类似于底物的 Atg5。泛素样蛋白 Atg12 经 Atg7 和 Atg10 的作用，其甘氨酸可与 Atg5 的赖氨酸通过异肽键结合，形成 Atg5-Atg12 复合物，该复合物可与 Atg16 结合进一步形成一个接近 350kDa 的大复合物。Atg5-Atg12-Atg16 复合物被认为具有 E3 样活性，可将另一条通路中的 Atg8 或 LC3-Ⅱ 偶联到 PE 上。目前来看，在这条通路上尽管最终形成的 Atg5-Atg12-Atg16 复合物具有 E3 样活性，但在其整个活化过程中并没有 E3 样蛋白的参与。第二条通路由泛素样蛋白 Atg8 或 LC3、E1 样蛋白 Atg7 和 E2 样蛋白 Atg3，以及 Atg5-Atg12-Atg16 复合物和 PE 组成。泛素样蛋白 Atg8 或 LC3 首先经蛋白酶 Atg4 水解暴露其 C 端的甘氨酸，后经 Atg7 的 E1 作用和 Atg3 的 E2 作用，最终由 Atg5-Atg12-Atg16 复合物的 E3 样活性作用将 Atg8 或 LC3 偶联到 PE 上。不同于泛素化系统催化下形成的蛋白（泛素）-蛋白（底物或泛素链）的连接和链接，自噬系统中 Atg5-Atg12-Atg16 复合物最终催化了蛋白（Atg8 或 LC3）和脂类（PE）的偶联。由于 PE 是自噬小泡膜上的一个组分，因此，这个系统的作用使得 Atg8 或 LC3 通过 PE 连接到自噬小泡，从而激活自噬（Kaufmann et al.，2014）。

　　自噬激活系统本身就是一个类似于泛素激活的系统，其各组分在这一系统中具有类似于泛素、泛素酶和底物的作用，通过一系列的反应起到自噬激活的功能。

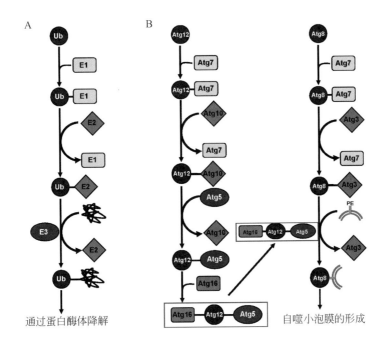

图 12-3　Atg 的泛素样激活系统

A. 在泛素化过程中，E1 与泛素结合，将泛素送至 E2。E2 与 E3 结合，经 E3 将泛素结合到底物的赖氨酸上，引起底物泛素化。B. 在自噬激活中，有两条平行通路，一条是泛素样蛋白 Atg12 经 E1 样蛋白 Atg7 和 E2 样蛋白 Atg10 的作用，与 Atg5 形成 Atg5-Atg12 复合物，并继续与 Atg16 结合形成一个具有 E3 样活性的复合物。第二条通路是泛素样蛋白 Atg8 或 LC3 首先经 Atg7 的 E1 作用和 Atg3 的 E2 作用，最终经第一条通路产生的 Atg5-Atg12-Atg16 复合物的 E3 样作用将 Atg8 或 LC3 偶联到 PE 上，经 PE 连接到自噬小泡，从而激活自噬

第二节　蛋白磷酸化与自噬

自噬是一种在饥饿或其他应激状态下通过自身降解保持细胞活力的过程，在正常生理水平下，自噬的主要功能是清除衰老或受损的细胞器和蛋白，这一过程受到严密的调控。虽然对于自噬的核心分子机制的研究较为深入，但是对细胞信号通路，特别是激酶如何调控自噬过程的机制仍所知有限。近来的研究发现许多不同的激酶参与了自噬各个不同过程的调控。

蛋白磷酸化是一种常见的蛋白质翻译后修饰，一般是指由蛋白质激酶催化的把 ATP 或 GTP 上 γ 位的磷酸基团转移到底物蛋白质的苏氨酸、丝氨酸或酪氨酸残基上，促使底物蛋白发生磷酸化，这些残基本身不带电荷，当磷酸化作用后，蛋白质表面电荷发生变化，使其构象发生改变，从而引起蛋白质活性的变化。此外，底物蛋白的其他氨基酸残基上（如赖氨酸、天冬氨酸、组氨酸、半胱氨酸和谷氨酸等）也可能发生可逆磷酸化修饰。磷酸化作为生物体内重要的共价修饰方式之一，在细胞信号传递过程中占有极其重要的地位，其调控受到蛋白激酶与磷酸酶的协同作用控制（Farre et al., 2016）。磷酸化修饰与自噬的启动与进程密切相关，吸引人们越来越关注二者的具体关联机制。

一、激酶复合物与自噬调节

在整个自噬过程中，需要对细胞内外部环境进行持续的监控及对各信号通路的信号进行快速转导，而蛋白的可逆磷酸化是实现这一功能的理想选择之一。因此，许多自噬相关蛋白选择了可逆磷酸化修饰作为其传递信号，以调控自噬过程。自噬的进程分为以下几步：起始、识别、选择、囊泡形成、自噬体–溶酶体融合和降解，以及最后的降解产物释放至细胞质。在这一过程中，许多自噬相关蛋白如 Atg1、雷帕霉素靶蛋白（target of rapamycin，TOR）、AMPK、PI3K 及参与自噬调控的蛋白如 MAPK 和 PKC 等都是蛋白激酶，可通过对底物的磷酸化修饰参与自噬过程的调控。因此，蛋白激酶在自噬调节中具有重要作用。

1. ULK1 复合物　Atg1 是第一个被确定的自噬相关基因，该基因编码一种丝氨酸/苏氨酸蛋白激酶，是酵母 Atg 蛋白家族中唯一的蛋白激酶，对酵母的 CVT 途径是必不可少的。在酵母典型自噬的诱导过程中，Atg1 与 Atg13、Atg17、Atg29 和 Atg31 相互作用形成复合物，继而招募其他 Atg 家族蛋白至此前自噬体结构（pre-autophagosomal structure，PAS）。Atg1 与 Atg17 的结合是动态的，这一过程受 Atg13 所调控（Gatica et al.，2018）。

Atg1 和 Atg13 之间的结合是被 TOR 信号通路调控的。TOR 作为雷帕霉素的靶标蛋白，本身具有丝氨酸/苏氨酸蛋白激酶活性。当营养丰富时，TORC1 通过磷酸化 Atg13 的几个丝氨酸残基，降低 Atg13 与 Atg1 的亲和力，从而抑制 Atg1-Atg13-Atg17 复合物的形成，使自噬的起始被抑制。与之相反，在饥饿条件下或是应用雷帕霉素时，TORC1 活性被抑制，无法继续保持 Atg13 的磷酸化状态，导致 Atg13 去磷酸化。去磷酸化的 Atg13 与 Atg1 呈现高度的亲和力，形成 Atg1-Atg13-Atg17 复合体，从而激活 Atg1 的激酶活性，使其从参与 CVT 通路转变为参与自噬体的起始，最终导致自噬的发生。在这一过程中，Atg13 蛋白序列中的四个丝氨酸残基被确认为 TORC1 的靶点，包括 Ser437、Ser438、Ser646 及 Ser649。因此，Atg13 的磷酸化状态介导其自身与 Atg1 的结合。

在果蝇中，活化的 Atg1 激酶可磷酸化 Atg13、Atg17 及其自身。Atg1 在 Thr226 和 Ser230 位点的自身磷酸化可促进其蛋白质构象向有利于自噬启动的方向转化，并促进 Atg1-Atg13-Atg17 复合物的形成，进而招募其他蛋白向 PAS 转移。

脊椎动物中至少存在 5 个 Atg1 同源蛋白，ULK1 ～ ULK4 和 ATK36。其中 ULK1 和 ULK2 具有显著的 Atg1 同源物的功能特点，在其 N 端的催化结构域与非催化结构域、一个脯氨酸/丝氨酸富集区及 C 端结构域（C-terminal domain，CTD）中都表现出与 Atg1 蛋白结构的高度相似。与酵母中 Atg1 类似，ULK1 同样具有激酶活性，并介导了 Atg13 与 FIP200 的磷酸化。ULK1 和 ULK2 通过其保守的 C 端结构域与哺乳动物的 Atg13 相结合，形成 ULK-Atg13-FIP200-Atg101 复合物。ULK1 与 ULK2 的功能上可相互补偿，在非选择性自噬的过程中，任意一个激酶的丢失造成的功能缺失，均可被另一个激酶所代偿。但 ULK2 对 ULK1 的代偿作用具有细胞种类的特异性及特定自噬类型的依赖性。

ULK-Atg13-FIP200-Atg101 复合物对自噬隔离膜的形成有重要作用，是自噬起始的早期事件之一。ULK1 和 ULK2 是复合体中的丝氨酸/苏氨酸激酶，其激酶活性对招募 VPS34 至自噬隔离膜至关重要。含有 VPS15、Beclin 1 和 Atg14 的 VPS34 复合物被招募至自噬隔离膜后，可磷酸化磷脂酰肌醇（PI），产生磷脂酰肌醇 3- 磷酸（PI3P）。磷脂酰肌醇 3- 磷酸募集磷脂结合蛋白启动自噬。此外，ULK 复合物对 Atg16L 结合的 Atg12-偶联的 ATG5 寡聚体募集到自噬隔离膜也极其重要。营养缺乏诱导 ULK1 复合物形成并通过 FIP200 与 Atg16L 的直接结合，招募 Atg-5-Atg12-Atg16 复合物至自噬隔离膜。Atg5-Atg12-Atg16 复合物具有 E3 样活性，可将 Atg8 或 LC3- Ⅱ偶联到 PE 上（图 12-4）（Nazio et al.，2017）。

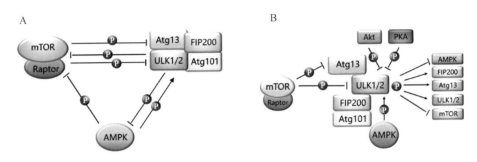

图 12-4　ULK1/2-Atg13-FIP200-Atg101 激酶复合物的磷酸化调控

A. ULK1/2、mTOR 和 AMPK 的磷酸化调节示意图。ULK1/2-Atg13-FIP200-Atg101 复合物与 mTORC1 通过 Raptor 和 ULK 互相调控对方激酶活性。AMPK 和 ULK 同样通过直接结合互相调控对方激酶活性，同时 AMPK 通过调控下游通路 mTOR 复合物亚基 Raptor 的磷酸化调控 mTOR 复合物活性。这三者间的互相调控形成一个自噬调控环路。
B. ULK1/2-Atg13-FIP200-Atg101 激酶复合物对于自噬的调控极其重要，一方面它接受来自上游的其他激酶（mTOR、AMPK、PKA 及 Akt 等）的磷酸化调控，另一方面又通过其激酶活性对自身及下游许多自噬相关蛋白（ULK1、Atg13、FIP200、Raptor 及 AMPK 等）进行磷酸化调控

此外，ULK1 在线粒体自噬中具有特殊的作用。在红细胞成熟并清除线粒体的过程中，*ULK1* 基因敲除小鼠表现为线粒体清除障碍。其介导的 Atg13 的 Ser318 位点的磷酸化是线粒体自噬所必需的。

2. mTOR 复合物　mTOR 属于磷脂酰肌醇激酶家族丝氨酸 / 苏氨酸激酶的一种，最早是作为雷帕霉素（rapamycin）的底物被发现的。作为体内营养与能量水平的感受器，mTOR 在调控自噬的发生过程中起主导作用。mTOR 可以形成两个复合物，包括对雷帕霉素敏感的 mTORC1（包含 mTOR、Raptor、mLST8 及 PRAS40）和对雷帕霉素不敏感的 mTORC2（包含 mTOR、Rictor、mLST8 及 Sin1）。这两个复合物无论在蛋白质组成还是功能上都不尽相同。mTORC1 的下游主要包括 p70S6K 及 4EBP1。活化的 mTORC1 磷酸化激活 p70S6K 与 4EBP1，而磷酸化的 4EBP1 解除了对 eIF4E 的抑制作用，通过 eIF4E 与磷酸化的 p70S6K 启动蛋白质合成。而 mTORC2 主要通过对 Akt 与 PKC 等激酶的调控调节自噬（Saxton et al.，2017）。

mTORC1 的激酶活性依赖于机体内的营养状态，通过调控自噬泡形成过程中所需蛋白的磷酸化状态影响自噬。在酵母中，TOR 调控 Atg13 的磷酸化状态，通过控制 Atg1 与 Atg13 的亲和力影响自噬的起始。在哺乳动物中，mTORC1 与 ULK-Atg13-FIP200 复合物的结合依赖于 mTORC1 的亚基 Raptor 和 ULK-Atg13-FIP200 复合物的亚基 ULK1/2 的直接结合。在营养充足的情况下，活化的 mTOR 通过磷酸化 ULK1/2 和 Atg13 抑制 ULK1/2 的活性，从而抑制自噬体的形成，这与在酵母中 TOR 只能磷酸化 Atg13 有所不同（见图 12-4）。在 ULK1 中有 16 个可以被磷酸化修饰的位点，其中 Thr180 是 ULK1 的自磷酸化位点。在饥饿或者雷帕霉素作用后，mTORC1 与 ULK1/2-Atg13-FIP200 复合物解离，

导致 ULK1/2 和 Atg13 被 mTOR 磷酸化位点发生去磷酸化，其中 ULK1 的 Ser638 位点和 Ser758 位点的磷酸化水平可降低 10 倍以上。去磷酸化 ULK1/2 激活其自身磷酸化，最终导致 ULK1/2-Atg13-FIP200 复合物向自噬前体膜的转移及自噬的激活。去磷酸化的 Atg13 分别通过 FIP200 非依赖型途径与 ULK1 结合，通过 FIP200 依赖途径与 ULK2 结合。这一过程有助于 ULK1/2 的稳定并激活其激酶活性，激活的 ULK1/2 可磷酸化 Atg13 和 FIP200（见图 12-4）。

此外，ULK1 在体内可以促进 Raptor 在 Ser69、Thr706、Ser792、Ser855、Ser859、Ser863 及稍弱的 Ser877 位点的磷酸化。这些磷酸化修饰通过影响 Raptor 与底物结合的能力抑制了 mTORC1 的活性。总之，ULK1 介导的 Raptor 的磷酸化被认为可能是一个 mTOR 通路的反馈调节环节。

mTORC2 通过 Akt 蛋白对自噬进行负调控。mTORC2 通过磷酸化 Akt 的 Ser473 位点，激活 Akt，进一步导致 FoxO3 的磷酸化并使其失活。FoxO3 被 Akt 磷酸化后，形成两个 14-3-3 蛋白结合位点，并与之结合。二者结合后将引起 FoxO3 蛋白质构象的改变而暴露出出核信号，并被核输出蛋白转运出细胞核，同时因为结合的 14-3-3 蛋白封闭了 FoxO3 蛋白的 NLS 区，导致其被滞留在胞质中，丧失了转录活性，从而对调控自噬相关基因（如 LC3 及 Bnip3 等）的表达产生影响。

mTORC1 的酶活性依赖于向 Rab7 和 LAMP2 阳性囊泡定位，因此，溶酶体在调节 mTORC1 活性中起着关键作用。mTORC1 向溶酶体的募集和滞留受一群小 GTP 酶（即 Rag GTP 酶）及定位于晚期内体 / 溶酶体上的接头蛋白（Regulator）复合物、MAPK 和 mTOR 激活因子 1 的影响。Rag GTP 酶是小 GTP 酶 Ras 超家族的非典型成员，通过驻留在溶酶体上的 Regulator 复合物稳定地锚定于溶酶体膜，并直接结合 Raptor。而 Raptor 则与 mTOR 结合，使 mTORC1 定位于溶酶体并活化。哺乳动物有 4 种形成异源二聚体的 Rag 蛋白：Rag A 或 Rag B（高度同源）与 Rag C 或 Rag D（序列高度相似）。异源二聚体复合物 Rag A/B-Rag C/D 的形成增强其稳定性，并诱导 mTORC1 的正常活化。mTORC1 和 Rag GTPase 之间的结合高度依赖于异源二聚体的鸟嘌呤核苷酸结合状态，其中由 Rag A/B · GTP 和 Rag C/D · GDP 组成的激活型异源二聚体构象可以结合 Raptor，并通过 Raptor 将 mTORC1 拉至溶酶体表面。充足的氨基酸和葡萄糖可促进 Rag A/B · GTP-Rag C/D · GDP 的积累，而氨基酸缺乏时，Rag 异源二聚体中的 Rag A/B · GTP 转变为 Rag A/B · GDP 形成失活型构象，使得 Raptor 和 mTORC1 从溶酶体脱离。mTORC1 从溶酶体脱离导致其活性下降，促进 ATG1/ULK1 复合物对自噬隔离膜形成的自噬的起始。同时，mTORC1 活性下降使其下游底物 TFEB 的磷酸化减少，诱导 TFEB 核转位，启动自噬 - 溶酶体基因的转录表达（Munson et al.，2015）。

3. Ⅲ型 PI3K 复合物　PI3K 属于细胞内的磷脂激酶家族成员之一，具有磷脂酰肌醇激酶的活性及丝氨酸 / 苏氨酸激酶的活性，可磷酸化 PI 生成 PI3P。最初发现 PI3KC3/Vps34 抑制剂 3-MA 能够抑制自噬，之后陆续发现 PI3KC3 参与自噬的多个步骤，是调控自噬的重要分子（Hurley et al.，2017；Stjepanovic et al.，2017）。在酵母中，唯一的 PI3K 是 Vps34，它参与了自噬和囊泡蛋白分选（vacuolar protein sorting，VPS）。Vps34 与豆蔻酰化丝氨酸 / 苏氨酸蛋白激酶 Vps15 在膜上形成稳定复合物，其激酶活性受到 Vps15 的调控。CDK1 和 CDK5 可以磷酸化 Vps34 的 Thr159 位点，从而影响 Vps34 与

Beclin 1 的结合，最终导致 Vps34 的活性降低。此外，CDK5 还可以在 Thr668 位点磷酸化 Vps34。而 Thr668 位于 Vps34 的酶活性催化结构域中，对 Vps34 的激酶活性具有重要影响。因此 Vps34 的这两个磷酸化位点调控其激酶活性，从而控制 PI3P 的生成，最终影响自噬小泡的形成。而在有丝分裂过程中，CDK1 起着重要的作用，这可能解释了细胞自噬受到有丝分裂严格控制的原因（Stjepanovic et al.，2017）。此外，CDK5 是神经系统中起主要作用并被证明在阿尔茨海默病中发挥作用的重要激酶，CDK5 异常激活可能通过负调节自噬影响神经退行性疾病的发生（图 12-5）。

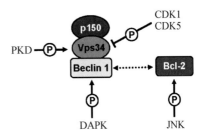

图 12-5 PI3KC3 的磷酸化示意图

PI3KC3 激酶活性受到 PKD、DAPK、CDK1 及 CDK5 等激酶的调控。PI3KC3 亚基 Beclin 1 与 Bcl-2 的结合受双方磷酸化状态的调控

蛋白激酶 D（PKD）也可在多个位点磷酸化 Vps34，包括其酶活性催化结构域的 Thr668 位点。这些磷酸化修饰增加了 Vps34 活性，导致 PI3P 的产生和自噬小泡的形成。

在哺乳动物中，PI3KC3 是酵母 Vps34 的同源蛋白，与自噬小泡的形成密切相关。它通过磷酸化 PI3 生成 PI3P，并招募胞质中含有 FYVE 或者 PX 序列的蛋白质，从而促进自噬小泡膜的形成。PI3KC3 还可以与 Beclin 1 形成复合物参与自噬小泡的形成。哺乳动物的Ⅲ型 PI3K 核心复合物含有 hVps34、hVps15（P150）和 Beclin 1（Atg6），并形成三类主要的子复合物，分别是 Beclin 1-Atg14L-PI3KC3、Beclin 1-UVRAG-Rubicon-PI3KC3 和 Beclin 1-UVRAG-PI3KC3（见图 12-5）。

Atg14L（又称为 Barkor）是公认的哺乳动物中的酵母 Atg14 的同源蛋白，可分别与 Beclin 1 或 hVps34 相结合。含有 Atg14L 的 Vps34-Vps15-Beclin 1 复合物可以诱导自噬小泡双层膜结构的形成，对于早期自噬小泡的形成必不可少（Pyo et al.，2018）。

Beclin 1 还与 Rubicon（RUN domain and cysteine-rich domain containing）结合。Rubicon 主要由一个 N 端的 RUN 结构域、一个中间的螺旋 - 螺旋结构域（coil-coil domain，CCD）和一个 C 端的半胱氨酸富集区组成。目前的研究表明，Rubicon 很可能在自噬后期阶段（如自噬小泡成熟阶段）抑制自噬，或降低 Vps34 的催化活性，从而发挥自噬的负调控作用。Rubicon 对自噬的负调控作用是不需要 Beclin 1 参与的，因此，Rubicon 结合到 Vps34-Beclin 1 核心复合物中会使 Rubicon 的抑制作用失效（Zhong et al.，2009）。

二、自噬调节关键蛋白与磷酸化

1. Beclin 1 Beclin 1 是酵母 Atg6 在哺乳细胞中的同系物，是一种双等位抑癌基因，其杂合性缺失是细胞发生恶性转化的原因之一。与 Beclin 1 相互作用的蛋白包括 Bcl-2 家族蛋白、Ambra1、nPIST、VMP1、Rab5、FYVE-CENT、雌激素受体蛋白（estrogen receptor）、MyD88/TRIF、SLAM、Survivin、PINK1 及 HMGB1 等。其中值得注意的是 Beclin 1 与 Bcl-2 家族的抗凋亡成员如 Bcl-2、Bcl-XL 之间的关系，这是连接细胞自噬和细胞凋亡之间联系的重要节点。Bcl-2 蛋白调节自噬存在两种方式，一种是通过与 Beclin 1 结合的直接调节方式，另一种是通过 Ambra1 的间接调节方式。

Beclin 1 参与形成两个重要的Ⅲ型 PI3K 复合物，即Ⅲ型 PI3K 复合物Ⅰ和Ⅲ型 PI3K

复合物 Ⅱ。与 PIK3C3 / VPS34 和调节亚基 VPS15 / PIK3R4 结合，形成高度调节的复合物，促进磷脂酰肌醇 3- 磷酸的产生。由 VPS34、Beclin 1、ATG14 和膜锚定 VPS15 组成的 Ⅲ 型 PI3K 复合物 Ⅰ 是磷脂酰肌醇 3- 磷酸局部产生并促进自噬起始所必需的复合体单元，与 ULK1 复合物一起诱导自噬小体前体膜的形成。而由 UVRAG 竞争 ATG14 与 Beclin 1 结合形成的 UVRAG、Beclin-1、VPS34 和 VPS15 组成的 Ⅲ 型 PI3K 复合物 Ⅱ 则主要作用于囊泡分选、自噬小泡的运输及其与溶酶体的融合，并不影响自噬起始。

Bcl-2 家族蛋白和 Beclin 1 之间的相互作用可能非常短暂，可灵活和动态地调节自噬的诱导。同时，关于这种相互作用如何进行自噬的负调控也有学者已经提出了几种机制，包括 Bcl-2 蛋白或 Beclin 1 的磷酸化等。干扰 Bcl-2 家族蛋白和 Beclin 1 相结合的方式之一是蛋白磷酸化，而且只要通过磷酸化二者中的任何一个即可实现。早期的研究显示，DAPK 可以在 Thr119 位点磷酸化 Beclin 1，Thr119 是在 Beclin 1 的 BH3 结构域中一个非常重要的位点，其磷酸化促进 Bcl-XL 从 Beclin-1 中解离，并诱导了细胞自噬激活。而 JNK1 可以在细胞饥饿刺激下通过 Thr69、Ser70 和 Ser87 位点磷酸化 Bcl-2。这些位点的磷酸化导致 Beclin 1 与 Bcl-2 蛋白的分离并诱导自噬激活（见图 12-5）。

Beclin 1 参与形成的 Ⅲ 型 PI3K 复合物引发的自噬需要其复合体蛋白的磷酸化。Beclin 1 的 Ser15 位点经 ULK1 磷酸化可激活 Ⅲ 型 PI3K 复合物 Ⅰ，产生磷脂酰肌醇 3- 磷酸，从而启动自噬。ULK1/2 介导的 Beclin 1 上的 Ser15 磷酸化也可靶向 UVRAG 的 Ⅲ 型 PI3K 复合物 Ⅱ，促进自噬小体成熟。有趣的是，Beclin 1 上的 Ser15 磷酸化可促进 Beclin 1 与泛素连接酶 Parkin 的相互作用，增强 Parkin 向线粒体转位，从而促进线粒体自噬。除了 Ser15 之外，ULK1/2 还可在 Ser30 位点磷酸化 Beclin 1，正向调节自噬小体的生成。

细胞能量传感器 AMPK 也可直接磷酸化 Beclin 1 参与自噬调控。AMPK 介导的 Beclin 1 的 Ser93 和 Ser96 位点磷酸化对响应葡萄糖饥饿激活的 VPS34-Beclin 1-ATG14 复合物是必需的。另一个 AMPK 磷酸化 Beclin 1 的位点是 Thr388。Thr388 磷酸化不仅增强了 Beclin 1 与 VPS34-ATG14-VPS15 复合物的结合，还减少了 Beclin 1-Bcl-2 复合物的形成，从而促进了自噬的起始。

除了丝氨酸 / 苏氨酸激酶外，Beclin 1 的酪氨酸磷酸化也可抑制其在自噬中的作用。FAK/PTK2（黏着斑激酶 / 蛋白酪氨酸激酶 -2）介导的 Beclin 1 的 Lys233 位点磷酸化抑制它与 ATG14 相互作用，起到抑制自噬的作用。激活表皮生长因子受体诱导的 Lys229、Lys233 和 Lys352 的酪氨酸磷酸化，可抑制自噬并增强非小细胞肺癌移植模型的肿瘤发生（Menon et al., 2018）。

2. TFEB 属于 MiT-TFE 转录因子家族，该家族包括 4 个成员：MITF、TFEB、TFE3 和 TFEC，均属于螺旋 - 袢 - 螺旋（HLH）亮氨酸拉链转录因子，具有高度序列相似性。与其他的 HLH 家族转录因子相似，该家族蛋白通过同源或异源二聚体结合 DNA 回文序列（CACGTG，也称为 E-box）来激活其靶基因的表达。稍有不同的是 MiT-TFE 家族蛋白更易识别 GTCACGTGAC 序列，即 CLEAR 基序。TFEB 及其家族蛋白可转录很多的自噬小泡和溶酶体蛋白，促进自噬小泡和溶酶体的生成。

TFEB 亚细胞定位主要依赖于特定丝氨酸残基的磷酸化，mTOR 激酶磷酸化 TFEB 中的特定丝氨酸残基并在 TFEB 亚细胞定位的调节中起主要作用。mTOR 介导的 TFEB 磷酸化呈现营养依赖性，表明 mTOR 复合物介导了 TFEB 的磷酸化。TFEB 蛋白中有 3 个丝氨酸位点（Ser122、Ser142 和 Ser211）可被 mTOR 复合物磷酸化。Ser142 或 Ser211 突变成丙氨酸（S142A、S211A）形成组成型核定位 TFEB，类似 mTOR 抑制剂处理的细胞。体外激酶磷酸化实验显示 Ser122 被 mTORC1 直接磷酸化。在细胞内，Ser211 的磷酸化使得 TFEB 与 14-3-3 蛋白结合。这种结合使得 TFEB 被 14-3-3 锚定在细胞质，从而抑制了 TFEB 核转位。TFEB Ser142 和 Ser211 的磷酸化也促进 E3 泛素连接酶 STUB1 与 TFEB 结合，诱导 TFEB 的泛素蛋白酶体降解。因此 mTOR 复合物对 TFEB 磷酸化不仅可以影响其亚细胞定位，也调节其稳定性，从而调控 TFEB 功能。

TFEB 参与调控溶酶体和自噬小体的生成，转录溶酶体水解酶、溶酶体膜蛋白和自噬蛋白的表达，响应溶酶体应激和感应细胞营养条件。TFEB 磷酸化调控的核转位对其激活有很重要的作用。抑制 mTOR 活性而降低 TFEB 磷酸化可促进其进入细胞核，执行强大的转录溶酶体和自噬基因的功能。而钙调神经磷酸酶和蛋白磷酸酶 2（PP2A）磷酸化 TFEB，也参与了 TFEB 的活化。活化的 TFEB 可促进自噬 – 溶酶体的基因转录，并调控溶酶体生物合成、自噬，以及调节溶酶体水解活性和溶酶体定位等（Xia et al.，2016）。

3. AMPK　是一个在低能量水平下发生激活的经典能量感受器。AMPK 是一个异源三聚体激酶，由一个 α 亚基和两个 β、γ 亚基组成。此外，每个亚基又有多种亚型，如 α1～α2，β1～β2 和 γ1～γ3。AMPK 激酶活性依赖于 α 亚基上的 Thr172 位点的磷酸化，且是通过调节 β 和 γ 亚基来实现的。该 γ 亚基可以绑定 ATP、ADP 和 AMP，从而感知细胞的能量状态。

AMPK 的 β 亚基包含可以结合碳水化合物的结构域，其确切的功能尚不明确。研究者推测这个结构域有助于 AMPK 的亚细胞定位或可帮助该激酶定位于糖原相关的底物。在哺乳动物细胞中，AMPK 依赖性细胞自噬的调节是通过抑制 mTOR 起作用的。AMPK 通过直接磷酸化上游调节因子 TSC2 及 mTORC1 亚基 Raptor 蛋白调控 mTOR 活性。在饥饿状态下，细胞内 ATP/AMP 值降低，从而激活 AMPK，激活的 AMPK 磷酸化激活 TSC2，从而抑制 mTORC1，导致细胞自噬水平的上调。此外，AMPK 也可直接磷酸化 mTORC1 亚基 Raptor 的 Ser722 和 Ser792 位点，招募 14-3-3 蛋白与其结合，从而抑制 mTORC1，激活细胞自噬。

最近的研究表明，AMPK 可通过直接结合并磷酸化激活 ULK1，但其具体磷酸化位点（包括 Ser758、Ser317、Ser778、Ser467、Ser556、Thr575 和 Ser638 位点）仍有争论。同时，mTORC1 对 ULK1 的 Ser758 位点的磷酸化将影响 AMPK 与 ULK1 的结合。此外，与 mTORC1 的组分 Raptor 一样，AMPK 的磷酸化具有对 ULK1 的依赖性。所有 AMPK 的 3 个亚基均可被 ULK1 和 ULK2 磷酸化，因此 AMPK 的活性被 ULK1 和 ULK2 负调控。AMPK 的 α1 亚基磷酸化位点包括 Ser360/Thr368、Ser397 及 Ser486/Thr488；β2 亚基磷酸化位点包括 Ser38、Thr39、Ser68 及 Ser173；γ1 亚基磷酸化位点包括 Ser260/Thr262 和 Ser269。因此，ULK1 介导的 AMPK 亚基的磷酸化意味着这是一个调节反馈通路，参与了细胞自噬的负向调节（Russell et al.，2014）。

4. 其他激酶　在营养丰富的条件下，酵母的外周膜蛋白 Atg11 是 CVT 通路的一个特定因子，Atg9 通过与 Atg11 的结合介导其定位至 PAS。自噬过程中，Atg9 定位于 PAS 不依赖于 Atg11，却需要与 Atg17 之间的物理性相互结合及 Atg1 的存在。尽管 Atg1 激酶活性对于这一过程不是必需的，但 Atg1 激酶活性对于调节 Atg9 在 PAS 上的装配和解离的平衡是必需的。在哺乳动物中，饥饿诱导下 mAtg9 需要 ULK1 和 Atg13 的配合才能从高尔基体反式管网状结构（TGN）转运至自噬小泡。但也有学者发现在饥饿诱导的自噬中，mAtg9 和 ULK1 复合物定位于自噬小泡形成位点是相互独立的。招募 mAtg9 到自噬小泡形成位点是不依赖于 FIP200 的，但是 mAtg9 的回收却需要 FIP200。这种非 FIP200 依赖的 mAtg9 定位于自噬小泡形成位点的现象不仅存在于经典的饥饿诱导的自噬中，而且在线粒体自噬及沙门菌的异体自噬（对细胞内病原体的自噬性调控）中也同样存在（Stanley et al.，2014）。

哺乳动物中的 Atg8 同源基因大约有 8 个，目前比较公认的是 LC3。在蛋白质合成后 6 分钟内其 N 端 Gly120 位点被切割，生成一个 18kDa 的胞质 LC3- Ⅰ。之后 LC3- Ⅰ通过与 PE 结合而转换为 LC3- Ⅱ。LC3-PE 定位于膜上，在整个自噬过程中都可以被检测到。LC3 的 Ser12 位点被 PKA 磷酸化；而在自噬诱导过程中，该位点呈现去磷酸化状态。因此，LC3 的 Ser12 位点的磷酸化调控 LC3 融入自噬小泡的过程，但在酵母的 Atg8（LC3 同源物）中则不存在此 PKA 磷酸化位点，可能由于该位点是哺乳动物特异性的。此外，LC3 的 Thr6 和 Thr29 位点也可被 PKC 磷酸化，但尚未发现这些位点对自噬有何影响。

LC3 不仅参与了吞噬小泡膜的延伸，还参与了靶蛋白的识别。近年来，已经鉴定出一类新的识别靶蛋白的受体蛋白，包括 p62、NBR1 和 OPTN 等。酪蛋白激酶 2（casein kinase 2，CK2）直接磷酸化 p62 的 Ser403 位点，导致 p62 的泛素结合域与泛素链的亲和力增加。此外，有研究发现具有抗菌作用的 TANK 结合激酶 1（TANK-binding kinase 1，TBK1）对于沙门菌的异体自噬（对细胞内病原体的自噬性调控）具有重要作用。这一过程依赖于自噬受体蛋白 OPTN 与 TBK1 的直接结合，之后 OPTN 与 LC3 结合，从而锁定自噬小泡识别的细菌。在此过程中，TBK1 对 OPTN 的磷酸化修饰可以增强 OPTN 与 LC3 的亲和力，从而促进对沙门菌的自噬清除作用。

三、其他蛋白激酶与蛋白磷酸酶

自噬除了被 Atg 家族蛋白的磷酸化所调控以外，还被一系列非 Atg 家族激酶所调控。

PKA 是 cAMP 的一个重要调节激酶，通过磷酸化 Atg1 和 Atg13 抑制酵母的自噬。在 Atg1 中，PKA 依赖的磷酸化位点可能是 Ser508 和 Ser515；在 Atg13 中，则可能是 Ser344、Ser437 和 Ser581。Dorsey 等发现在哺乳动物细胞中，PKA 通过 Ser1043 位点直接磷酸化 ULK1，从而导致 ULK1 构象的改变和失活。

Akt 是 PI3K 的主要下游信号分子，同样也是一个丝氨酸 / 苏氨酸激酶。Akt 被其上游的磷酸肌醇依赖激酶 1（phosphoinositide-dependent kinase-1，PDK1）在 Thr308 位点磷酸化，还可以被 mTORC2 在其 Ser473 位点磷酸化，这些位点的磷酸化激活了 Akt，激活的 Akt 通过磷酸化 TSC2 的 Ser939 和 Thr1662 位点抑制下游的 mTORC1 活性，从而诱导自噬的激活。此外，Akt 还可通过调控 ULK1 的 Ser774 位点的磷酸化状态影响自噬。

MAPK 是一个丝氨酸 / 苏氨酸激酶家族，可介导对多种胞外刺激的反应。一旦 MAPK 被激活，即可通过级联反应激活其下游其他磷酸化依赖的激酶活性。MAPK 成员包括 ERK、p38 和 JNK 等。使用 ERK 的磷酸化激活抑制剂 PD-98059 可抑制 MAPK 依赖的 GAIP 蛋白的磷酸化，从而抑制饥饿诱导的自噬。此外，ERK 的激活还可导致

mTORC1 或 mTORC2 的抑制，从而增加 Beclin 1 的表达，最终导致自噬的激活。在胶质母细胞瘤中过表达 ERK2 不仅可诱导自噬，还可以诱导线粒体自噬。目前对于 p38 是促进还是抑制自噬仍有争论：p38 可通过对 p53 的 Ser392 位点磷酸化增强 Beclin 1 的转录水平，从而上调 Beclin 1 蛋白含量；此外，p38 还可通过与 mAtg9 竞争性结合 p38 作用蛋白（p38 interacting protein，p38IP）抑制自噬。JNK 则可通过磷酸化 p53 促进其稳定并将其激活，从而上调 AMPK 与 Bnip3 等促自噬基因，最终促进自噬。此外，饥饿刺激通过 JNK1 对 Bcl-2 蛋白在 Thr69、Ser70 和 Ser87 位点磷酸化修饰促进 Beclin 1 与 Bcl-2 蛋白的解离，并诱导自噬激活（Barutcu et al.，2018）。

在自噬的调控中，不仅磷酸激酶发挥了重要作用，蛋白磷酸酶也扮演了重要角色。蛋白磷酸酶通过去磷酸化使已磷酸化激活的蛋白脱磷酸，在信号传导中承担负调控作用。在分离的大鼠肝细胞中抑制丝氨酸／苏氨酸蛋白磷酸酶导致对自噬的严重抑制作用。其中 PP2A 和蛋白磷酸酶 1（type 1 protein phosphatase，PP1）抑制剂冈田酸在极低剂量下可有效抑制自噬，在维持自噬中的起着重要作用。PP2A 本身也可以促进其底物 Gln3 的去磷酸化，导致 Gln3 进入细胞核，刺激多种自噬相关基因的转录表达，如 Atg8、Atg14 等。在酵母中，TORC1 通过磷酸化 Tap42 抑制 PP2A 的活性，从而抑制自噬。其他蛋白磷酸酶也在自噬调控中发挥重要作用，如 AMPK 可被 PP2C 类蛋白磷酸酶去磷酸化，证明了 PP2C 类蛋白磷酸酶的自噬调节作用。

因此，蛋白质的磷酸化状态与自噬的各个环节密不可分，各种蛋白磷酸激酶与蛋白磷酸酶共同作用，调控了整个自噬的过程。

小　　结

蛋白质修饰参与了自噬过程的全部活动，包括自噬的启动、激活和调节，也调节了自噬系统对自噬底物的识别和降解，其中的很多过程与疾病的发生和发展密切相关。因此，对蛋白质修饰与自噬关系的研究不仅对自噬系统的机制研究有重要作用，而且对疾病的机制研究和治疗靶标的发现均有重要意义。

（苏州大学　王　锐　王光辉）

参 考 文 献

BARUTCU S A，GIRNIUS N，VERNIA S，et al.，2018. Role of the MAPK/cJun NH2-terminal kinase signaling pathway in starvation-induced autophagy［J］. Autophagy，14：1586-1595.

CALDERILLA-BARBOSA L，SEIBENHENER M L，DU Y，et al.，2014. Interaction of SQSTM1 with the motor protein dynein-SQSTM1 is required for normal dynein function and trafficking［J］. J Cell Sci，127：4052-4063.

FARRE J C，SUBRAMANI S，2016. Mechanistic insights into selective autophagy pathways：lessons from yeast［J］. Nat Rev Mol Cell Biol，17：537-552.

GATICA D, LAHIRI V, KLIONSKY D J, 2018. Cargo recognition and degradation by selective autophagy［J］. Nat Cell Biol，20：233-242.

HURLEY J H，YOUNG L N，2017. Mechanisms of Autophagy Initiation［J］. Annu Rev Biochem，86：225-244.

KAUFMANN A，BEIER V，FRANQUELIM H G，et al.，2014. Molecular mechanism of autophagic membrane-scaffold assembly and disassembly［J］. Cell，156：469-481.

KIRKIN V，LAMARK T，SOU Y S，et al.，2009. A role for NBR1 in autophagosomal degradation of ubiquitinated substrates［J］. Mol Cell，33：505-516.

KWON Y T，CIECHANOVER A，2017. The ubiquitin code in the ubiquitin-proteasome system and autophagy［J］. Trends Biochem Sci，42：873-886.

LEE Y，WEIHL C C，2017. Regulation of SQSTM1/p62 via UBA domain ubiquitination and its role in disease［J］. Autophagy，13：1615-1616.

LU K，PSAKHYE I，JENTSCH S，2014. A new class of ubiquitin-Atg8 receptors involved in selective autophagy and polyQ protein clearance［J］. Autophagy，10：2381-2382.

MENON M B，DHAMIJA S，2018. Beclin 1 Phosphorylation-at the Center of Autophagy Regulation［J］. Front Cell Dev Biol，6：137.

MUNSON M J，GANLEY I G，2015. MTOR，PIK3C3，and autophagy：Signaling the beginning from the end［J］. Autophagy，11：2375-2376.

NAZIO F，CECCONI F，2017. Autophagy up and down by outsmarting the incredible ULK［J］. Autophagy，13：967-968.

PENG H，YANG J，LI G，et al.，2017. Ubiquitylation of p62/sequestosome1 activates its autophagy receptor function and controls selective autophagy upon ubiquitin stress［J］. Cell Res，27：657-674.

PYO K E，KIM C R，LEE M，et al.，2018. ULK1 O-GlcNAcylation is crucial for activating VPS34 via ATG14L during autophagy initiation［J］. Cell Rep，25：2878-2890 e4.

RAPE M，2018. Ubiquitylation at the crossroads of development and disease［J］. Nat Rev Mol Cell Biol，19：59-70.

RUSSELL R C，YUAN H X，GUAN K L，2014. Autophagy regulation by nutrient signaling［J］. Cell Res，24：42-57.

SAXTON R A，SABATINI D M，2017. mTOR Signaling in Growth，Metabolism，and Disease［J］. Cell，168：960-976.

STANLEY R E，RAGUSA M J，HURLEY J H，2014. The beginning of the end：how scaffolds nucleate autophagosome biogenesis［J］. Trends Cell Biol，24：73-81.

STJEPANOVIC G，BASKARAN S，LIN M G，et al.，2017. Vps34 kinase domain dynamics regulate the autophagic PI3-kinase complex［J］. Mol Cell，67：528-534 e3.

XIA Q，WANG H，HAO Z，et al.，2016. TDP-43 loss of function increases TFEB activity and blocks autophagosome-lysosome fusion［J］. EMBO J，35：121-142.

ZHONG Y，WANG Q J，LI X，et al.，2009. Distinct regulation of autophagic activity by Atg14L and Rubicon associated with Beclin 1-phosphatidylinositol-3-kinase complex［J］. Nat Cell Biol，11：468-476.

第十三章　调节自噬的其他分子机制

第一节　FoxO 家族成员与自噬调节

一、FoxO 家族转录因子

FoxO 家族蛋白广泛表达于心脏、血管内皮、脂肪、肝脏、脑、骨骼肌等器官和组织，参与衰老、肿瘤和神经系统疾病等多种生理、病理过程。哺乳动物中 FoxO 家族成员包括 FoxO1、FoxO3、FoxO4 和 FoxO6，它们可以识别并结合相同的 DNA 序列，调节基因转录水平。FoxO 蛋白 N 端为一个 80～100 个氨基酸的序列形成的叉头区域，可以与 DNA 结合，C 端包含一个富含脯氨酸和酸性的丝氨酸 / 苏氨酸的转录激活域，此外还有核定位信号（NLS）序列、核输出信号（NES）序列、SH3 的结合区域和一段富含丙氨酸的转录抑制区域。FoxO 中的乙酰化位点、磷酸化位点等转录后修饰位点，对其 DNA 结合活性和亚细胞定位等具有重要影响。

FoxO 家族蛋白通常作为转录激活因子参与细胞生长分化和多种代谢通路的调节，其活性受胰岛素和生长因子信号的抑制。胰岛素和胰岛素样生长因子（insulin-like growth factor，IGF）激活 PI3K-Akt 信号通路。Akt、血清和糖皮质激素诱导激酶（serum and glucocorticoid-induced kinase，SGK）等蛋白激酶直接磷酸化 FoxO 的 3 个保守位点。磷酸化的 FoxO 与蛋白 14-3-3 结合，14-3-3 定位在细胞质中，FoxO 蛋白调控的下游蛋白转录被抑制。而在胰岛素、生长因子信号缺乏或饥饿状态下，FoxO 转移到细胞核内，促进下游应激及代谢相关基因表达。此外，FoxO 可以被应激相关蛋白激酶 AMPK、JNK、MST1、ERK 及 p38 MAPK 在不同位点磷酸化。

除被磷酸化外，应对不同的外部刺激时，FoxO 家族转录因子还可以发生多种翻译后修饰，以调节特定基因的表达水平（Eijkelenboom et al.，2013）。氧化应激或营养状态改变时，FoxO 发生乙酰化 / 去乙酰化、泛素化，以及精氨酸赖氨酸残基的甲基化，以应对环境刺激。例如，赖氨酸甲基转移酶 SETD7（SET domain containing 7）通过甲基化 FoxO3 的第 270 位赖氨酸，降低 FoxO3 与 DNA 结合的能力，抑制其活性。E3 泛素连接酶复合体 SCF（SKP1-cullin1-F-box）中的亚基 SKP2（S-phase kinase associated protein）与 FoxO 蛋白相互作用，泛素化 FoxO 并促进其降解。FoxO 蛋白还可以被 p300、CREB 结合蛋白（CREB binding protein，CBP）和 CBP 相关因子等组蛋白乙酰转移酶乙酰化，乙酰化的 FoxO 蛋白易位至细胞核，但由于 FoxO 蛋白上赖氨酸残基的乙酰化限制了 FoxO 蛋白结合 DNA 的能力，使 FoxO 活性降低。另外，NAD 依赖性去乙酰化酶 sirtuin-1（SIRT1）也可以通过调节 FoxO 活性影响细胞生存。

FoxO 在不同的细胞类型中通过多种机制调节自噬，由于其家族的转录活性，FoxO

通常激活自噬。

二、FoxO3 与细胞自噬

在小鼠肌萎缩模型中首次提出 FoxO 家族蛋白在自噬过程中的作用。神经病变、营养障碍、蛋白质降解加速等多种病理状态导致肌萎缩发生，作为肌萎缩的主要调节因子，FoxO3 通过诱导肌细胞自噬促进蛋白质降解（Sanchez et al.，2014）。营养缺乏时 FoxO3 转移到细胞核内，激活的 FoxO3 可以增加自噬相关基因 *LC3b*、*Gabarapl1*、*PI3k3C*、*Ulk2*、*Atg12l*、*Beclin 1*、*Atg4b* 和 *Bnip3* 等表达以促进自噬。其中，FoxO3 与 *Bnip3* 启动子区域结合、直接激活 *Bnip3* 基因表达，在自噬体形成的过程中发挥重要作用，Bnip3 通过促进自噬泡形成和 LC3 酯化促进自噬。骨骼肌中一些其他蛋白也可以通过 FoxO3 调节自噬，如 SIRT1 蛋白通过阻断转录因子 FoxO3 的活性，下调自噬水平，抑制肌肉萎缩，促进肌肉生长。

除了参与调节骨骼肌萎缩外，FoxO3 也被证明在心肌细胞自噬中发挥作用（Ferdous et al.，2010）。饥饿条件下，心肌细胞中的内源 FoxO3 定位于细胞核并与自噬相关基因 *Gabarapl1* 和 *Atg12* 的启动子序列直接结合，促进心肌细胞中的自噬体形成，使心肌细胞体积缩小。此外，FoxO3 还可以通过诱导肌细胞特异性泛素连接酶 atrogin-1 和 MuRF1 直接调节自噬水平。

另外，FoxO 蛋白可以通过多种途径参与神经系统调节。例如，FoxO3 参与控制脑血管内皮细胞存活、小鼠小脑颗粒神经元的氧化应激损伤、新生儿缺氧缺血性脑病及海马神经元损伤等多种生理病理过程。FoxO3 对帕金森病（Parkinson disease，PD）患者神经细胞中自噬水平的控制具有重要意义（Santo et al.，2018）。α- 突触核蛋白（α-synuclein）水平增加是帕金森病的重要易感因素，在人多巴胺能神经元中过表达 α- 突触核蛋白的致病模型中，轻微的 FoxO3 激活促进自噬体形成，减轻黑质神经元中的 α- 突触核蛋白积累，阻止黑质神经细胞死亡。亨廷顿病（Huntington disease，HD）细胞模型及患者脑组织中同样观察到 FoxO3 蛋白表达增加并且定位在细胞核中，但其功能意义尚未确定。

在肿瘤细胞中，自噬具有双重作用：自噬防止有毒或致癌的损伤蛋白质和细胞器的累积，抑制细胞癌变，但同时也支持肿瘤在低营养条件下生长。FoxO 作为肿瘤抑制因子，其活性与降低肿瘤风险相关。多项研究表明 FoxO3 在肿瘤生长控制中可能具有重要作用，FoxO3 过表达可以抑制乳腺癌细胞的体外肿瘤细胞生长和减小体内肿瘤体积，FoxO3 的细胞质定位与乳腺癌患者的低生存率有关（Chiacchiera et al.，2010）。侵袭性人乳腺癌通常表现出干扰素调节因子 4 结合蛋白（interferon regulatory factor-4 binding protein，IBP）的高表达，IBP 直接激活 mTORC2 并上调 Akt 第 473 位丝氨酸磷酸化和 FoxO3 第 32 位苏氨酸磷酸化，导致 FoxO3 从细胞核转移到细胞质中，从而抑制自噬相关基因的转录，下调自噬水平，促进乳腺癌增殖。结直肠癌和卵巢癌细胞中，FoxO3 依赖的转录调控被激活，以应对 p38α/HIF-1α 途径抑制引起的糖酵解减少，首先导致自噬和细胞周期停滞以保存能量并增加 ATP 水平，随后在持续应激条件下，触发自噬性细胞死亡。在白血病、前列腺癌和胶质母细胞瘤中进行的研究也强调了 FoxO3 抗肿瘤活性的重要性，这些细胞中，FoxO3 诱导自噬相关基因 *Atg7*、*Atg12*、*Beclin 1*、*Gabarap*、*Gabarapl2* 的转录，促进整体自噬水平，抑制肿瘤细胞生长。

三、FoxO1 与细胞自噬

FoxO1 参与心肌中的自噬调节，与 FoxO3 相似，在心肌中 FoxO1 也可以通过影响自噬水平直接调节心肌细胞的大小（van der Vos et al.，2011）。细胞应激（如饥饿或缺血再灌注）导致 Akt 磷酸化水平降低，SIRT1 蛋白水平升高，二者共同作用使 FoxO1 转移到细胞核内，转录活性增加，自噬相关基因 LC3 和 Gabarapl1 表达水平上升，从而使自噬增强，心肌细胞体积减小。另外，心肌细胞中，FoxO1 被 SIRT1 去乙酰化后，诱导 RAS 相关 GTP 结合蛋白 Rab7A 的表达，Rab7A 可介导成熟自噬泡与溶酶体的融合。

FoxO1 还参与调节多种神经细胞的存活，驱动细胞凋亡和自噬途径，并通过调节自噬影响神经退行性疾病。JNK 信号通路参与神经元功能的调控，通过 FoxO1 抑制神经细胞中的自噬水平。JNK 缺陷的神经元中 FoxO1 第 246 位丝氨酸被磷酸化，定位在细胞核中，转录激活 Bnip3 和 Atg12。正常神经细胞中，Beclin 1 与 Bcl-X 复合体结合，而在 JNK 缺陷神经元中，这种相互作用显著减弱，Bnip3 取代 Beclin 1 与 Bcl-X 复合体结合，进一步促进自噬相关基因 LC3b 和 Atg12 表达。因此，JNK 缺陷神经元依赖 FoxO1/Bnip3/Beclin 1 通路激活自噬并得以存活。另外，FoxO1 可以与 Trib3 相互作用调节神经元生存。β 淀粉样蛋白（amyloid beta，Aβ）由淀粉样前体蛋白经分泌酶蛋白水解作用产生，在细胞基质沉淀聚积后具有很强的神经毒性作用。Aβ 上调神经元中 Trib3 基因表达，不仅可直接激活 Ulk1 诱导自噬，还可以通过抑制激酶 Akt 活性激活 FoxO1。同时，激活的 FoxO1 通过与 Trib3 基因启动子结合，进一步增强其表达。在 Aβ 处理的神经元细胞中，Trib3、Akt 和 FoxO1 之间的相互作用可以诱导细胞凋亡和自噬，最终导致神经元死亡。随着衰老过程中 FoxO 活性丧失，自噬的减少可能导致神经元功能障碍和 Aβ 的产生。然而在发育过程中，抑制 FoxO 活性而阻断自噬，可能是促使细胞存活的必要条件。果蝇中，FoxO 的缺失导致对自噬的抑制作用，促进负责学习和记忆的中枢神经母细胞的发生和长期存活。在部分神经系统疾病中，FoxO 蛋白的活性对神经元具有保护作用（Maiese，2016）。过表达突变亨廷顿蛋白（mutant huntingtin，mHtt）的小鼠模型中，转录因子 XBP1 敲除导致 FoxO1 在细胞核中积累，增强了细胞自噬水平，利于毒性 mHtt 蛋白清除，可延缓疾病进展。细胞实验中，过表达野生型 FoxO1 同样能够增加自噬水平，促进 mHtt 清除。

肿瘤细胞中，FoxO1 可以通过不依赖转录的途径介导饥饿引起的自噬（图 13-1）。FoxO1 低表达的肺癌细胞 H1299 中过表达特定片段缺失的 FoxO1 质粒后发现，定位在细胞质中的 FoxO1 参与自噬，这个过程与基因转录无关。血清饥饿或氧化应激时，细胞质中的 FoxO1 和去乙酰化酶 SIRT2 结合减少，FoxO1 乙酰化水平增加。乙酰化的 FoxO1 结合并活化 Atg7，以增强自噬。另外，FoxO1 与 XBP1u 相互作用调节自噬水平。ERK 磷酸化的 XBP1u 与 FoxO1 结合，使 FoxO1 定位于 20S 蛋白酶体并被降解，则自噬被抑制。229 例人结直肠癌组织中 XBP1u 和 FoxO1 表达呈负相关，并且 XBP1u 和 FoxO1 的表达与癌组织中的 p62 蛋白水平高度相关。FoxO1 的表达水平在正常组织中升高而在结肠癌中显著降低，与 p62 表达水平负相关，说明 FoxO1 抑制肿瘤生长可能依赖于自噬机制。因此，细胞质中的 FoxO1 可能在连接自噬和肿瘤抑制中发挥关键作用。

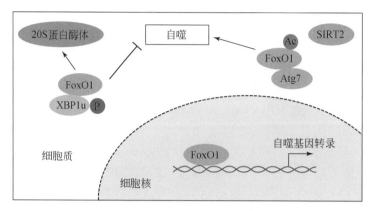

图 13-1 FoxO1 通过转录依赖或不依赖的方式调节自噬

FoxO1 穿梭于细胞核和细胞质之间，在细胞核内调节自噬相关基因转录，在细胞质中与
Atg7、XBP1u 结合调节自噬水平

FoxO 转录因子诱导自噬的能力在果蝇中也被证实。肌细胞特异性过表达 dFoxO（*Drosophila* FoxO）蛋白可以通过促进蛋白翻译抑制因子 4EBP 的转录激活自噬，延迟蛋白聚合体的形成，减缓衰老过程中肌肉功能的丧失。

此外，FoxO 家族蛋白还可以参与肝细胞、肾小管细胞、造血干细胞等不同类型细胞的自噬调节（Webb et al.，2014）。例如，肝脏特异性敲除 FoxO1/3/4 的小鼠中 Atg5、Beclin 1、LC3b 和 Atg14 的 RNA 水平降低，自噬被抑制，易发生脂肪肝和高甘油三酯血症。一线抗糖尿病药物二甲双胍可以通过调节 SIRT1-FoxO 介导的自噬缓解脂肪肝。在小鼠原代肾小管细胞中，FoxO3 也能上调 Bnip3 的表达，促进自噬。总之，FoxO 在分化细胞中激活自噬是一种普遍存在的现象。

第二节　NF-κB 调节自噬的研究

核因子 kappa B（nuclear factor kappa B，NF-κB）是与免疫应答最密切相关的转录因子，在细胞因子产生过程中起重要作用。NF-κB 可以协调固有免疫和适应性免疫、炎症、细胞增殖和存活等细胞生命过程。NF-κB 途径的失调与癌症的发生发展、病毒感染和多种炎症性疾病相关。

NF-κB 由 5 个亚基聚合而成，包括 RelA（p65）、c-Rel、RelB、NF-κB1（p50 和 p105）及 NF-κB2（p52 和 p100）。在不同的细胞类型中或是应对不同刺激时，这 5 个亚基通过经典途径或是非经典途径选择性激活 NF-κB。微生物和病毒感染、促炎细胞因子等刺激可以通过经典途径激活 NF-κB，这条通路中，NF-κB 二聚体，通常是 p50/RelA 和 p50/c-Rel 与抑制因子 IκB 结合，停留在细胞质中，外界刺激通过 IκB 激酶（IKK）激活 NF-κB。非经典途径在淋巴器官的产生与 B 细胞成熟和存活中起重要作用，在该途径中，NF-κB2/p100 被蛋白酶体降解，激活 NF-κB 二聚体 p52/RelB 或 p52/p52，这种蛋白水解是由上游 NF-κB 诱导激酶（NF-κB inducing kinase，NIK）激活 IKKα 同型二聚体引发的，与稳定的成熟 IKK 蛋白不同，成熟 NIK 以肿瘤坏死因子受体相关因子 3（TNF receptor associated factor 3，TRAF3）依赖性方式被蛋白酶体快速降解。

NF-κB 依据其诱导分子不同对自噬产生促进或抑制的作用（图 13-2）。在尤因肉瘤、乳腺癌和白血病细胞中，TNF 介导的 NF-κB 激活，通过激活 mTOR、抑制活性氧（reactive oxygen species，ROS）抑制自噬，而 NF-κB 失活时，TNF 通过 ROS 累积诱导自噬。高危骨髓增生异常综合征和急性髓细胞性白血病中，NF-κB 活性抑制导致饥饿诱导的自噬泡产生增多，细胞更易发生自噬性死亡。套细胞淋巴瘤（mantle cell lymphoma，MCL）中，高表达的转谷氨酰胺酶 2（transglutaminase 2，TG2）与 NF-κB 形成复合体，促进 NF-κB 向细胞核内转移，提高其活性，TG2、NF-κB 及其下游细胞因子白细胞介素 -6（interleukin-6，IL-6）均可以调节自噬。缺氧条件下，缺氧诱导因子 1α（hypoxia-inducible Factor，HIF-1α）通过 NF-κB 参与的途径诱导自噬。热休克时，IκB/NF-κB 复合体失去稳定性，激活 NF-κB，热休克应激过程中聚集的错误折叠的蛋白质通过自噬降解，使细胞生存率升高。

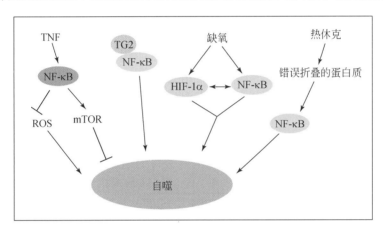

图 13-2　NF-κB 依据其诱导分子不同对自噬产生促进或抑制的作用

NF-κB 可以通过调节自噬相关基因的表达及活性影响自噬（Trocoli et al.，2011）。NF-κB 及其家族成员 p65/RelA 可以识别并结合自噬相关基因 Beclin 1 启动子，促进 Beclin 1 基因表达，增强自噬。有趣的是，NF-κB 对于 Beclin 1 的调节同样会因上游因子不同产生相反的效果。Toll 样受体（Toll-like receptor，TLR）信号通过 TRAF6 诱导 NF-κB 向细胞核内转移，转录激活 NF-κB 下游因子 A20，通过去泛素化 Beclin 1 抑制自噬。另外，NF-κB 通过调节 Bnip3 调节自噬。营养充足时，p65 阻止 E2F1 结合到 Bnip3 的启动子上，从而抑制 Bnip3 转录，使自噬水平降低；而当细胞应对缺氧等情况时，NF-κB 活性降低，Bnip3 表达增加，促进自噬。肿瘤坏死因子相关凋亡诱导配体（tumour necrosis factor-related apoptosis-inducing ligand，TRAIL）用于治疗乳腺癌时，TRAIL 与细胞内受体结合产生细胞毒性，诱导肿瘤细胞凋亡；而正常乳腺上皮细胞中，IKK 复合物的上游激酶 TAK1 通过 AMPK 抑制 mTORC1，激活自噬，对 TRAIL 诱导的细胞毒性产生保护作用。白细胞介素 -1（interleukin-1，IL-1）可以导致类似的现象，IL-1 同样可以通过 TAK1/AMPK 依赖的机制激活自噬。而 IKK 通路上游激活因子 TAB2 和 TAB3 通过与 Beclin 1 相互作用抑制自噬。

某些情况下，NF-κB 的激活需要自噬参与（Criollo et al.，2012）。小鼠胚胎成纤维细胞（mouse embryonic fibroblast，MEF）中，饥饿、mTOR 抑制剂雷帕霉素和 PFT-α（cyclic pifithrin α）抑制 p53 等引起自噬的刺激均可激活 IKK，进一步导致 IκBα 的磷酸化依赖性降解，以及 NF-κB 的核转位。

第三节　E2F 和 TFEB 参与自噬调控

一、E2F 家族对自噬的双向调节作用

E2F 家族包含一系列参与调节细胞周期的转录因子，在细胞增殖、DNA 损伤修复、分化及发育中发挥重要作用。E2F 家族成员既可以作为转录激活因子，也可以发挥转录抑制的作用（Polager et al.，2008）。

E2F1 是一种重要的转录激活因子，可以与自噬相关基因 *LC3*、*Ulk1*、*Atg5* 和 *DRAM* 的启动子直接结合，促进这些基因表达，上调自噬水平；但当 E2F1 与成视网膜细胞瘤蛋白（retinoblastoma protein，RB1）形成复合体时，E2F1 抑制转录，表明其对自噬水平的调节是双向的。肿瘤细胞中，细胞因子 TGF-β 通过 RB1 抑制 E2F1 活性，促进自噬泡与溶酶体融合，诱导自噬。然而，在缺氧诱导的自噬中，RB1-E2F1 复合体识别 *Bnip3* 基因的启动子，减弱缺氧诱导因子 HIF-1α 对 Bnip3 的激活作用，抑制 Bnip3 活性以防止自噬性细胞死亡。

E2F 家族中的另一个重要的转录因子 E2F4 参与子痫前期胎盘及滋养层细胞的自噬水平调节。子痫前期是一种以氧化应激增强、滋养层细胞死亡和自噬水平增加为特征的严重妊娠紊乱。子痫前期，滋养层细胞中 E2F4 蛋白水平升高，与 *N*- 酰基鞘氨酸酰胺水解酶 / 酸性神经酰胺酶 1（*N*-acylsphingosine amidohydrolase 1，ASAH1）启动子的结合增强，抑制 *ASAH1* 基因表达。被抑制的 ASAH1 通过调节 Bcl-2 家族蛋白 BOK 和 MCL1 之间的相互平衡，诱导滋养层细胞自噬。

二、TFEB 促进自噬

转录因子 EB（transcription factor EB，TFEB）是 bHLH- 亮氨酸拉链（basic helix-loop-helix leucine-zipper）家族成员之一，最早被认为是溶酶体形成过程中的关键转录因子。随后的研究显示，TFEB 可以调节一些自噬体形成相关基因（如 *Atg9*、*Wipi1/2*、*LC3*、*p62*），以及液泡融合相关基因（如 *Vps11*、*Vps18*、液泡质子泵 V-ATPase 亚基等）的转录水平。总之，TFEB 通过调节从自噬泡形成到降解整个过程中相关基因的表达调节自噬水平。TFEB 通常情况下定位在细胞质内，当溶酶体发生异常时进入细胞核内，调控自噬相关蛋白表达并形成新的溶酶体，最终帮助细胞清除待降解物质。

与 FoxO1 相似的是，TFEB 的细胞定位和活性受其翻译后修饰影响。TFEB 的活性通过翻译后修饰受到环境条件的严格控制，无应激条件下，它被 mTORC1、ERK2、Akt 等多种激酶高度磷酸化，与 YWHA（14-3-3）家族蛋白结合，定位在细胞质中，活性受到抑制（图 13-3）。在营养剥夺、抑制 mTORC1 基因表达或是使用 mTORC1 抑制剂时，TFEB 与 YWHA 复合体解离，TFEB 去磷酸化并迅速进入细胞核内，促进一系列自噬和

溶酶体相关基因表达，活化的 TFEB 也通过与 LAMTOR/Rag/mTORC1 复合物相互作用与晚期内体 / 溶酶体膜发生反应。另外，Rag GTP 酶复合体检测到溶酶体氨基酸并激活 mTORC1，对于调节饥饿和应激诱导的 TFEB 核转移非常重要。除了 mTORC1 失活外，TFEB 的定位同时受溶酶体钙信号调节，Ca^{2+} 从溶酶体中释放出来，在溶酶体附近建立 Ca^{2+} 微区，局部钙调神经磷酸酶（calcineurin，Cn）活化，TFEB 去磷酸化并自由转移到细胞核，转录激活溶酶体 / 自噬途径。

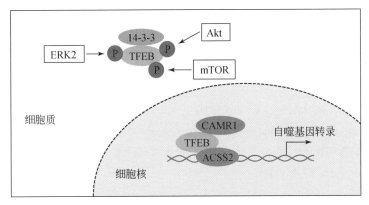

图 13-3 TFEB 参与自噬调节

营养丰富的条件下，TFEB 被 mTORC1、ERK2 和 Akt 磷酸化，通过与 14-3-3 蛋白的相互作用定位在细胞质中。营养缺乏时，TFEB 去磷酸化并转移到细胞核，与 CARM1 和 ACSS2 相互作用，激活自噬和溶酶体相关基因转录

TFEB 对自噬相关基因转录水平的调节受 AMPK 介导的组蛋白修饰的影响（Sakamaki et al.，2018）。在糖或氨基酸缺乏的情况下，TFEB 参与 AMPK-SKP2-CARM1 信号通路对自噬水平的调节作用。葡萄糖剥夺后，细胞中 AMP/ATP 值增加，AMPK 变得活跃，通过 FoxO3 抑制 E3 酶复合体 SCF 中 SKP2 的表达，使 CARM1 稳定。随后，CARM1 与 TFEB 相互作用，激活 TFEB，促进一系列自噬相关基因转录。有趣的是，CARM1 介导的组蛋白 H3R17 二甲基化被证明是自噬过程中必需的。AMPK 还通过磷酸化乙酰辅酶 A 合成酶 2（acetyl coenzyme A synthetase short chain family member 2，ACSS2），促进其核易位并与 TFEB 相互作用。这导致了乙酰辅酶 A 的局部产生及 TFEB 靶基因启动子上组蛋白 H3 乙酰化水平的升高，从而导致转录激活。

综上所述，在营养剥夺后，mTORC1 失活和 AMPK 活化通过改变 TFEB 定位及其靶基因的染色质环境，协同诱导自噬和溶酶体基因。

小 结

细胞自噬涉及细胞生理学的各个方面，自噬失调与一系列疾病相关。自噬过程需要被适当调节以维持细胞内环境的稳定。除上述调节自噬的分子机制外，还有许多蛋白参与自噬水平调节，如 ZKSCAN3、SREBF2/SREBP2、Ume6 复合体、Pho23 等（Feng et al.，2015）。这些转录因子可以通过转录依赖或不依赖的方式，激活或抑制自噬过程。深入研究自噬相关调节机制对于调节自噬水平、治疗疾病至关重要。随着我们对自噬调节机制理解的不断拓展，将会有更多针对自噬的治疗方法在临床上被广泛应用。

（北京大学　赵　颖　张　楠）

参 考 文 献

CHIACCHIERA F，SIMONE C，2010. The AMPK-FoxO3A axis as a target for cancer treatment［J］. Cell Cycle，9：1091-1096.

CRIOLLO A，CHEREAU F，MALIK S A，et al.，2012. Autophagy is required for the activation of NFkappaB［J］. Cell Cycle，11：194-199.

EIJKELENBOOM A，BURGERING B M，2013. FOXOs：signalling integrators for homeostasis maintenance ［J］. Nat Rev Mol Cell Biol，14：83-97.

FENG Y，YAO Z，KLIONSKY D J，2015. How to control self-digestion：transcriptional，post-transcriptional，and post-translational regulation of autophagy［J］. Trends Cell Biol，25：354-363.

FERDOUS A，BATTIPROLU P K，NI Y G，et al.，2010. FoxO，autophagy，and cardiac remodeling［J］. J Cardiovasc Transl Res，3：355-364.

MAIESE K，2016. Forkhead transcription factors：new considerations for alzheimer's disease and dementia［J］. J Transl Sci，2：241-247.

POLAGER S，GINSBERG D，2008. E2F-at the crossroads of life and death［J］. Trends Cell Biol，18：528-535.

SAKAMAKI J I，LONG J S，NEW M，et al.，2018. Emerging roles of transcriptional programs in autophagy regulation［J］. Transcription，9：131-136.

SANCHEZ A M，CANDAU R B，BERNARDI H，2014. FoxO transcription factors：their roles in the maintenance of skeletal muscle homeostasis［J］. Cell Mol Life Sci，71：1657-1671.

SANTO E EPAIK J，2018. FOXO in neural cells and diseases of the nervous system［J］. Curr Top Dev Biol，127：105-118.

TROCOLI A，DJAVAHERI-MERGNY M，2011. The complex interplay between autophagy and NF-kappaB signaling pathways in cancer cells［J］. Am J Cancer Res，1：629-649.

VAN DER VOS K E，COFFER P J，2011. The extending network of FOXO transcriptional target genes［J］. Antioxid Redox Signal，14：579-592.

WEBB A E，BRUNET A，2014. FOXO transcription factors：key regulators of cellular quality control［J］. Trends Biochem Sci，39：159-169.

第十四章　纳米材料的自噬调节

第一节　纳米材料介导的自噬调节

纳米材料是指三维空间中至少有一维处于纳米尺度范围（$1 \sim 100nm$）或由它们作为基本单元构成（相当于 $10 \sim 100$ 个原子紧密排列在一起的尺度）并因此而具有某些新特性的材料。当材料的三个维度均处于纳米尺度范围内时，即为纳米颗粒。由于在纳米尺度下，物质中电子的波动性及原子间相互作用会受到尺度大小的影响，所以当粒子大小减小到纳米级的某一尺寸时，通常会显示出比其相同组分的常规材料更为卓越的物理、化学性质。

纳米科技的发展及新型纳米材料的涌现，给生物医学带来变革性的发展。纳米科技日益渗透到生命科学领域的研究之中，越来越多的纳米材料被应用于药物递送、生物成像、生物传感、医疗诊断等生物医学相关领域的研究中。随着纳米技术在生物医学领域的广泛应用，纳米颗粒诱导的自噬效应获得了研究人员的高度关注。多种纳米颗粒被证明能够在细胞及动物水平诱导产生自噬效应，并且一些纳米颗粒诱导的自噬效应已经在生物医学领域取得了一定的进展。

到目前为止，已被证明能够引起自噬现象的纳米材料包括金纳米颗粒、石墨烯、碳纳米管、富勒烯及衍生物、二氧化硅、α-氧化铝、氧化铁、树状大分子及阳离子脂质体等。纳米材料表现出的自噬调节特性，对各种自噬相关疾病的诊断和治疗具有潜在的应用前景，如应用于癌症治疗、药物增敏及神经退行性疾病的潜在治疗等。

一、激活自噬清除能力

自噬在维持细胞稳态和保护细胞免受损伤等方面具有重要作用。当细胞摄取纳米材料以后，纳米材料被视为外来异物而激活机体的清除机制，从而引发自噬。目前已知的哺乳动物细胞自噬主要有三种方式：巨自噬（macroautophagy）、微自噬（microautophagy）和分子伴侣介导的自噬（chaperon-mediated autophagy）。纳米材料引发的自噬通常属于巨自噬，类似于细胞通过自噬清除入侵病原体的过程。当纳米颗粒通过内吞方式进入细胞后，细胞质中纳米颗粒随内含物被包裹进膜结构中，形成闭合双层膜结构的空泡状自噬体，自噬体与溶酶体融合形成自噬溶酶体，最后包裹的内容物通过溶酶体中的蛋白水解酶进行降解。值得注意的是，纳米材料诱导的自噬调节效应并不一定会增强细胞自噬清除能力，相反当大量纳米颗粒在细胞内富集，超过细胞自身的自噬降解能力时，会引起下游通路的损伤、自噬流（autophagic flux）受阻，从而引起细胞损伤。

二、阻断自噬流

纳米材料引起的自噬流阻断可通过扰乱溶酶体功能来实现。由于大多数纳米材料不可降解，当通过内吞作用进入细胞以后，大量纳米颗粒在溶酶体中积累，导致溶酶体膜通透性增强、pH 升高及溶酶体内酶失活。受损的溶酶体无法与自噬体融合，最终大量自噬小体堆积造成自噬流堵塞。一个典型的例子就是金纳米颗粒诱导的自噬，最初人们通过实验观察发现用金纳米颗粒处理细胞后，细胞内自噬小体增多；随后进一步研究发现，自噬小体的增多其实是由自噬流被阻断引起的（Ma et al.，2011）。

为更好地理解纳米材料与自噬的关系，动态监视自噬流变化显得尤为重要。目前很多方法可用于检测自噬小体的形成，包括透射电镜成像分析（transmission electron microscope）、GFP-LC3 荧光亮点分析（GFP-LC3 dots）、LC3 免疫荧光染色（LC3 immunofluorescence staining）或 LC3 蛋白质印迹法（LC3 Western blotting）等，这些方法也被广泛用于纳米材料引发自噬的检测中（Klionsky et al.，2016）。但以上这些常用的方法均是相对静态的观测手段，而自噬是一个多步骤的动态过程。自噬小体的增多并不一定代表细胞降解能力增强，自噬活性的升高或者自噬流的阻塞都会导致细胞内自噬小体的累积，因此自噬流分析常被用于区分这两种可能性，主要包括使用自噬相关药物检测 LC3-Ⅰ/Ⅱ 的转化（turnover assay），进 GFP-LC3 剪切（cleavage）实验、GFP-mCherry-LC3 双荧光分析和检测长寿命蛋白的降解（long-lived protein degradation）等（Klionsky et al.，2016）。

第二节 纳米材料调节自噬的机制

作为一种新型自噬调节剂，纳米材料通过多种机制影响自噬。不同纳米材料由于物理化学性质的差异，激活自噬的机制也不尽相同。纳米颗粒进入细胞后可能从三个方面调节自噬，包括氧化应激、直接对 Akt/mTOR 等自噬信号通路的调节及改变自噬相关基因或蛋白的表达水平等（Zheng et al.，2016）。纳米颗粒介导细胞自噬的可能机制见图 14-1。氧化应激（oxidative stress，OS）被认为是纳米颗粒引起细胞毒性的主要原因之一，在自噬的调节过程中起重要作用（Stern et al.，2012）。活性氧（ROS）是一类含氧的化学活性分子，是正常氧代谢的天然副产物，在细胞稳态中起着关键的作用，其细胞内主要来源包括线粒体、内质网、过氧化物酶体及 NADPH 氧化酶复合物等（Wen et al.，2013）。线粒体作为细胞内产生 ROS 最多的细胞器，在这一过程中扮演着重要的角色。一方面，本身不能产生自由基的惰性纳米材料，可以通过与线粒体的作用，使细胞线粒体产生的 ROS 增加。另一方面，纳米材料表面的金属或有机物可以引起氧化还原反应。此外，材料表面的激发态电子也可导致细胞内 ROS 的上升。ROS 参与 mTOR 信号通路，以剂量、时间依赖的方式激活或抑制 mTORC1 的活性，进而对自噬进行调节。

溶酶体中纳米颗粒的降解也可以直接诱导产生 ROS。溶酶体被认为是纳米颗粒诱导产生细胞毒性和自噬的常规靶点（Stern et al.，2012）。纳米颗粒在溶酶体中的积累导致溶酶体肿胀并释放组织蛋白酶，同时伴随着 ROS 的水平升高并影响自噬。在此过程中，

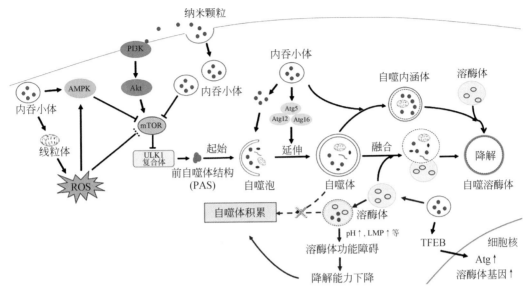

图 14-1　纳米颗粒介导的细胞自噬机制

自噬上调作为细胞的保护机制，可以补偿溶酶体降解能力的不足。同时，越来越多的证据表明，纳米颗粒在溶酶体中的积累可引起溶酶体碱化，导致溶酶体损伤，影响溶酶体和自噬体的融合，最终阻断自噬流（Stern et al.，2012）。

纳米颗粒还可直接与 mTOR 信号通路相互作用。纳米颗粒介导的 mTOR 活性变化与 mTORC1 激活剂 AKT 及其上游 PI3K 的变化，以及 mTORC1 抑制剂 AMPK 和 TSC 的调节有关（Hulea et al.，2016）。在纳米颗粒的细胞内化过程中，纳米颗粒可能以某种方式影响细胞膜局部 PI3K/AKT 的募集 / 激活，从而改变 AKT 激活 mTORC1 的能力（Hulea et al.，2016）。由于 AKT 可以被 mTORC2 激活，因此纳米颗粒介导的 AKT 活性变化至少在某些情况下可能是 mTORC2 调节继发性变化的结果。纳米颗粒与溶酶体的相互作用也可能影响溶酶体的募集和 mTORC1 的激活。此外，纳米颗粒还能够激活溶酶体重要的转录因子 TFEB 的核转位和过表达，并增强自噬相关基因（ATG）和溶酶体基因的转录，进而促进细胞自噬的发生（Popp et al.，2018；Song et al.，2015）。

总之，由于纳米颗粒的物理化学和生物功能的多样化，其调节自噬的机制可能不同，具体的机制还有待进一步研究阐明。

第三节　纳米材料自噬调节及生物医学应用举例

目前能够引起细胞自噬的纳米材料在药物增敏、癌症治疗、清除异常蛋白聚集体和调节免疫等领域有潜在应用。表 14-1 总结了部分纳米材料的自噬调节作用。下面将选取研究较多的几种纳米颗粒，针对它们与细胞自噬调节的关系及其在生物医学方面的应用分别列举说明。

表 14-1　纳米材料的自噬调节

纳米材料	靶细胞	标记蛋白 / 通路	自噬调节效应
纳米金	NRK 细胞	LC3 ↑，p62 ↑	阻断自噬流，导致溶酶体功能障碍（Ma et al.，2011）
富勒烯	HeLa 细胞；MEF；MCF-7 细胞	Atg5	通过自噬增强化疗药物对癌细胞的杀伤性（Zhang et al.，2009）
单壁碳纳米管	来自阿尔茨海默病 CRND8 小鼠的原代胶质细胞	mTOR-S6K	诱导自噬，激活溶酶体（Xue et al.，2014）
氧化石墨烯	HeLa、GFP-Htt（Q74）/PC12	PI3K 和 MEK/ERK1/2	诱导自噬，清除泛素化突变亨廷顿蛋白（Jin et al.，2016）
氧化石墨烯	小鼠胚胎干细胞（CGR8）	LC3 ↑，p62 ↑	阻断自噬流，导致溶酶体功能障碍（Wei et al.，2019）
氧化石墨烯量子点	GC-2、TM4 细胞	LC3 ↑，p62 ↑	阻断自噬流，导致溶酶体功能障碍（Ji et al.，2016）
纳米银	原代 MEF、HeLa 细胞	PI3K	诱导自噬；抑制自噬时可提高纳米银的抗肿瘤疗效（Lin et al.，2014）
纳米银	THP-1 单核细胞	LC3 ↑，p62 ↑	阻断自噬流，导致溶酶体功能障碍（Xu et al.，2015）
CdTe 和 CdTe/CdS/ZnS 量子点	PC12、HEK293 细胞	LC3 ↑	通过诱导自噬增强 CdTe 量子点释放的镉离子的细胞毒性（Li et al.，2014）
树状大分子	A549 细胞	AKT-TSC2-mTOR	诱导自噬性细胞死亡（Li et al.，2009）
纳米硅	L-02 细胞	EIF2AK3 和 ATF6 UPR	阻断自噬流，导致溶酶体功能障碍（Wang et al.，2018）
氧化铜	HUVEC	LC3 ↑，p62 ↑	阻断自噬流，导致溶酶体功能障碍（Zhang et al.，2018）
氧化铁	A549、IMR-90 细胞	AKT-AMPK-mTOR	诱导自噬选择性杀伤癌细胞（Khan et al.，2012）
二氧化钛	人角质形成细胞（HaCaT）	LC3-Ⅱ，p62，NBR1，Beclin 1 和 ATG5	低浓度诱导自噬，高浓度阻断自噬流（Lopes et al.，2016）
纳米铋	HEK293 细胞	AMPK/mTOR	引发自噬，导致肾毒性（Liu et al.，2018）
DNA 四面体	软骨细胞	PI3K/AKT/mTOR	增强细胞自噬（Shi et al.，2018）

一、碳纳米材料

　　碳纳米材料是研究最早纳米材料之一。碳纳米材料包括碳纳米管、石墨烯、富勒烯 C60 及纳米金刚石等，是被广泛研究和应用的新型材料，其中前三种类型的碳纳米材料发展最成熟、应用最多。这些新型碳材料具有许多优异的物理和化学性质，在生物传感器、基因和药物传递及干细胞追踪等方面具有广泛的应用。

　　（一）富勒烯及衍生物

　　富勒烯（C60）是由五元环、六元环构成的封闭空心球形或椭球形共轭烯，具有特殊的几何结构和烯键结构。与其他纳米材料不同，富勒烯及其衍生物具有清除自由基、保护细胞免受 ROS 损伤的抗氧化作用。富勒烯及其衍生物在自噬调节中也有着重要的作用。例如，C60 富勒烯－己酮可可碱纳米颗粒能通过增强自噬避免 β 淀粉样肽引起的细胞毒性效应（Lee et al.，2011）。因此，这种富勒烯衍生物在针对淀粉样蛋白相关疾病（如阿尔茨海默病）的药物设计上具有潜在的应用价值。此外，富勒烯 C60 及其衍生物所引发的自噬对肿瘤细胞具有化学致敏效果。富勒烯 C60 及其衍生物 C60（Nd）纳米颗粒均能诱导细胞产生自噬效应，且 C60（Nd）的自噬效应较 C60 更为显著（Wei et al.，2010）。两种 C60 纳米颗粒都能通过对自噬效应的调节，使癌细胞对化疗药多柔比星（DOX）更敏感，增强 DOX 对癌细胞的杀伤性。由于两种纳米颗粒都能在很低的浓度下诱导细胞自噬，因此纳米颗粒本身对细胞无毒性效应，其细胞杀伤作用主要来自 DOX，并且这种方法对耐药性细胞株同样有效（Wei et al.，2010，Zhang et al.，2009）。总之，富勒烯及其衍生物与 DOX 等经典抗癌药联合作用，可改变细胞自噬，增强 DOX 对癌细胞的杀伤性，逆转肿瘤细胞的耐药性，从而达到增强药效及降低用药量的目的。

（二）氧化石墨烯

石墨烯是一种碳原子紧密堆积而成的单层二维蜂窝状晶格结构的新型纳米材料，其厚度仅为 0.335nm，为人头发的二十万分之一。自从 2004 年被发现以来，石墨烯以其卓越的物理化学性质、低廉的成本受到了越来越多的关注。在生物医学领域，石墨烯尤其是氧化石墨烯在生物成像、靶向药物递运、肿瘤治疗、生物检测等方面应用广泛。氧化石墨烯作为石墨烯的前体，具有合成简单、生物相容性好、水分散性好等特点。有研究发现，氧化石墨烯对 RAW264.7 巨噬细胞有诱导自噬作用，并呈浓度依赖性。自噬与癌症治疗密切相关，氧化石墨烯能够激活 CT26 结肠癌细胞的自噬，同时触发自噬及 TLR4 和 TLR9 信号级联，具有抗肿瘤作用（Chen et al.，2014）。此外，GO 对顺铂（CDDP）等化疗药物具有增敏作用，从而提高肿瘤细胞的化疗敏感性（Chen et al.，2015）。氧化石墨烯除了能够引发自噬，由于材料的尺寸、合成方法、表面官能团等不同，可能还会诱导截然相反的自噬效应。研究发现，氧化石墨烯量子点［平均直径（3.28±1.16）nm］能够通过降低 GC-2 和 TM4 细胞的组织蛋白酶 B 的活力而抑制溶酶体降解能力，从而阻断自噬流（Ji et al.，2016）。而笔者课题组的最新研究也表明，石墨烯纳米胶体（nanocolloid）能够通过提高小鼠胚胎干细胞溶酶体的 pH 和溶酶体膜通透性，抑制自噬体和溶酶体的融合而阻断自噬流（Wei et al.，2019）。这些不同的结论说明了纳米材料调控自噬的复杂性，因此在利用纳米材料进行自噬调节时要具体问题具体分析，不能一概而论。

（三）碳纳米管

碳纳米管可以被看作由石墨烯片层卷曲而成，因此按照石墨烯片层的数目一般可分为单壁碳纳米管（single-walled carbon nanotube，SWCNT）和多壁碳纳米管（multi-walled carbon nanotube，MWCNT）。在生物医学领域，碳纳米管的生物学功能及其毒性研究越来越受到重视。研究发现，纳米材料表面官能团性质不同，对自噬的影响可能不同。例如，羧基修饰（COOH—）的单壁碳纳米管通过 AKT-TSC2-mTOR 途径诱导肺癌 A549 细胞自噬性死亡，而用聚氨基苯磺酸（PABS）和聚乙二醇（PEG）修饰的碳纳米管处理细胞，未见自噬小体的形成（Liu et al.，2011）。利用这种思路，对碳纳米管表面基团进行改性，可将细胞自噬调节到可控水平，甚至完全逃避自噬。为了更好地理解碳纳米管表面化学在自噬调节中的作用，开发安全的纳米材料和潜在调节细胞自噬的纳米药物，Yan 等系统地研究了经不同组合化学修饰的 81 个多壁碳纳米管对自噬的诱导作用，发现不同化学成分的多壁碳纳米管通过激活不同的信号途径诱导不同程度的自噬，进一步证明了纳米颗粒调节自噬的灵活性和特异性（Wu et al.，2014）。这些研究表明，可以通过纳米颗粒表面修饰来开发潜在的药物自噬调节剂和生物相容性纳米材料。虽然纳米颗粒诱导自噬会引起纳米毒性，但适当调节纳米颗粒诱导的自噬效应可能具有治疗潜力。此外，功能化单壁碳纳米管还可以逆转 mTOR 信号异常激活和溶酶体蛋白水解缺陷并恢复正常的自噬，因此有助于消除自噬底物（Xue et al.，2014）。溶酶体功能障碍已被公认为是阿尔茨海默病、帕金森病及其他神经退行性疾病的主要致病因素，这些发现表明碳纳米管是一种潜在通过神经保护治疗神经退行性疾病的方法。

二、金属及其氧化物纳米材料

常见的金属及其氧化物纳米材料包括金纳米颗粒、银纳米颗粒、二氧化钛、氧化铁、氧化铝、氧化锌及多种稀土金属氧化物等，这些纳米颗粒均能诱导自噬效应。

（一）金纳米颗粒

金纳米颗粒（gold nanoparticle）也称胶体金，通常被认为是生物相容性非常好的纳米材料，在药物递送、肿瘤治疗和细胞成像等生物医学相关领域具有广泛应用。近年来有报道表明，金纳米颗粒对细胞内的氧化压力和自噬水平有一定的影响（Li et al.，2010）。金纳米颗粒处理细胞后引发氧化应激并伴随有自噬效应，如逐渐形成自噬体，同时自噬相关蛋白 LC3- Ⅱ 和 ATG7 的水平也发生上调。进一步研究发现，金纳米颗粒进入细胞后，细胞内自噬体的积累及自噬相关蛋白 LC3- Ⅱ 表达量升高是由自噬流阻断引起的（Ma et al.，2011）。金纳米颗粒其实是通过阻断自噬体和溶酶体的融合，引起自噬体和自噬底物 p62 的积累。金纳米颗粒的细胞摄取具有粒径依赖性，与较小的（10nm 和 25nm）相比，较大的（50nm）金纳米颗粒更容易被摄取进入细胞并导致更多的自噬体积累（Ma et al.，2011）。被细胞吞噬的金纳米颗粒积聚在溶酶体内，使其碱化并导致溶酶体降解能力受损，最终阻断自噬流。纳米颗粒既能诱导自噬，又能阻断自噬，这两者都会导致 LC3- Ⅱ 的上调和自噬体的积累。因此，使用纳米材料作为自噬调节剂时，动态和全面检测自噬过程是非常必要的。

（二）金属氧化物纳米颗粒

金属氧化物是氧元素与另外一种金属元素组成的二元化合物，如氧化铁、氧化锌、氧化铝、氧化钛、氧化锰等，这些金属氧化物纳米颗粒均在不同程度上具有自噬调节特性。

研究发现，氧化铁纳米颗粒在肺癌 A549 细胞中可通过诱导过度自噬而杀伤癌细胞，但对正常人肺成纤维细胞 IMR-90 没有明显的细胞毒性（Khan et al.，2012）。另一项探讨自噬与氧化铁纳米颗粒介导的光热疗法在癌症治疗关系的研究表明，氧化铁颗粒的光热效应可以上调 MCF-7 细胞的自噬水平，而抑制自噬作用可通过增加细胞凋亡来增强光热的细胞杀伤作用（Ren et al.，2018）。

用氧化铜纳米颗粒处理人脐静脉内皮细胞（HUVEC）后，氧化铜在溶酶体中沉积，导致溶酶体功能障碍、自噬流受损和自噬体的积累（Zhang et al.，2018）。而阻断氧化铜在溶酶体中的沉积可显著减轻 HUVEC 的死亡。进一步研究发现，抑制氧化铜纳米颗粒在溶酶体沉积减少了铜离子的释放，铜离子被认为是氧化铜毒性的关键因素（Zhang et al.，2018）。

非细胞毒性水平下用二氧化钛纳米颗粒处理人永生化角质形成细胞 HaCaT，二氧化钛纳米颗粒在低剂量（0.16μg/ml）下诱导自噬，而在高剂量（25μg/ml）下阻断自噬流，说明纳米颗粒的浓度对自噬效应的调节有很大影响（Lopes et al.，2016）。因此，在将纳米颗粒调节自噬进行生物应用的时候，尤其要注意使用剂量，大量的纳米颗粒富集可能超过自噬降解能力而损害自噬流。

（三）稀土金属氧化物

稀土金属氧化物是金属氧化物中很重要的一大类，在纳米标记和诊疗方面具有较好的应用前景。自 2005 年稀土氧化钕（Nd_2O_3）被发现能够诱导非小细胞肺癌 NCI-H460 细胞产生自噬以来，多种稀土金属氧化物，包括氧化钐（Sm_2O_3）、氧化铕（Eu_2O_3）、氧化钆（Gd_2O_3）及氧化铽（Tb_2O_3）被发现能诱导人宫颈癌 HeLa 细胞产生明显的自噬效应（Yu et al.，2009）。此外，不同尺寸的纳米稀土金属氧化物氧化钇（Y_2O_3）、氧化镱（Yb_2O_3）、氧化镧（La_2O_3）也被发现能够诱导 HeLa 细胞发生自噬（Zhang et al.，2010）。研究者指出，诱导细胞发生自噬可能是稀土金属氧化物纳米颗粒的普遍生物效应。

三、脂质体、聚合物纳米材料

（一）阳离子脂质体

脂质体是磷脂分散在水中时形成的脂质双分子层。阳离子脂质体表面带正电荷，由于对 DNA、RNA 及大分子物质等有较好的转运能力，被作为载体广泛用于基因、药物递送中，如商品化的 lipofectamine。研究表明，阳离子脂质体可通过非 mTOR 依赖的机制诱导自噬，同时细胞自噬水平影响阳离子脂质体的转染效率。细胞自噬水平与阳离子脂质体的转染效率成正比，阳离子脂质体的自噬调节效应有助于提高其对基因和药物递送的效率（Man et al.，2010）。此外，由于阳离子纳米颗粒所谓的"质子海绵"效应也可能导致溶酶体功能障碍，造成溶酶体募集失败和 mTORC1 激活，对自噬产生一定的影响（Loos et al.，2014）。

（二）聚乳酸－羟基乙酸共聚物

聚乳酸－羟基乙酸共聚物［poly（lactic-co-glycolic acid），PLGA］是由两种单体——乳酸和羟基乙酸随机聚合而成的可降解有机化合物。PLGA 已通过美国食品药品监督管理局（FDA）认证，被正式作为药用辅料收录进美国药典。研究显示，PLGA 纳米颗粒能够诱导自噬，并且受 PI3KC3 调节。负载抗肿瘤药物多西他赛（docetaxel，DTX）的 PLGA 纳米颗粒与自噬抑制剂 3-MA 或氯喹联合给药，可在体内外显著增强 DTX 的抗肿瘤功效（Zhang et al.，2014）。这是由于 PLGA 纳米颗粒可诱导癌细胞发生自噬，其负载的药物通过自噬作用降解而导致药效下降；当联合给予自噬抑制剂时，纳米载体诱导的自噬被抑制，使药效显著提升。这提示我们在设计纳米药物时要考虑纳米载体与自噬之间的关系，以充分发挥纳米药物的优势。

四、量子点

量子点是一种具有优良荧光性能的新型纳米材料，其粒径通常为 1 ~ 10 nm。量子点具有光稳定性强、荧光量子产率高、激发谱宽、发射谱窄等优异的光学性质。量子点能够在细胞内靶向分子定位和示踪，目前已经在生物成像等领域有广泛的应用，并且已经作为生物标记分子实现了商业化。然而，量子点的细胞毒性成为制约其临床应用的瓶颈，因而受到了广泛的关注。Seleverstov 等首次观察到量子点能够诱导细胞发生自噬，他们发现较小尺寸的 525nm 量子点能够有效诱导骨髓间充质干细胞发生显著的自噬效应，而 605nm 量子点（粒径为 525nm 量子点的 2 倍）不能诱导细胞产生自噬，说明纳米颗粒的大小对于自噬诱导有重要作用（Zabirnyk et al., 2007）。相似粒径的硒化镉（CdSe，平均粒径 5.1nm）量子点和磷化镓铟（InGaP，平均粒径 3.7nm）量子点在细胞中的毒性效应相比，前者较后者高出数倍。不同的元素组成可能是量子点在细胞内毒性差异的主要原因，并且这种毒性与自噬是呈正相关的。大多数量子点是由重金属离子（如 Cd^{2+}）构成的，重金属释放导致的潜在毒性可能会妨碍其实际应用。碲化镉（CdTe）量子点可以通过自噬增强细胞对其释放镉离子（Cd^{2+}）的敏感性，故虽然 CdTe 量子点在细胞内解离的镉离子量比用相应浓度的 $CdCl_2$ 溶液处理进入细胞内的镉离子少得多（大约 1/4），但 CdTe 量子点对细胞的毒性远大于 $CdCl_2$（Li et al., 2014）。此外，CdTe/CdS/ZnS 量子点可以通过自噬保护分化的 PC12 细胞免受 1- 甲基 -4- 苯基吡啶离子（MPP^+）引起的细胞损伤，同时阻碍 MPP^+ 引发的 α- 突触核蛋白的积累，提示其自噬诱导效应对帕金森病的体外细胞模型具有良好的保护作用（Li et al., 2014）。

第四节 展　望

不同纳米材料引发的细胞自噬具有不同的现象，即使是同一种纳米材料，由于大小、形状及表面修饰不同，甚至目的细胞系不同，其引发的自噬效应及机制也不尽相同，这均为自噬的研究提供了不同的模型。纳米材料引发的自噬具有两面性，一方面可增强细胞清除异物的能力，另一方面过度自噬也能引起 II 型细胞程序性死亡。纳米颗粒对异常 mTOR 信号的抑制可以在抗癌和神经保护治疗中得到应用，但同时也必须考虑其对正常细胞的潜在毒性作用。此外，由于大多数纳米材料不可降解，大量纳米材料在细胞内堆积或材料自身毒性会导致细胞负责降解的细胞器受损，最终引起自噬流阻塞。这要求我们在使用纳米材料进行自噬调节的时候，不但需要关注纳米材料的理化性质及使用剂量，同时必须全面地考察其自噬效应机制及产生的毒副作用等。

目前关于纳米材料的自噬调节效应的研究虽然取得了一些进展，但仍有很多问题尚未解决。纳米材料诱导的自噬调节效应受材料的理化性质（如材料组成、粒径大小、形状、表面修饰、分散性）、剂量、处理时间、合成方法及所选用的目标细胞系等多重因素影响，因此得到的结果不尽相同。各种纳米材料诱导自噬的程度及机制还缺乏相对统一的标准。此外，由于纳米材料的自噬调节效应的研究大多都是在体外细胞系中进行的，很难真实地反映出机体对纳米材料的自噬效应。同时，如何降低纳米材料诱发自噬过程中产生的毒性等副作用，用纳米材料对自噬水平进行可控调节并将其应用到临床疾病诊疗中仍然是一个巨大的挑战。总之，虽然纳米材料调节自噬效应还有很多问题有待进一步研究，但随着对纳米材料自噬效应机制研究的不断深入，相信纳米材料诱导的自噬效应必将为生物医学的发展提供更多可能。

小　结

纳米材料的自噬调节效应不仅在肿瘤治疗、神经退行性疾病诊治等方面具有潜在应用，也为药物开发等研究提供了新选择。同时，纳米材料还为自噬的研究提供了优秀的模型。由于不同纳米材料诱导自噬分子机制不尽相同，且相关研究目前还处于起步阶段，因此还需进一步深入研究，以有效地调控纳米颗粒诱导的自噬效应，并将这种自噬调节效应进一步转变为对疾病治疗的新手段。

（大连医科大学　魏　敏　乐卫东）

参 考 文 献

CHEN G Y，CHEN C L，TUAN H Y，et al.，2014. Graphene oxide triggers toll-like receptors/autophagy responses in vitro and inhibits tumor growth in vivo［J］. Adv Healthc Mater，3：1486-1495.

CHEN G Y，MENG C L，LIN K C，et al.，2015. Graphene oxide as a chemosensitizer：diverted autophagic flux，enhanced nuclear import，elevated necrosis and improved antitumor effects［J］. Biomaterials，40：12-22.

HULEA L，MARKOVIC Z，TOPISIROVIC I，et al，2016. Biomedical potential of mTOR modulation by nanoparticles［J］. Trends Biotechnol，34：349-353.

JI X L，XU B，YAO M M，et al.，2016. Graphene oxide quantum dots disrupt autophagic flux by inhibiting lysosome activity in GC-2 and TM4 cell lines［J］. Toxicology，374：10-17.

JIN P，WEI P，ZHANG Y，et al.，2016. Autophagy-mediated clearance of ubiquitinated mutant huntingtin by graphene oxide［J］. Nanoscale，8：18740-18750.

KHAN M I，MOHAMMAD A，PATIL G，et al.，2012. Induction of ROS，mitochondrial damage and autophagy in lung epithelial cancer cells by iron oxide nanoparticles［J］. Biomaterials，33：1477-1488.

KLIONSKY D J，ABDELMOHSEN K，ABE A，et al.，2016. Guidelines for the use and interpretation of assays for monitoring autophagy（3rd edition）［J］. Autophagy，12：1-222.

LEE C M，HUANG S T，HUANG S H，et al.，2011. C60 fullerene-pentoxifylline dyad nanoparticles enhance autophagy to avoid cytotoxic effects caused by the beta-amyloid peptide［J］. Nanomedicine，7：107-114.

LI C，LIU H，SUN Y，et al.，2009. PAMAM nanoparticles promote acute lung injury by inducing autophagic cell death through the Akt-TSC2-mTOR signaling pathway [J]. J Mol Cell Biol, 1: 37-45.

LI J J, HARTONO D, ONG C N, et al., 2010. Autophagy and oxidative stress associated with gold nanoparticles [J]. Biomaterials, 31: 5996-6003.

LI X, CHEN N, SU Y, et al., 2014. Autophagy-sensitized cytotoxicity of quantum dots in PC12 cells [J]. Adv Healthc Mater, 3: 354-359.

LIN J, HUANG Z, WU H, et al., 2014. Inhibition of autophagy enhances the anticancer activity of silver nanoparticles [J]. Autophagy, 10: 2006-20.

LIU H L, ZHANG Y L, YANG N, et al., 2011. A functionalized single-walled carbon nanotube-induced autophagic cell death in human lung cells through Akt-TSC2-mTOR signaling [J]. Cell Death Dis, 2: e159.

LIU Y M, YU H, ZHANG X H, et al., 2018. The protective role of autophagy in nephrotoxicity induced by bismuth nanoparticles through AMPK/mTOR pathway [J]. Nanotoxicology, 12: 586-601.

LOOS C, SYROVETS T, MUSYANOVYCH A, et al., 2014. Amino-functionalized nanoparticles as inhibitors of mTOR and inducers of cell cycle arrest in leukemia cells [J]. Biomaterials, 35: 1944-1953.

LOPES V R, LOITTO V, AUDINOT J N, et al., 2016. Dose-dependent autophagic effect of titanium dioxide nanoparticles in human HaCaT cells at non-cytotoxic levels [J]. J Nanobiotechnology, 14: 22.

MA X, WU Y, JIN S, et al., 2011. Gold nanoparticles induce autophagosome accumulation through size-dependent nanoparticle uptake and lysosome impairment [J]. ACS Nano, 5: 8629-8639.

MAN N, CHEN Y, ZHENG F, et al., 2010. Induction of genuine autophagy by cationic lipids in mammalian cells [J]. Autophagy, 6: 449-454.

POPP L, TRAN V, PATEL R, et al., 2018. Autophagic response to cellular exposure to titanium dioxide nanoparticles [J]. Acta Biomater, 79: 354-363.

REN X, CHEN Y, PENG H, et al., 2018. Blocking autophagic flux enhances iron oxide nanoparticle photothermal therapeutic efficiency in cancer treatment [J]. ACS Appl Mater Interfaces, 10: 27701-27711.

SHI S, LIN S, LI Y, et al., 2018. Effects of tetrahedral DNA nanostructures on autophagy in chondrocytes[J]. Chem Commun (Camb), 54: 1327-1330.

SONG W S, POPP L, YANG J, et al., 2015. The autophagic response to polystyrene nanoparticles is mediated by transcription factor EB and depends on surface charge [J]. J Nanobiotechnology, 13.

STERN S T, ADISESHAIAH P P, CRIST R M, 2012. Autophagy and lysosomal dysfunction as emerging mechanisms of nanomaterial toxicity [J]. Part Fibre Toxicol, 9: 20.

WANG J, LI Y, DUAN J, YANG M, et al., 2018. Silica nanoparticles induce autophagosome accumulation via activation of the EIF2AK3 and ATF6 UPR pathways in hepatocytes [J]. Autophagy, 14: 1185-1200.

WEI M, FU Z F, WANG C, et al., 2019. Graphene oxide nanocolloids induce autophagy-lysosome dysfunction in mouse embryonic stem cells [J]. J Biomed Nanotechnol, 15: 340-351.

WEI P, ZHANG L, LU Y, et al., 2010. C60 (Nd) nanoparticles enhance chemotherapeutic susceptibility of cancer cells by modulation of autophagy [J]. Nanotechnology, 21: 495101.

WEN X, WU J, WANG F, et al., 2013. Deconvoluting the role of reactive oxygen species and autophagy in human diseases [J]. Free Radic Biol Med, 65: 402-410.

WU L, ZHANG Y, ZHANG C, et al., 2014. Tuning cell autophagy by diversifying carbon nanotube surface chemistry [J]. ACS Nano, 8: 2087-2099.

XU Y, WANG L, BAI R, et al., 2015. Silver nanoparticles impede phorbol myristate acetate-induced monocyte-macrophage differentiation and autophagy [J]. Nanoscale, 7: 16100-16109.

XUE X, WANG L R, SATO Y, et al., 2014. Single-walled carbon nanotubes alleviate autophagic/lysosomal defects in primary glia from a mouse model of Alzheimer's disease [J]. Nano Lett, 14: 5110-5117.

YU L, LU Y, MAN N, et al., 2009. Rare earth oxide nanocrystals induce autophagy in HeLa cells [J]. Small, 5: 2784-7.

ZABIRNYK O, YEZHELYEV M, SELEVERSTOV O, 2007. Nanoparticles as a novel class of autophagy activators [J]. Autophagy, 3: 278-281.

ZHANG J, ZOU Z, WANG B, et al., 2018. Lysosomal deposition of copper oxide nanoparticles triggers HUVEC cells death [J]. Biomaterials, 161: 228-239.

ZHANG Q, YANG W, MAN N, et al., 2009. Autophagy-mediated chemosensitization in cancer cells by fullerene C60 nanocrystal [J]. Autophagy, 5: 1107-1117.

ZHANG X, DONG Y, ZENG X, et al., 2014. The effect of autophagy inhibitors on drug delivery using biodegradable polymer nanoparticles in cancer treatment [J]. Biomaterials, 35: 1932-1943.

ZHANG Y, YU C, HUANG G, et al., 2010. Nano rare-earth oxides induced size-dependent vacuolization: an independent pathway from autophagy [J]. Int J Nanomedicine, 5: 601-609.

ZHENG W, WEI M, LI S, et al., 2016. Nanomaterial-modulated autophagy: underlying mechanisms and functional consequences [J]. Nanomedicine (Lond), 11: 1417-1130.

第十五章 自噬调节蛋白的结构生物学基础

细胞自噬是真核细胞体内一种高度受调控的，利用溶酶体来降解细胞内大型蛋白聚集体、受损细胞器、入侵病原体等成分以应对内外界细胞压力和维持细胞自身平衡的重要分解代谢过程。细胞自噬在生长、发育、衰老、免疫防御等众多生理过程中都扮演着重要的角色，它的功能异常与大量的人类疾病相关联，如癌症、神经退行性疾病等。根据细胞内降解底物运送到溶酶体的方式不同，哺乳动物的细胞自噬主要可分为以下三类：巨自噬（macroautophagy）、微自噬（microautophagy）和分子伴侣介导的自噬（chaperone-mediated autophagy）。本文只涉及细胞中的巨自噬过程，下面提到的自噬均指巨自噬。细胞自噬过程主要分为以下几个步骤（图 15-1）：首先，细胞自噬在营养剥夺、蛋白聚集、病原体入侵等细胞压力下被激发并形成隔离双层膜（起始阶段）；随后，双层膜结构继续扩展和延伸，并陆续把目标底物识别包裹进来，最终闭合形成自噬体（延伸和闭合阶段）；接着，部分成熟后的自噬体与内涵体发生融合形成自噬内涵体（成熟阶段）；最终，成熟的自噬体和自噬内涵体都会与溶酶体融合形成自噬溶酶体，随后自噬体中包囊的底物在一系列溶酶体蛋白酶的作用下被降解，并被回收再利用（融合和降解阶段）。过去通过遗传学等研究已发现大量蛋白质参与上述自噬过程的各个阶段，如雷帕霉素靶蛋白（mechanistic target of rapamycin，mTOR）复合物和 Amp 活化蛋白激酶（Amp-activated protein kinase，AMPK）参与调控相关的自噬起始过程；UNC-5样激酶（UNC-5 like kinase，ULK）自噬起始复合物、PI3KC3 复合物、ATG8 和 ATG12类泛素连接复合物系统，PI3 和自噬体膜结合蛋白等参与了自噬体的形成过程；FYCO1、KIF5B、JIP1 等蛋白参与了自噬体的转运过程；两个自噬相关可溶性 N- 乙基马来酰亚胺敏感因子附着蛋白受体（Soluble N-ethylmaleimide-sensitive factor attachment protein receptor）复合物、Synatxin17/VAMP8/SNAP29 SNARE 复合物和 YKT6/Synatxin7/SNAP29 SNARE 复合物，以及相关的拴系蛋白等参与了自噬体与溶酶体的融合过程。除了非选择性的基本自噬过程外，近些年的研究表明自噬过程中也存在着大量选择性自噬过程，如大型蛋白聚集体的选择性自噬降解过程（aggrephagy）、入侵病原体的选择性自噬降解过程（xenophagy）、线粒体的选择性自噬降解过程（mitophagy）、过氧化物酶体的选择性自噬降解过程（pexophagy）、核糖体的选择性自噬降解过程（ribophagy）、内质网的选择性自噬降解过程（reticulophagy）、应激颗粒的选择性自噬降解过程（granulophagy）、铁蛋白的选择性自噬降解过程（ferritinophagy）。近期，针对自噬相关蛋白的结构生物学研究阐明了大量自噬相关蛋白的作用机制及相关致病基因突变的致病机制，并为进一步理解和揭示自噬过程的分子机制奠定了结构基础。由于篇幅的限制，本章将只总结部分与基本自噬过程相关的自噬调节蛋白的结构生物学研究进展。

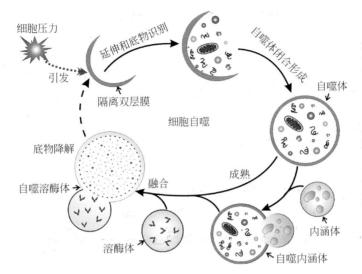

图 15-1　哺乳动物细胞中细胞自噬过程的大体示意图

第一节　调控自噬起始相关蛋白的结构生物学研究进展

一、mTOR 复合物

雷帕霉素靶蛋白（mechanistic target of rapamycin，mTOR）是真核生物里的一种重要的丝氨酸/苏氨酸蛋白激酶，也是细胞代谢和生长的主要调节因子。它能整合各种各样的细胞内外信号，如营养物质、生长因子和细胞能量水平，决定细胞和机体中合成代谢和分解代谢的平衡。作为分解代谢的一种，自噬通路自然地和 mTOR 通路紧密关联。通过结合不同的调节蛋白质，mTOR 能构成两个不同的激酶复合物 mTORC1 和 mTORC2。mTORC1 由三个核心蛋白质 mTOR、mLst8 和 Raptor 组成（图 15-2），另有两个起抑制作用的亚基 PRAS40 和 DEPTOR。类似于 mTORC1，mTORC2 具有同样的两个核心亚基mTOR 和 mLst8（见图 15-2），但是 Rictor 取代了 Raptor，此外 mTORC2 还有调节亚基DEPTOR、mSin1 和 Protor1/2 与核心亚基结合。

mTORC1 通过磷酸化修饰 ULK 复合物的数个亚基来抑制自噬的起始，如 ATG13、ULK1 和 ULK2 等。在哺乳动物细胞中，ULK1 的 S758 残基被 mTORC1 磷酸化后，会抑制 AMPK 对 ULK1 的磷酸化和激活。在酵母中，mTORC1 磷酸化 ATG13，破坏了它与 ATG1（ULK1 的同源物）的结合。mTORC1 也可磷酸化蛋白质 AMBRA1，抑制AMBRA1 招募的 E3 连接酶 TRAF6 对 ULK1 的 K63 连接型泛素化修饰和稳定作用。除了ULK 复合物外，mTORC1 也可调节 VPS34 复合物。VPS34 复合物的 PI3K 活性在自噬体的形成过程中起重要作用。自噬的引发需要 VPS34 与蛋白质 ATG14L 组成一个复合物，而 mTORC1 能够磷酸化 ATG14L，进而抑制 VPS34 的激酶活性。mTORC1 还能磷酸化自噬基因的主要转录因子 TFEB，调节众多自噬相关蛋白质的表达水平。TFEB 的残基 S142被 mTORC1 磷酸化后，就被截留在胞质中，无法进入细胞核内促进自噬基因的表达。与

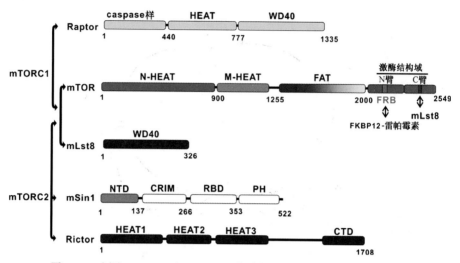

图 15-2　人源 mTORC1 和 mTORC2 复合物核心亚基的结构域组织结构

为了便于识别，后续的结构图遵循与此图相同的配色方案。HEAT，huntingtin、EF3A、ATM、TOR 结构域；WD40，
WD40 重复结构域；N-HEAT，N 端 HEAT 重复序列；M-HEAT，中间的 HEAT 重复序列；FAT，Frap、ATM、
TRRAP 结构域；FRB，FKBP12-雷帕霉素结合结构域；NTD，N 端结构域；CRIM，中间保守的区域；RBD，Ras 结
合结构域；PH，pleckstrin 同源结构域；CTD，C 端结构域

mTORC1 不同，mTORC2 似乎不直接参与调节自噬通路，但它可以磷酸化 mTORC1 复
合物的上游 AKT 激酶的 T450 残基，进而间接地抑制自噬通路。鉴于 mTORC1/2 复合
物在细胞代谢过程中的重要功能，数个科研小组投入了大量精力去解析它们的三维空间
结构。最近两三年，通过冷冻电镜（cryo-EM）三维重构技术，两个复合物的高分辨率结
构都得到了解析（图 15-3A 和图 15-4A）（Yang et al.，2016；Yang et al.，2017；Chen et
al.，2018）。下文将总结一下这些结构生物学研究带来的重要发现。

　　mTOR 蛋白质是 PI3K 相关激酶（PI3K-related kinase，PIKK）家族的一员，它的激酶
结构域具有多个独特的插入序列，这些插入序列参与调节激酶活性或者构成伴侣蛋白质
的结合位点。在一个 N 端截短的 mTOR 与调节亚基 mLst8 的复合物晶体结构中，mLst8
结合在激酶结构域 C 臂（C-lobe）中的两段 α-螺旋插入片段（图 15-3B）（Yang et al.，
2013）。而 FKBP12-雷帕霉素结合（FKBP12-rapamycin binding，FRB）结构域则是另一
段插入序列，从激酶结构域的 N 臂（N-lobe）中伸出（图 15-3B）。如果把 FKBP12-雷
帕霉素对接到 FRB 结构域上，可以看到它们并不直接接触 mTOR-Lst8 复合物的其他区域
（图 15-3B）。作为 PIKK 家族的共性，紧邻激酶结构域的 FAT（Frap、ATM、TRRAP）
结构域形似一个超螺旋状的 α-螺线管，缠绕着激酶结构域的底部，同时结合了 N 臂和
C 臂（图 15-3B）。完整的 mTORC1 包含 mTOR、mLst8 和 Raptor，是一个巨大的复合
物，具有近 100 万道尔顿的分子量。用蛋白质晶体 X 线衍射技术研究其结构是极其困难
的，甚至是无法实现的。近年来，冷冻电镜三维重构技术的快速发展，为解析此类巨大
分子的结构提供了新的道路。最近几年，mTORC1 的高分辨率结构被数个研究小组成功
解析（Yang et al.，2016；Yang et al.，2017）。三维重构结果显示，mTORC1 以二重对
称的形式组成一个中空的"药片"形状，二聚化的界面主要由 mTOR 的 HEAT 重复片段
（HEAT repeat）形成，该区域可分为 N-HEAT 和 M-HEAT 两个结构域（图 15-3A）。其

中，N-HEAT 结构域呈现一个超螺旋的 α- 螺线管形状，结合在 FAT 结构域的下部，而 M-HEAT 结构域则呈伸展状态，位于激酶结构域的 C 臂下方，并且与 Raptor 亚基的 N 端 caspase 结构域结合，使得 Raptor 定位于 mTOR 的 M-HEAT 和 FRB 结构域之间（图 15-3A）。mTORC1 可以被小 GTP 酶（small GTPase）Rheb 激活。Rheb 和 mTORC1 的复合物结构很好地解释了 Rheb 如何做到这一点：活化状态的 Rheb 结合在 N-HEAT 结构域，并诱导 N-HEAT 和 FAT 结构域更广泛地结合，进而使得 FAT 结构域构象发生变化，释放被其扭转的激酶结构域的 N 臂，使得 N 臂和 C 臂相向闭合，促进催化中心转换为活化构

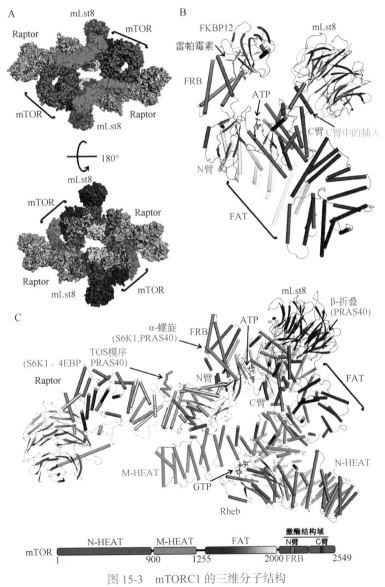

图 15-3　mTORC1 的三维分子结构

A. 二聚化的 mTORC1 复合物表面示意图。该复合物中包含亚基 mTOR、mLst8 和 Raptor，绘自 PDB 数据库条目 6BCX。B. 亚基 mLst8 与 mTOR 的 FAT- 激酶结构域的复合物晶体结构（PDB 条目 4JSV）。通过重合 FRB 结构域，将 FKBP12- 雷帕霉素结构（PDB 条目 1NSG）对接到 Lst8/mTOR 结构中（PDB 条目 4JSV）。C. 包含 mTOR、Raptor、mLst8 及 Rheb 亚基的 mTORC1 复合物与底物 / 抑制蛋白质的复合视图

象（图 15-3C）。在 mTOR 蛋白质中，许多与癌症相关的过度活化突变发生在 FAT 结构域中，并且可以降低激酶结构域转变到活化构象的能量势垒（Yang et al.，2017）。通过研究亚基 mTOR 的 FRB 结构域、Raptor 或 mLst8 与各种底物或抑制蛋白质的复合物结构，人们很好地揭示了 mTORC1 的底物招募和抑制的分子机制。Raptor 亚基上具有一个保守的结合位点，可以识别底物蛋白质 S6K1 和 4EBP 中的 TOS 基序（TOR signaling sequence motif，TOS motif）（图 15-3C）。mTOR 中的 FRB 结构域还能识别 S6K1 中的另外一段疏水序列，而且这一结合位点正好与 FKBP12- 雷帕霉素在 FRB 上的结合位置重叠（Yang et al.，2017）。这一现象非常直观地表明雷帕霉素通过竞争性地结合 FRB 上的底物招募位点来抑制 mTORC1。值得注意的是，底物依赖一个或多个远离磷酸化位点的基序来结合 mTORC1，已达到灵活调节底物结合强度的效果，同时也与 mTORC1 底物的多样性相匹配。细胞内源性的抑制蛋白质 PRAS40，在 Raptor 及 FRB 结构域的结合位点和底物蛋白质 S6K1 及 4EBP1 完全类似（图 15-3C）。此外，PRAS40 还用一小段 β- 折叠片与亚基 mLst8 结合，这一小段结合基序对 mTORC1 的抑制非常关键，它的删除会显著削弱 PRAS40 的抑制效力（图 15-3C）（Yang et al.，2017）。这说明 PRAS40 十分依赖于这段基序把自身系留在 mLst8 上，从而更为有效地与底物竞争结合 Raptor 和 FRB 结构域。

　　近期，mTORC2 的结构也经冷冻电镜技术得到了解析（图 15-4A）（Chen et al.，2018）。类似于 mTORC1，mTORC2 也二聚化成一个中空的"药片"状结构，并且核心的亚基 mTOR 与 mLst8 以同样的方式结合（图 15-3A 和图 15-4A）。Rictor 取代了 mTORC1 中的 Raptor，也结合在 mTOR 的 N-HEAT 结构域，与 Raptor 的结合区域有大范围的重叠（图 15-4B 和图 15-3C）。这很好地解释了 Rictor 和 Raptor 只能存在于 mTORC1/2 复合物中的一种。Rictor 的 N 端部分与另一个亚基 mSin1 结合，覆盖了 mTOR 的 FRB 结构域的一大块表面，而这一区域正好是 FKBP12- 雷帕霉素的结合位点（图 15-4B 和图 15-3B）。这一结合模式，非常直观地解释了为何雷帕霉素不能直接抑制 mTORC2。mTORC1/2 相关的结构研究极大地受益于冷冻电镜三维重构技术，因为这是目前唯一能够解析如此巨大的生物大分子结构的成熟技术。亚基 Raptor 和 Rictor 与 mTOR 的结合模式很好地揭示了 mTORC1 和 mTORC2 之间的区别。同时，mTOR 中 FRB 结构域对底物蛋白质及雷帕霉素的结合位点的重合也很好地解释了雷帕霉素抑制 mTORC1 的分子机制。底物及抑制蛋白质与 mTORC1 复合物的结构表明 mTORC1/2 通过识别多个基序来招募底物蛋白质。小 GTP 酶 Rheb 与 mTORC1 复合物的结构则揭示了 Rheb 的结合通过长程的别构效应来激活 mTOR 激酶活性的分子机制。

二、AMPK 激酶

　　真核细胞中细胞能量水平的主要感应器是一个三元蛋白质激酶复合物 AMPK。从低等的单细胞物种酵母到高等的哺乳动物人类，它都是高度保守的。在能量胁迫压力下，细胞内的 AMP/ATP 值和 ADP/ATP 值升高，AMPK 被激活。激活的 AMPK 会抑制消耗 ATP 的合成代谢活动，并激活生产 ATP 的分解代谢活动。作为一种提供营养的细胞活动，在能量胁迫下，自噬可以被 AMPK 通过多种途径强效激活，如 AMPK 可以磷酸化并激活

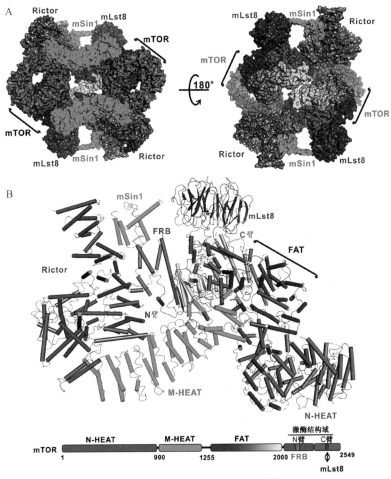

图 15-4　mTORC2 的三维空间结构

A. 二聚化的 mTORC1 复合物表面示意图。该复合物中包含亚基 mTOR、mLst8、mSin1 和 Rictor，绘自 PDB 数据库条目 5ZCS。B. 包含 mTOR、mLst8、mSin1 及 Rictor 亚基的 mTORC2 复合物的冷冻电镜三维结构（PDB 条目 5ZCS）

ULK1，进而引发自噬的起始。AMPK 也能磷酸化 TSC1/TSC2 复合物中的亚基 TSC2，强化该复合物的 GTP 酶激活蛋白（GAP）活性，促进 Rheb 水解其结合的 GTP，并从 mTORC1 中解离，最终抑制 mTORC1 的激酶活性。在正常的能量水平下，mTORC1 磷酸化 ULK1 并下调自噬通路。因此，在胁迫条件下，AMPK 可以通过 mTOR 通路间接地上调自噬过程。除了针对自噬起始阶段的 ULK1，AMPK 还能磷酸化蛋白质 VPS34 和 Beclin 1，而这两者在自噬体的生成过程中扮演了重要的角色。具体来说，AMPK 磷酸化 VPS34 和 Beclin 1，使得 VPS34 从自噬不相关的复合物中转移到含有 Beclin 1 的复合物中，促进自噬。此外，AMPK 还能磷酸化另一个自噬体生长相关的跨膜蛋白质 ATG9，并调节其在不同膜系统上的定位。在线粒体的自噬过程中，AMPK 磷酸化线粒体分裂因子（mitochondrial fission factor，MFF），促进受损线粒体分裂成小片段，并被自噬体清除。

　　AMPK 激酶复合物由三个亚基组成：一个催化亚基 α 和两个调节亚基 β 与 γ（图 15-5A）。在哺乳动物中，α 亚基有 2 个亚型，而 β 与 γ 亚基则各有 2 个和 3 个亚型。同一亚基的不同亚型具有非常类似的蛋白质序列，可以组合形成不同的三元复合物，虽然功能有所冗余，但它们在不同的组织器官中的表达水平有所差异。催化亚基 α 具有一个 N 端的丝氨酸/苏氨酸蛋白质激酶结构域，一个自抑制结构域（AID）、位于其中部的一段调节性的 α- 连接区域（α-linker），以及一个 C 端结构域（CTD），其能与 β 和 γ 亚基结合，并尾随一段丝氨酸/苏氨酸富集环（ST-loop）（图 15-5A）。β 亚基在其中部包含一个碳水化合物结合模块（CBM），在末尾有一个结合 α 和 γ 亚基的 CTD（图 15-5A）。γ 亚基包含四个胱硫醚 β- 合成酶（CBS）重复序列（图 15-5A），构成了四个结合位点，可结合 AMP、ADP 或 ATP，用于感受细胞内的能量水平（Xiao et al., 2011）。三维结构显示，AMPK 复合物的组织以 α 亚基为核心，β 亚基的 CBM 结构域结合在激酶结构域 N 臂部分，同时 β 亚基的 CTD 夹在 γ 亚基和 α 亚基的 CTD 之间（图 15-5B）。α 亚基的 AID 和 α-连接区域进一步缠绕了 β 亚基的 CTD 和 γ 亚基（图 15-5B）。α 亚基激酶结构域中的活

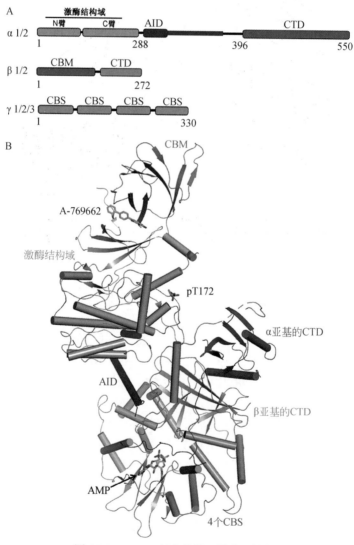

图 15-5　AMPK 复合物的三维分子结构

A.AMPK 中 α、β 和 γ 亚基的结构域组成示意图。B.AMPK 复合物的晶体结构（PDB 条目 4CFF）。结构域的配色与 A. 保持一致

化环（activation loop）（该活化环上的一个关键残基 T172 的磷酸化是 AMPK 完全活化的先决条件）从催化裂隙（catalytic cleft）中伸出，正好位于激酶结构域 C 臂和 β 亚基 CTD 的界面（图 15-5B）。AMPK 三维结构的组织方式，使得两个催化亚基能够通过别构效应调节激酶活性，其中主要的途径就是调节活化环中残基 T172 的磷酸化和去磷酸化。例如，AMP 分子结合到 γ 亚基的 CBS 重复结构域中，诱导了 α 亚基中 α- 连接区域与 γ 亚基的结合，限制了 α- 连接区域的灵活度，导致激酶结构域 C 臂与 γ 亚基的紧密结合，保护了磷酸化修饰的 T172 残基免于去磷酸化。同时，α- 连接区域与 γ 亚基的结合促使 AID 离开激酶结构域，解除其抑制作用。β 亚基也能够通过别构效应来调节激酶活性，如激活化合物 A-769662 结合在 β 亚基和激酶结构域 N 臂的界面里，在 β 亚基中诱导出一段 α- 螺旋，与激酶结构域中的 C- 螺旋（对 ATP 结合很重要）相互作用（Xiao et al.，2013）。这一相互作用促使激酶结构域采取高亲和力的构象，从而能够更牢固地结合底物，同时保护 T172 免于去磷酸化。在体内，糖原结合在 β 亚基的 CBM 结构域，抑制了 CBM 结构域和激酶结构域的相互作用，抑制了 AMPK 的激酶活性，很可能也是利用了别构效应机制。如前所述，活化环中 T172 的磷酸化是 AMPK 激活的标志，在能量胁迫或激素刺激下，其他蛋白质激酶，如 LKB1 和 CAMKK2，能通过磷酸化 T172 来激活 AMPK。反过来，ST- 环中若干残基的磷酸化也能抑制 AMPK 的活性，尽管具体的分子机制还未阐明。除了磷酸化，还有其他若干种翻译后修饰也能调节 AMPK 的活性、定位或稳定性，如活性氧、豆蔻酰化和泛素化修饰。AMPK 的结构研究，特别是与 AMP 或活化分子的复合物结构很好地阐明了该激酶的活化机制，同时也揭示了两个调节亚基是如何通过结合 AMP 或糖原感应细胞内的能量水平，进而通过别构效应来激活或抑制 AMPK 的激酶活性。

第二节　介导自噬体形成相关蛋白的结构生物学研究进展

一、ATG1/ULK 自噬起始复合物

ATG1（哺乳动物细胞中为 ULK）是自噬早期的一个重要调控蛋白，它是自噬信号通路中唯一一个具有丝氨酸 / 苏氨酸激酶活性的核心蛋白。在自噬过程中 ATG1/ULK 会与其他蛋白质形成复合物来行使其正常功能，并调控自噬的起始过程。在酵母中，ATG1 核心复合物由 ATG1、ATG13、ATG17、ATG29、ATG31 和 ATG11 所组成（图 15-6A）。作为 ATG1 的一个结合搭档，ATG13 是 ATG1 激酶活性和自噬进展所必需的。ATG13 在营养丰富的条件下被高度磷酸化，但在营养剥夺或 TORC1 被抑制后会迅速发生去磷酸化。然后，去磷酸化的 ATG13 可以在吞噬泡前体结构与 ATG1 和 ATG17 发生相互作用（图 15-6A）。考虑到 ATG17 本身是 ATG17/ATG29/ATG31 复合物的一部分，因此在营养剥夺或 TORC1 被抑制的情况下，会形成 ATG1/ATG13/ATG17/ATG29/ATG31 五元复合物（图 15-6A）。这个超大复合物会发挥支架功能进一步招募其他下游自噬相关蛋白到吞噬泡前体结构，从而促使起始自噬体的形成。在酵母细胞的选择性自噬过程中，当受到细胞内的自噬刺激后，选择性自噬受体（SAR）会识别和结合待降解的底物，并被激活。然后，激活后的选择性自噬受体可以被 ATG11 所识别，从而进一步招募 ATG1。随后，ATG1 以某种方式与 ATG13 和相关的 ATG17/ATG29/ATG31 复合物相联系，从而

形成与选择性自噬受体相关联的分子量巨大的蛋白复合物（图 15-6B）。激活后的 ATG1 复合物又可以招募其他自噬相关蛋白，从而导致 ATG8 的招募及最终吞噬泡的延伸和扩展。

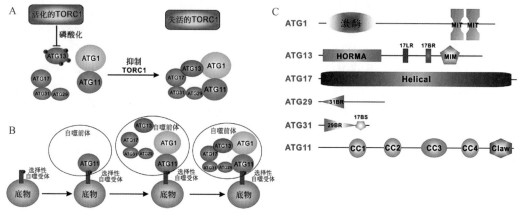

图 15-6　酵母的 ATG1 复合物的组成蛋白和组装模式

A. 在营养剥夺或 TORC1 被抑制状况下 ATG1 复合物的组装模式。B. 在选择性自噬过程中 ATG1 复合物的组装模式。C. ATG1 复合物组成蛋白的结构域组成示意图。激酶，激酶结构域；MIT，微管相互作用和运输结构域；HORMA，HORMA 结构域；MIM，MIT 作用结构域；17LR，ATG17 连接区域；17BR，ATG17 结合区域；Helical，Helical 结构域；31BR，ATG31 结构区域；29BR，ATG29 结构区域；17BS，ATG 结合位点；CC. 卷曲螺旋结构域；Claw，Claw 结构域

作为 ATG1 复合物中的核心部件，ATG1 主要含有一个 N 端的激酶结构域和两个 C 端的 MIT 结构域 MIT1 和 MIT2（图 15-6C）。ATG13 则由一个 N 端的 HORMA 结构域，两个可以结合 ATG17 的 ATG17LR（ATG17 linker region）和 ATG17BR（ATG17 binding region）基序，以及一个位于 C 端的 MIT 相互作用结构域（MIT-interacting domain，MIM）结构域所组成（图 15-6C）。ATG17 只含有一个 Helical 结构域（图 15-6C），其可以介导 ATG17 的二聚化。脚手架蛋白 ATG11 是一个大蛋白，主要包含 4 个不同的卷曲螺旋（coiled-coil，CC）结构域和一个 C 端的、可以结合激活状态下自噬受体蛋白的 Claw 结构域（图 15-6C）。过去的生化和结构生物学研究表明 ATG1 的两个 MIT 结构域在溶液中会形成二聚体，并可以直接作用于 ATG13 的 MIM 结构域来介导 ATG1/ATG13 复合物的形成。在解析的单体 ATG1/ATG13 复合物的晶体结构中，ATG1 的每个 MIT 结构域都折叠形成相似的反向平行的 α- 螺旋束，而 ATG13 上参与结合 ATG1 的 MIM 结构域则主要包含两个 α- 螺旋和一个连接二者的连接区域，并且 ATG13 MIM 结构域中的两个 α- 螺旋分别作用在位于 ATG1 对面的两个沟槽（图 15-7A）。此外，近期解析的 ATG13/ATG17/ATG29/ATG31 复合物结构表明 ATG17/ATG29/ATG31 复合物形成了一个 "S" 形的二聚体构型，其中的核心结构由两个呈弯月状的 ATG17 分子组成（图 15-7B）。ATG17 通过 C 端部分来介导二聚体的形成，而两个 ATG29/ATG31 复合物分别结合在两个弯月状 ATG17 的凹面区域（图 15-7B）。值得一提的是，在 ATG29/ATG31 复合物中只有部分 ATG31 区域直接参与了与 ATG17 的相互作用（图 15-7B）。同时，ATG13 通过其 ATG17BR 和 ATG17LR 位点与 ATG17 发生相互作用（图 15-7B）。需要注意的是，一个 ATG13 可以通过其 ATG17BR 和 ATG17LR 位点，同时作用于两个不同的 ATG17 二聚体分子，因此通过 ATG13 可以介导多个 ATG1 复合物的自组装，便于吞噬泡前体结构的组织。然而，目前 ATG11 的结构及 ATG11 如何结合 ATG13/ATG17/ATG29/

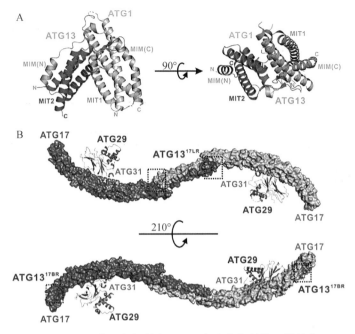

图 15-7 目前已解析的与 ATG1 复合物相关的三维结构

A. ATG1 和 ATG13 复合物的整体结构（PDB 条目 4P1N）。B. 表面模型和带状－棍棒模型相结合来显示 ATG13/ ATG17/ATG31/ATG29 复合物的整体结构（PDB 条目 5JHF）。在此图中，ATG17 分子以表面模型显示，ATG29/ ATG31 复合物以卡通模型显示，ATG13 的 17LR 和 17BR 以棍棒模型显示

ATG31 复合物仍然未知，有待进一步研究。

在哺乳动物细胞中，ATG1 的同源蛋白是 ULK1 和 ULK2，ULK 复合物由 ULK1/2、ATG13、ATG101 和 FIP200（也称为 RB1CC1）组成（图 15-8A）。在哺乳动物中，ATG13 和 FIP200 与酵母中的 ATG13、ATG11 和 ATG17 蛋白在结构和功能上具有一些相似性，并且它们都能稳定 ULK1/2 以增加其激酶活性。ATG101 是哺乳动物中一种全新的自噬蛋白，在酵母中没有同源蛋白，它有助于维持 ULK1/2 的基础磷酸化水平，并与 ATG13 一起促进 ULK1/2 的稳定。与酵母中 ATG1 复合物的形成方式不同，ULK 复合物的形成不受营养状态的调节。ULK 复合物可以作为连接上游营养传感器 mTOR1 和能量传感器 AMPK 与下游自噬体形成相关的分子机器的桥梁（图 15-8A）。目前已发现 AMPK 和 mTOR 激酶会介导 ULK1/2 的磷酸化，并且磷酸化的 ULK1/2 被认为是自噬的关键调节因子。例如，mTOR1 通过其 Raptor 亚基，以依赖于细胞内氨基酸可用度的方式直接结合 ULK1/2，并通过磷酸化 ULK1 的多个位点来抑制自噬的发生。

与酵母中的 ATG1 一样，ULK1/2 含有一个 N 端的激酶结构域、LIR 基序和 C 端的两个 MIT 结构域（图 15-8B）。哺乳动物中的 ATG13 具有与酵母中 ATG13 相似的结构域，含有一个 N 端的 HORMA 结构域，其后是一个 LIR 基序及一个 C 端可以结合 ULK1/2 的 MIT 结构域的 MIM 结构域（图 15-8B）。ATG101 仅包含一个 HORMA 结构域（图 15-8B）。在哺乳动物中没有明显的 ATG17 同源蛋白，但是 FIP200 可以作为功能上的对应物。FIP200 是一个大型的支架蛋白，详细的序列分析表明 FIP200 可能是 ATG17 和 ATG11 的杂合分子，它含有一个 N 端类似于 ATG17 的结构域、一个 LIR 基序、一个 CC 结构域

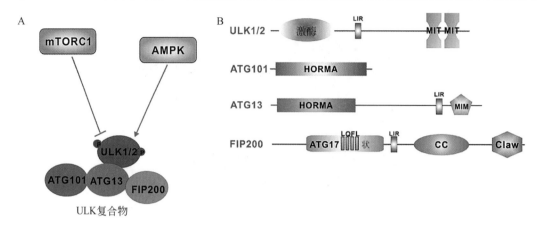

图 15-8　哺乳动物中 ULK 复合物的组成

A. ULK 复合物的组装及受 mTORC1 和 AMPK 调控的示意图。B. ULK 复合物中蛋白质的结构域组成。ATG17 状，
ATG17 类似结构域

和一个 C 端的 Claw 结构域，Claw 结构域也存在于 ATG11 的 C 端部分（图 15-8B）。到目前为止，整个 ULK 复合体的三维结构尚未解析。然而，先前的结构研究表明，ATG13 的 HORMA 结构域可以直接与 ATG101 的 HORMA 结构域相互作用（Suzuki et al.，2015），形成物质的量比为 1 : 1 的异源二聚体（图 15-9A）。此外，ATG101 的 HORMA 结构域含有一段包含 W110 和 F112 氨基酸残基的高度保守的基序，被命名为 WF 指（图 15-9A）。在 ATG101/ATG13 复合物结构中，WF 指的构象与其在单独的 ATG101 结构中有明显区别（图 15-9B）。特别是在人源 ATG101 的单独结构中（Michel et al.，2015），WF 指以朝外的构象存在，而在 ATG101 结合 ATG13 的复合物中，WF 指折向 HORMA 结构域的核心区域，以紧凑的构象存在（图 15-9B）（Suzuki et al.，2015）。在哺乳动物中 ATG101 的 WF 指被证明是一个具有重要功能的基序，负责招募下游因子到自噬体形成位点（Suzuki et al.，2015）。然而，目前结合 ATG101 的 WF 指的下游效应蛋白仍然未知。最近，Sascha Martens 及其同事确定了 FIP200 的 Claw 结构域的晶体结构（Turco et al.，2019），他们发现 Claw 结构域形成了一个寡核苷酸 / 寡糖结合的折叠模式，并由六股 β- 折叠与一个短 α- 螺旋组成（图 15-9C）。然而，由于缺乏复合物的结构，Claw 结构域与自噬受体的详细结合模式仍然未知。此外，已经解析的人源 ULK1 激酶结构域的晶体结构显示，它采用了一个经典的激酶结构域折叠形式（Lazarus et al.，2015），由长的无规则卷曲连接的 N 臂和 C 臂所组成（图 15-9D）。同时，晶体结构还显示了在活化环上被磷酸化修饰的 T180 氨基酸残基，其磷酸化修饰是由自身磷酸化诱导形成的（图 15-9D）。鉴于 ULK1 在自噬中的重要作用，许多疾病，包括癌症、神经退行性疾病和克罗恩病，都可归因于自噬调节功能的异常。尤其在癌症中，ULK1 已成为一个潜在的治疗靶点。靶向自噬启动子 ULK1 的小分子激动剂可以启动自噬过程，从而导致肿瘤细胞的抑制甚至死亡。因此，ULK1 激动剂的研发已成为当前的研究热点之一。

二、Ⅲ型 PI3K 复合物

PI3K 是一个参与细胞内信号转导的激酶家族，具有磷酸化磷酸肌醇中肌醇环 3′ 位的

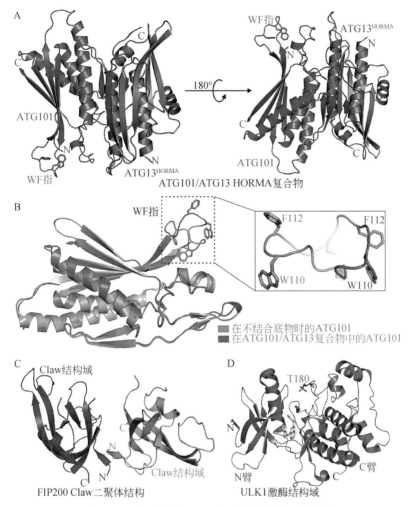

图 15-9 已解析的与 ULK 复合体相关的三维结构

A. ATG101 结合 ATG13 HORMA 结构域的复合物的整体结构（PDB 条目 5C50）。在该图中，ATG101 为蓝色，ATG13 的 HORMA 为绿色。独特的 WF 指结构以球棍模式显示，并以粉红色着色。B. ATG101 单独结构（PDB 条目 4WZG）（橙色）和 ATG101/ATG13 复合物结构（蓝色）中 WF 指结构象的结构比较。C. FIP200 Claw 结构域的二聚体的整体结构（PDB 条目 6DCE）。D. 与抑制剂结合的 ULK1 激酶结构域的整体结构（PDB 条目 4WNO）。在该图中，结合的抑制剂和磷酸化的 T180 残基以球棍模型表示

能力。根据不同的结构和底物偏好性可将 PI3K 分为三类。Ⅲ型 PI3K 复合物 PI3KC3：由催化亚基 Vps34 和几个调节亚基组成，可磷酸化磷脂酰肌醇（PI）以产生磷脂酰肌醇 3-磷酸（PI3P），并且在 ULK 复合物（酵母中的 ATG1 复合物）的下游发挥功能，也在自噬起始过程中发挥重要作用（图 15-10A 和图 15-10B）。到目前为止，已经确认出两种类型的 PI3KC3 复合物，PI3KC3-C1 和 PI3KC3-C2。它们具有三个相同的组分：Vps34、Vps15（P150）、Beclin 1（酵母中为 Vps30 或 ATG6），但第四个组分是不同的，哺乳动物中 PI3KC3-C1 中是 ATG14L（酵母中为 ATG14），而哺乳动物中 PI3KC3-C2 中是 UVRAG（酵母中为 Vps38）（图 15-10C）。PI3KC3-C1 在自噬的早期阶段起作用，对于自噬的起始非常重要。相反，PI3KC3-C2 主要在自噬的后期发挥作用，如参与自噬体与溶酶体的融合过程和自噬溶酶体的微管化。此外，PI3KC3-C2 也在核内体的运输和多囊

泡体的形成过程中发挥非自噬的作用。

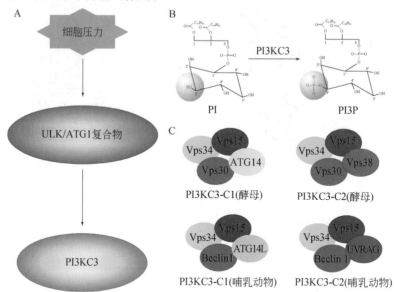

图 15-10　自噬途径中的 PI3KC3 复合物

A. 在自噬过程中，信号从 ULK/ATG1 复合物转导至下游 PI3KC3 复合物的示意图。B.PI3KC3 催化的酶促反应示意图。
C. 酵母和哺乳动物中 PI3KC3-C1 和 PI3KC3-C2 的组装示意图

在酵母中，Vps34 含有一个 N 端可与脂质结合的 C2 结构域、一个 Helical 结构域和 C 端的一个激酶结构域（图 15-11A）。Vps15 含有一个 N 端的激酶结构域，其可以结合 Vps34 的激酶结构域，紧接着是 Helical 结构域和 C 端的一个 WD40 结构域（图 15-11A）。Vps30 具有一个 N 端结构域（NTD），两个 CC 结构域和一个 BARA 结构域（图 15-11A）。Vps38 包含一个 C2 结构域、一个 CC 结构域和一个 BARA2 结构域（图 15-11A），其中的 BARA2 结构域可与 Vps30 的 BARA 结构域发生相互作用。ATG14 仅具有 CC 结构域（图 15-11A）。已解析的酵母 PI3KC3-C2 的晶体结构表明，组成 PI3KC3-C2 的四个亚基以 1∶1∶1∶1 比例结合，形成了一个整体为 "Y" 形构型，由两个长臂和一个短钩状的底部组成（图 15-11B）（Rostislavleva et al.，2015）。具体来说，底部部分是由 Vps30 的 NTD 和 CC1 结构域及 Vps38 的 CC1 结构域形成的（图 15-11B）。其中的一个臂由 Vps15 和 Vps34 组装而成，而组成另一个臂的结构域来自于所有的四个亚基（图 15-11B）。Vps34 的 C2 结构域位于复合体的核心区域，与所有亚基都存在相互作用（图 15-11B）。Vps34 和 Vps15 通过其反向平行的激酶结构域来发生相互作用（图 15-11B）。Vps30 和 Vps38 具有类似的结构，但它们在 N 端区域中显示出差异，其中 Vps38 具有一个 C2 结构域，而 Vps30 含有一个 NTD。在 C 端，Vps30 具有一个 BARA 结构域，可以与 Vps38 的 BARA2 结构域以并排的方式结合（图 15-11B）。复合物结构中一个臂的尖端由 Vps34 的激酶结构域和 Vps15 的 NTD 所组成，而另一个臂的尖端由 Vps30/Beclin 1 的 BARA 结构域所组成，这两个尖端可能是 PI3KC3-C2 用来与膜发生相互作用的区域（Rostislavleva et al.，2015）。

在哺乳动物中，Vps34 含有一个 N 端与脂质结合的 C2 结构域、一个 Helical 结构域和 C 端的一个激酶结构域（图 15-12A）。P150（Vps15）含有一个 N 端的激酶结构域，

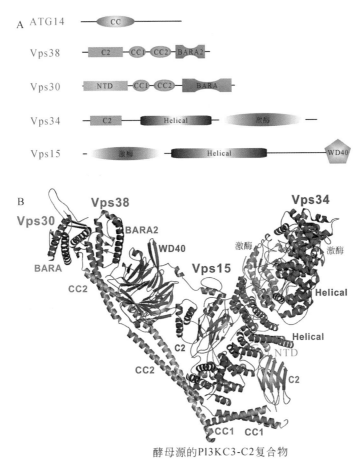

图 15-11　酵母源的 PI3KC3 复合物的相关组分和目前已知的三维结构

A. 参与酵母 PI3KC3 复合物的蛋白质的结构域组成。B. 酵母 PI3KC3-C2 复合物的整体结构（PDB 条目 5DFZ）。在此图中，
Vps34 以品红色着色，Vps15 以蓝色着色，Vps38 以绿色着色，Vps30 以橙色着色

接着是一个 HEAT 结构域和一个 C 端的 WD40 结构域（图 15-12A）。Beclin 1 具有一个 CC 结构域和 BARA 结构域（图 15-12A）。UVRAG 主要含有一个 C2 结构域，接着是 CC 结构域（图 15-12A）。ATG14 具有 CC 结构域和一个 C 端可以与膜结合的 BAT 结构域（图 15-12A）。最近，人源 PI3KC3-C1 和 PI3KC3-C2 在亚纳米分辨率下的冷冻电镜结构已被解析（Ma et al.，2017）。人源的 PI3KC3-C1 和 PI3KC3-C2 具有相同的、由两个臂组成的 L 形整体结构，但具有不同的特征（图 15-12B 和图 15-12C）。有趣的是，相关的生化和结构研究显示，ATG14L 的 BAT 结构域和 Vps34 的 C 端区域可以直接结合膜结构，其中 ATG14L 的 BAT 结构域负责 PI3KC3-C1 的膜锚定，而 Vps34 的 C 端区域决定了 PI3KC3-C1 在膜上的取向（Ma et al.，2017）。由于缺乏 ATG14L 的 BAT 结构域，PI3KC3-C2 与含 PI 膜结构的结合比 PI3KC3-C1 结合弱得多（Ma et al.，2017）。但是，由于这些冷冻电镜结构的分辨率较低，PI3KC3-C1 和 PI3KC3-C2 复合物之间功能差异的精确分子特征仍然未知。

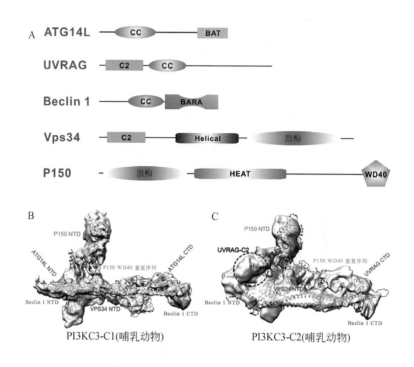

图 15-12 哺乳动物中 PI3KC3 复合物的组成和 Cryo-EM 结构

A. 参与哺乳动物中 PI3KC3 复合物的蛋白质的结构域组成。B. PI3KC3-C1 的 EM 体积与建立的原子模型的对接。在该图中，Beclin 1、ATG14L、Vps34 和 P150 蛋白亚基的结构模型分别以橙色、浅绿色、亮粉色和青色着色。C.PI3KC3-C2 的 EM 体积与假设的 PI3KC3-C2 原子模型（不包括 Vps34 的 C 端区域）对接，其中假设的 PI3KC3-C2 原子模型提取自酵母 PI3KC3-C2 的结构（PDB 条目 5DFZ）（B、C. 摘自 Ma et al., 2017，并进行了调整和修改）

三、ATG8 和 ATG12 类泛素连接系统

ATG8 和 ATG12 是两个类泛素（UbL）家族成员，特异性地参与自噬通路。在真核细胞的自噬过程中，ATG8 家族蛋白被招募到正在形成的吞噬泡膜表面是一件必需的事件，并且这个招募过程由两个高度保守的 UbL 蛋白的酶级联反应所介导。哺乳动物中的 ATG8 家族蛋白主要分为两个亚家族：LC3 亚家族和 GABARAP 亚家族。这两个亚家族总共包括七个成员，分别为 MAP1LC3A（LC3A）、MAP1LC3B（LC3B）、MAP1LC3B2（LC3B2）、MAP1LC3C（LC3C）、GABARAP、GABARAPL1 和 GABARAPL2。尽管两者的氨基酸序列缺乏相似性，但是 ATG8 家族蛋白和 ATG12 的晶体结构揭示了两者均具有保守的类泛素化蛋白的结构核心（图 15-13）。此外，ATG8 家族蛋白与磷脂酰乙醇胺（PE）的连接和 ATG12 与 ATG5 的连接均由类泛素化的酶级联反应所介导（图 15-14）。具体来说，首先通过 ATG4 家族蛋白酶介导的蛋白水解反应切除 ATG8 家族蛋白的 C 端区域，从而暴露出一个甘氨酸残基（图 15-14C）。然后，暴露的甘氨酸与类 E1 酶 ATG7 中的半胱氨酸残基形成硫酯键，随后再连接到类 E2 酶 ATG3 上（图 15-14C）。ATG12-ATG5/ATG16L1 复合物具有类 E3 酶的活性，该复合物是在 ATG12 参与的类泛素化级联反应中形成的，ATG12 通过类 E1 酶 ATG7 和类 E2 酶 ATG10 与 ATG5 共价连接（图 15-14B）。通

过 ATG16L1 和 WIPI2b 之间的相互作用，ATG12-ATG5/ATG16L1 复合物会被招募到吞噬泡，在那里它可以进一步招募 ATG3-ATG8 连接体，其中 ATG3-ATG8 连接体的招募依赖于 ATG12 和 ATG3 之间的特异性相互作用。最终，在 ATG12-ATG5/ATG16L1 复合物的帮助下，ATG3-ATG8 连接体上 ATG8 的 C 端甘氨酸残基与吞噬泡膜中的 PE 的氨基共价连接，形成 ATG8-PE 连接体（图 15-14C）。ATG8-PE 连接体被整合到生长中的吞噬泡膜上，并装饰在吞噬泡的外膜和内膜上。ATG7、ATG3、ATG10、ATG8 和 ATG12 及类泛素化系统中其他组分的重要性均在缺失这些蛋白质的动物模型上得到了很好的体现，在这些动物模型上可观察到大量的病变现象。因此，人们投入了大量精力来表征这些蛋白质的结构和功能。下文将总结这些研究过程中所获得的一些重要的结构发现。

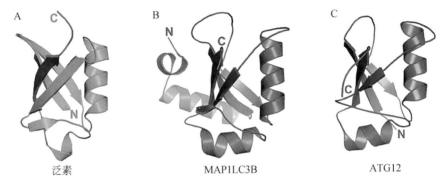

图 15-13　泛素、ATG8 家族成员 MAP1LC3B 及 ATG12 的结构比较

带状图所显示的是泛素（PDB 条目 1UBQ）（A）、MAP1LC3B（PDB 条目 1UGM）（B）和 ATG12（PDB 条目 4GDL）（C）的整体结构。在该图中，三个结构以相同的取向被展示出来

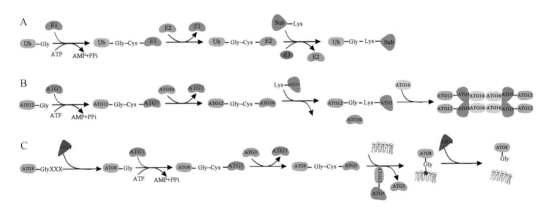

图 15-14　ATG8 与 PE 和 ATG12 与 ATG5 的连接均由类泛素化酶促级联反应介导

A. 泛素蛋白系统中连接过程的示意图。B.ATG12 与 ATG5 连接过程的示意图。C.ATG8 与 PE 连接过程的示意图。
PE，磷脂酰乙醇胺；PPi，焦磷酸盐；Ub，泛素；Sub，底物

（一）ATG4 蛋白酶切断 ATG8 家族蛋白

ATG8 家族蛋白 C 端氨基酸残基的切除是由 ATG4 家族蛋白酶介导的。在哺乳动物中，ATG4 具有四种同源蛋白（ATG4A ～ ATG4D），其中 ATG4B 在自噬过程中发挥主要的作用。ATG4B 的结构研究表明，ATG4B 由一个典型的类木瓜蛋白酶结构域和一个 ATG4 家族蛋白所特有的短手指结构域组成（图 15-15A）（Sugawara et al., 2005）。

ATG4B 的类木瓜蛋白酶结构域含有一个由关键氨基酸残基 C74、D278、H280 所组成的催化中心（图 15-15A），在 ATG4 同源蛋白中，这些催化氨基酸残基是严格保守的。总体而言，ATG4 家族蛋白与木瓜蛋白酶家族半胱氨酸蛋白酶和去泛素化酶（DUB）具有高度的结构相似性，并且其催化机制也与木瓜蛋白酶类似（Sugawara et al., 2005）。在已解析的 ATG4B 和 LC3B 的复合物结构中（Satoo et al., 2009），LC3B 主要由三个部分组成：两个 α- 螺旋组成的 N 端部分、一个类泛素核心和一个 C 端尾巴部分（图 15-15B）。LC3B 的类泛素核心结合在 ATG4B 的两个亚结构域之间的界面上，并且 LC3B 的 C 端尾巴插入 ATG4B 的活性位点，该活性位点位于类木瓜蛋白酶结构域的中心区域（图 15-15B）。LC3B 上的 ATG4B 结合位点位于 C 端尾巴及其周围区域，而 N 端部分及经典的 LIR 结合口袋与 ATG4B 没有相互作用（图 15-15B）。对比 ATG4B 单体和 ATG4B/LC3B 复合物的结构，发现在复合物结构中 ATG4B 的调节环及 N 端和 C 端的尾巴部分都有较大的构象变化（图 15-15C）。特别是掩蔽 ATG4B 单体的活性位点入口的调节环被显著抬高，C 端区域从 LC3B 结合位点脱落，从而产生一个凹槽，LC3B 尾部可以沿着该凹槽进入活性位点（图 15-15C）。同时，掩蔽 ATG4B 单体的活性位点出口的 N 端尾巴与活性中心分离，暴露出一个大的扁平表面（图 15-15C），该区域可能使 ATG4B 能够接触与膜结合的 LC3B-PE 分子。有趣的是，最近的一项结构研究表明，ATG4B 的 C 端区域含

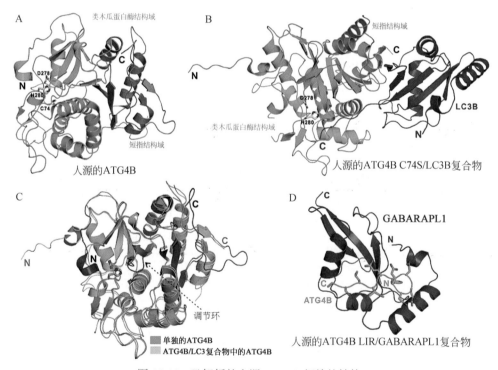

图 15-15　已解析的人源 ATG4B 相关的结构

A. 人源 ATG4B 的整体结构（PDB 条目 2D1I）。在该图中，ATG4B 的类木瓜蛋白酶结构域以青色着色，ATG4B 的短指结构域以橙色着色。形成催化中心的关键氨基酸残基 C74、D278、H280 的侧链以棍棒模式显示。B. 带状模型显示 ATG4B C74S 突变体与 LC3B 复合物的整体结构（PDB 条目 2Z0D）。C. 人源 ATG4B 单体（PDB 条目 2D1I）（青色）和 ATG4B/LC3B 复合物（PDB 条目 2Z0D）（灰色）中的 ATG4B 的构象比较。D. 带状模型显示与 ATG4B 的 C 端 LIR 基序与 GABARAPL1 复合物的整体结构（PDB 条目 5LXH）。在本图中，结合 ATG4B 的 LIR 基序显示为棍棒模型

有一个经典的 LIR 基序（图 15-15D），该 LIR 基序是细胞内 ATG8 家族蛋白的有效切除及稳定 GABARAP 和 GABARAPL1 的非脂质状态所必需的（Rasmussen et al.，2017）。

（二）ATG7 识别和激活 ATG8 和 ATG12

作为自噬中的类 E1 酶，ATG7 依赖 ATP 来激活 ATG8 和 ATG12，并与这两种类泛素蛋白形成硫酯键。大量的结构研究表明，ATG7 主要由两个球状结构域组成，一个是独特的 NTD，该结构域与其他 E1 没有显著的同源性，另一个是 CTD，该结构域是由腺苷酸化结构域和位于最 C 端的 ATG7 特异性结构域（ECTD）所组成（图 15-16A 和图 15-16B）（Noda et al.，2011）。与经典的 E1 蛋白不同，ATG7 缺乏单独的催化半胱氨酸结构域，但在腺苷酸化结构域内含有具有催化功能的半胱氨酸残基（图 15-16A）。ATG7 的 CTD 介导 ATG7 二聚体的形成（图 15-16B），并且可以特异性地结合并激活 ATG8 和 ATG12。根据 ATG7 CTD/ATG8/ATP 复合物的晶体结构，ATG8 的 C 端甘氨酸残基的羧基与 ATP 的 α- 磷酸基团之间的距离足够短，可以允许 ATG8 的腺苷酸化而不会发生大的构象变化（图 15-16C）。ATG8 腺苷酸化后，ATG7 上具有催化活性的半胱氨酸残基 C507 会攻击腺苷酸，形成 ATG7-ATG8 硫酯中间体。但是，ATG8 的 C 端甘氨酸残基远离 ATG7 的活性半胱氨酸残基 C507，对于它们之间的硫酯键形成反应是不起作用的（图 15-16C）。因此，形成 ATG7-ATG8 硫酯中间体可能需要含有活性半胱氨酸残基 C507 的 ATG7 交换环（CL）发生大的构象变化。值得注意的是，在 ATG7 的 CTD 单体和 ATG7 的 CTD 与 ATG8 的复合物结构中，ATG7 的 CL 具有两种不同的构象（图 15-16D），表明 ATG7 的 CL 构象本质上是可变的，这可能足以将具有催化活性的 C507 残基定位到已活化的 ATG8 的 C 端。此外，ATG7 的 ECTD 的 C 端无规则卷曲含有一段 LIR 基序。相关的生化和结构研究表明，ATG8 最初被 ATG7 的 ECTD 的 C 端尾巴识别，然后转移到酸性激活结构域，随后酸性激活结构域中具有催化活性的半胱氨酸残基攻击 ATG8 的 C 端甘氨酸残基，形成硫酯键（图 15-16E）（Noda et al.，2011）。然而，由于缺乏 ATG7/ATG12 复合物的结构信息，目前对于 ATG7 识别和激活 ATG12 的详细机制仍然未知。

（三）ATG7 对 ATG3 和 ATG10 的识别和装载

ATG7 的 NTD 可以特异性地识别两种不同的自噬相关类 E2 蛋白 ATG3 和 ATG10。最近的结构研究表明，ATG3 单体形成锤状结构，主要由"手柄"和"头部"两部分组成（图 15-17A）（Yamaguchi et al.，2012a，Kaiser et al.，2012）。具体而言，头部区域类似于一个经典的 E2 核心结构域，而手柄区域（HR）由一个长 α- 螺旋和无规则卷曲组成（图 15-17A）。HR 是 ATG3 独有的结构部分，其包含一个 LIR/AIM 基序，该基序可与 ATG8 特异性结合。此外，在"手柄"和"头部"部分的接触面，ATG3 具有一个独特的柔性区域（FR），其包含一段短 α- 螺旋并且可以介导与 ATG7 的结合（图 15-17A）。与此相反，在一级结构方面，ATG10 缺少独特的 FR 和 LIR/AIM 基序。ATG10 的结构显示它采取了一个延伸的构型，类似于经典的 E2 核心结构域（图 15-17B）。值得注意的是，虽然 ATG3 和 ATG10 具有不同的 C 端结构，但它们的催化结构域具有相似的结构特征，两者都含有一个 N 端的 α- 螺旋，紧接着是位于背侧的、由四股反向平行 β- 折叠构成的 β- 折叠片，一个含半胱氨酸的无规则卷曲和一个长的中心 α- 螺旋。有趣的是，与 ATG3 不同，

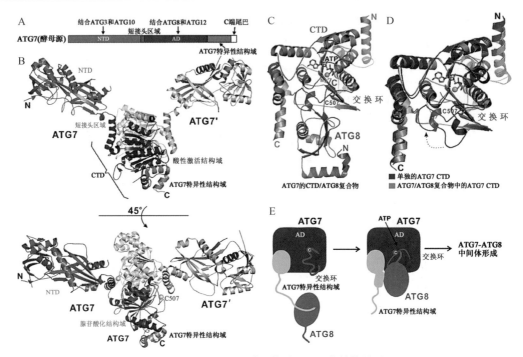

图 15-16 ATG7 识别和激活 ATG8 的结构基础

A. 酵母 ATG7 的结构域组成。B. 酵母 ATG7 二聚体的整体结构（PDB 条目 3VH2）。在该图中，同型二聚体中的一个 ATG7 分子的 NTD 用蓝色着色，短接头区域用粉红色着色，酸性激活结构域用棕色着色，ATG7 的特异性结构域用橙色着色。位于 ATG7 的酸性激活结构域中具有催化活性的 C507 残基的侧链以棒 - 球模式显示。C. 带状模型显示酵母 ATG7 的 CTD 结合 ATG8 的复合物的整体结构（PDB 条目 3VH4）。结合的 ATP 分子和具有催化活性的 C507 残基以棒模型显示，ATG7 的交换环以品红色着色。D.ATG7 CTD 单体（PDB 条目 3T7E）（棕色）与 ATG7 CTD/ATG8 复合物（PDB 条目 3VH4）（橄榄色）中的 ATG7 CTD 构象的结构比较。E.ATG7 如何识别和激活 ATG8 的示意图

ATG10 的第四个 β- 折叠的 C 端有一段延伸，其折叠成 β- 发夹结构并形成一个额外的 β- 折叠整合到位于 E2 核心结构域背面的 β- 折叠片（图 15-17B）（Hong et al.，2012）。已解析的 ATG7 结合 ATG3 和 ATG10 的复合物结构显示，ATG7 使用通用的多个结合界面来招募 ATG3 和 ATG10，包括与 ATG3 的 FR 和 ATG10 的 β- 发夹结构发生相互作用的 ATG7 NTD 的"肩部"部分，与 ATG3 和 ATG10 背面部分结合的 NTD 的"翼下"部分，以及支撑着 ATG3 和 ATG10 边缘的 ATG7 的 NTD 和 CTD 之间的连接区域（图 15-17C 和图 15-17D）。引人注目的是，在 ATG7 和 ATG3 的复合物结构中，ATG3 的大部分手柄区域是不可见的，并且 ATG3 的 FR 与 ATG7 的 NTD "肩部"上的远端凹槽发生相互作用，而不是与 ATG3 的 E2 核心结构域堆积在一起（图 15-17C）。值得注意的是，基于已知的复合物结构，ATG7 使用位于 NTD "肩部"的保守性凹槽来招募 ATG3 和 ATG10（图 15-17C 和图 15-17D），从机制上解释了为什么 ATG3 和 ATG10 在结合 ATG7 时是互斥的。此外，体外生化数据和结构模型显示，ATG7 以一种反式的方式将 ATG8 和 ATG12 转移至其各自的靶标蛋白 ATG3 和 ATG10（Hong et al.，2011；Kaiser et al.，2012；Yamaguchi et al.，2012a）。具体来说，ATG7 的 NTD 介导的 ATG3 和 ATG10 的募集，加上构象的灵活性，允许 ATG3 和 ATG10 的活性位点呈递给远端通过硫酯键连接在同型二聚体对面的一个 ATG7 单体中 CTD 上的 ATG8 和 ATG12（图 15-17E）。以这种方式，ATG8 和

ATG12 通过反式机制与 ATG3 和 ATG10 连接，分别形成 ATG3-ATG8 和 ATG10-ATG12 硫酯中间体。然而，由于缺乏 ATG7/ATG3/ATG8 和 ATG7/ATG10/ATG12 复合物的结构，ATG8 和 ATG12 如何从 ATG7 转移到 ATG3 和 ATG10 的确切机制仍然未知。

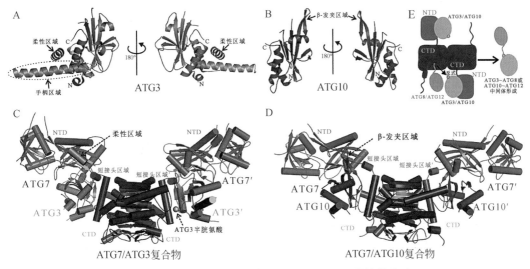

图 15-17　ATG7 识别和装载 ATG3 和 ATG10 的结构基础

A. 酵母 ATG3 的整体结构（PDB 条目 2DYT）。ATG7 的手柄区域（HR）和独特的柔性区域（FR）被进一步标识出。B. 酵母 ATG10 的整体结构（PDB 条目 4EBR）。ATG7 的 β- 发夹区域被额外标识出。C. 酵母 ATG7 与 ATG3 复合物的整体结构（PDB 条目 4GSL）。在该图中，ATG7 的 NTD 着色为蓝色，短接头部分为粉红色，CTD 为棕色。ATG3 具有催化活性的半胱氨酸残基的侧链以棒 - 球模式显示。D. 酵母 ATG7 与 ATG10 复合物的整体结构（PDB 条目 4GSK）。在该图中，ATG7 的 NTD 着色为蓝色，短接头部分为粉红色，CTD 为棕色。结合的 ATG10 显示为紫色。E. 以反式方式将活化的 ATG8 或 ATG12 转移至 ATG3 或 ATG10 的示意图

（四）ATG12 与 ATG5 和 ATG8 与 PE 的连接

在形成 ATG10-ATG12 和 ATG3-ATG8 中间体之后，ATG12 进一步直接连接到 ATG5，而不需要类 E3 酶的蛋白。与此相反，作为类 E3 酶，ATG12-ATG5 连接体催化 ATG8 与 PE 的共价连接。结构研究表明，ATG5 形成一个独特的球状结构，其由 N 端的一个 α- 螺旋，一个类泛素折叠结构域（UFD1），一个富含螺旋的结构域（HR）和一个 C 端的类泛素折叠结构域（UFD2）组成（图 15-18A）（Yamaguchi et al., 2012b）。然而，到目前为止，还没有 ATG10-ATG12/ATG5 复合物相关的结构信息，因此 ATG12 如何从 ATG10 转移到 ATG5 的详细机制仍然未知。然而，生物化学和核磁共振研究表明 ATG5 结合在 ATG10 活性位点周围的凹面区域，ATG10-ATG12 连接体中的 ATG12 部分也可参与 ATG5 的招募（Yamaguchi et al., 2012b）。

卷曲螺旋蛋白 ATG16L1（在酵母中称为 ATG16）可以直接与 ATG5 发生相互作用，并通过结合 WIPI2b（在酵母中称为 ATG21）特异性地识别位于吞噬泡膜上、由 PI3KC3-C1 生成的 PI3P，从而将 ATG12-ATG5 招募到自噬体形成位点。人源 ATG12-ATG5 连接体与 ATG16L1 的 NTD（ATG16N）的复合物结构揭示其通过共价和非共价的形式形成一个完整的构型（图 15-18B）（Otomo et al., 2013）。ATG16N 通过两个细长的 α- 螺旋形成平行的卷曲螺旋同源二聚体，每个 α- 螺旋的中间部分有轻微的扭结并且

结合在由 UFD1 和 UFD2 组成的 ATG5 的表面上（图 15-18B）。ATG12-ATG5 连接体表现出类 E3 酶的活性，可以促进 ATG8 从 ATG3 的催化半胱氨酸残基转移至 PE 分子。结构和突变实验分析表明 ATG12-ATG5 连接体中的 ATG12 和 ATG5 均直接参与 E3 活性，但 ATG12-ATG5 连接体与 ATG3 之间的相互作用主要由 ATG12 介导。最近，一项结构研究显示位于 ATG3 FR 的一小段多肽介导了 ATG3 与 ATG12 之间的相互作用，其形成一个小的 α- 螺旋，专门结合在 ATG12 上与 ATG5 结合位点不同的一小片表面（图 15-18C 和图 15-18D）（Metlagel et al., 2013）。显然，对含有 ATG12-ATG5 和 ATG8-ATG3 连接体的更大型 E2-E3 复合物的进一步结构研究，将为完全理解 ATG8 的 PE 酯化分子机制提供额外的关键信息。

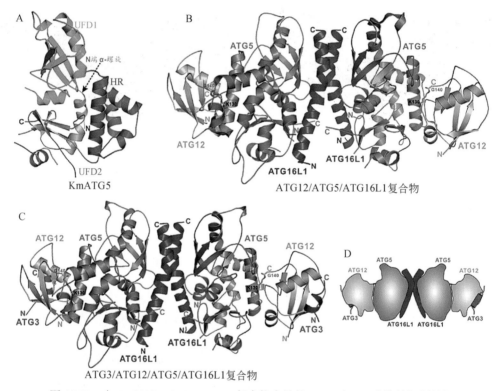

图 15-18　由 ATG12/ATG5/ATG16L1 复合物介导的 ATG8 与 PE 连接的机制见解

A. 来自马克斯克鲁维酵母（*K.marxianus*）的 ATG5 的整体结构（PDB 条目 3VQI）。其中，独特的 N 端螺旋、UFD1、HR 和 UFD2 部分分别以灰色、绿色、蓝色和橙色突出显示和着色。B. 人源 ATG12/ATG5/ATG16L1 二聚体复合物的整体结构（PDB 条目 4GDK）。ATG5 K130 的侧链和 ATG12 G140 的羧基之间的共价连接也在图中得到了标识。C. ATG3/ATG12/ATG5/ATG16L1 复合物的整体结构（PDB 条目 4NAW）。在此图中，ATG16L1 着色为紫色，ATG5 为蓝绿色，ATG12 为橄榄色，ATG3 为粉红色。D. ATG3/ATG12/ATG5/ATG16L1 复合物的整体架构的示意图。颜色配色与 C. 一致

第三节　介导自噬体转运相关蛋白的结构生物学研究进展

自噬囊泡在空间上的运输对于自噬体的成熟至关重要。迄今，只有少数几个参与自噬囊泡在细胞内转运的蛋白被确认，如 FYCO1、驱动蛋白 KIF5B 和 JIP1 蛋白。目前对

于这些蛋白的结构和机制研究才刚刚开始，下面将总结目前已知的与 FYCO1 相关的结构数据。

FYCO1 蛋白

FYCO1 蛋白是一种重要的自噬脚手架蛋白，与驱动蛋白 KIF5B 一起介导自噬体沿微管的正向运输过程。从结构域组成来看，FYCO1 含有一个 N 端的 RUN 结构域，中间区域含有多个 coiled-coil 结构域和一个 FYVE 结构域，C 端含有一个可以结合 ATG8 家族蛋白的 LIR 基序和一个功能未知的 GOLD 结构域（图 15-19A）。FYCO1 蛋白和 ATG8 家族蛋白间的相互作用与之前已报道的其他自噬受体（如 SQSTM1/P62、NBR1、OPTINEURIN 和 CALCOCO2/NDP52）和 ATG8 家族蛋白间的相互作用方式不同，后者选择性地与分布于自噬体内膜上的 ATG8 结合，而前者则选择性地与分布于自噬体外膜上的 ATG8 结合。近期，相关的结构生物学研究工作系统地阐述了 FYCO1 的 LIR 与 ATG8 家族蛋白之间的相互作用，发现 FYCO1 可以选择性地结合 ATG8 家族成员，其中与 LC3A 和 LC3B 的相互作用最强（Cheng et al.，2016）；通过解析 LIR 与 LC3A 的复合

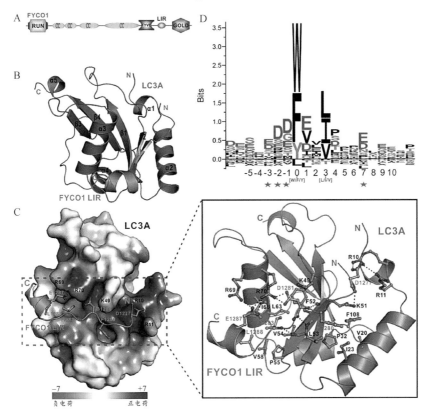

图 15-19　FYCO1 的 LIR 基序与 LC3A 相互作用的机制透视

A. YCO1 蛋白的结构域组成。B. YCO1 的 LIR 基序结合 LC3A 的复合物的整体结构（PDB 条目 5CX3）。C. FYCO1 的 LIR 基序与 LC3A 之间的详细相互作用。其中参与的氢键相互作用以虚线表示。D. 列标识展示目前已知的 43 个 LIR 基序的多序列比对结果。对于这 43 个 LIR 基序的分析不仅验证了核心共有序列［W/F/Y］xx［L/I/V］和位于疏水 LIR 核心序列前端的带负电的氨基酸残基，而且揭示了 C 端距离核心芳香类氨基酸残基（W/F/Y）第 7 位出现带负电荷氨基酸残基是非常普遍的

物结构，不仅揭示了 FYCO1 结合不同 ATG8 家族蛋白的选择性机制（图 15-19B 和图 15-19C），而且阐明了一种新颖且普遍的 LIR 基序结合 ATG8 家族蛋白的作用模式，即除了核心序列 $\Theta x x \Gamma$［其中 Θ 代表芳香族氨基酸残基（W/F/Y），Γ 代表疏水性氨基酸残基］和 LIR 核心基序 N 端带负电荷的氨基酸之外，LIR 核心基序 C 端的几个氨基酸位点对于含有 LIR 基序的蛋白与 ATG8 家族蛋白相互作用的选择性也是非常重要的（图 15-19D）。至于驱动蛋白 KIF5B 与 FYCO1 和 JIP1 之间相互作用的机制还需进一步的结构生物学研究去揭示。

第四节　介导自噬体与溶酶体融合相关蛋白的结构生物学研究进展

自噬体成熟后，会与溶酶体融合形成自噬溶酶体，而自噬体包裹的"货物"也会随之被溶酶体内的酶降解，以供循环利用。自噬体与溶酶体的融合通常依赖于特殊的 SNARE 蛋白、拴系蛋白和小 G 蛋白。最新的研究表明，两组自噬 SNARE 复合物 Synatxin17/VAMP8/SNAP29 和 YKT6/Synatxin7/SNAP29 复合物，被认为介导了哺乳动物细胞内的自噬体与溶酶体的融合（Itakura et al., 2012，Matsui et al., 2018）。此外，一些拴系蛋白，如 HOPS 复合物、ATG14、PLEKHM1、TECPR1、BRUCE 和 EPG5，也都参与了自噬体与溶酶体的融合过程。本节将总结目前已知的与这些蛋白相关的结构信息。

一、自噬 SNARE 复合物

膜融合过程主要由 SNARE 蛋白介导。每一个 SNARE 蛋白都包含至少一个特征性的 SNARE 基序，该基序是一段进化上高度保守的、由 60～70 个氨基酸残基组成的序列。当合适的 SNARE 蛋白组合在一起时，它们的 SNARE 基序会自发性地组装成一个极其稳定的四股螺旋的核心复合物。对 SNARE 核心复合物的结构研究表明，它们具有高度的保守性，都是由四股互相缠绕的平行 α- 螺旋组成，每股 α- 螺旋都来自于不同的 SNARE 基序。SNARE 核心复合物的内部中心堆叠有 16 层由来自不同 SNARE 基序的氨基酸残基侧链组成的相互作用界面。除了最中心的"0"层面，其他层的相互作用界面均是高度疏水的。而"0"层面是由 3 个高度保守的谷氨酰胺残基侧链和 1 个高度保守的精氨酸残基侧链组成的亲水界面。相应的，SNARE 蛋白被分为 Qa-SNARE、Qb-SNARE、Qc-SNARE、R-SNARE 蛋白。不同的 SNARE 蛋白分别定位于不同的供体膜和受体膜上，依靠其组装形成 SNARE 复合物时释放的能量驱动膜的融合过程。

2012 年，Mizushima 团队发现 SNARE 蛋白 Synatxin17（Qa-SNARE）、SNAP29（Qbc-SNARE）和 VAMP8（R-SNARE）介导哺乳动物细胞中自噬体与溶酶体的融合（Itakura et al., 2012）。具体地说，胞质中的 Synatxin17 被招募至闭合的自噬体外膜上，进一步招募胞质中的 SNAP29 后，两者与定位于溶酶体膜上的 VAMP8 结合，促进自噬体与溶酶体的融合。Synatxin17 的 N 端含有一个 Habc 结构域，随后是一个 Qa-SNARE 基序，紧接着是其 C 端由两个独特的、串联的穿膜结构域形成的发卡结构，该发卡结构对于 Synatxin17 定位于自噬体是至关重要的（图 15-20A）。SNAP29 含有一个短的 N 端区域、一个 Qb-SNARE 基序、一个中间的连接区域（linker）和一个位于 C 端的 Qc-SNARE 基序（图 15-20A）。由于 SNAP29 的连接区域没有半胱氨酸残基，SNAP29 不能通过连接区域中的半胱氨酸残基的棕榈酰化修饰来锚定至膜上。通常认为 SNAP29 是通过与 Synatxin17 的相互作用被募集至自噬体上的。溶酶体 SNARE 蛋白 VAMP8 含有一个 R-SNARE 基序、一个 C 端的穿膜结构域（TMD）（图 15-20A）。最近的结构研究表明，Synatxin17/VAMP8/SNAP29 核心 SNARE 复合物形成四股平行的 α- 螺旋束结构（图 15-20B）（Diao et al., 2015）。其中，Synatxin17 和 VAMP8 各贡献一股 α- 螺旋，而 SNAP29 贡献两股 α- 螺旋。Synatxin17/VAMP8/SNAP29 核心 SNARE 复合物的整体结构与目前已知的神经 SNARE、早期内涵体 SNARE、晚期内涵体 SNARE 和酵母 SNARE 复合物结构呈现高度的相似性，尽管它们的序列相似性程度非常低（Diao et al., 2015）。

最近有报道表明，另一组由 Syntaxin7（Qa-SNARE）、SNAP29（Qbc-SNARE）和 YKT6（R-SNARE）组成的 SNARE 复合物也参与自噬体与溶酶体的融合（Matsui et al., 2018）。其中，Syntaxin7 位于溶酶体上，而 YKT6 定位于成熟的自噬体上。YKT6 的 N 端含有一个 Longin 结构域，接着是一个 R-SNARE 基序（图 15-20C）。YKT6 没有穿膜结构域，它依靠酯基化修饰锚定至膜上。尤为特殊的是，YKT6 的 C 端的 CCA Ⅱ 基序的

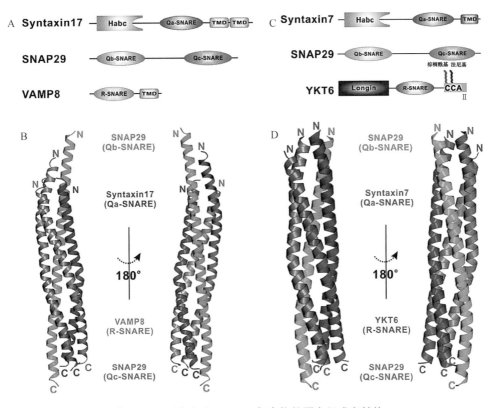

图 15-20　两个自噬 SNARE 复合物的蛋白组成和结构

A. Syntaxin17、SNAP29 和 VAMP8 的结构域组成示意图。B. Syntaxin17/SNAP29/VAMP8 核心 SNARE 复合物整体结构的丝带展示图（PDB 条目 4WY4）。C. Syntaxin7、SNAP29 和 YKT6 的结构域组成示意图。D. Syntaxin7/SNAP29/YKT6 核心 SNARE 复合物整体结构的丝带展示图

第一个半胱氨酸残基会被棕榈酰化修饰，第二个半胱氨酸残基会被法尼基化修饰（图 15-20C）。Syntaxin7 的 N 端有一个 Habc 结构域，接着是一个 Qa-SNARE 基序和一个 C 端的 TMD（图 15-20C）。有趣的是，在果蝇中的研究表明，果蝇与哺乳动物不同，YKT6 通过其 C 端的酯基修饰锚定在溶酶体上，并可与 SNAP29 和 Syntaxin17 形成 SNARE 复合物，但是 YKT6 会被 VAMP7 从该 SNARE 复合物上竞争下来，表明 YKT6 可以作为一个非典型的调控 SNARE 蛋白参与自噬体和溶酶体的融合过程。在酵母中，YKT6 定位于自噬体上，与位于液泡上的 Q-SNARE 蛋白 Vam3、Vam7 和 Vti1 组装成 SNARE 复合物，并介导自噬体与液泡的融合。最近通过解析 Synatxin7/SNAP29/YKT6 核心 SNARE 复合物的晶体结构发现，与典型的 SNARE 复合物结构类似，该复合物也形成了四股螺旋束的结构（图 15-20D）。两组自噬相关 SNARE 复合物的整体结构非常相似。然而，目前尚不清楚为什么在哺乳动物的自噬体和溶酶体的融合过程中需要两组 SNARE 复合物的参与。

二、介导自噬体与溶酶体融合的拴系蛋白

（一）HOPS 复合物

HOPS 复合物由 VPS33、VPS16、VPS11、VPS18、VPS39 和 VPS41 组装而成（图 15-21A），其在进化上高度保守，可以拴系含有小 G 蛋白 Rab7 的囊泡膜。研究表明，HOPS 复合物可以作为一个关键的拴系因子介导自噬体与溶酶体的融合过程。特别是 HOPS 复合物的亚基 VPS33A 可以直接与 Syntaxin17 相互作用，因此饥饿时 HOPS 复合物会被招募至 Synatxin17 阳性的自噬体上。重要的是，HOPS 复合物亚基，如 VPS33A、VPS16 或 VPS39 的敲除会导致 Synatxin17 和 LC3 阳性的自噬体的聚集，并且阻塞自噬流，表明 HOPS 可通过 Synatxin17 促进自噬体和溶酶体的融合。最近的结构研究分别解析了酵母 VPS33/VPS16 亚复合物结合 Vam3（Qa-SNARE）的 SNARE 基序和 Nyv1（R-SNARE）的 SNARE 基序的复合物结构（图 15-21B 和图 15-21C）（Baker et al., 2015）。结构分析表明，VPS33 可以通过精确地定位和对准 SNARE 蛋白来促进 SNARE 复合物的组装（图 15-21D）。但是，在哺乳动物中，HOPS 复合物如何结合自噬 SNARE 蛋白的机制仍不清楚。

（二）PLEKHM1

PLEKHM1 是哺乳动物细胞中一种广泛表达的蛋白，它最早作为 Rubicon 的同源蛋白被发现。敲除 Plekhm1 基因会抑制细胞自噬过程，并导致细胞中自噬底物和 LC3B-Ⅱ聚集及自噬溶酶体的减少。PLEKHM1 的 N 端含有一个 RUN 结构域，其可直接结合 HOPS 的亚基 VPS39，中部区域有两个 PH 结构域，其间含有一个典型的 LIR 基序，C 端含有一个 C1 结构域（图 15-22A）。PLEKHM1 可通过其 PH2 结构域和 C1 结构域与 GTP 结合的 Rab7 发生相互作用。过去的结构研究表明，PLEKHM1 的 LIR 基序采取经典的结合模式与自噬体外膜上的 ATG8 家族蛋白发生相互作用（图 15-22B）（McEwan et al., 2015）。因此，PLEKHM1 可通过结合 ATG8 家族蛋白、Rab7 和 HOPS 复合物，桥接自噬体和溶酶体，从而促进两者的融合。

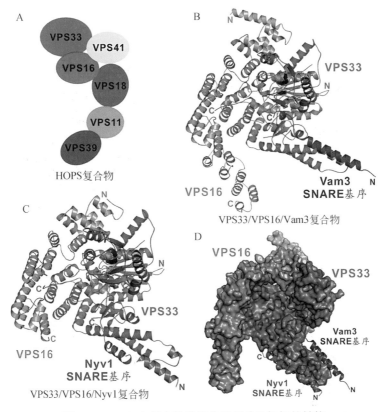

图 15-21　HOPS 复合物的组分及相关已解析的结构

A. HOPS 复合物的组分及其排布示意图。B. 酵母 VPS33/VPS16 亚复合物结合 Vam3（Qa-SNARE）的 SNARE 基序的复合物整体结构的丝带展示图（PDB 条目 5BUZ）。其中，VPS33 着色为绿色，VPS16 为橙色，Vam3 的 SNARE 基序为紫色。C. VPS33/VPS16 亚复合物结合 Nyv1（R-SNARE）的 SNARE 基序的复合物整体结构的丝带展示图。D. Vam3 和 Nyv1 的 SNARE 基序同时结合 VPS33 的结构模型

（三）TECPR1

TECPR1 最开始被认为通过与 ATG5 相互作用而参与自噬网络。在缺乏 TECPR1 的细胞中，自噬流受损，自噬体及其降解的底物会聚集。对 TECPR1 的结构域分析表明，TECPR1 含有 9 个 β- 螺旋桨式的重复区域（TECPR），一个 AIR（ATG12-ATG5 相互作用区域）基序，一个 PH 结构域和两个 dysferlin 结构域（DysF）（图 15-22A）。TECPR1 可通过其 PH 结构域结合 PI3P，该结合过程受 ATG12-ATG5 连接体的调控，并对于 TECPR1 自噬功能的发挥至关重要。特别是在正常状态下，TECPR1 的 AIR 基序与 PH 结构域折叠在一起，导致 PH 结构域与 PI3P 分子的结合位点被封闭。但是，在自噬体成熟过程中，ATG12-ATG5 连接体可结合位于溶酶体上的 TECPR1 的 AIR 基序，并释放出 TECPR1 的 PH 结构域。被释放的 PH 结构域随后可以结合位于自噬体膜上的 PI3P 分子，从而栓系自噬体与溶酶体，促进两者的融合。已解析的 TECPR1 AIR 结合 ATG5 的复合物结构表明，TECPR1 的 AIR 基序主要形成一段延伸的 α- 螺旋（图 15-22C），占据 ATG5 上结合 ATG16 的位点（图 15-22D）（Kim et al.，2015）。因此，TECPR1 和 ATG16L1 在结合 ATG12-ATG5 连接体时是相互竞争、相互排斥的关系。但是，TECPR1

的 AIR 基序如何调控 PH 结构域结合 PI3P 能力的具体机制仍然未知，因此需要更多关于 TECPR1 全长或相关结构域的结构信息。

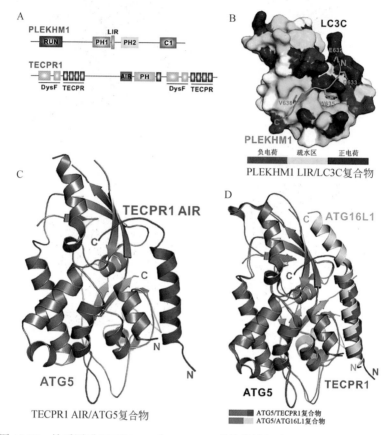

图 15-22　栓系因子 PLEKHM1 和 TECPR1 的结构域组成和相关已解析的结构

A. PLEKHM1 和 TECPR1 的结构域组成。B. PLEKHM1 LIR/LC3C 复合物结构的丝带－球棍模型及表面展示图（PDB 条目 5DPW）。C. TECPR1 AIR/ATG5 复合物整体结构的丝带展示图（PDB 条目 4TQ1）。D. ATG5/TECPR1 AIR 复合物与 ATG12/ATG5/ATG16L1 复合物结构（PDB 条目 3H8D）中的 ATG5/ATG16L1 亚复合物的结构比较

小　　结

　　细胞自噬，尤其是哺乳动物的细胞自噬，是一个令人振奋和迅猛发展的领域。前期基于遗传学和功能的研究已确认了大量在自噬过程中发挥关键作用的蛋白。对这些自噬相关蛋白及复合物的结构研究揭示了许多参与调控自噬各个阶段的蛋白发挥功能的结构基础和分子机制。这些已有的结构信息为感知细胞营养和能量水平的 mTOR 复合物和 AMPK 的组装、产生 PI3P 的 PI3KC3 复合物的形成、给自噬体的产生与成熟提供膜连接平台的 ATG8 和 ATG12 类泛素连接体系、介导自噬体与溶酶体融合的 SNARE 复合物的组装提供了前所未有的分子机制方面的洞悉。然而，在自噬过程的各个阶段，仍有许多有趣且至关重要的问题有待被解答。例如，整个 ULK1 复合物是怎样组装并被调控的？上游的 mTOR 复合物和 AMPK 是怎样结合并激活 ULK1 复合物的？被激活的 ULK1 复合

物是怎样有序地将信号传递至下游的 PI3KC3 复合物、PI3P 结合蛋白及两个自噬的类泛素连接体系的？栓系因子怎样结合自噬 SNARE 复合物以促进自噬体与溶酶体融合的？可以明确的是，这些重要的机制方面的问题可以被更进一步的结构研究所解决。此外，最新研究表明，细胞内存在大量的由不同的自噬受体蛋白介导的选择性自噬过程。对于这些选择性自噬过程的调控及相关的分子机制目前仍然知之甚少，亟须进行基于结构生物学的机制研究。

（中国科学院上海有机化学研究所　潘李锋　刘建平　周子璇）

参 考 文 献

BAKER R W，JEFFREY P D，ZICK M，et al.，2015. A direct role for the Sec1/Munc18-family protein Vps33 as a template for SNARE assembly［J］. Science，349：1111-1114.

CHEN X，LIU M，TIAN Y，et al.，2018. Cryo-EM structure of human mTOR complex 2［J］. Cell Res，28：518-528.

CHENG X F，WANG Y L，GONG Y K，et al.，2016. Structural basis of FYCO1 and MAP1LC3A interaction reveals a novel binding mode for Atg8-family proteins［J］. Autophagy，12：1330-1339.

DIAO J，LIU R，RONG Y，et al.，2015. ATG14 promotes membrane tethering and fusion of autophagosomes to endolysosomes［J］. Nature，520：563.

HONG S B，KIM B W，KIM J H，et al.，2012. Structure of the autophagic E2 enzyme Atg10［J］. Acta Crystallogr D Biol Crystallogr，68：1409-1417.

HONG S B，KIM B W，LEE K E，et al.，2011. Insights into noncanonical E1 enzyme activation from the structure of autophagic E1 Atg7 with Atg8［J］. Nat Struct Mol Biol，18：1323-1332.

ITAKURA E，KISHI-ITAKURA C，MIZUSHIMA N，2012. The Hairpin-type tail-anchored SNARE syntaxin 17 targets to autophagosomes for fusion with endosomes/lysosomes［J］. Cell，151：1256-1269.

KAISER S E，MAO K，TAHERBHOY A M，et al.，2012. Noncanonical E2 recruitment by the autophagy E1 revealed by Atg7-Atg3 and Atg7-Atg10 structures［J］. Nat Structural Mol Biol，19：1242-1249.

KIM J H，HONG S B，LEE J K，et al.，2015. Insights into autophagosome maturation revealed by the structures of ATG5 with its interacting partners［J］. Autophagy，11：75-87.

LAZARUS M B，NOVOTNY C J，SHOKAT K M，2015. Structure of the human autophagy initiating kinase ULK1 in complex with potent inhibitors［J］. ACS Chem Biol，10：257-261.

MA M，LIU J J，LI Y，et al.，2017. Cryo-EM structure and biochemical analysis reveal the basis of the functional difference between human PI3KC3-C1 and-C2［J］. Cell Res，27：989-1001.

MATSUI T，JIANG P，NAKANO S，et al.，2018. Autophagosomal YKT6 is required for fusion with lysosomes independently of syntaxin 17［J］. Cell Biol，217：2633-2645.

MCEWAN D G，POPOVIC D，GUBAS A，et al.，2015. PLEKHM1 Regulates Autophagosome-Lysosome Fusion through HOPS Complex and LC3/GABARAP Proteins［J］. Mol Cell，57：39-54.

METLAGEL Z，OTOMO C，TAKAESU G，et al.，2013. Structural basis of ATG3 recognition by the autophagic ubiquitin-like protein ATG12［J］. Proc Nat Acad Sci U S A，110：18844-18849.

MICHEL M，SCHWARTEN M，DECKER C，et al.，2015. The mammalian autophagy initiator complex contains 2 HORMA domain proteins [J]. Autophagy, 11: 2300-2308.

NODA N N, SATOO K, FUJIOKA Y, et al., 2011. Structural Basis of Atg8 Activation by a Homodimeric E1, Atg7 [J]. Molecular Cell, 44: 462-475.

OTOMO C, METLAGEL Z, TAKAESU G, et al., 2013. Structure of the human ATG12 similar to ATG5 conjugate required for LC3 lipidation in autophagy [J]. Nat Struct Mol Biol, 20: 59-66.

RASMUSSEN M S, MOUILLERON S, SHRESTHA B K, et al., 2017. ATG4B contains a C-terminal LIR motif important for binding and efficient cleavage of mammalian orthologs of yeast Atg8 [J]. Autophagy, 13: 834-853.

ROSTISLAVLEVA K, SOLER N, OHASHI Y, et al., 2015. Structure and flexibility of the endosomal Vps34 complex reveals the basis of its function on membranes [J]. Science, 350: aac7365.

SATOO K, NODA N N, KUMETA H, et al., 2009. The structure of Atg4B-LC3 complex reveals the mechanism of LC3 processing and delipidation during autophagy [J]. EMBO J, 28: 1341-1350.

SUGAWARA K, SUZUKI N N, FUJIOKA Y, et al., 2005. Structural basis for the specificity and catalysis of human Atg4B responsible for mammalian autophagy [J]. J Biol Chem, 280: 40058-40065.

SUZUKI H, KAIZUKA T, MIZUSHIMA N, et al., 2015. Structure of the Atg101-Atg13 complex reveals essential roles of Atg101 in autophagy initiation [J]. Nat Struct Mol Biol, 22: 572-580.

TURCO E, WITT M, ABERT C, et al., 2019. FIP200 claw domain binding to p62 promotes autophagosome formation at ubiquitin condensates [J]. Mol Cell, 74 (2): 330-346.

XIAO B, SANDERS M J, CARMENA D, et al., 2013. Structural basis of AMPK regulation by small molecule activators [J]. Nat Commun, 4: 3017.

XIAO B, SANDERS M J, UNDERWOOD E, et al., 2011. Structure of mammalian AMPK and its regulation by ADP [J]. Nature, 472: 230-233.

YAMAGUCHI M, MATOBA K, SAWADA R, et al., 2012a. Noncanonical recognition and UBL loading of distinct E2s by autophagy-essential Atg7 [J]. Nat Struct Mol Biol, 19: 1250-1256.

YAMAGUCHI M, NODA N N, YAMAMOTO H, et al., 2012b. Structural insights into Atg10-mediated formation of the autophagy-essential Atg12-Atg5 conjugate [J]. Structure, 20: 1244-1254.

YANG H, JIANG X, LI B, et al., 2017. Mechanisms of mTORC1 activation by RHEB and inhibition by PRAS40 [J]. Nature, 552: 368-373.

YANG H, RUDGE D G, KOOS J D, et al., 2013. mTOR kinase structure, mechanism and regulation [J]. Nature, 497: 217-223.

YANG H, WANG J, LIU M, et al., 2016. 4.4 A Resolution Cryo-EM structure of human mTOR Complex 1 [J]. Protein Cell, 7: 878-887.

第三篇
自噬的基本生物学功能

第十六章 自噬与细胞能量代谢

自噬是细胞内一系列严格调控的分解代谢过程，受损的细胞质成分被输送到溶酶体中进行降解，降解产物用于产生能量和补充细胞内代谢库，帮助蛋白质合成更新等过程。自噬的基本功能包括调控细胞能量代谢、维持细胞内环境的稳态和代谢更新等。真核细胞能量代谢稳态的调节是通过平衡营养物质（包括蛋白质、脂类、糖类等）的合成和降解来实现的。基础性自噬主要功能是降解胞内长寿蛋白（long-lived protein）、移除受损或者老化的细胞器（Galluzzi et al., 2014）。

自噬大致分为三类：巨自噬、微自噬和分子伴侣介导的自噬（CMA）。巨自噬是形成双膜结构囊泡的自噬小体，吞噬细胞质蛋白质和细胞器；这些自噬小体与溶酶体融合，将包裹的内容物降解。微自噬是指溶酶体或内体膜的内陷，导致底物直接吞噬，随后被溶酶体蛋白酶降解。分子伴侣介导的自噬并不将待降解靶蛋白限制在囊泡内，而是通过细胞质中的分子伴侣如热休克同源 70kDa 蛋白（heat shock cognate protein 70kDa，HSC70）识别带有类似 KFERQ 的五肽蛋白基序的靶蛋白；HSC70 再通过溶酶体相关膜蛋白 2A（LAMP2A）受体将这些靶蛋白跨溶酶体膜转运到溶酶体腔中（参见第二十章）。尽管这三类自噬过程在不同情境下发挥重要功能，但三类自噬发生的每个阶段都需要三磷酸腺苷（adenosine triphosphate，ATP）的合成和利用，也都在维持细胞能量代谢稳态中起到调控作用。在以下的内容中将使用自噬来指代巨自噬。

在细胞自噬过程中，随着隔离膜的产生和延伸，蛋白、细胞器等自噬底物被包裹进入双层膜结构，形成自噬小体，自噬小体与溶酶体融合形成自噬溶酶体。由于溶酶体内存在多种水解酶，如酯酶、蛋白酶、糖苷酶和核苷酸酶等，自噬溶酶体所包裹的内容物经由相关水解酶降解，产生如氨基酸、糖类、脂类等降解产物。这些产物被重新利用，进入细胞代谢循环。一方面，在能量缺乏情况下，降解产物参与分解代谢，如糖酵解、三羧酸循环、β-氧化、氧化磷酸化等，为机体提供 ATP。具体地说，当细胞处于低营养或低能量状态时，细胞自噬水平增高。通过选择性或非选择性自噬（参见第一章）水解蛋白质和细胞器等，动员胞内营养物质，产生氨基酸、糖类、脂类等物质，为处于饥饿状态的细胞的提供能量。一个非常经典的例子是自噬相关基因（ATG）的敲除，如 *Atg5* 或 *Atg7* 敲除的新生小鼠如果不接受哺乳，与野生型相比，出生后较短时间内就会死亡。这是由于基因的缺失使自噬小体无法形成，也就无法通过降解细胞器、蛋白质等为新生小鼠提供生存所需能量。而这种自噬缺陷的基因敲除小鼠出生后尽快接受哺乳，即可延长其存活时间。另一方面，降解产物参与蛋白质的生物合成又是一个能量消耗过程。从本质上讲，不管是基础性自噬还是诱导性自噬，都是控制细胞能量代谢平衡的动态过程。进化论的观点认为，自噬是从"为原始单细胞生物度过能量危机提供营养"这一古老的机制进化而来。在多细胞生物中，单一细胞类型或组织内部的自噬可以突破局部界限，影响周围组织或器官的代谢平衡。因而，自噬不仅调控单一细胞内部能量稳态，也对机体整体的能量稳态产生深刻影响。以正常人体为例，为了维持稳态平衡，自噬降解过程也同时伴随新的生物大分子的合成，而合成过程则需要消耗大量的能量。在蛋白质合成过程中，每形成一个肽键需要消耗四个高能磷酸键：两个用于 tRNA 装载氨基酸，两个用于在核糖体中形成蛋白质肽键。在生理条件下，假设每摩尔 ATP 水解平均释放 50kJ 的能量，那么每合成 1g 蛋白质需要消耗 1.8kJ 能量。这对于一个正常的人体来说，意味着每重新合成 10% 的蛋白质，就要消耗大约 2000kJ 的能量，这差不多是每日能量摄入的 20% 左右。由此估量，哺乳动物每日摄取的能量中，都有一定部分会应用于重新合成自噬所降解的分子和细胞结构。动物实验也证实，在小鼠中敲除选择性自噬接头蛋白 p62［sequestosome 1（SQSTM1）/p62，具有携带各种生物大分子到自噬小体的功能］，可导致能量消耗下降及肥胖（Kaur et al.，2015）。

综上，物质能量代谢、自噬与细胞命运决定之间存在复杂的关联，这种关联受到遗传、环境等多种因素精密的调控和（或）反馈调节。这种复杂作用关系和内在分子机制是当前细胞自噬研究领域的热点问题。本章将对能量代谢与自噬之间的相互调控关系，以及自噬在细胞命运决定中的作用加以综述。

第一节　自噬与糖代谢

线粒体是真核细胞能量产生的重要场所，将细胞的各种能量形式转化为通用"能量货币"，即 ATP。线粒体中产生 ATP 的过程称为氧化磷酸化。糖类物质通过糖酵解、糖原分解等途径产生乙酰辅酶 A 进入线粒体，再进行三羧酸循环产生 ATP 和还原当量，如还原型烟酰胺腺嘌呤二核苷酸（nicotinamide adenine dinucleotide，NADH）。在电子传递链中，NADH 将电子通过一系列氧化还原反应，向具有更大还原电位的蛋白复合体传递，最后传递给氧分子 O_2。H^+ 通过 ATP 合酶回流至线粒体基质，驱动 ADP 磷酸化生成 ATP。糖类物质是能量供给最迅速和直接的来源。然而，当外界糖类供给不足时，合成的 ATP 无法满足细胞生存所需，细胞是否会通过其他途径为分解代谢提供额外底物以产生 ATP 呢？本节将围绕糖类代谢与自噬之间的关联，从线粒体呼吸链、活性氧、糖酵解、糖原分解、氧化分解及糖类合成调控等角度展开阐述。

一、自噬与呼吸链

与老年动物相比，较年轻和较健康的动物细胞中长寿蛋白质的半寿期（基础自噬的良好替代指标）较短，表明在较年轻和较健康的细胞中基础自噬活动通常较高。这提出了一个有趣的问题：什么决定了细胞中基础自噬的活跃程度？显然，线粒体氧化磷酸化是 ATP 最重要的来源。线粒体功能完整性，特别是线粒体呼吸链活性，是自噬活性的重要决定因素。线粒体呼吸缺陷显著降低酵母和哺乳动物细胞的自噬水平。

（一）自噬调节与氧化磷酸化

一般情况下，用线粒体抑制剂处理细胞后观察到的典型结果是 ATP 水平降低，

AMPK 的激活、mTOR 的失活,以及自噬的诱导增加。然而有研究发现,低浓度(5～10nmol/L)抗霉素 A(一种线粒体复合体Ⅲ的特异性抑制剂)处理反而可以有效减少基础自噬和雷帕霉素诱导的自噬。这种自噬抑制作用是线粒体复合体Ⅲ特异性的:其他线粒体复合体的抑制剂不产生相同的效果;抗霉素 A 的结构类似物如果不具有抑制复合体Ⅲ的功能,则不能抑制自噬;而结构与抗霉素 A 不同但抑制复合体Ⅲ的化合物,也同样表现出抑制自噬活性的作用。以上研究表明线粒体复合体Ⅲ是一个重要的"调谐器",可以正调节基础自噬和诱导的自噬,是联系基础自噬活动与细胞能量通量的关键分子(Ma et al.,2011)。

然而,最近也有利用呼吸链抑制剂的研究显示了不同结果:除复合体Ⅲ外,复合体Ⅰ抑制剂(鱼藤酮、二氨基嘧啶的衍生物 aumitin 等)、复合体Ⅳ抑制剂寡霉素及解偶联剂碳酰氯 -4- 三氟甲氧基苯腙〔carbonyl cyanide 4-(trifluoromethoxy)phenylhydrazone,FCCP〕都能够抑制细胞自噬。这表明线粒体呼吸链上的氧化磷酸化与细胞自噬之间存在紧密关联,而这种关联可能与 ROS 的产生及氧化胁迫有关。以上多个研究关于细胞内氧化磷酸化途径四个复合体及自噬活性的结论虽然不尽相同,但都指向一个重要观点,即细胞能量代谢的异常与自噬水平的变化有天然的联系(Robke et al.,2018)。但这种联系是通过何种机制实现的,还需要进一步确证。

NAD 是氧化磷酸化的必需底物,其氧化型为 NAD^+,还原型为 NADH。营养缺乏导致 NADH 的不断氧化生成 NAD^+ 并积累,进而引发 SIRT 家族组蛋白脱乙酰酶的活化,从而促进自噬。相反,一些 NAD^+ 依赖性酶,如多聚腺苷二磷酸核糖聚合酶 1〔poly(ADP-ribose)polymerase 1,PARP1〕的激活,可以使细胞内 NAD^+ 和 NADH 的水平都降低。SIRT 酶活性严重依赖于 NAD^+ 水平。通过抑制 PARP1 维持内源性 NAD 水平,或者通过人工添加 NAD 前体(如烟酰胺、烟酰胺核糖苷),可以有效地引发 SIRT 激活介导的自噬。因此,NADH 和 NAD^+ 的相对丰度,以及总 NAD 的含量都具有重要的自噬调节作用(Galluzzi et al.,2014)。

(二)自噬调节与活性氧

ROS 通过多种机制在细胞内产生,主要"制造者"是定位于细胞膜、线粒体、过氧化物酶体和内质网中的烟酰胺腺嘌呤二核苷酸磷酸(nicotinamide adenine dinucleotide phosphate,NADPH)氧化酶(NADPH oxidase,NOX)复合体(有 7 种不同的亚型)。线粒体将细胞的各种能量形式转化为 ATP。在正常条件下,一分子 O_2 被还原产生两分子 H_2O;然而,在体外使用分离的线粒体组分进行研究发现有 0.1%～2% 的电子传递,会使氧气过早且不完全地减少,从而产生过氧化氢及超氧化物如氧自由基($\cdot O_2^-$)等。

线粒体来源的 ROS 氧化活性非常高,其氧化的目标分子包括蛋白质、脂类和核酸分子等。正常细胞需要一定量的 ROS 来维持信号转导途径。然而环境胁迫(如营养缺乏、病原生物入侵等)使 ROS 过量产生,造成目标分子的大量氧化、线粒体损伤,进而诱导自噬和前凋亡蛋白表达,激活 p53,最终导致细胞死亡。为了防止死亡,细胞可以激活自噬,降解受损的线粒体来防止过多受损线粒体的聚集,减轻 ROS 造成的损伤,促进细胞的存活(Filomeni et al.,2015)。

需要注意的是，ROS 与自噬的相互作用是受细胞所处的内外环境动态影响的，如氨基酸饥饿和葡萄糖缺失都可以导致自噬，但氨基酸饥饿诱导 H_2O_2 和 O_2^- 的产生，而葡萄糖缺失只诱导 O_2^- 的产生；ROS 诱导的自噬活性也和细胞类型相关，如相同的 H_2O_2 处理条件下，肿瘤细胞或转化的细胞发生自噬依赖的死亡，而小鼠原代星形胶质细胞发生凋亡，其自噬水平并没有显著变化（Lee et al., 2012）。

目前对于 ROS 触发自噬的分子机制还不甚清楚，可能原因是快速变化的 ROS 信号非常不稳定，如超氧化物歧化酶（superoxide dismutase，SOD）催化 O_2^- 产生 H_2O_2 和，H_2O_2 被过氧化氢酶（catalase）或过氧化物酶（peroxidases）转化成 O_2 和 H_2O，而 O_2 又可以被线粒体内膜上的 NOX 转变为 O_2^-，这样就形成了一个 ROS 分子间的循环。在这些分子中，H_2O_2 可能是较稳定的自噬调节信号分子，可以通过直接氧化 ATG4，稳定脂质化 LC3 和 γ- 氨基丁酸受体相关蛋白样 2（γ-aminobutyric acid receptor-associated protein-like 2，GABARAPL2）来调控自噬途径，这也提示线粒体可能提供某种信号促进自噬过程，如来源于线粒体的膜结构就参与了自噬小体的生物合成。但也有不同的实验证实是内质网来源的膜结构参与了自噬小体的形成。酵母菌中的实验证实来源于高尔基体的部分膜结构也可以参与自噬小体的形成。在某些条件下，这样的内膜系统往往也是产生 ROS 的部位，使得 ROS 与自噬过程的联系更加复杂，需要更加细致的机制研究来加以阐明。

二、自噬与糖分解代谢

糖分解代谢，主要包括三羧酸循环、戊糖磷酸途径、糖酵解途径，是机体能量物质代谢的重要途径（图 16-1）。多种机制参与调控能量代谢，自噬正是通过调控中心碳循环维持细胞能量代谢稳态的重要机制之一。一方面，细胞自噬通过降解生物大分子获取代谢底物参与能量代谢，如蛋白质降解（见本章第二节）或糖原分解等。糖原降解生成葡萄糖会影响细胞代谢库，进而改变糖代谢途径的流量。另一方面，能量状态的改变和糖代谢流量的变化也会通过多种途径参与调控细胞自噬。例如，能量感受器蛋白 AMPK 可以感知细胞 ATP 的含量变化，进而通过依赖或非依赖 mTORC1 的信号转导途径调控细胞自噬。由三羧酸循环中间产物 α- 酮戊二酸进一步代谢产生氨，进而调控细胞自噬（见本章第二节）。再如，戊糖磷酸途径和糖酵解途径的相关催化酶甘油醛 -3- 磷酸脱氢酶（glyceraldehyde-3-phosphate dehydrogenase，GAPDH）和葡萄糖 -6- 磷酸（glucose-6-phosphate，G6P）脱氢酶（glucose-6-phosphate dehydrogenase，G6PD）等都参与调控细胞自噬过程。本部分将对自噬与糖代谢之间的相互关联、细胞如何应对葡萄糖缺乏的分子机制，以及细胞自噬对糖原的降解进行详细阐述。

（一）自噬调节与糖酵解

糖酵解途径包括从葡萄糖分子到丙酮酸的 10 步反应。这些串联的生化反应涉及 ATP 的合成和利用，并为随后的氧化分解或无氧酵解提供底物，因而是细胞能量变化的关键环节。糖酵解途径相关酶如己糖激酶（hexokinase，HK）、丙酮酸激酶等都与细胞自噬密切相关。

酶活性的改变影响细胞自噬。HK 是糖酵解途径关键酶，负责催化葡萄糖转化为 G6P，HK 在体内存在至少 4 种亚型，其中表达量较高的 HK1 为常表达蛋白，HK2 则在

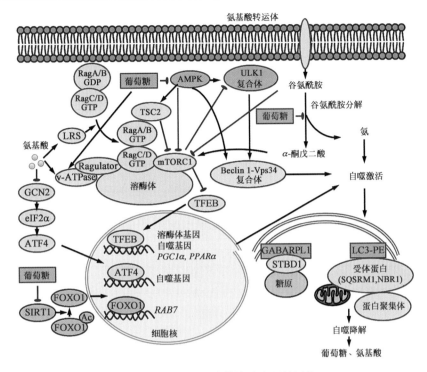

图 16-1 氨基酸和葡萄糖对自噬的调控

在氨基酸充足的条件下，氨基酸分子通过 v-ATPase-Ragulator-Rag 途径或 LRS-Rag 途径激活 mTORC1，继而抑制 ULK1 和 Beclin 1-Vps34 复合体的结合，从而抑制细胞自噬。在氨基酸不足时，这一途径失活并诱导细胞自噬。由 GCN2-eIF2α 介导的 ATF4 激活同样可以诱导细胞自噬。TFEB 可以诱导溶酶体生物发生自噬相关基因的表达。由 FOXO 诱导的谷氨酰胺合成酶所产生的谷氨酰胺通过抑制 mTORC1 转移至溶酶体而诱导自噬发生。另外，谷氨酰胺 也通过产生 α-酮戊二酸（α-KG）抑制细胞自噬。葡萄糖饥饿可以通过转录调控自噬相关基因表达或转录后修饰增加 自噬活性。在葡萄糖剥夺的情况下，氨促进自噬。由细胞自噬产生的葡萄糖和氨基酸为合成 ATP 提供能量，为蛋白 质合成提供原料。LRS，亮氨酰 -tRMA 合成酶

应激状态下诱导表达。目前关于 HK2 在细胞自噬中的功能和机制研究较多。加入葡萄糖类似物 2- 脱氧 -D- 葡萄糖（2-deoxy-D-glucose，2-DG），可竞争性抑制 HK2 活性，降低保护性自噬，增加心肌细胞死亡。相比之下，普遍表达的 HK1 不影响自噬活性（Jiao et al.，2018）。HK2 结构中含有 TOS 基序，可以通过直接结合 mTORC1 复合体中的 Raptor ［mTOR 的调节相关蛋白（regulatory associated protein of mTOR）］，作为诱饵底物抑制 mTORC1 活性，进而增强自噬。HK2 和 mTORC1 的结合与其自身激酶活性无关。通过比较 2-DG、5- 硫代葡萄糖（另一种葡萄糖类似物，竞争性抑制 HK2）对葡萄糖饥饿诱导自噬的影响，发现 HK 所催化反应的底物如果仅被磷酸化但不结合 HK2，则无法进行后续糖酵解反应，会触发 HK2 的自噬激活能力。而完全不能被磷酸化的底物或者是既能正常磷酸化也能被代谢的底物都不会激活 HK2 介导的自噬活性（Roberts et al.，2014）。

在肿瘤细胞中，由于营养相对不足，HK2 被诱导表达，细胞试图增强糖酵解产生 ATP。但随着 HK2 蛋白在 Lys41 残基处被 E3 连接酶肿瘤坏死因子受体相关因子 6（TRAF6）泛素化，泛素化的 HK2 蛋白被自噬受体 SQSTM1/p62 所识别用于选择性降解，从而 HK2 诱导的自噬又可以反过来抑制糖酵解。这一研究表明，在高能量需求细胞如肿瘤细胞中，

细胞更依赖于通过自噬途径提供能量而非正常糖代谢途径。

6- 磷酸果糖 -2- 激酶 / 果糖 -2, 6- 双磷酸酶 4（6-phosphofructo-2-kinase/fructose-2, 6-bisphosphatase 4，PFKFB4）是 4 种双功能激酶 / 磷酸酶（PFKFB1 ～ PFKFB4）之一，兼具催化果糖 -6- 磷酸的磷酸化、生成果糖 -2, 6- 二磷酸（fructose-2, 6-bisphosphate，$F2, 6BP$），以及催化 $F2, 6BP$ 的去磷酸化功能。其产物 $F2, 6BP$ 是最有效的糖酵解途径的变构激活剂。PFKFB4 在癌细胞中高度表达，并且在缺氧条件下可以进一步被诱导表达。该酶促进糖酵解和 ATP 合成，抑制 ROS 的产生，并激活 mTOR 途径，从而抑制细胞自噬（Strohecker et al.，2015）。而另一种亚型 PFKFB3 可定位于细胞质和核中，入核后通过激活 AMPK 通路促进基础自噬及 H_2O_2 诱导的细胞自噬（Yan et al.，2017）。

有趣的是，通过 Tp53 诱导糖酵解和凋亡调节因子（Tp53-induced glycolysis and apoptosis regulator，TIGAR）也可以对糖酵解和自噬进行调控。TIGAR 具有果糖 2, 6- 二磷酸酶活性，可以降低 $F2, 6BP$ 的含量，进而抑制糖酵解途径。在特发性肺纤维化患者的肺部组织中，TIGAR 的表达水平增高，LC3 和 p62 的表达下调、自噬小体数量减少，自噬流减弱，说明 TIGAR 与自噬呈负相关。在饥饿处理的 HeLa 细胞中 TIGAR 被激活，可降低 ROS 的水平并抑制细胞自噬。因而，通过 TIGAR 调控细胞自噬水平是癌症等常见代谢相关疾病的重要潜在治疗方式。

另一种糖酵解途径的关键酶丙酮酸激酶（pyruvate kinase，PK）也与细胞自噬有密切联系。其可变剪接体 M2 亚型（pyruvate kinase M2 isoform，PKM2）的 K305 乙酰化可增加 PKM2 与分子伴侣 HSC70 的相互作用，促进分子伴侣介导的细胞自噬，并促进溶酶体依赖性降解 PKM2，降低 PKM2 酶活性（Lv et al.，2011）。另一方面，PKM1 或 PKM2 的敲降都可降低细胞 ATP 水平，并激活 LKB1-AMPK 通路，进而激活细胞自噬（Prakasam et al.，2017）。

GAPDH 催化甘油醛 3- 磷酸转化为 1, 3- 二磷酸甘油酸，是糖酵解中的一步可逆性的反应。在 HEK293 细胞中，葡萄糖饥饿将导致 GAPDH 与 mTOR 相互作用增加，进而促进细胞自噬。同时，高浓度的葡萄糖则增强 GAPDH 和其底物甘油醛 3- 磷酸的相互作用，进而上调糖酵解途径。在转染了 GAPDH 的 HeLa 细胞中加入孢菌素（staurosporine，一种细胞凋亡的激活剂）处理后，GAPDH 转移到细胞核中并上调 Atg12 的表达，Atg12 是启动细胞自噬小体形成的关键蛋白之一。GAPDH 上调 Atg12 激活细胞自噬，进而起到保护细胞的作用。这种保护作用与糖酵解途径代谢流量增加相关，并且只有当加入 pan-caspase 抑制剂 zVAD 时才出现（Dodson et al.，2013）。在野生型小鼠胚胎成纤维细胞中，H-Ras^{V12} 的表达增加细胞对葡萄糖的摄取及糖酵解途径的代谢流量。而在 Atg5 敲除的小鼠中 H-Ras^{V12} 的表达则降低了葡萄糖的摄取及糖酵解途径的代谢流量。进一步的研究显示，与野生型相比，H-Ras^{V12}Atg5$^{-/-}$ 的小鼠胚胎成纤维细胞对培养环境中的葡萄糖饥饿更为敏感。

丙酮酸是糖酵解途径的最终产物，如果处于有氧状态，则氧化成乙酰辅酶 A 进入三羧酸循环，而如果处于低氧或缺氧状态，则生成乳酸。而催化丙酮酸与乳酸互相转化这一可逆反应的酶——乳酸脱氢酶 B（lactate dehydrogenase B，LDHB）也与细胞自噬相关联。由于肿瘤细胞长期处于低氧状态，其内部有大量乳酸堆积。LDHB 可以催化乳酸和 NAD^+ 转化为丙酮酸、NADH 和 H^+。同时 LDHB 可以通过溶酶体的液泡质子三磷酸腺苷酶（vacuolar H⁺-adenosine triphosphatase v-ATPase），促进 H⁺ 向溶酶体转运即溶酶体酸化，增强癌细胞自噬（Brisson et al.，2016）。

戊糖磷酸途径（pentose phosphate pathway，PPP），也称单磷酸己糖支路，是糖酵解途径的分支，通过提供 NADPH 维持胞内氧化还原稳态。戊糖磷酸途径的第一个酶 G6PD，可以催化 NADPH 的产生。NADPH 对于维持还原型谷胱甘肽（glutathione，γ-L-glutamyl-L-cysteinyl-glycine，GSH）至关重要，还原型谷胱甘肽调控 NOX 介导的过氧化氢和超氧化物的产生，这两者在细胞信号转导和病原清除中发挥重要功能。细胞内活性氧及胞内谷胱甘肽水平的平衡对细胞自噬调控具有重要影响。PPP 正常功能和谷胱甘肽水平对细胞基础自噬维持非常必要，G6PD 表达异常则可以导致细胞自噬失调乃至机体功能紊乱。比如，干扰素 γ 诱导的溶酶体巯基还原酶（interferon-γ-inducible lysosomal thiol reductase，GILT）的缺乏导致成纤维细胞表现出还原型谷胱甘肽（GSH）水平下降，氧化型谷胱甘肽（GSSH）水平上升及细胞自噬程度增加。在 HeLa、HepG2 和 H1299 肿瘤细胞中，饥饿处理可以导致细胞膜上的转运蛋白 ATP 结合盒 C1（ATP-binding cassette C1，ABCC1）将 GSH 排出胞外，引起胞内 GSH 水平降低，而 GSH 水平的降低削弱了 LC3 蛋白的酯化，降低了细胞自噬活性，但在正常表皮细胞是否也存在相同的机制还有待进一步证实。另外，γ- 谷氨酰半胱氨酸连接酶（γ-glutamate cysteine ligase，GCL）是 GSH 合成的限速酶。饥饿诱导下，GCL 的特异性抑制剂丁硫氨酸亚砜胺（buthionine sulfoximine）可以增加 LC3B- Ⅱ 表达。而加入谷胱甘肽乙酯（GSH 供体）则降低 LC3B- Ⅱ 的表达。TIGAR 是重要的细胞代谢和自噬调控蛋白，在削弱糖酵解途径的同时，也增强戊糖磷酸途径代谢流量并提高 GSH 的比例（Dodson et al.，2013）。以上证据都表明 GSH 在调控诱导的细胞自噬中发挥重要作用。

（二）自噬调节与糖氧化分解

真核生物中，乙酰辅酶 A 主要由丙酮酸氧化脱羧和脂肪酸 β- 氧化生成。在细胞中，细胞质中和线粒体中的乙酰辅酶 A 可以相互转换。因为线粒体中的乙酰辅酶 A 主要用于三羧酸循环，水平相对稳定。胞质中的乙酰辅酶 A 则可以作为细胞能量状态的指示剂，同时也是自噬的关键调节分子。例如，低营养条件培养哺乳动物细胞数小时，或者小鼠过夜饥饿后，细胞质中的乙酰辅酶 A 水平显著降低。清除乙酰辅酶 A 可以有效地激活自噬，这可能是因为乙酰辅酶 A 是乙酰转移酶的乙酰基的唯一供体，而翻译后的乙酰化修饰可以调控多种自噬相关蛋白的活性。反过来，在体外培养的细胞和小鼠体内人工补充乙酰辅酶 A 可以抑制饥饿诱导的自噬（Mariño et al.，2014）。

越来越多的证据表明，乙酰化 / 去乙酰化循环在自噬中发挥重要作用。参与乙酰化的酶（赖氨酸乙酰转移酶、组蛋白乙酰转移酶）和脱乙酰化（赖氨酸去乙酰化酶、组蛋白脱乙酰酶）的酶在自噬基因的表观遗传调控及调节自噬相关蛋白的活性中起重要作用。在营养充足条件下，哺乳动物细胞中的乙酰转移酶 p300 直接与 ATG7 相互作用，使自噬蛋白 ATG5、ATG7、ATG8 和 ATG12 乙酰化。在饥饿期间，p300 与 ATG7 解离，这些自噬相关蛋白在 SIRT1 的作用下去乙酰化，从而诱导自噬。同样，最近的研究表明，另一种乙酰转移酶 Esa1p（酵母）及其哺乳动物同源物 TIP60，分别通过调节 LC3 酯化过程和激活 ULK1 复合物参与自噬活性的调控。在饥饿诱导的自噬过程中，Esa1p 乙酰化以激活

Atg3p，促进 Atg8p（哺乳动物 LC3 的酵母同源物）的酯化。在哺乳动物中，TIP60 已经被证明是生长因子（或血清）剥夺诱导的自噬的正调节因子，其中 TIP60 被糖原合成酶激酶 3（glycogen synthase kinase 3，GSK3）磷酸化和激活。活化的 TIP60 与乙酰化且活化的 ULK1 相互作用，以响应生长因子（或血清）饥饿，诱导自噬。总体来说，乙酰化 / 去乙酰化过程是细胞代谢状态、能量水平和细胞外生长因子水平与自噬相关联的重要调节机制（Ha et al.，2015）。

乙酰辅酶 A 是进入三羧酸循环的重要分子，用于产生 ATP 和其他高能量分子，为电子传递链提供动力并维持细胞能量稳态。丙酮酸转化为乙酰辅酶 A 仅发生在线粒体基质中。因此，为进入线粒体基质，丙酮酸需要转运通过线粒体外膜、膜间和内膜。虽然丙酮酸易于穿过线粒体外膜（通过孔蛋白或非选择性通道）和膜间隙，但需要特定的转运蛋白才能将其通过内膜转运到基质中。这些蛋白质被命名为线粒体丙酮酸载体蛋白（mitochondrial pyruvate carrier protein，MPC）1 和 MPC2。MPC1 缺失导致线粒体丙酮酸摄取和氧化缺陷，敲除 MPC1 或 MPC2 会导致某些细胞模型中乙酰辅酶 A 和三羧酸循环中间体的减少。MSDC-0160 是 MPC 的抑制剂，在动物和细胞模型中，该抑制剂可以作用于神经元和神经胶质瘤细胞，通过抑制 mTOR 途径促进细胞自噬缓解神经退行性疾病，如帕金森病的发生（Quansah et al.，2018）。

（三）自噬调节与糖原分解

糖原是细胞内能量储存和快速释放的有效手段，细胞质和自噬泡是两个空间上不同的细胞内糖库。糖原磷解过程是指通过糖原磷酸化酶将胞质中的糖原分解为葡萄糖 -1-磷酸。糖原水解则是将糖原吞入自噬泡中，通过溶酶体酸性 α- 葡萄糖苷酶（lysosomal acid α-glucosidase，GAA）降解，释放非磷酸化的游离 α- 葡萄糖的过程（也被称为糖原自噬），是肝细胞、肌纤维和心肌细胞中糖原磷解的重要替代途径。糖原自噬是维持机体葡萄糖稳态的重要机制，缺氧及其他多种条件都可以激活糖原自噬。糖原自噬活性的改变也与某些疾病，如糖原贮积症 Ⅱ 型（也称 Pompe 病）和糖尿病性心肌病等有关。

在葡萄糖饥饿情况下，细胞除通过糖原磷酸酶和糖原脱支酶进行糖原分解以外，还可以通过糖原自噬进行糖原降解。淀粉结合域蛋白 1（starch-binding domain-containing protein 1，Stbd1）是糖原自噬的受体蛋白，其作用机制与选择性自噬中其他受体蛋白类似。Stbd1 主要分布于肝脏和肌肉即机体储存糖原的主要器官和组织中。体外实验证实 Stbd1可以直接与糖原结合；在大鼠肝脏细胞 FL83B 及大鼠成纤维细胞 Rat-1 中进行的研究表明这种蛋白定位于核周区。在非洲绿猴肾细胞 COS M9 中过表达 Stbd1，发现 Stdb1 聚集于核周，与糖原、内体（endosome）、溶酶体标志分子 LAMP1 及 GABARAPL1 发生共定位。在野生型 Rat1 细胞中过表达 Stbd1，可以导致糖原分子在核周区域大量堆积。葡萄糖饥饿处理后，Rat1 细胞中堆积的糖原消散。以上研究表明 Stdb1 可以与 ATG8 家族成员 GABARAPL1 相互作用并介导糖原运输和锚定到细胞溶酶体膜的过程（Khaminets et al.，2016）。另外，溶酶体酸性糖苷酶也参与糖原自噬。新生儿出生后的急性营养缺乏触发肝脏细胞的自噬，通过降解肝糖原获得葡萄糖。溶酶体甘露糖 -6- 磷酸酶和葡萄糖 -6-磷酸酶调控葡萄糖的磷酸化状态，协助葡萄糖从溶酶体运出。糖原自噬不仅仅局限于肝脏，事实上，糖原自噬异常可能与多种肌肉异常相关，这些被称为自噬性空泡肌病，如

LAMP2 缺乏引起 X 连锁空泡心肌病和肌肉病（也称 Danon 病）。在 Danon 病患者中，糖原颗粒在肌肉中聚集，最终导致心肌病、近端肌无力和智力低下。这种疾病的特殊之处在于尽管有糖原的聚集，但负责糖原降解的溶酶体酸性麦芽糖酶的水平是正常的。另外，葡聚糖的积累也和自噬不足相关。而最近的研究表明，其可能与自噬小体中包裹的内容物（包括糖原）无法顺利转运并和溶酶体融合有关。

三、自噬与糖合成代谢

（一）自噬调节与糖原合成

糖原合成酶激酶 GSK3 可磷酸化糖原合成酶使其失活，进而抑制糖原合成。GSK3 也参与调控细胞自噬。在胰腺癌细胞中，抑制 GSK3 可增强自噬，促进细胞存活，降低细胞凋亡敏感性。用 GSK3 抑制剂快速处理可以导致 TFEB 发生去磷酸化和核定位，而 TFEB 是自噬和溶酶体生成的主要调节因子。GSK3 可以引起 mTOR 相关支架蛋白 Raptor S859 磷酸化，进而调节 mTORC1。抑制 GSK3 可减少 mTOR 和 Raptor 相互作用，导致 p70S6K1 和 ULK1 的磷酸化降低，进而增加自噬。抑制 GSK3β 活性可以引起 AMP/ATP 值增加，激活 AMPK，继而磷酸化 TSC2，抑制 mTORC1，促进自噬发生（Marchand et al., 2015）。

自噬途径受 AMPK 调控，而 AMPK 与糖原合成的关联较为复杂。一方面，糖原可与 AMPKβ1 亚基通过该亚基上的碳水化合物结合模块（carbohydrate-binding module, CBM）结合，通过别构化抑制 AMPK 活性。而这一别构抑制作用依赖于 CBM。CBM 同时也具有异淀粉酶活性，催化糖原分子支链位点的 α-1, 6- 糖苷键水解。在缺乏糖原时，CBM 结构域可与 AMPK α 亚基的激酶结构域紧密结合，而与糖原的结合则可以弱化两个亚基之间的作用，进而降低 AMPK 激酶活性。

另一方面，AMPK 抑制消耗 ATP 的合成代谢途径以保护细胞能量，响应代谢应激。AMPK 通过直接磷酸化和导致乙酰辅酶 A 羧化酶、HMG-CoA 还原酶和 mTORC1 失活来抑制脂肪酸、胆固醇和蛋白质合成。那么 AMPK 是否同样抑制糖原合成途径呢？在无细胞体系中，AMPK 磷酸化糖原合成酶 Ser7 位点，抑制糖原合成酶活性。动物模型进一步证实，AICAR 是一个广泛使用的 AMPK 激活剂，可以引起糖原合酶失活，而在小鼠中敲除 AMPKα2（而非敲除 AMPKα1）可以消除这种失活（Ha et al., 2015）。

然而，一些动物模型实验显示出与 AICAR 处理相反的结果，即 AMPK 活化与糖原积累而非耗竭有关。对这些明显矛盾的结果的推测之一是在慢性 AMPK 活化时，一些其他调节机制的效果可能超过 AMPK 对糖原合成酶的抑制性磷酸化的作用；另一方面，AMPK 可以促进葡萄糖摄取，导致 G6P 水平升高，进而变构激活糖原合成酶活性，导致糖原累积。过表达突变糖原合成酶（R-582A）的转基因小鼠中，该突变糖原合成酶不再被 G6P 变构激活，但保留了完全的催化活性。AICAR 诱导的糖原合成在该突变动物中完全消失。

（二）自噬调节与糖异生

肝脏是进行糖异生的最主要场所。当血糖降低时，肝脏通过糖异生作用产生游离葡萄糖，为肌肉、大脑等重要组织器官提供能量来源。那么，提供足量底物以确保肝脏糖异生过程产生新的葡萄糖是非常重要的。在禁食或不利细胞条件下，自噬溶酶体降解包裹的内容物，从而将寡糖、脂肪酸和氨基酸再循环到细胞质中。禁食动物模型中，肝脏细胞通过自噬降解蛋白质，提供氨基酸底物进行糖异生以维持血糖水平。在具有不同糖酵解表型的肝癌细胞系中，肝糖异生代谢表型和自噬调节机制存在显著差异，如 Hep3B 和 HepG2 都可被 Hank's 平衡盐溶液（HBSS）饥饿处理诱导自噬，但只有 HepG2 表现出糖异生增强。同时，Gep3B 比 HepG2 具有更高的糖酵解活性。研究者认为自噬活性促进了 HepG2 的糖异生作用，进而降低了糖酵解途径的活性，然而其中的分子机制并不明确。另外一个研究显示，在葡萄糖 -6- 磷酸酶（glucose-6-phosphatase，G6PC）α 敲除细胞中，ATP 水平降低，TFEB 的细胞核定位减少。TFEB 是调控自噬相关基因转录的关键转录因子，而 G6PC 是糖异生途径催化游离葡萄糖产生的关键酶。因而这可能是糖异生与细胞自噬联系的关键信号途径之一（Farah et al., 2016）。

葡萄糖代谢与细胞自噬密切相关。在葡萄糖缺乏的条件下，细胞内 ATP 的水平下降，AMP/ATP 值上升，这导致细胞的能量感受器蛋白 AMPK 的激活。AMPK 是调控细胞自噬的重要信号蛋白（详见第四章），正常生理条件下 AMPK 处于失活状态。AMPK 通过依赖或非依赖 mTORC1 的途径调控细胞自噬。激活的 AMPK 磷酸化 Raptor 蛋白，或者磷酸化 TSC2，抑制 Ras 蛋白脑组织同源类似物（Ras homolog enriched in brain，Rheb），进而抑制 mTORC1 的活性并诱导细胞自噬的发生。除此之外，AMPK 还通过非依赖 mTORC1 的途径调控细胞自噬，AMPK 可以直接磷酸化 ULK1 激酶和 Beclin1，并正调控 Vps34/PI3K 的活性，产生 PI3P，进而调控自噬的起始和成熟。

另外，葡萄糖也可以不依赖于 AMPK 而通过 v-ATPase-Regulator-Rag GTPase 复合体增强 mTORC1 活性。与氨基酸类似，有研究表明葡萄糖也可以通过依赖于 Rag 的途径激活 mTORC1。因此，当葡萄糖水平非常低时，细胞可以通过两条途径诱导自噬，一条是和氨基酸调控自噬类似的途径，如前述依赖 mTORC1 的途径；或者与谷氨酰胺降解产生氨参与调控自噬类似，在葡萄糖缺乏条件下，氨基酸代谢产生的氨通过不依赖于 ULK1 和 mTORC1 的途径激活细胞自噬。另一条是不同于氨基酸调控自噬的途径：如心肌细胞中 SIRT1 介导 FOXO1 的去乙酰化、激活及定位到细胞核。激活的 FOXO1 进而诱导小 G 蛋白 Rab7 表达增加，Rab7 介导自噬小体与溶酶体的融合。过表达 Rab7 激活自噬，而敲低 Rab7 可以抑制 FOXO1 诱导的细胞自噬。这表明 Rab7 是 FOXO1 诱导自噬流量增加的充要条件。这种自噬调控的途径不同可归因于不同的细胞类型（如来源于组织的原代细胞对比永生化细胞）或实验设计（如不同的营养缺乏的时间）。

第二节　自噬与蛋白质代谢

蛋白质降解与蛋白质合成一样，是机体蛋白质更新的重要途径。虽然有各种各样的蛋白酶，但是在真核细胞内蛋白质完全降解的分子机制主要有两个，一是泛素化途径，二是细胞自噬途径。泛素化体系是由蛋白酶体对特定的蛋白质进行降解，而细胞自噬是由溶酶体介导的体内过多或异常的蛋白的降解机制，可以降解大多数胞内蛋白。蛋白质在溶酶体的酸性环境中被相应的蛋白酶降解，然后其降解产物如氨基酸等，通过溶酶体膜上的载体蛋白运送至细胞液，补充胞液氨基酸代谢库。

尽管自噬和泛素化途径都可以将蛋白质降解为氨基酸，但只有自噬途径受胞质中氨基酸浓度的调控。许多氨基酸，如谷氨酰胺、亮氨酸、精氨酸、脯氨酸等，都对自噬起到调控作用。因此氨基酸的代谢及外界营养状况对细胞自噬也起到重要的调控作用。一般认为氨基酸摄入过量可能导致机体自噬的抑制，如正常浓度10倍以上的谷氨酰胺可能产生溶酶体毒性并抑制细胞自噬。

细胞自噬所产生的氨基酸，一方面可以作为燃料为细胞提供能量，另一方面可以为蛋白质合成提供原料。蛋白质的合成需要消耗较多能量，成年人每天用于新蛋白质合成的能量大约18kJ（4.3kcal）/kg体重，占基础代谢产生总能量的20%左右。因此，细胞自噬降解蛋白质产生氨基酸与新蛋白质的生物合成这两个过程是动态平衡的，对维持细胞和机体能量代谢稳态，以及应对外界胁迫和环境压力具有重要作用。本节将对自噬途径降解蛋白质、自噬与氨基酸代谢之间关联的分子机制，以及细胞自噬、蛋白质、氨基酸代谢和能量代谢间的关联进行详细阐述（图16-2）。

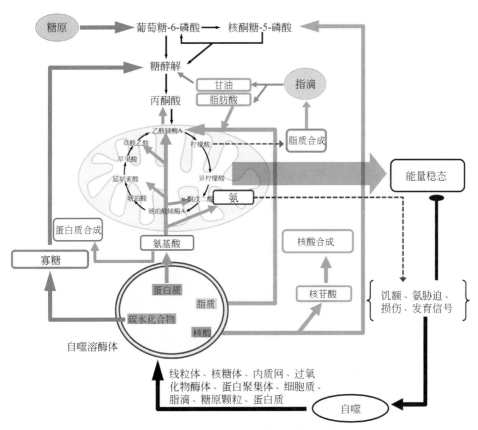

图 16-2 自噬与主要代谢途径的关联

自噬降解蛋白质、脂类、碳水化合物和核酸，生成氨基酸、自由脂肪酸、糖类和核苷，并释放到胞质中进行重新利用。糖类包括葡萄糖在自噬的降解作用下从糖原中释放，并进入戊糖磷酸途径、糖酵解途径或三羧酸循环。核苷用于合成新的核酸，并进入戊糖磷酸途径和进行糖酵解。氨基酸用于合成新的蛋白质或进入中心碳循环以产生 ATP。三羧酸循环的中间产物柠檬酸驱动脂类合成和生物膜的合成。氨基酸代谢中产生的氨是自噬的促进剂。脂质自噬产生的脂肪酸最终产物为乙酰辅酶 A，并由此进入三羧酸循环，支持 ATP 的合成

一、自噬与蛋白质合成和降解

目前自噬相关研究大部分集中于蛋白质降解的功能和机制上。事实上，在很长一段时间内，人们用长寿蛋白的降解速率变化监测细胞自噬的活性。在肝脏细胞，正常情况下自噬每小时降解 1% ～ 1.5% 的总蛋白，而饥饿情况下最高可达到每小时降解 5% 的总蛋白。肝脏细胞中 70% 以上的胞内蛋白降解都是在细胞自噬过程中发生的。小鼠模型实验也验证了这一说法。

自噬降解蛋白的意义有两重：一是利用氨基酸为细胞提供能量；二是保持胞内氨基酸库，维持机体必需蛋白质的正常合成。细胞和动物水平研究都显示，当细胞自噬不足时，蛋白质合成减弱。自噬与蛋白质合成之间的相互调控主要由 mTORC1 所介导。mTORC1 是自噬的主要负调节因子，刺激蛋白质合成（参见第三章）。营养缺乏导致 mTORC1 抑制，诱导细胞自噬，分解部分非必需蛋白质和衰老细胞器，从而提供合成关键蛋白所需的游离氨基酸。酵母细胞在限制氨基酸的情况下，通过细胞自噬维持蛋白质合成。ULK1 是一种丝氨酸 / 苏氨酸激酶，位于自噬的起始复合物中，调节其他自噬因子如 AMBRA、ATG9 和 Beclin 1，从而促进自噬体形成。mTORC1 通过磷酸化 ULK1 的 Ser758 和 Ser638 来抑制其功能，而 AMPK 可磷酸化 ULK1 的 Ser317 和 Ser556 导致其活化。mTORC1 还磷酸化和灭活其他自噬蛋白，包括 AMBRA 和 ATG13。

一些自噬相关蛋白质也可以反馈调节 mTORC1 活性而间接影响蛋白质合成。例如，SQSTM1/p62 将泛素化底物带入自噬体，它与 mTOR、Raptor 和 RAG GTPase 相互作用，感受氨基酸含量改变。一旦自噬体形成，它与溶酶体融合以降解其内容物，从而释放出游离氨基酸，mTORC1 被激活，刺激蛋白质合成而反馈抑制细胞自噬来自我调节。再如，甲基丙酮酸是丙酮酸结构类似物，但可以自由通过细胞膜，作为底物进入三羧酸循环。当铵诱导细胞自噬时，甲基丙酮酸可以结合游离铵，转化为丙氨酸，抑制细胞自噬。

真核生物起始因子（eukaryotic initiation factor，eIF）是蛋白质生物合成的重要组件。其表达水平和（或）活性的变化也会影响自噬。例如，eIF4G1（eukaryotic initiation factor4 gamma 1）水平升高与参与调控细胞存活的 mRNA 的翻译活化具有相关性，并阻止自噬和细胞凋亡。此外，mTOR 和 eIF2α 磷酸化的交叉调节也影响自噬。抑制 mTORC1 可以激活 GCN2，导致 eIF2α 磷酸化，这种激活是磷酸酶 PP6C 依赖性的；eIF2α/ 转录激活因子 4（activating transcription factor 4），ATF4 途径上调许多自噬相关基因的转录，包括 p62、ATG16L、LC3B、ATG12、ATG3 和 Beclin 1。减少 PP6C 可减弱由 mTORC1 抑制所诱导的自噬。

自噬相关 mRNA 的转录后调节也与蛋白质合成相关。HuD 蛋白与 ATG5 mRNA 的 3′-UTR 结合，稳定 mRNA 并增加其翻译。在果蝇中，Orb（脊椎动物 CPEB 同源蛋白质）与 CCR4（C-C chemokine receptor type 4）去腺苷酸酶共同抑制 ATG12 mRNA 的翻译，从而抑制自噬。当取消营养限制时，自噬蛋白编码 mRNA 的去帽反应会使 mRNA 稳定性下降，抑制自噬相关的蛋白质的翻译。但也有实验表明 mRNA 的加帽可能抑制细胞自噬（Lindqvist et al.，2018）。

因此，自噬产生用于蛋白质合成的氨基酸，而蛋白质的合成和更新不断消耗自噬所降解的氨基酸。两种细胞过程通过复杂精密的分子调控机制，共同维持细胞稳态和能量平衡。

二、自噬与氨基酸代谢

氨基酸不仅可以调控自噬过程，也是这一过程的末端产物之一。由自噬溶酶体降解产生的氨基酸可以通过代谢转化用于 ATP 的合成，或参与蛋白质的合成、调控糖异生等。因而，自噬性蛋白质降解功能体现为对能量和营养物质平衡的调控及氨基酸代谢库的维持。在外周组织中，由自噬降解蛋白质可得到一些带有支链的氨基酸和非必需氨基酸。在自噬较弱的新生儿外周血和外周组织中，这两类氨基酸的含量明显较低。在饥饿状态下，自噬降解所产生的氨基酸也为肝脏的糖异生和生酮途径提供底物。在不同饥饿时间内，调控蛋白降解的分子机制不同。在体外培养的细胞中，饥饿 1 小时内主要依靠蛋白酶体系统维持氨基酸。之后由自噬继续降解蛋白质提供氨基酸，这一过程通常在饥饿 6 ～ 8 小时后达到顶峰。事实上，虽然自噬小体在饥饿 24 小时内依然可见，但形成的顶峰是 6 小时左右，之后慢慢下降。当饥饿时间超过 8 小时后，蛋白质的主要降解途径由自噬切换至 CMA。在饥饿 10 ～ 12 小时后，CMA 达到最大程度的上调，并可以保持这一速度至 3 天后，从自噬切换到 CMA 可以使长时间处于饥饿胁迫下的细胞免于降解生存所需基本蛋白质和细胞器。虽然调控这一过程的具体机制尚未完全清楚，但饥饿过程中机体所产生的酮体可以诱导胞内氧化蛋白质的产生。氧化蛋白质是 CMA 的底物，其积累可以进一步诱导 CMA。自噬降解蛋白质是一个自我调控的过程，由于降解产物是氨基酸，因此强行终止自噬降解蛋白质也会破坏蛋白质的质量控制，导致大量异常蛋白的积累，造成蛋白质毒性。事实上，自噬不足与蛋白聚集体的形成密切相关，而这也是蛋白质构象异常的基础，会导致阿尔茨海默病和帕金森病（参见第十八章）。

（一）自噬调节与谷氨酰胺分解

谷氨酰胺分解（glutaminolysis）调控细胞自噬过程。一方面，谷氨酰胺在细胞中被代谢为谷氨酸，在谷氨酸脱氢酶的作用下进一步转化为 α- 酮戊二酸（α-KG）。α-KG 可以刺激 Rag 与 GTP 的结合，导致 mTORC1 的激活和细胞自噬的抑制。但是，对 α-KG 诱导 mTORC1 激活的具体机制还不完全清楚，有研究表明亮氨酸可以激活谷氨酸脱氢酶。另一方面，谷氨酰胺分解过程产生铵，会抑制不依赖于 mTORC1 途径的细胞自噬，其可能的机制是弱碱性的氨中和自噬溶酶体中的 H^+，使得溶酶体中的 pH 升高，减弱其功能（Tan et al.，2017）。

1977 年科学家观察到氨基酸剥夺可以诱导灌注大鼠肝脏中自噬体积累，首次为氨基酸调节自噬提供了证据。此后，研究进一步发现氨基酸对自噬的影响是由 mTOR 介导的。mTORC1 可以感知到谷氨酰胺分解产生的谷氨酰胺和亮氨酸的存在。通过谷氨酰胺分解产生 α-KG 可增加 RAGB（RAG 家族成员）的 GTP 结合形式，进而激活 mTORC1，并使 mTORC1 移至溶酶体表面，从而抑制自噬。

egl-9 家族低氧诱导因子（egl-9 family hypoxia-inducible factor，EGLN）/ 脯氨酰羟化酶的活性对 mTORC1 的 α-KG 依赖性活化是至关重要的。EGLN 是细胞的氧传感器，需要氧和 α-KG 来羟化目标蛋白（HIF）。然而，在正常的条件下，当氧不受限制时，

EGLN 活性严格依赖于细胞内 α-KG 水平。因此，在高谷氨酸分解速率下，α-KG 水平增加，促进 mTORC1 活化和随后的自噬抑制。因此，EGLN 是联系 α-KG 产生和 mTORC1 活化之间的分子机制。然而，谷氨酰胺和 mTORC1 相关细胞自噬之间的相互作用似乎是更复杂的。以往认为由于铵增加溶酶体内 pH，即使在低浓度情况下铵的存在也会抑制而非促进自噬流；最近的研究表明，α-KG 通过涉及乙酰辅酶 A 合成和蛋白乙酰化的并联机制激活 mTORC1 并抑制自噬。此外，尽管谷氨酰胺酶对自噬具有抑制作用，谷氨酰胺酶的副产物铵在自噬中却具有双重作用，在低浓度（2～4mmol/L）下激活自噬，在较高浓度下则抑制自噬。但目前对铵调控自噬的机制在很大程度上仍不清楚。

谷氨酰胺分解与自噬之间另一个联系与 ROS 的产生有关。谷氨酸脱氢酶 1（glutamate dehydrogenase 1，GLUD1）或谷氨酰胺酶（glutaminase，GLS）2 的抑制增加细胞 ROS 水平。由于 GLS 产生的谷氨酸维持 GSH 的合成，GLS 的抑制则可降低 GSH 水平和细胞抵抗 ROS 的能力。GLUD1 水平的降低增加了 ROS 水平，可能是由于 NADPH 和 α-KG 的产生减少。因此，谷氨酰胺分解带来的氧化应激也调控细胞自噬水平。

（二）自噬调节与其他氨基酸代谢

人体必需氨基酸，如亮氨酸和精氨酸，通过上调 mTORC1 的活性抑制细胞自噬。研究表明，缺乏亮氨酸或精氨酸，阻碍 mTORC1 的激活，并导致 mTORC1 的底物 p70S6K1 和 4EBP1 的去磷酸化。进一步的研究表明，只有在 L- 谷氨酰胺存在时，亮氨酸才能激活 mTORC1。在人宫颈癌 HeLa 细胞中，亮氨酸和 L- 谷氨酰胺可以协同激活 mTORC1。细胞中亮氨酸的流入、L- 谷氨酰胺的流出是激活 mTORC1 进而抑制自噬活性的关键。通过使用中性氨基酸转运蛋白成员 5 [solute carrier family 1（neutral amino acid transporter）member 5，SLC1A5] 的抑制剂 L-γ- 谷氨酰基 -p- 硝基苯胺（L-γ-glutamyl-p-nitroaniline，GPNA）处理细胞，以及 SLC1A5、SLC7A5 和 SLC3A2 基因的 RNA 干扰实验，证实 mTORC1 介导的细胞自噬过程受一个复杂的双向系统所调控。这个双向系统包括调控 L- 谷氨酰胺摄入的 SLC1A5，以及运出 L- 谷氨酰胺和运入必需氨基酸如亮氨酸的双向转运蛋白 SLC7A5/SLC3A2（参见第三章）。

在氨基酸充足的条件下，氨基酸分子积聚在溶酶体腔（而非细胞质），并通过氨基酸感受器蛋白复合体 v-ATPase-Regulator-Rag GTPase 将 mTORC1 招募到溶酶体膜。其中 v-ATPase 包含嵌入溶酶体膜内的 V0 和位于溶酶体外的亲水性的 V1 两个亚基，其中 V1 亚基通过某些尚不完全清楚的机制水解 ATP，利用其水解能使 v-ATPase 轴部旋转，使伴随其旋转的 V0 部分转运质子，由细胞质进入溶酶体，使溶酶体内部酸化（Carroll et al.，2015）。

一般来说，mTORC1 的大多数上游信号汇聚于 TSC1-TSC2，这一异源二聚体可负向调控小 G 蛋白家族成员 Rheb，进而抑制 mTORC1 的激活（参见第三章）。然而，氨基酸分子并非通过 Rheb，而是通过另外一种小 G 蛋白 Rag（Rag GTPase）调控 mTORC1 途径。Rag 蛋白家族包括 RagA、RagB、RagC 和 RagD。其中 RagA 和 RagB 之间同源性超过 98%，而 RagC 和 RagD 之间约 87%。人 Rag 蛋白以异源二聚体形式存在，即 RagA/B 中的一种与 RagC/D 中的一种形成二聚体。在氨基酸丰富的条件下，小 G 蛋白 Rag 可以将 mTORC1 招募到溶酶体表面并与之形成蛋白复合体。亮氨酰 -tRNA 合成酶（leucyl-tRNA synthetase，LRS）是小 G 蛋白的激活蛋白，可以激活 Rag，并介导亮氨酸诱导的 mTORC1 的激活并抑制自噬。mTORC1-Rag 复合体的形成依赖于一个被命名为 Regulator 的蛋白复合体，而与生长因子刺激、Rheb 或 mTORC1 本身的活性无关。Regulator 蛋白复合体包括 p18、p14 和 MP1 蛋白（分别由 c11orf59、ROBLD3 和 MAPKSP1 所编码），该三聚体可以将 Rag 锚定到溶酶体。体外的免疫共沉淀实验显示 Ragulator 和 Rag 有直接相互作用。而体内的 RNA 干扰实验显示敲低 p18 或 p14 表达的细胞中，Rag 蛋白无法定位到溶酶体膜上，野生型 p18 的再导入则能够使 Rag 蛋白重新定位于溶酶体。如果在缺失 p18 的细胞中导入突变的 p18，使其靶向至线粒体，则 Rag 也随之定位于线粒体上。这一研究表明，Ragulator 复合体中的 p18 蛋白是将 Rag 蛋白定位于溶酶体的充分条件。进一步研究显示 p18 蛋白的 N 端脂质化修饰，包括肉蔻酰化和棕榈酰化，是其定位于溶酶体的必要条件。另外，p18 蛋白也是保持 Regulator 蛋白复合体中另外两个蛋白成员 p14 和 MP1 定位于溶酶体膜表面的平台。在 mTORC1 被招募到溶酶体膜表面后，小 G 蛋白 Rheb 行使功能，激活 mTORC1，进而抑制细胞自噬。另外，p62 通过与 Rag 的相互作用调控氨基酸诱导的 mTORC1 活性。以上研究表明氨基酸诱导的细胞自噬需要氨基酸转运蛋白、mTORC1、v-ATPase、Rag、Ragulator 等蛋白和蛋白复合体的协同调控。

　　脯氨酸是细胞微环境中丰度最大的氨基酸。胞外基质中 80% 以上都是胶原蛋白，而胶原蛋白 25% 以上的氨基酸基团是脯氨酸或者羟化脯氨酸。脯氨酸脱氢酶/氧化酶（proline dehydrogenase/oxidase，PRODH/POX）是脯氨酸代谢途径的第一个酶，定位于线粒体内膜，催化脯氨酸脱氢生成二氢吡咯 -5- 羧酸。在这一反应中所生成的一个电子，可以直接或通过电子传递链间接生成 ROS，或者在营养缺乏的条件下生成 ATP。研究表明，缺氧状态可以激活 AMPK 并诱导 POX 的表达，进而产生 ROS，并通过调控 Beclin 1 激活保护性细胞自噬，该途径不依赖于 mTORC1。

　　L- 精氨酸不足导致 T 细胞增殖减慢和功能损伤。精氨酸剥夺造成内质网胁迫，诱导 Beclin 1 与 Bcl-2 的结合及自噬小体的形成。沉默 IRE1α 的表达减弱精氨酸剥夺所诱导的细胞自噬，进而使 T 细胞发生凋亡。大部分黑色素瘤细胞不表达精氨琥珀酸合成酶（argininosuccinate synthetase，ASS），因此无法由瓜氨酸合成精氨酸，细胞的生长和增殖所需精氨酸依赖于外源供给。精氨酸脱亚氨酶（arginine deiminase，ADI）可以降解精氨酸，外加 ADI 可导致细胞的生长抑制和死亡。研究发现，缺乏 ASS 的黑色素瘤细胞自噬增强，这是细胞存活的一种保护机制。当用 siRNA 沉默 Beclin 1 时，用 ADI 处理的细胞死亡率会增加 20% ～ 30%，在前列腺癌细胞中，也发现了类似的效应。

第三节　自噬与脂类代谢

　　脂类是生命有机体的重要组成部分，既是储能物质（如甘油三酯），也是机体的代谢调节和信号转导途径的重要前体物质（如磷脂、鞘脂等类脂），一些脂质的代谢产物还介导细胞炎症反应、免疫反应等重要的病理生理过程（图 16-3）。

　　脂类代谢和细胞自噬存在相互调节（Rabinowitz et al.，2010）。一方面，脂类是细胞自噬的重要调控因子，脂类代谢主要有四种调节自噬途径的方式。①脂类代谢物

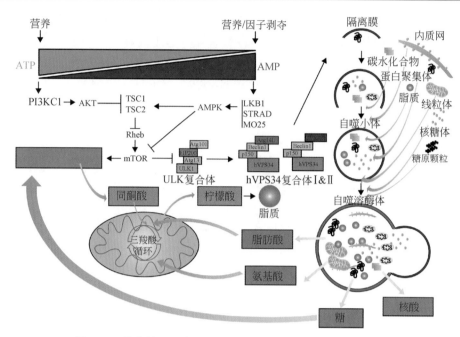

图 16-3　营养缺乏下自噬的调节及其与中枢碳代谢的相互作用

由 PI3KC1 和 AMPK 控制的营养感应途径通过依赖 mTOR 及非依赖 mTOR 机制调节自噬。在营养充足的条件下，mTOR 抑制自噬并使 ULK1 复合物失活。而 ATP 减少则可以激活 AMPK，活化的 AMPK 通过激活 mTOR 的负调节因子 TSC2 或磷酸化 Raptor 来抑制 mTOR 通路，进而激活自噬。ULK1 复合体激活 Atg14-VPS 34-Beclin 1 复合体，以启动隔离膜形成。隔离膜逐渐成核并扩展延伸形成自噬体，包裹胞质内物质，如脂滴、糖原颗粒、蛋白质及细胞器，自噬体最终靶向溶酶体形成自噬溶媒体，借助溶酶体的各种酶降解内容物。自噬降解产物可以重新进入糖酵解和三羧酸循环等过程，应用于细胞内的合成代谢及分解代谢

激活 mTOR，负调控自噬的起始，如 PI3KC1 可催化产生 PIP3 来激活 AKT 途径，激活 mTORC1 及下游信号并抑制自噬；②双膜结构的内膜脂质分子通过结合效应蛋白来介导膜形态改变和囊泡的转运，如 PI3P 与其效应蛋白结合产生的信号调控自噬小体的形成和成熟；③某些脂类分子通过介导蛋白分子的修饰来调控自噬，如 ATG8/LC3 家族蛋白的脂质化（共价结合磷脂酰乙醇胺）促进隔离膜的延伸和自噬小体的形成；④脂类分子通过控制双膜结构中的脂质种类分布调控自噬，如磷脂酸、二酰甘油和神经酰胺的增加有助于自噬囊泡结构的伸展和融合。

另一方面，脂自噬（lipophagy）调控脂类的代谢过程。细胞内的脂质主要以脂滴（lipid droplet）形式存在，脂滴中的胆固醇和甘油三酯类通过线粒体的 β- 氧化提供 ATP，维持细胞能量的稳定供给。脂自噬对脂类代谢调控功能和机制如下：①当自噬途径被阻断时，脂滴中的脂类成分增加；②在脂自噬过程中 LC3 定位在脂滴上，SNARE 复合物可能介导脂滴和自噬小体的融合。③ ATG15 可能具有酯酶的活性。脂自噬的异常将导致肥胖、动脉硬化、糖尿病等脂代谢相关的疾病。

肝细胞中脂自噬的一个重要功能就是降解脂质。细胞溶酶体中含有许多水解酶、酯酶等。这些酶类在酸性环境（pH ＜ 5.2）中活化，水解运输到溶酶体中的生物大分子及细胞器等物质。自噬小体首先包裹脂滴，再与溶酶体融合，最后对脂滴进行降解。使用自噬抑制剂 3-MA 或者用 RNA 干扰敲低 *ATG5* 和 *ATG7* 的表达，会增加肝细胞中甘油三

酯的积累，这一过程同时伴随 β- 氧化的降低，具体的分子机制参见第十七章。

第四节　自噬与 ATP 合成和利用

　　机体和细胞每时每刻都需要 ATP 的合成和利用。通常认为，细胞存活需要能量，即 ATP。AMPK 是监控细胞内能量态势的感受器，当 ATP/AMP 值下降时，能量供应不足，AMPK 被激活，并通过下游的 TSC1-TSC2 信号使 mTOR 失活，进而诱导细胞自噬的发生。当胞外营养不足时，mTOR 受到低氨基酸或者低生长因子信号的影响而失活，也会诱导细胞自噬的发生。自噬抑制合成代谢，加强分解代谢，为细胞的生存提供营养物和能量 ATP，使细胞得以存活。当 ATP 合成和利用的动态平衡被严重破坏，自噬不足以维持细胞的存活时，细胞就通过凋亡、衰亡、坏死等多种形式发生死亡（参见第二十九章）。

　　葡萄糖缺乏时，细胞通过多种机制激活细胞自噬，用以补充代谢池和合成 ATP。关键的机制包括以下几种（Galluzzi et al., 2014）。

　　（1）诱导 AMPK 激活，进而介导 p53 的 Ser15（小鼠为 Ser18）磷酸化。当培养基中葡萄糖浓度较低时（0.5mmol/L），在 293T 细胞（永生化的人胚肾表皮细胞）中表达突变的 AMPK，则 Ser15 不能发生磷酸化。在低葡萄糖浓度时，p53 磷酸化后转移到细胞核，结合到自噬相关基因，如 SESTRIN 2 和 DAPK1 的启动子区域，从而激活细胞自噬。SESTRIN 2 激活 AMPK 并诱导 TSC2 的磷酸化，进而抑制 mTORC1；DAPK-1 磷酸化 Beclin 1 并阻碍 Beclin 1/Bcl-2 复合体的形成，进而激活自噬。p53 还通过调控 AMPKB1（AMPK 的 B1 亚基）、DRAM 和 TSC2 等基因诱导自噬。由于葡萄糖缺乏可诱导 AMPK 磷酸化 p53，而 p53 又可以通过转录调控激活 AMPK，表明 AMPK 和 p53 之间存在正反馈（参见第四章和第六章）。综上，AMPK 是细胞 ATP 水平的感受器蛋白，直接参与调控细胞自噬，而存在于 AMPK 与 p53 之间的这种正反馈信号，使 p53 成为介导能量代谢与细胞自噬的关键蛋白，在能量不足时对细胞自噬激活起到关键调控作用。

　　（2）葡萄糖缺乏通过 LKB1/AMPK 途径增加周期蛋白依赖性激酶抑制子 $p27^{KIP1}$ 的磷酸化［Ser83、Thr170、Thr197（小鼠）/Thr198（人）］。HeLa 细胞中通常不表达 LKB1，即便对细胞进行葡萄糖饥饿，其中总 $p27^{KIP1}$ 及其磷酸化形式的水平依然较低。当向细胞中导入 LKB1 时，葡萄糖饥饿诱导总 $p27^{KIP1}$ 的增加及 Thr198 磷酸化的增加。稳定的 $p27^{KIP1}$ 表达诱导细胞自噬并促进细胞存活。当敲低 $p27^{KIP1}$ 的表达时，细胞自噬不足，走向凋亡。另外，用无葡萄糖培养基孵育 $p27^{+/+}$ MEF，导致自噬小泡数量增加，而 $p27^{-/-}$ MEF 中细胞自噬则被抑制。$p27^{KIP1}$ 调控细胞自噬是由小 G 蛋白 RhoA 所介导的。胞质 $p27^{KIP1}$ 抑制 RhoA 的激活，进而抑制钙蛋白酶 calpain 的激活，而 calpain 参与 Beclin 1 的降解。以上研究表明，$p27^{KIP1}$ 是介导 AMPK 调控细胞自噬的另一关键蛋白，在葡萄糖缺乏时，$p27^{KIP1}$ 的磷酸化可以诱导细胞自噬，促进细胞存活。

　　（3）Akt 又称 PKB，是一种丝氨酸 / 苏氨酸蛋白激酶，在 PI3K/Akt/mTOR 信号转导途径中扮演重要角色，进而调控细胞自噬。Akt 通过自身磷酸化抑制 TSC2，从而激活 mTORC1。Akt 的磷酸化还可以通过调控其底物 PRAS40（proline-rich Akt Substrate of 40kDa）激活 mTORC1。PRAS40 通过 Raptor 结合于 mTOR，而使 mTORC1 处于抑制状态。PRAS40 作为 Akt 的磷酸化底物，Akt 的激活可引起 PRAS40 的磷酸化，并使其脱离 mTORC1，从而解除对 mTORC1 的抑制作用。在肌肉细胞中，Akt 可以磷酸化 FOXO3 的 Thr32、Ser253 和 Ser315，并抑制其活性。其中 Thr32 和 Ser253 的磷酸化可以诱导 Akt 与分子伴侣 14-3-3 的结合，并从细胞核进入细胞质。另外，Akt 的磷酸化也会改变 FOXO 与目标 DNA 序列的结合。两个自噬相关基因 *BNIP3*（Bcl-2/adenovirus E1B 19kDa protein-interacting protein 3）和 *GABARAPL1* 受 FOXO3 调控，在 Akt1 和 Akt2 敲除小鼠的肌肉组织中，*BNIP3* 和 *GABARAPL1* 基因的转录显著上调，表明 Akt 在调控 FOXO 的转录活性及细胞自噬中有重要作用。此外，在其他细胞中，研究发现 Akt 也可以磷酸化 FOXO1 和 FOXO4。

与以上保护性自噬不同的是，也有研究者认为自噬的激活会促进免疫原性细胞死亡（immunogenic cell death，ICD）。一般情况下，癌细胞的免疫原性减少或消失，因而可以逃逸免疫攻击而存活。一些化疗药物，如蒽环类抗生素和奥沙利铂，可以重新引发针对肿瘤相关抗原的免疫应答，并导致肿瘤细胞 ICD。这对于肿瘤治疗的成功至关重要。而 ICD 的三个主要标志之一就是从垂死细胞中释放 ATP。而细胞自噬被认为是 ICD 相关的 ATP 分泌所必需的，即 ATP 通过依赖于 LAMP1 的溶酶体途径分泌到胞外。研究者发现，限制热量摄入和用药理抑制剂模拟能量摄入受限都可以增强肿瘤细胞自噬，进而增强胞外 ATP 的分泌，使细胞进入 ICD 过程（Bloy et al.，2017）。

综上所述，自噬途径与细胞代谢形成复杂的相互作用网络，在这个多重调控的网络里，细胞自噬在感知细胞能量代谢波动方面发挥重要作用。通过 AMPK、mTORC1、蛋白激酶 A（protein kinase A，PKA）等途径，根据自噬流调整细胞的能量需求，可增进细胞对能量的利用效率。当细胞受到胁迫时，如果自噬流的改变能够满足胞内 ATP 的需求，细胞存活就得以维持；反之，细胞启动死亡程序，但这些死亡程序又受细胞内外环境的影响，表现出不同类型的死亡方式如凋亡、坏死或自噬依赖的死亡（参见第二十九章）。在肿瘤细胞命运决定方面的一些研究表明细胞内的自噬与能量代谢调控可能受制于细胞类型和细胞所处的内外环境，详尽的调控机制的阐明将为临床医学的诊疗提供实验依据。

小　　结

ATP 是维持细胞生命活动的通用"能量货币"，有氧生物细胞中主要通过一系列分解代谢途径和氧化磷酸化产生。在大多数细胞中，葡萄糖、氨基酸、脂类等能量物质的氧化分解提供 ATP 的合成；但是某些细胞如红细胞中，没有线粒体，细胞只能依赖于糖酵解途径产生能量；又如瓦尔堡效应，即在实体肿瘤细胞中，由于相对供氧不足，细胞更依赖于糖酵解途径产生 ATP。最近还发现有些肿瘤细胞优先利用乳酸作为能量来源。

细胞的能量代谢是一个复杂的生物循环过程，细胞的自噬在这一过程中起到双重作用：一方面，自噬过程本身消耗能量，是细胞内 ATP 的主要去处之一，自噬为生物合成提供底物，蛋白质的生物合成也需要消耗大量 ATP；另一方面，自噬又是细胞存活和生长所需能量的供给者，通过降解细胞器、蛋白质、脂类、糖原分子等，产生能量代谢的底物并最终合成 ATP。由此可见，细胞自噬过程及其调控机制对细胞能量稳态的维持及由此引发的细胞命运决定中具有极为重要的作用。细胞的三大营养物质代谢，包括氨基酸、糖类和脂类，都与细胞自噬过程密切关联。一些关键的自噬过程调控蛋白（或复合体），如 mTORC1、AMPK 等同时也是代谢过程的重要调控者。可以说，能量代谢与自噬及其调控机制之间存在复杂的交互联系，这种交互作用维持细胞生理的动态平衡。只有将细胞代谢过程与自噬过程联系起来，才能更好地理解这二者的内在分子调节机制，即我们需要把自噬过程放到能量代谢反馈循环中，这一循环包括能量感知、代谢物产生、底物利用和 ATP 的合成及利用，因此自噬控制细胞能量平衡也可以理解为一个稳态反馈机制。

在胁迫条件（如营养缺乏、氧供应不足、氨基酸饥饿等）下，自噬可能经历两个阶段，即初始不涉及转录调控的信号传递阶段和后续的转录调控阶段。初始阶段的几分钟到几个小时内自噬过程仅涉及信号传递的调控，几小时后，后续的自噬转录调控阶段激活，使细胞更适应这些胁迫条件。已知诸多的转录因子如 p53、NF-κB、STAT3、FOXO、TFEB、XBP1、SOX2、NRF2 和 ZKSCAN3 等在转录水平对自噬具有调控作用，这些转录因子与它们相互作用的辅作用因子（辅激活因子和辅抑制因子）协同作用，识别目标基因的染色质环境，构成了目标基因转录的表观遗传调控方式（参见第十一章）。以研究得较深入的 FOXO 家族蛋白为例，FOXO 是一类高度保守的转录因子，在调控自噬和泛素蛋白酶体系统相关基因方面具有重要的作用，而自噬和泛素蛋白酶体系统是维持细胞稳态的两个重要途径。如转录因子 FOXO3 和（或）FOXO4 可以介导 GLS 活性的诱导，而通过这一途径产生的谷氨酰胺具有抑制 mTORC1 活性进而促进细胞自噬的作用。在氨基酸缺乏的情况下，TFEB 从溶酶体转移到细胞核，诱导一系列自噬基因及脂类代谢基因（如 PPARα 和 PGC1-α）的转录。在基因水平上通过高通量的筛选来鉴定这些转录因子的结合位点，也许可以动态地考察自噬过程的转录调控及其细胞生物学效应。由此看来，能量代谢、物质代谢和自噬及细胞命运决定之间存在复杂的关联，试图阐明它们之间相互作用机制的研究是当前细胞自噬研究领域的热点，也将为自噬在转化医学的诊疗中的应用提供依据。

（天津医科大学　杨　洁　周瑞敏　马振毅）

参 考 文 献

BLOY N，GARCIA P，LAUMONT C M，et al.，2017. Immunogenic stress and death of cancer cells：Contribution of antigenicity vs adjuvanticity to immunosurveillance [J]. Immunol Rev，280：165-174.

BRISSON L，BAŃSKI P，SBOARINA M，et al.，2016. Lactate Dehydrogenase B Controls Lysosome Activity and Autophagy in Cancer [J]. Cancer Cell，30：418-431.

CARROLL B，KOROLCHUK V I，SARKAR S，2015. Amino acids and autophagy：cross-talk and co-operation to control cellular homeostasis [J]. Amino Acids，47：2065-2088.

DODSON M，DARLEY-USMAR V，ZHANG J，2013. Cellular metabolic and autophagic pathways：traffic control by redox signaling [J]. Free Radic Biol Med，63：207-221.

FARAH B L，LANDAU D J，SINHA R A，et al.，2016. Induction of autophagy improves hepatic lipid metabolism in glucose-6-phosphatase deficiency [J]. J Hepatol，64：370-379.

FILOMENI G, DE ZIO D, CECCONI F, 2015. Oxidative stress and autophagy: the clash between damage and metabolic needs [J]. Cell Death Differ, 22: 377-388.

GALLUZZI L, PIETROCOLA F, LEVINE B, et al., 2014. Metabolic control of autophagy [J]. Cell, 159: 1263-1276.

HA J, GUAN K-LKIM J, 2015. AMPK and autophagy in glucose/glycogen metabolism [J]. Mol Aspects Med, 46: 46-62.

JIAO L, ZHANG H L, LI D D, et al., 2018. Regulation of glycolytic metabolism by autophagy in liver cancer involves selective autophagic degradation of HK2 (hexokinase 2) [J]. Autophagy, 14: 671-684.

KAUR J, DEBNATH J, 2015. Autophagy at the crossroads of catabolism and anabolism [J]. Nat Rev Mol Cell Biol, 16: 461-472.

KHAMINETS A, BEHL C, DIKIC I, 2016. Ubiquitin-Dependent And Independent Signals In Selective Autophagy [J]. Trends Cell Biol, 26: 6-16.

LEE J, GIORDANO S, ZHANG J, 2012. Autophagy, mitochondria and oxidative stress: cross-talk and redox signalling [J]. Biochem J, 441: 523-540.

LINDQVIST L M, TANDOC K, TOPISIROVIC I, et al, 2018. Cross-talk between protein synthesis, energy metabolism and autophagy in cancer [J]. Curr Opin Genet Dev, 48: 104-111.

LV L, LI D, ZHAO D, LIN R, et al., 2011. Acetylation targets the M2 isoform of pyruvate kinase for degradation through chaperone-mediated autophagy and promotes tumor growth [J]. Mol cell, 42: 719-730.

MA X, JIN M, CAI Y, et al., 2011. Mitochondrial electron transport chain complex Ⅲ is required for antimycin A to inhibit autophagy [J]. Chem Biol, 18: 1474-1481.

MARCHAND B, ARSENAULT D, RAYMOND-FLEURY A, et al., 2015. Glycogen synthase kinase-3(GSK3) inhibition induces prosurvival autophagic signals in human pancreatic cancer cells [J]. J Biol Chem, 290: 5592-5605.

MARI N O G, PIETROCOLA F, EISENBERG T, et al., 2014. Regulation of autophagy by cytosolic acetyl-coenzyme A [J]. Mol cell, 53: 710-725.

PRAKASAM G, SINGH R K, IQBAL M A, et al, 2017. Pyruvate kinase M knockdown-induced signaling via AMP-activated protein kinase promotes mitochondrial biogenesis, autophagy, and cancer cell survival[J]. J Biol Chem, 292: 15561-15576.

QUANSAH E, PEELAERTS W, LANGSTON J W, et al, 2018. Targeting energy metabolism via the mitochondrial pyruvate carrier as a novel approach to attenuate neurodegeneration [J]. Mol Neurodegener, 13: 28.

RABINOWITZ J D, WHITE E, 2010. Autophagy and metabolism [J]. Science, 330: 1344-1348.

ROBERTS D J, TAN-SAH V P, DING E Y, et al., 2014. Hexokinase-II positively regulates glucose starvation-induced autophagy through TORC1 inhibition [J]. Mol Cell, 53: 521-533.

ROBKE L, FUTAMURA Y, KONSTANTINIDIS G, et al., 2018. Discovery of the novel autophagy inhibitor aumitin that targets mitochondrial complex I [J]. Chem Sci, 9: 3014-3022.

STROHECKER A M, JOSHI S, POSSEMATO R, et al., 2015. Identification of 6-phosphofructo-2-kinase/fructose-2, 6-bisphosphatase as a novel autophagy regulator by high content shRNA screening [J]. Oncogene, 34: 5662-5676.

TAN H W S，SIM A Y L，LONG Y C，2017. Glutamine metabolism regulates autophagy-dependent mTORC1 reactivation during amino acid starvation［J］. Nat Commun，8：338.

YAN S，WEI X，XU S，et al.，2017. 6-Phosphofructo-2-kinase/fructose-2，6-bisphosphatase isoform 3 spatially mediates autophagy through the AMPK signaling pathway［J］. Oncotarget，8：80909-80922.

第十七章　自噬与脂类代谢

　　脂类是生命体的重要组成部分，也是体内关键的储能物质。体内的脂类物质主要包括甘油三酯（TG）、磷脂（PL）、胆固醇（cholesterol）、胆固醇酯（cholesteryl ester）等。在细胞内，脂类物质主要以脂滴（lipid droplet）的形式存在，脂滴的直径在 0.1 ～ 100μm，内部主要由甘油三酯、胆固醇酯等中性脂肪组成，外侧则由一层单层磷脂和大量脂滴蛋白［主要是 Perilipin（PLIN）蛋白家族］将其包裹起来（Wilfling et al.，2014）（图 17-1）。在营养充足的时候，细胞会倾向于将多余的能量物质转化为脂滴储存起来，而在饥饿或其他因素刺激下，细胞会通过脂解过程对细胞内的脂滴进行降解，其中通过自噬对脂滴进行降解的过程被称为脂自噬（lipophagy 或 macrolipophagy）。近几年来的研究发现，脂自噬不仅是细胞脂质代谢系统中不可或缺的重要组成部分，同时也参与一系列代谢性疾病，如肥胖、脂肪肝、动脉粥样硬化等的调控，这使得脂自噬的研究日益成为相关领域研究的热点。本章将对脂自噬的相关调控机制及其在细胞命运决定中的作用加以综述。

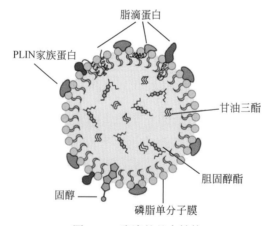

图 17-1　脂滴的基本结构

脂滴的核心为中性脂肪，主要由胆固醇酯和甘油三酯组成。核心外包裹一层单层磷脂分子及多种脂滴相关蛋白，包括 PLIN 家族蛋白和转运蛋白等

第一节　脂　自　噬

　　在 2009 年，Singh 等发现使用自噬抑制剂 3-MA 处理体外培养的肝细胞，或通过 shRNA 特异性敲降细胞中 *Atg7* 和 *Atg5* 的表达，都可以引起肝细胞内的脂滴明显累积，同时伴随着线粒体中脂肪酸 β- 氧化活性的降低。在小鼠胚胎成纤维细胞中敲除 *Atg5* 也引

起细胞中 TG 累积，这些结果表明抑制自噬会阻滞细胞内的脂滴降解。通过进一步研究则发现细胞内的脂滴可以被自噬体结合、吞噬，继而通过自噬体与溶酶体融合，在自噬溶酶体内完成降解，提示自噬调控细胞内的脂滴降解（Singh et al.，2009）。从这一结果出发，研究人员陆续在酵母、线虫、水稻等不同物种中，以及巨噬细胞、淋巴细胞、下丘脑神经元细胞等不同类型的哺乳动物细胞中都发现了脂自噬的存在，意味着脂自噬是一种保守的、广泛存在的脂质代谢调控机制。

第二节　脂自噬的关键调控蛋白

一、PLIN 蛋白家族和脂解酶在脂自噬中的作用

脂滴表面分布着数百种蛋白，广泛参与脂滴代谢调控和脂质信号转导，目前研究发现其中许多蛋白都参与脂自噬过程的调控。其中最具代表性的是脂滴包被蛋白（PLIN）家族，PLIN 蛋白家族由 5 个成员组成（PLIN1 ～ PLIN5），不同成员在不同组织中的表达定位和生理功能都存在一定差异。PLIN1 和 PLIN2 仅位于脂滴的表面，在不与脂滴结合时会发生降解。PLIN3 和 PLIN4 可以与脂滴自由地结合或解离，当游离在细胞质中时也可以维持稳定。PLIN5 主要表达于体内一些高度氧化的组织，如心脏、骨骼肌和肝脏中。目前普遍认为 PLIN 家族可以通过调控脂肪酶与脂滴表面的结合参与脂自噬过程的调控。在脂肪细胞中，PLIN1 可以与对比相似性基因 -58（CGI-58）相结合，一旦检测到脂解信号，PLIN1 就快速发生磷酸化，继而释放 CGI-58，CGI-58 可以激活脂肪甘油三酯脂肪酶（ATGL）启动脂解。研究发现在 PLIN2 和 PLIN3 蛋白中含有分子伴侣介导的自噬（CMA）的识别序列（KFERQ），热休克蛋白 70（HSP70）与其结合后介导 PLIN2 和 PLIN3 靶向到溶酶体内进行降解，而抑制 CMA 则会引起脂解过程发生阻滞，表明 CMA 介导的 PLIN2 和 PLIN3 蛋白降解是启动脂自噬的上游信号（Kaushik et al.，2016）。而最近的研究发现 PLIN2 和 HSP70 结合后会激活 AMPK 信号通路，继而磷酸化 PLIN2，而磷酸化的 PLIN2 从脂滴表面解离后，才能募集 ATGL 和自噬相关蛋白到脂滴附近启动脂解进程。因 PLIN3 并未检测到发生类似的磷酸化修饰，推测 PLIN3 可能存在有别于 PLIN2 的识别、调控机制，其具体分子机制仍有待进一步研究。在脂解过程中，一旦检测到细胞内脂解信号启动，首先 ATGL 会被募集到脂滴表面，启动甘油三酯降解，继而募集激素敏感脂肪酶（HSL）和单酰基甘油脂酶（monoacylglycerol lipase）对其进行进一步消化处理。研究发现 ATGL 和 HSL 与脂自噬间存在密切联系，在脂滴表面可以检测到 ATGL 与自噬标记蛋白 LC3 共定位，此外 ATGL 通过促进 LC3 及溶酶体、脂滴间的结合，增强细胞的脂自噬活性。有研究发现 ATGL 可以通过促进自噬关键调控基因——沉默信息调节因子 1（Sirt1）的表达增强细胞脂自噬活性（Sathyanarayan et al.，2017），而在巨噬细胞中敲除 *atgl* 则会抑制胞内脂自噬活性，从而进一步证明了 ATGL 可以通过脂自噬参与脂滴代谢调控（图 17-2）。

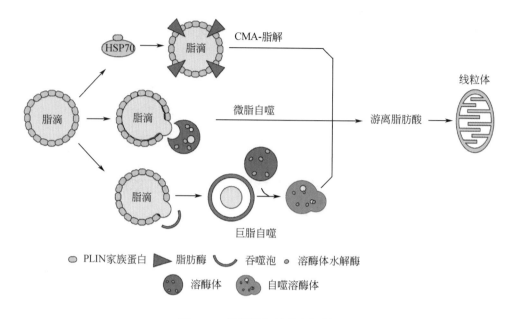

图 17-2　脂滴降解的基本机制

PLIN 家族蛋白可以通过与 HSP70 结合，激活 CMA 降解 PLIN 家族蛋白，继而募集脂肪酶启动脂滴降解；ATGL 等脂肪酶可以启动微自噬、巨自噬促进脂滴的降解。脂滴降解产生的游离脂肪酸通过线粒体 β- 氧化进一步降解产生能量

二、Rab GTPase 在脂自噬中的作用

Rab GTPase 蛋白家族是细胞内囊泡运输的关键调控蛋白，Rab 家族成员可以通过在活性状态（与 GTP 结合）和非活性状态（与 GDP 结合）之间的循环，在一系列分子事件中起"开关"的作用。在细胞内，Rab 蛋白家族可以通过与细胞骨架动力蛋白及膜融合复合体间的相互作用，推动细胞内的膜泡运输系统运转。最新的研究发现 Rab 蛋白家族在脂滴生物学中也发挥重要作用。在脂滴表面分布着近 30 种 Rab 家族成员，其中最为关键的一员是 Rab7，其广泛参与自噬体成熟及胞内运输过程的调控。先前研究发现 Rab7 通过协调多种 SNARE 蛋白与同源融合和液泡蛋白分选复合物（HOPS）组分之间的互作，介导自噬体膜与晚期内吞体膜结构之间的融合（Balderhaar et al., 2013）。此外 Rab7 也通过与 GTP 酶激活蛋白 TBC1 结构域家族蛋白 15（TBC1D15）和 TBC1 结构域家族蛋白 17（TBC1D17）的互作，推动自噬体对线粒体的识别与吞噬过程，参与线粒体自噬的调控（Yamano et al., 2014）。最近的研究发现，对肝细胞采用饥饿处理后，脂滴表面的 Rab7 被激活，进而促进溶酶体向脂滴附近转运。而通过 siRNA 敲降 *rab7* 或超表达 Rab7 功能突变体都可以引起胞内脂滴的异常积累。而在使用含乙醇饲料喂食的脂肪肝模型大鼠中，肝细胞内的 Rab7 水平显著降低。这些结果都表明，Rab7 可能通过激活脂自噬参与细胞内脂质代谢的调控。Rab10 也是定位于脂滴表面的 Rab 蛋白家族中的一员，之前的研究发现 Rab10 在上皮细胞极化过程中的高尔基体转运及葡萄糖转运囊

泡的运输过程中发挥重要作用。敲降 *rab10* 也可以引起肝细胞内脂滴的异常积累，而在饥饿处理的肝细胞中，脂滴表面活化的 Rab10 可以与自噬蛋白 LC3 和 Atg16 互作，促进脂滴被吞噬泡所包裹（Li et al.，2016）。还有一些 Rab 蛋白家族成员也参与脂质代谢的调控，如在果蝇脂肪体中敲降 *Rab32* 可以上调 ATGL 表达，同时引起细胞内脂滴含量减少。在肝星状细胞活化过程中，细胞内产生大量 ROS 引起 Rab25 表达增加。通过 siRNA 敲降 *rab25* 可抑制细胞内脂滴降解。其他 Rab 家族成员的功能是否与脂自噬有关仍需进一步研究。

三、脂滴表面受体在脂自噬中的作用

细胞器特异性自噬底物识别受体的鉴定及相关分子机制研究一直是自噬领域研究的热点。目前大部分细胞器上的膜结合受体都已被一一鉴定出来，如线粒体自噬中，核点蛋白 52（NDP52）和视神经蛋白（optineurin）是介导线粒体特异性识别的关键因子。同时，NDP52 也可能参与异自噬（xenophagy）的调控。但在脂滴中，目前还不能确定其特异性的自噬底物识别受体。亨廷顿蛋白（huntingtin）是一种已知的细胞器降解识别受体，其突变可以引起脂滴的显著累积，暗示其可能作为脂滴识别受体蛋白参与脂自噬调控（Rui et al.，2015）。ATGL 也可以通过与自噬标记蛋白 LC3 结合促进脂滴的降解，但是否存在其他蛋白通过与 LC3 结合介导脂自噬还不是很清楚，因此在脂自噬启动和调控机制的研究还有还多问题亟待解决。

除此之外，人们还发现其他一些蛋白参与脂自噬过程的调控。例如，SID1 跨膜家族成员 2（Sidt2）是溶酶体酶蛋白中的一员，在小鼠中敲除 *Sidt2* 可引起肝细胞中脂滴累积、脂肪酸 β- 氧化活性及血浆中 β- 羟基丁酸水平显著下降，同时导致肝细胞中 p62 和 LC3- Ⅱ蛋白累积、细胞自噬流减弱。白细胞分化抗原 36（CD36）是一种广泛表达于多种细胞表面的脂肪酸转移酶，其功能主要为促进细胞对长链脂肪酸的吸收。研究发现在小鼠肝细胞中敲除 *CD36* 可以激活 AMPK 信号通路，继而磷酸化 ULK1，增加细胞的脂自噬活性及脂肪酸 β- 氧化活性，减轻肝细胞中脂肪变性水平（Li et al.，2019）。动力蛋白 2（DNM2）是细胞内的一个大 GTP 酶大蛋白（100kDa）。在细胞中当自噬溶酶体完成内部物质降解后，自噬溶酶体膜可以进一步回收，产生新的原溶酶体。而 DNM2 帮助新生的原溶酶体从之前的自噬溶酶体中分离出来。研究发现敲除 *DNM2* 可导致细胞中新生的原溶酶体分离异常，进而引起肝细胞中大量脂滴积累，目前认为 DNM2 在脂自噬过程中发挥着一种"润滑油"的功能，可推动胞内脂自噬高效循环进行（Schulze et al.，2013）。

第三节　脂自噬调控机制

一、转录调控

在过去的几年里，自噬及脂自噬的转录调控机制研究取得了相当的进展。在哺乳动物中，TFEB 和 TFE3 是研究最多的自噬与脂自噬调控因子。TFEB 不但可以通过激活过

氧化物酶体增殖物激活受体γ类激活蛋白1α（PGC-1α）的表达以调控脂肪代谢（Settembre et al., 2013），也可以上调一系列溶酶体脂肪酶的表达，继而增强细胞的脂自噬和脂解活性。在线虫中，HLH-30是TFEB的同源蛋白。在饥饿时，细胞中的HLH-30被激活，上调一系列脂肪酶蛋白如脂蛋白脂肪酶1（LPL-1）等的表达。在肝细胞中特异性敲除 *TFE3* 引起脂肪变性，而超表达TFE3可以通过诱导脂自噬一定程度上降低脂肪变性水平。但也有研究发现脂肪细胞中过表达TFE3可以引起肥胖，说明TFE3在不同类型的细胞中可能存在不同的脂质代谢调控功能。此外还有其他一些转录因子也同样参与脂自噬调控。如在饥饿处理的脂肪细胞中，叉头框转录因子O1（FOXO1）的激活可以促进 *lal* 和自噬基因 *Atg14* 的表达，进而增强细胞中的脂自噬活性；而在小鼠肝脏中特异性敲除FOXO1/3/4可以检测到肝脏发生脂肪变性，同时伴随着高甘油三酯血症的发生，肝组织中自噬活性也显著降低。在另一项研究中，肝细胞中法尼酯X受体（farnesoid X receptor，FXR）的激活可以抑制细胞的脂自噬活性。在缺乏固醇时，肝细胞中的固醇调节元件结合蛋白2（SREBP2）可以激活自噬基因 *Atg4b*、*Atg4d* 等的表达，促进自噬体的形成与脂滴降解（Seo et al., 2011）。

二、营养和激素调控

mTOR是体内营养代谢相关信号通路调控的关键节点，多种营养物质与激素如葡萄糖、氨基酸、胰岛素等都可以引起mTOR通路活性的改变，进而引起下调代谢通路的变化。目前普遍认为在营养充足时，mTOR信号通路被激活，抑制细胞内的自噬活性。使用雷帕霉素处理肝细胞，可以增强细胞内自噬活性，提高脂质氧化水平和脂解活性，在使用血清饥饿处理的下丘脑神经元细胞中也得到类似的结果。在线虫中，雷帕霉素处理可以增强细胞中溶酶体酸性脂肪酶的活性。这些结果暗示着mTOR同样也参与细胞内的脂自噬活性调控，但其机制仍需要进一步实验验证。

有趣的是，细胞内激活物质代谢通路的激素普遍都可以促进脂自噬活性增强。例如，在脂肪组织和肝细胞中，β肾上腺素的处理可以通过活化Rab7增强细胞内的脂自噬活性。三碘甲状原氨酸（T_3）可以增强肝细胞中线粒体β-氧化活性，促进脂滴的分解代谢（Sinha et al., 2012）。有研究发现脂质自身也可以调控脂自噬的活性。在最初的脂自噬研究中人们发现用油酸处理可以激活肝细胞内的脂自噬，之后在下丘脑神经元中的处理也出现了类似的结果。目前认为其机制可能与细胞通过激活自噬来清除胞内短期急剧增加的脂质流入有关。而在长期的高脂饲喂实验中，随着肝细胞内的脂肪变性程度不断增加，脂滴表面的自噬标记蛋白LC3随之减少，同时LAMP2A表达下降，继而引起PLIN2降解受阻，导致细胞内的脂自噬活性降低。

三、小分子化合物调控脂自噬

目前发现多种天然小分子化合物都可以影响细胞内的脂自噬活性。在绿茶中发现的一种多酚化合物，表没食子儿茶素3-没食子酸（epigallocatechin-3-gallate，EGCG）可以增强肝细胞中自噬及脂自噬的活性（Kim et al., 2013）。咖啡因可以通过激活肝细胞中脂自噬，增强胞内的脂肪酸氧化活性。佛手柑精油是提取于佛手柑果皮中的一种膳食多酚，研究发现在大鼠饲粮中的添加佛手柑精油，可以增强自噬体与脂滴间的结合，促进脂滴降解，减缓肝脏脂肪变性的进一步恶化；红酒中的白藜芦醇也具有类似的作用。除上调脂自噬活性外，一些小分子化合物也可以抑制脂自噬活性，如一种双苄基异喹啉生物碱粉防己碱，目前发现其可以通过抑制自噬引起肝细胞中脂质堆积。

第四节　脂自噬与细胞命运决定

一、脂自噬与细胞死亡

自噬与细胞死亡密切相关，但对其间的因果关系目前仍不是很清楚。脂自噬研究普遍认为脂自噬是一种促细胞存活的机制。在肥胖、脂肪肝或其他代谢疾病中，细胞中容易发生脂质累积，从而产生大量 ROS 及游离脂肪酸，引起细胞功能受损乃至死亡。而脂自噬可以中和细胞内过量脂肪酸，维持细胞能量平衡，保护细胞免于受损。例如，在使用乙醇处理的肝细胞及短期使用含乙醇饲料饲喂的小鼠肝脏中，都可以检测到处理后的细胞内自噬活性增强，同时通过电镜观察也显示细胞内自噬体中包裹的脂滴和线粒体的数量也明显增加。但进一步研究发现细胞中一些长寿蛋白的自噬降解速度并没有变化，说明乙醇处理或短期使用含乙醇饲料饲喂都可以特异性诱导细胞中脂自噬及线粒体自噬的发生，而使用 3-MA 抑制自噬则引起两种处理下的肝细胞大量死亡。另一项研究显示，在长期高脂饲料饲喂的小鼠中，添加雷帕霉素进行处理可以引起小鼠体内脂质含量的显著下降，而自噬缺陷小鼠在饲喂后则表现出较对照组更严重的肝细胞脂肪变性及坏死。这些发现清楚地提示脂自噬在乙醇或者脂质过载所诱导肝损伤中具有一定的保护作用，同时也暗示脂自噬可能是相关疾病治疗的潜在靶点。

铁死亡是近些年来新发现的一种有别于细胞凋亡、坏死的铁离子依赖性的可控性细胞死亡事件。在铁死亡中，过量的游离铁离子或其他小分子化合物如 erastin 和 RSL3 等可以引发细胞内大量产生 ROS，继而诱发脂质发生过氧化，最终引起细胞发生铁死亡。铁死亡的细胞质膜维持完整，线粒体体积缩小，其外膜发生破裂，内部线粒体嵴减少。研究发现脂自噬也参与细胞铁死亡的调控，在铁死亡早期阶段的小鼠肝细胞中脂滴增加，但在晚期阶段脂滴明显减少。敲降细胞中的 *Atg5* 或 *Rab7a* 可以抑制 RSL3 诱导的脂质过氧化及细胞铁死亡（Bai et al.，2019），但其具体的调控机制仍有待进一步证明。

二、脂自噬与动脉粥样硬化

动脉粥样硬化可引发一系列严重的脑血管和冠状动脉疾病，其特征是在动脉血管内膜上形成了富含脂类的动脉粥样硬化斑块，逐渐使血管狭窄乃至堵塞，最终导致血管所供应的组织器官发生缺血或坏死（Libby et al.，2011）。很多因素都可以引起动脉粥样硬化，但目前普遍认为是因巨噬细胞中脂质代谢的失调，使其向脂质泡沫细胞发生转化，最终导致血管内硬化斑块的形成。在形成的巨噬泡沫细胞中主要的脂类物质是游离的胆固醇和胆固醇酯，而其中大量的胆固醇酯将会以脂滴的形式被储存起来。因而理论上最有效减轻动脉粥样硬化影响和阻止泡沫细胞形成的方法是引发巨噬细胞内脂滴的降解，促使过量的胆固醇从巨噬细胞中向外流出，而非以脂滴储存起来。目前发现程序性细胞死亡蛋白 4（PDCD4）在巨噬细胞泡沫化及脂自噬过程中发挥重要作用。*PDCD4* 是一个肿瘤抑制基因，可以通过与 eIF4A 结合抑制蛋白的翻译过程。在 *PDCD4* 敲除小鼠的巨噬细胞中，细胞的自噬活性增强，胞内脂滴减少，向泡沫细胞的转化过程受到抑制，在敲除小鼠血管内的硬化斑块也相应减少，这些结果说明内源性 *PDCD4* 可能通过抑制脂自噬促进巨噬细胞泡沫化，暗示着 *PDCD4* 可能成为未来动脉粥样硬化的治疗靶点（Wang et al.，2016）。此外研究还发现抑制细胞中溶酶体的活性可以引起胆固醇酯的累积，同时细胞中胆固醇外流的速度减缓，而在酯化的巨噬细胞特异性敲除 *Atg5* 发现其同样可以抑制细胞中胆固醇的外流。这些结果说明在巨噬细胞中脂自噬可能同时调控胞内脂滴的降解和降解产物的外流。需要注意的是，虽然这些研究在一定程度上揭示了脂自噬在动脉粥样硬化治疗中的可能性，但同时也暴露出了一系列问题，如虽然可以通过自噬激活剂增强细胞中自噬活性，促进胞内的脂滴降解，但大部分的自噬激活剂也会诱发细胞发生炎症反应；同时脂滴降解后会产生大量的游离胆固醇，陡增的游离胆固醇很容易引起巨噬细胞的内质网应激进而发生凋亡，这两种情况都可以引起动脉粥样硬化情况的进一步恶化。另外，体外研究发现细胞在酯化过程中自噬活性有所增强，但其诱导增强的分子机制尚不明确，这也意味着增强脂自噬也可能诱发脂质堆积。因此在脂自噬正式介入动脉粥样硬化临床治疗前尚有大量问题亟待解决。

三、脂自噬和病毒复制

细胞可以通过自噬清除侵入其内的病原体，但是研究发现一些病原体可以通过种种手段逃避宿主内的自噬清除机制，反而通过增强自噬（特别是脂自噬）促进其自身的存活。例如，乙型肝炎病毒（hepatitis B virus，HBV）和丙型肝炎病毒（hepatitis C virus，HCV）是慢性肝炎中最重要的两个致病因素。研究发现两者都可以通过未知的机制增强宿主细胞内的自噬活性，从而促进病毒在宿主细胞内的复制（Dreux et al.，2009）。其中丙型肝炎病毒的核蛋白可以通过黏附到脂滴上促进其自身病毒组装，其机制可能依赖于细胞内 β- 氧化活性。登革热是一种常见的出血性病毒感染疾病，在肝癌细胞中，登革病毒的感染可以激活宿主细胞的脂自噬，增强脂肪酸 β- 氧化活性，促进感染细胞内部脂滴的降解，同时脂滴降解所提供的能量也可以用于登革病毒自身进一步复制。研究还发现登革病毒感染还可以激活 AMPK 信号通路，通过抑制 mTORC1 活性进一步增强脂自噬，促进胞内登革病毒的复制，而抑制脂自噬则可以阻断病毒复制进程。这些研究结果表明，诱导脂自噬活性可能是一些病毒生命周期中的关键事件，但具体分子机制仍需要进一步研究。

四、脂自噬与肝病

通过脂自噬调控肝脏内的脂质代谢是维持肝内脂稳态的重要手段。一旦机体的脂自噬发生问题，极容易引起肝内脂质过度堆积或脂肪变性，从而导致非酒精性脂肪肝病（NAFLD）的发生。而在非酒精性脂肪性肝炎（NASH）中，同样也发现其往往伴随着严重的肝脏自噬紊乱。在体外肝炎动物模型中，抑制自噬可以引起胆素 - 甲硫氨酸饮食

（诱导肝细胞脂肪变性）小鼠的肝脏脂肪变性恶化（Chen et al.，2016）。而研究发现，在体外对原代培养的人肝细胞使用大量不饱和脂肪酸诱导其发生脂肪变性后，通过添加胰高血糖素样肽 1（GLP-1）受体激动剂 exendin-4，可以显著减少肝细胞中的脂滴积累，显著降低细胞内内质网应激标记蛋白 CHOP 的表达，增加自噬蛋白 Beclin 1 和 LC3B 表达，电镜观察显示细胞内含有脂滴的自噬体数量也明显增加，肝细胞存活得到改善。同时在长期高脂饲料喂养的小鼠饮食中添加利拉鲁肽（另一种 GLP-1 受体激动剂）也得到了类似的结果，表明 GLP-1 受体激动剂可能通过增加脂自噬减少肝脏中的脂质含量，减缓脂肪变性（Sharma et al.，2011）。目前对于脂肪肝相关疾病与脂自噬间分子机制的研究还不是很多。在急性乙醇摄入实验中发现，乙醇代谢产生的 ROS 中间产物可能是诱导脂自噬的首要因素。在慢性乙醇饲喂实验中发现细胞中 CYP2E1（一种促氧化酶）的表达在长期饲喂过程中持续上调，同时肝细胞中主要的抗氧化剂谷胱甘肽的含量显著减少，而抑制肝细胞自噬可以引起谷胱甘肽水平进一步降低。这些结果表明诱导脂自噬可能是肝细胞应对过度氧化应激和肝损伤的一种保护性机制，细胞一方面需要清理过量的脂类，避免其作为氧化应激的底物进一步加剧细胞内的氧化压力，另一方面通过分解游离脂肪酸产生大量 ATP 维持胞内能量供给和稳态。

除甘油三酯外，脂自噬也可以通过调控其他脂类的代谢影响脂肪肝性疾病的发展。在 *Atg7* 敲除小鼠的肝脏中，神经酰胺鞘脂的含量明显增加；而当肝细胞中鞘脂合成增加时，细胞中的自噬也被激活，暗示细胞需要降解脂滴防止鞘脂在胞内的过量积累。此外，在一些脂肪变性疾病，如糖尿病和肥胖中，都可以检测到神经酰胺的水平增加，暗示鞘脂很有可能也是细胞内脂自噬调控的关键靶点，从而拓展了脂自噬在肝脏脂肪病变疾病治疗中的作用。

需要留意的是，虽然有大量研究支持脂自噬与肝脏脂稳态之间的关系，但在一些自噬缺陷模型动物中也发现其脂肪变性的程度并没有改变，甚至在一小部分模型中脂肪变性程度甚至有所减轻。这种不一致可能是实验设计及动物模型选择上的影响。例如，曾有研究报道称，脂自噬可以促进脂滴中的脂肪酸更新而非降解脂滴。但这一结果是在细胞内脂质含量较少的成纤维细胞中，通过长时间生理盐水处理而非无血清培养基处理得到的，其生理意义尚有待商榷。就目前而言，对于 NAFLD 类疾病中脂肪变性和肝细胞损伤方面的研究仍需要大量的体内实验进一步明确脂自噬在其中的作用及相关分子机制。

五、脂自噬在肝星状细胞活化和纤维化中的作用

长期持续性的肝损伤可以引起肝纤维化及肝硬化，最终导致肝脏因细胞外基质累积过多出现器官衰竭，其中肝星状细胞的活化是肝脏向纤维化状态分化的最大诱因。在静息状态时，肝星状细胞以维生素 A 的形式储存大量脂质，而细胞一旦发生活化，星状细胞快速增殖，细胞内脂滴含量开始减少，同时生成大量的细胞外基质成分，引起细胞向肌成纤维细胞转化，最终使得肝实质组织逐步被瘢痕组织所替代。最近的研究发现脂自噬参与肝星状细胞活化的过程，通过对小鼠腹腔注射四氯甲烷诱导肝纤维化，发现其肝星状细胞中的自噬活性在发生纤维化后显著增加。而使用自噬抑制剂巴弗洛霉素 A1 处理体外培养的人和小鼠的肝星状细胞可以明显抑制其内部 *Acta 2*、*Procol1a1* 和 *Pdgfr-β*

等星状细胞活化基因的表达，并显著抑制细胞的增殖（Thoen et al.，2012）。星状细胞活化过程中也往往伴随着 Rab25 表达增加，研究发现 Rab25 可以通过与 PI3KC3 的结合，引导自噬相关细胞器与脂滴的识别。二十二碳六烯酸（DHA）是一种多不饱和脂肪酸，对于大脑发育和神经组信号传递具有不可或缺的作用，研究人员发现使用 DHA 处理四氯甲烷诱导的肝星状细胞可以抑制其内部脂滴的降解，缓解纤维化进程。进一步研究发现，DHA 处理可以抑制细胞内 RAB25 的表达，使胞内脂滴无法被脂自噬相关机制识别，从而抑制肝星状细胞的活化。此外研究中也发现 ROS 在 Rab25 及 PI3KC3 的结合过程中也发挥一定作用，使用谷胱甘肽和 N-乙酰半胱氨酸等抗氧化剂对肝星状细胞进行处理，或在细胞中超表达 plin5，都可以抑制胞内 ROS 的产生，进而阻止 Rab25 及 PI3KC3 的结合，但其究竟如何发挥作用尚不明确。通过特异性敲除星状细胞中自噬基因 Atg7 也可以抑制其活化，减少细胞外基质的积累并降低细胞的纤维化水平，而在敲除自噬的细胞中重新添加游离脂肪酸-油酸盐可以再次启动星状细胞的活化，这一结果意味着脂自噬很可能通过提供活化所需的能量促进细胞的增殖及细胞外基质分泌，进而促进星状细胞发生转分化。虽然目前还不清楚肝脏以外器官的纤维化过程是否与脂自噬有关，但其在星状细胞活化的研究中暗示着脂自噬可能在多种纤维化疾病的发生、发展中发挥关键作用。

六、脂自噬与代谢紊乱疾病

随着脂自噬领域研究的不断深入，研究人员逐渐发现很多代谢紊乱疾病可能都与脂自噬有一定的联系。通过对肥胖人群的自噬活性进行筛查后发现，不同程度、不同类型的肥胖人群体内脂库大小与其机体自噬水平往往存在着直接联系。例如，在肥胖患者大网膜脂肪组织中自噬活性明显增加；在胰岛素抵抗的肥胖患者中，其机体内多种组织的自噬活性也异常升高（Kovsan et al.，2011）。这些结果表明，自噬除了参与发育过程中脂肪组织分化外，还可参与成年个体中脂库的调控。已有研究证明，在肥胖症状发生前，机体的自噬活性往往已经开始异常增强，这意味着增强自噬很可能是一种细胞应对高脂刺激的防御策略。但需要留意的是，代谢紊乱疾病的症状与细胞自噬的作用很有可能会因机体代谢状态不同而产生迥异的结果。例如，研究发现患有 2 型糖尿病的肥胖患者多呈现典型的胰岛素抵抗，同时其脂肪细胞中 mTOR 通路持续受抑制，这可以部分解释为何脂肪细胞中的自噬增强，同时患者体内脂滴呈持续累积的态势，但其具体的分子机制尚不明确。有研究发现增强脂自噬可以减缓 2 型糖尿病患者中的胰岛素抵抗，二甲双胍是一种常用于 2 型糖尿病治疗的双胍类药物，使用其对小鼠的脂肪细胞进行处理可以上调 FoxO1 转录因子，促进溶酶体相关脂酶的表达，增强细胞的脂自噬活性。而脂自噬降解脂滴产生的游离脂肪酸可以在线粒体中进一步发生氧化代谢，从而改善脂肪细胞中的能量稳态，减少糖酵解 ATP 产生的压力，降低胰岛素抵抗的敏感性。因此在一些代谢性疾病的临床治疗中，需要综合考虑以建立合理的自噬干预治疗策略。

七、脂自噬和衰老

机体的自噬活性随着老化加剧持续下降（Cuervo，2008）。而自噬活性，特别是脂自噬活性的下降，引起细胞内脂滴的大量积累，可以通过持续的负反馈作用进一步降低细胞的自噬活性，并在机体内诱发一系列衰老相关代谢表征，如高胆固醇血症、胰岛素抵抗及器官内脂肪储存增加。研究人员发现通过给大鼠腹腔中注射 3,5-二甲基吡唑（DMP）可以明显降低血浆中游离脂肪酸、葡萄糖和胰岛素的水平，同时 DMP 处理也可以显著上调肝细胞中的自噬活性及蛋白水解活性。而在衰老小鼠中饲喂 DMP 不仅可以有效改善老化相关的高胆固醇血症表型，还可延长衰老小鼠的寿命，考虑到上述结果，DMP 很可能通过增加肝细胞中的脂自噬活性而影响小鼠的寿命。

　　最近在线虫中的研究中发现脂自噬也参与线虫寿命的调控。线虫体内存在多种脂肪酶，包括溶酶体酸性脂肪酶（LIPL）-1、LIPL-2、LIPL-3、LIPL-4 和 LIPL-5。其中 LIPL-1、LIPL-2、LIPL-3 主要定位于线虫小肠部位细胞的溶酶体中。在进入饥饿状态时，这些脂肪酶的表达均明显增加。研究发现其中 LIPL-1 和 LIPL-3 可以通过增强脂自噬促进线虫体内脂类的降解。在营养充足的线虫中，碱性螺旋转录因子 MXL-3 可以抑制 LIPL-1、LIPL-2、LIPL-3 和 LIPL-5 等脂肪酶的表达，但当线虫发生急性饥饿时，MXL-3 的表达下降，继而激活 HLH-30，引起细胞中 LIPL-1 和 LIPL-3 表达增加。mxl-3 突变的线虫寿命与对照组相比出现延长，同时其体内脂解活性明显增强，但自噬的活性并没有明显变化。而 hlh-30 突变的线虫寿命发生一定程度的缩短，并可以抑制 mxl-3 突变线虫寿命增加的相关表型，超表达 HLH-30 则可以明显延长线虫的寿命，这些结果表明，在线虫中 HLH-30 可以通过增加自噬及脂自噬参与线虫寿命的调控（O'Rourke et al., 2013）。这意味着自噬、脂代谢和寿命间存在着极为密切的联系，虽然在这项研究中对脂肪酶具体作用的靶点及其调控自噬的机制尚不完全清楚，但其仍为衰老相关疾病的治疗开启了新的思路。

小　　结

　　在过去的 10 年中，脂自噬领域的研究不但加深了我们对自噬及脂质稳态相关机制的认识，同时也为多种对人类健康产生巨大危害的代谢紊乱疾病如肥胖、脂肪肝、动脉粥样硬化等的防治提供了新的思路。然而在这个领域仍有大量问题亟待解决：①自噬相关基因敲除后对脂类代谢的影响极不稳定，变异较大。最近，笔者小组发现自噬除了影响脂类的分解之外，还通过影响胆固醇的吸收参与脂类稳态的维持。只有在脂类吸收或消耗占优势的细胞中，自噬的影响才可能比较稳定。否则，伴随着细胞内脂类代谢状态的改变，自噬阻断对细胞内脂类代谢稳态的影响也会变化（Gao et al., 2018）。这可能至少从一方面揭示了脂自噬作为疾病治疗分子靶标的困难所在，同时也为其精确调控提供了新的选择。②不同类型的细胞间存在不同的脂自噬功能，其分子机制是什么？细胞内脂质的性质与含量是否与此有关？③自噬如何完成对其周围脂滴的感知与识别？细胞的营养状态又是如何影响这一过程的？随着生物医学技术的不断发展，以及基础科学研究与临床医学转化的不断整合，可以预见在未来脂自噬研究领域将会有更多有重大影响力的成果，以加深人们对生命科学的认知，推动健康事业的发展。

（中国科学院动物研究所　Muhammad Babar Khawar　高　晖　李　卫）

参 考 文 献

BAI Y, MENG L, HAN L, et al., 2019. Lipid storage and lipophagy regulates ferroptosis [J]. Biochem Biophys Res Commun, 508: 997-1003.

BALDERHAAR H J, UNGERMANN C, 2013. CORVET and HOPS tethering complexes-coordinators of endosome and lysosome fusion [J]. J Cell Sci, 126: 1307-1316.

CHEN R, WANG Q X, SONG S H, et al., 2016. Protective role of autophagy in methionine-choline deficient diet-induced advanced nonalcoholic steatohepatitis in mice [J]. Eur J Pharmacol, 770: 126-133.

CUERVO A M, 2008. Autophagy and aging: keeping that old broom working [J]. Trends Genet, 24: 604-612.

DREUX M, GASTAMINZA P, WIELAND S F, et al., 2009. The autophagy machinery is required to initiate hepatitis C virus replication [J]. Proc Natl Acad Sci U S A, 106: 14046-14051.

GAO F Y, LI G P, LIU C, et al., 2018. Autophagy regulates testosterone synthesis by facilitating cholesterol uptake in Leydig cells [J]. J Cell Biol, 217: 2103-2119.

KAUSHIK S, CUERVO A M, 2016. AMPK-dependent phosphorylation of lipid droplet protein PLIN2 triggers its degradation by CMA [J]. Autophagy, 12: 432-438.

KIM H S, MONTANA V, JANG H J, et al., 2013. Epigallocatechin gallate (EGCG) stimulates autophagy in vascular endothelial cells A POTENTIAL ROLE FOR REDUCING LIPID ACCUMULATION [J]. J Biol Chem, 288: 22693-22705.

KOVSAN J, BLUHER M, TARNOVSCKI T, et al., 2011. Altered autophagy in human adipose tissues in obesity [J]. J Clin Endocrinol Metab, 96: E268-E277.

LI Y, YANG P, ZHAO L, et al., 2019. CD36 plays a negative role in the regulation of lipophagy in hepatocytes through an AMPK-dependent pathway [J]. J Lipid Res, 60: 844-855.

LI Z, SCHULZE R J, WELLER S G, et al., 2016. A novel Rab10-EHBP1-EHD2 complex essential for the autophagic engulfment of lipid droplets [J]. Sci Adv, 2: e1601470.

LIBBY P, RIDKER P M, HANSSON G K, 2011. Progress and challenges in translating the biology of atherosclerosis [J]. Nature, 473: 317-325.

O'ROURKE E J, RUVKUN G, 2013. MXL-3 and HLH-30 transcriptionally link lipolysis and autophagy to nutrient availability [J]. Nat Cell Biol, 15: 668-676.

RUI Y-N, XU Z, PATEL B, et al., 2015. Huntingtin functions as a scaffold for selective macroautophagy [J]. Nat cell biol, 17: 262.

SATHYANARAYAN A, MASHEK M T, MASHEK D G, 2017. ATGL Promotes Autophagy/Lipophagy via SIRT1 to Control Hepatic Lipid Droplet Catabolism [J]. Cell Rep, 19: 1-9.

SCHULZE R J, WELLER S G, SCHROEDER B, et al., 2013. Lipid droplet breakdown requires dynamin 2 for vesiculation of autolysosomal tubules in hepatocytes [J]. J Cell Biol, 203: 315-326.

SEO Y K, JEON T I, CHONG H K, et al., 2011. Genome-wide localization of SREBP-2 in hepatic chromatin predicts a role in autophagy [J]. Cell Metab, 13: 367-375.

SETTEMBRE C, DE CEGLI R, MANSUETO G, et al., 2013. TFEB controls cellular lipid metabolism through a starvation-induced autoregulatory loop (vol 15, pg 647, 2013) [J]. Nat cell biol, 15: 1016-1016.

SHARMA S，MELLS J E，FU P P，et al.，2011. GLP-1 analogs reduce hepatocyte steatosis and improve survival by enhancing the unfolded protein response and promoting macroautophagy ［J］. PLoS One，6：e25269.

SINGH R，KAUSHIK S，WANG Y，et al.，2009. Autophagy regulates lipid metabolism ［J］. Nature，458：1131-1135.

SINHA R A，YOU S H，ZHOU J，et al.，2012. Thyroid hormone stimulates hepatic lipid catabolism via activation of autophagy ［J］. J Clin Investig，122：2428-2438.

THOEN L F R，GUIMARAES E L M，DOLLE L，et al.，2012. A role for autophagy during hepatic stellate cell activation ［J］. J Hepatol，56：S161.

WANG L，JIANG Y，SONG X，et al.，2016. Pdcd4 deficiency enhances macrophage lipoautophagy and attenuates foam cell formation and atherosclerosis in mice ［J］. Cell Death Dis，7：e2055.

WILFLING F，HAAS J T，WALTHER T C，et al.，2014. Lipid droplet biogenesis ［J］. Curr Opin Cell Biol，29：39-45.

YAMANO K，FOGEL A I，WANG C，et al.，2014. Mitochondrial Rab GAPs govern autophagosome biogenesis during mitophagy ［J］. Elife，3：e01612.

第十八章　自噬与异常折叠蛋白代谢

　　细胞内的蛋白处于不断合成和降解的动态平衡之中，这有利于执行细胞特定功能和维持细胞稳态（homeostasis）。然而，人体细胞经常遭受各种应激因素（如氧自由基、紫外线辐射等），这些挑战可导致各种类型的蛋白损伤，从而损坏正常的细胞功能，破坏细胞稳态。当某一种特定的蛋白质在细胞内结构异常而以毒性结构出现聚集时，会募集正常功能蛋白并使其失去活性，造成细胞损伤并最终导致细胞死亡，引起退行性疾病，如一些神经系统退行性疾病在病理学上以蛋白构象异常为特征。蛋白质构象的改变可能起因于蛋白质合成时折叠不足，蛋白质某些位点未折叠，细胞异常的分裂，基因插入、缺失或氨基酸序列的异常修饰等。在细胞内，从蛋白质合成到释放，胞内系统不断检查合成蛋白的质量以期及时修复和去除异常蛋白质。目前人们正在开发旨在改善胞内蛋白质量控制系统的药物，这些药物可能给该类疾病的临床治疗带来新的希望。

　　蛋白质异常折叠是蛋白构象异常的常见形式。本章主要介绍蛋白质异常折叠的产生及相应的降解途径，包括泛素－蛋白酶体系统（ubiquitin-proteasome system，UPS）、自噬－溶酶体途径（autophagy-lysosome system），也介绍了降解途径的异常所导致的神经心血管等系统的病变及其机制与潜在可能有效的治疗策略等。

第一节　蛋白质异常折叠和降解的途径

一、蛋白质异常折叠的产生和蛋白质聚合物的形成

（一）蛋白质折叠的基本原理及分子伴侣

　　蛋白质折叠是指蛋白质由多肽链形成固有三维结构的物理过程。根据遗传中心法则，生物遗传信息的传递是由 DNA 转录生成 RNA，再由 RNA 翻译生成多肽链，具备完整一级结构的多肽链经过加工修饰，最后折叠形成特定空间构象的蛋白质。蛋白质通常具有四级结构，其中，蛋白质一级结构是指肽链中氨基酸的排列顺序，它是蛋白质分子的基本结构，也是蛋白质空间结构及其功能的基础。蛋白质空间结构还包括二级、三级和四级结构，是在一级结构的基础上经折叠、盘曲而形成的三维空间构象。细胞内新合成的多肽链，只有经过正确的折叠形成特定的具有三维空间结构的蛋白质才能表现出特定的生物学功能。那么，新生肽链为什么能够自发折叠形成具有特定空间构象的蛋白质呢？这个折叠过程是通过怎样的调节机制实现的呢？目前研究认为，蛋白质的折叠是一种自发的过程，由多肽链中疏水键的相互作用、氢键的形成、范德瓦耳斯力等决定，同时受多肽链所处环境因素的影响；新生肽链的折叠过程，遵循"热力学假说"并受到动力学控制，同时还需要分子伴侣等其他蛋白质的参与和影响。

在 20 世纪 60 年代，Anfinsen 等在进行牛胰腺 RNA 水解酶变性和复性实验时发现：完全变性的 RNA 水解酶在不需要其他任何物质的帮助下，仅通过去除变性剂和还原剂就可使其复性，重新形成具有生物活性的 RNA 水解酶。基于此，Anfinsen 提出了经典的蛋白质折叠的"热力学假说"，认为天然蛋白质多肽链是在一定环境条件下热力学最稳定的一种形式。由于天然蛋白质所具有的构象是在一定环境条件（如溶液组分、pH、温度、离子强度等）下热力学上自由能最低或最稳定的，因此变性的蛋白质在适宜的环境条件下能够自发折叠形成其具有生物活性的天然构象。蛋白质折叠的"热力学假说"得到了一些实验的证实和广泛的接受。

随着研究的不断深入，人们发现许多蛋白质多肽链在体外复性效率较低，会形成一些非天然的构象或非特异性的聚合物；而且复性速度远远低于体内水平。20 世纪 90 年代，Joseph 等提出了蛋白质折叠能量理论，并引入了最小挫折原则；Bakei 等认为对于部分蛋白，天然的构象也许并非是最低能量或最稳定能量状态，并提出一种蛋白质多肽链可能存在两种低能量状态：一种是天然构象，一种是非天然构象，而且这两种处于低能量状态的多肽链的相互转变需要克服较高的能量障碍，因而两者发生相互转变往往难以完成，所以蛋白质折叠过程中会存在两种途径相互竞争，一种途径是正确折叠形成稳定的天然构象，另一种是异常折叠形成稳定的非天然构象。例如，IGF-I 存在两种稳定的构象，一种是天然构象，另一种是具有错配二硫键的非天然构象，这两种构象均处于相似的低能状态。这说明多肽链在折叠过程中实际上受到许多因素的影响，一些因素在蛋白质折叠的动力学过程中起到控制作用。

目前蛋白质折叠的理论模型是假设蛋白质的局部构象依赖于局部的氨基酸序列，在多肽链折叠过程的起始阶段，先迅速形成不稳定的二级结构单元，随后这些二级结构靠近接触，从而形成稳定的二级结构框架；最后，二级结构框架相互拼接，肽链逐渐紧缩，形成蛋白质的三级结构的框架模型。疏水作用力在蛋白质折叠过程中起决定作用的疏水塌缩模型中，伸展肽链几个位点生成不稳定二级结构单元，它们以非特异性布朗运动方式扩散、碰撞、相互黏附生成复杂结构的扩散－碰撞－黏合模型，肽链中某一区域形成"折叠晶核"并以其为中心继续折叠形成天然构象的成核－凝聚－生长模型，多肽链可以沿多条不同的途径进行折叠，在沿每条途径折叠的过程中都是天然结构越来越多，最终形成天然构象的拼板模型。

20 世纪 90 年代研究发现细胞内新生肽段的折叠一般意义上是需要帮助的，而且已经分离到一些在动力学上能够促进多肽链正确折叠的辅助因子，如分子伴侣（一种特殊的蛋白质）与折叠酶（催化与蛋白质折叠直接有关的、对形成功能构象所必需的共价键变化）。这些研究事实有力地证明了多肽链正确折叠不仅受到热力学控制，也受到动力学控制。

1978 年 Laskey 将细胞核内能与组蛋白结合并介导核小体有序组装的核质素称为分子伴侣，1993 年 Ellis 将这个概念延伸为"一类在序列上没有相关性但有共同功能的蛋白质，它们在细胞内帮助其他含多肽的结构完成正确的组装，而且在组装完成后与之分离，不构成这些蛋白质结构执行功能的组分"（Finn et al., 2005）。10% ～ 20% 的新生肽链折叠形成具有特定空间结构的蛋白质时需要分子伴侣的参与。研究人员发现，与体外条件下蛋白质多肽链重新折叠的环境明显不同，细胞内的环境非常拥挤，其中充满了高浓度的蛋白质、核酸和其他大分子，因此分子间的相互作用很频繁，这样的细胞内环境条件容易导致新生肽链发生聚集或者不同的蛋白质肽链间相互作用，从而阻碍它们正确折叠形成天然的构象。为了尽量减少蛋白错误折叠的风险，分子伴侣参与复杂精细的调控系统，一方面可帮助核糖体合成的多肽链快速折叠形成天然蛋白质，另一方面可使聚集蛋白的疏水表面内陷而促进正确的折叠。在原核细胞和真核细胞的细胞质中，不同结构类型的分子伴侣使底物多肽链可以从核糖体的初级合成状态过渡到最终的折叠状态。因此，分子伴侣对解读遗传信息及具有生物学功能的蛋白质形成具有至关重要的作用。若分子伴侣的功能受到抑制，错误折叠蛋白就会在细胞内堆积而沉积下来，并直接对细胞造成毒性。

分子伴侣广泛存在于各种生物体，包括多种类型的蛋白质，如伴侣素家族（chaperonin，Cpn）、热休克蛋白 100（HSP100）、热休克蛋白 90（HSP90）、热休克蛋白 70（HSP70）、热休克蛋白 60（HSP60）、小热休克蛋白（smHSP）、核质素（nucleoplasmin）及含 t 复合物伴侣素多肽 1（chaperonin containing t-complex polypeptide 1，CCT）等，其中大多数为应激蛋白。HSP90 是细胞质中最丰富的分子伴侣，由两个高度相似的 90kDa 亚单位 HSP90α 和 HSP90β 构成二聚体，HSP90 通过与 ATP 的结合和水解发生构象改变而发挥作用，其活性是类固醇激素受体和蛋白激酶成熟所必需的，同时 HSP90 能够与数百种底物结合，参与 DNA 损伤修复、免疫应答过程。哺乳动物细胞中含有六种 HSP70 家族成员，HSP70 及其同系的 HSC70 是主要成员，两者极为相似并且活性也相近。它们能识别错误折叠蛋白及部分错误折叠蛋白的疏水表面，并通过 ATP 结合和水解活性来调控其与底物蛋白的结合和释放，细胞内 HSP70 表达增加将降低凋亡水平。CCT 是位于真核细胞质中的一种伴侣素，底物蛋白折叠并陷于 CCT 蛋白的中央腔内，CCT 则通过其螺旋突出结构将底物蛋白包裹。通过这个包裹过程，CCT 能阻止底物蛋白聚集并使其在 ATP 结合和水解的控制下发生构象改变。

辅助分子伴侣（cocheperone）通过与分子伴侣共同作用而调节其活性。这包括 HSP40/DnaJ 家族蛋白、Bcl-2 相关 anthanogene（Bag）家族蛋白、HSP70/HSP90 衔接蛋白（Hop）、HSP110、HSP70 结合蛋白 C 端（C terminal HSP70 binding protein，CHIP）及 GimC 等。HSP40 位于内质网、线粒体和细胞核内，参与蛋白转运，DnaJ 最初于大肠杆菌中被发现，在真核生物中被称为 HSP40。HSP40/DnaJ 家族蛋白包含有 J 结合区，可与 HSP70 的 ATP 酶结合区结合并促进 ATP 酶活性，这些蛋白也能与底物蛋白结合并调节 HSP70 活性。该蛋白家族分为三类：DnaJA、DnaJB、DnaJC，它们分别在蛋白折叠、装配、转位和降解中发挥作用。Bag 家族蛋白都有保守的 Bag 结合区，并与 HSP70 的 ATP 酶结合区结合，它们影响着 HSP70 核苷酸的交换及其与底物蛋白的结合 / 释放。HSP110 也是 HSP70 的核苷酸交换因子并调节 HSP70 的活性。Hop 和 CHIP 都是能与两种不同的分子伴侣相互作用的共同分子伴侣。Hop 即 HSC70/HSP90 组织蛋白，又称压力诱导蛋白 1（stress inducible protein 1，STI1）。CHIP 能够与 HSP70 和 HSP90 相互作用，在错误折叠蛋白的泛素化质量控制中发挥了重要作用，如 Bag2 过表达将抑制 CHIP 活性，进而刺激其他分子伴侣功能的成熟。GimC 通过转运折叠蛋白中间产物到 CCT 而有助于 CCT 依赖的肌动蛋白和微管蛋白的正确折叠。GimC 有水母样的六个触角结构以将未折叠蛋白内陷于其中。

新生多肽链在一定的环境条件下正确折叠形成具有生物活性的天然蛋白质，这一过程受到复杂而精细的调节。总体而言，蛋白质天然构象的形成是由其一级结构的线性氨基酸序列决定的,蛋白质多肽链在折叠过程中,遵循"热力学假说"由高能态向低能态转变,同时受到动力学的控制。对部分蛋白质而言,细胞内蛋白质的正确折叠还需要分子伴侣的辅助才能完成。

(二)异常折叠蛋白质的产生和识别

蛋白质天然构象主要由 α- 螺旋和无规则卷曲结构组成,而异常折叠的蛋白质构象主要由富含疏水氨基酸的 β- 折叠结构组成。例如,朊病毒引起的神经退行性疾病是由正常蛋白质异常折叠形成的致病蛋白——朊病毒蛋白(PrP)在脑组织中蓄积所致。PrP 有两种形式:野生型 PrP^c 和突变型 PrP^{sc}。其中,野生型 PrP^c 的序列以 α- 螺旋结构为主,β-折叠的结构仅占 11.9%,当野生型 PrP^c 中的 α- 螺旋结构转换成 β- 折叠时,则变成了突变型的 PrP^{sc},此时蛋白结构中 β- 折叠占到 43%,并在细胞外形成聚集体。α- 螺旋 /β- 折叠的结构转换导致疏水基团暴露而亲水基团包埋在蛋白质内部,引起蛋白质分子之间形成交叉的 β- 折叠结构。β- 折叠结构之间通过侧链和主链中的氢键连接在一起,最终形成以 β-折叠为主的聚合体而导致疾病的发生。

具有完整一级结构的多肽链,只有当其正确折叠形成特定的空间构象时才能发挥其生物学功能,一旦折叠出现异常,就会形成错误的空间结构,导致其丧失生物学功能,还会导致一系列疾病的发生。蛋白质在体内发生错误折叠有突变诱导、蛋白质浓度增加、氧化应激、衰老等相关原因。在细胞内,存在着蛋白质折叠质量控制系统,它可以监视胞质内蛋白质的折叠和及时将异常折叠的蛋白质去除,该系统主要包括分子伴侣和蛋白酶系统。它们的作用过程分两步:一是识别错误;二是修正错误。首先,分子伴侣识别异常折叠的蛋白单体并贴附于其疏水端表面,防止其聚合并促进蛋白质的重新折叠和组装;如果异常折叠的蛋白质无法修复,则在分子伴侣介导下输送到泛素 - 蛋白酶体系统和分子伴侣介导的自噬系统进行降解。如果异常折叠的蛋白单体发生聚集,蛋白酶体系统则失去作用,此时蛋白质聚集物将会通过巨自噬途径进行降解清除。另外,微管依赖性运输系统可以将可溶性的低聚物 / 聚集物运输至包涵体(inclusion body)进行降解。细胞内质量控制系统受到应激诱导转录因子、辅助分子伴侣和其他辅助因子的调节。如果该质量控制系统发生障碍,异常折叠的蛋白质所暴露的疏水表面不能够被分子伴侣或蛋白酶所识别,或形成聚集物的速度大于被分子伴侣和蛋白酶识别的速度,那些未被分子伴侣保护又未被蛋白酶降解的异常折叠的蛋白质就可能发生聚合,导致异常折叠蛋白质在细胞内发生蓄积而导致细胞损害甚至死亡(Kubota,2009)。

那么这些有毒的错误折叠蛋白又是如何引起细胞死亡的呢? 其中最重要的一个机制就是错误折叠蛋白诱导了内质网应激(ER stress),蛋白质的合成增加、错误折叠蛋白的表达、钙离子稳态失衡、病毒感染和营养剥夺、糖基化改变和胆固醇超载等条件会影响内质网的折叠能力,从而导致内质网中未折叠蛋白的积累,为了维持蛋白质折叠需求与内质网折叠能力的平衡,内质网进化出了高度特异性的细胞内信号通路,即未折叠蛋白反应(unfolded protein response,UPR),而 UPR 的诱导也表明代偿机制的激活,这会影响到正常的生理功能(Senft et al.,2015)。此外,由于错误折叠的蛋白质的降解发生在内质网内,因此被称为内质网相关降解(ERAD),错误折叠蛋白会抑制蛋白酶体功能而抑制保护性的 ERAD 的作用。而一些蛋白如 α$_1$- 抗胰蛋白酶 Z 突变体虽然没有诱导

UPR，却激活了 ER 相关的 caspase 4 和 caspase 12。因此，如果应激反应过度，时间太长而不能即时停止，则 ER 失代偿将会导致细胞死亡。

细胞为了自身环境的稳定，会通过多种途径降解异常折叠蛋白，而蛋白质构象改变是被降解的关键因素。目前已知大多数能通过自噬途径降解清除的蛋白质是一些构象不稳定、易于形成低聚物的突变蛋白质。但是，蛋白质构象不稳定有多种原因，不一定是基因突变所致。在自噬调控基因 *Atg5* 或 *Atg7* 缺失的小鼠模型中，人们发现小鼠的神经和肝脏组织堆积了大量泛素化的蛋白质，而这些蛋白质并没有发生突变。这些蛋白质的蓄积提示它们不能通过蛋白酶体途径降解清除，至少蛋白酶体途径并非很有效。然而，目前还不清楚是什么因素导致了这些蛋白质构象的不稳定。人们发现，扰乱内质网（ER）的环境或功能会导致异常折叠蛋白质在细胞内的堆积。另外，氧化应激、饥饿等应激因素也可诱导异常折叠蛋白质的产生，这些蛋白质也可被泛素化并形成聚合物，这与突变的构象改变蛋白质形成的聚合物相类似。这些蛋白质聚合物结构被称为聚集小体样诱导结构（aggresome-like induced structure，ALIS）。但是，对于这些蛋白质如何在应激条件下变成异常折叠的蛋白质目前尚不清楚（Szeto et al.，2006）。因此，ALIS 蛋白可能是在应激情况下被修改或破坏，导致蛋白异常折叠和泛素化的发生。

二、异常折叠蛋白质的降解

细胞蛋白质处于一种持续合成和降解的动态平衡之中，这一动态平衡关系到细胞发挥特定的生物学功能和维持细胞的稳态。然而，细胞常常会受到各种各样的环境的影响，如氧化应激和紫外线辐射等。这些环境应激过于频繁会引起细胞蛋白质受损，破坏细胞的正常功能和细胞稳态，最终导致细胞死亡。因此，及时清除细胞内受损且有害的蛋白质就显得至关重要，尤其对于那些非增殖细胞，如神经元等。

一般情况下，细胞内异常折叠的蛋白质首先被分子伴侣所识别，并在分子伴侣的帮助下重新折叠和组装。但在有些情况下，异常折叠蛋白变异太大，以至于不能选择性地重新折叠或重新折叠的胞内条件不够充分，这时分子伴侣会将异常蛋白质产物运输到蛋白质水解系统进行降解。细胞内的蛋白质水解系统包括两大主要途径：UPS 途径和自噬途径（Martinez-Vicente et al.，2007）（图 18-1）。

溶酶体的底物蛋白质有两种来源：来自细胞外（吞噬异物）和来自细胞内（自噬）。哺乳动物细胞中存在三种类型的自噬，即巨自噬、微自噬及分子伴侣介导的自噬（chaperon-mediated，CMA）。在巨自噬途径中，胞内物质被一些双层膜性结构分隔并形成自噬囊泡，然后与溶酶体融合。在微自噬途径中，溶酶体膜通过内吞作用直接摄入底物蛋白质。CMA 途径不同于前两种途径的"批量"降解，经 CMA 途径降解的底物蛋白质具有选择性，它们与溶酶体受体（LAMP2A）结合后经转位进入溶酶体。UPS 途径是细胞内蛋白质降解的另一重要途径。UPS 途径底物蛋白质先泛素化，然后被蛋白酶识别并降解。

1. UPS 途径　又称泛素 - 蛋白酶体途径，是细胞内蛋白质选择性降解的重要途径。UPS 包括泛素及其启动酶系统和蛋白酶体系统（Martinez-Vicente et al.，2007）。泛素启动酶系统负责活化泛素，并将其结合到待降解的蛋白质上，形成靶蛋白多聚泛素链，即

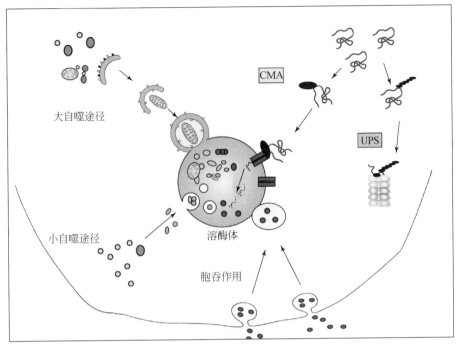

图 18-1 哺乳动物细胞的蛋白质水解系统

泛素化；蛋白酶体系统可以识别已泛素化的蛋白并将其降解。泛素化蛋白通过三个泛素受体直接被蛋白酶体识别，它们分别是 Rpn1、Rpn10 和 Rpn13。蛋白酶体既存在于细胞核，又存在于细胞质，是溶酶体外的蛋白水解体系。26S 蛋白酶体是最常见的蛋白酶体形式，其分子质量约为 2.5MDa，包含一个 20S 核心颗粒和两个 19S 调节颗粒。核心颗粒（core particle，CP）为双面对称中空圆柱形结构，将剪切蛋白质的活性位点围在"洞"中；将 CP 的两端敞开，目的蛋白质就可以进入"洞"中。CP 的每一端都连接着一个 19S 调节颗粒（regulatory particle，RP），RP 由中心部分和盖状部分构成，其中心部分由 6 个 ATP 酶形成环状结构，能够通过 C 端勾住 CP，调节降解通道的开关，RP 的盖状结构由 9 个非 ATP 酶亚单位组成，RP 可以识别泛素化的蛋白质，并将它们传送到 CP 降解腔室中。CP、RP 亚单位的磷酸化与蛋白酶体的活性及稳定性相关。蛋白酶体能够从碱性、酸性和中性氨基酸的羧基侧水解多种泛素化蛋白质底物。蛋白酶体对蛋白质的降解是与细胞内环境相隔离的。UPS 途径主要降解两种类型的蛋白质：一类是异常折叠的蛋白质，另一类是需要进行数量调控的蛋白质。

越来越多的证据表明，细胞通过协调表达蛋白酶体亚基和分子伴侣来调节蛋白酶体介导的蛋白质降解，以满足自身的需要，而蛋白酶体组装调控的核心是 TORC1，它是细胞生长和应激的主要调节因子。UPS 途径参与细胞内多种过程，包括细胞凋亡、MHC-Ⅰ类抗原的提呈、细胞周期及细胞内信号转导等，与细胞的一些生理功能和病理状态有着密切的联系。例如，某些异常折叠的蛋白质仍然保持着自身的溶解度，这些蛋白可选择性地通过 UPS 途径进行降解。UPS 途径的高选择性可以保证既能够降解清除胞内异常折叠的蛋白质，又不影响周围的正常细胞成分。但是，对某种异常蛋白具体经哪一途径进行降解尚不清楚，这可能与特定时间蛋白质水解系统的有效性不同或底物蛋白的特性相关。例如，溶酶体的某些蛋白水解酶可能对降解某些特定的蛋白质更有效；只有没有折叠的单体蛋白能同时经由 UPS 途径和自噬途径降解，而已形成低聚物、原纤维或纤维结构的蛋白质则只能通过批量降解途径来处理，即自噬途径。

2. 自噬-溶酶体系统（macro autophagy-lysosome system，MALS） 60 多年前，人们第一次描述和鉴定了溶酶体——一种用于胞内外物质降解和循环的细胞器。溶酶体系统在调控细胞表面分子和质膜受体及抵抗胞外物质的入侵方面发挥着重要作用。溶酶体降解外源性物质的现象称为吞噬异物；与之相反，自噬指的是溶酶体对细胞内自身成分的降解（图 18-1）。在过去的 10 年间，人们利用相对简单的基因操作实验模型（如酵母、线虫和果蝇等）发现了自噬的一些分子学特征，这对人们更好地认识和理解自噬有很大帮助。

概括而言，自噬是一种溶酶体参与的"批量"蛋白质降解过程。目前研究已经证实几乎所有的神经退行性疾病都存在自噬囊泡的蓄积和胞质内蛋白质的聚集。巨自噬、微自噬和分子伴侣介导的自噬都具有将胞质底物运送至溶酶体进行降解的能力，三种类型的自噬有一个共同的终点即都形成自噬体，但是它们的作用底物、调控方式及激活的条件都是不同的。

（1）巨自噬途径：可以批量降解细胞内某一完整区域的细胞质，该区域先被一层质膜包围隔离，形成一个双层膜的封闭小室，即自噬体。自噬体膜通过 LC3 与脂质、Atg5、Atg16 和 Atg12 等其他自噬相关蛋白偶联形成。这些双层膜囊泡由内质网、线粒体和高尔基体等细胞器膜内脂质磷酸化形成，这种磷酸化是由 Beclin 1 调控的激酶复合物触发的。自噬体内没有任何酶类，而溶酶体内含有内容物降解所需的全部酶，所以只有当自噬体与溶酶体融合后才可以降解内容物。自噬相关基因（Atg）分子家族参与自噬降解的整个过程。在应激条件下自噬最容易被激活，它的激活有两个主要的作用：一是在营养缺乏状态下自噬可作为细胞大分子和能量的来源；二是清除胞内异常的成分。许多组织中都存在持续的自噬活性，这对维持细胞的稳定性至关重要。现已证实，自噬途径的改变与肿瘤的发生、细菌病毒感染、严重肌病、代谢性疾病（如糖尿病）及神经退行性疾病密切相关。

巨自噬是自噬的主要途径，近期关于自噬的研究主要集中在这一途径。巨自噬是体内多种蛋白降解的重要途径（Menzies et al.，2011）。根据蛋白质降解途径的不同，蛋白质可被分成三种类型，即Ⅰ型、Ⅱ型、Ⅲ型，并分类通过 UPS 途径或巨自噬途径进行降解（图 18-2）。这两条降解途径在作用机制上存在一定联系，但是它们对不同种类蛋白质的降解能力似乎并不相同。巨自噬能够降解几乎所有形式的异常折叠蛋白质，而 UPS 途径则只能够降解那些可溶解的蛋白质。处于饥饿状态时细胞内蛋白质会出现没有选择性的批量降解。虽然最初人们认为自噬降解途径对底物蛋白是非选择性的，但是蛋白质的构象改变和随后的泛素化和自噬降解提示自噬途径降解异常折叠的蛋白质具有一定程度的特异性。目前认为，这种特异性与 p62/SQSTM1 和 HDAC6 对泛素化蛋白的识别进而促进自噬途径对这些底物蛋白的降解关系密切。这两种分子可识别错误折叠蛋白的泛素部位及自噬体的 LC3/Atg8。p62 的 C 端含有一个能与泛素结合的 UBA，p62 过表达的细胞质中能形成大量的 p62 阳性小体，这些小体位于 UBA，且泛素也是阳性表达。这一点提示 p62 能吸引泛素化蛋白形成大的复合物。目前已发现 p62 存在于多种蛋白聚集疾病的包涵体内，包括帕金森病的 Lewy 小体、阿尔茨海默病的 tau 蛋白、亨廷顿蛋白聚集物等。这些蛋白聚集物由错误折叠的突变蛋白组成，且泛素经常为阳性改变。突变蛋白聚集物（Ⅱb 和 Ⅱc 蛋白）是自噬降解的靶标，因此 p62 也在其中扮演了重要的角色。p62 还能通过 UBA 附近的一个特殊序列（第 321 ～ 342 位氨基酸）直接与 LC3/Atg8 结合，在亨廷顿蛋白里 LC3 和 p62 共定位并且被自噬溶酶体一并降解。有趣的是即使很大的 p62 阳性结构（2μm）也能被自噬降解，这提示自噬不仅降解聚集物，还降解一些大的包涵体和聚集体。此外，p62 也参与了自噬清除 ALIS。抑制自噬 p62 水平明显上调，提示即使是在基础水平下，p62 也不断地被自噬途径降解。HDAC6 是另一个通过 BUZ 区域与泛素化蛋白结合的蛋白，该蛋白也与 Lewy 小体及泛素共定位（Pandey et al.，2007）。若抑制 HDAC6，则自噬体聚集物形成明显减慢，可见 HDAC6 对聚集体的形成很重要。HDAC6 是微管相关的去乙酰化酶，并与动力蛋白结合，目前研究发现该蛋白与聚集蛋白逆向运输到微管中心形成聚集体密切相关。HDAC6 能直接作用于动力蛋白导致聚集体的形成，而且突变的亨廷顿蛋白聚集物被自噬降解也离不开 HDAC6 的参与。此外，蛋白酶体抑制后自噬的激活也有赖于 HDAC6。这些发现提示 HDAC6 对 Ⅱb 型的错误折叠蛋白和可溶性的 Ⅱa 型错误折叠蛋白的降解都是很重要的，因为这两类蛋白都会在蛋白酶体抑制后产生。而 HDAC6 是否参与了 Ⅱc 型聚集蛋白的降解尚不清楚。目前尚不知道 HDAC6 如何参与错误折叠蛋白的自噬降解。一些证据提示这可能和 HDAC6 介导的微管活性有关，它可以使一些自噬的成分如溶酶体逆向运输到微管中心而易于被自噬降解。p62 和 HDAC6 作用类似且相互协同，共同使错误折叠蛋白与自噬泡相互作用，其在自噬降解中也体现了一定的特异性。

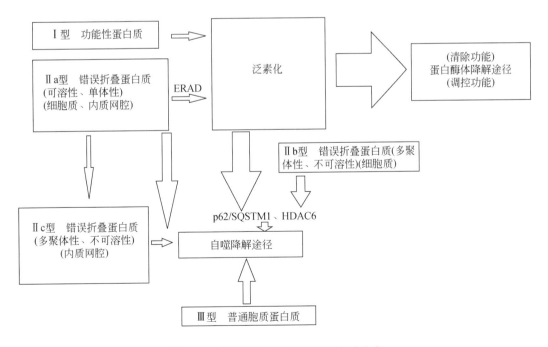

图 18-2　基于不同降解途径的蛋白质分类

在自噬研究中，人们还发现了另一自噬载体受体——NBR1（neighbor of BRCA1 gene 1）。NBR1 受体可能与被泛素标记的目标物在自噬体中的降解有关。研究表明，当发生自噬时，NBR1 开始积聚，它通过自身在 C 端的 UBA 与自噬体相关的泛素化蛋白连接，而被泛素所标记的将要被降解的蛋白也通过泛素与 NBR1 相连并相互聚集，随后 NBR1 与 LC3 相互作用，形成自噬体载体受体，将泛素化标志物转运至自噬体内进行降解。

此外，研究发现 NBR1 还有多种不同的生物功能。在骨骼肌肌小节 M 线中可以观察到，NBR1 与肌巨蛋白激酶及 p62 直接连接，若肌巨蛋白激酶突变，导致其与 NBR1 的连接断裂，则会引起遗传性的肌肉疾病，而 NBR1 和 p62 会形成上文所提及的"p62 小体"。p62 和 NBR1 都可以作为自噬体降解泛素化标记目标物的载体受体，那这些泛素化的待降解物是如何进入自噬体呢？总体来说有三条途径：p62 小体途径、HDAC6-p62 途径和 ATG 降解途径。

异常折叠蛋白一般由 p62 小体途径降解。研究表明，p62 和 ALFY 及 NBR1 组装成 p62 小体，作为自噬载体受体，介导异常折叠蛋白进入自噬囊泡。ALFY 是一个结构庞大的蛋白质分子，在 p62 小体中发挥骨架的作用。随着细胞的不断老化，越来越多的折叠异常蛋白累积，这些异常蛋白的应激作用会诱导 p62 的高表达。此外，p62 小体的形成还需要特定分子伴侣的协助。最近研究结果显示，HSP70 和它的分子伴侣 Bag3 及 HSPB8 可以诱导 p62 小体的形成。异常折叠蛋白引起的内质网应激会诱导 Bag1 转变为 Bag3，而 Bag3、HSP70 及 HSPB8 加上 E3 泛素化激酶 CHIP 构成复合体。该复合体可以识别折叠异常蛋白，然后该复合体会聚集 p62、ALFY 和 NBR1 形成 p62 小体，p62 小体与泛素化蛋白 1～4 标记后的折叠异常蛋白结合，形成大小不一的自噬囊泡，最后 p62 作为自噬体载体受体，通过内吞作用使自噬囊泡进入自噬体。

HDAC6-p62 途径主要用于异常蛋白包涵体的降解。异常蛋白包涵体是指当蛋白质累积时，被泛素标记后通过微管转运至微管组织中心（microtubule organizing center，MTOC）然后被中间丝包裹形成的结构，从而使其可以通过自噬有效降解。HDAC6 对于异常蛋白包涵体形成是至关重要的，可以结合泛素化蛋白和动力蛋白，从而转运可溶性的泛素标志物至异常蛋白包涵体中。它的另外一个作用是诱导动力蛋白网络的构建，促使有异常包涵体的自噬体与溶酶体的融合。当蛋白质大量累积时，泛素化蛋白将其进行标记后与 HDAC6 结合，HDAC6 通过微管转运至自噬体核周形成异常蛋白包涵体，并介导含有异常蛋白包涵体的自噬体与溶酶体融合。与溶酶体结合后的降解过程与 p62 及其相关因子有关。ALFY 与 ATG5 形成复合体后与 p62 结合作为介导自噬体与溶酶体融合的载体，形成自噬-溶酶体后将原自噬体中的异常蛋白包涵体进行降解。

自噬途径的激活与细胞内质网的应激有关。内质网通过 UPS 和 MALS 途径控制着异常折叠蛋白的降解。在错误折叠蛋白导致的内质网应激下，两条途径均被激活。

未折叠或异常折叠蛋白等所引起的内质网应激可以导致自噬的发生，自噬体对细胞内异常蛋白质或衰老细胞器的内吞降解作用是在内质网应激下的细胞氨基酸的一个重要来源，因此在代谢更为活跃的肿瘤细胞中，自噬可以增加肿瘤细胞对应激的抵抗能力，如化疗药物和放疗；相类似的，有研究表明抑制自噬作用则可以增加化疗药物的有效率。例如，在 Ras 基因突变的肿瘤细胞中，即使在营养充足的条件下，自噬作用仍处于一个较高的水平，给予化疗药物后治疗作用不明显，但若阻断自噬途径，则对肿瘤细胞生长的抑制作用明显提高。

内质网激活的自噬在清除错误折叠蛋白方面有何重要意义呢？显然，将错误折叠蛋白分离并清除能减少这些蛋白的毒性。聚集体的形成避免了细胞内错误折叠蛋白的到处分布，从而被认为对细胞具有保护作用。抑制 HDAC6 可干扰聚集物的形成而增加细胞死亡。自噬将错误折叠蛋白分离包裹也对细胞起保护作用。在一些过表达的特异性错误折叠蛋白如突变的亨廷顿蛋白的细胞中，促进自噬能减少细胞死亡，而抑制自噬则增加细胞死亡（Arrasate et al.，2004）。自噬具有改善错误折叠蛋白所致病理改变的功能，这在亨廷顿病及肯尼迪病动物模型中得到证实。那么，自噬又是如何抑制细胞死亡的呢？这和自噬抑制细胞死亡上游信号通路相关。内质网应激诱导的凋亡很大部分是由线粒体途径介导的，最终将有赖于 Bcl-2 家族蛋白 Bax 和 Bak。目前研究提示 Bax 和 Bak 在对死亡信号刺激中的反应并不等同，似乎 Bax 更敏感一些。而自噬减弱死亡信号刺激也更多地作用于敏感的 Bax，对 Bak 作用则较弱。

总之，自噬与 UPS 途径协同为降解错误折叠蛋白提供了另一种代偿机制，这会减弱内质网应激，并减少细胞死亡。其中，内质网在各种降解途径中发挥了重要的调节中心的作用。目前关于自噬诱导的机制不断被人们发现，当然阐明各种异常折叠蛋白如何激活自噬及对这些蛋白的识别机制还需要大量研究。

基于蛋白质降解途径的不同，蛋白质可被分成三种类型：Ⅰ型、Ⅱ型、Ⅲ型。Ⅰ型蛋白质完全通过 UPS 途径降解，用于调节细胞稳态；Ⅲ型蛋白质完全通过巨自噬途径降解，用于营养物的循环；Ⅱ型蛋白质是没有功能的异常折叠的蛋白质，能够通过 UPS 途径和巨自噬途径降解清除。根据蛋白质溶解度、蛋白结构、亚细胞定位的不同，Ⅱ型蛋白质又可分成三种亚型：Ⅱa 型、Ⅱb 型和Ⅱc 型。Ⅱa 型是可溶解的Ⅱ型蛋白质，通过 UPS 途径降解；其中，来自内质网腔的蛋白质降解需要 ERAD 的参与。巨自噬能降解所有异常折叠的蛋白质，但对高度折叠的蛋白质（Ⅱb 型和Ⅱc 型）来说更为重要。大多数错误折叠的蛋白质也可被泛素化，泛素化的蛋白质可经蛋白酶途径（途径 1）和自噬途径降解（途径 2 和途径 3）。其中，p62/SQSTM1 和 HDAC6 促进途径 3 的进程。对有些Ⅱa 型蛋白质（如 IKK 复合物）、Ⅱc 型蛋白质（如 α1- 抗胰蛋白酶突变体）是否泛素化并不清楚。如果它们被泛素化，则经由途径 2 和途径 3 降解；如果没有泛素化，则经由其他的降解途径降解（途径 4 和途径 5）。

（2）微自噬途径：50 多年前，Duve 和 Wattiaux 首次提出微自噬的概念，指哺乳动物小部分细胞质能够直接形成囊泡并被溶酶体吞噬。微自噬途径最先在肝脏中被发现。微自噬具有多种分子机制，通常被分为三种类型：伴溶酶体膜突出的微自噬、伴溶酶体膜内陷的微自噬和伴核内体膜内陷的微自噬。在酵母中，微自噬涉及多种底物的降解，包括过氧化物酶、细胞核碎片、线粒体碎片、脂滴等。在植物中，微自噬介导花青素的降解。伴核内体膜内陷的转运所需内体分选复合物（endosomal sorting complexe required for transport，ESCRT）系统，可以使胞质蛋白大量或者选择性降解。一些分子机制跨越不同类型的微自噬，囊泡膜结构的形成是哺乳动物细胞伴溶酶体膜突出的微自噬和酵母细胞伴溶酶体膜内陷的微自噬的共同特征，而 ESCRT 系统在酵母细胞伴溶酶体膜内陷的微自噬和伴核内体膜内陷的微自噬中起关键作用。自噬相关蛋白和 HSC70 等在不同类型自噬通路中存在交叉作用，因此微自噬与其他类型自噬存在关联。在微自噬中，HSC70

通过蛋白与磷脂酰丝氨酸的静电作用募集至成熟的核内体中，使其表现出膜变形性。在微自噬途径中，溶酶体通过内陷或成管现象将细胞液不同区域物质送进溶酶体腔内迅速降解。微自噬参与正常细胞条件下胞内成分的循环利用。

（3）分子伴侣介导的自噬（CMA）途径：最大特点在于它对作用底物的选择性。细胞内一些蛋白质具有溶酶体作用的靶序列，分子伴侣可以识别并结合靶序列并将该蛋白质运输至溶酶体表面。底物蛋白一旦到达溶酶体质膜，就会与溶酶体膜上的受体蛋白相互作用，在溶酶体内分子伴侣的协助下底物蛋白穿过质膜进入溶酶体内进行降解。和巨自噬途径一样，大多数组织细胞中存在一定的 CMA 活性，但 CMA 最大活性出现于应激状态。如前所述，营养缺乏时最初的反应是自噬途径激活为组织提供氨基酸来源以维持机体正常的生理功能。然而，如果营养缺乏状态持续存在，仅仅依靠胞内成分的降解难以维持细胞的代谢，这时 CMA 就成为蛋白质合成所需氨基酸的新的供应源。当某些情况（氧化应激、接触毒物等）导致蛋白质损伤时，CMA 的选择性可以特异地去除受损的蛋白质而不影响周围的正常成分。

CMA 作用过程精密而且复杂，需要多种成分共同协调，其具体作用和相关机制介绍如下（图 18-3）：① HSC70 和共同分子伴侣（包括 Hip、Hop、HSP40、HSP90、Bag1等）识别底物蛋白质中包含 KFERQ 相关肽的区域并形成复合物。②复合物与溶酶体膜上的 LAMP2A 的亚单位相结合。③底物蛋白质在经过溶酶体膜转位前先去折叠，然后经由 LAMP2A 的跨膜片段（转位子）进入溶酶体。④溶酶体内 HSC70（Ly-HSC70）对底物蛋白质跨膜转运是必需的。⑤底物蛋白质一旦进入溶酶体腔，就迅速被酶类降解。⑥ HSC70 分子伴侣复合物从溶酶体释放出去。⑦ HSC70 分子伴侣复合物结合其他的CMA 底物蛋白质。

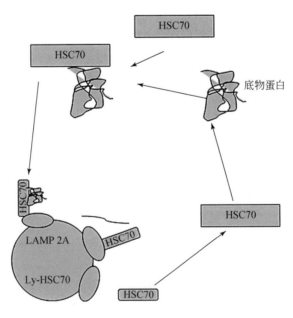

图 18-3　CMA 的作用机制

3. 自噬和质量控制系统（autophagy and the quality control system）　自噬系统是胞内质量控制系统的重要组成部分，对维持细胞内环境稳定具有重要的意义。胞内质量控制系统还包括另一种重要的蛋白质水解系统——UPS 和分子伴侣。细胞内蛋白质的改变归因于胞内外的影响因素（如氧化应激、紫外线辐射、接触毒性物质等）（Kubota，2009）。此外，突变基因翻译的蛋白质因不能正确折叠而容易发生聚集。这些异常蛋白质容易构成复合结构，如寡聚物、聚集体和纤维结构等。这些形成的复合结构可以被分子伴侣所识别。分子伴侣可以通过促进异常蛋白质重新折叠成正常结构的蛋白而阻止其聚集。在某些情况下，细胞内异常折叠蛋白质过多，超出了分子伴侣的修复能力，这时分子伴侣将会选择直接将这些异常蛋白质运输到蛋白质水解系统（UPS 和自噬系统）进行降解清除。细胞内异常蛋白质的数量和质量控制系统的各种清除系统的失衡会导致细胞内异常产物的蓄积和聚集。尽管异常蛋白质产生细胞毒性的具体机制仍然存在争议，但人们已经证实其最大毒性模式是复合组织结构，如寡聚物或纤维结构。质量控制系统是阻断异常折叠蛋白聚集物的细胞毒性的强有力防线，如果该系统失去正常功能，细胞更易于形成蛋白聚集体而非寡聚物或纤维结构。蛋白聚集体会干扰细胞内容物的正常运输，占据细胞内的空间并可形成一个吸收池，一些具有正常功能的蛋白质常常陷入吸收池而影响其正常发挥作用。

　　UPS 和自噬是真核生物中两个主要的进化保守的降解和循环系统。早期研究表明它们的工作并不是相互依赖的，但是最近的研究表明，这两个系统之间存在联系和重叠。线粒体自噬即是两个系统相互联系的例子。功能学研究显示 UPS 或自噬中一个降解系统受损会导致另一个系统的代偿性上调。为了保持体内平衡，一个降解系统被抑制后积累起来的细胞物质需要被另一个系统清除，因此形成了补偿机制。但这种补偿并不总是有效的，很大程度上取决于细胞类型、细胞内环境和目标蛋白的负载。通过不同化合物抑制 UPS 通路或基因调控将导致细胞自噬水平上调。例如，蛋白酶体抑制剂和化疗药物能够导致自噬相关基因 *ATG5* 和 *ATG7* 表达增加并诱导自噬。自噬相关基因表达上调的原因有内质网应激相关通路激活、AMPK 活化（Kouroku et al.，2007）。同样的，自噬水平降低与 UPS 的激活相关。在结肠癌肿瘤细胞中，化学抑制自噬和敲除 *ATG* 基因将导致蛋白酶体亚基的水平升高，进而激活 UPS。由于蛋白酶体是自噬降解的靶点，自噬抑制后蛋白酶体酶活性的增强可能与蛋白酶体不断积累有关。然而在一些情况下，自噬抑制则与泛素化蛋白的积累相关，如在 *ATG5* 或 *ATG7* 敲除小鼠的大脑和肝脏中观察到泛素化偶联物的积累。泛素化被认为是一种将底物导向合适降解系统甚至是 UPS 系统与自噬系统连接的纽带。

　　那么，蛋白酶体系统和自噬系统在蛋白质降解作用中是如何相互合作的呢？第一，大多数可溶性的异常折叠蛋白优先被蛋白酶体降解，只有在蛋白酶体系统超负荷时才启动自噬途径进行代偿。例如，抑制蛋白酶活性后自噬途径被激活，细胞内泛素化的异常折叠蛋白通过自噬途径被降解清除。第二，是否启动自噬途径可能取决于内质网的应激水平，当内质网应激水平达到一定程度时自噬降解途径被激活。第三，异常折叠蛋白质自身的组成也很关键。例如，以可溶性的单体形式存在的异常折叠蛋白可被蛋白酶降解，而以聚合物形式存在的不可溶的异常折叠蛋白则不能被蛋白酶降解。此外，聚合物形式的异常折叠蛋白质对蛋白酶是有害的。目前已经发现在聚集物大量存在时的病理状况下，蛋白酶体功能明显减弱。一些异常折叠的蛋白质以可溶性和不可溶性两种形式存在，如 α_1-抗胰蛋白酶 Z 突变体，它的可溶性形式可经蛋白酶体和自噬系统降解，而不可溶形式只能通过自噬途径降解。

在细胞内，当异常成分的浓度发生变化时，蛋白质水解系统通常能迅速调节与之相适应。然而，若短时间内发生大量的蛋白质损伤并超过了蛋白质水解系统的降解能力，就会发生蛋白质聚集物的蓄积。多数情况下，细胞最终会克服这一问题。毒性蛋白产物或蛋白聚集体的蓄积会产生不同的后果，这取决于细胞受影响的程度。那些正在进行迅速分裂的细胞，如皮肤成纤维细胞，聚集物会分布到母细胞和子细胞中，从而使聚集物稀释。然而，有丝分裂后期的一些组织细胞（那些不发生分裂的细胞）如大脑神经细胞，胞内毒性蛋白产物的持续存在会导致细胞死亡。众所周知，神经元不可再生，因此神经元的不断丢失最终会导致疾病的发生。这也就解释了为什么细胞内有害的构象异常的蛋白质蓄积较多时通常会影响到中枢神经系统。蛋白酶体系统和自噬系统对蛋白质的降解作用存在于各个层面。除泛素化外，一些蛋白质和信号通路也参与了这两个系统的沟通和相互调控。讨论两个系统之间的相互联系有助于从基础医学角度理解蛋白质质量控制的生物学意义及临床价值。

第二节　影响自噬功能异常的几个因素及其异常所致相关疾病

一、动力蛋白异常相关疾病

细胞内与细胞间的信号传递有赖于高效的内部转运系统。神经元通过内部物质的移动准确地将外界刺激信号转化为细胞间的各种反应。在一些运动神经元内，物质的长距离运输有赖于微管、动力蛋白（dynein）和驱动蛋白（kinesin）。动力蛋白推动物质向心性地向微管负极端移动，将物质运输至靠近细胞核的中心部位；驱动蛋白则离心性地向微管正极端反方向运动，将物质运往胞质内。

噻氨酯哒唑（nocodazole）是一种有抗肿瘤和驱虫疗效的药物，它的作用可使微管解聚，还可以抑制自噬体与溶酶体的融合，可见自噬体的流动也与微管相关。微管的解聚会导致自噬清除底物能力的下降。在这种情况下，自噬体的成熟和自噬溶酶体的融合能力下降，自噬体就不能通过微管从细胞周围穿梭到微管组织中心。减弱动力蛋白的作用也会出现类似的结果，这些现象提示动力蛋白是胞内物质沿着微管运输到溶酶体的关键蛋白。另外，HDAC6 与微管存在联系并且可以调节自噬。但是对动力蛋白和 HDAC6 如何参与微管上自噬体的运输尚不清楚。

目前，人们在鼠模型及人类身上发现某些影响微管运输的基因突变会导致运动神经元疾病（motor neuron disease，MND）（Cipolat Mis et al., 2016）。MND 指的是以运动神经元变性为特征的一组散发的、家族性的疾病。在转基因老鼠中，通过动力蛋白的过表达或缺失来影响轴突的物质转运，可导致运动神经元的进行性变性。在鼠 MND 模型中观察到的病理改变和症状进展与 MND 患者类似。在 MND 模型中，神经元内出现了蛋白质聚集物的蓄积，这提示自噬功能减退是这些疾病的一个发病机制。依赖动力蛋白的微管转运功能障碍是这组疾病的原因之一。运动神经元内蛋白聚集物的出现至少部分是微管依赖的自噬体的运动障碍、自噬体成熟及自噬溶酶体的融合等环节的破坏所致。自噬功能下降在 MND 疾病发生及发展中的重要性还有待进一步的研究阐明。

二、ESCRT 的作用及其异常所致相关疾病

细胞膜的膜内蛋白质的再循环很大部分是由内吞途经的各种不同功能来完成的，包括一些受体蛋白，如表皮生长因子受体（epidermal growth factor receptor，EGFR）蛋白。内体循环蛋白（endosome recycles protein）将这些膜蛋白进行简单分类，并使它们重新回到细胞膜。更复杂的降解系统则有赖于多泡体（multivesicular body，MVB），这是一种由内体膜形成的管腔样囊泡内陷而产生的特异性多孔样结构。MVB 与溶酶体融合后小囊泡就被释放到酸性溶酶体腔内，水解酶就会降解这些小泡和它们承载的物质。将膜蛋白进行分类并进入 MVB 途径有赖于蛋白的泛素化，这个特异过程可以使特定蛋白与 MVB 的管腔样囊泡相互作用。四种 ESCRT 保证了蛋白分类到内体并与溶酶体融合整个过程的高保真。ESCRT 复合物的特异性相互作用对 MVB 的形成和内体溶酶体融合的正常进行是必需的。每种复合物通过与蛋白质、细胞膜、内体、其他复合物的多种相互作用而发挥特异的功能。ESCRT 对于自噬体形成和与溶酶体的融合有重要作用，这可能与 ESCRT 可以聚合 SNARE 和 Rab7 有关。SNARE 在自噬体形成与融合过程中发挥重要作用。在哺乳动物细胞中，SNARE 中的囊泡相关膜蛋白 7（vesicle-associated membrane protein 7，VAMP7）、突触融合蛋白 7（syntaxin-7）、突触融合蛋白 8（syntaxin-8）、VTI1B（vesicle transport through interaction with t-SNARE 1B）促使吞噬囊泡前体膜上的 Atg16L 蛋白相互融合，形成管型网状结构，最后这些网状结构融合形成自噬体。在某些特殊细胞中还可以观察到 VAMP3 介导成熟自噬体中核内体的相互融合形成自噬性液泡（amphisome）。抑制这些 SNARE 可以观察到自噬前体体积的减小及自噬体成熟的延缓。在酵母中，SNARE 中的 Sec9p 和 Sso2p 与哺乳动物中的 VAMP7 等功能相似，可以促使自噬前体膜 Atg9 蛋白相互融合形成管型网状结构后融合形成自噬体。在酵母中，自噬体与溶酶体的融合需要 SNARE 中的 Vam3（vacuolar syntaxin homologue）、Vam7、Rab 家族中的 GTP 连接蛋白 Ypt7（yeast protein transport 7），在哺乳动物细胞中，则需要 VAMP7、syntaxin-7 和 VTI1B 的介导，这些 SNARE 功能的异常会导致溶酶体贮积病。研究表明，体内胆固醇大量累积会导致 VAMP7 等被异常的细胞器禁锢，致使自噬溶酶体融合受阻，还会导致待降解物质无法通过内吞方式进入溶酶体。如上所述，自噬体的酸化和溶酶体中水解酶的激活是自噬溶酶体发挥功能的重要前提，也是其成熟的标志。最近研究发现，SNARE 中的 syntaxin-5 与该过程相关。syntaxin-5 可以促使组织蛋白酶等水解酶的活化及促进其由内质网高尔基体及溶酶体的定向转运。

Rab7 是 Ras 家族中的一类重要 GTP 酶，与 SNARE 一起在自噬体中核内体的成熟和与溶酶体的融合过程中发挥作用。核内体在成熟的过程中，由细胞边缘通过微管系统转运离开细胞至溶酶体中，被称为正向转运。这个方向是由动力蛋白 - 动力激活蛋白决定的，而在转运过程中，动力蛋白会不断被消耗。ORP1L（oxysterol-binding protein-related protein 1L）和 Rab7 一起组成复合体定位在核内体的膜上，在微管中前进时会激活与 ORP1L-Rab7 复合体和 RILP（Rab7-interacting lysosomal protein）连接，随后 ORP1L 与核内体膜上的胆固醇相互作用构成相对稳定的构象，可以使 Rab7-RILP 复合体不断聚集动力蛋白，以补充消耗的部分。当核内体靠近细胞膜边缘形成晚期胞内腔（late endocytic compartment）时，ORP1L 会诱导 Rab7-RILP 复合体变成 β Ⅲ 收缩蛋白，而该蛋白是核内体在胞外通过微管转运过程中所必需的。在自噬体 - 溶酶体融合过程中，Rab7 首先在 HOPS 诱导下与 GTP 结合，形成活化形式，在即将要融合的自噬体和溶酶体膜上的 SNARE 中的顺式 SNARE 复合体（cis-SNAREs complex）解离形成单体的 SNARE。随后在 Rab7-GTP 蛋白复合体的介导下，即将融合的膜上的单体 SNARE 相互接近，形成紧密的反式 SNARE 复合体（trans-SNARE complex），并开始相互融合。用毒胡萝卜素抑制 Rab7 聚集后发现自噬体与溶酶体并不能融合，可以证明 Rab7 在融合过程中的重要作用。

早期物质转运的分类主要由 ESCRT-0、ESCRT-Ⅰ、ESCRT-Ⅱ 与泛素化底物相互作用而得以完成。ESCRT 复合物的分解与去泛素化酶（deubiquitylating enzyme，DUB）的参与作用使泛素在底物降解之前从底物中解离出来，这个过程需要 ESCRT-Ⅲ。但特异性的 ESCRT 突变与神经变性疾病有关，疾病的很多机制还不明确。目前发现，改变了基因剪接位点的 ESCRT-Ⅲ 亚单位 CHMP2B 的点突变与一种少见的家族性常染色体显性型 3 号染色体相关的额颞叶痴呆（frontotemporal dementia linked to chromosome 3，FTD3）有关。

CHMP2B 的缺失突变与剪接突变的表达通过非凋亡通路加剧了神经元与树突的减少，因此目前有些研究旨在观察 CHMP2B 缺失突变对自噬的作用。在细胞及飞虫模型中，这种缺失突变的表达增加了自噬体堆积所致的 LC3-Ⅱ 水平的增高，并减少了 MVB 的形成。实验对比 CHMP2B 野生型和突变体 SKD1，后者阻止了 ESCRT-Ⅲ 复合物与内体的分离，实验表明 ESCRT-Ⅲ 复合物的正确分离对自噬体的成熟和自噬溶酶体的正确融合起了关键作用。ESCRT-Ⅲ 的关键组成部分 mSnf7-2 的不足或是因为 CHMP2B 蛋白的突变导致了 ESCRT-Ⅲ 的功能缺失，从而使泛素化标记蛋白不断累积，最终导致 FTD3 和肌萎缩侧索硬化（amyotrophic lateral sclerosis，ALS）；对成熟的皮质神经元的研究发现，ESCRT-Ⅲ 的功能缺失会导致自噬体数量的累积，还会阻断自噬体与溶酶体的融合，导致对衰老的蛋白和细胞器的清除。

研究发现：通过构建 ESCRT 基因突变表达或减弱其表达，自噬功能都不同程度下降。对多种细胞类型的研究数据表明各种 *ESCRT* 基因功能缺失会导致自噬体不成熟或不能和溶酶体融合。自噬体大量堆积而不能降解内容物会导致神经变性。此外，在这些组织内多泛素化的内体增多。目前还不清楚自噬功能下降是 ESCRT 复合物对自噬体的破坏还是通过内体和溶酶体的间接破坏所致。总之，目前研究提示 ESCRT 功能下降所致的自噬功能下降导致神经元变性是 FTD3 和 ALS 的重要发病机制之一。

三、溶酶体贮积病

溶酶体是单层膜包绕的细胞内普遍存在的细胞器，其内部含有多种酸性水解酶，具有溶解或消化的功能，为细胞内的消化器官。正常功能的溶酶体参与细胞成分的循环、胆固醇稳态、表面受体的下调、病原微生物的灭活、细胞质膜的修复和骨骼重塑。溶酶体可分成两种类型：初级溶酶体是由高尔基囊的边缘膨大而出的泡状结构，因此它本质上是分泌泡的一种，其中含有多种水解酶。这些酶是在粗面内质网的核糖体上合成并转运到高尔基囊的。初级溶酶体内的各种酶不具有消化作用。次级溶酶体是吞噬泡和初级溶酶体融合的产物，是正在进行或已经进行消化作用的液泡。在次级溶酶体中把吞噬泡中的物质消化后，剩余物质被排出细胞外。

自噬体与溶酶体融合是自噬体内物质降解所必需的，因此在自噬过程中起重要作用。没有这种融合，自噬体就会不断堆积并承载大量未降解的物质，从而对细胞产生毒性。目前，LSD 被认为是一组由近 60 种不同的遗传疾病组成的队列，每一种疾病都有单个基因缺陷，导致溶酶体系统功能失调，无法降解细胞内特定物质。因此，许多组织和器官系统受到影响，包括大脑、内脏、骨骼和软骨，以中枢神经系统（central nervous system，CNS）功能障碍为主。

一般来说，溶酶体贮积病（lysosomal storage disorder，LSD）是由基因突变导致完全或部分溶酶体蛋白（主要是溶酶体水解酶）功能失调的单基因疾病。目前估计溶酶体内包含 50 ～ 60 种水解酶，它们在溶酶体内酸性环境下很活跃。虽然 LSD 在病理方面存在很大不同，但在分子水平所有这些疾病都导致未降解物质在溶酶体腔内或腔外堆积。这种堆积可影响大量细胞内信号传导通路的正常进行。近年来关于 LSD 的生物化学和细胞生物学研究表明，LSD 在多种细胞功能上均有异常。这些缺陷包括信号通路缺陷、钙稳态失衡、脂质生物合成和降解缺陷及细胞内运输障碍。由于溶酶体与自噬体融合并消化其内容，在自噬通路中发挥着基础性作用，即溶酶体和自噬体的高度整合性，研究者认为 LSD 中溶酶体堆积会对自噬产生影响。

黏多糖贮积症（mucopolysaccharidose，MPS）是一组溶酶体中水解酶突变失活引起的黏多糖（glycosaminoglycan，GAG）降解障碍性疾病。只要其中一种黏多糖水解酶失活，黏多糖就会逐渐堆积，发生组织与器官的功能紊乱。目前已知 11 种酶缺乏会引起 7 种不同的 MPS。

多硫酸酯酶缺乏症（multiple sulfatase deficiency，MSD）是 LSD 的一种典型疾病，患者由于所有硫酸酯酶活性受损而呈现出复杂的多系统表型。它是由编码 FGE（formyl-glycine-generating enzyme）的 *SUMF1*（sulfatase modifying factor 1）基因突变所致。硫酸酯酶翻译后修饰需要 FGE 的参与。没有这个修饰过程，硫酸酯酶活性减弱，从而不能降解溶酶体内底物。自噬损伤被认为在疾病的发病机制中起重要作用。

MSD 小鼠软骨细胞存在严重的溶酶体储存缺陷，表现为自噬活动异常，最终导致能量代谢失衡和细胞死亡。MSD 小鼠细胞 LAMP1 与自噬体标志物 LC3 的共定位染色阳性细胞数降低，提示溶酶体-自噬体融合可能受损。在 MSD 鼠中还发现除了溶酶体和未降解溶酶体底物的增加外，自噬体也出现大量堆积，这一点可通过免疫印迹技术和免疫荧光技术检测到 LC3-Ⅱ水平明显增高加以证实。MSD 鼠 SUMF1 突变阻碍了溶酶体底物的降解及溶酶体与自噬体的融合，在脑组织里还发现泛素化聚集物的堆积。溶酶体在细胞内大量堆积会导致自噬功能的抑制，从而影响两条重要途径：①蛋白质再循环受到抑制，毒性蛋白聚合物在细胞内大量堆积，诱发炎症反应，损伤线粒体，形成恶性循环。②线粒体的再生循环功能下降，损伤的线粒体不断堆积，诱发凋亡。

　　在研究中经常使用两种与严重神经退行性变相关的 LSD 老鼠模型：MSD 模型和Ⅲ A 型黏多糖增多症（mucopolysaccharidosis type Ⅲ A，MPS Ⅲ A）模型。两个模型中细胞的共性包括自噬体数量增加；内源性和外源性的自噬底物清除减少；细胞器循环障碍。

　　在 LSD 中自噬体 - 溶酶体融合减弱的机制还有待阐明。目前认为可能的机制如下：①微管的运输系统功能障碍。②溶酶体膜的脂质组分发生改变。目前已证明一些脂质成分（主要是胆固醇和糖鞘脂）在多种 LSD 中堆积。这些脂质成分是细胞膜上特异的富含脂质区域的重要组成部分，被称为脂质筏（lipid-raft），脂质筏通过决定细胞膜的弹性对细胞膜的生理功能发挥重要作用。脂质筏在 LSD 中的大量堆积可能会影响溶酶体膜的动力及与自噬体的融合。有研究认为 MSD 导致溶酶体与自噬体功能障碍的原因可能是溶酶体膜上胆固醇的异常分布和质膜脂质筏破裂。

　　神经鞘脂贮积症（sphingolipidosis）是一类具有异质性的遗传性鞘磷脂代谢紊乱性疾病。儿童是这类鞘磷脂疾病的主要发病人群。可导致鞘磷脂、糖脂、糖脑苷、神经节苷脂、未酯化胆固醇和硫化物等化合物的积累，这些化合物的积累可能是由于水解酶功能异常或继发于其他脂质堆积。鞘磷脂的增加将改变细胞自噬水平。有研究表明，鞘磷脂加入细胞培养基中能够诱导自噬发生，降低自噬体的清除效率（在多个模型中都能观察到这一现象），因此鞘磷脂的积累能够改变自噬通路的功能，导致这类疾病的发生。

　　C 型尼曼 - 皮克病（Niemann-Pick type C disease，NPC）是一种常染色体隐性遗传的致死性神经内脏脂质沉积病，主要表现为肝损害、进行性神经功能障碍和精神症状。大部分由 18 号染色体 *NPC1* 基因突变引起，少部分由 14 号染色体 *NPC2* 基因突变引起。*NPC1* 和 *NPC2* 基因的蛋白产物与晚期溶酶体内胆固醇的外流相关。研究者发现，NPC 小鼠脑部和 NPC 患者成纤维细胞中可见大量自噬体积聚，并认为是 Beclin 1 与 PI3K 结合诱导了自噬发生和自噬体的成熟，提出了 NPC1 缺乏可导致自噬诱导和自噬通路异常、自噬底物降解功能障碍，最终神经元和胶质细胞中出现大量脂质沉积，引起相关症状。

　　戈谢病（Gaucher disease，GD）是一种染色体隐性遗传糖脂代谢疾病，由葡萄糖脑苷脂酶的缺乏导致葡糖脑苷脂在肝、脾、骨骼和中枢神经系统的单核 - 巨噬细胞内堆积而引起相关症状。与 NPC 一样，GD 模型中神经元、神经胶质细胞可见自噬诱导、自噬体形成、自噬底物积累，戈谢病细胞中溶酶体降解能力不足。

　　蜡样质脂褐质沉积病（neuronal ceroid lipofuscinosis，NCL）是一类由脂肪酸过氧化酶缺乏所致的儿童最常见神经退行性变疾病。NCL 患者视网膜出现严重的色素变性，皮肤、内脏、神经细胞中出现蜡样物质和脂褐质的沉积，主要表现为失明、癫痫、进行性认知障碍和运动功能丧失。NCL 在基因和表型上都具有异质性。NCL 动物模型与患者细胞中均可见自噬体明显增加。*CLN3* 基因突变引起少年起病 NCL（juvenile onset NCL，JNCL），JNCL 小鼠模型神经元中可见线粒体功能障碍，mTOR 通路下调，自噬体形成。

　　自噬相关分子在不同类型的 LSD 发病机制中可起到不同的作用。在大多数情况下，自噬通路受阻，会导致自噬底物堆积和线粒体功能障碍，造成自噬体的增加，同时诱导自噬的相关分子合成增加以代偿自噬通路受阻。因此，LSD 主要表现为自噬障碍。

四、自噬与异常折叠蛋白质导致的神经变性疾病

在特殊神经退行性疾病的研究过程中，人们发现了自噬功能障碍与神经退行性改变化密切相关（Choi et al., 2013）。尽管每种神经退行性疾病的发病机制错综复杂，但它们都有一些共同的特征，即都与神经元处理胞内异常蛋白质的途径有关。最新研究给出了该类疾病的一些共同的发病机制。那些仍然维持自身溶解度的异常蛋白质可通过 UPS 或 CMA 途径进行正常的定向降解。这些降解途径具有相对选择性，即去除异常的蛋白质而不影响周围的胞内成分。但是，正如前文所讲，某种异常蛋白具体经哪一途径进行降解尚不清楚，这可能与特定时间蛋白质水解系统的有效性不同或底物蛋白的特性相关。例如，溶酶体的某些蛋白水解酶可能对降解某些特定的蛋白质更有效；只有没有折叠的单体蛋白能同时经由 UPS 途径和自噬途径降解，而已形成低聚物、原纤维或纤维结构的蛋白质则只能通过批量降解途径来处理，如经由微自噬或巨自噬途径。现在研究认为巨自噬可去除聚集蛋白。虽然对这些条件下决定巨自噬活性的机制还不清楚，但是那些不能通过其他蛋白水解系统降解的异常蛋白质似乎只能依靠巨自噬途径降解。在培养细胞中，低聚物和特殊蛋白纤维能阻断 UPS 和 CMA 的活性，而这两条途径的阻断会上调巨自噬途径的活性（Martinez-Vicente et al., 2007）。

研究表明巨自噬能够持续地清除胞内异常蛋白质。因此，神经元若缺少巨自噬会导致聚集蛋白的蓄积和神经退行性改变（Metcalf et al., 2012）。在代偿阶段，巨自噬途径的恰当活性对维持细胞的生存至关重要。事实上，如果该阶段通过药物提高了巨自噬途径的活性，胞内聚集物的蓄积和疾病症状的出现会明显延缓。不幸的是，这些疾病的正常病程中，经代偿期后不可避免地进入衰竭期，此时 UPS 和 CMA 的活性会进一步降低，巨自噬途径也开始失去活性。随着这些系统的失活，异常蛋白质和胞内的正常成分开始蓄积，进行性地导致细胞损伤和死亡。

基于以上原因，临床治疗的研究重点集中于如何阻止 UPS 和 CMA 途径的原发性阻滞或者通过提高自噬的活性以清除细胞内异常蛋白质，从而延长无症状代偿期。下面将概述几种主要的神经退行性疾病（帕金森病、阿尔茨海默病和多谷氨酰胺病等）来帮助人们认识神经退行性变化中自噬的作用及这些疾病的特性（Rubinsztein et al., 2005）。

（一）帕金森病

帕金森病（Parkinson disease，PD）的特征为大脑黑质致密部和纹状体多巴胺能神经元进行性弥漫性丢失。该病的一个病理学标志是细胞内存在包涵体和 Lewy 小体，主要是包含聚集的 α-synuclein 蛋白（Sheehan et al., 2019）。氧化应激（线粒体功能障碍所致）和蛋白质水解系统的损伤可能是导致这些异常蛋白和其他有聚集倾向的蛋白质蓄积的原因，但对多巴胺能神经元的选择性丢失和 α-synuclein 蛋白蓄积的原因尚不清楚。另有证据表明具有较多包涵体的神经元反而能够存活下来。相反，大的锥形神经元和浦肯野（Purkinje）细胞似乎容易受到异常蛋白的攻击并且在形成大的包涵体之前死亡。所以，关于神经元内包涵体的形成对细胞有害还是有利，还存在较多争议。

已知 α-synuclein 蛋白是 Lewy 小体的主要成分，但研究发现只有不到 2% 的患者（家

族性帕金森病）出现该蛋白的突变。细胞内非突变的 α-synuclein 蛋白（如 α-synuclein 的三倍体）的浓度增高到一定程度也会引起 PD，这证实了 α-synuclein 蛋白在 PD 发病中起着关键作用。非突变的 α-synuclein 蛋白的翻译后修饰也会促进低聚物及纤维中间产物的形成，这通常会发展成不可溶性的 α-synuclein 纤维。神经元内多巴胺能够与 α-synuclein 发生反应，从而诱导 α-synuclein 的翻译后修饰，该过程抑制了 α-synuclein 蛋白的纤维化，导致 α-synuclein 蛋白以可溶性毒性形式在细胞中蓄积，最终导致神经元的损伤和死亡。这可能解释了为什么在 PD 中多巴胺能神经元对神经退行性变更敏感。

PD 的某些症状可能起源于蛋白质聚集而导致的功能丢失，其他症状可能是毒性蛋白直接作用的结果。虽然对 α-synuclein 的生理功能尚不清楚，但它一般定位于神经元突触前末端，并与细胞内的囊泡结构存在一定的关联性，这与以前提出的 α-synuclein 在多巴胺突触囊泡的循环中发挥一定作用是相一致的。对原纤维结构产生细胞毒性的作用机制目前还不清楚，但它们可结合并促进分泌囊泡的透化作用（通透性增加），这可能在神经递质的传递和细胞稳态的维持中发挥了重要作用。

总体来讲，PD 主要表现为帕金森综合征或震颤麻痹，所有病症以多巴胺能神经元缺失为特点；在其中一些神经元还可见到特征性的 Lewy 小体。另外，在 PD 患者中发现了一些非 α-synuclein 的异常蛋白质，这对人们进一步认识该病的发病机制有一定的帮助。最近关于 PD 的研究聚焦于两个与自噬体的隐匿形成相关的基因 *PINK1*（PTEN-induced putative kinase 1）和 *Parkin*（Jiang et al.，2014）。其中，PINK1 与线粒体的清除有关，Parkin 与自噬相关。Parkin 可以重新聚集，通过自噬清除受损的线粒体，这需要 PINK1 在线粒体中的稳定表达。在家族性帕金森病（FPD）中可见到上述联系的阻断。最近研究也报道 PINK1 和 Beclin 1 的直接联系可以促进自噬溶酶体的形成。另有研究表明，线粒体功能的受损与 PD 中另一个自噬体的隐匿形成相关基因 *PARK7*（Parkinson autosomal recessive kinase 7）的变异有关。该基因表达的缺失会增加神经元氧化应激压力及细胞死亡的敏感性，而 PINK1 及 Parkin 的表达则可以避免上述现象。

PD 最常见的遗传危险因素是溶酶体酶（glucocerebrosidase，GBA）突变。GBA 缺失使其底物糖基神经酰胺在溶酶体内积累，从而引起溶酶体功能障碍导致自噬损伤。在无 GBA 突变的 PD 患者中，疾病早期 α-synuclein 蛋白水平升高的脑区中酶的水平和活性均降低。

早发型帕金森病（early-onset Parkinson disease，EOPD）是由于 P 型 ATP 酶 ATP13A2，即 PARK9 突变功能缺失引起的发病年龄小于 50 岁的 PD。ATP13A2 突变细胞内溶酶体降解能力受损，使 α-synuclein 积累，可能导致 ATP13A2 突变的毒性。ATP13A2 的突变导致了另一个 PD 相关基因 *synaptotagmin 11*（SYT11）表达水平的下降，进一步损害了溶酶体功能和阻碍了自噬体降解。LRRK2 是晚发型家族性帕金森病中最常见的突变蛋白。LRRK2 突变导致蛋白酶过度激活，参与调控自噬活性。

突触小泡（synaptic vesicle，SV）是突触前膜神经末梢储存和释放递质的场所。除了自噬-溶酶体通路外，PD 基因研究还提示突触小泡循环功能障碍是另一条神经膜转运通路，两条通路可能共享一些调节蛋白，即突触小泡循环功能障碍是 PD 的潜在发病机制。早期研究认为自噬和 SV 转运是两条独立的通路，但最近研究认为如果 SV 循环出现异常，突触可能会随着时间的推移而丧失功能，使神经元信号传导功能异常，最终导致神经退行性变。许多 PD 相关蛋白，包括 LRRK2、endophilinA（EndoA）、synaptojanin1（synj1）、dynamin 和 auxilin 等在 SV 内吞过程中有明确的作用，同时这些蛋白在自噬通路中也具有作用，一些 PD 相关基因在调控 SV 的转运和自噬中也发挥作用，因此提示 SV 转运与突触自噬之间存在广泛的联系，PD 患者神经突触自噬机制可能受损。由于中枢神经末端自噬调控的复杂性，需要进一步的研究来探讨 SV 转运与自噬调控的具体机制，深入了解 SV 转运和自噬之间的相互作用机制，可能有助于揭示 PD 新的治疗靶点。

（二）阿尔茨海默病

阿尔茨海默病（Alzheimer disease，AD）患者神经元的逐渐丢失和进行性痴呆与神经元内纤维的缠结和神经元外衰老斑的出现密切相关。缠结主要由高度磷酸化的牛磺酸（一种微管相关蛋白）聚集形成；而 β 淀粉样蛋白（Aβ）是一种跨膜蛋白水解产物，它是衰老斑的主要组成成分（Choi et al.，2013）。超过 80% 的 AD 是散发的，其中已发现的少见的遗传缺陷主要是可产生 Aβ 的一些酶突变所致。其中，可溶的淀粉样蛋白对神经元具有高度的毒性作用，而不可溶解的衰老斑的含量与临床症状的严重程度并无明显相关。

UPS 的异常与 AD 发病的相关性目前还不确定。尽管体外实验证据显示淀粉样蛋白对蛋白酶体的活性有负面影响，但该类患者细胞内蛋白酶体活性并没有发生改变。相比之下，溶酶体系统的改变及它们与疾病发病机制的关联性已经得到证实并被广泛接受。胞内溶酶体系统活性的上调是 AD 早期的细胞改变，这在淀粉样蛋白沉淀前已经很明显。疾病早期阶段自噬功能的上调与溶酶体的增殖、溶酶体酶类表达的增长存在一定联系，自噬上调可增加对聚集物和毒性产物的成功清除。随着疾病的发展，溶酶体系统的清除效率进行性下降，导致胞内有害成分清除能力不足。其中，大多数待清除成分仍然被隔离在自噬囊泡中，它们的结构没有受到明显影响。很多自噬囊泡不能与溶酶体融合，因而无法获得蛋白质降解所需的酶类；有些囊泡虽然能够与溶酶体融合，但它们的内容物却不能被酶类降解，具体原因还未明了。这导致的结果是大量的自噬囊泡蓄积于神经元内，这些自噬囊泡的存在可能干扰细胞正常的胞内运输，影响神经元的正常功能，导致神经元的受损甚至死亡。另外，自噬囊泡在细胞内存在一段时间后可能开始出现渗漏，游离出的蛋白酶类和未降解的毒性物质对细胞有毒性作用。近期提出一个新观点：在 AD 中，持续存在的自噬囊泡最终会成为 Aβ 的来源，因为它们包含跨膜蛋白和产生 Aβ 所需的酶类，这会导致淀粉样蛋白的胞内蓄积。同时，自噬和凋亡之间存在的关联性也被越来越多的研究所证实。

Aβ 在 AD 发病中起关键作用。脑组织异常 Aβ 沉积可导致神经细胞轴浆转运障碍并触发神经细胞死亡。Aβ 不同清除机制在 AD 进展中作用不同。Aβ 由 APP 经两次顺序剪切后产生。Aβ 和 APP 通过自噬降解，自噬水平上调将减少 Aβ 产生。

研究显示 AD 患者脑组织神经元线粒体功能受损，促进了 Aβ 的产生和沉积。对受损线粒体清除的抑制，同时氧化应激水平的增加，导致 AD 神经元功能失调。为了清除受损线粒体，含有线粒体的自噬体必须与溶酶体融合形成自溶酶体，其中的蛋白酶再降解线粒体。实验发现正常细胞线粒体受损会出现类似 PD 神经元的现象。自噬是由 mTOR 调控的最具特征的下游通路之一，在 AD 神经退行性变中有重要的作用。蛋白聚集的积累，可能是 PI3K/Akt/mTOR 轴过度激活所致。诱导自噬可以减少 Aβ 积累和减少转基因 AD 小鼠的认知能力下降。Beclin 1 作为自噬标志物之一，与自噬的调控机制相关，是自噬体形成的起始。Beclin 1 表达水平降低可以导致 AD 小鼠模型中 Aβ 沉积和神经退行性变。此外，Beclin 1 在嗅皮质和海马中的表达下降也很明显，可以加速 AD 的进展。近期研究发现，Beclin 1 在 AD 患者神经元中的表达显著下降，Beclin 1 表达减少损害了小胶质细胞吞噬作用，增加了 Aβ 沉积和神经退行性变。mTOR 通路抑制剂可诱导神经元自噬，如 TORC1 的选择性抑制剂雷帕霉素能够减少 AD 小鼠模型中 Aβ 沉积和抑制 tau 蛋白磷酸化。

另外，体外实验证明加入自噬抑制剂后 Aβ 的产生将减少，自噬相关基因 *ATG5* 敲除后 Aβ 转运和斑块形成将显著减少，诱导自噬后 Aβ 分泌又恢复正常，上述实验提示 Aβ 由自噬过程产生。

因此自噬在 Aβ 沉积中的作用目前仍存在争议，自噬诱导物可能通过降解 AD 早期 Aβ 沉积提供一种新的有效治疗策略。但自噬的激活又可能增加 AD 晚期 Aβ 沉积而加重病情。

（三）多谷氨酰胺病

多谷氨酰胺病（polyglutamine disease）是一组疾病的总称，其特点为累积的突变蛋白形成不可溶的聚集体。亨廷顿病就是多谷氨酰胺病中最具特征性的一种，它也包含一组病症，如脊髓延髓肌肉萎缩、脊髓小脑共济失调和齿状核苍白球萎缩等（Martin et al.，2015）。

亨廷顿病是一种常染色体显性遗传病，是由 4 号染色体 4p16.3 区域的 *IT-15* 基因，即亨廷顿基因（huntingtin gene）内 CAG 三核苷酸重复序列异常扩增所致。亨廷顿基因中的 CAG 重复序列翻译成亨廷顿蛋白（HTT）N 端多聚谷氨酰胺（polyQ）序列延长段。而 polyQ 的扩增突变通常被认为是获得亨廷顿病细胞毒性的功能表现。

该病的主要特点是神经元丢失并产生进行性损伤、运动功能的异常及神经元内出现异常亨廷顿蛋白包涵体结构等，表现为舞蹈样症状、认知和精神障碍。目前人们对亨廷顿蛋白的生理功能认识不足，所以还不能够正确区分疾病症状是由突变蛋白的毒性效应引起还是亨廷顿蛋白本身功能失常所致。亨廷顿蛋白可与胞内其他蛋白相互作用，参与细胞不同的生理过程，如基因转录、信号传导、胞内运输等。大多数蛋白与亨廷顿蛋白的相互作用发生在 N 端谷氨酰胺延长区；相互作用的蛋白质往往被拖进包涵体，这会加剧该蛋白质生理功能的丧失。

亨廷顿病中，谷氨酰胺的重复数量与其毒性大小直接相关。最初人们认为，聚集物会直接导致细胞的死亡；不过近来也有观点认为蛋白质聚集物可能对神经元具有保护功能。事实上，在一种亨廷顿小鼠模型中，其神经元内广泛分布着亨廷顿包含物，该模型并没有出现任何特征性的神经退行性改变，而在其他的小鼠模型中，没有亨廷顿蛋白包含物的神经元同样出现死亡。

通过对亨廷顿蛋白聚集物中不同蛋白酶体亚单位的检测，人们发现亨廷顿病和异常的 UPS 之间存在一定关联。在培养细胞中，突变的 polyQ 片段形成的丝状物（形成于包涵体出现前）可抑制 UPS（Ashkenazi et al.，2017）。巨自噬的异常也与亨廷顿病有关。目前认为自噬功能在亨廷顿病中发挥毒性和保护的双重作用。亨廷顿病患者自噬相关基因表达发生改变，其中 LAMP2、ULK2 和 LC3A 表达增加，而 PINK1、FKBP1A 和 EEF1A2 表达降低。在亨廷顿病中由于自噬底物相关蛋白 p62 与突变的 HTT 相互作用失败而导致自噬体的识别功能和底物的转运效率均有所下降，突变的 HTT 还能与自噬调节基因 Rhes 相互作用并使之失活，使自噬活动被抑制。突变型 HTT 清除功能受损，也引起 HTT 积累和神经毒性。事实上，在亨廷顿病动物模型中通过药物等方法阻滞巨自噬会加重该病的病理学改变。一些研究者认为巨自噬的活化可能是蛋白酶体抑制剂作用的结果，也有学者提出聚集物可能将内源性的自噬抑制剂（如 mTOR）隔离，从而激活自噬途径，巨自噬的激活有利于胞内毒性亨廷顿蛋白的清除，从而改善亨廷顿小鼠模型的症状。正因如此，人们设想将来巨自噬激活物可能用于这些疾病的治疗。而另一部分学者认为 mTOR 功能在 polyQ 中被抑制，引起自噬激活，导致了细胞死亡，加速了神经退行性变。

和其他神经退行性疾病一样，对于该疾病在晚期自噬功能衰竭的具体原因还不清楚。目前已发现在聚集物中自噬相关蛋白被隔离可能会导致自噬活性的下降。

（四）自噬和肌萎缩侧索硬化

肌萎缩侧索硬化症（ALS），又称萎缩性脊髓侧索硬化症，是一种渐进性和致命性的神经退行性疾病。ALS 是一种累及上运动神经元（大脑、脑干、脊髓神经元），又影响到下运动神经元（脑神经核、脊髓前角细胞）及其支配的躯干、四肢和头面部肌肉的慢性进行性变性疾病。临床上常表现为上、下运动神经元合并受损的混合性瘫痪。Venkatachalam 等发现运动神经元中大分子物质的异常蓄积是自噬功能障碍的直接结果，会导致运动神经元的退化（Evans et al., 2019; Ramesh et al., 2017）。他们发现在 ALS 模型鼠的运动神经元中自噬功能障碍同时伴有巨自噬囊泡的蓄积，这种情况下往往会引起明显的运动功能受损。超氧化物歧化酶 1（superoxide dismutase 1，SOD1）是一种抑制细胞内毒性超氧化物自由基的关键酶。超过 100 种 SOD1 的不同突变与 ALS 发病相关。在突变的 SOD1 G93A 的小鼠 ALS 模型中自噬活性的改变能够影响运动神经元的退化。实验人员通过给予锂或雷帕霉素，在细胞中观察到一些自噬泡形成，并且所有的自噬标志物都上调，表明自噬功能增强，而受损细胞在病理形态学上出现了明显的恢复，患病神经元内过多的巨自噬囊泡被增强的自噬所移除，巨自噬囊泡被新形成的微自噬囊泡所替代。另外，在给予盐水的 G93A 小鼠（对照组）中，运动神经元内出现大量受损的线粒体；用锂盐处理 ALS 小鼠后，其运动神经元中损坏的线粒体被清除。相反，当用自噬阻滞剂 3-MA 处理 G93A 小鼠和野生型小鼠初级运动神经元（该神经元来自胚胎腹部脊髓的原代培养细胞）时，发现自噬途径被阻断后，只有 G93A 小鼠的初级运动神经元出现死亡，但在基础条件下，G93A 小鼠和野生型小鼠的培养细胞中，自发的细胞死亡率没有明显差别。由上述研究可推断，自噬损伤会导致 SOD1 G93A 突变的运动神经元死亡明显增加。SOD1 是一种抗氧化酶，可以保护神经元不受氧自由基的攻击，在该基因突变后，由于氧自由基的持续攻击，不断累积的异常蛋白质会引起细胞凋亡。突变后的 SOD1 转录翻译出的突变蛋白存在错误折叠和聚集，自噬受体 p62 与突变 SOD1 蛋白的结合增强了 SOD1 蛋白与 LC3 的作用。而 SOD1 蛋白的错误聚集将影响多个早期的自噬过程，比如抑制 mTOR 功能，从而诱导自噬。在自噬体形成后与溶酶体结合的过程中，SOD1 蛋白损害了轴突的逆行转运，又会使自噬体与溶酶体融合失败，从而起到毒性作用。

在 ALS 的 G93A 突变体中，自噬的有益作用得到 Kabuta 等的进一步证实。他们发现自噬能清除细胞的毒性物质，这包括清除突变的 SOD1。Fornai 等的体内实验也获得了类似的结果：脊髓前角神经元中突变的 SOD1 聚集物会被诱导的自噬所清除。近期研究发现由于 SOD1 与自噬失调之间的关系更为复杂，SOD1 相关的自噬障碍似乎因 ALS 进展阶段的不同而不同。在最近的一项研究中，SOD1 G93A 小鼠敲除自噬基因 *ATG7* 后，自噬活动抑制导致出现早期 ALS 症状，提示自噬在疾病早期具有神经保护作用。但随后自噬的抑制反而延长了小鼠的寿命，延缓了疾病的进展，又说明自噬在疾病晚期发挥了有害作用。自噬的这种阶段依赖性作用也在另一项研究中得到证实，饥饿诱导的自噬在病理早期显著降低了神经毒性 mSOD1 的聚集，但在 ALS 后期 SOD1 G93A 小鼠中 mSOD1 则显著增加。

TDP-43 是细胞 RNA 的调控因子，近期研究发现 ALS 患者中出现 *TDP-43* 基因突变，损害了其结合并稳定自噬相关蛋白 ATG7 mRNA 的功能，提示 TDP-43 在细胞质中的聚集会导致自噬损伤，进而引起泛素化蛋白和 p62 堆积。TDP-43 通过影响 TFEB 的定位来调控自噬，调节 DCTN1 水平来帮助自噬体-溶酶体融合。在小鼠和果蝇中，TDP-43 的沉积具有神经毒性，当自噬受到化学抑制时，TDP-43 沉积明显减少并提高了神经元的存活率。对自噬调节在 ALS 发病机制中的确切作用尚需进一步研究，但 ALS 基因之间有一条独特的共同线索，因此研究 ALS 突变基因或蛋白与自噬的相互作用显得尤为重要，针对这些相互作用的研究将为患者带来更大的获益。

五、自噬与异常折叠蛋白导致的心脏疾病

心力衰竭（heart failure，HF）往往是多种心脏疾病（包括冠心病、高血压及特发性心肌病等）的终末期改变。心肌肌纤维蛋白、细胞骨架蛋白及其他相关蛋白的基因突变会引起多种心肌疾病。这些突变会促进或导致蛋白质异常折叠，而异常折叠的蛋白又会影响其他蛋白的正常功能、相互作用、蛋白定位、稳定性及转归等。其中，一些心肌病的基因突变还涉及一些分子伴侣。例如，节蛋白（desmin）或它的分子伴侣（一个小的热休克样蛋白 αβ-cystallin）的突变能导致节蛋白相关肌病（desmin-related myopathy，DRM）。DRM 以细胞内不溶解的突变蛋白及其他相互作用蛋白质的堆积为特征，并可引起肌肉无力和扩张型心肌病。蛋白异常折叠导致心肌肌节发育不良，并出现淀粉样变性。

错误构象蛋白在细胞内或细胞外的堆积是神经退行性淀粉样变性疾病的共同特点，这些疾病包括上述的阿尔茨海默病、亨廷顿病及帕金森病。最近的资料表明，这些不溶性的蛋白聚集物可能不是导致疾病发生的直接病因，而原纤维形成的中间产物淀粉蛋白前寡聚体（pre-amyloid oligomer，PAO）的毒性可能是主要的致病原因。不管基因序列如何，这些可溶性的 PAO 都有一个共同的构象依赖蛋白结构，并且该结构可以被构象特异性抗体检测出来。通过对 DRM 和心力衰竭模型小鼠心肌细胞 PAO 染色，人们发现各种心肌病的心肌细胞中均有 PAO 的堆积，而正常的心肌细胞中却没有。心力衰竭患者细胞内 PAO 的存在提示：神经退行性淀粉样变性疾病与部分可致晚期心力衰竭的心肌病之间可能存在共同的致病机制。令人遗憾的是，细胞内 PAO 的生成、蛋白的堆积及心脏病理

学改变之间的关系尚未阐明。

自噬在心力衰竭中发挥着怎样的作用呢？自噬的上调是对心脏的保护还是对心脏的损害是一个有争议的话题。在扩张型心肌病、心脏瓣膜病和缺血性心脏病引起的衰竭心肌中，已经观察到自噬现象。在动物模型中也观察到死亡和濒死心肌细胞发生自噬。但这并不能说明自噬是心肌细胞修复失败的标志，还是清除受损心肌细胞的途径。我们已经知道，自噬是消除细胞内异常折叠蛋白及蛋白聚集体的关键途径。在一些模型中，自噬是细胞死亡的一种形式，在饥饿状态时又对细胞的生存发挥至关重要的作用。自噬对心肌细胞的基本功能的维持是非常重要的，自噬调节功能的异常会引起包括心肌细胞在内许多类型细胞的病变。事实也证明，自噬或者溶酶体功能的缺失在某些情况下对心脏是不利的。当然，对自噬／溶酶体功能的大幅度上调对细胞也是有害的。在心肌细胞中，自噬过度激活与自体细胞死亡相关的直接证据尚不明确。因此，对心肌细胞功能的正常发挥而言，心肌细胞的自噬可能需要精确的调控以保持细胞的稳态。

一些证据表明，阻止淀粉样蛋白形成聚合物可以消除它们的细胞毒性作用。在人类疾病中，这些问题尚未被完全证实。在人类心力衰竭病例标本中观察到的 PAO 的聚集是否是蛋白质的异常折叠、降解系统的功能缺失，或蛋白降解途径的输送环节受损等所致，至今仍无法明确回答。

蛋白质的异常折叠及 PAO 的胞内堆积是心力衰竭进展的原因吗？在许多组织中，细胞应激和老化可以导致不溶性蛋白的聚集和异常折叠蛋白的大量形成。成百上千的蛋白质可以发生异常折叠、淀粉样变，然后产生细胞毒性。而心肌细胞处于有丝分裂后的状态，这将降低心肌细胞清除这些聚集物的能力。这一特点在神经退行性疾病的许多细胞类型都有所体现。自噬／溶酶体的调节对心肌细胞存活的影响，自噬／溶酶体作用的增强与心肌细胞坏死之间的关系，PAO 的聚集是通过何种途径诱导细胞死亡及 PAO 的生成有何共性等所有这些问题都需要在未来的研究中进一步阐明。

目前，通过对蛋白酶体的通路研究，人们发现蛋白酶体在多种心脏疾病的病理生理过程中发挥了重要作用。心肌细胞的蛋白酶至少有 34 种不同的亚单位，这些亚单位的变异会改变蛋白酶的特异性和选择性，因此它们在心肌蛋白的降解途径调节中发挥着重要作用。目前大多数研究集中在蛋白酶体功能下降对心肌疾病的影响，也有一些研究表明在某些心脏病中蛋白酶体的活性增高。蛋白酶体功能下降的证据主要是泛素化蛋白浓度的增加而导致细胞内堆积，另外也可直接测试体外蛋白酶体的活性。蛋白酶体功能异常在心肌缺血、心力衰竭、动脉粥样硬化和其他一些心脏疾病中都有不同程度的存在。

利用老鼠心脏心肌缺血再灌注损伤模型发现蛋白酶体 20S 和（或）26S 活性缺失与心肌缺血再灌注损伤后缺血心肌的氧化和泛素化蛋白水平增高一致。缺血诱导的蛋白酶体抑制的机制目前尚未明确。有研究发现一些蛋白酶体亚单位在氧化应激后明显受抑制或失活。我们知道 UPS 途径可以降解包括凋亡前蛋白在内的大量蛋白质并且调节多个信号传导通路，因此心肌缺血中蛋白酶体功能下降对心脏功能有重要影响。同样，在心力衰竭的心肌细胞中也发现大量的泛素化蛋白堆积，提示心力衰竭细胞中 UPS 活性也出现了下降。在老鼠心脏压力负载模型（pressure-overloaded heart）中发现泛素化蛋白水平增高而蛋白酶活性下降，表明心力衰竭的心肌细胞中蛋白酶体清除异常蛋白能力不足。在人类扩张型心肌病中还发现凋亡调节因子 p53 表达增高与 UPS 失调有关。心肌肥厚细胞中蛋白酶体功能异常可能造成凋亡前蛋白的堆积，从而导致心力衰竭的发生。此外，最近人们发现 UPS 在动脉粥样硬化中也发挥了重要作用。动脉粥样硬化被认为最初是由氧化应激诱发的。在高胆固醇喂养的猪模型中，蛋白酶体抑制剂 MLN-273 可导致冠状动脉氧化应激增高并导致早期的动脉粥样硬化。UPS 还可以通过改变胰岛素受体的内陷功能（internalization），控制胰岛素受体底物水平、胰岛素降解等来调节胰岛素信号通路。因此，UPS 的改变会导致胰岛素抵抗和糖尿病并发症。在心脏病理学方面，自噬是一个潜在的有前景的治疗靶点。但由于目前还没有直接监测自噬的无创成像方法，以自噬为靶点的实验干预手段转化为心脏疾病治疗方法在临床上仍存在一定困难。

六、衰老对自噬的影响

一些异常的蛋白质自出生以后即存在；而对于一些神经退行性变的患者而言，病理改变仅在生命的后期阶段才出现，如许多神经退行性变的症状仅出现在 60 岁以后。随年龄增长细胞内质量控制系统的进行性退化被认为是这些神经退行性变病理改变出现的主要原因。自噬与长寿蛋白质的代谢、受损细胞器和细胞碎片的清除有关的体内平衡被认为是一个抗衰老过程。

泛素化系统和自噬活性的下降是所有高龄动物的共同特征。随着老化，机体清除自噬体的能力也下降。未消化的产物在溶酶体内堆积会导致自噬体内物质降解能力下降。随着机体的衰老，重要的自噬相关蛋白的功能改变是否导致自噬失败是目前研究的一个重点（Choi et al.，2013）。关于自噬对衰老影响的更多信息请参考本书相关章节。

第三节　异常折叠蛋白病的治疗策略

上面提到的多种神经变性疾病都和细胞内蛋白异常折叠 / 聚集有关。目前，对于减缓或防止神经退行性变和肌肉萎缩疾病还没有很有效的治疗方法。由于蛋白酶体系统作用范围较窄，降解过程具有高度特异性，因而大部分具有聚集倾向的蛋白质（如亨廷顿蛋白等）更多地依赖自噬途径得以降解清除。某些化学调节剂（如巴弗洛霉素 A1 和 3-MA）抑制自噬后明显降低了有聚集倾向的蛋白（如突变的亨廷顿蛋白或者 α-synuclein）的清除效率，导致该蛋白在细胞内大量蓄积。雷帕霉素诱导自噬后明显加强了对有聚集倾向蛋白的清除，也减少了蛋白聚集物的形成。此外，在果蝇属亨廷顿病模型和亨廷顿病转基因鼠模型中发现自噬诱导增强后，神经退行性变疾病的症状得以改善。

同样的情形也出现在其他异常折叠蛋白疾病模型中。例如，雷帕霉素增加了有聚集倾向蛋白（tau 蛋白）的清除，从而减少了细胞毒性。自噬可以清除有聚集倾向的蛋白质，提示开发作用于自噬途径的药物可能会改善该类疾病的症状和预防疾病的发生。重要的是，雷帕霉素在这些疾病的果蝇模型中也发挥了较好的作用，而这些作用是自噬依赖的。

但是，雷帕霉素长期使用会导致一些诸如伤口愈合不良、免疫功能下降等并发症。mTOR 可以调节一系列通路（如一些蛋白的翻译、细胞分裂等），其主要毒副作用是由非自噬依赖途径所致。而对 mTOR 如何调节哺乳动物的自噬还不清楚。对于该问题的深入研究有助于为临床提供更安全、更特异的长效药物作用靶点。

目前，神经退行性变蛋白病的有效治疗手段还比较少。海藻双糖（disaccharide trehalose）可通过 mTOR 依赖方式诱导自噬，进而减少胞内异常蛋白的聚集，但具体作用机制仍未明了。近来，人们发现了另一条非 mTOR 依赖途径诱导自噬：抑制肌醇单磷酸酶（inositol monophosphatase，IMPase）降低了游离的肌醇和 IP3 水平，并上调了自噬活性。锂盐（lithium）、丙戊酸盐（valproate）等药物正是通过这条途径诱导自噬来治疗一系列的神经精神疾病。和雷帕霉素类似，在亨廷顿病果蝇模型中这些药物增加了对有聚集倾向蛋白（如突变的亨廷顿蛋白）的清除并对细胞具有保护作用。

最近人们还发现，锂盐在治疗 ALS 疾病中有不错的表现。相比于单用标准药利鲁唑（riluzole），碳酸锂（lithium carbonate）与利鲁唑合用可以显著延缓 ALS 患者残疾和死亡的发生。碳酸锂治疗 G93A 突变的 ALS 小鼠可明显延缓疾病的进展和死亡，这些小鼠组织中自噬活性增加，泛素和 α-synuclein 的堆积普遍减少。由此可见，诱导自噬可以保护一系列有聚集倾向的蛋白所致的神经退行性病变（Scrivo et al.，2018）。另外，将雷帕霉素与另一种非 mTOR 依赖药物合用可能会通过更强的自噬诱导对神经变性疾病发挥更有效的作用，并减少雷帕霉素单用的一些副作用。

小　　结

细胞质量控制系统的缺陷是以常见的神经退行性疾病为代表的一系列疾病的发病基础。其中，部分缺陷是异常蛋白对清除系统的直接毒性作用所致。另外，衰老和氧化应激等因素会加重质量控制系统的损伤，加快系统发生衰竭。将来的研究应该致力于研究异常蛋白损伤清除系统的作用机制，以便开发针对性的治疗性药物，阻断它们的毒性效应。巨自噬的激活有益于胞内异常蛋白的清除，这一观点得到了最新的研究证实，为治疗异常蛋白质所致疾病（如神经退行性疾病、心脏疾病、肝脏疾病等）的可能性打开了一扇新的大门。也可以说，自噬的激活是细胞内其他蛋白质水解系统发生衰竭后诱导产生的代偿机制。目前面临的最大挑战是如何找到新的方法来激活自噬途径。对自噬机制的进一步了解，可能有助于发现诊断和治疗疾病的新靶点。自噬激动剂或拮抗剂的药物筛选，包括自噬的上游调控因子和下游靶点，可能为人类疾病提供更有用的治疗。

（中山大学　程　超　刘振国）

参 考 文 献

ARRASATE M，MITRA S，SCHWEITZER E S，et al.，2004. Inclusion body formation reduces levels of mutant huntingtin and the risk of neuronal death［J］. Nature，431：805-810.

ASHKENAZI A，BENTO C F，RICKETTS T，et al.，2017. Polyglutamine tracts regulate beclin 1-dependent autophagy［J］. Nature，545：108-111.

CHOI A M，RYTER S W，LEVINE B，2013. Autophagy in human health and disease［J］. N Engl J Med，368：651-662.

CIPOLAT MIS M S，BRAJKOVIC S，FRATTINI E，et al.，2016. Autophagy in motor neuron disease：Key pathogenetic mechanisms and therapeutic targets ［J］. Mol Cell Neurosci, 72: 84-90.

EVANS C S, HOLZBAUR E L F, 2019. Autophagy and mitophagy in ALS ［J］. Neurobiol Dis, 122: 35-40.

FINN P F, MESIRES N T, VINE M et al., 2005. Effects of small molecules on chaperone-mediated autophagy ［J］. Autophagy, 1: 141-145.

JIANG P, MIZUSHIMA N, 2014. Autophagy and human diseases ［J］. Cell Res, 24: 69-79.

KOUROKU Y, FUJITA E, TANIDA I, et al., 2007. ER stress（PERK/eIF2alpha phosphorylation）mediates the polyglutamine-induced LC3 conversion, an essential step for autophagy formation ［J］. Cell Death Differ, 14: 230-239.

KUBOTA H, 2009. Quality control against misfolded proteins in the cytosol: a network for cell survival ［J］. J Biochem, 146: 609-616.

MARTIN D D, LADHA S, EHRNHOEFER D E, et al., 2015. Autophagy in Huntington disease and huntingtin in autophagy ［J］. Trends Neurosci, 38: 26-35.

MARTINEZ-VICENTE M, CUERVO A M, 2007. Autophagy and neurodegeneration: when the cleaning crew goes on strike ［J］. Lancet Neurol, 6: 352-361.

MENZIES F M, MOREAU K, RUBINSZTEIN D C, 2011. Protein misfolding disorders and macroautophagy ［J］. Curr Opin Cell Biol, 23: 190-197.

METCALF D J, GARCIA-ARENCIBIA M, HOCHFELD W E, et al., 2012. Autophagy and misfolded proteins in neurodegeneration ［J］. Exp Neurol, 238: 22-28.

PANDEY U B, NIE Z, BATLEVI Y, et al., 2007. HDAC6 rescues neurodegeneration and provides an essential link between autophagy and the UPS ［J］. Nature, 447: 859-863.

RAMESH N, PANDEY U B, 2017. Autophagy dysregulation in ALS: when protein aggregates get out of hand ［J］. Front Mol Neurosci, 10: 263.

RUBINSZTEIN D C, DIFIGLIA M, HEINTZ N, et al., 2005. Autophagy and its possible roles in nervous system diseases, damage and repair ［J］. Autophagy, 1: 11-22.

SCRIVO A, BOURDENX M, PAMPLIEGA O, et al., 2018. Selective autophagy as a potential therapeutic target for neurodegenerative disorders ［J］. Lancet Neurology, 17: 802-815.

SENFT D, RONAI Z A, 2015. UPR, autophagy, and mitochondria crosstalk underlies the ER stress response ［J］. Trends Biochem Sci, 40: 141-148.

SHEEHAN PYUE Z, 2019. Deregulation of autophagy and vesicle trafficking in Parkinson's disease ［J］. Neurosci Lett, 697: 59-65.

SZETO J, KANIUK N A, CANADIEN V, et al., 2006. ALIS are stress-induced protein storage compartments for substrates of the proteasome and autophagy ［J］. Autophagy, 2: 189-199.

第十九章　自噬与线粒体更新和质控

自噬在细胞成分更新中有重要作用，在功能上成为细胞自我更新、能量代谢和清除损伤细胞器的一个重要过程，巨自噬和微自噬均参与其中。细胞内成分的更新目前研究最多的是线粒体（mitophagy），其他有内质网自噬（reticulophagy）和过氧化物酶体自噬（pexophagy）等。

细胞自噬不仅是细胞内长周期蛋白和聚集蛋白的主要降解通道，同时也是细胞清除自身细胞器的一种常规方式。当细胞内的细胞器发生功能异常时，为了保护细胞的存活，自噬系统会选择性地清除掉这些细胞组分，但不会损伤正常功能的细胞器。因此，细胞器的更新除了维持正常细胞的功能稳态之外，还具有在疾病和损伤情况下保护细胞、清除损伤细胞器、达到细胞质量控制的目的。除此以外，在某些特定分化细胞中，如在红细胞的成熟过程中，会清除一些细胞器，其中就包括线粒体，而自噬系统也能选择性地帮助红细胞清除线粒体，从而使其正常分化成熟。当细胞自噬出现障碍时，损伤的细胞器不能正常清除，细胞不可避免地会受到严重的损伤；而在红细胞的正常分化过程中，自噬障碍会引起红细胞的成熟障碍，导致贫血等一系列疾病。

第一节　线粒体与线粒体自噬

线粒体自噬是目前对细胞器选择性自噬研究中人们相对认识最清楚的一种。由于线粒体损伤与多种神经疾病关系密切，尤其是近年来在帕金森病研究中发现疾病相关蛋白Parkin 和 PINK1 参与了线粒体的选择性自噬，使得对线粒体自噬及其与疾病关系的研究获得了极大的进展。

一、线　粒　体

线粒体（mitochondrion，来源于希腊语 mitos "线" 和 khondrion "颗粒" 的组合），是存在于大多数真核生物（包括植物、动物、真菌和原生生物）细胞中的细胞器。除了一些细胞（如原生生物锥体虫）中只有一个大的线粒体外，通常一个细胞中有数百个线粒体。细胞中线粒体的具体数目与细胞的代谢水平相关，代谢活动越旺盛，线粒体越多，甚至可占到细胞质体积的 25%。线粒体由两层膜包被，外膜平滑，内膜向内折叠形成嵴，两层膜之间有腔隙。线粒体含有三羧酸循环所需的全部酶类，内膜上具有呼吸链酶系及ATP 酶复合体。线粒体是为细胞的生命活动提供能量的场所，是细胞内氧化磷酸化和形成 ATP 的主要场所，有细胞 "动力工厂" 之称。线粒体的形状多种多样，一般呈线状，也有粒状或短线状。其直径一般在 0.15 ~ 0.5μm，而在长度上差异很大，一般为 1.5 ~ 3μm，长的可达 10μm。不同组织在不同条件下有时会出现体积异常增大的线粒体，称为巨型线粒体（megamitochondria）。

除了为细胞提供能量外，线粒体也参与细胞凋亡的过程。Bcl-2 家族是细胞凋亡系统中最核心的蛋白家族之一，分为促凋亡蛋白和抗凋亡蛋白两类。当细胞凋亡被诱发时，促凋亡蛋白会损伤线粒体，引起线粒体内蛋白（如细胞色素 c 和 Bid）的释放，从而引起细胞凋亡等。而抗凋亡的 Bcl-2 家族蛋白功能是维持线粒体膜的稳定性，保护线粒体膜的完整，抑制线粒体的损伤和蛋白释放。因此，线粒体的正常工作及其动态平衡是细胞中极其重要的生命过程，线粒体不断生成、老化的线粒体不断降解是维持生命平衡的保证。细胞自噬系统即参与其中，它是清除损伤线粒体的一个重要系统。

线粒体是一种双膜细胞器的动态网络，能量生成部位在线粒体内膜。线粒体电子传递链通过四个多聚蛋白质复合物和两个膜通透电子载体将电子传递给 O_2。在传递过程中，线粒体呼吸链复合物 Ⅰ、Ⅲ 和 Ⅳ 将质子从线粒体基质穿越内膜泵送至线粒体膜间隙，形成 H^+ 的电化学梯度，也就是线粒体膜电位。由此产生的 -160mV 的跨膜电位和膜间隙高质子浓度驱动穿越 ATP 合酶的 F0 亚基，经 F1 亚基合成 ATP。通过电子传递链与 ATP 合酶偶联的有氧呼吸统称为氧化磷酸化（OXPHOS）。除产生能量外，线粒体还是氨基酸、脂肪酸和碳的代谢场所，为细胞质提供了用于新的蛋白质、脂质和碳水化合物合成的原料。线粒体融合和分裂的动态变化形成线粒体网络以满足代谢需求，并使功能失调的线粒体降解。线粒体融合依赖于正常的 OXPHOS 和线粒体膜电位。线粒体融合增加了线粒体嵴面积，进一步加强了电子传递链的功能，并使线粒体不易降解。相反，线粒体损伤使得线粒体去极化，则增加其分裂和降解。

二、线粒体自噬

尽管研究认为在非特异性的细胞自噬过程中，线粒体可以被自噬清除，但是线粒体自噬（mitophagy）目前已被认为是细胞高度选择性地降解线粒体的自噬过程。最早关于线粒体自噬的报道是在 1962 年，清晰的电镜证据显示完整的线粒体和各降解阶段的线粒体被吞噬在一些小体中，而这些小体即溶酶体，这就是 1963 年提出的关于自噬 / 自噬小泡（autophagosome）概念的基础。在这些自噬体中虽然还有其他的一些细胞器，但几乎每个溶酶体中都含有一个线粒体。虽然对线粒体的衰变过程和融合到溶酶体的完整过程还不是很清楚，但是可以得到的结论是线粒体能通过溶酶体降解。2001 年，Elmore 等提出了线粒体选择性自噬。在随后的几年里，越来越多的证据开始提示细胞清除线粒体的过程是特异性和选择性的，而且线粒体作为自噬的选择性目标细胞器的分子机制也在酵母和哺乳动物细胞中不断被研究者解析，因而人们对线粒体自噬的功能和意义也有了更多的认识。

在线粒体自噬的过程中，线粒体分裂是一个重要的步骤。线粒体分裂不仅可以形成较小体积的线粒体，有利于自噬小体对线粒体的包裹及与溶酶体融合，而且分裂可以将损伤部分分离而保留正常的线粒体部分。因此，线粒体分裂在正常的清除过程和细胞保护中均有重要作用。而在线粒体清除过程中，对损伤线粒体的识别至关重要。这里将对线粒体自噬参与的蛋白分子和信号通路及一些相关的生理和病理意义进行描述。

第二节　线粒体的动力学、稳态与线粒体自噬

线粒体一直处于动态过程中，在细胞内可以运动、融合和分裂。线粒体的融合和分裂控制着其形状、大小和数量。线粒体通过分裂和融合形成动态互联网络，且持续发生的融合和裂变处于一种动态的平衡状态，以适应细胞的代谢需要（El-Hattab et al.，2018；Tilokani et al.，2018）。线粒体分裂在细胞中产生新的线粒体，允许线粒体进行转运和细胞内再分布，并促进受损部分的线粒体分离。而线粒体融合能够促进线粒体之间物质交换，并且融合的线粒体可增强线粒体功能。线粒体是细胞的能量产生细胞器，根据细胞内不同区域的能量需求进行定位，因此，线粒体在细胞内转运非常重要，通过线粒体在细胞内运输可以将线粒体运送到高代谢需求的区域。当线粒体损伤时，损伤线粒体可经线粒体自噬被自噬小体选择性包裹并递送至溶酶体降解，从而维持线粒体群体的健康和稳态。线粒体动态过程包括运输、融合、分裂和自噬，其受到许多蛋白的调控，这些蛋白通过对线粒体动力学的调控，维持了正常线粒体的形态、分布和功能，以及损伤线粒体的清除（El-Hattab et al.，2018；Tilokani et al.，2018）。

一、线粒体分裂

线粒体分裂的一个主要调节因子是动力相关蛋白，在酵母中是 Dnm1p，在哺乳动物中是动力相关蛋白 1（dynamin-related protein 1，Drp1）。线粒体分裂受到线粒体分裂蛋白 1（mitochondrial fission protein 1，Fis1）和 Drp1 的调控，Drp1 是一个 GTP 酶，并带有一个 GTP 酶作用域，与 Fis1 一起促进线粒体分裂。当线粒体分裂起始时，胞质分布的 Drp1 被募集至线粒体，形成多聚体并呈环状包绕在线粒体外周剪切部位。GTP 水解时寡聚化的 Drp1 在能量作用下发生构象改变，在线粒体剪切部位收缩，形成一个收紧的环状压缩条带，线粒体在压缩带的作用下局部凹陷，将线粒体切成两个。线粒体外膜的 Fis1、MFF 和 MiD49/51 被锚定在线粒体外膜，并与 Drp1 结合，协助将 Drp1 招募至线粒体定位。线粒体分裂也需要将肌动蛋白和肌球蛋白 Ⅱa 募集至线粒体剪切部位，通过其收缩提供进一步切割线粒体的机械力。

二、线粒体融合

线粒体融合主要由动力蛋白相关的 GTP 酶执行，即线粒体融合蛋白 1/2（mitofusin1/2，MFN1/2）和视神经萎缩蛋白 1（optic atrophy 1，OPA1）。线粒体融合有线粒体外膜的融合和线粒体内膜的融合。这两个过程相互协调，同时发生。

线粒体外膜的融合由线粒体外膜蛋白 MFN1 和 MFN2 介导，它们通过 C 端跨膜结构域锚定于线粒体外膜，在 N 端含有保守的催化 GTP 结合的结构域。MFN1 和 MFN2 形成同源或异源的结合，依赖于 GTP 水解以介导外膜的融合。不同线粒体上的 MFN1 和 MFN2 通过结合拉近两个线粒体，促进外膜的融合。

线粒体内膜的融合由 OPA1 介导，OPA1 是线粒体内膜的蛋白，也是动力蛋白样 GTP 酶。OPA1 通过 N 跨膜结构域锚定于线粒体内膜上，GTP 结合和 GTP 酶效应结构域暴露于膜

间隙。由于可变剪接和蛋白水解，OPA1 存在不同形式。长型 OPA1（L-OPA1）经膜间隙的蛋白水解酶切割成短型 OPA1（S-OPA1）。线粒体内膜的融合受到这些水解酶对 L-OPA1 的调控，当蛋白水解酶活性增强引起 L-OPA1 剪切成 S-OPA1 时，S-OPA1 可加速线粒体内膜的融合。

另一个影响线粒体融合的蛋白质是 F 盒和富含亮氨酸富集重复 4（FBXL4），它是定位于线粒体膜间隙的线粒体蛋白质。通过其富含亮氨酸的重复结构域参与蛋白相互作用，从而形成四元蛋白复合物。FBXL4 可以作为融合蛋白或通过与其他线粒体融合蛋白相互作用，调节其他线粒体融合蛋白，从而在线粒体融合过程中发挥作用。

三、线粒体稳态

线粒体通过融合和分裂维持线粒体稳态。融合产生管状或细长的线粒体，它们相互连接形成动态网络。线粒体融合允许线粒体之间进行物质交换，并允许分子在整个线粒体不同部位扩散。线粒体之间的线粒体 DNA、蛋白质、脂质和代谢物的交换对于维持线粒体群体内的遗传和生物化学同质性是必需的。这个过程有助于优化线粒体功能，避免衰老过程中线粒体突变的积累。此外，线粒体融合可以通过阻止线粒体自噬，防止线粒体被溶酶体清除。

线粒体融合对线粒体 DNA（mtDNA）维护至关重要。mtDNA 在整个细胞周期中持续合成，并且细胞需要足够数量的 mtDNA 产生 mtDNA 编码的三羧酸循环中的复合物亚基，用于能量产生。通过线粒体融合交换线粒体内成分，可以维持线粒体蛋白库平衡，包括 mtDNA 合成酶。因此，线粒体融合对于 mtDNA 维持至关重要，线粒体融合缺陷导致 mtDNA 合成受损，会使得 mtDNA 耗竭、mtDNA 缺失突变，在含量和质量上均导致 mtDNA 缺陷。

而当线粒体损伤时，线粒体分裂增加，将损伤部位从线粒体分离出来，形成一个新的健康线粒体和一个损伤线粒体，损伤线粒体会被自噬清除，以此维持线粒体的正常功能。当疾病状态下损伤线粒体清除障碍时，则可导致疾病发生。

四、线粒体的分裂与融合对自噬的影响

在哺乳动物细胞中，线粒体具有明显的动力学改变的特征，分裂使线粒体变小，而融合则增大线粒体体积，并可能使线粒体形成连接的网络状分布。对线粒体自噬而言，分裂后的线粒体体积较小且易于被自噬小泡包裹。线粒体损伤引起的线粒体膜电位（$\Delta\Psi_m$）降低对线粒体自噬非常重要，也影响了线粒体分裂和融合的过程。线粒体经过一个周期的融合后分裂为两个亚群：一种是重新融合，另一种不能重新融合。重新融合亚群的线粒体属于健康线粒体，在融合之前具有正常的 $\Delta\Psi_m$，而不发生融合的线粒体的 $\Delta\Psi_m$ 是降低的，还有一些则定位于 GFP-LC3 阳性的自噬小体中。单独使用染料分别追踪，在追踪期结束时用溶酶体抑制剂 Pepstatin A 和 E64D 短时间作用后捕捉自噬小泡中的线粒体，结果表明 $\Delta\Psi_m$ 降低的线粒体优先被 LC3 阳性结构隔离，从而提示哺乳动物细胞 $\Delta\Psi_m$ 的改变与线粒体自噬密切相关。由于线粒体 $\Delta\Psi_m$ 丧失发生在自噬之前，并维持在去极化状态，因此这个不可逆的过程阻止了线粒体的融合，并促发了线粒体自噬。

线粒体自噬对保持线粒体稳态和清除损伤线粒体均极其重要。在线粒体损伤时，线粒体分裂过程会将线粒体的损伤部分"切除"出来而形成受损的和健康的两个线粒体群。健康线粒体会在 MFN1/2 和 OPA1 等作用下融合到其他健康线粒体上。而分裂形成的小的损伤线粒体仅有较低的呼吸能力，尤其是损伤线粒体存在膜损伤而引起 $\Delta\Psi_m$ 下降。由于线粒体融合依赖于正常的 $\Delta\Psi_m$，因而线粒体 $\Delta\Psi_m$ 的降低使得损伤线粒体不能融合到其他线粒体上，同时也成为促发线粒体自噬的一个重要信号。$\Delta\Psi_m$ 的降低会引起 OPA1 被蛋白酶水解和诱导 MFN1/2 被 Parkin 泛素化经蛋白酶体降解，这两个线粒体融合蛋白的降解会减少线粒体融合，有利于损伤线粒体的分裂和自噬的形成。在哺乳动物细胞中表达一个功能缺失的 Drp1 会引起线粒体自噬减少和长管状线粒体的形成。而 *DRP1* 敲除的细胞中，虽然 LC3-Ⅱ升高，但线粒体和 GFP-LC3 标记的自噬小泡的共定位却很少，表现出细胞中线粒体自噬的抑制。同时，Parkin 对损伤线粒体的清除作用也显著降低。而过表达 Drp1 则可促进线粒体分裂，诱导线粒体被降解。因此，线粒体的融合和分裂直接影响到线粒体自噬。

第三节　线粒体自噬的关键信号和蛋白

自噬相关基因（Atg）对自噬的发生至关重要，因而很多 Atg 参与了线粒体自噬，但它们并不单独作用于线粒体自噬。因此，核心 Atg 对细胞整体自噬和线粒体自噬均极其重要，其功能缺陷在影响细胞整体自噬的同时也会影响到线粒体自噬。近年来，线粒体自噬的研究获得了极大的进展，许多蛋白和信号系统被发现参与了线粒体自噬，也有越来越多的疾病被发现与线粒体自噬相关。

一、酵母中的线粒体自噬与线粒体受体

在目前所发现的 Atg 中，Ohsumi 和 Klionsky 两个研究组于 2009 年分别但同时鉴定出 Atg32 特异性地参与了线粒体选择性自噬（Okamoto et al., 2009；Kanki et al., 2009）。另外，Klionsky 研究组鉴定的 Atg33 也是一个选择性地影响线粒体自噬的因子，两者以 Atg32 尤为重要。这也是最早发现的线粒体自噬受体。

在酵母生长过程中，当酵母培养于含有乳糖、乙醇或甘油的培养基时，酵母细胞会从厌氧呼吸转化为有氧呼吸。而有氧呼吸的过程中，线粒体会出现氧化应激和线粒体损伤。酵母的有氧呼吸诱导了 Atg32 的表达，而表达的 Atg32 会富集在线粒体的外膜上。Atg32 是酵母特有的一个 Atg 蛋白，酵母的线粒体自噬依赖于 Atg32，目前尚未在动物中发现有同源物。Atg32 是一个 59kDa 的跨线粒体外膜蛋白，其 N 端游离于胞质，而 C 端在线粒体膜间隙，抑制 Atg32 的表达会降低线粒体自噬水平，而过表达会增强其效应。Atg32 游离于胞质的 43kDa 结构域带有两个保守的结合 Atg8 和 Atg11 的序列，对线粒体自噬有极大的影响。Atg32 与 Atg8 的结合序列为 W/YXXI/L/V，称为 AIM，可结合游离形式的 Atg8（在哺乳动物中的同源物称为 LC3）及磷脂酰乙醇胺（PE）偶联的 Atg8。有趣的是，Atg32 的 AIM 序列也存在于 Atg19 和哺乳类动物的 p62 蛋白中，也同样具有和 Atg8 及 LC3（哺乳类的 ATG8 的同源物）结合的功能序列。AIM 位点突变可显著降低

Atg32 与 Atg8 的结合，并引起线粒体自噬的减少。除了与 Atg8 作用影响线粒体自噬外，Atg32 与 Atg11 结合对线粒体自噬也有很大的影响，Atg32 氨基酸序列含有两个丝氨酸（114 位和 119 位），将丝氨酸突变后会极大地减少线粒体自噬。*Atg11* 和 *Atg32* 缺失的酵母在暴露于 ROS 时，均出现损伤线粒体的降解障碍。总之，Atg32 是最近鉴定的酵母线粒体上的一个最重要的自噬受体，其通过与自噬小泡膜上 PE 偶联的 Atg8 结合，或者通过其结合的 Atg11 与 Atg8 结合，将需要降解的线粒体送往吞噬泡（图 19-1）。因而，从目前的研究来看，Atg32 是目前研究发现的一个最明确的选择性介导酵母线粒体自噬的蛋白，被认为是线粒体上的一个自噬受体。

Atg33 与 Atg32 相似，也是一个线粒体外膜蛋白，约 20kDa。*Atg33* 缺失的酵母株在饥饿诱导的线粒体自噬水平低于野生型酵母，而在对数生长期后的 *Atg33* 缺失酵母中，其线粒体自噬几乎完全不能发生，因此，与 Atg32 相比，Atg33 可能对介导老化线粒体自噬有较重要的作用，而不是像 Atg32 那样对各生长期的线粒体自噬均有介导作用。

目前发现的酵母中调节线粒体自噬的基因中，Atg32 是已被公认的位于线粒体外膜上介导线粒体选择性自噬的自噬受体。自噬在线粒体维持过程中，通过 Δ*Atg1*/Δ*Atg6*/Δ*Atg8*/Δ*Atg12* 的单独突变都能使所有形式的自噬能力丧失，酵母在葡萄糖环境中生长至稳定期，自噬缺失显著保存了线粒体蛋白，提示核心 Atg 对自噬的作用会影响到线粒体自噬。另外，*Atg* 缺陷引起的自噬失活使线粒体依赖的细胞生长被限制，从而 G_1 期的细胞数明显增加。所有这些来自突变的压力使得细胞在非酵解培养基中的生长出现缺陷且耗氧率下降，支持线粒体自噬参与其功能的说法。突变的细胞呈现一种 $\Delta\Psi_m$ 降低、线粒体电子传递链活性减弱、高 ROS 水平和高线粒体 DNA 突变率的状态。综合这些结果显示，在线粒体正常功能维持过程中，自噬起了很重要的作用，自噬缺陷会导致线粒体乃至细胞功能受损，说明线粒体功能改变和自噬之间存在相互反馈的作用。

敲除 *Atg11*、*Atg20*、*Atg24* 基因不能抑制巨自噬，却能够抑制线粒体自噬（与过氧化物酶体自噬相同），敲除 *Atg17*、*Atg29*、*Atg31* 基因不损伤 CVT，却抑制了线粒体自噬（与过氧化物酶体和巨自噬相同）。因此，线粒体自噬是一个整体过程，包含了线粒体的识别、自噬小泡的形成和与溶酶体的融合，因而核心 Atg 均参与其中。

二、哺乳动物线粒体自噬的膜受体

前文已经介绍了 Atg32 是一个酵母线粒体外膜上的自噬受体，与 Atg8 结合介导了线粒体自噬。在哺乳动物细胞中，LC3 是 Atg8 的同源物，具有与酵母 Atg8 相似的功能。目前发现，在哺乳动物细胞的线粒体外膜上有两个在功能上类似于酵母 Atg32 的蛋白，被认为是两个介导线粒体自噬的受体。一个是 Dikic 研究组鉴定的线粒体外膜蛋白 NIX（Novak et al.，2010），另一个是我国科学家陈佺发现的 FUNDC1（Liu et al.，2012）。

NIX，又名 BNIP3L，与 BNIP 同源，最早被鉴定为一个与 Bcl-2 结合的蛋白，参与调节细胞凋亡。NIX 是一个定位于线粒体外膜的蛋白，部分分布于内质网。NIX 对线粒体自噬的研究最早见于网织红细胞的成熟的自噬调节，研究发现 *NIX* 基因敲除动物出现网织红细胞的线粒体残留而不能形成完全成熟的红细胞，提示 NIX 参与了线粒体自噬，并且这一过程与红细胞成熟相关。最近发现，NIX 上带有一个潜在的 LC3 相互作用区

（LC3-interacting region，LIR），该结合区相当于酵母中与 Atg8 结合的 AIM，可以与 LC3 直接结合，起到类似于酵母 Atg32 的作用，通过与 LC3 的结合引起特异性的线粒体自噬。因此，NIX 被认为是哺乳动物的线粒体上一个介导自噬的受体（图 19-1）。但 *NIX* 基因敲除实验动物显示，并非全部网织红细胞的线粒体清除均出现障碍，NIX 仅引起部分网织红细胞线粒体残留，因此，除了 NIX 以外，应该还有其他的因子参与了线粒体的清除。

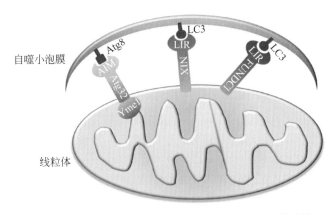

图 19-1　酵母 / 哺乳动物中的线粒体自噬与线粒体受体

在酵母中，线粒体上自噬受体 Atg32 的 AIM 与 Atg8 结合，通过 Atg8 与 PE 的偶联连接到自噬小泡膜上，使 Atg32 作为线粒体受体介导选择性的线粒体自噬。在哺乳动物细胞中，线粒体上的自噬受体 NIX 和 FUNDC1 上带有与 LC3 结合的结构域（LIR），通过与 PE 偶联的 LC3 结合连接到自噬小泡膜上，介导选择性的线粒体自噬

FUNDC1 是一个线粒体外膜蛋白，其 N 端朝向细胞质且带有一个典型的 LIR 基序，即 YXXL 氨基酸序列，其中 18 位的酪氨酸（Y）和 21 位的亮氨酸（L）对 FUNDC1 与 LC3 的结合非常重要，这两个氨基酸突变或缺失 LIR 会使得 FUNDC1 不能与 LC3 结合，从而引起 FUNDC1 丧失介导线粒体自噬的能力（图 19-2）。有趣的是，FUNDC1 似乎参

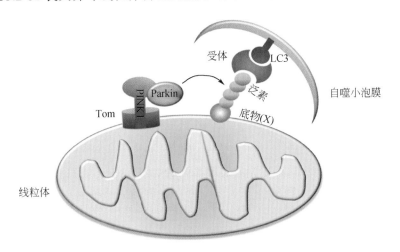

图 19-2　PINK1 和 Parkin 与泛素依赖的线粒体自噬

线粒体膜上的蛋白激酶 PINK1 在线粒体损伤时会在线粒体外膜富集，并招募胞质内的 Parkin 转移到线粒体膜上。而具有 E3 活性的 Parkin 将泛素链接到位于线粒体的底物（X）上，造成线粒体泛素化。泛素化的线粒体可被受体蛋白 p62 识别，通过泛素链连接到 p62 上。p62 带有的 LIR 与 PE 偶联的 LC3 蛋白结合连接到自噬小泡膜上，介导损伤线粒体的选择性自噬清除

与了线粒体自噬前线粒体分裂的诱导。过表达 FUNDC1 会诱导线粒体在自噬前大量分裂，而敲减 FUNDC1 则会促进线粒体融合；并且在 LIR 缺失导致线粒体自噬完全被阻断的情况下，缺失 LIR 的 FUNDC1 依然能够诱导线粒体分裂。因而，FUNDC1 不仅是一个介导线粒体自噬的膜受体，同时对线粒体的分裂也具有重要作用。

第四节　泛素依赖的线粒体自噬

线粒体受体介导的自噬通过线粒体外膜受体蛋白与 LC3 直接结合，从而介导线粒体自噬。但多数情况下，线粒体自噬由一系列信号启动，通过对线粒体泛素化（主要是外膜蛋白多聚泛素化），然后通过 p62、NBR1 和 OPTN 等自噬受体与线粒体上的泛素链结合，同时自噬受体也与 LC3 结合，从而经泛素链和自噬受体介导线粒体自噬。哺乳动物细胞的线粒体自噬在许多方面与酵母相似，但其调控机制更为复杂。虽然 $\Delta\Psi_m$ 的丢失可能不是酵母细胞中线粒体自噬产生所必需的信号，但却是哺乳细胞线粒体自噬的一个共同特征。同时，线粒体动力学特征，即对不同状态下线粒体分裂和融合的调控对线粒体自噬极其重要。近年来，帕金森病相关蛋白 PINK1 和 Parkin 对线粒体泛素化的调控和对线粒体自噬的影响受到了广泛关注。

一、Parkin 和 PINK1

Parkin 是一个胞质的 E3 酶，在 1998 年 Shimizu 研究组最先鉴定得到编码 Parkin 的基因 PARK2 突变或缺失可引起家族性帕金森病（为常染色体隐性遗传）。由于 Parkin 是一个胞质 E3 酶，因而人们在早期聚焦于 Parkin 的胞质泛素化底物的鉴定。随后，Pallank 研究组利用果蝇模型发现 Parkin 对线粒体形态和功能的维护有重要作用（Greene et al., 2003）。Parkin 缺失果蝇表现出线粒体形态异常，并可引起多巴胺能神经元和肌肉组织的退变。

PINK1 最先被鉴定为一个 PTEN 诱导的激酶，广泛表达于全身各组织器官，但在卵巢肿瘤组织中表达减少，因而在其发现之初（2001 年）被认为是一个与肿瘤相关的因子。不久以后，PINK1 被鉴定为一个与帕金森病相关的蛋白，其编码基因 PARK6 突变可引起常染色体隐性遗传的帕金森病。PINK1 是一个含有 581 个氨基酸残基的蛋白，其 N 端带有一个线粒体定位信号、一个跨膜螺旋和一个丝氨酸/苏氨酸激酶结构域，这些结构对 PINK1 介导的线粒体自噬功能有相当重要的作用。在果蝇实验中，PINK1 缺失显示出与 Parkin 相似的表型，且两者同时缺失的表型与两者中任何一个缺失相似，提示两者可能作用在同一通路上。同时，在 PINK1 缺失的果蝇中过表达 Parkin 可以部分修复 PINK1 的损伤表型，而在 Parkin 缺失果蝇中过表达 PINK1 不能修复损伤，提示 Parkin 作用在 PINK1 的下游（Clark et al., 2006；Park et al., 2006）。

在正常条件下，PINK1 通过线粒体外膜的转位酶（TOM）和内膜的转位酶（TIM23）识别 PINK1 N 端线粒体靶向序列，将其送入线粒体。当它跨越线粒体内膜时，被线粒体基质酶（MPP）和线粒体内膜蛋白酶（PARL）剪切，产生带有 N 端第 104 位苯丙氨酸残基的剪切片段并经 TOM 释放到细胞质中，进而被蛋白酶体快速降解。2008 年，Youle 研究组发现线粒体解偶联剂羰基氰化物间氯苯腙（carbonyl cyanide *m*-chlorophenylhydrazone，CCCP）处理细胞时，胞质分布的 Parkin 转位富集到线粒体上，从而介导了线粒体自噬的发生（Narendra et al.，2008）。由于 CCCP 对线粒体的解偶联，引起线粒体内膜对质子的通透性增加，从而消除了内膜两侧的 $\Delta\Psi_m$ 和 pH 差，使线粒体的内膜电位丧失。线粒体的内膜电位丧失使得 PINK1 仅能穿越线粒体外膜，不能穿越线粒体内膜，因而其线粒体定位信号不能被位于基质的 MPP 和位于内膜的 PARL 剪切，从而引起全长的 PINK1 稳定并富集在线粒体外膜。线粒体外膜 PINK1 的富集可以促进 Parkin 由胞质向线粒体转位富集，诱导线粒体自噬的发生（Narendra et al.，2009；Narendra et al.，2010）。由于 Parkin 是一个 E3 酶，且线粒体的泛素化对线粒体被自噬受体蛋白和自噬小泡的识别非常重要（参考"蛋白质修饰和自噬激活"章节），因而在线粒体上有 Parkin 的重要泛素化底物，该底物介导了 Parkin 诱导的线粒体自噬的发生（见图 19-2）。

PINK1 在线粒体外膜可自磷酸化，其自磷酸化对 PINK1 激活和在线粒体富集非常重要（Aerts et al.，2015）。同时，线粒体外膜的 PINK1 招募 Parkin 至线粒体，并磷酸化 Parkin 泛素样结构域（UbL）的第 65 位丝氨酸位点（Ordureau et al.，2015）。Parkin 丝氨酸位点磷酸化可改变 Parkin 自身抑制结构域的构象，去除 Parkin 的自身抑制，增加其 E3 酶磷酸化活性，使得 Parkin 可催化其底物泛素化（Wauer et al.，2015）。PINK1 还磷酸化泛素第 65 位丝氨酸位点，从而活化泛素，磷酸化的泛素对去泛素酶有抵抗作用，可促进线粒体泛素化。同时，活化的泛素与 Parkin 结合增强，并进一步激活 Parkin，促进 Parkin 对底物的泛素化。因此，PINK1 介导的 Parkin 和泛素磷酸化对 PINK1-Parkin 介导的线粒体自噬有重要作用。

二、自噬受体与线粒体自噬

自噬受体蛋白的一个重要特征是其结构上包含与泛素结合的结构域，因而可以结合泛素化底物。同时，它们还有与 LC3 的结合基序，可将结合的泛素化底物送至自噬隔离膜上。美国国立卫生研究院（NIH）的 Youle 研究组发现，在 p62、NBR1、NDP52、OPTN 和 TAX1BP 这 5 种自噬受体全部敲除的情况下，NDP52 和 OPTN 的回补可修复线粒体自噬，提示线粒体自噬需要 NDP52 和 OPTN 受体（Vargas et al.，2019）。自噬受体蛋白向线粒体富集需要 PINK1 激酶活性及 NDP52 和 OPTN 的泛素结合结构域，提示磷酸化泛素促进了自噬受体的富集。在线粒体自噬过程中，OPTN 补偿 NDP52 执行线粒体自噬需要 TBK1，OPTN 的第 177 位丝氨酸位点磷酸化促进 OPTN 与 LC3 的结合。线粒体损伤诱导 TBK1 活化，这一作用依赖于 Parkin 和 PINK1，以及受体蛋白与泛素的结合。TBK1 活化可增加线粒体对磷酸化的 OPTN、NDP52 和 p62 的招募，而且 OPTN 的第 473 位和第 513 位丝氨酸位点被 TBK1 磷酸化可增加 OPTN 对泛素链和磷酸化泛素链的亲和力。活化的 TBK1 也促进 OPTN 在线粒体的滞留，引起泛素和自噬受体进一步向线粒体富集。

所以，在线粒体自噬过程中，磷酸化泛素类似于一个自噬受体的作用，可诱导 Parkin 和自噬受体蛋白向线粒体表面富集。这些蛋白被招募至线粒体后，Parkin 可被磷酸化泛素和 PINK1 激活，并且促进 TBK1 激活 OPTN 和 NDP52，启动两个循环放大的环路，使得泛素磷酸化和自噬受体增强并介导 PINK1-Parkin 诱导的线粒体自噬。

第五节　线粒体自噬的生理意义

　　线粒体自噬在晶状体、红细胞和精子的形成及成熟中具有重要意义。这些结构和细胞是研究线粒体消失的理想的系统，因为清除线粒体是这些器官发育过程中的一部分。Matsui 等研究了晶状体和红细胞在 $ATG5^{-/-}$ 小鼠中的情况，他们在这两个结构中并没有发现线粒体清除缺陷。Kundu 等发现了一个丝氨酸/苏氨酸激酶 ULK1 是红细胞系统成熟后期线粒体和核糖体清除的关键调控因子。在 $ULK1^{-/-}$ 小鼠中有更多线粒体的网织红细胞出现。在成熟网织红细胞的体外实验中，$ULK1^{-/-}$ 细胞清除线粒体的效率低于野生型的细胞，但是加入解偶联剂 CCCP 则会使细胞清除线粒体效率与没有处理的野生型网织红细胞相似。因为核糖体也同时被清除，这对于线粒体来说似乎不是一个特异性的选择性自噬过程，所以 Atg1 同系物 ULK1 是可选择的自噬系统中的一个成分，并导致了网织红细胞中细胞器的清除。与 Atg1 不同，ULK1 不是红细胞成熟中线粒体自噬的必需因子。前文已经提到 $NIX^{-/-}$ 网织红细胞的线粒体清除存在缺陷，因而 NIX 的功能可能更具有特异性。电镜观察显示，$NIX^{-/-}$ 网织红细胞表现正常，但是线粒体大部分聚集在自噬小泡膜的外面（也许是线粒体接触到空泡的外廓），而不是包裹在自噬小泡中。与 ULK1 情况不同，核糖体在 $NIX^{-/-}$ 网织红细胞中被正常清除，但是线粒体却不能正常进入自噬小泡中；而在野生型的网织红细胞中，许多自噬囊泡包含线粒体残片，表明自噬溶酶体成熟。$NIX^{-/-}$ 网织红细胞更容易活化凋亡，从而导致贫血，说明失去清除线粒体（或 NIX）的能力与血细胞病理有密切关联。

第六节　线粒体自噬与细胞质量控制

　　线粒体损伤与细胞凋亡密切相关，在线粒体损伤过程中，许多线粒体蛋白从损伤线粒体释放至细胞质，触发细胞凋亡。因此细胞对损伤线粒体的清除至关重要，而损伤线粒体的清除依赖于线粒体自噬。正常情况下，线粒体仅选择性地通透一些小分子和离子。线粒体在能量代谢时经三羧酸循环释放能量，将质子从基质泵入膜间隙，从而形成跨线粒体内膜的膜电位。线粒体损伤时，线粒体呼吸链受到抑制。呼吸链的抑制使得线粒体氧化代谢产物增加，并引起膜电位下降，使得线粒体膜通透性增加。由线粒体呼吸链抑制引起的超氧化物会进一步损伤线粒体。同时，由于线粒体外膜孔道开放，线粒体呼吸链中的蛋白细胞色素 c 和其他凋亡诱导蛋白可释放至细胞质，细胞色素 c 与凋亡蛋白酶活化因子结合激活 caspase 9，caspase 9 再进一步激活 caspase 3，促发凋亡。

　　在线粒体损伤时，线粒体自噬成为一个重要的细胞质量控制手段。损伤线粒体会在线粒体分裂蛋白作用下，诱导线粒体分裂，从而形成健康和损伤的两个小的线粒体。健康线粒体会在线粒体融合蛋白作用下融合，而损伤线粒体则会被识别而清除。在细胞应激、疾病和衰老过程中，氧自由基产生增加，会引起线粒体的损伤。线粒体自噬可有效清除损伤线粒体，避免损伤线粒体内蛋白释放造成的凋亡通路的激活，从而保护细胞，起到细胞质量控制的作用。

小　结

　　线粒体自噬是在线粒体动力学的参与下，通过关键的信号因子和受体蛋白等互作而完成的。线粒体自噬对于维持线粒体的稳态和功能发挥着十分重要的作用。总之，线粒体的选择性自噬在近年来受到了科学家的广泛重视，也在近年来的研究中取得了很大的进展。由于线粒体在正常生理过程中发挥着不同的作用，在疾病过程中也出现不同的改变，因此线粒体选择性自噬的相关研究可以加深人们对细胞器动力学改变的功能意义的认识，有助于人们对疾病中细胞器的病理贡献和致病机制的了解。

（苏州大学　王　锐　王光辉）

参 考 文 献

AERTS L，CRAESSAERTS K，DE STROOPER B，et al.，2015. PINK1 kinase catalytic activity is regulated by phosphorylation on serines 228 and 402 [J]. J Biol Chem，290：2798-2811.

CLARK I E，DODSON M W，JIANG C，et al.，2006. Drosophila pink1 is required for mitochondrial function and interacts genetically with parkin [J]. Nature，441：1162-1166.

EL-HATTAB A W，SULEIMAN J，ALMANNAI M，et al.，2018. Mitochondrial dynamics：Biological roles，molecular machinery，and related diseases [J]. Mol Genet Metab，125：315-321.

GREENE J C，WHITWORTH A J，KUO I，et al.，2003. Mitochondrial pathology and apoptotic muscle degeneration in Drosophila parkin mutants [J]. Proc Natl Acad Sci U S A，100：4078-4083.

KANKI T，WANG K，CAO Y，et al.，2009. Atg32 is a mitochondrial protein that confers selectivity during mitophagy [J]. Dev Cell，17：98-109.

LIU L，FENG D，CHEN G，et al.，2012. Mitochondrial outer-membrane protein FUNDC1 mediates hypoxia-induced mitophagy in mammalian cells [J]. Nat Cell Biol，14：177-185.

NARENDRA D P，JIN S M，TANAKA A，et al.，2010. PINK1 is selectively stabilized on impaired mitochondria to activate Parkin [J]. PLoS Biol，8：e1000298.

NARENDRA D，TANAKA A，SUEN D F，et al.，2008. Parkin is recruited selectively to impaired mitochondria and promotes their autophagy [J]. J Cell Biol，183：795-803.

NARENDRA D，TANAKA A，SUEN D F，et al.，2009. Parkin-induced mitophagy in the pathogenesis of Parkinson disease [J]. Autophagy，5：706-708.

NOVAK I，KIRKIN V，MCEWAN D G，et al.，2010. Nix is a selective autophagy receptor for mitochondrial clearance [J]. EMBO Rep，11：45-51.

OKAMOTO K，KONDO-OKAMOTO N，OHSUMI Y，2009. Mitochondria-anchored receptor Atg32 mediates degradation of mitochondria via selective autophagy [J]. Dev Cell，17：87-97.

ORDUREAU A，HEO J M，DUDA D M，et al.，2015. Defining roles of PARKIN and ubiquitin phosphorylation by PINK1 in mitochondrial quality control using a ubiquitin replacement strategy [J]. Proc Natl Acad Sci U S A，112：6637-6642.

PARK J，LEE S B，LEE S，et al.，2006. Mitochondrial dysfunction in Drosophila PINK1 mutants is complemented by parkin［J］. Nature，441：1157-1161.

TILOKANI L，NAGASHIMA S，PAUPE V，et al.，2018. Mitochondrial dynamics：overview of molecular mechanisms［J］. Essays Biochem，62：341-360.

VARGAS J N S，WANG C，BUNKER E，et al.，2019. Spatiotemporal Control of ULK1 Activation by NDP52 and TBK1 during Selective Autophagy［J］. Mol Cell，74（2）：347-362.

WAUER T，SIMICEK M，SCHUBERT A，et al.，2015. Mechanism of phospho-ubiquitin-induced PARKIN activation［J］. Nature，524：370-374.

第二十章 分子伴侣介导的自噬

蛋白质稳态是维持细胞生存必不可少的条件。蛋白质合成和降解共同调节蛋白质稳定平衡。分子伴侣介导的自噬（chaperone-mediated autophagy，CMA）是第一个被发现的通过溶酶体选择性降解细胞内蛋白质的过程。这个过程涉及底物的识别、去折叠、转位及底物的降解等步骤。CMA通过降解特定的靶蛋白而参与多种细胞生命活动。衰老、慢性氧化应激及脂质代谢紊乱等可以干扰CMA功能，CMA活性异常参与了神经退行性疾病、肿瘤及代谢性疾病等的发病。结合目前的研究进展，本章将详细介绍CMA的基本过程、调节机制及生理功能，并讨论其在疾病中的重要作用。

第一节 CMA的基本过程、调节机制及生理功能

蛋白质降解途径由蛋白酶、泛素－蛋白酶体系统和溶酶体依赖性自噬过程组成。自噬又包括巨自噬、微自噬和CMA。在三种自噬中，CMA的独特之处在于该过程不需要形成自噬小体，并且它具有选择性降解底物的特点。CMA通过选择性降解众多信号通路的关键节点蛋白参与多种细胞生理病理活动的调节。最初，CMA仅在哺乳动物细胞中被发现。但随后科学家在鸟类中也发现了这一过程的关键组成部分。直至最近，人们在鱼类、果蝇和秀丽隐杆线虫等低等物种中，也发现了类似CMA的降解过程，这提示CMA可能并不仅存在于哺乳动物体内。

一、CMA的基本过程

底物的识别：由伴侣分子热休克同源蛋白70（heat shock cognate protein of 70kDa，HSC70）识别底物蛋白分子的KFERQ元件（下文将详细介绍），并与热休克蛋白90（heat shock protein of 90kDa，HSP90）、热休克蛋白40（heat shock protein 40，HSP40）等一起形成伴侣分子－底物复合体。

底物的去折叠和转位：伴侣分子－底物复合体与溶酶体相关膜蛋白2A（lysosome-associated membrane protein type 2A，LAMP2A）结合，在伴侣分子的协助下，底物蛋白去折叠，与此同时，多个LAMP2A分子寡聚化形成"临时通道"，去折叠的底物分子经过该通道进入溶酶体。

底物的降解：溶酶体内部的水解酶将底物分解为氨基酸并被细胞再利用；LAMP2A与伴侣分子－底物复合体解离，恢复至单体状态（Cuervo et al.，2014）。

（一）底物的选择性

自1955年溶酶体被发现以来，人们普遍认为这种细胞器参与的物质降解是一种非特

异性的过程。直到 1982 年，美国生物化学家 Fred Dice 和他的团队发现，核糖核酸酶 A（ribonuclease A，RNase A）可以经溶酶体选择性降解，并且，这种"选择性"与 RNase A 上一段特定的氨基酸序列密切相关。1986 年，Fred Dice 和他的团队进一步确定该特异序列，并称之为"KFERQ"五肽元件（Dice，1990）。

KFERQ 元件的特点：谷氨酰胺（Q）位于五肽序列的前端或后端，元件中通常含有一个或两个带正电荷的氨基酸如赖氨酸（K）或精氨酸（R），一个或两个疏水氨基酸如亮氨酸（L）、异亮氨酸（I）、缬氨酸（V）或苯丙氨酸（F）及一个带负电荷的氨基酸如谷氨酸（E）或天冬氨酸（D）。这些氨基酸组合成了经典的 KFERQ 元件。

近些年的研究显示，即使有些蛋白质序列中不含有经典的 KFERQ 元件，某些翻译后修饰也可以通过改变氨基酸的电荷特性而促进 KFERQ 元件的形成。例如，丝氨酸（S）、苏氨酸（T）或酪氨酸（Y）的磷酸化会赋予它们与负电荷氨基酸（D、E）相似的功能。赖氨酸（K）的乙酰化有时则可以代替谷氨酰胺（Q）（Lv et al.，2011）。确定蛋白质是否是 CMA 底物的经典方法是用分离的溶酶体在体外重现其结合和摄取底物的过程，而不是单纯鉴定氨基酸序列中的 KFERQ 元件。

（二）底物的识别

CMA 底物的识别主要依赖于伴侣分子与底物蛋白的相互作用。1989 年，Chiang 等发现，在缺血清处理下，胞质内一种 73kDa 的蛋白可以特异性识别并结合 KFERQ 元件，促进靶蛋白通过 CMA 途径降解。随后的研究发现，该蛋白属于 HSP70 家族的一员，并最终被鉴定为 HSC70（Agarraberes et al.，1997）。它是第一个被发现的参与 CMA 过程的伴侣分子。

除了 HSC70，也存在其他的伴侣分子参与 CMA 底物识别过程。这些伴侣分子包括 HSP40、HSP90、HSP70-HSP90 衔接蛋白（the HSP70-HSP90 organizing protein，Hop）、HSP70 结合蛋白（the HSP70-interacting protein，Hip）和 Bcl-2 相关致病基因 1 蛋白（the Bcl-2-associated athanogene 1 protein，Bag-1）。研究发现 HSP90、Hip 和 Hop 具有稳定伴侣分子 - 底物复合体的功能。HSP40 则具有增强 HSC70 ATP 酶活性的功能，从而促进底物从伴侣分子 - 底物复合体中释放，以利于底物的去折叠和转位。这些伴侣分子与 HSC70 共同组成伴侣分子复合物，协助 HSC70 识别并结合 CMA 底物的 KFERQ 元件，但具体的协作方式及作用机制目前尚不清楚（Kaushik et al.，2018）。

（三）底物的去折叠

2000 年 Natalia 发现二氢叶酸还原酶（dihydrofolate reductase，DHFR）是 CMA 的底物之一，在体外实验中溶酶体可以结合并摄取 DHFR。但如果用甲氨蝶呤处理使 DHFR 蛋白持续处于折叠状态，溶酶体对 DHFR 的摄取量则会下降 80%。而通过清洗甲氨蝶呤或者加入 DHFR 的天然底物使 DHFR 重新处于去折叠状态时，溶酶体对 DHFR 的摄取量明显升高，并且实验发现底物的折叠状态并不影响底物与溶酶体膜受体的结合，而只是影响底物的转位过程，表明 CMA 底物在穿过溶酶体膜时必须处于一种去折叠的状态（Salvador et al.，2000）。

（四）底物的转位

底物在伴侣分子的协助下到达溶酶体表面后，又是如何转运到溶酶体内部的呢？

1996年,有研究者发现溶酶体膜蛋白LAMP2A在CMA底物转运中发挥着重要作用(Cuervo et al.,1996)。

*lamp2*基因转录翻译可以生成三种蛋白产物:LAMP2A、LAMP2B和LAMP2C。LAMP2A是一种跨膜蛋白,包括位于溶酶体基质中的N端主体部分、单次跨膜区域和位于胞质的C端尾部。C端尾部是一个长度为12个氨基酸的序列,负责与伴侣分子–底物复合体结合。通常情况下LAMP2A以单体的形式存在于溶酶体膜上,在与伴侣分子–底物复合体识别过程中,LAMP2A可以形成同源三聚体复合物。该复合物的跨膜螺旋结构彼此缠绕,形成平行的卷曲螺旋构象,发挥类似跨膜通道的作用。在该过程中,伴侣分子–底物复合体中的HSC70蛋白和底物分子均可以和LAMP2A的C端结合,处于去折叠状态的底物最终被转运到溶酶体腔中。研究证明,如果使用特异性抗体或外源性的合成多肽来竞争性结合LAMP2A的C端,CMA底物将不能被转运至溶酶体内部。

（五）底物的降解

底物被转运到溶酶体腔内后,相应的水解酶将底物分解成氨基酸,并被细胞循环利用;而同源三聚体中的LAMP2A也将解离,再次变成单体,重新分布在溶酶体膜上。CMA的基本过程如图20-1所示。

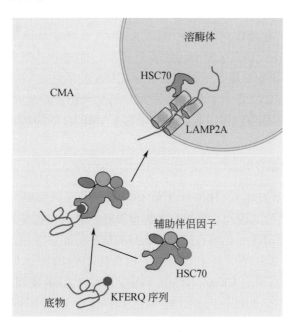

图 20-1 CMA 基本过程

二、CMA 的调节机制

CMA的活性处于动态变化之中,它可以及时对细胞内外的多种生理和病理信号产生应答。与其他细胞过程一样,CMA受多种因子和信号通路的严格调节。这些调节因素可以改变CMA关键调控蛋白的水平或功能,使CMA更加适应机体生命活动的需要。

（一）LAMP2A 的调节

LAMP2A 是 CMA 的主要限速分子。近年来的研究提示，机体存在多种复杂机制来调节 LAMP2A 的水平与功能。

首先，机体可以从 mRNA 转录水平调控 LAMP2A 的生成。在 T 细胞中，钙调神经磷酸酶 -NFAT 通路是第一个被发现可以通过调节 LAMP2A 转录而参与 CMA 活化的信号途径。在 lamp2 基因的启动子区域存在 NFAT1 结合位点。在 T 细胞活化后，ROS 可以促进转录因子 NFAT1 核转位并与 lamp2 启动子区域结合，促进 lamp2a 的转录表达。最近的研究证实，NRF2 也可以调节 lamp2a 基因的转录。过表达或敲除 NRF2，会引起 LAMP2A 水平的升高或降低，最终影响机体 CMA 的活性。

此外，研究证实内质网应激可以通过激活 p38MAPK 激酶来调节 LAMP2A 的稳定性与功能。内质网应激发生时，MKK4 可以在溶酶体中累积并激活 p38MAPK。p38MAPK 直接磷酸化 LAMP2A 的第 211 位和第 213 位苏氨酸。这种双重磷酸化可以提高 LAMP2A 的稳定性，并促进其在溶酶体膜上寡聚化的水平。该调控过程被称为内质网应激诱导的分子伴侣介导的自噬（ER stress-induced chaperone-mediated autophagy，ERICA）（Li et al.，2019）。

LAMP2A 在细胞内的转运异常也会影响其在溶酶体膜的分布。胱氨酸病是一种溶酶体贮积症。研究人员发现在这种疾病中，LAMP2A 在高尔基体复合物和溶酶体之间的转运存在缺陷，造成该疾病的 CMA 活性明显降低，而过表达胱氨酸蛋白 RILP 可以纠正 LAMP2A 向溶酶体膜的转运，进而维持正常 CMA 的活性。VPS35 在多种膜蛋白的内体 - 高尔基体转运过程中发挥重要作用。研究人员发现帕金森病时 VPS35 的缺乏会阻碍 LAMP2A 的内体 - 高尔基体转运过程，进而引起 LAMP2A 的降解，降低多巴胺能神经元内的 CMA 活性。

（二）伴侣分子的调节

CMA 伴侣分子包括 HSC70、HSP90、HSP40 及其他一系列重要蛋白。他们在伴侣分子 - 底物复合体的形成、底物的识别、底物的去折叠及转位过程中都发挥着关键的调节功能。这些伴侣分子的水平和功能变化将直接影响机体 CMA 功能。

HSC70 是目前已知的唯一能和 CMA 底物直接结合的伴侣分子，它在 CMA 过程中发挥着不可替代的作用（Chiang et al.，1989）。在人体 B 细胞中，研究人员发现 HSC70 的功能可以被 LAMP2C 调控，过表达 LAMP2C 可以阻碍胞质 HSC70 和 CMA 底物的结合。由于 HSC70 在细胞质内表达丰富且蛋白比较稳定，目前关于胞质 HSC70 调节的报道较少。

HSC70 不仅存在于细胞质内，也存在于溶酶体腔内。溶酶体腔内的 HSC70 参与了 CMA 底物的转位。尽管细胞质和溶酶体腔内的 HSC70 来自相同的基因，但溶酶体 HSC70 的等电点明显偏酸性，以确保其在溶酶体腔的酸性环境中保持稳定（Agarraberes et al.，1997）。

伴侣分子 HSP90 有助于维持伴侣分子 - 底物复合体的稳定性。据报道，线粒体相关肽 Humanin（HN）可以通过影响 HSP90 的活性来促进伴侣蛋白和底物之间的相互作用，进而调节 CMA 底物的溶酶体转位过程。以上这些工作证明机体中存在复杂的调节机制来调控伴侣分子的功能，进而影响 CMA 活性。

（三）CMA 的调节信号通路

1. NFAT 和钙信号传导　如前所述，钙调神经磷酸酶 -NFAT 途径可调节 T 细胞中的 CMA 活性。在氧化应激条件下，转录因子 NFAT 与 *lamp2* 启动子区域结合并增加 LAMP2A 的表达。CMA 选择性降解了 T 细胞受体（T cell receptor，TCR）信号传导抑制分子，维持了 T 细胞的活化状态。当用 ROS 清除剂或环孢素 A 来抑制钙调神经磷酸酶活性时，T 细胞的 CMA 活性也被抑制。

2. RARα 信号　核受体家族成员视黄酸受体 α（retinoic acid receptor α，RARα）可以抑制 CMA 活性。通过遗传或化学方法抑制 RARα 不仅能增加 LAMP2A 的蛋白水平，还可以促进 LAMP2A 向溶酶体膜的转运。现已开发出有效的 RARα 抑制剂 AR7，它可以显著增加 CMA 活性却不影响巨自噬的水平。既往研究表明用 AR7 激活 CMA 可保护细胞免受多种应激所造成的损伤，这为 RARα 抑制剂的使用提供了新思路。

3. TORC2-AKT1-PHLPP1 信号通路　mTOR 是一种丝氨酸 / 苏氨酸激酶，发挥着细胞营养传感器的作用。mTOR 包括 mTORC1 和 mTORC2 两种复合体。mTORC1 的激活可以抑制巨自噬，而 mTORC2 的激活可以抑制 CMA。活化的 mTORC2 磷酸化并激活 AKT1，随后 AKT1 磷酸化 GFAP，使其失去了协助 LAMP2A 同源三聚体组装和拆卸的功能，造成 CMA 活性下降。PH 结构域富含亮氨酸的重复序列蛋白磷酸酶 1（PH domain and leucine rich repeat protein phosphatase 1，PHLPP1）是机体中的一种磷酸酶，它可以促进 AKT1 的去磷酸化，进而很好地拮抗 mTORC2 对 CMA 的抑制作用。mTORC2 和 PHLPP1 协同作用来调节细胞的 CMA 活性。

4. 内质网应激对 CMA 的调节　如前所述，内质网应激可以通过激活 p38MAPK 激酶来调控 LAMP2A 的磷酸化，进而增强 LAMP2A 的稳定性与寡聚化，最终调节机体 CMA 活性。

三、CMA 的生理功能

早期对 CMA 的研究主要关注于其蛋白质质量控制作用，认为 CMA 通过及时清除受损或异常合成的蛋白质以维持细胞稳态。随着研究进展，人们发现蛋白受损并不是其成为 CMA 底物的必需条件。正常蛋白质经适当的折叠，在特定细胞进程中也可成为 CMA 底物。CMA 通过对这些蛋白的选择性降解参与调控多种细胞信号通路。

（一）CMA 参与机体饥饿反应

对于绝大多数器官和细胞类型，营养剥夺能够有效激活 CMA。当营养剥夺后，巨自噬首先激活，可维持 8 ～ 10 小时，此后 CMA 的活性逐渐升高，负责降解非必需蛋白质，生成氨基酸，为合成必需蛋白质提供原料，同时产生的丙氨酸和谷氨酰胺可经过糖异生为细胞提供能量。肝脏和肾脏是糖异生的主要器官，研究发现肝肾具有较高的 CMA 活性。在营养剥夺条件下，抑制 CMA 活性可以显著降低肝肾细胞中 ATP 水平。酮体由氨基酸水解产生的 α- 酮酸进一步代谢生成，是机体在饥饿条件下的主要供能物质。研究发现酮体可以有效激活 CMA，从而建立起 CMA 与能量生成之间的正反馈调节通路（Finn et al.，2005）。

（二）CMA 参与蛋白质质量控制

蛋白质质量控制是 CMA 的主要生理作用。CMA 可通过选择性降解受损或异常蛋白质维持细胞内环境稳态。在神经元中，肌细胞特异性增强因子 2D（myocyte enhancer factor 2D，MEF2D）是维持神经元存活的重要转录因子，MEF2D 失活后被 HSC70 识别，进而经 CMA 途径降解，从而维持其正常转录功能（Yang et al.，2009）。双链复合蛋白 2（paired-box protein，PAX2）是一种重要的细胞增殖及分化因子，在肾脏上皮细胞中，CMA 可及时降解 PAX2 以维持肾脏正常大小，防止肾脏过度增生肥大。核酸去糖基酶（nucleic acid deglycase，DJ-1）是一种重要的线粒体质控蛋白，可维持线粒体正常的形态及功能，CMA 可及时降解氧化受损的 DJ-1，抑制 ROS 的过度产生，维护细胞正常的能量代谢（Wang et al.，2016）。

（三）CMA 参与糖脂代谢

通过选择性降解糖和脂类代谢中的关键酶，CMA 可参与调控糖、脂代谢。在禁食动物肝脏糖代谢研究中发现，CMA 可有效降解糖酵解关键酶如甘油醛 -3- 磷酸脱氢酶（glyceraldehyde-3-phosphate dehydrogenase，GAPDH）。CMA 及时降解糖酵解关键酶可降低肝脏的糖酵解速率，维持正常的能量供应。研究证实，CMA 可以降解脂质合成酶、脂质载体蛋白及脂滴包被蛋白，参与脂质合成及分解的调控。CMA 通过降解脂滴包裹蛋白如脂滴包被蛋白 PLIN2 和 PLIN3，暴露内部的脂滴，从而启动脂肪水解和脂肪自噬，促进脂质的代谢。CMA 可减少脂质生成和增加脂质分解，有助于控制细胞内脂质水平。

（四）CMA 参与免疫反应

在免疫系统中，细胞外抗原在专职抗原提呈细胞（antigen presenting cell，APC）的内体和溶酶体中被加工，然后结合 MHC Ⅱ 类分子提递给 T 细胞。当 LAMP2A 减少时，APC 的细胞质表位抗原明显减少；在 APC 中过表达 LAMP2A 和 HSC70 均可有效逆转上述过程，增加细胞质的抗原提呈。该研究揭示了 CMA 在促进免疫识别和抗原提呈方面的功能。CD4[+] T 的活化需要 TCR 的激活，泛素连接酶 ITCH 及钙调蛋白抑制剂 RCAN1 可抑制 TCR 的活性。研究发现，CMA 可以通过降解 ITCH 和 RCAN1 来激活 T 细胞，促进 CD4[+] T 细胞的增殖及细胞因子分泌。此外，有研究表明，CMA 可通过降解干扰素基因蛋白刺激因子（stimulator of interferon genes protein，STING）调节固有免疫功能。在病毒感染后期，STING 的去类泛素化（deSUMOylation）修饰暴露其 KFERQ 序列，使其经 CMA 降解，从而及时终止固有免疫应答反应。

（五）CMA 参与细胞周期调控

正常细胞周期受多种蛋白因子调节。研究发现 DNA 损伤后细胞周期检测点激酶 1（cell cycle checkpoint kinase 1，Chk1）将被激活并延缓细胞周期进程。在此期间细胞对受损 DNA 进行修复，修复完成后，细胞周期重新运行。因此，Chk1 对细胞周期平衡维持意义重大。CMA 可以在 DNA 修复完成后选择性地降解激活的 Chk1，从而维护细胞周期平衡。此外，在缺氧刺激下，HIF1α 可被激活，影响细胞周期进程，CMA 可以降解泛素化的 HIF1α，调控缺氧条件下的细胞周期。

四、CMA 功能障碍与疾病

衰老、慢性氧化应激及脂质代谢紊乱等可以干扰 CMA 功能，CMA 活性异常参与了神经退行性疾病、肿瘤及代谢性疾病等多种疾病的发生发展。

（一）CMA 和神经退行性疾病

1. 帕金森病（Parkinson disease，PD）　病理学标志之一是中脑多巴胺能神经元进行性选择性死亡，但相应的机制尚未阐明。最近，越来越多的证据表明 CMA 失调参与了 PD 发病。通过分析 PD 患者脑标本及动物模型，研究者发现 PD 中 LAMP2A 水平降低，提示 PD 中 CMA 活性受损。研究报道，CMA 可以降解野生型 α- 突触核蛋白（α-synuclein）。然而，突变型 α-synuclein（A53T 或 A30P）却可以占据 LAMP2A 受体而无法转运至溶酶体内部，从而抑制了 CMA 对野生型 α- 突触核蛋白和其他底物的降解，最终诱发神经元死亡。与之相似，野生型富含亮氨酸重复激酶 2（leucine-rich repeat kinase 2，LRRK2）可以被 CMA 降解，但 LRRK2 G2019S 突变体却会与 LAMP2A 持续结合，最终导致 CMA 活性缺陷，造成神经元变性（Alvarez-Erviti et al.，2010）。

2. 阿尔茨海默病（Alzheimer disease，AD）　β 淀粉样蛋白沉积和 tau 蛋白异常聚集是 AD 发病的重要机制（Sharma et al.，2019）。研究表明 CMA 可以降解野生型 tau 蛋白，但 A152T 突变体 tau 蛋白却会与野生型 tau 蛋白竞争性地占用 LAMP2A 受体，阻断 CMA 降解野生型 tau 蛋白，最终引起 tau 蛋白异常聚集，诱发 AD。

3. 亨廷顿病（Huntington disease，HD）　病理标志是突变亨廷顿蛋白（huntingtin）在细胞核的异常聚集。CMA 可以降解野生型 huntingtin，但突变 huntingtin 却会干扰溶酶体摄取 CMA 底物过程，从而影响野生型 huntingtin 的降解。此外，磷酸化和乙酰化等翻译后修饰改变了突变 huntingtin 中 KFERQ 元件的电荷特性，并最终干扰 CMA 降解该蛋白。研究显示在 HD 的早期阶段 CMA 活性升高，但在 HD 的晚期阶段 CMA 活性却降低。因此需要进一步检测 HD 中 CMA 活性的动态变化，这将有助于揭示 HD 潜在的发病机制。

（二）癌症

尽管在神经退行性疾病中 CMA 活性普遍降低，但 CMA 活性在大多数肿瘤细胞系中增高。LAMP2A 是 CMA 的限速因子，其在某些肿瘤组织中明显升高，提示在多数肿瘤中 CMA 活性升高（Kon et al.，2011）；通过基因或化学手段抑制 CMA 活性，则可以抑制癌细胞的增殖和转移。

在某些肿瘤中，CMA 可以在转录水平和蛋白质水平共同正向调节糖酵解，进而促进肿瘤细胞的增殖和侵袭。此外，有证据表明 CMA 可通过降解氧化和受损的蛋白质来促进肿瘤细胞的存活。

第二节 微 自 噬

微自噬（microautophagy）作为三大自噬中的一种，在机体生命活动中扮演着重要角色。但因为研究工具及研究方法的缺乏，我们对微自噬的了解还十分有限。因为部分微自噬与 CMA 之间存在联系，所以本章也将简单介绍微自噬的基本过程及研究进展。

1996 年 de Duve 和 Wattiaux 教授第一次提出微自噬这个概念。在之后的 20 年间，微自噬被认为是描述哺乳动物细胞中溶酶体样的细胞器含有众多囊泡的现象。现今，许多研究提示小自噬是指溶酶体膜或液泡膜通过内陷或者伸出手臂样突出将胞质成分隔离到腔内囊泡的过程。关于微自噬的分类众说纷纭，有根据溶酶体膜或液泡膜突出或者内陷进行分类，也有根据物种进行分类，但更多观点认同根据选择性进行分类，即微自噬可以分为非选择性微自噬（nonselective microautophagy，NSM）、选择性微自噬（selective microautophagy）及内体微自噬（endosomal-microautophagy，eMI）三类。

一、非选择性微自噬

根据形态学、生物动力学及特异基因鉴定等方面的研究，可以将非选择性微自噬分为四个阶段：①微自噬体内陷及自噬管的形成；②囊泡形成与扩大；③囊泡切断；④囊泡降解与回收（Mijaljica et al.，2011）。

（一）微自噬体内陷及自噬管的形成

微自噬开始阶段，溶酶体或液泡会在膜蛋白密度比较稀疏的地方逐渐聚集脂类及脂类修饰蛋白，并排出大分子量的跨膜蛋白。这些脂类及脂类蛋白的聚集会驱使溶酶体或液泡膜向内部自发形成一个凹陷。动力蛋白相关 GTP 酶 Vps1p 被证实参与了膜的内陷过程。内陷的膜会快速收缩和生长，最终延伸为特征性的管状结构，即自噬管。在自噬管的顶端部位，其内膜的蛋白密度急剧降低，而脂质含量则明显升高。

既往研究提示众多通路和复合物参与了这一过程。两个 ATG7 依赖的泛素样共轭系统（Atg7-dependent ubiquitin-like conjugation system，Ublc 系统）被证明参与该过程的发生。在第一个系统中，ATG8 在 ATG7、ATG3 和 ATG4 的协助下，可以和膜上的脂磷脂酰乙醇胺（PE）结合，从而参与该过程。在第二个系统中，ATG7 和 ATG10 可以促进 ATG5 和 ATG12 结合。ATG5-ATG12 复合体与 ATG16 结合，促进 ATG8 与 PE 结合。除了这两个系统，液泡转运蛋白（vacuolar transporter chaperone，VTC）复合体在酵母自噬管形成中也发挥重要作用，可以调控蛋白在自噬管上的分布，并启动钙调蛋白（calmodulin）介导的膜内陷过程。

（二）囊泡形成与扩大

由于在自噬管顶端脂质高度聚集及蛋白水平明显降低，自噬管顶端逐渐形成囊泡。研究发现，低温能抑制微自噬中囊泡的形成过程，提示脂质参与了自噬管脂质富集和蛋白的排出过程，进而影响囊泡的形成与扩大。在另一项研究中，如果抑制 ATP 酶、GTP

酶及其他酶类活性，微自噬囊泡的形成扩大将受到抑制。由此提示这些酶参与了囊泡的形成和扩大过程。另外，EGO（exit from rapamycin-induced growth arrest）复合体也被报道参与了囊泡形成及切断过程（Dubouloz et al.，2005）。

（三）囊泡切断

自噬管顶端的囊泡始终处于一种动态变化中，在进一步成熟后，囊泡趋向于从自噬管上脱落，从而进入溶酶体或液泡腔内。通常，只有一个或两个囊泡会脱落到腔内。研究发现，雷帕霉素处理、敲除 ATG7 和 ATG1 均会阻断溶酶体或液泡中囊泡的切断过程，自噬管顶端囊泡无法断裂进入溶酶体或液泡腔内，提示 ATG7 及 TOR 和 ATG1 之间的信号通路均参与调控囊泡的切割过程。另外，v-ATPase 可以将氢离子泵入溶酶体或液泡腔内，维持膜内外的电化学梯度，这种质子动力对囊泡的正常脱落异常重要。

（四）囊泡降解与回收

囊泡从自噬管脱落后，将高速地在腔内自由运动。ATG15p 和水解酶将介导这些囊泡的降解，而 ATG22p 则负责降解后营养和能量的回收过程。

二、选择性微自噬

在酵母中，一些微自噬只吞噬降解特定的底物，称为选择性微自噬。常见的选择性微自噬有线粒体微自噬（micromitophagy）、细胞核微自噬（micronucleophagy 或者 piecemeal microautophagy of the nucleus，PMN）及过氧化物酶体微自噬（micropexophagy）（Li et al.，2012）（图 20-2）。

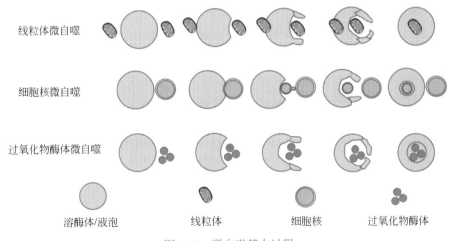

图 20-2　微自噬基本过程

（一）线粒体微自噬

在酵母中，线粒体微自噬可以分为两种类型。第一种是 Uth1 依赖型。Uth1 是定位在线粒体外膜上的蛋白，可以介导线粒体与液泡的结合。在这种微自噬中，线粒体与液泡直接接触，囊泡一般不会包含多余的细胞质。第二种是 Uth1 非依赖型。在 Uth1 野生型和敲除细胞中，均可以观察到囊泡包裹着待降解的线粒体及部分细胞质。由于菌株遗传背景及检测方法的不足，有观点质疑 Uth1 在线粒体微自噬中的作用。因此，Uth1 在线粒体微自噬中的作用有待进一步验证。目前，暂且没有人对线粒体微自噬的过程进行阶段划分。

细胞内谷胱甘肽储备的减少，氮饥饿及线粒体损伤均会诱导线粒体微自噬的发生。这些因素会诱导线粒体通透性转换（mitochondrial permeability transition，MPT），最终引起线粒体去极化和肿胀。一项研究表明，线粒体内膜蛋白 Mdm38 可以调节线粒体氢钾交换系统来参与线粒体微自噬。Vac8 及 ATG7 依赖的 Ublc 系统都被认为参与了线粒体微自噬。

（二）细胞核微自噬

细胞核微自噬（PMN）主要降解部分核仁与核质。从形态学上，PMN 可以划分为如下步骤：首先，液泡接受来自细胞核的信号而不断靠近细胞核；接着，在 Vac8 和膜蛋白 Nvj1 的协助下，液泡和细胞核之间形成核 - 液泡连接点（nucleus-vacuole junctions，NV junction）；随着 Nvj1 蛋白的增多，部分细胞核随着液泡膜内陷；最终，囊泡包裹着部分细胞核从液泡膜脱落，囊泡进入液泡腔并被水解酶降解。

雷帕霉素处理及氮、碳饥饿都可以诱导 PMN 的发生。ATG1 ～ ATG10、ATG12 ～ ATG16、ATG18 和 ATG22 等核心 ATG 机制蛋白都是 PMN 发生的必需蛋白。另外，参与脂质代谢的 Osh1 和 Tsc13 参与细胞核微自噬中囊泡的形成过程，提示脂质在 PMN 发生中有重要作用。v-ATPase 有助于在核 - 液泡连接点的液泡侧形成扩散屏障（diffusion barrier）而参与 PMN 发生。

（三）过氧化物酶体微自噬

过氧化物酶体微自噬主要吞噬损坏或者多余的过氧化物酶体。在受到信号刺激后，液泡逐渐靠近待降解的过氧化物酶体。随后，液泡内陷并延伸出两条手臂样的液泡隔离膜（vacuolar sequestering membrane，VSM）。VSM 慢慢包住过氧化物酶体。在过氧化物酶体微自噬膜装置（the micropexophagic membrane apparatus，MIPA）的协助下，VSM 相互融合并最终将过氧化物酶体包裹并降解。

研究表明，Pfk1、Vps15、Vps34 和 ATG18 敲除会阻碍液泡向过氧化物酶体靠近，但具体机制有待阐述。Gcn3 可以启动膜从周围液泡点状结构（peri-vacuolar dot-like structure，PVS）向 VSM 转移，而 Gcn2 可以调节这个过程。ATG 核心蛋白在过氧化物酶体微自噬中必不可少。ATG8 和 ATG26 参与组成 MIPA，而 ATG24 参与 MIPA 调控 VSM 的融合过程。

三、内体微自噬

内体微自噬（eMI）主要发生在晚期内体（late endosome，LE）和多泡体（multivesicular body，MVB）中，它主要降解 LE/MVB 中被囊泡包裹的胞质成分（Sahu et al.，2011）。eMI 可以像酵母中的非选择性微自噬一样，通过 LE 内陷，在 ESCRT、Alix 和 VPS4 等蛋白协助下将胞质成分包裹至囊泡。最终，胞质成分可以在 LE/MVB 中直接降解，也可以通过与溶酶体结合进行降解。然而，存在另一种形式的 eMI，它可以通过 HSC70 特异性识别 KFERQ 元件来选择性降解底物（Mukherjee et al.，2016）。选择性 eMI 过程可以分成如下步骤：首先 HSC70 通过 KFERQ 元件来识别特异性底物；与底物结合的情况下，HSC70 通过其 C 端的 LID 结构域与内体膜上的磷脂酰丝氨酸结合；在 ESCRT- I 和 ESCRT- III 复合体的协助下，LE/MVB 形成囊泡并将底物嵌入囊泡中；LE/MVB 中包含底物的囊泡最终被水解酶降解。需要注意的是，在 eMI 中 HSC70 会随着囊泡一起进入 LE/MVB 被降解，而在 CMA 中 HSC70 在底物进入溶酶体后会重新回到细胞质。虽然 HSC70 是 eMI 和 CMA 共同使用的伴侣分子，但它在两种自噬过程中的结局却是迥然不同的。

在哺乳动物中，eMI 常常在饥饿 24 小时之后才被高度激活。在果蝇中，ATG1 和 ATG13 对 eMI 激活必不可少。在分裂的酵母中，NBR1 被证实是 eMI 的受体之一，可以介导水解酶进入 LE/MVB，促进 eMI 的发生。HSC70 在细胞中含量充足且稳定，不太可能是调控选择性 eMI 速度的关键因素。而 ESCRT 蛋白的含量与组装动态直接影响囊泡的形成过程，很有可能是调控 eMI 速度的关键因素之一（Saksena et al.，2007）。

四、微自噬的生理功能

在液泡膜内陷过程中，需要富集脂质且排除膜蛋白的干扰，提示微自噬在脂质代谢中发挥着重要调节作用。另外，在神经突触中，研究人员发现 HSC70-4 可以通过促进 eMI 过程来调节神经递质的分泌。如果 eMI 被抑制，神经递质分泌将减弱；而恢复 eMI 则可以重新激活神经递质传递。另有研究提示，RAB7 依赖的微自噬可以介导溶酶体信号的传递，在哺乳动物早期胚胎发育过程中发挥重要作用。但总体而言，微自噬的研究和其他两种自噬相比仍显局限，迫切需要更多的研究来揭示微自噬在生命活动中的重要功能。

小　结

大约 30 年前，Fred Dice 教授通过同位素标记的方法发现 RNase A 可以被溶酶体选择性降解，并提出这种选择性降解依赖于蛋白质序列中的"KFERQ"元件。之后，Cuervo 等发现伴侣分子 - 底物复合体和 LAMP2A 在该过程中有关键作用。在 2000 年，Fred Dice 将这种降解方式正式命名为 CMA，由此展开了 CMA 研究的新纪元。借助现代分子生物学技术和多种转基因动物，人们对 CMA 的了解已经越来越深入。蛋白质质量控制是 CMA 最基本的功能。通过调节多种靶蛋白水平，CMA 也参与了多种细胞活动的调控。CMA 功能紊乱将使器官和组织出现相应的功能失常。总之，在 CMA 领域的研究已取得巨大的进步。然而，与其他两种形式的自噬相比，我们对于 CMA 的理解仍比较局限。要完全了解 CMA 的过程和生理功能还有很长的路要走。

CMA 领域的难题之一就是 LAMP2A 是否是 CMA 的唯一受体。据报道，在一些动物模型中，LAMP1 和 LAMP2 缺陷对 CMA 活性几乎没有影响。因此可能存在其他受体与 LAMP2A 协同调节 CMA 活性。

另一个问题就是 CMA 与其他自噬之间的关系。营养剥夺会依次激活巨自噬和 CMA，这两种自噬之间可能存在尚未发现的交互作用。在内体微自噬中，HSC70 被用于结合含有 KFERQ 元件的底物，由此可见内体微自噬和 CMA 也在共享一些调控组件（Tekirdag et al., 2018）。当然该领域还有很多其他有待解决的问题，如 CMA 特异性激动剂和抑制剂的研发。对这些问题的解答将有助于进一步阐明 CMA 的生理过程，深入了解 CMA 与疾病之间的关系，并最终造福人类。

（空军军医大学　杨　倩　王榕林　朱　林）

参 考 文 献

AGARRABERES F A, TERLECKY S R, DICE J F, 1997. An intralysosomal hsp70 is required for a selective pathway of lysosomal protein degradation [J]. J Cell Biol, 137: 825-834.

ALVAREZ-ERVITI L, RODRIGUEZ-OROZ M C, COOPER J M, et al., 2010. Chaperone-mediated autophagy markers in Parkinson disease brains [J]. Arch Neurol, 67: 1464-1472.

CHIANG H L, TERLECKY S R, PLANT C PDICE J F, 1989. A role for a 70-kilodalton heat shock protein in lysosomal degradation of intracellular proteins [J]. Science, 246: 382-385.

CUERVO A M, DICE J F, 1996. A receptor for the selective uptake and degradation of proteins by lysosomes [J]. Science, 273: 501-503.

CUERVO A M, WONG E, 2014. Chaperone-mediated autophagy: roles in disease and aging [J]. Cell Res, 24: 92-104.

DICE J F, 1990. Peptide sequences that target cytosolic proteins for lysosomal proteolysis [J]. Trends Biochem Sci, 15: 305-309.

DUBOULOZ F, DELOCHE O, WANKE V, et al., 2005. The TOR and EGO protein complexes orchestrate microautophagy in yeast [J]. Mol Cell, 19: 15-26.

FINN P F, DICE J F, 2005. Ketone bodies stimulate chaperone-mediated autophagy [J]. J Biol Chem, 280: 25864-25870.

KAUSHIK S, CUERVO A M, 2018. The coming of age of chaperone-mediated autophagy [J]. Nat Rev Mol Cell Biol, 19: 365-381.

KON M, KIFFIN R, KOGA H, et al., 2011. Chaperone-mediated autophagy is required for tumor growth [J]. Sci Transl Med, 3: 109ra117.

LI W W, LI J, BAO J K, 2012. Microautophagy: lesser-known self-eating [J]. Cell Mol Life Sci, 69: 1125-1136.

LI W, NIE T, XU H, et al., 2019. Chaperone-mediated autophagy: Advances from bench to bedside [J]. Neurobiol Dis, 122: 41-48.

LV L, LI D, ZHAO D, et al., 2011. Acetylation targets the M2 isoform of pyruvate kinase for degradation through chaperone-mediated autophagy and promotes tumor growth [J]. Mol Cell, 42: 719-730.

MIJALJICA D, PRESCOTT M, DEVENISH R J, 2011. Microautophagy in mammalian cells: revisiting a 40-year-old conundrum [J]. Autophagy, 7: 673-682.

MUKHERJEE A, PATEL B, KOGA H, et al., 2016. Selective endosomal microautophagy is starvation-inducible in Drosophila [J]. Autophagy, 12: 1984-1999.

SAHU R, KAUSHIK S, CLEMENT C C, et al., 2011. Microautophagy of cytosolic proteins by late endosomes［J］. Dev Cell，20：131-139.

SAKSENA S，SUN J，CHU T，et al.，2007. ESCRTing proteins in the endocytic pathway［J］. Trends Biochem Sci，32：561-573.

SALVADOR N，AGUADO C，HORST M，et al.，2000. Import of a cytosolic protein into lysosomes by chaperone-mediated autophagy depends on its folding state［J］. J Biol Chem，275：27447-27456.

SHARMA P，SRIVASTAVA P，SETH A，et al.，2019. Comprehensive review of mechanisms of pathogenesis involved in Alzheimer's disease and potential therapeutic strategies［J］. Prog Neurobiol，174：53-89.

TEKIRDAG K，CUERVO A M，2018. Chaperone-mediated autophagy and endosomal microautophagy：Joint by a chaperone［J］. J Biol Chem，293：5414-5424.

WANG B，CAI Z，TAO K，et al.，2016. Essential control of mitochondrial morphology and function by chaperone-mediated autophagy through degradation of PARK7［J］. Autophagy，12：1215-1228.

YANG Q，SHE H，GEARING M，et al.，2009. Regulation of neuronal survival factor MEF2D by chaperone-mediated autophagy［J］. Science，323：124-127.

第二十一章 自噬与有性生殖

生殖是有机体实现亲代和子代个体间生命延续的过程。生殖过程可按生殖方式分为两类：无性生殖和有性生殖。在有性生殖过程中，生殖细胞通过减数分裂过程产生特化的单倍体配子细胞（在雄性和雌性动物中这个过程分别称为精子发生和卵子发生），配子融合（受精）之后经过胚胎发育会形成携带两个亲本遗传信息的子代个体。自噬缺陷的有机体，如酵母、线虫、果蝇、小鼠等，会表现出严重的生殖异常。在有性生殖过程中，自噬具有极为重要的作用，特异或非特异性地对细胞内物质进行降解回收、参与细胞内多种生理过程的调控、推动生殖进程发展。本章将主要介绍自噬在不同物种生殖过程中的功能和作用机制，并着重讨论自噬在线虫和哺乳动物配子发生与胚胎发育方面的功能及其调控机制。

第一节 自噬在酵母产孢过程中的作用

酵母的配子发生过程被称为产孢。在营养物质（尤其是氮源）缺乏时，酵母细胞退出有丝分裂，启动减数分裂进程，最终产生四个单倍体孢子（Tsukada et al.，1993）。自噬在酵母产孢过程中发挥极为重要的作用。在酿酒酵母中，自噬缺陷的细胞在营养物质缺乏时也无法启动减数分裂。在减数分裂早期，酵母细胞内的自噬活性增强，而敲除自噬导致细胞无法进行减数分裂前 DNA 复制（Wen et al.，2016）。在裂殖酵母中的研究发现，在 *Atg1*、*Atg7* 或 *Atg14* 突变的自噬缺陷型细胞进入减数分裂中期后，细胞内纺锤体过度延伸，染色体分离异常，最终形成额外的细胞核。进一步研究显示，突变细胞中纺锤体和着丝粒上极光激酶（aurora kinase，是细胞内纺锤体长度和染色体分离的关键调节因子）的表达异常增加，表明自噬可能参与极光激酶的降解，而敲降极光激酶可以有效恢复减数分裂进程。这些结果表明自噬通过调控减数分裂进程参与产孢过程（Matsuhara et al.，2016）。

第二节 自噬在线虫生殖过程中的作用

自噬在线虫生殖细胞建立与分化的过程中发挥重要作用。P 颗粒是线虫中一种母源的特殊 RNA- 蛋白复合体，在新受精后的胚胎中大量分散于胞质中。但在经过数次不对称分裂后，P 颗粒会分散到卵裂球 P1、P2、P3 和 P4 中，并最终只定位在卵裂球 P4 产生的前体生殖细胞 Z2 和 Z3 中，之后 P 颗粒成分 1（PGL-1）和 P 颗粒成分 3（PGL-3）会通过自噬通路发生降解。目前认为自噬降解 P 颗粒不但可以为线虫的发育提供营养，也可以避免其累积而对细胞产生毒害。研究发现在自噬缺陷的线虫胚胎中，PGL-1 和 PGL-3

在体细胞中形成大量的聚集体。进一步研究显示，PGL-1 和 PGL-3 的自噬降解依赖于其与自噬受体蛋白－支架蛋白的协同作用。SEPA-1 可以直接与 PGL-3、LC3、GABARAP 和 LGG-1/Atg8 等结合形成自噬降解的受体，进而募集支架蛋白 EPG-2 与 SEPA-1 直接结合，之后 EPG-2 募集多种自噬相关蛋白到 PGL 颗粒团附近并与其直接结合，从而启动其降解过程（图 21-1）。在研究中发现，在早期胚胎发育过程中 SEPA-1 可以不依赖于 PGL-1 或 PGL-3，自身即可形成复合体，并被自噬所清除，继而引起晚期胚胎中 SEPA-1 表达减少（Zhang et al.，2015）。此外，研究中还发现，在线虫胚胎发育过程中还有一些其他蛋白的降解同样依赖于自噬，如线虫中的 SQST-1，是哺乳动物 p62/SQSTM1 的同源蛋白，其降解同 p62 一样，也依赖于自噬调控。在自噬缺陷的胚胎中，SQST-1 显著增加并聚集成大量有别于 PGL 颗粒团样的复合物。SEPA-1 家族其他蛋白及 W07G4.5 等同样在胚胎发生过程中被自噬特异性清除。目前研究认为在线虫胚胎发生过程中这些蛋白聚集体的自噬依赖性降解主要是为胚胎发育过程提供营养，也有研究认为一些蛋白因子可能仅在胚胎发育的特定阶段发挥作用，适时降解可以防止其对未来的胚胎发育产生影响（Zhang et al.，2018）。

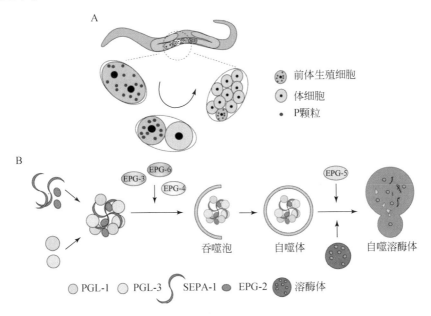

图 21-1　自噬在线虫 P 颗粒降解中的作用及分子机制

A. P 颗粒通过非对称分裂可以特异性地聚集到前体生殖细胞中，继而通过自噬发生降解。B. P 颗粒蛋白 PGL-1 和 PGL-3 与 SEPA-1 结合，进而通过与 EPG-2 的结合，募集 ATG 蛋白到复合体附近启动吞噬泡的形成，EPG-3、EPG-4 及 EPG-6 也参与并促进吞噬泡的形成。吞噬泡不断延伸形成自噬体后，通过与溶酶体的结合引起 PGL-1 和 PGL-3 的降解

　　在动物中，子代所继承的线粒体 DNA（mtDNA）只来源于母源亲本。在线虫中，大约在 2 细胞到 4 细胞阶段的胚胎中，精子所携带的线粒体被随机分隔至不同卵裂球中，在 64 细胞期被清除。而在自噬缺陷的线虫胚胎中，父源线粒体和 mtDNA 得以保存并可以维持到晚期胚胎甚至幼虫阶段。研究发现早期线虫胚胎中父源线粒体的清除可能通过 LGG-1 标记的自噬体进行（Sato et al.，2011），但是一系列检测发现在胚胎发育过程中父源线粒体并没有发生泛素化。对于自噬究竟是如何识别并降解这些父源线粒体的机制

目前还不清楚，仍需要进一步的探索。除父源线粒体外，线虫精子中还包含膜细胞器（MO），在胚胎发育过程中也被自噬清除，目前认为其清除机制也与 LGG-1 标记的自噬体相关。在线虫中一系列自噬相关基因的敲除，如 *ATG 7*、*ATG 13*、*BEC-1*、*LGG-2*、*LGG-3* 及 *RAB-7* 等，都可以检测到 MO 降解阻滞（Al Rawi et al.，2011），但与父源线粒体清除过程所不同的是，在新受精的胚胎中即可以检测到 MO 发生泛素化，这也许可以部分解释 MO 被自噬识别清除的机制。

自噬也参与线虫胚胎发育过程中凋亡细胞残余的清除。研究发现在线虫胚胎发生过程中，有 113 个体细胞发生凋亡。凋亡发生后，这些细胞表面的磷脂酰丝氨酸信号会被周围的细胞所识别，进而周围的细胞发生闭合，将其中凋亡细胞的残余内化，并最终形成一个吞噬体。对自噬发生过程中不同阶段的自噬相关基因（*EPG-1*、*EPG-5*、*EPG-8* 和 *ATG 9* 等）进行敲除，都可以引起线虫胚胎中凋亡细胞的残余物增加，在胚胎内停留的时间延长。同时研究发现在这些自噬缺陷的胚胎中，凋亡的体细胞的数量、凋亡细胞表面的磷脂酰丝氨酸信号，以及凋亡细胞残余的内化过程并没有发生明显变化，但形成的吞噬体中 PI3P 的水平降低，与 RAB-5、RAB-7 结合的能力减弱，说明这些自噬突变胚胎中吞噬体的成熟受到抑制，同时 PI3P 水平降低也说明是自噬本身的活性降低，而非自噬基因的其他功能影响了吞噬体成熟调控（Cheng et al.，2013）。目前对吞噬体清除的相关分子机制还不是很明确，部分研究认为自噬很可能是通过调控不同 VPS34 复合体的形成影响线虫胚胎细胞的内吞活性，也有研究认为自噬细胞器可能直接与吞噬体融合参与凋亡细胞残余的清除。

此外，自噬也参与线虫生殖细胞细胞周期的调控。有研究发现，在 *BEC-1*、*ATG16.2* 和 *ATG18* 等自噬基因突变的线虫中，生殖细胞的增殖受到抑制。细胞周期分析显示细胞中位于 M 期和 S 期的细胞比例明显减少，大量细胞停滞于 G_2 期。目前推测 *BEC-1*、*ATG-16.2* 和 *ATG 18* 可能分别通过激活同源性磷酸酶 - 张力蛋白（PTEN/DAF-18）和叉头框转录因子（FOXO/DAF-16）调控相关细胞周期蛋白表达，进而参与生殖细胞增殖调控（Ames et al.，2017），但其具体的分子通路仍有待研究。

第三节　自噬在果蝇生殖过程中的作用

研究发现自噬参与果蝇配子发生及早期胚胎发育过程的调控。在果蝇的卵子发生过程中，特别是在卵室发育过程中的一些特定阶段，如早期阶段中的卵原区形成、中期阶段中前卵黄区建立及后期阶段中卵细胞成熟期，都会启动程序性细胞死亡（PCD），推动卵细胞的发育。在卵子发生的早期和中期阶段时，在营养良好的果蝇中 PCD 仅零散发生，只有在环境恶化或是发育异常时才会大量启动。而在卵室发育后期卵细胞成熟过程中，大量的滋养细胞发生 PCD 进而降解消失，通过此过程将自身的营养物质转运到卵细胞内支持其继续发育。自噬也参与在该过程中。果蝇胱天蛋白酶 -1（Dcp-1）是果蝇中的一种细胞凋亡蛋白，研究发现 Dcp-1 可以通过同时激活凋亡和自噬通路来清除有缺陷的卵室，*Dcp-1* 突变抑制细胞的自噬活性，引起滋养细胞核结构紊乱。此外，研究发现，在生殖细胞中特异敲除自噬可以引起成熟阶段的卵室中滋养细胞基因组 DNA 断裂受阻，无法发生

PCD，从而持续停留在卵室中，导致卵细胞发育阻滞（Hou et al.，2008）。这些结果意味着自噬参与卵室中生殖细胞与卵泡细胞间互作的调控，通过促进滋养细胞的凋亡、降解为卵细胞成熟提供必要的营养物质，但其作用的详细分子机制还有待深入研究。

第四节　自噬在哺乳动物生殖中的作用

一、精子发生

精子发生（spermatogenesis）是指在睾丸中由二倍体的精原干细胞（spermatogonial stem cells）经过有丝分裂（mitosis）、减数分裂（meiosis）、精子形成（spermiogenesis）最终产生单倍体配子的过程，精子发生过程受到睾丸内生殖细胞和体细胞的密切调控。在睾丸中主要包含两类体细胞：睾丸间质细胞和睾丸支持细胞。间质细胞主要位于睾丸生精小管间的间质区，在生精过程中主要参与雄性激素如睾酮、雄烯二酮和脱氢表雄酮的合成，维持雄性动物的第二性征和性行为。支持细胞主要位于生精小管内，通过构建精子发生所需的微环境，保护并支持生殖细胞的发育。目前的研究发现自噬广泛参与到精子发生各个环节的调控，在精子发生过程中发挥着极为重要的作用。

（一）自噬在睾丸间质细胞睾酮合成中的作用

睾酮是雄性生殖过程中不可或缺的类固醇激素，对性功能和第二性征的维持具有极为重要的作用。体内大约 90% 的睾酮是由睾丸间质细胞合成的。早在 20 世纪，即有研究发现间质细胞是一种自噬极为活跃的细胞类型，而随着自噬，特别是脂自噬领域研究的不断深入，研究人员推测自噬很可能通过调控间质细胞内的脂质代谢影响睾酮的合成。通过间质细胞中特异性敲除自噬相关基因 Atg5 和 Atg7，发现敲除小鼠血清中睾酮水平显著下降，敲除小鼠的交配行为、交配频率及交配持续时间明显减少，这与人类的迟发性性腺功能减退症非常相似。进一步研究显示，间质细胞中自噬缺失会特异性地引起细胞中钠氢交换调节因子 2（NHERF2）蛋白降解受阻，在间质细胞中大量累积，进而引起细胞中的脂蛋白受体、清道夫受体 B 类 I 型（SR-B I）蛋白表达显著下降，引起间质细胞中胆固醇吸收受阻，最终导致睾酮合成减少（Gao et al.，2018），这表明自噬的缺陷可能与性腺功能减退症的发生密切相关。

（二）自噬在外质特化结构组装中的作用

外质特化结构（ES）是睾丸中特有的一种细胞间连接结构，分为基底部 ES 和顶端 ES。基底部 ES 是由相邻支持细胞间的肌动蛋白及内质网形成的一种连接结构，而顶端 ES 则分布于支持细胞和精子细胞的接触面上，通过顶体与精子头部紧密相连。在精子发生过程中顶端 ES 主要参与精子头部形态建成，确保生精细胞在生精上皮中向正确的方向移动，并调控发育成熟的精子向生精小管的管腔进行释放。研究发现，在支持细胞中特异型敲除自噬相关基因会引起细胞中一种细胞骨架的负调控因子——PDZ 和 LIM 结构域蛋白 1（PDLIM1）的降解受阻，其累积引起细胞内骨架蛋白排布紊乱，ES 组装异常，精子头部不能正确塑形，产生大量头部畸形精子，从而引起生殖力显著下降（Liu et al.，

2016）。

（三）自噬在顶体发生中的作用

顶体是覆盖于精子头部，介于精子细胞核与头部质膜间的一种特化的囊状细胞器，其内部富含大量的透明质酸酶、酸性水解酶、蛋白水解酶等，其主要功能是在受精过程中通过顶体反应促进精子与卵子间的融合。顶体发生过程包含四个不同的阶段，在开始的高尔基体期，许多前顶体小泡通过高尔基体转运到细胞核的凹面，继而聚集融合形成一个与细胞核相连的较大的顶体颗粒，在成帽期，顶体颗粒沿细胞核从中心向两侧不断扩展，形成一个帽状结构覆盖在核前端；而在顶体期与成熟期，顶体停止扩增并开始变形，最终成为一个弧状结构覆盖于精子细胞核上。在小鼠生殖细胞中特异性敲除 *Atg7* 后发现小鼠精子顶体发生异常，敲除小鼠表现为不育，其精子形态类似于临床上的圆头精子。进一步的研究显示，在敲除小鼠生殖细胞中，前顶体小泡在高尔基体期不能被正常运送到顶体中心处，无法发生融合。同时 *Atg7* 敲除也影响另外一个高尔基体蛋白 - 高尔基体相关 PDZ 和卷曲螺旋蛋白（GOPC）的定位，进一步阻碍顶体颗粒的形成。这些结果证明自噬在顶体发生过程中发挥重要作用。在此基础上，根据顶体与溶酶体的相似性及早期的一些发现，笔者小组提出了顶体的自噬溶酶体起源假说，认为顶体起源于自噬溶酶体而不是溶酶体本身（Wang et al.，2014）。沉默信息调节因子 1（Sirt1）是哺乳动物中酵母 *Sir2* 的同源基因，是哺乳动物 sirtuin 基因家族的重要成员。*Sirt1* 作为一种去乙酰化酶，广泛参与基因转录、代谢调控、细胞应激、细胞凋亡及 DNA 损伤修复等生理过程的调控。在小鼠生殖细胞中特异性敲除 *Sirt1* 可引起细胞中 LC3 和 Atg7 蛋白无法发生去乙酰化，大量的 LC3 蛋白阻滞在细胞核中，因而无法被募集到前顶体小泡上，使顶体发生异常，最终引起小鼠生育力显著下降（Liu et al.，2017），这些结果进一步支持了顶体的自噬溶酶体起源假说。

（四）自噬在精子形态建成过程中的作用

精原干细胞经减数分裂后，产生单倍体的圆形精细胞，后者需要经历一系列形态与功能的剧烈变化才能形成延长型精子（elongated spermatid）和成熟精子（spermatozoa），这个过程称为精子的形态建成。其过程主要包括精细胞染色质浓缩及细胞核形变、顶体的形成、精子尾的装配、线粒体鞘的形成及细胞质的移除等一系列事件。上述任一环节的差错都会引起精子形态建成异常，导致畸形精子症、弱精子症甚至无精子症的发生。研究发现在小鼠生殖细胞中特异性敲除自噬相关基因 *Atg7* 以后，会引起生殖细胞内 PDLIM1 蛋白的累积，造成精子形态建成中一系列关键结构（如精子领和精子尾轴）组装遭到破坏，胞质移除失败，最终导致大量畸形与运动障碍精子的产生（Shang et al.，2016）。上述结果表明自噬的异常与哺乳动物中雄性生殖过程密切相关，自噬的异常可能是导致雄性不育的重要原因。

二、卵子发生

卵泡是雌性动物配子发生的基本单位。在卵子发生过程中，卵泡需要经历一系列功能和形态上的剧烈改变，才能逐渐发育成熟。根据不同发育阶段卵泡的形态特征，一般可将其简单分为原始卵泡、初级卵泡、次级卵泡和成熟卵泡。在整个雌性生殖周期中，大约 99% 的卵泡都在发育过程的不同阶段发生闭锁，只有 1% 的卵泡发育至成熟排卵，因而卵泡形成、发育、成熟及卵子的释放过程一直是生殖生物学领域研究的热点。研究发现自噬参与哺乳动物卵巢中原始卵泡库的建立。在小鼠出生前后，大量的前颗粒细胞会侵入生殖细胞簇中，通过包裹卵母细胞形成原始卵泡。在出生后 1 天的 Beclin1[+/-] 小鼠卵巢中，超半数的原始卵泡中生殖细胞丢失（Gawriluk et al., 2011）。在生殖细胞特异性敲除 Atg7 的小鼠中，也得到了类似的结果（Song et al., 2015）。考虑到自噬在物质降解、回收过程中的作用，目前认为小鼠出生后，其获得营养的方式从通过胎盘由母体获得转变成通过哺乳获得，因此在哺乳关系建立前，原始卵泡需要依赖自噬降解细胞内储存的物质来维持新生后到哺乳前这一段时间内的生殖细胞存活。

在卵泡发育过程中，大量的卵泡在不同发育阶段发生闭锁。目前普遍认为卵泡闭锁可能由卵泡中颗粒细胞的凋亡引起。研究显示自噬参与不同物种如大鼠、人类等卵泡闭锁的调控。在未成熟的大鼠卵巢中发现，闭锁的卵母细胞可以同时激活凋亡信号蛋白 - 胱天蛋白酶 3（caspase 3）及自噬信号蛋白 - 溶酶体相关膜蛋白 1（LAMP1）的表达。而促卵泡激素可以通过激活颗粒细胞中 PI3K/AKT 信号通路，增强下游 mTOR 通路的活性，抑制颗粒细胞中的自噬活性，进而降低颗粒细胞凋亡。在人卵巢中，在退化的有腔卵泡中可以检测到血凝素样氧化低密度脂蛋白受体（LOX）的表达，而使用氧化低密度脂蛋白（oxLDL）处理颗粒细胞同样可以引起自噬激活。此外也有研究报道颗粒细胞中的凋亡通路与自噬通路的活性受到细胞中 Bcl-2 家族蛋白与 Beclin1 之间的互作影响。在发育卵巢中，转录因子 GATA 结合蛋白 1（GATA1）和 MYB 相关蛋白 B（MYBL2）可以结合到电压依赖性阴离子通道 2（Vdac2）的启动子区，进而调控 Vdac2 的表达，使其在卵泡发育启动后持续高表达于卵泡内卵母细胞和颗粒细胞中。通过制备 Vdac2 超表达转基因猪模型，发现其卵巢中 LC3B 蛋白水平显著降低，同时伴随着 ATG16L1、ATG12、ATG5 蛋白表达减少，卵泡自噬活性受到抑制；而敲除 Vdac2 则激活自噬。进一步研究显示，VDAC2 可以通过增强颗粒细胞中 Beclin1 和 Bcl-2L1 的结合抑制自噬（Yuan et al., 2015）。但需要注意的是，虽然上述的结果从不同角度部分揭示了卵泡内自噬通路与凋亡通路之间的相关调控机制，但就目前而言，在卵泡闭锁过程中，颗粒细胞内自噬与凋亡之间的关系及其相互调控机制的研究尚无确定性的结果，仍需投入大量研究对其进行探索。

黄体是卵巢内一个特殊的、短暂的功能结构。在卵子成熟释放后，排卵卵泡中残存的颗粒细胞会轻微增殖，继而破裂的卵泡腔发生闭合，毛细血管和卵泡膜细胞会发生侵入，进而颗粒细胞迅速转变为黄体细胞。黄体细胞是体内孕酮合成的主要部位，在整个妊娠过程中，母体需要维持一定水平的孕酮，促进并维持体内胚胎的发育。在小鼠卵巢颗粒细胞中特异性敲除 Beclin 1，会引起排卵后黄体细胞中脂滴含量显著减少，黄体细胞内多种胆固醇合成相关基因如 Hmgcr、Insig1、Acat1、Lhgc、Star 等表达下降，最终导致孕酮分泌不足，引起胎鼠早产，但其调控的分子机制仍有待研究（Gawriluk et al., 2014）。有研究显示自噬同样参与黄体消退过程的调控。在妊娠结束后，子宫会释放前列腺素 -2α 启动黄体消退，大量的黄体细胞发生退化死亡。在大鼠卵巢中，退化的黄体细胞内 LC3B 信号增加，同时细胞中被剪切的 caspase 3 水平上调，而使用 3- 甲基腺嘌呤（3-MA）抑制黄体细胞内的自噬体形成则引起细胞凋亡增加、黄体消退加快，说明自噬通路和凋亡通路可能同时参与黄体细胞中的凋亡过程，但其具体的调控机制仍有待研究。

三、自噬在早期胚胎发育及附植中的作用

在哺乳动物发育过程中，最早的自噬事件即出现在受精后的卵母细胞中。在受精后，卵母细胞的状态将会从之前高度分化的配子状态向未分化的胚胎状态转化。研究发现，大约在 1 细胞晚期阶段可以检测到受精卵中合子基因组的转录，而卵母细胞中储存的大量母源蛋白及 mRNA 在 2 细胞阶段后大量发生降解，合子基因组启动新蛋白合成，而到 4～8 细胞阶段时，其细胞内部的蛋白质已经完成从母源到新生的更新。研究发现在未受精的卵母细胞中自噬活性相对较低，而受精后 4 小时内，即可以检测到自噬活性的快速升高（Tsukamoto et al.，2008）。这种自噬活性的升高并非由排卵后的卵母细胞饥饿引起，因为在未受精的卵母细胞中并未检测到这种自噬活性的快速变化，进一步的研究发现在孤雌激活的卵母细胞中也可以检测到类似的自噬激活，因此认为这种自噬活性的增强可能与卵母细胞内的钙振荡有关。研究发现从 1 细胞晚期到 2 细胞中期阶段，合子细胞内的自噬活性会受到短暂抑制，而在进入 2 细胞晚期后会重新激活。目前普遍认为这种短暂的自噬抑制可能与避免自噬在细胞分裂时过度降解一些母源携带的对发育至关重要的蛋白有关。对自噬基因 *Atg5* 敲除小鼠进行研究发现，*Atg5*$^{-/-}$ 精子和 *Atg5*$^{-/-}$ 卵母细胞受精后所形成的自噬缺陷胚胎发育会停滞在 4 细胞至 8 细胞阶段，最终引起胚胎死亡（Tsukamoto et al.，2008）。这表明自噬在早期胚胎发育中确实发挥着必不可少的作用。同时研究结果也显示，在这种自噬缺陷的小鼠胚胎中，新生蛋白的合成速度与对照组相比出现了 30% 的下降，意味着自噬很可能是通过降解母源蛋白为新生胚胎的发育提供原料，参与早期胚胎发育过程的调控。研究发现在胚胎附植过程中，一些环境因素如激素紊乱、营养缺乏可以导致胚胎附植延迟，致使胚胎进入静息状态。例如，在小鼠囊胚附植前对其卵巢进行切除，可以引起胚胎附植延迟。在这些卵巢切除的小鼠中，雌激素水平的降低可以引起囊胚中自噬活性增强，使细胞中 ATG7 和 LC3 蛋白表达增加，这意味着自噬可能通过降解胚胎内物质维持这些静息状态胚胎的存活（Lee et al.，2011）。

值得注意的是，虽然 *Atg5*$^{-/-}$ 完全缺失的胚胎在附植前因发育阻滞而死亡，但是大部分的自噬缺陷胚胎（*Atg3*$^{-/-}$、*Atg7*$^{-/-}$、*Atg9*$^{-/-}$ 及 *Atg16L1*$^{-/-}$）都可以借助卵母细胞内所携带的少量母源自噬蛋白成功度过胚胎期并顺利出生。但一些其他的自噬相关基因，如 *beclin 1*、*Ambra 1* 和 *FIP200* 的敲除却并非如此。*Beclin 1*$^{-/-}$ 胚胎表现出严重发育迟缓，到妊娠期第 7.5 天（E7.5）时体积异常缩小，胚胎内大量细胞死亡，且前羊膜管闭合缺陷。研究发现这些 *Beclin 1*$^{-/-}$ 胚胎在发育过程中累积了大量的活性氧（ROS）及炎性因子，而自噬的缺失使其无法被有效清除，进而在细胞内大量累积引起细胞凋亡（Yue et al.，2003）。而 *Beclin 1*$^{-/-}$ 缺失的胚胎干细胞是可以存活的，说明 *Beclin 1* 在体外是可以替代的，但是对体内发育而言却是不可或缺的关键因子。此外，自噬也参与胚胎发育过程中器官的分化。Ambra1 可以通过与 Beclin 1 结合激活自噬，*Ambra1*$^{-/-}$ 胚胎神经管发育缺陷，神经组织过度增殖，呈现 E10～E14 胚胎致死性。200kDa FAK 家族互作蛋白（FIP200）可以与 ATG13、ULK1 和 ATG101 结合形成复合物，参与自噬起始过程的调控，*FIP200*$^{-/-}$ 的胚胎

心脏和肝组织发育缺陷，呈现 E13.5 ~ E16.5 胚胎致死性。目前尚不清楚为什么不同自噬相关基因敲除会导致如此多的表型，部分研究认为可能与不同因子在自噬过程的不同阶段发挥作用有关，*Beclin 1* 和 *FIP200* 主要作用于自噬早期的自噬体成核阶段，而 *Atg3*、*Atg5*、*Atg7* 和 *Atg16L1* 都是在相对晚期的自噬体延伸阶段发挥作用。因此上游的 *Beclin 1* 和 *FIP200* 作用可能更为优先，其缺失导致严重的发育缺陷表型，而下游的因子对于某些特定形式的自噬可能并不是不可替代的。但这一推断又与 *Atg9*$^{-/-}$ 的表型相悖（*Atg9* 在自噬早期阶段发挥作用，但其缺陷表型并不严重），说明不同的自噬相关基因间可能存在一些不同程度的功能冗余，或者在自噬基因敲除小鼠中存在着不同的代偿机制。因此在将来的研究中，需要进一步探索自噬相关基因是否存在非自噬依赖性的功能，而这些功能又在胚胎发育过程中发挥着何种作用。

四、母胎对话

胎盘是一个独特的、临时性的复杂器官，在囊胚植入子宫后开始形成，介导母体 - 胎儿间互作，对胎儿发育和妊娠维持有极为重要的作用。滋养层细胞是胎盘中主要的细胞类型，包含细胞滋养层细胞（CTB）、合体滋养层细胞（STB）与绒毛外滋养层细胞（EVT）。EVT 可以进一步分化为血管内绒毛外滋养层细胞（enEVT）与间质细胞滋养层细胞（iEVT）。在妊娠的早期阶段，enEVT 可以侵入母体血管并在其管腔内部聚集，形成一种"滋养细胞栓"（trophoblastic plug）的结构，从而使胚胎及胎盘的发育都持续维持在一种低氧的环境下，其后 enEVT 也可以侵入母体子宫蜕膜螺旋动脉，通过替换动脉血管内皮细胞对其进行改建，促进胎盘内的血液灌流，从而推动胎儿发育。iEVT 则可以浸润母体蜕膜与部分子宫肌层组织，通过与不同的子宫细胞互作将胎盘锚定在子宫壁上。研究发现，在妊娠早期，在 EVT 分化过程中细胞内的自噬活性升高，通过在 EVT 细胞中表达 ATG4B 的突变体可以抑制 EVT 细胞中自噬活性，引起 enEVT 的侵入及血管重塑能力显著下降，同时研究也发现与对照组细胞相比，自噬缺陷的 enEVT 中缺氧诱导因子 1α（HIF1α）的表达并没有发生变化，说明自噬可以不依赖于 HIF1α 参与 enEVT 的侵入活性调控。在滋养层细胞合体化形成 STB 过程中，细胞中 ATG9L2 的表达增加，可以通过增加自噬活性提高其对外界致病因子的抵抗能力；此外，当母体处于饥饿状态时，会诱导胎盘中自噬活性增加，通过降解胎盘细胞内物质维持对胎儿（特别是胎儿大脑）的供能。

自噬也可能参与胎儿分娩过程的调控。有研究发现，在剖宫产妇女的胎盘中，其中心区域细胞的自噬活性要低于边缘区域的细胞，剖宫产妇女胎盘中的自噬活性也要高于自然分娩组。而之前的研究发现，在 *Atg16l1* 敲除的自噬缺陷小鼠中，使用脂多糖刺激巨噬细胞后，细胞内 IL-1β 的分泌远高于对照组。进一步实验证明自噬可以通过抑制炎症小体激活抑制 IL-1β 和 IL-18 的合成。根据上述结果，在正常分娩过程中，分娩痛可能通过抑制胎盘细胞中的自噬活性，促进 IL-1β 的释放，进而引起宫颈成熟并进一步加剧分娩痛，从而推动分娩进程。而在炎症诱导的早产中，子宫及胎盘中 Atg4c 和 Atg7 的表达明显下降，继而引起细胞内自噬活性明显降低，同时伴随着 NF-κB 信号通路的激活及各种炎性因子的分泌增加（Agrawal et al., 2015）。上文所述卵巢颗粒细胞中特异性敲除自噬引起早产的研究，说明自噬可能通过多种不同方式影响胎儿的分娩过程，但其确切的分子机制仍有待研究。

有研究报道称自噬也参与一些妊娠并发症的调控。子痫前期（pre-eclampsia）是一种严重的妊娠相关综合征，容易引发早产、宫内发育迟缓（intrauterine growth retardation，IUGR）和新生儿死亡。研究发现在子痫前期患者的胎盘中，绒毛滋养层细胞中 LC3B 蛋白信号增加，而在一些 IUGR 患者的胎盘中，也存在类似的现象，推测这些患者胎盘中的自噬活性可能发生增强。但值得留意的是，另一些研究发现，在子痫前期患者胎盘的绒毛外滋养层细胞中可以检测到 p62/SQSTM1 蛋白累积（Nakashima et al.，2013），说明自噬可能发生抑制。因此对于自噬在临床妊娠并发症检测及治疗中的应用，尚有大量问题亟待解决。

第五节　自噬在其他物种生殖过程中的作用

目前自噬在其他动物生殖过程中的研究很少。有研究报道，在中华鳖睾丸支持细胞中，自噬（脂自噬）参与细胞中的脂滴代谢调控。在青鳉鱼生殖细胞中 ol-epg5 敲除引起生殖细胞线粒体及种质的清除受阻，引起精子发生异常。而在卵生硬骨鱼中自噬可能参与卵巢内闭锁卵泡的清除。

在植物中，植株生殖过程中伴随着大量 PCD 事件的有序发生，一旦 PCD 出现问题，经常引起植株不育。例如，当小孢子释放后，绒毡层细胞会启动 PCD 发生退化，为花粉的发育提供各种营养物质及前体孢粉素等。在水稻中，自噬基因 Osatg7-1 缺陷会引起单核期绒毡层细胞中自噬体减少，进而引起花药开裂减少，Osatg7-1 突变株的花粉会因花粉囊发育缺陷无法成熟。Osatg9 突变也产生类似的现象。这些结果表明自噬主要在绒毡层细胞中发挥作用，其功能可能与花粉成熟过程中细胞内物质如色素体和脂滴的代谢有关。在研究中也发现，Osatg7-1 突变株呈现出特殊的薄层致密的绒毡层组织，说明在水稻中自噬参与绒毡层细胞 PCD 的调控。有研究发现 ROS 的产生可能是 PCD 过程的重要调控因子。在 mads3 水稻突变株中，ROS 的水平出现了异常波动，导致绒毡层 PCD 过早发生（Hu et al.，2011）。在一些自噬基因如 ATG5 缺陷的拟南芥突变株中，叶片内 ROS 大量堆积，说明自噬可能通过影响 ROS 信号通路调控绒毡层细胞 PCD 事件的发生。此外，在挪威云杉的胚胎发生过程中胚柄细胞需要发生液泡型死亡，其突变则会引起胚胎发育异常。目前研究发现自噬也参与这一过程的调控。在胚柄细胞内裂解液泡生长过程中，胚柄细胞内的自噬活性不断增强，而抑制 ATG5 和 ATG6 会引起胚柄细胞自溶缺陷，进而诱发细胞坏死，致使胚柄细胞延长受阻、胚柄形态异常，最终引发胚胎发育停滞。

小　　结

生殖过程是个体生命活动中的重要环节，包括减数分裂、配子发生、受精和胚胎发育等多个独特的过程，这些过程受到细胞增殖、分化及凋亡等诸多基础生命过程的调控，自噬是这些基础过程中的关键一环（图 21-2）。在生殖过程中，自噬通过降解多余的蛋白质和细胞器来维持细胞的生存、清理死亡细胞的残余、推动细胞间互作、促进细胞的分化，在整个生殖过程中发挥极为重要的作用。

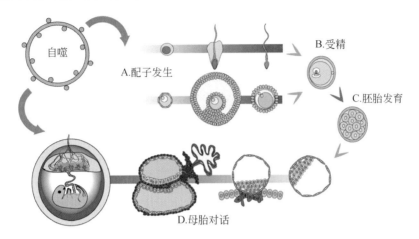

图 21-2　自噬广泛参与哺乳动物生殖过程调控

自噬参与哺乳动物生殖过程中配子发生、受精、胚胎发育、母胎对话等一系列生物学事件的调控

　　需要注意的是，虽然目前对自噬在生殖过程中的作用及分子机制方面已经进行了一定的研究，但是仍有大量的问题有待解决。例如，配子发生过程中伴随着生殖器官内微环境的大量变化，这些变化与自噬之间的关系很大程度上还是一个"黑盒子"；胚胎发生过程，尤其是早期胚胎发生过程中自噬活性发生剧烈变化，这些变化是如何被调控的？很多生殖疾病中都看到相关生殖细胞的自噬活性发生改变，那么其中的因果关系究竟是怎样的？在当前世界范围内生殖健康问题日益严峻，我们希望通过自噬在生殖领域的研究，进一步深化人们对整个生殖过程的理解，为不孕不育疾病的诊疗提供新的思路。

（中国科学院动物研究所　高　晖　Muhammad Babar Khawar　李　卫）

参 考 文 献

AGRAWAL V，JAISWAL M K，MALLERS T，et al.，2015. Altered autophagic flux enhances inflammatory responses during inflammation-induced preterm labor［J］. Sci Rep，5：9410.

AL RAWI S，LOUVET-VALLEE S，DJEDDI A，et al.，2011. Postfertilization autophagy of sperm organelles prevents paternal mitochondrial DNA transmission［J］. Science，334：1144-1147.

AMES K，DA CUNHA D S，GONZALEZ B，et al.，2017. A non-cell-autonomous role of BEC-1/BECN1/Beclin1 in coordinating cell-cycle progression and stem cell proliferation during germline development［J］. Curr Biol，27：905-913.

CHENG S，WU Y，LU Q，et al.，2013. Autophagy genes coordinate with the class Ⅱ PI/PtdIns 3-kinase PIKI-1 to regulate apoptotic cell clearance in C. elegans［J］. Autophagy，9：2022-2032.

GAO F Y，LI G P，LIU C，et al.，2018. Autophagy regulates testosterone synthesis by facilitating cholesterol uptake in Leydig cells［J］. J Cell Biol，217：2103-2119.

GAWRILUK T R，HALE A N，FLAWS J A，et al.，2011. Autophagy is a cell survival program for female germ cells in the murine ovary [J] . Reproduction, 141: 759-765.

GAWRILUK T R, KO C, HONG X, et al., 2014. Beclin-1 deficiency in the murine ovary results in the reduction of progesterone production to promote preterm labor [J] . Proc Natl Acad Sci U S A, 111: E4194-E4203.

HOU Y C, CHITTARANJAN S, BARBOSA S G, et al., 2008. Effector caspase Dcp-1 and IAP protein Bruce regulate starvation-induced autophagy during Drosophila melanogaster oogenesis [J] . J Cell Biol, 182: 1127-1139.

HU L, LIANG W, YIN C, et al., 2011. Rice MADS3 regulates ROS homeostasis during late anther development [J] . Plant Cell, 23: 515-533.

LEE J E, OH H A, SONG H, et al., 2011. Autophagy regulates embryonic survival during delayed implantation [J] . Endocrinology, 152: 2067-2075.

LIU C, SONG Z H, WANG L N, et al., 2017. Sirt1 regulates acrosome biogenesis by modulating autophagic flux during spermiogenesis in mice [J] . Development, 144: 441-451.

LIU C, WANG H N, SHANG Y L, et al., 2016. Autophagy is required for ectoplasmic specialization assembly in sertoli cells [J] . Autophagy, 12: 814-832.

MATSUHARA H, YAMAMOTO A, 2016. Autophagy is required for efficient meiosis progression and proper meiotic chromosome segregation in fission yeast [J] . Genes To Cells, 21: 65-87.

NAKASHIMA A, YAMANAKA-TATEMATSU M, FUJITA N, et al., 2013. Impaired autophagy by soluble endoglin, under physiological hypoxia in early pregnant period, is involved in poor placentation in preeclampsia [J] . Autophagy, 9: 303-316.

SATO M, SATO K, 2011. Degradation of paternal mitochondria by fertilization-triggered autophagy in C. elegans embryos [J] . Science, 334: 1141-1144.

SHANG Y L, WANG H N, JIA P F, et al., 2016. Autophagy regulates spermatid differentiation via degradation of PDLIM1 [J] . Autophagy, 12: 1575-1592.

SONG Z H, YU H Y, WANG P, et al., 2015. Germ cell-specific Atg7 knockout results in primary ovarian insufficiency in female mice [J] . Cell Death Dis, 6.

TSUKADA M, OHSUMI Y, 1993. Isolation and characterization of autophagy-defective mutants of Saccharomyces cerevisiae [J] . FEBS Lett, 333: 169-174.

TSUKAMOTO S, KUMA A, MURAKAMI M, et al., 2008. Autophagy is essential for preimplantation development of mouse embryos [J] . Science, 321: 117-120.

WANG H, WAN H, LI X, et al., 2014. Atg7 is required for acrosome biogenesis during spermatogenesis in mice [J] . Cell Res, 24: 852-869.

WEN F P, GUO Y S, HU Y, et al., 2016. Distinct temporal requirements for autophagy and the proteasome in yeast meiosis [J] . Autophagy, 12: 671-688.

YUAN J, ZHANG Y, SHENG Y, et al., 2015. MYBL2 guides autophagy suppressor VDAC2 in the developing ovary to inhibit autophagy through a complex of VDAC2-BECN1-BCL2L1 in mammals [J] . Autophagy, 11: 1081-1098.

YUE Z, JIN S, YANG C, et al., 2003. Beclin 1, an autophagy gene essential for early embryonic development，is a haploinsufficient tumor suppressor［J］. Proc Natl Acad Sci U S A，100：15077-15082.

ZHANG G M，WANG Z，DU Z，et al.，2018. mTOR regulates phase separation of PGL granules to modulate their autophagic degradation［J］. Cell，174：1492-1506.

ZHANG H，BAEHRECKE E H，2015. Eaten alive：novel insights into autophagy from multicellular model systems［J］. Trends Cell Biol，25：376-387.

第二十二章 自噬与发育及分化

在分化与发育中，自噬具有重要的作用。作为一种应对环境和激素刺激的动态、高度可诱导的分解代谢进程，自噬能够驱动细胞的快速变化以保证正确的分化和发育。自噬缺陷的有机体，包括菌类、原生动物、蠕虫和昆虫类，表现出多种分化和发育的异常。这些异常可能源于总体自噬的缺陷，也可能源于通过选择性自噬对特定组件降解的失败。在哺乳动物中，自噬对植入子宫前的胚胎发育、初生胎儿的饥饿应激、红细胞及淋巴细胞生成和脂肪形成中的细胞分化等过程都非常重要。此外，自噬对细胞内物质和细胞器的更新也非常重要，自噬的这一自我平衡作用对于维持终末分化细胞的健康尤为重要。

第一节 自噬在无脊椎动物发育分化中的作用

自噬是一个保守的分解代谢途径，在酵母到哺乳动物和人类中广泛存在。在正常生长条件下，生物体可以通过基础自噬来维持蛋白质、细胞器的更新，为生命活动提供能量。在应激条件下，生物体可诱导自噬激活，以维持细胞的生命活动，有利于细胞度过不利的内外环境，维持细胞的存活。果蝇和秀丽隐杆线虫作为模式生物，为研究自噬提供了很好的平台，但无脊椎动物的自噬与哺乳动物及人类的自噬又存在一些不同，本节重点介绍自噬在无脊椎动物发育分化中的作用。

一、果蝇发育分化中的自噬

果蝇是研究自噬在多细胞生物中作用的理想模型之一，其调节自噬的类固醇和生长因子信号通路与人类相似。在果蝇中自噬相关基因（ATG）及其调节因子与人类高度保守（Baehrecke，2003）。与哺乳动物不同的是果蝇几乎不存在基因冗余，其大多数基因是单拷贝（Rusten et al.，2004）。在果蝇发育过程中，大的细胞和组织，如巨大的幼虫唾液腺，可能太大而不能单独被吞噬作用降解，它们需要自噬才能大量降解细胞。成体肠形成中，需要通过自噬降解幼虫的中肠周围组织，将死亡细胞与其他组织分离。自噬有助于营养资源的重新分配和多细胞生物的生存。果蝇组织自噬性细胞死亡发生在动物没有外部营养物质时，此时必须依靠其储存的营养物质来维持和发育为成体结构。此外，大多数 ATG 突变体都具有蛹致死性，这表明自噬是变态存活所必需的，而果蝇组织中自噬通常被营养饥饿或甾酮类的蜕皮激素所诱导。

（一）果蝇脂肪体的自噬

自噬在果蝇幼虫的发育过程中对营养的正确利用起决定作用。果蝇的糖原、脂类和蛋白质主要存储于脂肪体，当果蝇幼虫缺乏氨基酸时，脂肪体中的自噬被饥饿所诱导，并通过 TOR 信号调节。TOR 是细胞生长关键的调节因子，通过磷酸化 ATG1 抑制自噬。TOR 信号的失活能够诱导幼虫脂肪体中的自噬，而激活 TOR 或表达 I 型 PI3K 则能抑制脂肪体中饥饿诱导的自噬，使饥饿时幼虫的生存能力下降。在果蝇幼虫的脂肪体中，过表达 ATG1 能够通过负反馈调节 TOR 的机制抑制细胞生长。相反，ATG1 突变的细胞 TOR 信号下调则能促进细胞生长。自噬对于果蝇脂肪体的脂质代谢也十分重要。ATG7 无功能的突变体脂肪体中的脂滴较小，提示脂质沉积的缺陷。癌基因 RAS 相关的小 GTP 酶家族的成员也与脂滴形成有关。研究者发现 18 种 RAS 相关蛋白（Rab 蛋白）可增加或减少脂滴的大小。Rab32 突变体中脂滴较小，且脂肪体的自噬功能受损。Rab32 定位于自噬体而非脂滴，提示其调节脂滴大小的作用是通过调控自噬来实现的（Wang et al., 2012）。

（二）果蝇唾液腺和中肠发育中的自噬

自噬对其他组织的发育也有作用，包括唾液腺和中肠，自噬主要是在幼虫阶段不进食时发生的，提示自噬在不进食期对存活和组织生长有重要作用。在唾液腺的降解过程中，生长抑制需要自噬激活的参与。这一过程受 I 型 PI3K 通路的调节。通过表达活化的 RAS、AKT 或 Dp110（一种 I 型 PI3K 接触反应亚单位）能够维持唾液腺的生长，并抑制自噬及腺体降解。此外，共表达负性 TOR 和 RAS 或 Dp110 能抑制过度生长现象及唾液腺的降解缺陷，提示 TOR 的细胞生长调节信号能够抑制自噬并阻止唾液腺降解。而且，过表达 ATG1 能够抑制唾液腺 Dp110 表型，而 ATG 功能缺失的突变能引起唾液腺的持续存在，提示生长抑制和自噬对于维持唾液腺的降解都是必需的（Tracy et al., 2013）。

在中肠中，生长抑制发生在程序性细胞死亡被诱导之前。当中肠的细胞生长由活化的 RAS 或 Dp110 表达所维持时，自噬受到抑制，中肠的降解也延迟发生。相反，通过表达 I 型 PI3K 信号的负性调节因子 PTEN 或 TSC1/2 来抑制生长，可导致中肠变小及过早的自噬诱导。这一生长抑制在 PTEN 或 TSC1/2 表达的背景下能被敲除 ATG1 或 ATG18 所抑制。在中肠中单独敲除 ATG 基因可导致 PI3K 生长信号的持续表达及中肠降解的显著延迟，提示中肠生长和自噬的相互关系与唾液腺中是类似的（Tracy et al., 2013）。

进化守恒的蛋白激酶 Warts（Wts）/Hippo（Hpo）信号通路是细胞生长重要的负性调节因子，通过灭活 Yorkie（Yki，一种转录因子）来发挥作用。Wts 通路失能或 Yki 过表达的突变可导致组织过度生长。Wts 在唾液腺降解中对于生长停滞和自噬的诱导是必要的。突变 Wts 和 Hpo 或敲除 Salvador（Sav）蛋白和肿瘤抑制因子（Mats）来阻断这一通路阻止了唾液腺的降解；而过表达 Yki 则不能抑制唾液腺的降解，提示 Wts 通过一条非 Yki 依赖的通路来调节唾液腺的生长。Wts 突变能引起唾液腺 I 型 PI3K 信号的持续表达，敲除胰岛素受体基底蛋白 Chico 或 TOR 能抑制 Wts 细胞死亡缺陷，提示 Wts 通过 I 型 PI3K 依赖的途径调控唾液腺细胞生长（Dutta et al., 2008）。

二、秀丽隐杆线虫胚胎发育中的自噬

（一）秀丽隐杆线虫蛋白聚合体的降解

在秀丽隐杆线虫（以下简称线虫）胚胎发育过程中，许多蛋白聚合体被自噬作用选择性地降解，包括特异性存在于生殖细胞中的 P 颗粒。P 颗粒来自母体，是一种特异性蛋白质 -RNA 集合，在新受精的胚胎中散布于细胞质中。但在细胞的不对称分裂中，其特定地定位于 P1、P2、P3 和 P4 分裂系，并最终定位在分裂于 P4 的 Z2 和 Z4 两种胚芽初期细胞。PGL-1 和 PGL-3 是 P 颗粒的组成元素，它们在早期不对称细胞分裂时分别进入体壁细胞，并通过自噬降解。在自噬突变体中 PGL-1 和 PGL-3 在体壁细胞中形成各种聚集体。这一过程及 PGL-1 和 PGL-3 的自噬性降解需要蛋白低聚体自噬突变体 1 异位 P 颗粒抑制子（SEPA-1）的参与。在胚胎早期，SEPA-1 形成聚合体不依赖于 PGL-1 和 PGL-3，并通过自噬进行自我清除，导致晚期胚胎没有 SEPA-1 的存在。在自噬突变体中，SEPA-1 与 PGL-1 和 PGL-3 完全共定位形成的聚合体称为 PGL 颗粒，其在整个胚胎形成过程中持续存在（Yang et al.，2014）。

　　与哺乳动物及果蝇的选择性自噬接头蛋白（SQSTM1）/p62 类似，线虫中 p62 的同源物 SQST-1 也是通过自噬降解的。在自噬突变的胚胎中，SQST-1 的水平显著升高，并聚集成大量不同于 PGL 颗粒的聚合体。除了 PGL 颗粒和 SQST-1 外，其他蛋白如 SEPA-1 家族在胚胎形成时也是由自噬选择性清除的。由于线虫胚胎的发育依赖于对母体物质的降解，而不是外界的营养物质，因此很多蛋白聚合体在胚胎形成时被自噬选择性降解。P 颗粒及其他蛋白底物的自噬性降解为胚胎形成提供了营养。此外，一些蛋白因子仅在特定的胚胎期发挥作用，而它们的持续存在对胚胎发育是不利的。

　　一个同时与"被降解底物"和 ATG8/LC3 相关的蛋白家族被认为是自噬机制中连接蛋白聚集的受体。SEPA-1 能够发生自我低聚反应，并直接与"货物"PGL-3 和 ATG8 同源基因 LGG-1/ATG8 相互作用，成为 PGL-1 和 PGL-3 降解的受体。PGL 颗粒与 LGG-1/ATG8 的共定位还需要支架蛋白异位 P 颗粒（EPG）-2 的参与。EPG-2 直接与 SEPA-1 及多种 ATG 蛋白相互作用。因此，PGL-1 和 PGL-3 的降解涉及对受体和支架蛋白的分级招募。不同蛋白聚合体的自噬性降解是由不同的支架蛋白介导的。EPG-7 直接与 SQST-1 作用，同时也与自噬蛋白 LGG-1、LGG-3/ATG12、ATG18 和 ATG9 相关，其将 SQST-1 聚集体和 LGG-1 连接起来。"货物"-受体-支架蛋白复合物可能作为 PAS 样结构，为吸引核心 ATG 蛋白到达蛋白聚合体提供平台，继而触发环形自噬体膜的装配。

　　对支架蛋白的利用促进了"货物"-受体复合物转运至自噬体。在 CVT 通路中，ATG11 与受体蛋白 ATG19 作用，将 prApe1 复合物转运至 PAS。ATG11 也与多种 ATG 蛋白作用，包括 ATG1 和 ATG9，这两种蛋白作用于 PAS 分层招募 ATG 蛋白。那么其对于"货物"、受体及支架蛋白的分层招募是如何调节的？这些蛋白可能按照时间顺序表达，它们之间的相互作用可能在转录后水平调节。"货物"（PGL-1 和 PGL-3）与受体（SEPA-1）的相互作用及"货物"-受体复合物（PGL 复合物）与支架蛋白（EPG-2）的相互作用都是由转录后精氨酸的甲基化调节的。EPG-11 编码线虫的蛋白质精氨酸转甲基酶（Prmt1）同源物，其功能缺失可导致 PGL 颗粒的堆积。EPG-11 直接与 PGL-1 和 PGL-3 结合，并甲基化其精氨酸甘氨酸簇（RGG）结构域。RGG 结构域精氨酸的甲基化可阻止 PGL-1 和 PGL-3 聚合体的形成，导致 PGL-1 和 PGL-3 的弥散分布及它们在形成聚合体中对 SEPA-1 的严格依赖。PGL-3 与 SEPA-1 之间的相互作用在 EPG-11 突变的胚胎中显著增强。此外，"货物"-受体复合物与支架蛋白之间严密的调控也能阻止"货物"-受体复合物的异位堆积，使自噬流饱和，从而破坏其他选择性"货物"的降解。

（二）父系线粒体及膜性细胞器的清除

在动物中，子女只从母体继承线粒体 DNA（mtDNA），即母系遗传。在果蝇中，mtDNA 在精子延长时由线粒体的核酸内切酶 G 清除，同时在精子的个体化阶段通过细胞重塑清除精子细胞。在小鼠中，如果包含 mtDNA 的精子进入受精卵，未被除去的mtDNA 不规则地分布在细胞分裂的分裂球中，只能存在于一小部分胚胎细胞中。与果蝇和小鼠不同，线虫 mtDNA 的母系遗传是一个被动的过程，其通过自噬选择性降解父系的线粒体和 mtRNA。在线虫胚胎的二倍体和四倍体期，精子来源的线粒体随机分段进入分裂球，但在胚胎的 64 细胞期前被清除。在自噬突变的受精卵中，父系的线粒体和mtDNA 在胚胎晚期甚至幼虫阶段仍能持续存在。父系线粒体与胚胎早期 LGG-1 标记的自噬体有关。在选择性自噬降解多种自噬底物的过程中，泛素化作为一种触发机制发挥作用，但线虫精子的线粒体并未被泛素化，其如何被识别并被自噬机制降解目前尚不明确。

线虫的精子细胞还包含膜细胞器（MO），这些膜细胞器有专门的泡状结构。MO 也是被 LGG-1 阳性的自噬体所吞噬。与线粒体不同的是，MO 在新受精的胚胎中是泛素化的，并触发自噬的选择性识别和降解。在线虫的精子发生过程中，残余体在精母细胞的第二次减数分裂时产生。所有核糖体及几乎全部的肌动蛋白和肌凝蛋白，以及大部分微管蛋白和一些内膜都分段进入残余体。而在自噬突变体中残余体并不发生明显的堆积。残余体在表面表达磷脂酰丝氨酸（PS）信号，能够被识别并由性腺上皮细胞所吞噬。残余体的有效清除调节了精子细胞的数量，保证了雄性交配中精子细胞的有效传递。

（三）凋亡细胞尸体的清除

在某些情况下，自噬被证明是吞噬和降解凋亡细胞尸体所必需的。凋亡细胞的清除对于后生动物的发育和组织内环境稳态至关重要，否则可能导致炎症和自身免疫异常（Wickman et al., 2012）。PS 是一种只存在于健康细胞膜内叶的脂质，但还可以暴露于凋亡细胞膜的外叶上。作为"吃我"信号的一部分，PS 向邻近的细胞或专门的吞噬细胞发出信号，吞噬并降解死细胞尸体。吞噬细胞使用几种识别 PS 或胞外 PS 结合分子的受体。在凋亡细胞尸体的吞噬和降解过程中，两个部分冗余且进化保守的通路在起作用：一个通路由吞噬受体 CED-1、CED-6、CED-7 和极性相关基因 Dyn-1 组成，是吞咽过程中伪足膜延伸和吞噬体内降解所必需的；另一个通路由 CED-2、CED-5 和 CED-12 蛋白质组成，是细胞尸体移除过程中细胞骨架重组所必需的。含有凋亡细胞尸体的新生吞噬体经历逐步成熟的过程，包括 PI3P 的动态包衣、Rab-GTPase 蛋白（包括 Rab-5 和 Rab-7）的连续招募及空泡蛋白分选（HOPS）复合物，从而形成用于降解的吞噬溶酶体（Lu et al., 2012）。

在小鼠胚胎干细胞拟胚体分化过程中清除凋亡细胞尸体时，ATG5 或 Beclin 1 遗传缺失导致凋亡细胞持续存在，并且不能产生 PS 暴露所需的细胞 ATP。同样，在鸡视网膜发育过程中，自噬蛋白通过为生理性细胞死亡后的细胞尸体清除提供能量来促进神经元发育。在这两种情况下，用细胞渗透性的 ATP 底物甲基丙酮酸处理可以恢复 PS 暴露。因此，自噬机制需要为 PS 暴露和吞噬凋亡细胞尸体提供 ATP（Mellen et al., 2008）。

在哺乳动物中，LC3（线虫 LGG-1 和酵母 ATG8 的直系同源物）相关吞噬作用（LAP）是一种非典型自噬形式，其中 LC3 通过一些自噬分子机制与吞噬细胞膜结合。LAP 由于缺乏经典自噬的双膜囊泡特征，因此被认为与经典自噬不同。吞噬细胞是清除细胞外微粒（由 TLR3 内化）及凋亡细胞或病原体的关键。不同类型的细胞死亡（如凋亡、坏死等）产生的细胞尸体，都会触发 LAP。LC3 的招募依赖于 PI3P 生成核复合物（由 Beclin 1 和 Vps34 组成），以及两个共轭系统（ATG5 和 ATG7），但不依赖于对自噬激活很重要的 ULK1 复合物。同样，TOR 信号可能不涉及，因为雷帕霉素没有作用。细胞尸体通过巨噬细胞表面的受体结合，导致自噬蛋白易位到自噬体和 LC3 结合。LAP 缺乏的后果包括清除死亡细胞的能力降低，以及可能引起自身免疫反应（Heckmann et al.，2017）。

在线虫胚胎发育过程中，对线虫自噬各阶段的基因进行敲除筛选发现，Unc-51/ULK1 复合体（Unc-51、EPG-1/ATG13）、成核 Vps34 复合体（Vps34、Beclin 1、EPG-8/ATG14）、两个共轭系统（EPG-4、EPG-6、LGG-1、ATG3、ATG5、ATG7、ATG10、ATG4.1、ATG4.2）、定位（ATG18、ATG2）和降解（EPG-5）是有效清除凋亡细胞尸体所必需的。自噬相关蛋白参与到细胞尸体降解必需的自噬机制所有步骤中，表明该过程涉及典型的自噬途径，而不是自噬基因的附加功能。相比之下，参与 PGL 颗粒特异性清除的蛋白质（SEPA-1、EPG-2 或 SQST-1）不参与细胞尸体降解。含有凋亡尸体的吞噬体经历一个逐步成熟的过程，在与溶酶体融合之前，需要包裹 PI3P 和招募 Rab 蛋白（包括 Rab5、Rab7、Unc-108/Rab2 和 Rab14）（Lu et al.，2008）。两种脂质激酶，即 Ⅲ 型 PI3KVPS34 和 Ⅱ 型 PI3KPIKI-1，平行调节吞噬体上的 PI3P 水平，这是细胞尸体降解必不可少的步骤。在自噬突变体中，对细胞尸体和与吞噬体相关标志物的长时间分析表明，吞噬不受影响，PS 暴露也不受影响，但吞噬体的成熟被阻断。总之，遗传和细胞生物学分析表明，自噬蛋白质与 VPS34 作用于同一途径，但与 PIKI-1 平行，可以调节吞噬体上 PI3P 的水平（Cheng et al.，2013）。自噬机制可以部分调节吞噬体中 PI3P 的表达，调节不同 VPS34 复合物的形成，或者含 PI3P 的自噬体可以直接与吞噬体融合，促进吞噬体成熟。

虽然对自噬蛋白介导的调控凋亡细胞尸体清除的确切机制尚不清楚，但对线虫胚胎发育后期的研究也表明，是自噬蛋白在凋亡尸体降解中起作用，而不是吞噬在起作用。在 L1 阶段的幼虫神经母细胞 Q 细胞清除过程中，吞噬体 / 溶酶体标志物 Rab5A、Rab7A 和 CTNS 的募集在 ATG18 或 EPG-5 突变体中延迟，表明它们在吞噬体成熟中起作用。在同一项研究中，Unc-51/ULK1 突变体未出现这些标志物的延迟。此外，Ruck 等报道，成人性腺中的生殖细胞尸体清除还需要 Beclin 1、ATG18 和 Uun-51/ULK1 的参与（Ruck et al.，2011）。在这项研究中，时间点分析也显示细胞尸体降解出现延迟，表明了自噬蛋白在噬菌体成熟中的作用。

（四）自噬在 Dauer 发育中的作用

在 20℃环境中，线虫在性成熟之前经历了四个幼虫阶段，即 L1 ～ L4，从卵到成体有 3 天的快速生命周期。野生型动物在 20℃下的平均寿命约为 20 天，其后代数量约为 300 个。在缺乏食物的情况下，新孵化的幼虫（L1 幼虫）生长会停止，并存活 1 ～ 2 周。对自噬基因的 RNA 干扰显著缩短了 L1 幼虫的生存期，提示在饥饿期间自噬是必需的（Wu et al.，2015）。

在高温、高密度或食物供应有限等应激条件下，幼体（过了 L1 阶段）发育特异性地停留在 L3 幼虫阶段，称为 Dauer 滞育期。在恢复正常的生长条件之前，虫体可以在

Dauer 期保持几个月。Dauer 幼虫的形态特征使其与非 Dauer 动物区别开来，包括一层增厚的角质层、身体和咽部的收缩和伸长、闭合的嘴、繁殖停止及在动物的侧边有一个角质嵴。Dauer 期动物也会改变新陈代谢，停止进食，增加脂质的储存。与 Dauer 发育相关的形态学和代谢变化促进了线虫在诸如脱水和饥饿等恶劣环境条件下的生存。如果环境条件改善，Dauer 幼虫退出滞育期并恢复正常发育。线虫体内的胰岛素样受体基因 DAF-2 编码胰岛素样生长因子受体（IGF-IIR），当在限制温度下生长时，DAF-2（E1370）温度敏感突变体表现出 Dauer 期表型。DAF-2 突变体的 Dauer 表型需要 DAF-16/FOXO 的活性，因为去除 DAF-16/FOXO 可防止 DAF-2 胰岛素信号缺陷动物在恶劣环境条件下形成 Dauer 表型（Ogg et al., 1997）。

为了确定 Dauer 发育过程中是否需要自噬，研究人员在 DAF-2 突变动物上干扰自噬基因的表达。通过这些实验发现，在 Dauer 发育过程中的重塑需要自噬，而且观察到皮下接缝细胞中 GFP-LGG-1 阳性结构增加，说明 Dauer 具有很强的自噬活动。进一步电镜检测发现 Dauer 细胞中自噬体具有更高的出现频率。Dauer 发育过程中自噬体频率的增加被解释为自噬活性的增加，因为这一过程中的许多基因都是与 DAF-2 Dauer 发育相关的变化所必需的。Dauer 形成中涉及的另一种信号通路是 DAF-7/TGF-β。DAF-7/TGF-β 突变体也可以形成 Dauer，并且需要自噬基因的活性来促进 Dauer 的发育（Melendez et al., 2003）。剩下的一个主要问题是哪些组织需要自噬来支持 Dauer 的发育。尽管 DAF-2/IGF-ⅡR 和 DAF-16/FOXO 调控的细胞自主活动和非细胞自主活动已经在不同的研究中被鉴定出来，但 DAF-2 镶嵌分析和组织特异性挽救表明，神经元对决定进入 Dauer 发育至关重要。同样，DAF-16/FOXO 在神经系统中的表达是 Dauer 发育中整个生物体反应的一部分（Libina et al., 2003），然而其他组织也必须参与，因为与 Dauer 表型相关的生理变化发生在所有组织中。

虽然线虫基因组只编码一个胰岛素样生长因子受体，但有 40 多种胰岛素样配体（ILP）。因此，有人提出将激动和拮抗 ILP 功能的组合整合到不同组织中，以阻止或促进 Dauer 形成（Hung et al., 2014）。

（五）自噬在突触发育中的作用

细胞自噬与细胞凋亡、细胞衰老一样，是重要的生物学现象，参与细胞的发育、生长等多种过程。在神经元中自噬可能作为组成性活动过程发挥作用。基础水平的自噬对神经元存活是必需的，神经元自噬降解的特异性损伤导致轴突变性和神经元细胞死亡。神经元是高度极化的细胞，具有长轴突、独特的细胞体，树突和突触前特化。在培养的神经元中，自噬体的生物发生似乎在空间上被区分，并且主要发生在远端轴突中。为了鉴定参与突触前组装的信号通路，研究者通过遗传筛选的方法发现在线虫的 AIY 神经元中，自噬蛋白 ATG9 是突触发育所必需的。AIY 是接收和处理来自双耳感觉神经元的突触输入的中间神经元。AIY 调节行为可塑性，以响应各种感官模式，其中饥饿与热或化学线索配对。ATG9 是参与自噬途径核心机制的唯一完整膜蛋白。由于一些自噬基因的突变参与了该途径的不同步骤，如 EPG-8、ATG5、LGG-3/ATG12、LGG-1、LGG-2、EPG-3、ATG3、ATG18，它们表现出与 ATG9 突变体相似的缺陷，因此得出结论，自噬在突触前特化的突触小泡聚集中起作用（Stavoe et al., 2016）。

自噬的功能对 AIY 神经元没有特异性，而在感觉神经元 PVD 中自噬的抑制导致更高的轴突生长率。PVD 神经元在伤害感受、疼痛的感觉中起作用，并且具有许多感觉树突的高度分支。自噬被发现可以调节 PVD 神经元轴突外生长的速率，但对于树突分支的形态或时间不是必需的。由于自噬突变体（HSN、RIA、DA9 和 NSM）中的多种神经元发育正常，因此多数神经元发育不需要自噬，而自噬基因的活性反而需要细胞自主调节突触前的装配和轴突的生长。因此，自噬在特定神经元的发育过程中起着特定的作用。Stavoe 等（2016）的研究表明自噬体的形成也在活体动物的神经元中被区分，并且自噬优先发生在成体和胚胎动物的突触区域。

秀丽隐杆线虫的神经元形成了立体型的突触 "en-passant"，当其他神经元彼此运行时，这一过程也随之发生。突触在 AIY 中的位置，包括肌动蛋白细胞骨架的局部组织、活动区定位、突触囊泡聚集，由神经胶质衍生的轴突导向因子指导。在 AIY 中，遗传破坏性自噬导致动物细胞骨架结构紊乱、活动区异常、囊泡错位，表型与突触突变体相似，且有肌动蛋白组织缺陷。这些发现与在果蝇中的研究报道一致，其中自噬参与神经肌肉接头的形成，并且在脊椎动物中，轴突长度的变化需要通过自噬降解细胞骨架调节剂。此外，在主动延长的轴突中，自噬体定位于轴突的尖端，并且含有细胞骨架因子。相反，自噬的诱导也与细胞骨架因子的降解和抑制神经元生长有关。在线虫中，自噬的丧失并没有表现出多效性缺陷，细胞骨架调节或细胞内稳态平衡普遍丧失是可以预料的结果。

在秀丽隐杆线虫模型中，ATG9 的局部浓度可能起到划分新形成的自噬体聚集的神经元部分的作用。ATG9 似乎定位于突触前区域，且位于轴突生长的顶端。同样，在哺乳动物神经元中，ATG9 在静脉曲张中积聚，并与突触蛋白共定位。研究发现突触小泡驱动蛋白 Unc-104/ 驱动蛋白家族成员 1A（KIF1A）是 ATG9 定位到轴突所必需的，其可能通过运输含有 ATG9 的囊泡起作用（Stavoe et al.，2016）。在 Unc-104 突变体中，ATG9 转运的损伤导致自噬体生物发生的速率降低，并且 AIY 中具有自噬体的动物数量减少。这些发现表明，ATG9 整合膜蛋白的转运可以直接建立自噬体生物发生的空间区室化及自噬体向突触前区室和神经元远端轴突的定位。

ATG9 的空间调控和自噬体的生物发生被认为可抑制 PVD 轴突的生长，促进 AIY 的突触前装配。在秀丽隐杆线虫中，需要 Unc-104/KIF1A 依赖性地将 ATG9 递送至 PVD 生长锥，以使其重建，这可能是通过生长锥组分的降解来完成的。这与细胞培养和在哺乳动物神经元中的报道一致，在这些报道中，自噬的中断被证明会导致更长的神经元突起，而高水平的自噬则导致更短的突起。在 AIY 和 PVD 神经元中，自噬体生物发生的空间调节可能起到重塑亚细胞结构（如细胞骨架）和促进突触前形成的作用。自噬也与发育后事件有关，特别是突触传递和囊泡循环。此外，自噬可能在抑制性 GABAA 受体等突触后受体的降解中起作用，从而诱导突触长期抑制。在线虫中，GABA 末端将 GABAA 受体排列成突触簇，在没有突触前输入的情况下，GABAA 受体通过自噬被内化和降解。总之，这些发现证明了由于选择性 GABAA 受体降解，自噬在控制神经元兴奋和抑制的平衡中起作用。

最近的一项研究报道，线虫中的成年神经元可以挤出大的（直径约 4μm）膜包围的囊泡，称为外囊，其中包含蛋白质聚集物和细胞器。它们通过破坏自噬、伴侣蛋白表达或蛋白酶体活性来抑制蛋白质降解，从而促进外囊的产生并降低线粒体的质量。有趣的是，当蛋白质毒性应激时，产生外囊的神经元似乎比不产生外囊的神经元功能更好。因此，当蛋白质抑制和线粒体功能受到挑战时，外囊的形成可能是清除神经毒性成分细胞反应的一部分（Melentijevic et al.，2017）。在过去的几年中，人们对哺乳动物神经元可以排出与阿尔茨海默病、帕金森病和朊病毒病相关的蛋白质聚集体这一观察结果有相当大的兴趣。在小鼠体内，起源于视网膜神经节细胞的线粒体也可以脱落到邻近的星形胶质细胞中进行降解。线粒体在细胞间的转移，被称为跨细胞降解，很可能发生在中枢神经系统的其他部位，因为在大脑皮质浅表层的轴突中也发现了结构相似的降解线粒体积累（Davis et al.，2014）。因此，线粒体从细胞向细胞的转移可能是线粒体质量控制和神经元内稳态维持的机制。

去除外囊的秀丽隐杆线虫神经元可以提供一种跨细胞降解的模型。一旦离开神经元，蛋白质聚集体可能被相邻细胞吸收，这可能解释了疾病是如何在大脑中传播的。因此，秀丽隐杆线虫的外囊可以提供一种新机制，通过该机制，神经元可以将神经毒性物质转移到其他细胞，并可促进蛋白质稳态和线粒体质量控制。

第二节　自噬与哺乳动物的胚胎发育

作为一种在环境、激素等因素作用下高度可诱导的动态代谢过程，自噬可以驱动发育所必需的细胞快速反应。事实上，在自噬缺陷的生物中均可表现出一些发育的异常。这些异常可能源于总体自噬的缺陷，也可能源于一些特定成分选择性自噬降解的缺陷。在哺乳动物中，自噬对早期胚胎发育十分重要。本节主要介绍哺乳动物胚胎发育中自噬的作用。

一、受精卵发育及新生期的自噬

哺乳动物发育过程的自噬最早发生在受精卵时期。卵细胞是一种高度分化的细胞，在受精后迅速转变成一种高度非分化的状态。这种"重编程"同时发生在细胞核和细胞质。在未受精的卵细胞中自噬的水平非常低，但在受精后4小时内自噬被大量诱导且完全由受精所决定，而非卵细胞的饥饿应激。此时的自噬由钙振荡所触发，所以单性生殖同样能诱导卵细胞的自噬。值得注意的是自噬在单倍体晚期到二倍体中期的过程中短暂地被抑制，然后再次被激活。由于有丝分裂期细胞自噬的抑制在人工繁殖的哺乳动物细胞中也能观察到，所以这可能是细胞防止重要的核因子在细胞分裂时被降解的普遍机制。在受精卵植入子宫前的发育中ATG5是必需的。由于卵细胞中存在从母体继承的ATG5蛋白，ATG5敲除小鼠在胚胎形成早期能够存活，但在四倍体至八倍体期则会出现胚胎死亡。在胚胎发育早期，自噬对于清除卵细胞中的非必需蛋白质和细胞器，以及通过降解对基因组有抑制作用的母体物质来促进"重构"都至关重要（Mizushima et al.，2010）。

二、胚胎发育过程中的自噬

（一）胚胎发育早期胚胎干细胞的自噬

胚胎干细胞（ESC）是胚胎早期的一种多能干细胞，能够长期再生及分化成主要胚层：

外胚层、内胚层和中胚层。对 ESC 的研究能够展示自噬在哺乳动物早期发育中的作用。第一个在哺乳动物细胞中研究自噬分子机制的研究就是在小鼠的胚胎干细胞上进行的。该研究揭示了以 ^{14}C 标记氨基酸的蛋白质结构转换能够被小鼠 ESC 氨基酸饥饿所诱导，在 $ATG5^{-/-}$ 的小鼠 ESC 中其显著减少（> 50%），提示了自噬在蛋白质结构转换中的重要性。然而，这些细胞中 ATG5 蛋白的缺失并不影响它们在完全培养条件下的生长率或者克隆形态。类似的，$Beclin\ 1^{-/-}$ 小鼠 ESC 不表达 Vps30/ATG6 的同源物，同样不表现非饥饿条件下的生长缺陷，但这些细胞不能形成胚体（Rodolfo et al.，2016）。

对于胚胎发育晚期自噬在 ESC 功能中的作用还不是十分明确。$ATG3^{-/-}$、$ATG5^{-/-}$、$ATG7^{-/-}$、$ATG9^{-/-}$ 或 $ATG16L1^{-/-}$ 小鼠出生后没有任何解剖学异常，提示自噬在发育的胚胎分化的时间和协调上并不起核心作用。由于卵细胞细胞质中从母体继承的 ATG 蛋白的存在，这些自噬缺陷的胚胎能够发育到八倍体期。然而，与野生型物种相比，自噬缺陷的新生有机体体重较轻，且在出生后 1 ~ 2 天死亡，这可能是神经发育缺陷导致的吮吸缺陷造成的（Guan et al.，2013；Rodolfo et al.，2016）。

其他途径如泛素－蛋白酶体系统（UPS）等也可能一定程度上作为 ESC 自噬活性缺失的代偿。人类 ESC 蛋白酶体的活性较高，而这在分化过程中本应是下调的，提示蛋白酶体高活性是人类 ESC 的固有特性（Vilchez et al.，2012）。人类 ESC 在连续不断进行分化的过程中会失去其高蛋白酶体活性，分化的细胞也表现出多聚泛素蛋白水平的增高。然而另一项研究表明，由羧基化或晚期糖基化作用产生的终末产物在鼠 ESC 中堆积减少，可能是分化过程中自噬活性增强了这些蛋白的清除。与其他 ATG 基因不同的是，$Beclin\ 1^{-/-}$ 小鼠表现出在 E6.5 发育延迟，羊膜褶发育失败，并且在胚胎早期死亡。Beclin 1 通过其结合伙伴及对磷酸肌醇 -3- 激酶 3（PIK3C3）脂质激酶的调控对膜交通起作用，而不是通过自噬起作用，这也就能解释 $Beclin\ 1^{-/-}$ 小鼠有更为严重表型的原因。

（二）自噬与胚状体形成

$ATG5^{-/-}$ 小鼠 ESC 的胚胎发育能够正常进行，但在体外发育模型中发现自噬可能只在特定的环境下是重要的。与野生型小鼠 ESC 相比，在囊胚外培养的自噬缺陷 ESC 行为发生变化。野生型小鼠 ESC 在缺乏饲养细胞和白血病抑制因子（LIF）的培养条件下，能够形成未分化的细胞集落，进而发育成单个胚状体，其中外层为原始的内胚层细胞，内部的核心为外胚层细胞。当内层外胚层细胞出现程序性死亡时，囊状的胚状体形成。这些事件模拟早期胚胎发育的空洞形成。在这一早期胚胎发育的模型中，野生型 ESC 的自噬贯穿整个发育过程。与野生型 ESC 相比，体外培养的 $ATG5^{-/-}$ 和 $Beclin\ 1^{-/-}$ ESC 不能经历空泡形成。这些 $ATG5^{-/-}$ 和 $Beclin\ 1^{-/-}$ 细胞产生的胚状体在需要甲基丙酮酸盐的翻转、恢复空洞形成及移除凋亡小体时存在生成 ATP 的缺陷。甲基丙酮酸盐是丙酮酸盐的细胞可渗透形式，能够参与线粒体的三羧酸循环。这些结果提示胚状体细胞依赖于自噬来维持能量的内稳态，并可能是通过氨基酸的生成来起作用的（Guan et al.，2013）。

mTOR 在调节人 ESC 多能性和自我更新方面也起到十分重要的作用。在人 ESC 中采用雷帕霉素抑制 mTOR 或抑制 mTOR 转录可导致多能性调节转录因子［POU 转录因子 5 系同源框 1（POU5F1）/八聚体结合转录因子 4（Oct4）和性别决定区 Y 框蛋白 2（SOX2）］水平的显著下降，促进中胚层和内胚层活性，降低增殖活性。在小鼠 ESC 扰乱 mTOR 的激酶活性可引起细胞变小并抑制增殖。对 mTOR 的调节因分化途径的不同而不同。对人 ESC 分化为神经细胞的转录组分析提示与 mTOR 相关的转录副本是上调的。因此自噬在 ESC 多能性及自我更新能力的丢失中发挥了必不可少的作用（Rodolfo et al.，2016）。

（三）胚胎发育过程中的线粒体自噬

在哺乳动物细胞中，线粒体是满足大多数 ATP 需求的细胞器。干细胞对能量的需求被认为大部分由糖酵解来满足。小鼠 ESC 增殖的能力与不同糖酵解酶的活性、升高的糖酵解通量及线粒体低氧耗密切相关。然而人 ESC 却出现了有氧糖酵解，这通常仅见于高度增殖细胞中，如肿瘤细胞及胚胎形成中的细胞。而且人 ESC 中糖酵解与氧化磷酸化的解偶联是由于解偶联蛋白（UCP）2 的表达可能抑制了丙酮酸盐经由丙酮酸脱氢酶进入三羧酸循环。对任何细胞而言，维持和调节线粒体功能的完整都是非常重要的，而线粒体自噬被证实对其进行了严格的控制。Bnip3/Nix 是 Bcl-2 家族的成员，在红系细胞成熟过程中通过线粒体自噬清除细胞内的线粒体是必需的。尽管 *Bnip3l^{-/-}* 小鼠 ESC 看上去是正常的，但由该细胞发育成的小鼠却发生了贫血。小鼠 ESC 中线粒体自噬能够在特定的环境下被激活，并且可能在干细胞的质量控制上起重要作用。生长因子的下调、肝再生扩展生长因子（Gfer）蛋白的增加可导致线粒体膜蛋白的丢失、过度分裂及受损的线粒体被线粒体自噬所清除（Todd et al.，2010），这些 ESC 在多能性标志基因表达的水平也显著减少，提示 Gfer 调节线粒体分裂 GTP 酶动力蛋白 1 样蛋白（Dnm1l）/动力相关蛋白 1（Drp1），而这正是一种促进线粒体分裂的蛋白。在分化型细胞中耗尽 Gfer 并不能影响线粒体功能，提示 Gfer 的作用仅限于 ESC。ESC 中的线粒体自噬也可以被鱼藤酮抑制呼吸链的复合物 I 所诱导，而轻度抑制复合物 III 则可增强 ESC 的多能性，提示线粒体完整性的维持在 ESC 中是十分重要的。

ESC 中线粒体数量的减少及不成熟的线粒体形态学可能对维持其"干细胞性"是必要的。在人 ESC 经历分化时，细胞的线粒体量、线粒体 DNA 及 ATP 均显著增加。增强的线粒体活性与 ROS 的形成增加是并存的，是氧化磷酸化的一个副产物。抗氧化酶，包括线粒体和细胞质歧化酶、过氧化氢酶和过氧化物酶的生成在正在分化的细胞中均是增加的。尽管如此，ROS 的升高提示这些细胞仍处于被 ROS 损伤的危险中。由于自噬是清除细胞内引起损伤的组分的机制，因此自噬作为使线粒体活性增加和 ROS 生成增多的反应，可能在 ESC 中也是上调的。增加的 ROS 可能也是分化过程中信号和调控事件所需要的。所以，除了能量稳态维持的作用，线粒体自噬可能对 ESC 中线粒体的质量控制是有用的。

（四）胚胎发育过程中的中间体自噬

多种形式的自噬（包括非特异性自噬）的存在提示每一种自噬形式都是被独立的时空活动所调控的。由中间体自噬（midbophagy）介导的中间体清除发生在 ESC 分化时。中间体是胞质分裂期间形成于子细胞间的细胞器，并且对于其最终分裂是必要的。中间体在体内或体外培养的干细胞及多能干细胞中选择性积累，有利于维持或增强干细胞的多能性。对中间体自噬正确的调控对于维持 ESC 的多能状态是非常必要的，而以饥饿或雷帕霉素诱导的自噬可能通过对中间体的清除来刺激分化（Guan et al.，2013）。

第三节　自噬与干细胞分化

普遍分布于机体各器官和组织中的成体干细胞因为拥有自我更新和定向分化潜能，在器官发育、组织更新和相关疾病发生过程中都发挥着不可替代的作用。而自噬作为一种在正常生理条件下和病理过程中都非常重要的细胞活动，直接影响多种成体干细胞稳态和定向分化，并决定成体干细胞在病理条件下的反应和行为。然而，相对于已知的大量在体细胞或细胞系上进行的研究，自噬在成体干细胞中的维持和功能才初露端倪。本节将就目前已知的自噬在成体干细胞分化中的作用机制和调控方式进行介绍和讨论。

一、造血干细胞与自噬

造血干细胞（HSC）由于其易获得性和完善的体外培养方法，一直是成体干细胞中最受瞩目和研究最详细的干细胞之一。血液系统的发育是一种层级分明的发育方式，较少数量的长期造血干细胞（long-term stem cell，LT-HSC）长时间处于相对静止状态，而由它们分化产生的前体细胞快速增殖并分化成为不同种类的成熟血细胞系，这一过程为我们的机体每天提供数以百万计的新鲜血液细胞（Guan et al.，2013）。本部分主要介绍正常发育过程中自噬在造血干细胞分化过程中的作用。

在正常发育过程中和生理条件下，真正的造血干细胞在静止状态、自我更新和定向分化之间保持着一个非常精细的平衡。虽然目前关于自噬在造血干细胞中作用的研究并不是非常丰富，但已知在人造血干细胞中自噬是高度激活的。并且，在小鼠干细胞中，研究发现不管是细胞因子的减少还是碳源的短缺都能通过叉头框转录因子 O3（FOXO3）显著刺激自噬的发生（Warr et al.，2013）。由此推测自噬可以作为一个关键因素打破造血干细胞在稳态维持、自我更新和分化过程中的微妙平衡（Guan et al.，2013）。

不同于泛素化降解，自噬可以降解细胞质内受损伤的细胞器，包括线粒体、内质网和核糖体。造血干细胞所处的骨髓微环境的氧含量通常是比较低的，同时造血干细胞为保持微环境内 ROS 处于一个较低水平，趋向于避免通过氧化磷酸化来提供能量。与此相适应的是在正常造血干细胞中只含有少量线粒体，而提高线粒体生成的速率将损害造血干细胞稳态的维持。造血干细胞从静止状态向增殖或分化状态的转变伴随有 mTOR 活性的提高和随之而来 ROS 水平的上升。而抗氧化剂和雷帕霉素可以使原本高 ROS 活性的细胞重新获得自我更新的能力。有趣的是，通过罗丹明 123（rhodamine 123，一种活性染料，可显示线粒体膜电位高低）染色发现造血干细胞线粒体处于低代谢状态（线粒体内外膜电压差较低）。另外，研究人员发现如果将造血干细胞从低氧的微环境中移植到富含氧气或高 ROS 活性的环境后，细胞趋向于髓系分化（Owusu-Ansah et al.，2009），而趋向于髓系分化正是处于衰老状态或自噬缺失的造血干细胞的特征之一。

事实上，由于 ATG7 敲除小鼠造血干细胞中线粒体不能正常更新换代，损伤的线粒体会造成 ROS 的积累。研究发现在小鼠骨髓增生异常综合征（myelodysplastic syndrome，MDS）模型中，正是由于逐渐积累的 ROS 导致造血干细胞偏向于髓系细胞分化。相似的表征也发生在 FIP200/RB1CC1 基因缺陷的小鼠上，即髓系分化异常增高。然而，到底是成骨细胞或巨噬细胞还是造血干细胞导致微环境中 ROS 升高尚不清楚。专家推测这可能与乳腺癌细胞与基质细胞的代谢关系相似，在该微环境中是基质细胞代谢产生的 ROS 影响了肿瘤的生长。

越来越多实验证明在小鼠模型中突变 mTOR 上游基因（包括 *AKT*、*PTEN* 等）使细胞自噬通路受到抑制，得到与 ATG7 敲除小鼠相似的造血干细胞表型，即偏向于淋巴细胞抗原 6 复合位点 G6D（Ly6g）和整联蛋白（Itg）am 阳性的髓系细胞分化。反之，通过敲除 mTORC1 中的 *Raptor* 基因激活自噬活性，会导致造血干细胞髓系细胞分化减少。然而，仍然需要进一步的实验证据证明确实是 mTOR 通过调控自噬影响了造血干细胞分化，因为 mTOR 还可以调控如蛋白合成、线粒体生成、细胞生长与增殖和细胞迁移等多种重要过程（Guan et al.，2013）。

总之，目前已有足够证据证明自噬活动在造血干细分化和多能性维持过程中发挥重要的协助作用。

二、其他组织干细胞的自噬

1. 自噬与骨髓间充质干细胞　骨髓间充质干细胞是一系列拥有向间充质细胞类群（包括脂肪、骨、软骨和肌肉）分化能力的多功能前体细胞。虽然间充质干细胞最初是在骨髓中发现的，但它同样存在于肌肉、脂肪、肾脏、胰腺、脑和肝脏等器官与组织中。对于自噬在间充质干细胞中的作用还不甚清楚，目前仅有的知识也都来源于少数几篇骨髓间充质干细胞的相关研究。最近有报道显示原代间充质干细胞拥有持续性高水平的自噬活动，而当其分化为成骨细胞后这种高水平的基础自噬活动就减弱了。与该观察结果相吻合的是在 LC3-GFP 转基因小鼠中分离得到的间充质干细胞在培养过程中表现出大量的荧光蛋白聚集，而当这些细胞分化为成骨细胞后，这些荧光聚集就随之消失了。另外有文献报道自噬可以保护大鼠间充质干细胞在低氧和血清缺失的条件下避免凋亡。结果显示相比同处于低氧或血清缺失条件下的对照组，用 3- 甲基腺嘌呤（3-MA）处理的实验组大鼠间充质干细胞表现出更高的凋亡比例。同样的结果也在人间充质干细胞中被证明，并且这些间充质干细胞可以通过分泌促凋亡因子和抑制凋亡因子来影响实体瘤的生长。

除了有限的关于自噬在间充质干细胞中的作用外，越来越多的证据表明自噬在间充质干细胞来源的脂肪细胞、软骨细胞和成骨细胞中都发挥重要的作用。已有实验证明脂肪细胞特异性敲除 ATG7 可引起脂滴体积的减少，并增强对胰岛素的敏感性，证明自噬在脂滴生成过程中发挥重要作用。在原代胚胎成纤维细胞向脂肪细胞分化的过程中自噬活动会被激活，并且 ATG5 敲除的成纤维细胞向脂肪细胞分化的能力被大大减弱（Baerga et al.，2009）。而对于软骨细胞，Beclin 1 表达的沉默会引起软骨细胞的死亡，另一方面，用 3-MA 处理则使细胞抗凋亡能力加强，证明持续的自噬也会引起软骨细胞的死亡。因此，自噬在软骨细胞中既有保护细胞避免死亡的作用，也有诱导细胞死亡的作用。包括 *ULK1*、*Beclin 1* 和 *MAPLC3* 在内的自噬相关基因在正常关节软骨中高表达，而在发生骨关节炎的软骨和关节中低表达，提示自噬可能在关节炎的发病过程中发挥作用。实验表明骨细胞也通过自噬调节细胞稳定性，当糖皮质激素刺激时会引起自噬水平的升高，而骨细胞的存活与糖皮质激素呈剂量依赖关系。成骨细胞是骨细胞的前体，负责骨骼系统的形成。由于成骨细胞需要塑造矿物化的骨骼，因此细胞可能通过激活自噬满足高能量需求。事实上已经发现在成骨细胞中特异性敲除 *FIP200/Rb1CC1* 抑制自噬会严重影响小鼠骨系统的形成。体外实验证明敲除这两个基因阻碍了成骨细胞的凝聚生长，同时 3-MA 和氯喹（chloroquine）等自噬抑制剂可以模拟该基因缺失效果（Guan et al., 2013）。

综上所述，虽然已知的数据显示在骨髓来源的间充质干细胞中有较高水平的自噬活动，但自噬在间充质干细胞稳态维持、自我更新和分化过程中的作用还有很多问题并不清楚。最近不断有实验证明自噬在间充质干细胞向成骨细胞、软骨细胞和脂肪细胞的分化过程中发挥重要作用，但这一过程中的具体机制还需要继续深入研究（图 22-1）。

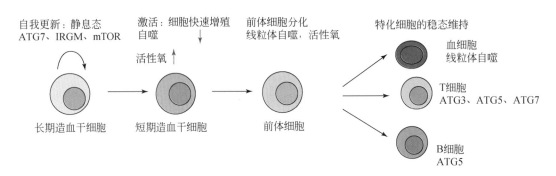

图 22-1　自噬在造血干细胞中功能

在造血作用建立过程中，各种类型的血细胞和淋巴细胞都来源于造血干细胞。长期造血干细胞首先被激活转化为短期造血干细胞，再特化为多种前体细胞，最后分化为不同谱系的血细胞。而自噬作用在造血干细胞自我更新和静息态维持、前体细胞多能性维持、终末细胞稳态和代谢维持等多方面都发挥着重要的作用

2. 自噬与神经干细胞（NSC）　　虽然最初自噬只被单纯认为是细胞面对饥饿产生的自我保护方式，但如今越来越多实验证明基础水平的自噬（在没有营养缺乏压力条件下）可以帮助终末分化细胞（如神经细胞）维持细胞稳定。自噬被认为同泛素化降解系统一样在诸多神经退行性疾病中起保护作用。事实上，神经细胞特异性敲除自噬相关基因如 *ATG5*、*ATG7* 或者 *Rb1cc1* 会导致神经元细胞中泛素化蛋白聚集、p62 和受损的线粒体堆积等现象，并加重细胞凋亡和神经退化的表型，这些表现为基础水平的自噬在神经退行性疾病中起保护作用提供了直接的证据。

研究人员发现在小鼠嗅球发育过程中自噬相关基因表达同时上升，从侧面提示自噬可能在这一过程中发挥功能。事实上研究人员发现自噬关键基因 *AMBRA1* 敲除小鼠出现了神经管发育异常和多种神经标志基因表达明显降低等神经发育相关障碍。与体内证据相吻合的是在体外条件下神经干细胞向神经元分化过程中自噬水平明显升高，并且 3-MA 和 Wortmannin 等自噬抑制剂可显著抑制神经干细胞的分化。除此之外，AMBRA1 半量缺失和 ATG5 敲除的小鼠嗅球神经祖细胞出现明显的分化障碍。另一篇报道宣称使用 3-MA 处理鸡胚会导致很多神经标志基因时空特异性表达谱的改变，并且导致听觉神经前庭神经节体积变小，提示自噬很可能影响听觉神经系统的正常发育。在以上两个实验中通过添加甲基丙酮酸盐（methylpyruvate，一种可直接进入细胞参加三羧酸循环的小分子）以补充细胞内 ATP 含量，可以一定程度上修复神经干细胞的分化缺陷，证明自噬在分化过程中的重要作用之一是为细胞提供分化所需的相应能量。除此之外，利用雷帕霉素抑制

mTOR 活性可以加强二丁酰环腺苷酸（dbcAMP）诱导 NG108-15 神经瘤细胞分化作用，而 3-MA 处理或降低 *Beclin 1* 基因表达可以阻断该作用。该结果进一步证明自噬在神经干细胞分化过程中发挥着不可或缺的作用（Guan et al., 2013）。

三、干细胞衰老过程中自噬与溶酶体的作用

细胞衰老是一种普遍的生理现象，主要表现为细胞周期停滞、不可逆的丧失增殖潜能、细胞稳态被破坏和再生能力受损等。虽然干细胞拥有较长的寿命，但如人造血干细胞和间充质干细胞这类成体干细胞，其端粒的长度也会随衰老而缩短，细胞极限分裂次数大约是 50 次左右。在成体干细胞中，关于间充质干细胞衰老的相关研究最多，根据其衰老的特性间充质干细胞可分为三类。①恶化的间充质干细胞：标志为细胞自我更新能力下降，受海弗利克极限的限制，会出现端粒酶失活等衰老现象；②持续的间充质干细胞：不易受衰老影响，但最终会老化；③永久性间充质干细胞：彻底脱离衰老的影响。

众多压力和寿命相关基因，如 *FOXO3*、*NF-κB*、*Tp53* 和 *SIRT1* 等都可以有效调控自噬活性（Warr et al., 2013）。另外，mTOR 作为干细胞最重要的生长和增殖调控因子，也通过自噬调控线粒体稳态和细胞 ROS 活性水平，即通过减少损伤的线粒体减轻细胞氧化压力。这样就把线粒体自由基理论和细胞衰老与寿命联系在一起。

进一步实验显示抑制 mTOR 可以减缓细胞衰老的速度，而通过敲除 TSC1 降低自噬水平则造成小鼠造血干细胞的提早成熟和许多衰老相关特征，包括淋巴细胞的减少、造血系统重建能力的下降、细胞衰老相关基因如周期蛋白依赖性激酶（cyclin dependent kinase, CDK）抑制因子 *P16*（*Ink4a*）、*P19*（*Arf*）和 *P21*（*Cip1*）等基因表达的上升。而通过雷帕霉素处理，不但消除了以上问题，还提升了造血干细胞自我更新的能力，降低了衰老相关基因的表达，并显著延长了小鼠的生命周期。通常状态下在年老的小鼠和人的血液细胞中骨髓前体细胞和淋巴前体细胞保持一定的比例，同时记忆 B 细胞和早幼期 T 细胞的数量下降。用雷帕霉素处理小鼠，可以使年老的小鼠产生更多的 B 淋巴细胞，并减少髓鞘发生率，同时对病毒感染表现出更年轻态的免疫反应。由于 mTOR 调控多种细胞生长代谢活动，所以抑制 mTOR 可能引起自噬以外的功能，这些结果只能提示自噬很可能参与对抗衰老的过程。与上述实验相吻合的是，研究发现自噬核心蛋白 ATG7 敲除小鼠相对于对照组髓系细胞数量明显增加，造血干细胞重建的能力减弱并表达更高水平的衰老相关标志基因。实验表明在老年人中常发现的先天性贫血也部分归结于造血干细胞自噬缺陷。

在人衰老过程中常常伴随肿瘤的发生，而一般认为细胞衰老具有防止肿瘤发生的作用，因此该过程对细胞非常重要。PTEN 作为 mTOR 上游可激活自噬并抑制细胞衰老。完全丧失 PTEN 将引起细胞提前衰老，从而抑制肿瘤的发生。更多实验证明在衰老或自噬缺失细胞中高水平 ROS 活性可以抑制 PTEN 活性。由于 PI3K 激活引起的自噬水平下降也会通过 mTOR 促进 PTEN 缺失引起的细胞衰老，因此可以推论在正在衰老的干细胞中，PTEN 的表达和活性水平决定细胞增殖的能力。

除了 PTEN 缺失诱导的衰老外，原癌基因表达诱导的衰老同样是抑制肿瘤形成的重要措施。在过表达癌基因 *RAS* 时，自噬会被激活，而相对于对照的 IMR-90 细胞，RAS 过表达细胞在基础水平和 Baf-A 处理条件下都表现出更高的自噬水平。进一步研究表明

在原癌基因诱导的衰老过程中 LC3- Ⅱ 比例的增加主要发生在从最开始的有丝分裂期向衰老期转变的过程中，并在随后过程中逐渐降低。虽然在最终衰老的细胞中自噬水平并不高，但在从有丝分裂向衰老转变过程中自噬活性的爆发可能在维持细胞稳态过程中发挥重要作用，因其可加快蛋白的更新速率并提供大量大分子中间代谢产物，从而满足细胞在过表达癌基因时引起的增殖速率加快的需要，而一旦进入衰老期没有这种需求时，自噬水平立刻就降低了。

过表达 *p16* 基因（一个可以降低细胞增殖速率的抑癌基因）可以减少因衰老伴随产生肿瘤的风险。这为我们提供了一个细胞是如何平衡衰老和肿瘤发生之间关系的范例。而最近发现热量限制方法很可能打破该规则，其正是需要利用自噬延长寿命。热量限制饲养相对于自由进食饲养不仅可缓解衰老小鼠体内干细胞增殖能力的下降，减少 p16 的表达，同时可减少癌症发生的危险。

在衰老过程中，溶酶体中逐渐增多的脂滴和蛋白质氧化导致溶酶体体积增大且变得更脆弱，同时影响其与自噬小体融合的能力，并降低 LAMP2A 在溶酶体膜上的表达水平，这将导致错误的自噬和分子伴侣介导的自噬。另外，在衰老过程中由于脂褐素（衰老色素）和其他不能降解的废物的积累，溶酶体依然是氧自由基攻击的重要目标。降低自噬或分子伴侣介导的自噬的水平将降低细胞分解代谢的能力，进而减弱细胞适应微环境的能力，而且由于干细胞在衰老过程中分裂增殖能力逐渐下降，导致细胞通过分裂稀释胞内有害废物的能力也逐渐减弱。在骨髓来源的间充质干细胞衰老过程中，脂褐素积累导致的自发荧光不断加强、羰基增加，细胞内氧自由基也逐渐增多。上游 *PTEN*、*Tp53*、*mTOR* 和下游 *HDAC6*、*TFEB* 等基因都可以通过调节溶酶体来协助自噬的正常进行（Phadwal et al.，2012）。综上所述，研究显示溶酶体可以通过调节自噬小体的代谢效率来影响干细胞的自我更新、增殖和衰老。

小　　结

本章主要讲述自噬在生物发育分化（包括无脊椎动物、哺乳动物的发育和干细胞的分化等）中的作用。生物体的发育分化是一个受到精确调节的生物学过程，在生物体的发育分化过程中，自噬可以通过降解折叠错误的或多余的蛋白质和破损的细胞器来维持细胞的生存，通过降解部分蛋白和细胞器来为细胞重建提供原料和能量，也可通过特异性地降解某些蛋白或细胞因子来改变细胞的组成，决定细胞分化、发育的方向等。自噬在无脊椎动物的发育分化、哺乳动物的胚胎发育和细胞分化，以及组织干细胞的分化过程中均起到了十分重要的作用。

（上海长海医院　胡杨兮
中国科学院上海营养与健康研究所　韩晓帅　荆　清）

参 考 文 献

BAEHRECKE E H，2003. Autophagic programmed cell death in Drosophila［J］. Cell Death Differ，10:

940-945.

BAERGA R, ZHANG Y, CHEN P H, et al., 2009. Targeted deletion of autophagy-related 5（atg5）impairs adipogenesis in a cellular model and in mice［J］. Autophagy, 5：1118-1130.

CHENG S, WU Y, LU Q, et al., 2013. Autophagy genes coordinate with the class Ⅱ PI/PtdIns 3-kinase PIKI-1 to regulate apoptotic cell clearance in C. elegans［J］. Autophagy, 9：2022-2032.

DAVIS C H, KIM K Y, BUSHONG E A, et al., 2014. Transcellular degradation of axonal mitochondria［J］. Proc Natl Acad Sci U S A, 111：9633-9638.

DUTTA S, BAEHRECKE E H, 2008. Warts is required for PI3K-regulated growth arrest, autophagy, and autophagic cell death in Drosophila［J］. Curr Biol, 18：1466-1475.

GUAN J L, SIMON A K, PRESCOTT M, et al., 2013. Autophagy in stem cells［J］. Autophagy, 9：830-849.

HECKMANN B L, BOADA-ROMERO E, CUNHA L D, et al., 2017. LC3-associated phagocytosis and inflammation［J］. J Mol Biol, 429：3561-3576.

HUNG W L, WANG Y, CHITTURI J, et al., 2014. A Caenorhabditis elegans developmental decision requires insulin signaling-mediated neuron-intestine communication［J］. Development, 141：1767-1779.

LIBINA N, BERMAN J R, KENYON C, 2003. Tissue-specific activities of C. elegans DAF-16 in the regulation of lifespan［J］. Cell, 115：489-502.

LU N, ZHOU Z, 2012. Membrane trafficking and phagosome maturation during the clearance of apoptotic cells［J］. Int Rev Cell Mol Biol, 293：269-309.

LU Q, ZHANG Y, HU T, et al., 2008. C. elegans Rab GTPase 2 is required for the degradation of apoptotic cells［J］. Development, 135：1069-1080.

MELENDEZ A, TALLOCZY Z, SEAMAN M, et al., 2003. Autophagy genes are essential for dauer development and life-span extension in C. elegans［J］. Science, 301：1387-1391.

MELENTIJEVIC I, TOTH M L, ARNOLD M L, et al., 2017. C. elegans neurons jettison protein aggregates and mitochondria under neurotoxic stress［J］. Nature, 542：367-371.

MELLEN M A, DE LA ROSA E J, BOYA P, 2008. The autophagic machinery is necessary for removal of cell corpses from the developing retinal neuroepithelium［J］. Cell Death Differ, 15：1279-1290.

MIZUSHIMA N, LEVINE B, 2010. Autophagy in mammalian development and differentiation［J］. Nat Cell Biol, 12：823-830.

OGG S, PARADIS S, GOTTLIEB S, et al., 1997. The Fork head transcription factor DAF-16 transduces insulin-like metabolic and longevity signals in C. elegans［J］. Nature, 389：994-999.

OWUSU-ANSAH E, BANERJEE U, 2009. Reactive oxygen species prime Drosophila haematopoietic progenitors for differentiation［J］. Nature, 461：537-541.

PHADWAL K, ALEGRE-ABARRATEGUI J, WATSON A S, et al., 2012. A novel method for autophagy detection in primary cells: impaired levels of macroautophagy in immunosenescent T cells［J］. Autophagy, 8：677-689.

RODOLFO C, DI BARTOLOMEO S, CECCONI F, 2016. Autophagy in stem and progenitor cells［J］. Cell Mol Life Sci, 73：475-496.

RUCK A, ATTONITO J, GARCES K T, et al., 2011. The Atg6/Vps30/Beclin 1 ortholog BEC-1 mediates endocytic retrograde transport in addition to autophagy in C. elegans［J］. Autophagy, 7：386-400.

RUSTEN T E, LINDMO K, JUHASZ G, et al., 2004. Programmed autophagy in the *Drosophila* fat body is induced by ecdysone through regulation of the PI3K pathway [J]. Dev Cell, 7: 179-192.

STAVOE A K, HILL S E, HALL D H, et al., 2016. KIF1A/UNC-104 transports ATG-9 to regulate neurodevelopment and autophagy at synapses [J]. Dev Cell, 38: 171-185.

TODD L R, GOMATHINAYAGAM R, SANKAR U, 2010. A novel Gfer-Drp1 link in preserving mitochondrial dynamics and function in pluripotent stem cells [J]. Autophagy, 6: 821-822.

TRACY K, BAEHRECKE E H, 2013. The role of autophagy in *Drosophila* metamorphosis [J]. Curr Top Dev Biol, 103: 101-25.

VILCHEZ D, BOYER L, MORANTTE I, et al., 2012. Increased proteasome activity in human embryonic stem cells is regulated by PSMD11 [J]. Nature, 489: 304-308.

WANG C, LIU Z, HUANG X, 2012. Rab32 is important for autophagy and lipid storage in Drosophila [J]. PLoS One, 7: e32086.

WARR M R, BINNEWIES M, FLACH J, et al., 2013. FOXO3A directs a protective autophagy program in haematopoietic stem cells [J]. Nature, 494: 323-327.

WICKMAN G, JULIAN L, OLSON M F, 2012. How apoptotic cells aid in the removal of their own cold dead bodies [J]. Cell Death Differ, 19: 735-742.

WU F, WATANABE Y, GUO X Y, et al., 2015. Structural basis of the differential function of the two *C. elegans* Atg8 homologs, LGG-1 and LGG-2, in autophagy [J]. Mol Cell, 60: 914-929.

YANG P, ZHANG H, 2014. You are what you eat: multifaceted functions of autophagy during *C. elegans* development [J]. Cell Res, 24: 80-91.

第二十三章 正常干细胞与特化细胞的自噬

自噬作为细胞内降解和再循环系统，在正常干细胞与特化细胞中发挥着重要作用。自噬通过降解和再循环细胞内的组分来维持细胞内环境稳态和细胞功能的稳定。从受精卵到终末分化细胞，自噬伴随了个体发育的整个生命周期。然而，自噬在不同的生命阶段和细胞类型中有着不同角色。本章主要总结自噬在正常干细胞与特化细胞中的作用。

第一节 干细胞概述

干细胞具有自我更新和无限增殖能力，并处于一种未分化的细胞状态。干细胞分化可以产生众多的细胞类型，伴随着干细胞分化，自噬水平和自噬速率也会随之变化。

干细胞按照不同的标准可以分为不同的类型（Dulak et al.，2015）。根据其来源于不同的发育阶段，干细胞可以分为胚胎干细胞（embryonic stem cell，ESC）和成体干细胞（adult stem cell）两类（图 23-1）。ESC 来源于囊胚的内细胞团（inner cell mass，ICM）。它们可以分化为身体的所有细胞类型，在再生医学领域有重要意义。1981 年小鼠第一例 ESC 分离成功。接着科学家验证了小鼠 ESC 可以在体外进行无限培养，并且能够分化成为个体的全部细胞类型。17 年之后，首例人 ESC 分离培养成功，推动了再生医学和疾病模型研究的革命性发展。成体干细胞来源于出生后的个体，并且可以分化产生一种或者多种细胞类型，如造血干细胞（hematopoietic stem cell，HSC）。

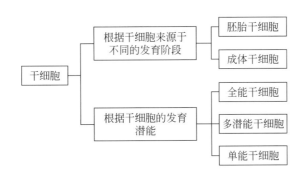

图 23-1 干细胞的分类

根据干细胞的发育潜能，干细胞又可以分为 3 类，包括全能干细胞（totipotent stem cell）、多潜能干细胞（multipotent stem cell）和单能干细胞（unipotent stem cell）（见图 23-1）。全能干细胞可以分化为个体所有的细胞类型，包括生殖系的细胞。这类细胞主要有 ESC 和诱导多能干细胞（induced pluripotent stem cell，iPSC）。ESC 和 iPSC 又共同构成了多能干细胞（pluripotent stem cell，PSC）。单个的全能干细胞具有分化成为一个个体的能力。小鼠 ESC 的全能性已经通过四倍体互补实验进行了验证。多潜能干细胞来源于特定的组织器官，并且这类细胞能够分化产生不止一种细胞类型，如 HSC 和神经干细胞等。单能干细胞只能分化产生一种细胞类型，如骨骼肌的卫星细胞。

一、干细胞的自我更新

自我更新是干细胞的重要特性之一。它指的是细胞可以在维持多能性的同时进行无限增殖。不同类型的干细胞之间也会存在一定的差异。本部分以 ESC 为例进行干细胞自我更新的总结。

为了维持干细胞的自我更新能力，细胞内众多的多能性基因和细胞外的培养环境都至关重要。复杂的多能性基因调控网络和细胞外的培养系统协同作用保持了干细胞的自我更新（Martello et al., 2014）。一系列多能性基因都是干细胞多能性维持所必需的，如 Oct4、Sox2 和 Nanog 等。这些基因一般在干细胞中高表达，并且共同调控 ESC 的基因网络。因此，这类基因也被认为是干细胞的标记基因。

为了维持干细胞的体外培养，一些抑制剂会在培养基中使用，如 LIF、MEK 抑制剂和 GSK3 抑制剂（He et al., 2009）。在小鼠 ESC 中，LIF 可以促进 STAT3 的磷酸化。磷酸化的 STAT3 会进入细胞核中，进而促进下游靶基因的转录表达。MEK 和 GSK3 抑制剂则可以增强 ESC 的活性和促进增殖，并且可以抑制 ESC 的分化。ESC 的自我更新能力可以通过克隆形成实验进行检测。理论上，一个 ESC 可以形成一个独立的细胞克隆。通过比较干细胞亚克隆形成的能力可以评判 ESC 的自我更新能力。对于多能性的检测，一般使用实时荧光定量 PCR 和蛋白质免疫印迹法，可以评估干细胞的特性情况。

二、干细胞的分化潜能

干细胞可以分化为机体的各种细胞类型，包括内胚层细胞、中胚层细胞和外胚层细胞。理论上，如果机体某种组织受损，其相应的干细胞就会脱离未分化状态而分化为特定的细胞类型，对受损伤组织进行修复。因而，干细胞的多向分化能力在再生医学方向有重大的应用潜力。对于不同种类干细胞，其分化能力差异很大。全能干细胞可以分化为个体的所有组织细胞类型，包括牙齿和眼。把 ESC 注入囊胚后，它可以嵌入到囊胚发育进而形成嵌合个体。在体外，ESC 可以形成拟胚体（embryoid body，EB）和畸胎瘤。多潜能干细胞一般可以分化成为某一特定谱系的几类细胞类型，如 HSC。HSC 可以分化成为 T 细胞、B 细胞和其他类型的血细胞。单能干细胞只能分化成为一类细胞，如骨骼肌卫星细胞只能分化成为骨骼肌细胞。多潜能干细胞和单能干细胞通常存在于成体的组织和器官中。

第二节　多能干细胞与自噬

自噬是一种高度保守的细胞内降解通路。它可以降解和再循环细胞内的大分子、蛋白质和细胞器。PSC（包括 ESC 和 iPSC）在再生医学和疾病模型构建方面有着巨大的应用希望。近几年，越来越多的研究集中于 PSC 中的自噬调控。由于 PSC 具有自我更新和多向分化能力，因而对于干细胞代谢机制的研究愈发重要。PSC 具有细胞周期短、循环和重塑速率快等特点，所以需要自噬作为细胞分解代谢途径参与细胞代谢。基础水平的自噬主要负责细胞内稳态的维持。自噬不仅可作为再循环系统，还可作为细胞内的质量控制系统。在 ESC 的研究中，科学家逐渐揭示了自噬对于干细胞内组分和干细胞干性的调控（Guan et al., 2013）。以下总结了自噬在干细胞特性维持中的作用（图 23-2）。

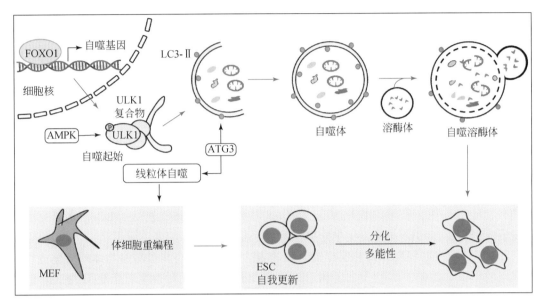

图 23-2　自噬调控多能干细胞特性

一、自噬与胚胎干细胞的干性维持

干性指的是具有分化成为多种细胞类型的潜力。具有干性的细胞可以保持不断自我更新能力的同时，平衡无限增殖能力和多向分化能力。小鼠 ESC 分离于 3.5 天的囊胚，拥有高增殖速率和短的细胞 G_1 期。ESC 的这些特性需要及时降解细胞增殖产生的毒性蛋白和损伤细胞器，而自噬参与了上述过程，并且在 ESC 稳态维持中发挥着重要作用。

（一）自噬调控胚胎干细胞多能性

多能性基因的表达对于 ESC 干性的维持十分重要。在众多调控自噬的信号通路中，mTOR 是一个重要的调控因子。研究发现，在人的 ESC 中抑制或者敲除 mTOR 会显著抑制多能性基因，如 Nanog、Oct4 和 Sox2 等的表达。在小鼠的 ESC 中，通过 3-MA 抑制自噬也会产生一致的表型。此外，研究人员还利用 Atg3 敲除模型证明了自噬在干细胞干性的维持中发挥重要作用。研究发现，与野生型 ESC 相比，Atg3 敲除的 ESC 自噬水平低，并且自噬的降解速率也降低。Atg3 的敲除会造成 ESC 中功能异常的线粒体积累、细胞 ROS 水平升高，以及细胞内 ATP 含量下降。ESC 内稳态的破坏最终导致 ESC 自我更新能力的显著下降。与此同时，ESC 中多能性基因的转录翻译水平也显著降低（Liu et al., 2016）。机制研究发现，在 ESC 中 AMPK 通过磷酸化 ULK1 影响 ULK1 对自噬基因的募集，从而调控 ESC 中自噬的发生过程（Gong et al., 2018）。

自噬负责细胞内的蛋白质更新和细胞器质量控制。早期研究发现，与野生型 ESC 相比，*Atg5* 敲除的 ESC 中蛋白的更新速率显著降低。近期研究发现，*Atg3* 敲除的干细胞中功能和结构异常的线粒体会显著积累。研究还发现，ATP 产生、ROS 水平，以及细胞的氧化呼吸速率在 *Atg3* 敲除的干细胞中也都出现异常。这些结果表明，自噬缺陷可能会影响 ESC 的代谢稳态（Liu et al.，2016）。自噬参与了 ESC 中蛋白质和细胞器的更新。自噬流反映的是细胞内物质的降解和循环速率，在不同类型细胞中自噬流存在差异。新近研究发现，与体细胞相比，ESC 具有高自噬流水平来维持干细胞的干性。FOXO1 作为细胞中核心转录因子，可以直接结合到自噬相关基因，进而促进其在 ESC 中的高表达。而正是由于这些自噬基因的高表达才维持了 ESC 的高自噬流水平。研究发现，自噬流对干细胞自我更新能力的调控是剂量依赖性的。在 *Atg3* 基因野生型、杂合型和敲除型 ESC 中，自噬流水平逐渐降低，进而造成干细胞的自我更新能力逐渐减弱。机制研究还发现，ESC 中蛋白质和细胞器的更新也受到自噬流高低的调控（Liu et al.，2017）。

（二）自噬调控胚胎干细胞多向分化

自噬不仅参与 ESC 的干性调控，还参与 ESC 的多向分化能力调控。为了揭示自噬在 ESC 分化中的作用，科学家使用 *Atg3* 和 *Ulk1* 基因敲除的 ESC 进行了 EB 分化研究。他们发现 *Atg3* 敲除会引发 EB 分化中中胚层和内胚层相关基因的表达延迟。而 *Ulk1* 敲除则会引发 EB 分化中内胚层和外胚层相关基因的表达延迟。这表明自噬参与体外分化进程中三胚层的形成。此外，实验人员还利用畸胎瘤和嵌合鼠实验对自噬功能缺陷的 ESC 的分化能力进行了研究。研究发现 *Atg3* 和 *Ulk1* 基因敲除的 ESC 所形成的畸胎瘤体积缩小、重量减轻。为了研究自噬对 ESC 体内分化能力的影响，他们将 *Atg3* 基因敲除的 ESC 进行嵌合鼠实验，并通过检测 *Atg3* 基因敲除的 ESC 对于小鼠个体的嵌合发现，自噬缺陷会显著降低 ESC 的嵌合率（Gong et al.，2018；Liu et al.，2017）。

EB 可以用来检测 ESC 的体外谱系分化情况，并且 EB 包含了三胚层的各种细胞。程序性细胞死亡一般会伴随 EB 形成而发生，并且自噬也参与了这一过程。研究发现，Atg5 或者 Beclin 1 的缺失会影响 ESC 中自噬体的形成。自噬水平伴随 EB 分化逐渐增加，由于 Atg5 或者 Beclin 1 的缺失会造成 EB 不能形成空泡。进一步研究发现，Atg5 或者 Beclin 1 缺失的 ESC 中 ATP 产生异常。这表明自噬可能通过影响细胞能量稳态而影响 ESC 分化。

为了研究人 ESC 的自噬，科研人员建立了 GFP-LC3 整合的人 ESC 系。通过检测在 ESC 自发分化过程中绿色荧光的变化，他们发现伴随着分化进行，自噬水平在逐渐降低（Wang et al.，2018）。使用自噬抑制剂雷帕霉素抑制 mTOR，会使人的 ESC 中胚层和内胚层相关基因的表达上调。伴随着 mTOR 的抑制，人 ESC 的增殖速率会下降。与人的 ESC 表型相一致，在小鼠 ESC 上使用 mTOR 的抑制剂，也会造成细胞体积减小和细胞增殖速率降低。

二、自噬与诱导多能干细胞

体细胞重编程可以将终末分化、特化的细胞转变成为原始的多能性状态。Yamanaka 首次通过转录因子（Sox2、Oct4、Klf4 和 c-Myc）将 MEF 重编程成为 ESC 样的细胞，并命名为 iPSC。重编程可效率一直以来都很低，只有很少一部分细胞可以转变成为 iPSC。重编程可对细胞内膜系统、代谢状态和细胞器进行重塑，进而维持多能性细胞的高增殖速率。重编程的过程缓慢、复杂，并且包含众多细胞过程。近期研究发现抑制 mTOR 促进自噬可以显著提高重编程效率，推测这可能是由于自噬可以在重编程进程中参与旧物质的降解和促进新物质的合成。

研究发现在转录因子介导的重编程早期存在自噬的短暂激活现象。在 iPSC 诱导后，自噬的核心转录因子会瞬时下调。检测发现，mTOR 的 mRNA 水平和蛋白质水平此时都发生了显著下降。如果在重编程早期人为加入 mTOR 抑制剂，则可以显著提高重编程的效率。这表明 mTOR 调控的自噬参与重编程进程。新近研究发现，*Atg3* 和 *Atg5* 依赖的自噬参与重编程过程；敲除 Atg3 或 Atg5 会显著降低重编程的效率。进一步研究发现，在重编程进程中 Sox2 会抑制 mTOR 的表达，而 NuRD 则参与了这一抑制过程。这些研究表明，自噬在 iPSC 诱导中发挥着重要作用。另一项研究则发现，不依赖 Atg5 的自噬（非经典自噬）也参与了多能性诱导过程，而这一过程中 AMPK 参与了细胞的代谢调控（Wang et al.，2015）。

通过探究重编程的过程，研究人员还发现 *Atg3* 和 *Atg5* 敲除会损害重编程过程中线粒体的清除过程。*Atg3* 敲除的 MEF 所建立的 iPSC 系也是异常的。*Atg3* 敲除的 iPSC 中存在大量异常线粒体的积累，细胞内 ROS 升高，而 ATP 含量下降。这些结果表明自噬参与了重编程进程中线粒体的重塑过程（Liu et al.，2016）。一项新近研究则找到了参与重编中线粒体自噬的关键蛋白。在三因子（Sox2、Oct4 和 Klf4）介导的重编程进程中，线粒体外膜蛋白 Bnip3L（又称为 Nix）参与了重编程中线粒体自噬，并且核内体相关基因 *Rab5* 也参与了重编程中线粒体自噬的形成过程（Xiang et al.，2017）。线粒体自噬参与了多能性诱导中细胞代谢转换和线粒体的清除，但具体机制目前还不是很清楚。

第三节　成体干细胞与自噬

一、造血干细胞与自噬

HSC 可能是研究最早、也是研究最详尽的成体干细胞。HSC 由于可以分化产生所有的血液细胞和血液免疫细胞，因而被广泛应用于骨髓移植和其他临床治疗中。HSC 被认为存在于 LSK（Lin-Sca-1⁺c-Kit⁺）细胞群体中，并且是异质性的。只有一小部分 LSK 细胞群体才是 HSC，而其他细胞则是多潜能祖细胞（multipotent progenitor cell，MPP）。研究显示，自噬在 HSC 中高度激活，表明自噬在 HSC 特性维持中发挥着重要作用。

（一）自噬维持造血干细胞的自我更新能力

HSC 是干细胞群体中很少的一类，却几乎伴随了生命体全部时间，这是由于它们具有很强的自我更新能力。事实上，存在于骨髓微环境中 80% 的 HSC 处于静息状态。静息状态指 HSC 无需蛋白质或者 DNA 进行分裂，而仅需要低的代谢率维持状态。这样不仅可以维持这些细胞的长寿命，还可以防止损耗。仅有一少部分的 HSC 处于分裂进程中，有的分化成 HSC 进行自我更新，有的进行不对称分裂分化成前体细胞。新分化产生的前体细胞则负责日常的血细胞供应。

自噬可能参与或维持了 HCS 的静息状态（Guan et al., 2013）：第一，自噬可以提升分解代谢率，有助于移除损伤的细胞器和蛋白质，防止这些细胞组分进入到子代的静息细胞中。第二，自噬可以通过清除线粒体来促进代谢转换。高水平的自噬联合低氧环境，可以将细胞的代谢类型转变为线粒体依赖性低的糖酵解代谢。事实上，糖酵解是静息 HSC 的主要能量来源。第三，通过自噬调控线粒体数量和质量有利于减少 ROS 的产生。ROS 是造成 DNA 损伤的重要因子，并且会损伤干细胞的自我更新和多能性。ROS 水平升高也是自噬损伤的表征之一，因为自噬受损后异常线粒体的清除会受阻。研究发现，升高的 ROS 水平会打破 HSC 的静息状态，甚至会造成恶性转化。例如，在小鼠肝脏的造血系统中条件性敲除 *Atg7*，会阻碍造血干祖细胞中损伤线粒体的清除，进而引发这些细胞自我更新能力受损。

事实上，HSC 的静息状态是受 PI3K-mTOR 信号通路调控的。一旦 mTOR 的活性增加，静息状态就会受到影响，进而导致 HSC 过度增殖和造血重建能力减弱（Guan et al., 2013）。

造血重建能力是检测 HSC 自我更新能力的试金石。上文提到的 Atg7 缺陷的 HSC 的体外克隆形成能力是降低的，并且通过 3-MA 或者 ATG5 敲减抑制人 HSC 的自噬，会造成这些细胞不能在致死剂量辐照小鼠体内实现造血重建。总之，自噬缺陷会影响 HSC 的自我更新能力。

（二）自噬调控造血干细胞的分化潜能

静息状态、自我更新和分化三者之间的精确调控，保证了 HSC 及其他成体干细胞的特性。一旦这一平衡被打破，就会损害 HSC 的多能性。具体表现为过度的细胞增殖、减弱的多谱系分化能力，严重时甚至转化为肿瘤或者造成其他血液疾病。造血系统分化能力的改变常表现为增强的髓系分化，以及降低的淋系谱系分化。这一表型在 *Atg7* 或者 *FIP200* 敲除的小鼠中都有体现，并且 HSC 还出现了冗余的线粒体和升高的 ROS 水平。

在 *Atg7* 或者 *FIP200* 敲除的 HSC 中升高的 ROS 水平被认为促进了这些表型，如增加了髓系细胞的生成，却损害了红细胞的形成。事实上，ROS 也是正常 HSC 分化通路中的加速器。HSC 从低氧微环境迁移到高氧微环境会导致 ROS 水平逐渐升高，并促进 HSC 的髓系分化（Guan et al., 2013）。由此表明，自噬损伤会造成 HSC 中线粒体清除受阻，进而导致 ROS 过量而引发 HSC 分化异常。

（三）自噬防止造血干细胞衰老

自噬对清除多余线粒体、维持 HSC 处于低代谢状态发挥着重要作用。此外，自噬也有利于清除积累的损伤蛋白质和其他细胞组分。自噬的这些作用有助于 HSC 维持静息状态，防止 HSC 衰老，保留长寿命 HSC。

通常，在衰老的细胞中自噬水平被认为是很低的。但是，研究发现在衰老的 HSC 中自噬水平是升高的。事实上，仅有大约 30% 的衰老 HSC 中具有高自噬流，而其他细胞保持着低自噬水平（Ho et al., 2017）。保持高自噬流水平的 30% 的衰老 HSC 能够健康地移动，有激活的线粒体和降低的氧化磷酸化。这使得这群细胞具有低代谢速率和强的再生能力，如同年轻的 HSC 一样。而低自噬水平的 HSC 则过度激活氧化代谢，导致出现衰老血液表型。此外，条件性敲除自噬基因 *Atg12* 或者 *Atg5* 会使年轻小鼠出现衰老的表型，如移植能力受损、髓系细胞分化偏高和造血重建能力降低（Ho et al.，2017）。除此之外，研究表明年轻和衰老的 HSC 存在代谢差异，会影响细胞表观调控，特别是DNA 甲基化，进而影响 HSC 的衰老表型和命运决定。此外，更多影响 HSC 衰老的机制还有待进一步研究。

二、间充质干细胞与自噬

间充质干细胞（mesenchymal stem cell，MSC）是一类高度异质性的细胞群，能从多种组织中分离出，包括骨髓、脂肪组织、脐带、肌肉、肾、胎盘和脑等。来源于不同组织的 MSC 干性会有差异。例如，脂肪组织来源的 MSC 似乎比骨髓来源的间充质干细胞（bone marrow derived mesenchymal stem cell，MSC，BM-MSC）表型更好，如在长期培养过程中更稳定，具有更高的增殖和分化潜能，衰老也更加缓慢（Sbrana et al.，2016）。尽管 MSC 来源不同，但自噬在调节多种 MSC 方面都发挥了重要作用。

（一）自噬维持间充质干细胞的自我更新和存活

自噬在 MSC 中是激活的，并且对其自我更新和存活至关重要。MSC 中的自噬可被多种因素调控，如高血糖、衰老、ROS、低氧、酸度等（Sbrana et al.，2016）。MSC 在生理条件下处于低氧状态，这对于维持干性十分重要。低氧能够诱导自噬，从而调节 MSC的自我更新能力。低氧条件下，胎盘绒毛膜板来源的间充质干细胞（placental chorionic plate-derived mesenchymal stem cell，MSC，CP-MSC）和 BM-MSC 表达的干性标记，如Oct4、Nanog、Sox2 等都有所升高。但在 CP-MSC 中，以 LC3-Ⅱ表达和自噬体形成为标志的自噬流水平高于 BM-MSC。这种升高的自噬流归因于低氧条件下增强的 ERK 和 mTOR的磷酸化水平（Lee et al.，2013）。

激活的 mTOR 和自噬也有助于抵抗低氧诱导的凋亡，因为凋亡水平在 3-MA 处理时升高，而在雷帕霉素处理时降低。自噬的这种保护作用也表现在血清饥饿条件下。因此，自噬作为一种"自我吞噬"过程，能够保护 MSC 免于低氧诱导的凋亡及血清饥饿，从而促进细胞存活。然而，也有其他研究得出过相反结论，可能是由于 MSC 的来源不同（Sbrana et al.，2016）。

此外，自噬在 MSC 中的功能还包括防止衰老。在低氧或剥夺血清条件下，SATB2（special AT-rich sequence-binding protein 2）和干性标记在颌骨来源的骨髓基质细胞（mandible-derived BMSC，M-BMSC）中高表达，同时，自噬水平上升，抗衰老能力也增强（Chen et al.，2018）。

（二）自噬调控间充质干细胞的分化潜能

MSC 的异质性和多能性给予了其分化为多种间质谱系细胞的能力，如脂肪细胞、成骨细胞、软骨细胞、肌肉及神经等。MSC 的分化能力可被组织微环境中的多种因素调节，其中也包括自噬。事实上，自噬已被证明在成骨、成脂肪、成肌和神经分化方面起作用。

在成骨分化过程中，未降解自噬体的累积下降，表明自噬流升高，自噬更新加快。

研究认为这与 Akt/mTOR 信号通路有关。此外，SATB2 可能在上调多能性基因和自噬相关基因等方面发挥作用，加速了成骨分化和骨丢失重建进程（Sbrana et al., 2016）。

自噬也能够防止 MSC 衰老过程中分化能力下降。干细胞衰老往往伴随着多能性和增殖能力的下降。对于 BM-MSC 来说，衰老会导致不均衡的分化、骨生成减少而脂肪生成增多，相应造成骨丢失及脂肪累积。通过 3-MA 抑制自噬能使年轻的 BM-MSC 向衰老状态转化，正如条件性敲除 *Atg12* 或 *Atg5* 造成年轻 HSC 衰老一样。幸运的是，这种表型可通过雷帕霉素激活自噬来部分回复。体内实验表明老年雄性小鼠的骨质疏松能通过雷帕霉素处理得到恢复。处理后小鼠骨密度、骨小梁体积、数量都有所增加，小梁间隙缩小，但骨小梁厚度没有明显改变。此外，将 BM-MSC 移植到雷帕霉素处理的 NOD/SCID 小鼠后产生了骨样组织。因此，自噬调控因子有望成为潜在的疾病治疗药物。

三、自噬通过调节 ROS 产生影响神经干细胞稳态

神经干细胞（neural stem cell，NSC）主要定位于成体脑的侧脑室的脑室下区（subventricular zone，SVZ）和海马齿状回颗粒亚层区域，能够分化成神经元、星形胶质细胞或少突胶质细胞等。与 HSC 一样，NSC 处于低氧及静息状态以维持稳态，因此，自噬在稳态维持过程中是必需的。条件性敲除自噬相关基因 *FIP200* 严重影响了 NSC 的细胞池及神经分化。这个过程被认为是由 ROS 和氧化损伤造成的，因为其可被抗氧化剂 N-乙酰半胱氨酸修复（Wang et al., 2013）。考虑到 NSC 的低氧微环境，保持低的 ROS 水平确实是必要的。FIP200 的缺失会导致 p62 聚合物的累积。提高的 p62 聚合物似乎是调控的关键因素，其与下调的 SOD1 共同提高了超氧化物水平，并对 NSC 的稳态造成损害（Wang et al., 2016）。

同样，缺失 FOXO 家族的转录因子（其中某些与自噬诱导有关）如 FOXO1，FOXO3 和 FOXO4 对 NSC 的多能性有害，其与 ROS 水平的升高有关，而且也能被 N-乙酰半胱氨酸修复（Guan et al., 2013）。总之，保持低的 ROS 水平对于维持 NSC 的稳态十分重要，而自噬很可能是其中的一个关键调控因子。

四、自噬促进静息肌肉干细胞的激活

自噬对于维持成体干细胞的静息状态十分重要，包括肌肉干细胞，也就是肌卫星细胞（satellite cell，SC）。SC 分布在基底膜和多核肌肉细胞的肌纤维膜之间，在肌肉未受到损伤前保持静息状态。一方面，自噬受损会打破 SC 的静息状态，导致其衰老。另一方面，自噬缺失抑制了 SC 的激活，因为其激活过程需要更高水平的自噬。

干细胞激活是一个高耗能的过程，伴随着代谢状态的改变。干细胞未激活时处于低代谢水平，代谢物及酶活性都较低。自噬介导的代谢变化则通过自噬的降解作用为激活过程提供充足的能量和代谢底物。Tang 等证明了自噬是 SC 激活的驱动力。自噬受损延迟了 SC 的激活，伴随着 ATP 水平下降。进一步研究发现 SC 激活过程中增强的自噬是被 SIRT1 诱导的，SIRT1 是一种营养感应器。此外，由自噬损伤或 SIRT1 缺失造成的延迟激活能被额外的能量补充，如丙酮酸部分恢复（Tang et al., 2014）。简而言之，自噬对于 SC 激活是一种重要调控因素，它能够刺激分解代谢以迎合 SC 的能量需求。

五、自噬抑制肝脏祖细胞向肿瘤的转化

肝脏祖细胞（hepatic progenitor cell，HPC）是具有双向分化能力的成体干细胞。它们能够在肝损伤时分化为成熟的干细胞及胆管上皮细胞，从而赋予肝脏非凡的再生能力。与其他成体干细胞类似，HPC 也需要自噬来维持其干性。

自噬对 HPC 的自我更新和增殖具有重要作用，缺失自噬基因如 *Atg5*、*Beclin 1* 或 *Atg7* 损伤了 HPC 的克隆形成和增殖能力（Chen et al.，2018）。此外，自噬与 HPC 的分化呈负相关。自噬水平在 HPC 向肝和胆的分化过程中下降，但这并不意味着自噬是可有可无的。自噬缺失也会损害 HPC 的分化能力。

具体来说，自噬调节干性的一个显著效果是 ROS 水平的变化。在 HPC 中，自噬缺失也造成了 ROS 水平升高。提高的 ROS 水平诱导 DNA 损伤和 DNA 双链断裂。此外，自噬缺失也损害了同源重组（homologous recombination，HR）修复（因为某些 HR 因子发生了下调），但不会影响非同源末端连接（nonhomologous end joining，NHEJ）。由于 HR 是一种精确修复途径，而 NHEJ 会随机引入插入、删除或其他突变，因此自噬缺失时只依赖 NHEJ 可能会导致基因组不稳定及肿瘤发生。事实上，在致癌或慢性肝损伤诱导模型中已观测到肿瘤发生（Xue et al.，2016）。总之，自噬可能减少了 DNA 损伤的累积，并抵抗 HPC 的致瘤性转化。

六、其　　他

除了上述提到的成体干细胞，在其他干细胞类型中也发现了自噬。自噬与心脏干细胞分化呈正相关，其效果可通过促进 AKT 和 MAPK 途径被 FGF 信号轴所抑制（Guan et al.，2013）。此外，自噬在脂肪来源干细胞的分化过程中可以发挥促进或抑制作用，这依赖于不同的分化倾向。一方面，自噬促进了脂肪来源干细胞向神经样细胞的分化，促进了氧化应激条件下的成骨分化。另一方面，自噬抑制了脂肪来源干细胞的成脂分化，其可能是由 DIRAS3 下调 Akt-mTOR 信号介导的，mTOR 的抑制引起了自噬激活（Chen et al.，2018）。

在皮肤干细胞中也发现了自噬，包括表皮干细胞和真皮干细胞。抑制自噬引起它们的自我更新和分化能力损伤及抗应激能力受损。结果导致其再生和组织修复能力下降（Salemi et al.，2012）。在肠干细胞中，自噬对于损伤诱导的肠再生也有重要作用。Atg5ΔIEC 小鼠表现出减少的肠干细胞及过多的 ROS 累积。然而，这种表型能被抗氧化剂恢复，表明 ROS 水平是自噬介导的肠再生调节的一种潜在机制。

综上所述，自噬貌似是成体干细胞的通用调控手段，虽然在不同类型细胞中会存在功能差异。自噬是以不同的方式调控成体干细胞干性的，这取决于细胞微环境或外部刺激等方式。也正是这些精妙的调控保证了成体干细胞各司其职，共同维护机体的稳态平衡。

第四节　特化细胞与自噬

干细胞分化后会形成各种类型的成体组织细胞，其中处于终端分化状态的细胞称

为特化细胞。这类细胞（如神经细胞，肌肉细胞等）具有不可逆地脱离细胞周期、丧失分裂能力但具有生理功能等特点。自噬不仅保卫着干细胞的特性，同时也参与维持特化细胞的稳态。特化细胞存在于成体组织与器官，自噬在维持其生理功能方面发挥重要作用。

一、自噬参与神经细胞物质降解和能量代谢

神经系统是整个身体的指挥中心，对机体的各个部分发出命令并联系在一起。神经系统由不同类型的神经细胞构成，包括下丘脑神经元、皮质神经元、浦肯野细胞等。营养和能量对神经细胞发挥功能至关重要。而自噬可用于细胞内材料降解和循环，因而在神经细胞稳态维持中发挥了重要作用。早期研究表明神经系统中特异性删除 Atg5 或 Atg7 造成了小鼠生长阻滞。长期观察证实这些小鼠具有行为缺陷，如全身震颤、异常肢体反射（Mizushima et al.，2011）等。此外，神经系统中 Atg5 或 Atg7 失活会引起神经元死亡和轴突肿胀；自噬缺失的神经元中泛素阳性聚合物发生累积（Kulkarni et al.，2018），这些研究结果表明自噬与神经退行性疾病有关。p62 和多聚泛素蛋白在自噬缺失小鼠脑神经元的几乎所有区域都有聚集。随着衰老，这些蛋白形成的包涵体尺寸增大和数量增加，进而神经细胞（如锥体细胞和浦肯野细胞）在小脑皮质中显著减少。在浦肯野细胞中破坏自噬的研究证明自噬能保护浦肯野细胞存活和健康，并且能够防止轴突末端降解及轴突萎缩症（Kim et al.，2014）。

二、自噬调控肌肉细胞葡萄糖利用及脂质清除

肌肉细胞是维持生命体结构和功能的重要细胞类型，包括心肌细胞、骨骼肌细胞和血管平滑肌细胞等。饥饿能够在肌肉细胞中引起自噬。通过饥饿 GFP-LC3 转基因小鼠，GFP-LC3 阳性自噬体在肌肉细胞中显著增加，表明自噬参与了肌肉代谢。Atg5 或 Atg7 缺失的小鼠在衰老过程中逐渐表现出肌萎缩的现象。萎缩的肌肉表现出 p62、泛素化蛋白和异常线粒体的累积，以及肌小节紊乱。此外，肌肉特异性敲除 Atg7 的小鼠体型和脂质含量显著下降，葡萄糖清除和能量消耗在这些细胞中增强（Kim et al.，2014）。

三、自噬参与肺上皮细胞的稳态调节

肺由不同的细胞类型组成，如肺上皮细胞、内皮细胞、肺间质细胞等。肺主要用于气体交换。到目前为止，只有少数研究涉及自噬在肺中的功能。这些研究发现自噬只对维持肺上皮细胞的稳态十分重要。在支气管上皮细胞中敲除 Atg7 造成 p62 累积和 Nrf2 激活。Nrf2 是维持细胞内氧化还原稳态的一个重要调控因子。此外，内质网应激在正常或癌化的肺细胞中被观测到，其可能是由香烟烟雾诱导的。自噬会响应内质网应激而激活，降解蛋白聚合物以减少毒性反应（Ryter et al.，2010）。这些结果表明自噬参与了肺上皮细胞的稳态调节。许多工作实际上是针对肺部疾病或肺癌的。通过电子显微镜观察，科学家在慢性阻塞性肺疾病的肺组织中发现了比正常组织更多的自噬体，同时也发现自噬相关基因（Atg4、Atg5、Atg7 和 LC3B）在肺疾病组织中高表达（Ryter et al.，2010）。疾病模型有助于我们理解自噬在肺代谢方面的调控机制，为探索自噬在正常肺组织中的功

能提供借鉴意义。

四、自噬参与骨发育和疾病

骨细胞包括软骨细胞、破骨细胞、骨细胞、成骨细胞等。在上述细胞中的自噬水平是不同的，LC3在骨细胞中的表达要高于成骨细胞。在饥饿或低氧等应激条件下，自噬活性在骨细胞中显著提高。近期研究发现自噬在维持骨细胞稳态方面发挥了重要作用。自噬能对抗氧化压力，防止凋亡。使用药物抑制自噬提高了氧化压力，从而引起凋亡。相反，激活自噬能够降低氧化压力，抑制凋亡。

此外，自噬能调节骨发育。在软骨细胞中敲除 Atg7 会减少股骨和胫骨的长度。自噬也调控了生长板软骨细胞的Ⅱ型胶原分泌。发育中自噬的调控对骨生长很重要，FGF12参与了自噬对软骨细胞的调控（Cinque et al.，2015）。另外一项工作与大鼠有关，发现FIP200在成骨细胞缺失后会造成骨质下降。删除自噬相关基因（Atg5、Atg7 和 LC3）影响了破骨细胞刷状缘的形成。上述这些结果揭示了自噬在骨发育中的重要性。在许多骨疾病中也发现自噬功能失调。在骨的佩吉特病中经常发现 p62 突变，其突变促进了破骨细胞生成（Kim et al.，2014）。

五、自噬调控胰岛 B 细胞质量和功能维持

自噬在维持胰岛 B 细胞的质量和功能方面具有重要作用。抑制胰岛 B 细胞的自噬导致细胞质量下降、泛素化蛋白和异常细胞器累积。通过使用电子显微镜和染色观察，可以在自噬缺失的胰岛 B 细胞中发现大的包涵体和结构异常的细胞器（线粒体和内质网），表明自噬在抵抗内质网应激等方面有重要作用（Kim et al.，2014）。自噬缺失的胰岛 B 细胞的胰岛素分泌功能也受损。特异性敲除 Atg7 的胰岛 B 细胞表现出葡萄糖不耐受和增殖能力下降。在胰岛素抵抗的情况下，胰岛 B 细胞的自噬活性增强，胰岛素分泌增加（Mizushima et al.，2011）。

六、其　　他

自噬参与调节脂肪组织的特性。脂肪组织中特异性敲除 Atg7 会导致脂肪量减少，这是由于自噬缺失损伤了白色脂肪组织的分化，使得白色脂肪组织表现出与棕色脂肪组织类似的特点（Kim et al.，2014）。敲除 Atg5 也损伤了白色脂肪组织的分化。与此相一致，在棕色脂肪组织敲除 Atg7 会抑制棕色脂肪组织的分化，促进浅褐色脂肪组织的发育（Altshuler-Keylin et al.，2017）。此外，肌肉特异性敲除 Atg7 的小鼠在高脂饮食情况下能避免肥胖及胰岛素抵抗。原因分析表明肌肉细胞缺失自噬促进了白色脂肪组织向棕色脂肪组织的转化，促进了脂类分解和 β- 氧化。这些结果说明自噬能够调节脂质积累和葡萄糖摄取（Kim et al.，2014）。

自噬还参与肝的脂质代谢（Kim et al.，2014）。在小鼠肝中，特异性地敲除 Atg7 导致脂质含量提高。相应的，敲除另一个重要的自噬基因 Vps34 也导致肝中脂质积累。此外，在肝卫星细胞中敲除 Atg7 也能引起脂质积累和肝纤维化损伤。

自噬不仅包括在上述特化细胞中，在其他细胞或组织中也具有重要作用。越来越多

的研究发现自噬能够维持细胞稳态。自噬破坏与疾病发生紧密相关。因此，在组织细胞中探索自噬调控对于研究代谢类疾病有重要的参考价值。

小　　结

自噬贯穿于生物体的整个生命进程，包括受精卵的发育、干细胞的形成、细胞谱系分化及器官的形成等。伴随着生命科学的进步，越来越多的研究揭示了自噬的生理意义和分子机制。干细胞与特化细胞作为机体中最具代表性的两个细胞类群，处于发育中的两个极端位置，具有各自鲜明的特征。因而，虽然自噬对于二者的稳态调控都不可或缺，但也表现出多样的调控方式，同时也反映出自噬调控的精确性与灵活性。由于自噬的研究正处于兴起阶段，自噬在不同物种、不同细胞、不同发育阶段的调控机制和生理功能正在被陆续揭示。未来对于自噬调控机制的深入剖析，将有助于我们对机体发育过程获得更加全面的理解，同时也为疾病防治提供新的思路和策略。

（中国科学院动物研究所　刘　坤　王　亮　赵同标）

参 考 文 献

ALTSHULER-KEYLIN S，KAJIMURA S，2017. Mitochondr homeost adipose tissue remodel ［J］. Sci Signal，10.

CHEN X，HE Y，LU F，2018. Autophagy in stem cell biology：a perspective on stem cell self-renewal and differentiation ［J］. Stem Cells Int，2018：9131397.

CINQUE L，FORRESTER A，BARTOLOMEO R，et al.，2015. FGF signalling regulates bone growth through autophagy ［J］. Nature，528：272-275.

DULAK J，SZADE K，SZADE A，et al.，2015. Adult stem cells：hopes and hypes of regenerative medicine ［J］. Acta Biochim Pol，62：329-337.

GONG J，GU H，ZHAO L，et al.，2018. Phosphorylation of ULK1 by AMPK is essential for mouse embryonic stem cell self-renewal and pluripotency ［J］. Cell Death Dis，9：38.

GUAN J L，SIMON A K，PRESCOTT M，et al.，2013. Autophagy in stem cells ［J］. Autophagy，9：830-849.

HE S，NAKADA D，MORRISON S J，2009. Mechanisms of stem cell self-renewal ［J］. Annu Rev Cell Dev Biol，25：377-406.

HO T T，WARR M R，ADELMAN E R，et al.，2017. Autophagy maintains the metabolism and function of young and old stem cells ［J］. Nature，543：205-210.

KIM K H，LEE M S，2014. Autophagy—a key player in cellular and body metabolism ［J］. Nat Rev Endocrinol，10：322-337.

KULKARNI V V，MADAY S，2018. Compartment-specific dynamics and functions of autophagy in neurons ［J］. Dev Neurobiol，78：298-310.

LEE Y，JUNG J，CHO K J，et al.，2013. Increased SCF/c-kit by hypoxia promotes autophagy of human placental chorionic plate-derived mesenchymal stem cells via regulating the phosphorylation of mTOR ［J］.

J Cell Biochem，114：79-88.

LIU K，ZHAO Q，LIU P，et al.，2016. ATG3-dependent autophagy mediates mitochondrial homeostasis in pluripotency acquirement and maintenance［J］. Autophagy，12：2000-2008.

LIU P，LIU K，GU H，et al.，2017. High autophagic flux guards ESC identity through coordinating autophagy machinery gene program by FOXO1［J］. Cell Death Differ，24：1672-1680.

MARTELLO G，SMITH A，2014. The nature of embryonic stem cells［J］. Annu Rev Cell Dev Biol，30：647-675.

MIZUSHIMA N，KOMATSU M，2011. Autophagy：renovation of cells and tissues［J］. Cell，147：728-741.

RYTER S W，CHOI A M K，2010. Autophagy in the Lung［J］. Proc Am Thorac Soc，7：13-21.

SALEMI S，YOUSEFI S，CONSTANTINESCU M A，et al.，2012. Autophagy is required for self-renewal and differentiation of adult human stem cells［J］. Cell Res，22：432-435.

SBRANA F V，CORTINI M，AVNET S，et al.，2016. The role of autophagy in the maintenance of stemness and differentiation of mesenchymal stem cells［J］. Stem Cell Rev，12：621-633.

TANG A H，RANDO T A，2014. Induction of autophagy supports the bioenergetic demands of quiescent muscle stem cell activation［J］. EMBO J，33：2782-2797.

WANG C，CHEN S，YEO S，et al.，2016. Elevated p62/SQSTM1 determines the fate of autophagy-deficient neural stem cells by increasing superoxide［J］. J Cell Biol，212：545-560.

WANG C，LIANG C C，BIAN Z C，et al.，2013. FIP200 is required for maintenance and differentiation of postnatal neural stem cells［J］. Nat Neurosci，16：532-542.

WANG L，YE X，ZHAO T，2018. The physiological roles of autophagy in the mammalian life cycle［J］. Biol Rev Camb Philos Soc，94：503-516.

WANG S，XIA P，REHM MFAN Z，2015. Autophagy and cell reprogramming［J］. Cell Mol Life Sci，72：1699-1713.

XIANG G，YANG L，LONG Q，et al.，2017. BNIP3L-dependent mitophagy accounts for mitochondrial clearance during 3 factors-induced somatic cell reprogramming［J］. Autophagy，13：1543-1555.

XUE F，HU L，GE R，et al.，2016. Autophagy-deficiency in hepatic progenitor cells leads to the defects of stemness and enhances susceptibility to neoplastic transformation［J］. Cancer Lett，371：38-47.

第二十四章　自噬与衰老及长寿

衰老是指生物生理功能出现不可逆的衰退、器官的形态和功能出现衰竭现象的总称。随着全球性人口老龄化的加速发展，如何解决老龄化所带来的健康、社会、经济等大量问题，受到了前所未有的关注，也给衰老机制及其相关课题的研究迎来了蓬勃发展的时机，尤其是近年来取得了大量的研究成果。自噬作为重要的生物学功能之一，也与衰老及长寿密切相关。

第一节　衰　　老

衰老现象普遍存在于真核生物中，在植物中，叶片衰老、果实衰老是十分常见的现象。单细胞生物酵母也会出现明显的衰老表型。衰老的生物学意义在于保持物种的稳定和进化。

一、衰老的细胞和分子特征

2013 年，著名的《细胞》杂志发表述评，总结了衰老的 9 大特征：基因组不稳定、端粒损耗、表观遗传改变、蛋白稳定性丧失、对营养感受紊乱、线粒体功能紊乱、细胞衰老、干细胞耗竭和细胞间通信改变。其中，蛋白稳定性、线粒体功能调节等特征与自噬功能密切相关（Lopez-Otin et al.，2013）。

二、衰老的信号通路及衰老机制假说

1. 衰老的信号通路　推动衰老进程需要激活特异性的信号通路，这些信号分子参与细胞周期的调节，它们均在肿瘤中被首先发现，并与某些肿瘤的发生有关。

（1）p53/p21 信号通路：抑癌基因 p53 参与调节细胞的多种功能，与细胞凋亡、自噬、衰老密切相关。DNA 损伤反应与衰老关系密切，强烈的损伤直接引起细胞凋亡，p53 蛋白持续升高；而轻度的损伤，则引起衰老。过氧化氢或基因毒性药物处理可损伤 DNA，引起 ATM/ATR 信号通路的激活，损伤信号传导到 p53，引起 p53 蛋白短暂性升高，然后激活 p21，最终导致细胞衰老（Luo et al.，2014）。

（2）p16/Rb 信号通路：在该信号通路中，损伤信号引起的 p16 表达持续增加，使 Rb 去磷酸化，细胞被阻断在 G_1 期。因此，在正常二倍体细胞中，p16 的高表达是细胞衰老的分子标志之一。虽然单独的信号通路激活就能引起细胞衰老，但 p16/Rb 与 p53/p21 信号通路之间存在相互作用，使衰老的调控更加精细化（Radpour et al.，2010）。

（3）Skp2/p27 信号通路：Skp2 属于 F 盒蛋白家族成员，与 Skp1/cullin 组成蛋白复合体，具有在泛素蛋白酶体降解通路中特异性识别靶蛋白的作用。在该信号通路中，

外部损伤信号通过 Pten 磷酸酶传递，抑制 Skp2 的活性，导致 p27 的表达升高。由该信号通路引起的细胞衰老，p53、p16 并没有活化，表达量也没有升高。

2. 衰老机制的假说　衰老是如何发生的？目前仍然缺乏可靠、令人信服的理论进行解释。近年来，"自由基致衰老假说"、"端粒缩短致衰老"假说获得了越来越多的实验证据支持，并有可能融合成统一的假说。

（1）自由基致衰老假说：1956 年，美国学者 Harman 首先提出这一假说。该假说认为，体内过度产生的自由基引起蛋白、核酸和脂类损伤，这些损伤的氧化产物不断积累，导致衰老表型的出现。后来这一假说不断发展，提出自由基主要来自线粒体代谢。对果蝇、小鼠等不同年龄段的个体进行测定，发现自由基含量不断增加，至老年期达最高。最直接的证据是，把人的过氧化氢酶基因定位在小鼠的细胞核中表达，对小鼠寿命没有影响；而在线粒体中定向表达，能明显延长小鼠的寿命达 4.5 个月，提示线粒体代谢产生的自由基与衰老紧密相关。但该假说也有难以解释之处。美国医学会组织了大规模的随机、双盲对照的抗氧化剂干预实验，对 14 641 位超过 50 岁的美国男性进行了 8 年的随访研究，每天服用抗氧化剂维生素 C，隔天服用维生素 E，结果发现抗氧化剂干预并不能降低心脑血管疾病的发病率，以及前列腺癌或其他癌症的发生率（Wang et al.，2014）。此外，多项研究表明，低浓度的自由基具有信号功能，是精子发育、消除病原入侵所必需的。因此，自由基致衰老假说仍然缺乏关键的实验证据。

（2）端粒缩短致衰老假说：该学说认为，衰老是由于端粒的不断缩短而引起的。端粒是由短 DNA 重复序列（TTAGGG）组成，位于染色质末端的特殊结构，其功能是保持染色体结构的稳定。端粒酶通过延长端粒来保持其长度的稳定。检测不同年龄人群血液白细胞的端粒长度，在老年人中确实明显缩短。对人染色体整体扫描，发现端粒缩短过程中，会出现 DNA 损伤反应，活性氧明显升高，导致基因组不平衡而启动细胞衰老的过程。使用射线引起端粒损伤，可以观察到损伤不能修复，而持续地激活 DNA 损伤反应体系，最终可导致细胞衰老。但这一学说也有无法解释之处。例如，虽然人类衰老过程中端粒逐渐缩短，但小鼠的端粒并没有缩短。即使使用基因敲除的方法去除小鼠的端粒酶，在第一代小鼠死亡时，其端粒也没有缩短，到第四代小鼠端粒缩短才明显。人类与小鼠端粒变化的差异，提示仅用"端粒缩短"解释衰老现象有其片面性（Sahin et al.，2012）。

总之，目前尚未形成统一的衰老理论，衰老的机制也没有被研究透彻，仍然有很多未明之处有待探索。

第二节　衰老进程中自噬功能下调，抑制自噬加速衰老

衰老最为明显的皮肤特征是老年斑的出现，其中以油性皮肤更为常见。老年斑的形成与脂褐素密切相关。脂褐素是在细胞衰老中出现的荧光性致密物质，主要成分是脂肪的残存物和不能被降解的溶酶体消化物，其形成与自噬关键细胞器溶酶体功能的受损密切相关。几乎所有的衰老组织都伴随着溶酶体系统的形态学和酶学的改变。

在衰老小鼠的肝脏中，已经观察到肝脏溶酶体膜上的溶酶体相关膜蛋白 2a

（lysosome-associated membrane protein type 2a，LAMP2a）的表达水平减少。在衰老过程中，分子伴侣介导的自噬（chaperone-mediated autophagy，CMA）过程明显减弱。CMA 是通过分子伴侣如热休克蛋白 70（heat shock protein 70，HSP70）介导的自噬活动，它能够特异性地识别并结合被降解的蛋白，然后在受体 LAMP2a 作用下，转运到溶酶体内。另外，研究发现伴随着衰老进程，溶酶体膜上的 LAMP2a 表达也进行性地减少，从而导致 CMA 效率降低。在转基因小鼠中组织衰老也会引起 LAMP2a 的表达减少。LAMP2a 转基因小鼠比同龄的野生型小鼠年轻，这种作用正是由于 LAMP2a 含量的增多避免了与衰老相关的 CMA 的衰减，从而减少了肝脏中泛素化蛋白聚集物、氧化产物和凋亡细胞的积累（Zhang et al.，2008）。

大量研究表明，在衰老过程中，部分自噬信号通路的关键蛋白表达下调，自噬功能明显下降。快速老化 P8 系小鼠（senescence accelerated mouse P8，SAMP8）模型是一种非基因修饰的动物模型，与年老的阿尔茨海默病有着相似的病理特征。在 SAMP8 小鼠的衰老进程中，表现出一些与年龄相关的自噬功能下降，脑中泛素化蛋白积聚（Ma et al.，2011）。在人类衰老的大脑中，发现自噬相关蛋白，如 Atg5、Atg7、Beclin1 的表达量比年轻人少（Crews et al.，2010）。在骨关节炎中，unc-51 样自噬激活激酶 1（unc-51 like autophagy activating kinase 1，ULK1）、Beclin 1、微管相关蛋白 1 轻链 3（microtubule-associated protein 1 light chain 3，LC3）这些与自噬相关的分子表达也下降。

线虫是长寿研究中常用的模式生物之一。在线虫中，*Atg1*、*Atg7*、*Atg8* 和 *Beclin1* 这些与自噬相关的基因突变，会引起线虫的寿命缩短。同样，在果蝇体内，若减少 *Atg1*、*Atg8* 和 *Sestrin1* 的表达，也会使果蝇寿命缩短。抑制自噬还会引起甘油三酯堆积、线粒体功能紊乱、肌肉退化和心脏功能失调等与衰老有关的病理改变。

第三节 增强自噬能抗衰老并延长寿命

一、热量限制延长寿命、抗衰老的效应与自噬激活有关

热量限制目前已在大多数动物中验证能延长寿命、抗衰老。在恒河猴中，热量限制能减少糖尿病、心血管病、癌症和脑萎缩的发病率。流行病学研究也表明热量限制对人类健康有益。热量限制能通过激活能量感应器 AMPK 和 Sirtuin 1 而激活自噬。另外，热量限制还可通过抑制胰岛素 / 胰岛素样生长因子信号通路，抑制雷帕霉素靶点（target of rapamycin，TOR）和激活自噬。在酵母菌、线虫和果蝇中，当 TOR 信号通路已经被抑制时，热量限制则不能进一步延长寿命。在酵母菌、线虫、果蝇和小鼠中，通过药物（雷帕霉素）或者基因敲除的方法抑制 TOR 可以延长寿命。当敲除或者敲低 *Atg* 基因时，雷帕霉素延长寿命的作用就消失了，这提示自噬机制在雷帕霉素的延长寿命效应中发挥重要作用（Harrison et al.，2009）。

Sirtuin 1（*SIRT1*）是哺乳动物的沉默因子，它的同源类似物在酵母菌和果蝇中是 *Sir-2*，在线虫中是 *Sir-2.1*，过表达这一基因能延缓衰老和延长寿命。在酵母菌、蠕虫和果蝇中，热量限制能够延长寿命部分地与其上调 *SIRT1* 表达有关，缺少 *Sir-2* 会解除热量限制在延长寿命上的作用。白藜芦醇可以直接或者间接地激活 *SIRT1* 从而延长寿命，但是当酵母菌、

蠕虫和果蝇中缺少 Sir-2 时，这种延长寿命的作用会消失。同样地，当小鼠被敲除 *SIRT1* 时，热量限制也不能表现出增加寿命的效应。在酵母菌和线虫中，热量限制和白藜芦醇必须在 Sir-2 存在的情况下才能发挥增强自噬的作用，在 *Atg* 基因敲除或者下调的情况下，热量限制、白藜芦醇和 *Sir-2* 过度表达引起的延长寿命效应会被取消（Guarente, 2007）。因此，以上因素所引起的延长寿命的效应需要 *SIRT1* 的参与，同时自噬在其中也发挥重要的作用。

二、促进线粒体自噬能延长寿命、提高衰老期健康水平

损伤线粒体堆积是衰老和许多老年病的共同标志。尽管导致衰老线粒体功能障碍的潜在机制仍未阐明，但线粒体自噬功能衰退可能在其中发挥关键的作用。在哺乳动物，损伤线粒体通过 PINK1 和 E3 泛素 - 蛋白连接酶 Parkin 通路降解。线粒体自噬功能障碍在许多衰老相关疾病，如心脏病、视网膜病变、肾脏损害、脂肪肝、肺源性高血压、神经退行性疾病等的病理生理过程中发挥重要作用。在线虫、果蝇、小鼠和人类的研究中，都发现衰老时线粒体自噬标志物减少。这可能与衰老引起的一些病变有关，如 Pink1 或 Parkin 缺失，可导致果蝇寿命缩短，行为学衰退提前。线虫模型的研究也证实了线粒体自噬对于寿命的重要性。*dct-1* 基因是哺乳动物 *BNIP3* 和 *BNIP3L* 的同源物，后两者是哺乳动物线粒体自噬的报告基因。抑制 *dct-1* 或 *PINK1* 能够缩短长寿命的 *daf-2* 突变体和 *eat-1* 突变体，以及几个长寿命线虫模型的寿命。

一些研究探讨了促进线粒体自噬对衰老和寿命的影响。在成年期广泛性或神经元特定性地上调 Parkin，延长了黑腹果蝇的寿命。此外，近期有报道，黑腹果蝇中年期线粒体形态变长，与线粒体自噬受损和线粒体功能障碍有关。在中年期促进 Drp-1 介导的线粒体分裂，能使线粒体形态趋向于"年轻态"，有助于线粒体自噬，改善线粒体呼吸。暂时性地在中年阶段诱导 Drp-1，延缓了衰老表型的出现，延长了寿命。这提示，中年期开始的至少部分地与线粒体动力学有关的线粒体自噬衰退，参与了黑腹果蝇衰老相关的线粒体功能障碍，限制了寿命。

基于上述发现，有学者提出，促进线粒体自噬的药理学手段可能是延缓衰老期健康水平下降的有效手段。一些研究支持了这一猜想。饮食给予线虫 urolithin A 能诱导线粒体自噬，延长寿命。urolithin A 处理改善了线虫一系列与健康寿命有关的标志物，保护了线粒体呼吸功能。同时，urolithin A 延长寿命的效应与线粒体自噬基因 *PINK1* 和 *dct-1* 有关。urolithin A 处理也对啮齿类动物有益，能改善衰老相关的骨骼肌功能减退（Ryu et al., 2016）。这提示，线粒体自噬对机体健康的有益效应是物种保守的。相关研究见表 24-1。

表 24-1　自噬与衰老和神经退行性疾病的关系

自噬缺陷及基因型	表现	衰老 / 疾病相关性	引文（PubMed 标识码）
敲除 *Beclin 1* 的杂合子（小鼠）	溶酶体破坏，神经退行性病变	神经退行性疾病	18497889
敲除中枢神经系统 *Atg5* 或 *Atg7*（小鼠）	运动功能障碍，协调性下降，大脑和小脑皮层大量神经元丢失	神经退行性疾病	16625205 16625204
敲除浦肯野细胞 *Atg7*（小鼠）	轴突营养不良和轴突末端退化；伴随着浦肯野细胞死亡和小脑性共济失调		17726112

续表

自噬缺陷及基因型	表现	衰老/疾病相关性	引文（PubMed标识码）
敲除中枢神经系统 FIP200（小鼠）	小脑变性，伴随进行性神经元丢失；泛素化蛋白堆积，损伤线粒体蓄积；小脑细胞凋亡	神经退行性疾病	19940130
敲除 HDAC6（小鼠、果蝇）	蛋白聚合物堆积	神经退行性疾病	20075865
敲除 PINK1（小鼠）	纹状体中选择性线粒体缺陷（复合物Ⅰ、Ⅱ）	帕金森病	18687901
敲除骨骼肌 Atg7（小鼠）	肌肉萎缩和年龄依赖性力量下降；异常线粒体积聚，肌浆网扩张，肌节解体	骨骼肌减少症	19945408
敲除足细胞 Atg5（小鼠）	肾小球硬化；泛素蛋白堆积；内质网应激；蛋白尿	肾小球硬化	20200449

第四节　长寿与抗衰老效应

　　长寿是指某些个体的存活时间比该物种平均寿命活得更长的现象。就人类而言，人类的平均预期寿命是不断变化的，因此，长寿的年龄也随之变化。根据国内外的独立调查资料，85 岁以上老年人患阿尔茨海默病的概率为 50%，可以作为一个划分长寿的参考标准。因此，根据目前的现实情况，年龄超过 90 岁仍然没有出现明显疾病的老年人可以认作长寿老人。就长寿来说，百岁老人又称为超长寿老人，是研究得最多、也最能说明长寿机制的人群。对百岁老人的研究有助于人们采取更为科学的保健措施，减少老年病的发生。

　　长寿是人类社会文明进步的象征，也是人类长期追求的美好目标。但长期以来，人类长寿机制的研究进展缓慢，主要原因是人类寿命长、影响因素多，难以得到可靠的科学结论。根据对百岁老人的健康、生活环境调查，总结出健康长寿有以下 5 个决定性因素：遗传因素、优良的环境、控制饮食、适度运动和良好的心理状态。后面的 3 个因素是健康的中老年人可以自我调节和控制的，也是抗衰老的理论依据之一（de Cabo et al.，2014）。

一、长寿与活力基因群

　　要活到百岁，从父母遗传得到的基因和遗传背景起决定性的作用，这里的遗传背景包括基因以及与 DNA 序列变化无关的表观遗传机制。这一观点的最直接证据是，长寿老人多、具有血缘关系的直系家族中，出现百岁老人的概率极高。正是家族的遗传性，使国内外的部分研究者认为存在特异的"长寿基因"。不过，迄今为止并没有发现只负责长寿的基因。目前发现，胰岛素/胰岛素样生长因子 -1（insulin-like growth factor1，IGF-1）信号通路、叉头转录因子（forkhead transcription factor）FOXO3a 等具有调节长寿的作用，已经发现多个单核酸多态性位点与百岁老人的长寿有关。

　　检测活力基因群（vitagenes）的变化或许是从遗传角度解释长寿的可行路径。活力基因群是指由抗细胞应激相关基因所组成的基因集合。目前研究得比较清楚的活力基因有 NF 相关的核转录因子 2（NF-related nuclear factor，Nrf2）、Sirtuins 家族、FOXO3a、热休克蛋白家族等。在正常细胞中，这些基因往往在细胞应对热应激、氧化应激、毒物应激中表达升高，从而有利于细胞存活；此外，这些基因还启动自噬信号通路以清除受损的细胞器和变性蛋白，诱导凋亡以消除受损的细胞。

二、模式生物的长寿机制

由于人类寿命个体差异很大，目前对长寿机制的研究一直难以取得突破性进展。近年来，对低等模式生物如线虫的研究取得了大量研究成果，给人类长寿机制的研究提供了许多有益的启示。

秀丽隐杆线虫的平均寿命为 22 天，是十分难得的寿命研究材料。突变线虫的 IGF-1 信号通路均可使其寿命延长，主要是增加 DAF-16（FOXO3a 的同源物）表达所致。在小鼠中也已证实干扰该信号通路可延长雌性小鼠的寿命。起初认为，低温引起线虫寿命的延长是由于化学反应降低，但事实并非如此。使温度感受 TRPA-1 通道缺失，发现低温引起寿命延长的效应也消失。深入分析其信号通路，发现 TRPA-1 激活钙离子内流，激活钙依赖的 PKC，然后引起 DAF-16 表达是低温延寿的机制。通过基因组分析确定了线虫 DAF-16 的调节分子，并发现了 *PQM-1* 这一具有广泛调节作用的基因，缺失 PQM-1 能抑制 DAF-2 引起的长寿和发育过程；另外，还检测到随着年龄增加，PQM-1 的表达降低。把线虫的生殖腺移除后可以延长其寿命，该机制与 L2-L3 转换过程中 Let-7 miRNA 家族的调节相关，这些 miRNA 通过靶向早期幼虫核因子 lin-14 和 Akt-1 激酶，然后激活 DAF-16 而延长寿命。对小鼠和线虫的遗传学分析发现，线粒体核糖体蛋白 MRPs5 是代谢和长寿的调节分子，可引起线粒体非折叠蛋白反应而延长寿命。利用多种小鼠突变模型，证实了母体线粒体 DNA 突变能够明显影响子代寿命，子代小鼠的衰老过程加快，并可随机性损伤脑功能。

三、长寿信号通路

1. 胰岛素 /IGF-1 通路　胰岛素 /IGF-1 信号通路的适度抑制是机体抑制衰老的一种进化保守机制（Ziv et al.，2011）。DAF-2 是胰岛素生长因子的受体，当线虫 DAF-2 基因发生突变后，线虫的生命期较野生型线虫增长了 3 倍。当用营养物质刺激细胞时，胰岛素 /IGF-1 通路激活后会引起 PI3K-AKT 信号通路的激活，继而使下游的转录因子 FOXO 被磷酸化修饰，从细胞核转移到细胞质而失活，进而对 DNA 的修复、细胞增殖和抗氧化应激都产生不利影响。因而，当 PI3K 的受体 ACE-1 被抑制时，果蝇的寿命将被延长，并且核内的 FOXO 会直接与抗氧化酶类（如过氧化氢酶和线粒体超氧化物歧化酶）的启动子区域结合，从而增加抗氧化酶的表达，促进活性氧的去除，进而提高抗氧化应激的能力。Klotho 蛋白参与维生素 K 和钙、磷的代谢，保护心血管系统，并且影响机体的免疫功能。Klotho 基因与衰老密切相关，这与抑制胰岛素 /IGF-1 信号通路的激活相关（Owusu-Ansah et al.，2013）。有丝分裂原活化蛋白激酶超家族途径经由 FOXO 的相关转录因子 DAF-16 模拟胰岛素 /IGF-1 信号通路，可以诱导 DAF-16 进入细胞核。以上实验结果表明，胰岛素 /IGF-1 信号通路或相关通路在调节衰老中发挥着核心作用。

2. TOR 通路　TOR 是高度保守的丝氨酸 / 苏氨酸蛋白激酶，能够调节细胞生长和增殖。TOR 按功能分为 TORC1 和 TORC2，TORC1 对雷帕霉素较为敏感，参与细胞内转录和翻译过程；TORC2 对雷帕霉素不敏感，主要调节细胞骨架的重塑。TOR 已被证实为调节长寿的另一个较为公认的信号通路。在线虫或果蝇中使 TOR 信号通路下调或者失活时，其寿命增加；并且注射低剂量的雷帕霉素可以延长酵母菌的寿命。目前认为在该通路中，主要是 TORC1 参与了抗衰老延长寿命的作用。S6K 是 TORC1 下游的正调控靶点，当在小鼠中敲除 S6K 时，小鼠的生命期延长；4E-BP 是负调控靶点，并且是正常生命周期所必需的，当过表达 4E-BP 时，小鼠的生命期延长（Weatherill et al.，2010）。另外，TOR 信号通路直接参与自噬的调控。在酵母菌中，TORC1 参与调控自噬基因 *Atg1*、*Atg13* 和 *Atg17*，并且当阻断 TORC1 信号通路时，酵母菌寿命增长，这与其诱导细胞自噬相关（Kamada，2010）。

第五节　自噬的抗衰老作用

一、自噬、蛋白质稳态与神经退行性病变

大量证据表明，自噬功能障碍在神经退行性病变的发生发展中起中心作用（Leidal et al.，2018）。作为有丝分裂后细胞，神经元无法通过细胞分裂稀释错误折叠的蛋白和损伤的细胞器，因此神经元稳态的保持高度依赖于自噬功能。自噬溶酶体降解功能障碍，可引起神经内分泌稳态破坏，导致脂褐质堆积，这又会进一步抑制自噬功能，形成恶性循环。研究发现，由于降解能力下降，老年小鼠海马存在自噬体堆积，这一现象可能与认知功能损害有关。在小鼠中使 Atg5 或 Atg7 失活，这些小鼠就会表现出神经行为的缺陷与不足，表明自噬对维持神经细胞内环境稳态有着重要的作用。另外，在自噬缺乏的神经细胞中，多泛素化的蛋白在体积和数量上都随着衰老而增多。这表明，自噬可以持续地清除异常的蛋白质，从而在维持神经细胞内环境中发挥重要作用。

许多神经退行性疾病的特征是细胞内毒性蛋白的异常折叠和聚集。这些疾病包括阿尔茨海默病、帕金森病、tau 蛋白病变、亨廷顿病等。许多病原性蛋白只在溶解形式时才能被蛋白酶体或 CMA 分解。CMA 一对一特定地以溶酶体表面的基质蛋白为目标，进而消化蛋白结构。当蛋白转变成不可逆的寡聚物或者多聚复合物，并且这些蛋白结构不能被完全展开时，此时的蛋白结构可以被大自噬所分解。一旦大自噬功能开始衰减，同时伴有 CMA 功能衰减时，聚集的蛋白会导致神经功能损伤，并最终导致神经细胞的死亡（Cuervo et al.，2014）。

自噬诱导剂，包括雷帕霉素、雷帕霉素衍生物、丙戊酸和锂，可以在亨廷顿病的模型中缓解异常的亨廷顿蛋白聚积和细胞死亡。此外，应用雷帕霉素激活自噬可以用来治疗由突变和野生的 tau 蛋白诱发的疾病。在果蝇的光感受器神经元中通过过表达结节硬化性复合物 1（tuberous sclerosis complex 1，TSC1）和 TSC2 来抑制 TOR，能刺激体内多聚谷氨酰胺增强对亨廷顿蛋白的清除，这与过表达 Atg1 有相同的效应。过表达 TSC1 和 TSC2 可以避免由神经退行性病变诱导的磷脂酶 C 突变所引起的细胞内复合物的聚集（Avet-Rochex et al.，2014）。许多药物可以通过自噬途径增加对异常聚集的蛋白质的清除，从而在阿尔茨海默病、亨廷顿病及其他神经退行性疾病中发挥作用。

二、线粒体自噬与衰老相关线粒体功能障碍

线粒体在细胞能量代谢、基因表达、细胞凋亡、信号转导及电解质稳态平衡等的调控中发挥重要作用。1972 年，Harman 提出了"线粒体衰老学说"，认为线粒体自由基损伤的累积导致机体的衰老。在衰老过程中，线粒体呼吸链复合物功能减退，能量生成减少。自由基生成增加，造成蛋白质、脂质、核酸等生物大分子的氧化损伤。此外，过多的自由基还会激活线粒体依赖的细胞凋亡途径。线粒体 DNA（mtDNA）缺陷的小鼠表现出早衰现象。长寿老人 mtDNA 拷贝数不仅没有降低，反而显著高于普通老年人群，提示线粒体功能的维持可能是其保持健康、获得长寿的关键所在。

大量证据表明，线粒体自噬参与了多种衰老相关神经退行性疾病的发生发展，包括帕金森病、阿尔茨海默病等（图 24-1）。在衰老过程中，线粒体自噬可发挥细胞保护作用，能够清除损伤的线粒体，从而避免活性氧（ROS）过度生成和毒性蛋白堆积，这对于神经元维持正常功能至关重要。近年来，一些研究正在揭示线粒体自噬在神经退行性疾病中的作用与机制。PINK1 是一种蛋白激酶，在心脏、肌肉和脑等高能耗器官中高表达。在细胞内，PINK1 主要位于线粒体的内膜上，可介导线粒体自噬清除损伤的线粒体。Pink1 基因缺陷小鼠表现出帕金森病的一些症状，导致了线粒体呼吸链复合体Ⅰ（complexⅠ）无法适当磷酸化，造成能量生成减少；而当 ComplexⅠ磷酸化处于正常水平时，帕金森病的表型可明显减轻或消失（Liu et al., 2010）。Parkin 是一种泛素连接酶，在蛋白质质量控制、线粒体稳态和应激相关信号通路中发挥重要作用。Parkin 能被选择性地募集到膜电位降低的线粒体，介导线粒体被自噬体包裹（Narendra et al., 2008），这提示 Parkin 在线粒体自噬中扮演重要角色。此后，对于果蝇、小鼠、多种哺乳动物细胞、PD/AD 患者脑等模型的研究进一步揭示了 Parkin 介导的线粒体自噬与衰老和神经退行性疾病的关系。在果蝇中神经元定位或广泛性过表达 Parkin，能减少蛋白质毒性、改善线粒体质量，延长寿命（Saini et al., 2010）。

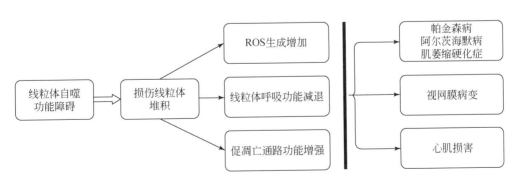

图 24-1　线粒体自噬与衰老相关疾病的关系

从中年期开始的线粒体自噬功能障碍，导致损伤线粒体堆积，引起 ROS 生成增加、线粒体呼吸功能减退、促凋亡通路功能增强，这些效应与一些衰老相关疾病，包括帕金森病、阿尔茨海默病、肌萎缩硬化症、视网膜病变、心肌损害等的发生发展关系密切

线粒体膜通透性是限制细胞死亡的因素之一，超出线粒体膜通透性的临界值将导致

部分线粒体启动凋亡途径，引起细胞死亡。如果大多数受损的线粒体能够选择性地通过自噬被清除，剩余的线粒体将有更高的线粒体膜通透性的临界值，能够更强地阻止细胞色素 C 的释放，并且减少 ROS 的产生，从而减少细胞的死亡。

三、自噬、细胞衰老与干细胞

组织干细胞数量减少或功能缺损可能导致衰老。在老年小鼠，雷帕霉素可以延长寿命，并且刺激造血干细胞的更新，从而提高免疫系统的功能。在小鼠的造血干细胞中敲除 *Tsc1*，导致淋巴细胞增生的减少，最终导致造血系统的重塑，也使 CDK 抑制剂 p16（lnk4a）、p19（Arf）和 p21（Cip1）增多。尽管 TOR 相关的其他功能也发挥作用，但大部分是由自噬不足所引起的，因为当敲除 *Atg7* 时最终将导致造血干细胞严重的损耗。另有证据表明，伴随衰老，自噬功能降低将导致骨骼肌干细胞功能下降（Garcia-Prat et al.，2016）。自噬也决定着骨髓间充质干细胞特性和骨衰老过程中的细胞衰老（Ma et al.，2018）。

同样地，使肿瘤抑制基因 *PTEN* 失活可以产生一系列与癌基因编码的 DNA 损伤不同的反应，称为 *PTEN* 丢失引起的细胞衰老。该作用依赖于激活 TOR，并且可以被 Mdm2 抑制，导致 Tp53 的表达，并且最终会抑制自噬。雷帕霉素可以避免细胞衰老，这是人为地诱导 p21 的表达，并没有影响细胞周期（Italiano et al.，2012）。因此，mTOR 有可能限制增殖，并且通过衰老调节干细胞的凋亡，这种作用可以被雷帕霉素所抑制。

小　　结

越来越多的证据表明，自噬在长寿中发挥着重要的作用，特别是利用酵母、小鼠等模式动物开展的工作，证实了多个自噬基因是长寿策略延长寿命所必需的。长寿动物拥有较高的自噬水平，这提示自噬功能的增强参与了寿命的延长。反观正常衰老过程中，自噬功能会发生组织特异性的下降。自噬也参与调节衰老的进程和衰老相关疾病的发生发展。自噬功能下降或缺陷可导致或加速衰老；自噬功能升高，有助于清除突变蛋白和结构改变的毒性蛋白，提高细胞活力，减少不可再生细胞的凋亡，表现为抗衰老效应。在这一领域，还有许多亟待解决的问题，例如：在衰老过程中为何多数组织自噬水平下降？其机制如何？此外，自噬功能下降的后果如何？自噬调节寿命的精确过程如何？不同的长寿策略都需要自噬功能参与来发挥效应，如果这些策略促进长寿的效应可以叠加，那么，联合使用这些方案，在诱导自噬方面，是否存在协同效应？需要更进一步的研究来阐明。研究自噬在衰老及长寿中的作用，还将有助于为老年病的防治提供新的思路。

（苏州大学　罗　丽　秦正红
中国医学科学院 医药生物技术研究所　何琪杨）

参 考 文 献

AVET-ROCHEX A，CARVAJAL N，CHRISTOFOROU C P，et al.，2014. Unkempt is negatively regulated by mTOR and uncouples neuronal differentiation from growth control［J］. PLoS Genet, 10（9）：

e1004624.

CREWS L, SPENCER B, DESPLATS P, et al., 2010. Selective molecular alterations in the autophagy pathway in patients with Lewy body disease and in models of alpha-synucleinopathy [J] . PLoS One, 5(2): e9313.

CUERVO A M, WONG E, 2014. Chaperone-mediated autophagy: roles in disease and aging [J] . Cell Res, 24 (1): 92-104.

DE CABO R, CARMONA-GUTIERREZ D, BERNIER M, et al., 2014. The search for antiaging interventions: from elixirs to fasting regimens [J] . Cell, 157 (7): 1515-1526.

GARCIA-PRAT L, MUNOZ-CANOVES P, MARTINEZ-VICENTE M, 2016. Dysfunctional autophagy is a driver of muscle stem cell functional decline with aging [J] . Autophagy, 12 (3): 612-613.

GUARENTE L, 2007. Sirtuins in aging and disease [J] . Cold Spring Harb Symp Quant Biol, 72: 483-488.

HARRISON D E, STRONG R, SHARP Z D, et al., 2009. Rapamycin fed late in life extends lifespan in genetically heterogeneous mice [J] . Nature, 460 (7253): 392-395.

ITALIANO A, CHEN C L, THOMAS R, et al., 2012. Alterations of the p53 and PIK3CA/AKT/mTOR pathways in angiosarcomas: a pattern distinct from other sarcomas with complex genomics [J] . Cancer, 118 (23): 5878-5887.

KAMADA Y, 2010. Prime-numbered Atg proteins act at the primary step in autophagy: unphosphorylatable Atg13 can induce autophagy without TOR inactivation [J] . Autophagy, 6 (3): 415-416.

LEIDAL A M, LEVINE B, DEBNATH J, 2018. Autophagy and the cell biology of age-related disease [J] . Nat Cell Biol, 20 (2): 1338-1348.

LIU S, LU B, 2010. Reduction of protein translation and activation of autophagy protect against PINK1 pathogenesis in *Drosophila melanogaster* [J] . PLoS Genet, 6 (12): e1001237.

LOPEZ-OTIN C, BLASCO M A, PARTRIDGE L, et al., 2013. The hallmarks of aging [J] . Cell, 153(6): 1194-1217.

LUO Y, HARTFORD S A, ZENG R, et al., 2014. Hypersensitivity of primordial germ cells to compromised replication-associated DNA repair involves ATM-p53-p21 signaling [J] . PLoS Genet, 10 (7): e1004471.

MA Q, QIANG J, GU P, et al., 2011. Age-related autophagy alterations in the brain of senescence accelerated mouse prone 8 (SAMP8) mice [J] . Exp Gerontol, 46: 533-541.

MA Y, QI M, AN Y, et al., 2018. Autophagy controls mesenchymal stem cell properties and senescence during bone aging [J] . Aging Cell, 17 (1): e12709.

NARENDRA D, TANAKA A, SUEN D F, et al., 2008. Parkin is recruited selectively to impaired mitochondria and promotes their autophagy [J] . J Cell Biol, 183 (5): 795-803.

OWUSU-ANSAH E, SONG W, PERRIMON N, 2013. Muscle mitohormesis promotes longevity via systemic repression of insulin signaling [J] . Cell, 155 (3): 699-712.

RADPOUR R, BAREKATI Z, HAGHIGHI M M, et al., 2010. Correlation of telomere length shortening with promoter methylation profile of p16/Rb and p53/p21 pathways in breast cancer[J] . Mod Pathol, 23(5): 763-772.

RYU D, MOUCHIROUD L, ANDREUX P A, et al., 2016. Urolithin A induces mitophagy and prolongs lifespan in *C. elegans* and increases muscle function in rodents [J]. Nat Med, 22（8）: 879-888.

SAHIN E, DEPINHO R A, 2012. Axis of ageing: telomeres, p53 and mitochondria [J]. Nat Rev Mol Cell Biol, 13（6）: 397-404.

SAINI N, OELHAFEN S, HUA H, et al., 2010. Extended lifespan of *Drosophila* parkin mutants through sequestration of redox-active metals and enhancement of anti-oxidative pathways [J]. Neurobiol Dis, 40（1）: 82-92.

WANG L, SESSO H D, GLYNN R J, et al., 2014. Vitamin E and C supplementation and risk of cancer in men: posttrial follow-up in the Physicians' Health Study Ⅱ randomized trial[J]. Am J Clin Nutr, 100（3）: 915-923.

WEATHERILL D B, DYER J, SOSSIN W S, 2010. Ribosomal protein S6 kinase is a critical downstream effector of the target of rapamycin complex 1 for long-term facilitation in *Aplysia* [J]. J Biol Chem, 285（16）: 12255-12267.

ZHANG C, CUERVO A M, 2008. Restoration of chaperone-mediated autophagy in aging liver improves cellular maintenance and hepatic function [J]. Nat Med, 14（9）: 959-965.

ZIV E, HU D, 2011. Genetic variation in insulin/IGF-1 signaling pathways and longevity [J]. Ageing Res Rev, 10（2）: 201-204.

第二十五章　自噬与泛素蛋白酶体系统

人体中有（40～60）万亿个细胞。每个细胞内每分钟就有数以百万计的蛋白质分子被合成，同时，有数以百万计的蛋白质分子被降解。由于大量新合成的蛋白质可能包含突变或诱导错误折叠的信息，这些蛋白质需要被迅速降解，以防这些蛋白质片段发生积聚而产生毒性。细胞内蛋白质降解的主要机制有两种：泛素蛋白酶体系统（ubiquitin proteasome system，UPS）和自噬溶酶体途径（autophagy lysosome pathway，ALP）。两者之间具有一定的联系，一些连接分子能够启动两者的代偿效应以缓解疾病的进展。

第一节　自噬溶酶体途径和泛素蛋白酶体系统

一、自噬溶酶体途径

细胞自噬（autophagy）是真核生物中进化保守的、对细胞内物质进行周转的重要过程。大自噬涉及一种独特的膜结构——吞噬泡（phagophore），这种细胞质中形成的双层膜囊泡包裹受损的蛋白或细胞器构成自噬体。自噬体可以直接与溶酶体融合，或者先与内吞囊泡融合、再与溶酶体融合，溶酶体水解酶最终将底物降解。降解产物循环返回细胞质，用于新的大分子结构单元或用于产生能量。最初自噬被认为是饥饿或营养缺乏所引起的批量降解系统，近年来人们认识到自噬是一种具有高度选择性的降解途径，自噬可靶向各种底物并将其降解，这些底物包括聚集蛋白和受损的细胞器等。参与选择性自噬的关键因子是自噬受体和衔接蛋白，这些自噬受体和衔接蛋白将底物运送到自噬途径。

自噬参与降解和清除受损、变性、衰老和失去功能的细胞器及变性蛋白质等生物大分子，为细胞的生存和修复提供必需的能量。自噬影响生物生命过程的方方面面。研究表明，包括肥胖症、糖尿病、神经退行性疾病、免疫失调及癌症在内的许多人类重大疾病的发生都与自噬过程的异常有关。自噬的调控机制十分复杂，雷帕霉素靶蛋白（TOR）、PI3K/PKB、ATP/AMPK 等调控因子都对自噬的发生和发展起重要作用。在亨廷顿病（Huntington disease，HD）的研究中发现，动力蛋白对自噬具有调控作用，动力蛋白功能下调可抑制亨廷顿等易聚集蛋白通过自噬途径进行降解。动力蛋白的活性可能也关系到其他与细胞内聚集体有关的疾病，如帕金森病（Parkinson disease，PD）。通过提高 ATP 水平抑制动力蛋白活性，可能对 PD 中的易聚集蛋白 α-syn 的自噬性降解具有一定的调控作用。

过去十几年研究人员鉴定出了约 40 个保守的自噬相关基因（*atg*），这些基因的发现为理解和研究自噬的复杂过程奠定了基础。ULK1 复合物，包括 Atg13、FIP200、Atg101，是吞噬泡核化（phagophore nucleation）进程中所必需的因子。核化进程还需要

Ⅲ类磷脂酰肌醇 3- 激酶（PI3K）复合物 I，以及自噬基因 *Beclin1* 和 *atg14L*（Diao et al.，2015）。完整的膜蛋白 mAtg9 也需要被募集到吞噬泡核化发生的部位。此外，自噬体形成时，还需要泛素样蛋白 Atg12 和微管相关蛋白 1（MAP1）[MAP1 轻链 3（LC3）]（酵母 Atg8 同源物）及它们的共轭体系。与泛素化相类似，Atg12 和 LC3 由 E1 样酶（Atg7）激活，通过 E2 样酶（Atg10 和 Atg3）分别共轭到 Atg5 或磷脂酰乙醇胺（phosphatidyl ethanolamine，PE）。Atg12-Atg5 共轭体与膜结合蛋白 Atg16L 相连接形成高分子量复合物。Atg12-Atg5-Atg16L 复合体可能会决定 LC3 脂化的部位，并以 E3 样方式促成 LC3 与 PE 的共轭结合。

二、泛素蛋白酶体系统

泛素蛋白酶体系统（UPS）是一种存在于真核细胞内的三磷酸腺苷（ATP）依赖的高选择性蛋白质降解体系，参与细胞内 80% 以上蛋白质的降解。UPS 主要发挥两方面作用：一是通过分解异常或损伤的蛋白质以维持细胞的质量；二是通过分解特定功能的蛋白质来控制细胞的基本生命活动。这两方面功能最终将保障组织和器官发挥正常功能。UPS 参与细胞的生长分化、DNA 复制与修复、细胞代谢、免疫反应等重要的生理生化过程。整个 UPS 进程涉及诸多调控因子，当这些调控因子处于正常状态时，细胞内各种蛋白质的分解以保证机体各项功能高效发挥为原则，始终维持在一个动态的平衡之中。UPS 异常可引发细胞稳态的失调，导致肿瘤、神经退行性疾病、心血管疾病、肾病等多种疾病（Brown et al.，2016）。

UPS 是细胞内一系列生命进程的重要调节方式，具有清除衰老、损伤及错误折叠蛋白质的功能。UPS 参与调节炎症、免疫应答、细胞周期、信号转导等多种重要生物学功能，与多种疾病的发生发展密切相关。研究证实，UPS 在心血管疾病中也具有重要的病理生理学意义，可调节动脉粥样硬化、缺血后再灌注损伤、家族性心肌病、心肌肥厚和心力衰竭等疾病的发生和发展。此外，UPS 的重要作用还在于其被充分利用后，可以代谢诸如毒素、癌细胞在内的人体垃圾，而且代谢所产生的能量可以刺激细胞进行自我复制以完成机体的自我代谢修复功能。

UPS 是由多种不同蛋白质参与的多步骤的反应过程。通过 UPS 途径降解的蛋白质被含 76 个氨基酸残基的泛素蛋白的同聚物标记，并经历一系列酶促反应而最终被 UPS 降解。多泛素化标记的 UPS 底物，通过某些穿梭机制被运输到特定的细胞器（蛋白酶体），在那里蛋白质被降解为寡肽，随后这些寡肽被释放到细胞质或核质，在那里它们被可溶性肽酶消化成氨基酸。泛素化进程的特异性和选择性是通过 3 种类型的酶的组合作用来实现的。E1 酶可激活泛素并将其转运到 E2 泛素结合分子，从而启动泛素化进程。哺乳动物基因组中编码约 40 个 E2 泛素结合分子。几百个 E3 连接酶可从细胞中选择底物，其结合携带泛素的 E2 酶，导致泛素转移至目标底物的赖氨酸残基上，最终使底物在一个或多个位点发生泛素化。但这些初始的修饰还不足以将底物定位至蛋白酶体。由于泛素本身在 6、11、27、31、33、48 和 63 位点含有赖氨酸残基，所以所有这些位点在后续一轮泛素化进程中都有可能成为另一个泛素分子的受体，从而产生不同类型的多聚泛素链。至少有 4 个通过 K48 残基相互连接的泛素（其特征是具有闭合构象）才适合被运送到蛋白酶体。

　　蛋白酶体是一种筒状蛋白水解细胞器，它由 1 个 20S 核心复合物和 2 个 19S 调节复合物组成。19S 复合物结合装载底物的穿梭蛋白，将底物去泛素化，并控制底物进入 20S 亚单位内芯的 6 个蛋白水解位点。蛋白酶体的催化活性具有不同的特异性，这类似于胰蛋白酶、糜蛋白酶、谷氨酰转肽酶的水解作用。蛋白酶体催化孔的尺寸狭窄，表明蛋白质底物在进入 20S 亚基之前需要进行局部展开。因此，如果某些蛋白复合物和聚集物需要被展开后才能被蛋白酶体消化的话，那么这些复合物和聚集物就不是蛋白酶体的优选底物。

第二节　自噬溶酶体途径与泛素蛋白酶体系统的关系

　　长期以来，泛素蛋白酶体系统和自噬溶酶体途径被认为是独立的、平行的降解系统。人们一度认为，蛋白酶体途径和自噬途径靶向不同类型的蛋白，即蛋白酶体系统降解短寿命蛋白，自噬途径降解长寿命、大的蛋白质复合物和损伤的细胞器。细胞内吞作用是许多细胞功能（包括溶酶体生物合成在内）的重要过程，当研究人员发现单泛素化在细胞内吞作用中发挥关键性作用时，说明两者并不是像人们想象的那样互不影响，而是存在一定的联系（图 25-1）。

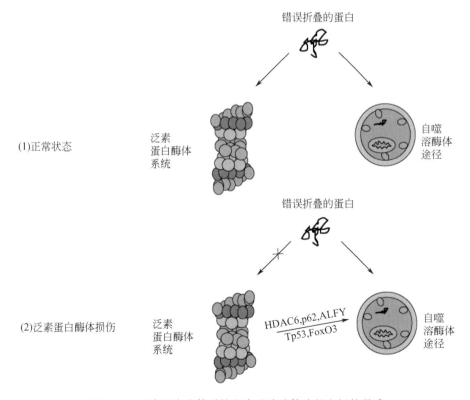

图 25-1　泛素蛋白酶体系统和自噬溶酶体途径之间的联系

一、自噬和 UPS 互相代偿

自噬和 UPS 之间关联性的重要表现之一是 UPS 受损导致自噬功能的上调。这通常被认为是一种代偿机制，这种机制允许细胞清除积聚的 UPS 底物。研究表明，在细胞和小鼠模型中使用雷帕霉素上调自噬，可保护细胞免受蛋白酶体抑制剂引起的细胞死亡，蛋白酶体功能障碍可激活自噬作为清除蛋白聚集和减少细胞死亡的补偿机制（Russo et al.，2018）。在对果蝇的研究中也发现，自噬水平的上调可保护细胞免受蛋白酶体活性基因缺失诱导的细胞毒性。然而，关于自噬和 UPS 之间相互关联性的确切机制，尽管研究人员提出了几种可能的解释，但至今并未达成共识。其中一种可能的机制是，错误折叠蛋白的积聚可激活未折叠蛋白应答（unfolded protein response，UPR），从而激活内质网（ER）应激。UPR 是一种 ER 到核的信号通路，它可导致多种基因的转录激活，这些基因也包括 ER 中参与蛋白质折叠和降解的基因。UPR 的活化导致自噬激活。不同的细胞类型和不同的 UPR 刺激物，这种现象的具体机制也不同。研究人员使用蛋白酶体抑制剂硼替佐米（bortezomib）探讨了蛋白酶体抑制、UPS 和自噬之间的直接联系。这些研究都表明，蛋白酶体抑制引发自噬基因上调进程中，转录因子 ATF4 发挥了重要作用。然而，一项研究表明，ATF4 水平上调的机制是激活 UPR 的 PERK 臂，并需要 eIF2α 磷酸化；而另一项研究表明，ATF4 蛋白水平的变化是由于蛋白酶体活性的丧失，并独立于 PERK 的上游活性。这些研究也探讨了 ATF4 作用的下游靶点，或是 ATG5 和 ATG7 转录增加，或是 LC3 表达增加。此外，另一项研究也表明，MG132 或硼替佐米引起的代偿性自噬上调，是 UPR 的 IRE1 臂及其下游靶点 c-Jun 氨基末端激酶（c-Jun NH$_2$-terminal kinase，JNK1）介导的。最近的研究表明，JNK1 反过来也可能通过 Bcl-2 磷酸化诱导自噬，从而干扰其与 Beclin1 之间的自噬抑制性相互作用。在神经细胞中，蛋白酶体抑制介导的 UPS 损伤可激活磷酸化 p38α 依赖的凋亡和自噬途径，抑制 p38α 可显著增强自噬活性，降低蛋白聚集和细胞死亡，磷酸化 p38α 是 UPS 损伤后细胞凋亡与自噬相互作用的关键因子（Guo et al. 2017）。独立于 UPS，在多巴胺能神经元中抑制蛋白酶体后可通过一种依赖 p53 的机制诱导自噬（Du et al.，2009）。蛋白酶体抑制引发 p53 蛋白水平增加，p53 水平增加可通过多种途径上调自噬，这些途径包括抑制 mTOR、激活损伤介导的自噬调节子（damage-regulated autophagy modulator，DRAM）。总之，关于蛋白酶体抑制引起的自噬性代偿作用，虽然存在一定的普遍认识，但是这种关联性的确切机制还需要进一步阐明。这些不同的机制之间可能不是相互排斥的，它们可能在不同的细胞类型中、蛋白酶体被抑制后的不同时间点，发挥不同的重要作用。

自噬和 UPS 之间关联性的另一种重要表现是自噬对 UPS 的作用。小鼠遗传学研究表明，通过敲除自噬基因（*Atg5* 或 *Atg7*）失活自噬，可导致泛素化蛋白的累积和聚集（Vuppalapati et al.，2015）。这种现象的机制存在几种可能性，其中一种解释认为泛素化蛋白可被自噬途径降解，但其中有些问题的答案仍不清楚，如自噬缺陷组织中积聚的多聚泛素链的类型，是否与自噬特异性 K63 连接的多聚泛素链相一致？自噬降解的泛素化蛋白占细胞中总泛素化蛋白的比重如何？自噬缺陷型小鼠中大量的泛素积聚，仅仅只是泛素化的自噬底物的积聚吗？另一种解释认为，自噬底物最初并没有发生泛素化，它们在自噬缺陷细胞中保持足够长的时间，最终才被泛素修饰。还有一种解释认为，自噬障碍可能会影响 UPS 的降解通量。受损的自噬也导致了特异性 UPS 底物的降解障碍。自噬能力受损的细胞中 UPS 通量降低，不是由于蛋白酶体的催化活性受损；UPS 的功能障碍是由 p62 蛋白的积聚介导的，敲除 *p62* 可恢复自噬缺陷型细胞中 UPS 底物的水平。此外，单独使用 p62 蛋白过表达足以抑制 UPS，这种作用依赖于 p62 的泛素相关结构域（ubiquitin-associated domains，UBA）。由于 p62 与其他参与蛋白酶体降解的泛素结合蛋白（如 p97/VCP）竞争性结合泛素化蛋白，所以 p62 蛋白水平的升高可能会抑制这些穿梭蛋白接近泛素化 UPS 底物。这些发现有助于解释 *p62* 基因敲除如何抑制自噬缺陷组织中观察到的可溶性聚集的泛素化蛋白的水平上调。因此，p62 参与了 UPS 和自噬这两种不同的、但并不相互排斥的机制。在生理状态下，自噬以正常速率运转，p62 可以运送泛素化蛋白进入自噬降解通路；而在自噬受损的情况下（在多种病理状况下发生，包括某些神经退行性疾病），p62 可能非选择性地结合泛素化蛋白，并防止这些泛素化蛋白被传递到蛋白酶体降解途径。由于 p62 的积聚使得其过于笨重，以致不能成为蛋白酶体途径中狭窄催化孔的优选底物。

二、自噬和 UPS 信号分子的交叉调节

研究发现一些调节因子在自噬通路和 UPS 通路的相互联系中发挥重要作用，这些调节因子包括组蛋白去乙酰化酶 6（histone deacetylase 6，HDAC6）、p62/sequestosome1、自噬关联的 FYVE 蛋白（autophagy-linked FYVE protein，ALFY），以及转录因子 Tp53 和 FOXO3。这些蛋白质除了直接或间接参与两大蛋白降解途径的关联之外，它们还参与调控聚集体的形成。

1. HDAC6　HDAC6 是一种细胞质微管相关的脱乙酰基酶，其靶点包括 α- 微管蛋白、热休克蛋白 90（HSP90）和皮动蛋白（cortactin）。HDAC6 通过一个高度保守的锌指泛素结合结构域，与多泛素化蛋白和动力蛋白（motor protein）相互作用，从而为泛素化底物和运输机制提供连接通路（Leyk et al.，2015）。体外研究表明，HDAC6 的活性对泛素化蛋白和溶酶体的调控作用是至关重要的，可调控底物运送至自噬途径。果蝇中过表达 HDAC6 可抑制 UPS 活性受损导致的退化或变性，也抑制毒性多聚谷氨酰胺表达导致的细胞变性。HDAC6 的这种救援作用具有自噬依赖性，此外，在连接 UPS 和代偿性自噬中也具有重要作用。HDAC6 的活化可通过脱乙酰化 HSP90 导致转录因子 HSF-1 的释放和激活，从而调节分子伴侣的表达。

HDAC6 可调控自噬体与溶酶体的融合，促使底物被降解。在 UPS 缺陷条件下，自噬性降解的发生需要 HDAC6 的参与。此时，HDAC6 募集自噬特异性蛋白至聚集体，并影响溶酶体的动力学。UPS 缺陷的细胞中代偿性自噬上调发挥细胞保护作用，这种保护作用依赖于 HDAC6。但是，在此过程中 HDAC6 发挥作用的机制不是通过增加自噬流量，而是通过确保底物有效送达自噬通路而被降解。早期研究发现，HDAC6 调节核周泛素化聚集体的形成。进入这些聚集体的错误折叠蛋白的浓度使得它们能够更有效地通过自噬途径被降解。在神经退行性疾病的果蝇模型中，自噬补偿是应答蛋白酶体突变和 UPS 损伤的重要途径，并且这种代偿性自噬途径也是依赖于 HDAC6 的。这些研究解释了自噬与 UPS 之间的相关性，并对于神经退行性疾病的发病机制及潜在的治疗方案具有重要的参

考价值。

2.p62 p62 是一种胞质蛋白，它是连接泛素化蛋白到自噬途径的重要调控分子（Zaffagnini et al., 2018）。p62 蛋白的 C 端包含一个泛素相关（ubiquitin-associated，UBA）结构域（此结构域的主要功能是负责非共价键与泛素化蛋白相互作用）和一个 LC3 相互作用区（LC3-interacting region，LIR）。细胞应激条件下，如聚谷氨酰胺表达、蛋白酶体功能障碍、氧化应激、错误折叠蛋白增多，都可激活 p62 蛋白的转录和翻译，这表明在应激情况下 p62 可发挥广泛的调节功能。p62 蛋白定位于各种泛素阳性神经病理学包涵体中，这些包涵体包括 PD 中的 Lewy 小体、HD 中含多聚谷氨酰胺延长序列的亨廷顿聚集体、家族性肌萎缩侧索硬化症中的突变 SOD1 聚集体。在体外实验中，RNA 干扰介导的 p62 敲除可加剧多聚谷氨酰胺的毒性，减少错误折叠蛋白应激状态下导致的泛素阳性包涵体的生成，减弱 LC3 共沉淀泛素化蛋白的能力。这些研究表明，p62 可应对错误折叠蛋白应激，从而保护细胞。

p62 包含一个 LC3 识别序列，这一序列发生突变可导致泛素阳性包涵体和 p62 阳性包涵体的形成。因此，p62 通过促使泛素化蛋白发生自噬性降解，从而在自噬和 UPS 中发挥关键性链接因子的作用。错误折叠蛋白应激状态下，p62 缺失小鼠不能形成泛素阳性蛋白聚集体，表现出神经退行性疾病的特征。在 Ref（2）p（p62 的果蝇同源物）缺陷的果蝇中也观察到了类似的结果。p62 和 HDAC6 功能类似，都可促使特异性多聚泛素拓扑结构的蛋白质发生自噬性降解。K63 连接的多聚泛素链募集 p62 和 HDAC6，从而为自噬性降解提供信号。

p62 是一种重要的自噬底物，它通过 UBA 结构域募集泛素蛋白，形成同源寡聚体。这些复合物有助于自噬途径识别泛素化底物（p62 通过特异的 LIR 基序直接与 LC3 作用），随后吞噬和降解这些底物。p62 蛋白的 UBA 结构域似乎对那些具有开放构象（K48 连接）的单泛素或多泛素链的亲和力略高于对那些具有封闭构象（K48 连接）的泛素链。因此，一方面，自噬更倾向于降解那些标记有单泛素化、短链或具有较长 K63 链的底物。另一方面，尤其是在 UPS 被破坏的情况下，并且当 K48 多泛素化蛋白的浓度足以使该链与 p62 进行有效相互作用时，可能允许 K48 链标记的底物仍然可被招募到自噬降解途径。在 p62 缺失的小鼠组织中已观察到 K63 连接的多聚泛素标记的蛋白质发生一定积聚。由于 p62 蛋白似乎也是某些泛素化蛋白的蛋白酶体降解途径的调节因子，并且 p62 降解某些自噬底物时发挥了独立于泛素化的作用，这些都使得 p62 的效应机制变得尤为复杂。然而，这些研究都说明了一个共同的问题：p62 蛋白可作为自噬降解泛素化蛋白的重要调节因子。

自噬受体 p62 蛋白与多种疾病中的蛋白聚集体相关。聚集体具有一定毒性，需要通过蛋白水解途径将其降解。在自噬缺陷的细胞中，发现包涵体中存在泛素蛋白和 p62 蛋白，在小鼠和果蝇中，p62 蛋白的缺失和自噬的缺陷大大降低了泛素包涵体的形成，这表明 p62 参与了蛋白聚集体的形成过程。体内实验的结果也显示，p62 参与了应激诱导形成的泛素化蛋白聚集体（也称为 p62 bodies、sequestosomes 或聚集样诱导结构）的形成。重要的是，p62 通过其 N 端 Phox 和 Bem1p（PB1）结构域及其泛素结合 UBA 结构域，促使易聚集蛋白组装入聚集体中，并被自噬途径降解。研究显示，p62 的积聚可抑制 UPS 的功能，此作用部分依赖于 p62 的 UBA 结构域。p62 不仅可以与泛素化蛋白相结合，也可与 p97 的泛素结合蛋白竞争结合泛素化蛋白，而 p97 的功能之一是将泛素化底物输送到蛋白酶体。提高 p62 水平可抑制 p97 接近泛素化 UPS 底物。

3.ALFY 也称为 WDFY3、WD repeat 和 FYVE 结构域蛋白 3，是 FYVE 域蛋白家族中的一员，它是自噬和 UPS 的一种链接分子。当细胞处于应激状态时（如饥饿或 UPS 抑制），ALFY 从核膜异位到丝状细胞质结构，这些细胞质结构接近自噬膜、泛素化蛋白内涵体和自噬体（Isakson et al.，2013）。

ALFY 是含有 3526 个残基的蛋白质，其分子质量约为 395kDa。编码 ALFY 的基因位于染色体 4q21（NCBI 人类基因图），由 68 个外显子构成。研究显示，可能存在 ALFY 替代性转录变异体，但不知道它们是否编码功能性蛋白。ALFY 的 N 端 2/3 不包含预测的功能性结构域，但有些区域与其他蛋白质功能域存在相当大的同源性。最显著的是 I 区（ALFY 残基 247～351），它类似于"TBC1 域家族成员 30"的 TBC 域的很大一部分。大量不同种蛋白质，包括 GTP 酶激活蛋白（GAP）中均发现存在 TBC 域，这表明 ALFY 可能具有 GAP 活性。ALFY 残基 842～923（Ⅱ区），它类似于"原识别复合物亚基 2"的一部分；ALFY 残基 2281-2397（Ⅲ区），它类似于"BCL-2- 相关转录因子 1"的一部分。以上这些区域是与 ALFY 最密切相关的蛋白质中较为保守的区域。ALFY 的 C 端区域包含多种膜转运域：1 个典型的 FYVE 域、5 个 WD40 重复序列和 1 个 BEACH 域。FYVE 域是与 PI3P 专门交互的锌指结构。大部分 FYVE 家族成员定位于早期内涵体和多泡体，这些结构高度富集于 PI3P 锌指中。ALFY 的 FYVE 域特异性地与 PI3P 相互作用，但它与内涵体很少发生共定位，或没有共定位。然而，ALFY 却与泛素和 p62 阳性蛋白聚集体发生共定位，并在一定程度上与自噬膜发生共定位。ALFY 可募集到蛋白聚集体，似乎不依赖于其与 PI3P 的结合。

ALFY 含有 5 个 WD40 重复序列，该重复序列是 ALFY 与 Atg5 相互作用所必需的。WD40 结构域存在于多种真核生物蛋白质中，并且通常形成一个七叶片 β- 螺旋桨结构，蛋白可与此螺旋桨结构发生稳定性结合或可逆性结合。ALFY 的 WD40 结构域最有可能构成一个完整的 β- 螺旋桨结构而不具有 7 个 WD40 重复序列，但是，也存在这样的可能性：其他相互作用的分子伴侣提供 WD40 重复序列从而构成 β- 螺旋桨。此外，ALFY 还包含 PH 样结构域和 BEACH 域。PH 样结构域通常介导与磷酸肌醇的相互作用或介导蛋白质–蛋白质相互作用。与中性鞘磷脂酶相关因子（factor associated with neutral sphingomyelinase，FAN）相关联的人类小 BEACH 蛋白因子的 PH 样结构域可结合 PI（4，5）P2，但是 ALFY 的 PH 样结构域是否具有功能性尚不明确。人类 BEACH 蛋白质的 PH 样结构域和 WD40 结构域表现出中等程度的保守性，而 BEACH 结构域却具有高度保守性。BEACH 结构域存在于整个真核生物中保守性蛋白家族中，但它的功能无人知晓。在 FAN 情况下，PH 样结构域、BEACH 结构域以及它们之间的保守性连接，对于它们发挥功能是必不可少的，这表明它们作为一个整体单元发挥功能。研究发现，ALFY 的 PH-BEACH 结构域与自噬受体 p62 可发生相互作用。

ALFY 的 C 端 1/3 包含的几个结构域能够将底物运送到自噬途径；p62 结合 PH-BEACH 结构域、Atg5 结合 WD40 结构域、FYVE 结构域结合 PI3P。下调 ALFY 可抑制 Atg5 和 LC3 高效募集到 Huntingtin（Htt）-polyQ 表达形成的蛋白内涵体，这表明 ALFY 可能有助于 LC3 和 p62 之间相互作用的稳定性，或者 ALFY 自身与 LC3 发生相互作用。由于 Atg5-ATG12 结合物具有结合 LC3 和 PE 的 E3 连接酶活性，所以 ALFY 可能将 Atg5

运送至包涵体，从而促进 LC3 发生脂化，最终形成自噬体膜。自噬进程中，每个底物都被特异性识别，随后在靠近靶点的部位形成自噬膜，最终与细胞质发生隔离。

蛋白聚集首先从错误折叠蛋白形成寡聚中间体开始，随后这些中间体可发育成小的蛋白聚集体，在某些情况下，它们会继续形成更大的聚集体或包涵体。UPS 系统是降解错误折叠蛋白的重要途径。然而，低聚物和较大的蛋白聚集体较难穿过 UPS 狭窄筒状蛋白酶体，因此，它们将被自噬途径降解。在正常情况下，ALFY 主要定位于细胞核，不断进行核质穿梭。当细胞应激导致蛋白聚集体形成时，ALFY 从细胞核异位到细胞质 p62 小体中。蛋白聚集体形成时什么信号促使 ALFY 出核尚不清楚，但 p62 可能参与了此进程。在嘌呤霉素或溶酶体质子泵抑制剂 Bafilomycin A1 处理的细胞中，ALFY 的缺失导致细胞质 p62 小体的数量和尺寸减小、泛素化蛋白弥漫性定位。尽管在 p62 缺失的细胞中不溶性泛素化蛋白几乎消失，但是在 ALFY 缺失的细胞中仍然能够检测到这类蛋白质（尽管比正常对照组细胞的水平低得多）。此外，在携带突变 ALFY 同源物 blue cheese（bchs）的果蝇大脑的泛素阳性包涵体中，果蝇 p62 同源物 Ref2p 发生了积聚，这表明 ALFY 参与了降解体内 p62 相关的泛素化蛋白。相比之下，在缺失功能性 Ref2p 的果蝇中 bchs 没有发生积聚。总之，这些研究结果表明，p62 结合易聚集的泛素化蛋白，并通过其 PB1 结构域促进了微小聚集体的形成，通过 ALFY 这些微小聚集体可被结合并形成更大的聚集体。ALFY 的大尺寸表明，它可以作为一个支架蛋白促进 p62 小体的形成，随后它们被自噬降解。通过自噬降解 ALFY 依赖于 p62，然而通过自噬途径周转 p62 则不依赖于泛素化蛋白和 ALFY，这可能反映了此进程中需要严格控制 p62 蛋白的水平。

4. Tp53 作为一种转录因子，Tp53 在多种应激条件下被激活，参与细胞周期阻滞、DNA 修复或细胞凋亡等多种信号通路的调节（Lazo，2017）。近年的研究发现，Tp53 在自噬的调节中也发挥作用，它通过激活 AMP 激活蛋白激酶（AMP-activated kinase，AMPK），调节磷脂酰肌醇 3 激酶 /Akt（phosphatidylinositol-3-kinase/Akt，PI3K/Akt）或第 10 号染色体上磷酸酶和张力蛋白同源缺失的基因（phosphatase and tensin homology deleted on chromosome 10，PTEN）等，抑制 mTOR 的活性，从而激活自噬。也有研究者发现在人骨肉 saos-2 细胞系中 Tp53 通过 DRAM 依赖的方式激活自噬。

研究发现，p53 的上游分子 JNK 可以通过使线粒体释放细胞色素 c、激活 caspase 3 等，在蛋白酶体抑制剂诱导的 DA 能神经元变性中发挥重要作用。在中脑 DA 能干细胞或小鼠模型中发现，蛋白酶体抑制剂可以增加 Tp53 蛋白水平；抑制 Tp53 表达可以明显减弱蛋白酶体抑制剂所诱导的神经毒性作用。这些结果提示 JNK-Tp53 信号通路在蛋白酶体抑制剂诱导的黑质纹状体通路变性过程中起关键性的作用。

在蛋白酶体抑制剂制作的 PD 模型中，升高的 Tp53 与自噬活性的增强密切相关。利用 Tp53 抑制剂或增强剂，在中脑原代 VM 神经元或者多巴胺能 SH-SY5Y 细胞中，发现 Tp53 在 UPS 功能障碍时，对自噬功能增强起到关键的调节作用，是两者之间重要的连接分子（Du et al.，2009）。

5. FoxO3 转录因子 FoxO3 属于 forkhead 家族的 O 亚型，其主要特征是具有前叉 DNA 结合结构域，作用是诱发基因转录，其转录产物一般上调蛋白酶体和自噬的降解功能。心脏中的 FoxO3 可通过激活 E3 泛素连接酶引发萎缩。骨骼肌中，FoxO3 可以直接结合到 *LC3*、*Gabarap1*、*Atg121*、*Bnip3* 这些基因的启动子上，控制自噬相关基因的转录。相反，在分离的肌肉纤维中下调 FoxO3 可阻碍饥饿诱导的自噬。FoxO3 诱导的 Bnip3 在肌肉萎缩中自噬小体的形成过程中发挥主要作用（Cao et al.，2013）。FoxO3 激活泛素蛋白酶体和自噬可能是通过诱导这两种途径的关键基因的转录来协调而不是介导这两大系统直接联系。两种降解途径的任一途径的抑制都不会改变由 FoxO3 激活的另一降解途径。

6. 其他调节因子　除了上述 5 种调节因子之外，近年来又陆续发现了一些介导自噬和 UPS 之间相互联系的调节因子。例如，Cdc48/p97 在自噬和泛素蛋白酶体分解代谢途径的相互作用中扮演重要角色，AAA-ATP 酶 Cdc48/p97 通过调控泛素化蛋白的命运，控制很多细胞功能，包括蛋白质降解、细胞分裂、细胞融合，Cdc48/p97 也参与了自噬进程；p97/VCP 也是介导自噬和 UPS 相互作用的重要分子，p97/VCP 是自噬途径中必不可少的因素之一，p97/VCP 双向调节 UPS 和自噬介导的蛋白质降解，从而在这两种蛋白水解途径的交叉点发挥关键性调节作用；环磷酸腺苷磷酸二酯酶 -4A4（cyclic AMP phosphodiesterase-4A4，PDE4A4）聚集体涉及 p62/sequestosome1 连接，并参与自噬和 UPS 的调控；NBR1（neighbor of BRCA1 gene 1）与 p62 相似，直接结合泛素和 LC3，以类似于 p62 的作用方式为自噬和 UPS 之间提供重要联系；肿瘤坏死因子受体（TNFR）相关因子 6（TNFR-associated factor 6，TRAF6）具有 E3 泛素连接酶活性，导致靶蛋白 Lys-63 位点的多泛素化，在萎缩性骨骼肌疾病中，TRAF6 参与调控自噬和 UPS。TRAF6 是涉及受体介导的各种信号通路激活的重要衔接蛋白，阻断 TRAF6 的活性可作为保留骨骼肌质量和功能的一种潜在治疗方案。

三、自噬和 UPS 共享底物

自噬和 UPS 共享某些底物和调控分子，并且在某些情况下具有协调性代偿作用。自噬和 UPS 共享某些泛素识别分子或穿梭因子，如 p62 可以传递泛素化底物至蛋白酶体通路或自噬通路。研究表明，很多蛋白质可以通过这两种途径被降解。例如，神经细胞蛋白 α-Syn 可以通过 UPS、大自噬、分子伴侣介导的自噬被降解。此外，蛋白酶体途径降解的蛋白一旦发生突变，则会增加这些蛋白质对自噬途径的依赖性。某些蛋白的低聚或高级结构使得这些蛋白无法进入狭窄的蛋白酶孔，这些高聚集的突变蛋白更倾向于通过自噬通路进行降解。

泛素是连接 UPS 和选择性自噬的重要因素，它是一种常见的调控底物靶向 UPS 或自噬的降解决定因子。泛素化，即泛素与其他蛋白赖氨酸（Lys）残基结合，在底物上标记降解信号，使之被蛋白酶体水解或是被溶酶体降解，也可调节它们的非蛋白水解过程。在蛋白质质量控制（PQC）中，错误折叠蛋白被分子伴侣识别，并与 E3 泛素连接酶作用，如 Parkin 和 CHIP。如果底物上的泛素链与蛋白酶体相关衔接蛋白（如 RPN10 和 RPN13）的泛素结合结构域（UBDs）结合，则被靶向蛋白酶体。具有蛋白酶体降解抗性的泛素化底物，如易于积聚的蛋白，则被导向大自噬或暂时以聚集体的形式存在。大自噬中，错误折叠的蛋白经 p62 或 NBR1 介导被溶酶体酶降解。若该通路受阻，组蛋白脱乙酰酶 6（HDAC6）也可结合底物泛素链，使聚集体隔离在溶酶体中（Ciechanover et al.，2017）。

大部分错误折叠蛋白经由 UPS 降解。在降解前，这些错误折叠蛋白通过 E3 连接酶结合伴侣系统，试图通过重折叠恢复蛋白质。例如，E3 泛素连接酶 CHIP 会与 HSP 相互作用，从而泛素化重折叠失败的伴侣结合底物。结果产生轻微的蛋白毒性应激并刺激蛋白酶体活性。然而持续应激会抑制 UPS 蛋白水解能力，当初级修复途径和蛋白酶体不堪重负时，自噬代偿机制被激活，导致错误折叠的蛋白质累积形成大聚集体，它们不可被 UPS 特异性识别并有效清除。在 UPS 和自噬的交互作用中 p62 和 HDAC6 发挥重要作用，它们参与错误折叠蛋白形成聚集体，使蛋白降解从 UPS 转向自噬。

研究表明，重折叠和 26S 蛋白酶体功能受阻时，细胞似乎能及时感应降解受阻的错误折叠蛋白，并代偿性激活自噬（Hetz et al.，2015；Livneh et al.，2016）。例如，硼替佐米等蛋白酶体抑制剂可直接诱导自噬代偿性激活；mTOR 抑制剂雷帕霉素能减轻蛋白酶体抑制引起的异常蛋白累积，并缓解细胞蛋白毒性；在蛋白酶体功能障碍引起神经变性的果蝇模型中，HDAC6 依赖的自噬途径的激活具有保护作用。

BAG 蛋白家族参与蛋白酶体和自噬活动的协调，是 PQC 系统的关键调节因子，并在神经退行性疾病中发挥一定的作用。BAG1 可将分子伴侣识别的错误或未折叠底物传递给蛋白酶体，对促进其被 UPS 有效降解至关重要。相比之下，BAG3 通过自噬促进蛋白质的降解。事实上，BAG1 和 BAG3 似乎竞争 HSP 结合的泛素化底物，并且它们的表达水平是相互调节的。因此，BAG3/BAG1 比率决定蛋白酶体和自噬体降解之间的平衡。在氧化应激、蛋白酶体抑制和衰老进程中，这种平衡会从 BAG1 转为倾向 BAG3（Minoia et al.，2014）。

第三节 泛素蛋白酶体系统、自噬溶酶体途径对疾病的影响

一、泛素蛋白酶体损伤与疾病

细胞内环境的稳态取决于蛋白质生成与降解的平衡，降解受阻会导致无用或毒性蛋白累积，引发细胞凋亡或坏死。UPS 是蛋白质降解的主要途径，对于细胞内蛋白质的质量控制、维持内环境稳态具有重要作用。因此，泛素蛋白酶体损伤参与许多疾病的病理生理学，如神经退行性疾病、心血管疾病、自身免疫性疾病、癌症及病毒感染等。

多种神经退行性疾病，如帕金森病（PD）、阿尔茨海默病（AD）、肌萎缩侧索硬化（ALS）、亨廷顿病（HD）等，其特征是神经元内异常的蛋白质聚集。为了维持大脑功能，需要有效维持神经元的完整性，除了细胞修复，还需清除有害物质，比如积聚的变性蛋白质。多种神经退行性疾病中存在错误折叠和聚集的蛋白质与泛素化包涵体，表明泛素蛋白酶体途径可能在疾病的发病机制中具有重要意义。研究表明，底物泛素化和蛋白酶体降解功能受损，可能导致细胞蛋白质稳态丧失，导致神经毒性和神经元损伤。神经变性和泛素蛋白酶体重要组成部分的基因突变存在关联性，抑制蛋白酶体的活性使得神经元中的突变蛋白发生累积并产生毒性（Deger et al.，2015）。研究发现 UPS 活性并非与神经元存活率呈正相关。泛素稳态的研究中，泛素缺陷或过度激活都会导致与神经退行性疾病相似的表型。UPS 过度激活一方面可以减少毒性累积，另一方面则使得疾病中蛋白累积水平代偿性增加，导致神经毒性增加。

1. PD 帕金森病（Parkinson disease，PD）是一种常见的神经退行性疾病，其主要病

理特征是中脑黑质多巴胺能神经元的变性死亡。大鼠中脑腹侧培养物中泛素 C 端水解酶的抑制导致多巴胺能神经元变性，形成路易体样包涵体，表明 UPS 受损参与了 PD 的病理进程。*PINK1*、*Parkin*、*α-synuclein*（α-Syn）、*LRRK2*、*DJ-1* 等基因的突变可导致家族性 PD。其中，*α-Syn* 和 *LRRK2* 的突变分别通过蛋白质毒性和功能获得性机制导致 PD 的常染色体呈显性，而 *PINK1* 和 *Parkin* 的突变则通过功能丧失机制导致疾病的发生。

UCH-L1 是一种去泛素化酶，它与泛素激活酶、泛素耦联酶和泛素连接酶一起，参与调控泛素表达水平，在泛素依赖性蛋白水解途径中发挥重要作用。遗传学证据表明，在几种家族性 PD 中 UCH-L1 的功能受阻。在德国的一种家族性 PD 中，Ile93Met 突变抑制了 UCH-L1 的催化活性，导致 UPS 功能障碍，异常蛋白质累积。UCH-L1 活性降低，使得泛素与底物连接的共价键的降解受阻，脑中游离泛素的水平降低，进一步导致错误折叠的蛋白质累积。

Parkin 也参与了调节 UPS 活性。Parkin 是一种特异性 E3 泛素连接酶。在正常人脑中，Parkin 泛素连接酶活性作用的底物是 α-Syn，Parkin 活性降低导致异常蛋白质聚集。野生型 α-Syn 作为 26S 和 20S 蛋白酶体的底物，以非泛素化的方式优先降解（Park et al.，2017）。体内外研究表明，低降解的 α-Syn 会相互聚集，并诱导其他蛋白积聚、破坏细胞稳态。累积的 α-Syn 会引起 UPS 损伤，或许与异常蛋白质累积有关。

在体外实验中，Parkin 可以直接泛素化累积的多聚谷氨酰胺，并与 CHIP 结合。CHIP 是一种 E3 泛素连接酶，它依赖于分子伴侣来识别某些错误折叠的蛋白。PINK1 定位于线粒体，它是 Parkin 上游的丝氨酸 / 苏氨酸蛋白激酶。在体外实验中，野生型 PINK1 能逆转蛋白酶体抑制剂诱导的线粒体功能障碍和神经元损伤，PD 患者脑中 PINK1 发生突变，使得这种保护机制失调。同时，PINK1 突变损害了线粒体功能，减少了 ATP 生成，使得细胞能量水平不足以维持 UPS 的正常功能。

DJ-1 是一种在中枢神经系统广泛表达的传感器，它具有抗氧化应激的功能，伴有蛋白酶体活性。在某些 PD 的基因突变体中 DJ-1 活性丧失，导致蛋白酶体构象出现异常，蛋白水解活性降低。DJ-1 可与 Parkin 和 CHIP/HSP70 相互作用，证实了它可能与蛋白水解系统有关。野生型 DJ-1 抑制 α-Syn 的聚集，PD 中 DJ-1 发生突变。

LRRK2 是脑内广泛表达的一种锚定于线粒体外膜的酪氨酸样蛋白。组织培养实验表明，LRRK2 能与 Parkin 相互作用。SH-SY5Y 细胞和原代培养神经元中，野生型 LRRK2 过表达增加了致病蛋白聚集量从而介导神经元毒性增加。

此外，AAV2 介导的 GDNF 基因治疗能显著降低乳霉素诱导的多巴胺能神经元损伤和纹状体 DA 水平降低，保护多巴胺能神经元免受 UPS 损伤导致的细胞毒性。研究证实靶向蛋白酶体的药物在 PD 治疗中具有潜在价值。

2. AD 阿尔茨海默病（Alzheimer's disease，AD）的特征性病理改变是 β 淀粉样蛋白沉积形成的老年斑和 tau 蛋白过度磷酸化形成的神经纤维缠结，以及神经元缺失和胶质细胞增生等。在 AD 患者的神经斑块和神经纤维缠结中，泛素的移码形式以年龄依赖性方式累积，这可能是导致蛋白酶体功能障碍和疾病发生的主要因素。研究表明，多泛素化 tau 蛋白主要在 K48 链上，能被 26S 蛋白酶体以 ATP/泛素依赖的方式降解。而体外的未折叠重组 tau 不经泛素化修饰也可被 UPS 降解。在体外，蛋白酶体激活剂 Blm10 加速了细胞蛋白酶体底物的更新，增强了高度磷酸化非结构性 tau 蛋白的降解。FKBP51

（FK506-binding protein of 51kDa）与 HSP90 形成成熟的伴侣复合物，通过影响蛋白酶体抑制 tau 蛋白的清除，导致 tau 蛋白积聚（Sulistio et al.，2016）。

3. 朊病毒病 朊病毒病是一类致命的神经退行性疾病，其特征是在大脑中累积了错误折叠的朊病毒蛋白（PrPSc）。UPS 体内活性的时程研究发现，UPS 功能障碍的发生与 PrPSc 沉积、早期行为缺陷和神经元丢失密切相关，同时伴随着多聚二氮基化基质的累积，以及神经元和星形胶质细胞数量减少。这些均在朊病毒疾病早期发生。体外实验中，小分子抑制剂 IU1 激活 UPS，通过清除多聚二氮基化基质和多聚双氰胺耦联物，减少异常朊病毒蛋白，挽救朊病毒感染导致的神经变性。

4. 心脏疾病 对蛋白质质量的严格监控对于维持正常的心脏功能是必不可少的，而蛋白质周转失调存在于各种常见的心脏疾病中，心肌细胞中蛋白质控制的核心是泛素蛋白酶体系统（Willis et al.，2014）。近年来，越来越多的证据表明，UPS 在心脏病理生理进程中发挥重要作用，蛋白酶体功能受阻会导致心脏疾病。泛素化蛋白水平、蛋白酶体活性和 UPS 底物荧光示踪实验表明，遗传性心肌病中泛素蛋白酶体系统受损，E3 泛素连接酶基因突变。COP9 信号复合体（COPS）可通过自噬和 UPS，降解错误折叠的蛋白，维持心肌细胞的正常功能。总之，在多种心血管疾病中 UPS 发挥重要作用，如扩张型心肌病（CDM）、心力衰竭和主动脉瓣狭窄（AS）等（Liu et al.，2016）。

5. 其他系统疾病 在多种肺部疾病中 UPS 的蛋白质处理功能起到核心作用，在临床试验中多种靶向 E3 连接酶和 FBPs 的蛋白酶体抑制剂显示具有药理学活性。骨骼肌受身体活动、新陈代谢和激素作用的影响，不同的分解代谢条件可诱导信号通路调节肌肉丧失的过程。当蛋白质降解超过蛋白质合成时，成体组织就会发生肌肉萎缩。在肌肉萎缩的进程中，泛素蛋白酶体途径和自噬溶酶体途径都被激活，并在不同程度上导致肌肉质量的丧失。在慢性肾病（CKD）诱导的肌萎缩中，肌生长抑素通过协同激活自噬溶酶体途径和泛素蛋白酶体途径来介导肌肉的分解代谢（Wang et al.，2015）。

二、自噬损伤与疾病

神经退行性疾病中，自噬是聚集的异构蛋白和功能失调的细胞器的主要降解途径。在衰老和多种神经退行性疾病的动物模型中，诱导自噬具有神经保护作用，自噬异常可促发神经元死亡。自噬作为衰老和神经退行性疾病的潜在治疗靶点正受到越来越多的关注（Tan et al.，2014）。

1. PD 在 PD 中自噬可能是把双刃剑，自噬抑制或是过度激活都会损伤黑质纹状体中的多巴胺能神经元。在 PD 的细胞模型和啮齿类动物模型中，会出现氧化应激和自噬异常，异常蛋白质的降解减少。遗传学研究表明，与家族遗传性 PD 相关的基因突变中，部分特定基因编码的蛋白通过干扰溶酶体或自噬途径发挥作用。α-Syn 除了可以通过泛素蛋白酶体途径降解外，也可以通过 CMA 和大自噬途径降解。一旦自噬失稳，低聚物聚合成大聚集物，α-Syn 将在细胞中积聚。α-Syn 也能反作用于自噬，野生型和突变型 α-Syn 均诱导巨噬细胞自噬。突变型 α-Syn（A30P 和 A53T）特异性结合溶酶体相关膜蛋白 2A（LAMP-2A）抑制 CMA，而野生型 α-Syn 过表达则影响哺乳动物细胞中不同类型的自噬。研究表明，PD 中存在寡聚 Syn、Syn 免疫阳性聚集体和膜电位改变，导致多巴胺能样细胞毒性。

家族性 PD 致病基因中，α-Syn 突变相对较少，而 LRRK2 常染色体显性突变较为常见。LRRK2 在自噬中发挥作用。虽然敲低或激酶抑制 LRRK2 似乎导致自噬流量增加，但致病突变体 LRRK2 引发的表型与自噬受抑一致，使得细胞模型和动物模型中未降解物质、溶酶体样结构和脂滴发生累积。LRRK2 介导自噬改变的确切机制仍不清楚，可能涉及溶酶体功能的改变。此外，LRRK2 可被 CMA 降解，致病突变体干扰 CMA 途径，引起 α-Syn 累积，这与 LRRK2 依赖性的神经变性同时存在 α-Syn 依赖性的观察结果一致。脑特异性缺失自噬基因会导致内源性 α-Syn 和 LRRK2 的累积以及随后的神经变性，表明两种蛋白质的转化取决于适当的自噬清除机制。α-Syn 水平增加是细胞毒性增加的部分原因，而 LRRK2 水平增加，伴随着 LRRK2 激酶活性的增加可能也对自噬流量受干扰有一定的影响（Rivero-Rios et al., 2016）。

自噬也参与线粒体的更新，其功能障碍是 PD 中细胞死亡的重要致病机制。*Parkin* 和 *PINK1* 基因的产物，即 Parkin 和丝氨酸 / 苏氨酸激酶 PINK1，被募集到受损的线粒体中，为线粒体自噬提供便利。Parkin 和 PINK1 通过线粒体自噬实现对线粒体清除的调节。虽然家族性帕金森病在人类帕金森病总病例中所占比例不足 1/10，但已发现 18 个 *PARK* 基因遵循显性或隐性遗传模式（Sarraf et al., 2013）。*PARK2*、*PARK6*、*PARK7* 为常染色体隐性遗传，而 *PARK1*、*PARK4*、*PARK8* 为常染色体显性遗传。此外，在显性和隐性遗传形式中，自噬可降解和清除过表达或聚集的毒性蛋白质。由于水解酶（如糖苷酶、蛋白酶和硫酸盐酶）的作用，溶酶体的酸性环境会降解和清除多余的细胞器和蛋白质。神经元内易积聚的蛋白质主要有 α-Syn、泛素、HSP70 等，而异常的关键细胞器则有线粒体、内质网等。

靶向自噬通路、降低氧化应激，已经被证明是治疗帕金森病的有效策略。在鱼藤酮诱导的神经毒性模型中，自噬诱导剂雷帕霉素具有显著的神经保护作用，并能抑制聚双喹酸盐团聚体的形成。其触发自噬依赖于一定程度的氧化应激，例如，初级皮层神经元中，雷帕霉素和海藻糖诱导自噬的作用可被巯基抗氧化剂抑制。因此，理想的 PD 治疗药物应当在诱导自噬的同时具有清除 ROS 的能力。研究证明，一些植物多酚如白藜芦醇、槲皮素、姜黄素具有这样的潜力。

通过 mTOR 调节自噬也是治疗 PD 和进行性神经退行性疾病的另一种机制。在一些研究中，激活 mTOR 并抑制自噬可以防止氧化应激过程中多巴胺能神经元的损伤，提示自噬可能对多巴胺能神经元有害。抑制 mTOR 或调节 FoxO 蛋白可以通过减少 α-Syn 的数量和促进含有脂褐素的自噬泡的累积来预防 α-Syn 积聚时黑质神经元的死亡。生长因子 EPO 可通过诱导自噬和抑制 mTOR 来预防多巴胺能神经毒性（Maiese, 2016）。自噬也可能通过维持线粒体稳态来保护多巴胺能神经元，并且可能不需要抑制 mTOR（Sasazawa et al., 2015）。

DJ-1 是一种普遍存在的具有多种功能的氧化还原反应蛋白，其功能缺失也会导致小鼠和人类细胞自噬改变，这可能与自噬流量增加有关。研究表明，UCH-L1 可能通过与 LAMP-2A 结合调控 CMA，介导溶酶体内泛素化物质的易位。UCH-L1 与 LAMP-2A 的结合异常增加，可抑制 α-Syn 的 CMA，导致 α-Syn 累积。另一项研究报道，几种致病突变 LRRK2 蛋白结合溶酶体干扰了 CMA 易位复合物形成，导致 CMA 缺陷。综上所述，在自噬激活和溶酶体清除方面的这些缺陷都可能参与了 PD 的发病机制。

2. ALS 肌萎缩侧索硬化（amyotrophic lateral sclerosis，ALS）是一种以脑和脊髓运动神经元选择性丧失为特征的麻痹性致命疾病，可导致肌肉无力和萎缩，目前尚无有效的治疗方法。ALS 的大多数病例是偶发性的，家族性病例约占 10%。超氧化物歧化酶 1（SOD1）、TAR DNA 结合蛋白（TDP43）和肉瘤融合 / 脂肪肉瘤转运蛋白（FUS/TLS）的突变是家族性 ALS 常见类型。其中，SOD1 突变约占家族性 ALS 的 20%。尽管大多数 ALS 病例的病因尚未完全了解，但是所有 ALS 患者都有一个共同特征，即病变组织中有大量错误折叠蛋白的聚集体。

越来越多的证据表明，自噬在 ALS 的发病中起保护作用。通过对 $SOD1^{G93A}$ 突变体转基因小鼠脊髓运动神经元进行免疫染色可观察到明显的自噬激活现象，并且这种变化的出现先于疾病症状的出现。同时，在 ALS 病例中也观察到了退化的运动神经元细胞质中聚集的自噬体。p62 是 ALS 病理性蛋白包涵体的组成成分，突变的 SOD1 可通过 p62 与 LC3 连接进入自噬体而被降解。在敲除 p62 的细胞内，自噬溶酶体内吞噬的 SOD1 突变体的数量减少。

自噬可通过 mTOR 依赖的和 mTOR 非依赖的途径诱导。值得注意的是，在 $SOD1^{G93A}$ 转基因小鼠模型中，mTOR 依赖性自噬诱导剂雷帕霉素虽然能够明显激活自噬，但对异常蛋白没有明显的清除作用。雷帕霉素给药后加速 $SOD1^{G93A}$ 小鼠运动神经元的退化和线粒体损伤，通过激活凋亡等信号通路加快疾病进程，缩短转基因小鼠寿命，提示 ALS 转基因小鼠内可能存在自噬流的异常即自噬流完整性的改变（Zhang et al. 2011）。由于 mTOR 可以控制细胞生长和蛋白质翻译等各种重要的细胞过程，所以 mTOR 非依赖的自噬诱导剂可能更适合用于 ALS 的治疗。例如，mTOR 非依赖性自噬诱导剂海藻糖能改善自噬流异常，显著降低 SOD1 的聚集，延缓疾病发生，为 ALS 的治疗提供了新思路（Zhang et al. 2014）。

3. 癌症 自噬可能对癌症的发生发展和治疗干预有多方面影响。对小鼠模型的研究表明，肿瘤抑制功能由自噬相关蛋白（Uvrag，Bif1）和核心自噬蛋白（Atg4C，Atg5，Atg7）介导。肿瘤抑制蛋白（如 PTEN，TSC1/2，LKB1 和 p53）触发的抗原信号通路可以激活自噬。此外，在人类癌症中，激活的 AKT 抑制了 Beclin 1 依赖的自噬。其他自噬蛋白在人癌标本中的表达也发生了改变，例如，在前列腺癌中 Atg 5 的表达上调。

4. 免疫系统 自噬有助于对天然免疫和适应性免疫反应的调节。在体外实验中，多种重要的致病菌被噬菌体降解，如 A 组链球菌、结核分枝杆菌、福氏志贺菌、肠沙门菌，还有单纯疱疹病毒 1 型（herpes simplex virus type 1，HSV-1）等病毒及弓形虫等寄生虫。在小鼠脓毒症模型中，自噬似乎对多器官损伤具有保护作用。这种保护作用在一定程度上是通过抑制凋亡、维持促炎细胞因子和抗炎细胞因子之间的平衡、改善线粒体功能等途径来实现的。

5. 心血管系统 自噬与多种心血管疾病相关，包括心肌病、心肌肥厚、缺血性心脏病、心力衰竭等。溶酶体相关膜蛋白 2（LAMP 2）基因缺失，可影响自噬体 - 溶酶体融合，引发心肌病 Danon 病。在 Danon 病患者的心肌细胞中，以及心力衰竭患者的心脏组织中，线粒体功能障碍和自噬体数量均显著增加。在结蛋白相关心肌病的小鼠模型中，自噬具有心脏保护作用。

6. 肺部疾病 慢性阻塞性肺疾病（COPD）患者的肺组织中，LC3 Ⅱ的表达和自噬体的形成增加。长期吸入香烟烟雾的实验动物，其自噬活性增加与上皮细胞凋亡增强有关。α1-抗胰蛋白酶基因突变可引起肺气肿和肝功能不全，自噬机制可清除这些病理性积聚的α1-抗胰蛋白酶突变体（Zhou et al.，2016）。

7. 寿命 自噬在长寿命蛋白质周转和清除受损细胞器及细胞碎片方面的平衡功能是一种抗衰老作用。与神经变性相似的是，未加工物质（如脂褐素色素和泛素化蛋白聚合体）的积聚加速，则代偿机制加快。用西罗莫司处理小鼠和线虫的研究表明，自噬的调节可能会影响寿命。此外，基因表达的分析显示，与年轻人相比，老年人大脑中的自噬基因（如 *Atg 5*、*Atg 7* 和 *BECN1*）随年龄的增长而下调。热量限制可能是逆转年龄依赖性自噬下调的一种重要机制。

小　结

过去几年人们对于自噬和 UPS 之间的关系有了更加深入的了解。通过 UBl 修饰调控自噬和 UPS 这两种分解代谢途径具有显著的相似性，在某些情况下还会发生重叠。这表明自噬和 UPS 可能是从共同的生物起源进化而来的。此外，自噬和 UPS 的功能是相互协调的。例如，UPS 的缺损可导致自噬上调，并且在某些情况下这种自噬上调可以补偿受损的 UPS 功能。但由于几乎没有试剂可上调 UPS，这种补偿性关系是否为相互的，这一问题的答案目前并不清楚。UPS 上调可能对疾病蛋白质引起的毒性起神经保护作用，但研究人员并没有在自噬缺陷细胞中检测出 UPS 上调的影响和作用。越来越多的研究开始阐明调节自噬和 UPS 之间关系的机制和调节分子，识别 UBl 修饰正成为研究人员关注的热点问题。

总之，进一步深入研究 UPS 和自噬之间的关系以及它们与人类疾病的关系是非常重要的。阐明这些降解系统之间相互联系的机制不仅可以拓展对细胞内物质降解调控机制的认识，对于理解与细胞降解系统紊乱相关疾病的发生机制也具有重要的指导意义，并有望最终利用这些分解代谢途径中的靶点为人类疾病的治疗提供新的思路。

（苏州大学　王　燕，
大连医科大学　乐卫东）

参 考 文 献

BROWN R, KAGANOVICH D, 2016. Look out autophagy, ubiquilin UPS its game [J]. Cell, 166（4）: 797-799.

CAO D J, JIANG N, BLAGG A, et al., 2013. Mechanical unloading activates FoxO3 to trigger Bnip3-dependent cardiomyocyte atrophy [J]. J Am Heart Assoc, 2（2）: e000016.

CIECHANOVER A, KWON Y T, 2017. Protein quality control by molecular chaperones in neurodegeneration [J]. Front Neurosci, 11: 185.

DEGER J M, GERSON J E, KAYED R, 2015. The interrelationship of proteasome impairment and oligomeric intermediates in neurodegeneration [J]. Aging Cell, 14（5）: 715-724.

DIAO J, LIU R, RONG Y, et al., 2015. ATG14 promotes membrane tethering and fusion of autophagosomes to endolysosomes [J]. Nature, 520（7548）: 563-566.

HETZ C, CHEVET E, OAKES S A, 2015. Proteostasis control by the unfolded protein response [J]. Nat Cell Biol, 17（7）: 829-838.

ISAKSON P, HOLLAND P, SIMONSEN A, 2013. The role of ALFY in selective autophagy [J]. Cell Death Differ, 20（1）: 12-20.

LAZO P A, 2017. Reverting p53 activation after recovery of cellular stress to resume with cell cycle progression [J]. Cell Signal, 33: 49-58.

LEYK J, GOLDBAUM O, NOACK M, et al., 2015. Inhibition of HDAC6 modifies tau inclusion body formation and impairs autophagic clearance [J]. J Mol Neurosci, 55（4）: 1031-1046.

LIU J, SU H, WANG X, 2016. The COP9 signalosome coerces autophagy and the ubiquitin-proteasome system to police the heart [J]. Autophagy, 12（3）: 601-612.

LIVNEH I, COHEN-KAPLAN V, COHEN-ROSENZWEIG C, et al., 2016. The life cycle of the 26S proteasome: from birth, through regulation and function, and onto its death [J]. Cell Res, 26（8）: 869-885.

MAIESE K, 2016. Regeneration in the nervous system with erythropoietin [J]. Front Biosci（Landmark Ed）, 21（3）: 561-596.

MINOIA M, BONCORAGLIO A, VINET J, et al., 2014. BAG3 induces the sequestration of proteasomal clients into cytoplasmic puncta: implications for a proteasome-to-autophagy switch [J]. Autophagy, 10（9）: 1603-1621.

PARK H J, RYU D, PARMAR M, et al., 2017. The ER retention protein RER1 promotes alpha-synuclein degradation via the proteasome [J]. PLoS One, 12（9）: e0184262.

RIVERO-RIOS P, MADERO-PEREZ J, FERNANDEZ B, et al., 2016. Targeting the autophagy/lysosomal degradation pathway in Parkinson's disease [J]. Curr Neuropharmacol, 14（3）: 238-249.

RUSSO R, VARANO G P, ADORNETTO A, et al., 2018. Rapamycin and fasting sustain autophagy response activated by ischemia/reperfusion injury and promote retinal ganglion cell survival [J]. Cell Death Dis, 9（10）: 981.

SARRAF S A, RAMAN M, GUARANI-PEREIRA V, et al., 2013. Landscape of the PARKIN-dependent ubiquitylome in response to mitochondrial depolarization [J]. Nature, 496（7445）: 372-376.

SASAZAWA Y, SATO N, UMEZAWA K, et al., 2015. Conophylline protects cells in cellular models of neurodegenerative diseases by inducing mammalian target of rapamycin（mTOR）-independent autophagy [J]. J Biol Chem, 290（10）: 6168-6178.

SULISTIO Y A, HEESE K, 2016. The ubiquitin-proteasome system and molecular chaperone deregulation in Alzheimer's disease [J]. Mol Neurobiol, 53（2）: 905-931.

TAN C C, YU J T, TAN M S, et al., 2014. Autophagy in aging and neurodegenerative diseases: implications for pathogenesis and therapy [J]. Neurobiol Aging, 35（5）: 941-957.

VUPPALAPATI K K, BOUDERLIQUE T, NEWTON P T, et al., 2015. Targeted deletion of autophagy genes Atg5 or Atg7 in the chondrocytes promotes caspase-dependent cell death and leads to mild growth retardation ［J］. J Bone Miner Res，30（12）：2249-2261.

WANG D T，YANG Y J，HUANG R H，et al.，2015. Myostatin activates the ubiquitin-proteasome and autophagy-lysosome systems contributing to muscle wasting in chronic kidney disease ［J］. Oxid Med Cell Longev，2015：684965.

WILLIS M S，BEVILACQUA A，PULINILKUNNIL T，et al.，2014. The role of ubiquitin ligases in cardiac disease ［J］. J Mol Cell Cardiol，71：43-53.

ZAFFAGNINI G，SAVOVA A，DANIELI A，et al.，2018. Phasing out the bad-How SQSTM1/p62 sequesters ubiquitinated proteins for degradation by autophagy ［J］. Autophagy，14（7）：1280-1282.

ZHOU J S，ZHAO Y，ZHOU H B，et al.，2016. Autophagy plays an essential role in cigarette smoke-induced expression of MUC5AC in airway epithelium ［J］. Am J Physiol Lung Cell Mol Physiol，310（1）：L1042-1052.

ZHANG X，LI L，CHEN S，et al.，2011. Rapamycin treatment augments motor neuron degeneration in SOD1（G93A）mouse model of amyotrophic lateral sclerosis ［J］. Autophagy，7（4）：412-425.

ZHANG X，CHEN S，SONG L，et al.，2014.MTOR-independent，autophagic enhancer trehalose prolongs motor neuron survival and ameliorates the autophagic flux defect in a mouse model of amyotrophic lateral sclerosis ［J］. Autophagy，10（4）：588-602.

第二十六章 免疫信号与自噬调控

自噬是机体内关键的降解系统之一，早期研究认为自噬主要是对饥饿和营养剥夺产生应答，以提供能量和合成代谢所需的物质，维持能量稳态。随着研究的深入，人们发现多种信号都能诱导自噬活化，包括内质网应激、氧化应激及免疫信号的激活等。自噬与免疫和炎症的关系十分密切，自噬相关基因突变会增加机体被病原体感染的风险。自噬既可视作免疫系统清除细胞内病原物质的效应器，也可作为免疫系统确认病原体入侵的机制，在调节固有免疫和适应性免疫方面均发挥着重要功能。在固有免疫方面，自噬不仅参与了对病原体、细胞碎片等的清除，也参与了细胞的保护、调节细胞因子产生、激活炎症小体等过程。在适应性免疫反应中，自噬对于胸腺中 T 细胞选择、T 细胞成熟和极化、T 细胞和 B 细胞稳态，以及抗原加工、呈递及抗体应答等方面都具有重要的调节作用。另外，自噬本身也受到免疫、炎症和应激信号的调节。这些信号的交互作用和适度调节维持了机体生理功能的正常运转，反之，则会导致疾病发生。

第一节 模式识别受体信号与自噬调控

一、模式识别受体概述

炎症是机体清除有害刺激、修复损伤组织的保护性应答。炎症可由多种因素引发，包括微生物感染、组织损伤、缺血和缺氧等。从传统意义上来说，炎症具有五大特征：红、肿、热、痛和功能障碍。这些宏观的症状反映了血管内皮细胞通透性增加，使得血清成分和免疫细胞能够泄漏或穿透到损伤局部。然而免疫细胞为战胜病原体可能会过度分泌细胞因子，这一过程会对机体产生严重的危害，甚至危及生命。非感染性疾病也会引发上述"细胞因子风暴"，如"移植物抗宿主"病。固有免疫系统主要负责微生物感染和组织损伤导致的急性炎症反应，同时也参与获得性免疫系统的激活。固有免疫细胞主要包括巨噬细胞和树突状细胞（dendritic cell，DC）等，通过模式识别受体识别病原体相关分子模式（pathogen-associated molecular pattern，PAMP）和由损伤细胞释放的损伤相关分子模式（damage-associated molecular pattern，DAMP）。目前已经发现的模式识别受体包括跨膜蛋白，例如 Toll 样受体（Toll-like receptor，TLR）和 C 型凝集素受体（C-type lectin receptor，CLR），以及胞浆蛋白，如维 A 酸诱导基因 RIG-I 样受体（RIG-I-like receptor，RLR）和 NOD 样受体（NOD-like receptor，NLR）。这些受体活化激活的胞内信号级联诱导炎症介质的转录表达，包括促炎细胞因子、I 型干扰素、趋化因子和抗微生物蛋白等。上述受体信号系统的活性异常会导致免疫缺陷、败血症休克或引发自身免疫病。

二、TLR 信号与自噬调控

1. TLR 及其信号途径 TLR 家族是目前研究最为深入的模式识别受体家族，它们负责感受细胞外或侵入细胞内的病原体（Dolasia et al., 2018）。TLR 是 I 型的整合跨膜糖蛋白，由保守的胞内 Toll/ 白介素 -1 受体（Toll/interleukin-1 receptor，TIR）同源结构域、一个单次跨膜的螺旋结构域及一个富含亮氨酸重复（leucine-rich repeats，LRRs）的胞外域组成。人类目前已发现 10 种 TLR 分子，而小鼠目前已发现 12 种 TLR 分子。不同的 TLR 蛋白识别不同的分子模式，亚细胞定位也有所不同，见表 26-1。

表 26-1 模式识别受体及其配体

模式识别受体	细胞定位	配体	配体来源
TLR			
TLR1	质膜	三酰脂蛋白	细菌
TLR2	质膜	脂蛋白	细菌、病毒、寄生虫、宿主自身
TLR3	内体，溶酶体	dsRNA	病毒
TLR4	质膜	LPS	细菌、病毒、宿主自身
TLR5	质膜	鞭毛	细菌
TLR6	质膜	二酰脂蛋白	细菌、病毒
TLR7（人类 TLR8）	内体，溶酶体	ssRNA	病毒、细菌、宿主自身
TLR9	内体，溶酶体	CpG-DNA	病毒、细菌、原虫、宿主自身
TLR10	内体，溶酶体	未知	未知
TLR11	质膜	前纤维蛋白样分子	原虫
RLR			
RIG-I	胞质	短 dsRNA、5′ 三磷酸 dsRNA	RNA 病毒、DNA 病毒
MDA5	胞质	长 dsRNA	RNA 病毒
LGP2	胞质	未知	RNA 病毒
NLR			
NOD1	胞质	iE-DAP	细菌
NOD2	胞质	MDP	细菌
CLR			
Dectin1	质膜	β- 葡聚糖	真菌
Dectin2	质膜	β- 葡聚糖	真菌
MINCLE	质膜	SAP130	宿主自身、真菌

TLR2 与 TLR1 或 TLR6 形成异源二聚体，识别来自细菌、支原体、真菌和病毒的

组分。脂蛋白等配体活化 TLR2 受体后诱导巨噬细胞和树突状细胞（DC）产生多种促炎细胞因子。TLR4 主要识别脂多糖（lipopolysaccharide，LPS）及细胞膜表面的髓样分化因子 2（myeloid differentiation factor 2，MD2）。TLR5 在小肠固有层的 DC 细胞中高表达，识别细菌鞭毛并诱导 B 细胞分化为产生 IgA 的浆细胞，触发幼稚型 T 细胞分化为抗原特异的 Th17 和 Th1 细胞。TLR3、TLR7、TLR8 和 TLR9 识别来源于细菌和病毒的核酸，以及致病条件下机体内源的核酸。这几种 TLR 的活化促进 I 型干扰素和促炎细胞因子产生。TLR3 识别病毒双链 RNA，TLR7/8 识别 RNA 病毒的单链 RNA（ssRNA），TLR7 还可识别来自细菌的 RNA，TLR9 识别细菌和病毒 CpG 基序中的非甲基化 DNA。TLR 的亚细胞定位与其识别配体的关系也十分密切。机体自身的核酸也是 TLR 的强配基，可能会诱导自身免疫病的发生。在正常情况下，TLR 会对自身核酸进行区分，避免信号异常活化。

TLR 可以分为两个不同的信号途径，即 MyD88 依赖的信号途径和 TRIF 依赖的信号途径。MyD88 含有死亡结构域（death domain，DD）和 TIR 结构域，除了 TLR3 以外，MyD88 对 TLR 的下游信号十分关键。TLR2 和 TLR4 需要 TIRAP/Mal 将其与 MyD88 连接在一起。继而 MyD88 与 IRAK-4 相互作用，后者激活其家族的另外两个成员，IRAK1 和 IRAK2。活化的 IRAK 分子与 MyD88 解离，转而与肿瘤坏死因子受体相关因子 6（TNF receptor-associated factor 6，TRAF6）相互作用。TRAF6 是一种 E3 泛素连接酶，催化自身形成 K63 多泛素链，同时也催化产生游离的多泛素链。游离的多泛素链激活 TAK1、TAB1、TAB2 和 TAB3 复合物，催化核因子 κB 激酶抑制蛋白（inhibitor of kappa B kinase，IKK）β 亚基和 MAPKK6 发生磷酸化修饰。IKK 复合物（包括 IKK-α、IKK-β 和 NEMO 蛋白）磷酸化 NF-κB 的抑制蛋白 IκBa，使后者进入泛素 - 蛋白酶体系统降解，游离的 NF-κB 得以进入细胞核，激活促炎细胞因子基因转录。激活 MAPK 信号级联还可活化另一转录因子复合物 AP-1，它也可以调节细胞因子的转录。

TLR3 的信号传导依赖 TRIF 信号途径。双链 RNA 刺激 TLR3 活化募集接头蛋白 TRIF。TLR4 可同时激活 MyD88 和 TRIF 依赖的信号途径，但 TLR4 激活 TRIF 依赖的信号途径时还需要另一个接头蛋白 TRAM 的参与。TRIF 通过 N 端的 TRAF 结合基序与 TRAF3 及 TRAF6 相互作用；通过 C 端的 RIP 同型相互作用基序与 RIP1 及 RIP3 相互作用。TLR3 信号活化后，TRAF3 作为一种 E3 泛素连接酶催化自身产生 K63 自身泛素化；MyD88 依赖的信号则催化 TRAF3 发生 K48 泛素化。TRAF3 通过泛素 - 蛋白酶体途径降解，激活 MAPK 信号级联，诱导促炎细胞因子转录。TRAF3 对两个 IKK 相关激酶 TBK1 和 IKK-ε 的激活十分重要。TBK1 和 IKK-ε 分别催化 IRF3 和 IRF7 磷酸化，IRF3-IRF7 二聚体转位到细胞核诱导 I 型 IFN 表达，IFN 诱导基因的表达。IKK-ε 还可磷酸化 STAT1，促进一系列 IFN- 诱导基因，包括 Adar1、Ifit3 及 Irf7 的表达。

2. TLR 信号活化诱导自噬激活　　自噬在固有免疫和获得性免疫中都十分重要，可参与清除细胞中感染的细菌、病毒和寄生虫。自噬与 TLR 信号之间存在着密切的联系。自噬能促进 TLR 对 PAMP 的识别，本节将讨论 TLR 信号活化对自噬的调节作用。

自噬被认为是免疫的效应器。TLR2/TLR1 异二聚体、TLR3、TLR4、TLR5、TLR6、TLR7/8 及 TLR9 信号活化在多种细胞中都能激活自噬，这些细胞包括巨噬细胞、DC 和中性粒细胞等。但不同的细胞 TLR 信号活化对自噬的诱导作用不尽相同。例如，在浆细胞样 DC 中，TLR7 信号并不能诱导自噬活化；LPS 刺激能诱导原代人单核细胞中形成大量自噬小体，但在原代鼠巨噬细胞中却没有此作用。这些现象表明 TLR 信号对自噬的诱导作用是细胞类型特异性的应答。TLR 信号异常导致的自噬抑制不仅影响对感染病原体的清除，在肿瘤发生中也发挥重要作用。在 TLR2 和 TLR4 基因敲除小鼠中的研究发现，敲除 TLR2 或 TLR4 都能使小鼠对于毒性化学致癌物二乙基亚硝胺（diethylnitrosamine，DEN）所诱导的肝细胞癌的敏感性显著提高。在 TLR2 和 TLR4 基因敲除小鼠中，肝脏自噬活性均显著降低，DEN 诱发的氧化应激以及 p62 聚集体堆积无法清除，加剧了肝细胞癌的发生和进展（Lin et al.，2013；Wang et al.，2013）。

　　自噬活化是一个动态过程，在分隔膜形成早期，囊泡成核需要 PI3KC3 核心复合体磷酸化磷脂酰肌醇（phosphatidylinositol）并形成磷脂酰肌醇 3- 磷酸（phosphatidylinositol-3-phosphate，PI3P）。Beclin 1 是 III 型磷脂酰肌醇 3- 激酶（phosphatidylinositol 3-kinase class III，PI3KC3）蛋白核心复合体中的成员之一，在该复合体中充当分子平台的作用，除了结合 PI3KC3 以外，还同时结合 UVRAG、Ambra1 和 Bif-1 等分子，这些分子正向调节 PI3KC3 的活性，促进自噬发生。Beclin 1 还可与 Bcl-2 家族蛋白结合，与前者相反，Bcl-2 家族蛋白与 Beclin 1 蛋白结合后会抑制核心复合物的形成从而抑制自噬活性。因此，Bcl-2-Beclin 1 相互作用被认为是调节自噬的"刹车"。TLR 诱导自噬既依赖 MyD88，也依赖于 TRIF。TLR 信号激活自噬的关键调节环节正是在于对 Bcl-2-Beclin 1 相互作用的调节。MyD88 及 TRIF 都能与 Beclin 1 相互作用，TLR 信号活化将 Beclin 1 募集至 TLR 信号复合物，Beclin 1 与 MyD88 或 TRIF 的相互作用增强，并减少 Bcl-2 与 Beclin 1 的结合，从而诱导自噬活化；此外，TRAF6 能介导 Beclin 1 的 117 位赖氨酸发生 K63 泛素化修饰，Lys[117] 泛素化可促进 Beclin 1 多聚化，增强 PI3KC3 的酶活性，进而诱导自噬活化（图 26-1）。LPS 激活 TLR4 信号还能增强 PI3KC3 与膜的结合能力，增强免疫相关 GTP 酶 LRG47 的表达，这两个因素也都参与了自噬的诱导。

　　3. TLR2 信号调节自噬及其生物学意义　　配基激活 TLR2 及其下游的信号级联是以 TLR2 与 TLR1 或 TLR2 与 TLR6 形成异源二聚体为基础的。这种异源二聚体的形式无须诱导，本身就存在于细胞膜上。晶体结构显示，LRR 模块形成马蹄形结构，TLR2 的异源二聚体结合配体形成"m"型的复合物，稳定两个受体。TLR2 的配基包括含有二酰基 / 三酰基甘油基团的分子、脂蛋白及脂肽，这些分子几乎在所有细菌中都存在，尤其是革兰氏阴性菌的外膜。TLR2 还有很多内源性的配基，又称为"警报素"。它们代表了组织损伤、坏死，以及机体内可能存在的肿瘤细胞。β- 防御素 3、透明质酸片段、热休克蛋白及高迁移率组蛋白（high mobility group box 1，HMGB1）都是 TLR2 的内源性配基。因此，TLR2 信号活化自噬参与了对感染病原体及自身损伤细胞的清除。

　　单核细胞增生性李斯特菌（*Listeria monocytogenes*）简称单增李斯特菌，是一种人畜共患病的病原菌。它能引起人畜的李氏菌病，感染后主要表现为败血症、脑膜炎和单核细胞增多。近来的研究发现，缺乏 TLR2 和 NOD2 的巨噬细胞容易感染单增李斯特菌，且感染后无法活化自噬（Anand et al.，2011）。这表明，单增李斯特菌感染可通过 TLR2 和 NOD2 两个模式识别受体介导激活自噬。TLR2 和 NOD2 缺陷的巨噬细胞也显示出 NF-κB 和 ERK 信号的异常，但自噬选择性依赖 ERK 信号途径发挥对单增李斯特菌的清除作用。这表现在 ERK 信号途径缺陷的细胞，细菌难以被靶向运送至自噬小体进行降解，细菌的生长速度也更快。

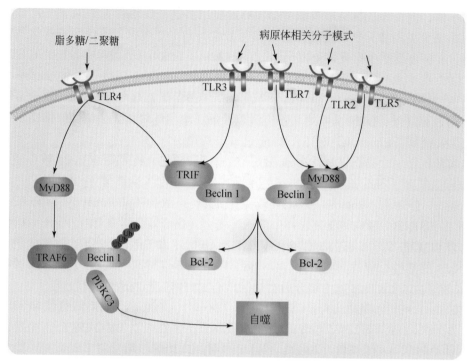

图 26-1　TLR 信号与自噬调节

当脂多糖或二聚糖与 TLR4 受体结合，或病原体相关分子模式与 TLR2 或 TLR5 结合后，TLR 信号活化；将 Beclin 1
募集至 TLR 信号复合物，Beclin 1 与 MyD88 或 TRIF 的相互作用增强，同时阻碍 Bcl-2 与 Beclin 1 的结合，进而诱导
自噬活化。此外，TRAF6 作为 E3 泛素连接酶，能介导 Beclin 1 的 117 位赖氨酸发生 K63 泛素化修饰，Lys[117] 泛素化
促进 Beclin 1 发生多聚化，增强 PI3KC3 的酶活性，进而诱导自噬活化

　　结核分枝杆菌感染是导致全球感染性死亡的主要原因之一。分枝杆菌是一种特殊的
细胞内病原菌，感染后能在宿主巨噬细胞中继续存活，并影响吞噬体与溶酶体融合形成
吞噬溶酶体。自噬活化可以使含有分枝杆菌的吞噬体与自噬小体相互作用并融合，有助
于清除结核分枝杆菌。结核分枝杆菌脂蛋白 LpqH 是 TLR2/1 的配基，在人的单核细胞中
能强有力地激活自噬发挥抗结核菌的作用。LpqH 对自噬的激活依赖于维生素 D 受体信号
活化及抗菌肽的合成，有多个关键分子参与了该过程的调节。LpqH 活化 TLR2/1 信号，
诱导 Src 激酶的 Tyr172 快速磷酸化进而活化 PLC-γ，诱导细胞钙内流。细胞内钙离子浓
度增高诱导 AMPKα 的 Thr172 磷酸化，激活下游 p38 MAPK。上述激活的信号途径上调
羟化酶 Cyp27b1 表达，将维生素 D 激素原（25- 羟基维生素 D_3）转化为具有活性的 1，
25- 二羟基维生素 D_3，进而诱导抗菌肽表达。抗菌肽有助于自噬小体与溶酶体的融合，促
进细胞内结核分枝杆菌清除。

　　帕金森病（PD）是一种伴随 α- 突触核蛋白聚积的退行性神经系统疾病，TLR 相关
的炎症与其发展进程密切相关。与正常人相比，TLR2 在 PD 患者脑组织中有更高的表达
量，且 TLR2 与病理性 α- 突触核蛋白聚积密切相关。它通过增加内源性 α- 突触核蛋白的
水平而增加 P62 的表达，抑制自噬的发展进程从而促进 PD 的发展进程（Dzamko et al.，
2017），但详细机制还有待进一步研究。

HMGB1 是一种典型的 DAMP 分子，在肿瘤细胞死亡或接受细胞毒药物治疗时会大量释放到细胞外。有文献报道 HMGB1 是 TLR2 的内源性配基，能够识别 HMGB1 的其他模式识别受体还包括 RAGE、TLR4 和 TLR9 等。HMGB1 能在转录和非转录水平诱导自噬活化。HMGB1 直接调节热休克蛋白 β1（heat shock protein beta-1，HSPB1）转录，该蛋白是细胞骨架肌动蛋白动力学的关键调节因子，在自噬活化中发挥重要作用。抑制 HMGB1 会影响正常的自噬动态过程，影响损伤线粒体等通过自噬进行清除。另外，在饥饿、氧化应激和化疗等应激状态下，细胞核中的 HMGB1 可以从细胞核中转位至细胞质并与 Beclin 1 相互作用，HMGB1-Beclin 1 的相互作用能够抑制 Beclin 1 与 Bcl-2 的结合，启动自噬小体形成。然而 HMGB1 在肿瘤中发挥一种"双刃剑"作用，既能促进肿瘤的增殖，也能促进肿瘤细胞凋亡。详细的机制还有待进一步的研究。

4.TLR4 信号调节自噬及其生物学意义　革兰氏阴性菌表面的组分——脂多糖（LPS）是一种强促炎的 PAMP 分子，也是 TLR4 的配基之一。TLR4 通过 TRIF 依赖而非 MyD88 依赖的信号途径，在自噬活化过程中充当"传感器"的角色。LPS 活化自噬可终结结核分枝杆菌在吞噬体中的休眠状态，促进吞噬体与自噬小体融合，并诱导 PI3KC3 整合到质膜而促进自噬小泡形成。

在败血症休克中，细胞面临强大的氧化应激和代谢需求，这些变化将导致线粒体损伤、具有聚集倾向的蛋白堆积、能量耗竭，最终诱发多器官功能衰竭和死亡。为了避免以上情况发生，细胞需要激活自噬以及自噬相关的清除过程以维持细胞稳态。人们发现，LPS 能诱导心肌细胞自噬活化。给予新生心肌细胞系 HL-1 或 mCherry-LC3 转基因小鼠 LPS 刺激均观察到自噬活化。研究人员还发现，LPS 通过诱导 TNF-α 产生而激活自噬，该过程是由 p38 MAPK、NOS 及 ROS 的产生来介导的。抑制 p38 MAPK 和 NOS 均能降低自噬活性。LPS 激活的自噬在脓毒败血症中对心肌损伤发挥保护效应。给予巨噬细胞 LPS 刺激能激活 p62 依赖的选择性自噬。LPS 刺激首先活化转录因子 Nrf2，促进 p62 转录，进而 P62 诱导聚集体样结构（aggresome-like induced structure，ALIS）形成和自噬性降解发生。MyD88、TRIF、IRAK4、TRAF6、ROS 和 p38 都参与了这一过程的调节。TLR4 信号活化可将 Beclin 1 募集至受体复合物，TRAF6 介导 Beclin 1 发生 K63 泛素化而诱导自噬。LPS 也能诱导肝细胞自噬活化，这个过程需要 p62 的参与。这些证据表明，LPS 诱导的自噬活化对于清除侵入机体的微生物和应激条件下大量堆积的蛋白聚集体具有重要的作用。

二聚糖（biglycan）是富含亮氨酸的蛋白多聚糖。它可以通过 TLR 信号募集巨噬细胞而加重缺血再灌注损伤的危险信号。以往认为二聚糖主要通过与 TLR2/4 及其共受体 CD14 结合来调节炎症，而最近的研究发现，二聚糖还可以通过与 TLR4 及其共受体 CD44 结合来促进巨噬细胞的自噬活化。靶向二聚糖及特定的 TLR 共受体是对缺血再灌注导致的肾损伤的潜在疗法。

事实上，TLR2 和 TLR4 信号在某些条件下对自噬有着截然不同的调节效果。组织纤维化是多种慢性疾病的基本病理改变，也是这些慢性疾病反复发作、久治不愈的原因。而 TLR2 和 TLR4 在调节组织纤维化的发展和转归方面就发挥了差异性的作用。在阿霉素所致小鼠急、慢性扩张型心肌病模型中，利用中和性抗体阻断 TLR4 能抑制心肌组织的自噬活性。自噬上游活化信号 MyD88-p38-MAPK 及 TRIF-IRF3 均处于低活性状态，而自噬上游抑制信号 PI3K-AKT-mTOR 却处于活化状态，导致最终显示出自噬抑制状态。与阻断 TLR4 不同的是，中和性抗体阻断 TLR2 并不影响阿霉素损伤心肌组织的自噬活性。自噬上游活化信号 MyD88-p38-MAPK 和抑制信号 PI3K-AKT-mTOR 均处于低活性状态，且 TRIF-IRF3 也没有出现相应变化。与对自噬的差异性调节相对应的是，遗传或药理学阻断 TLR2 信号能够减轻肺纤维化、心肌纤维化和心肌重构；遗传或药理学阻断 TLR4 却会加重肺纤维化和心肌纤维化。相反，激活 TLR4 能够迅速缓解肺部急性炎症，减轻压力过负荷所致心血管肥厚和心脏纤维化。除了组织纤维化之外，TLR2/TLR4 在调节急性肾损伤（AKI）的发展和转归方面也发挥着相反的作用。急性肾损伤是进行性累积性的重症综合征，常发生于肿瘤患者的化疗药物治疗中（如顺铂），严重威胁患者生命。TLR 在肾组织及浸润性炎症细胞内发挥重要作用，TLR2 在肾损伤中发挥保护性作用，TLR4 则相反，两者在调控肾损伤方面的差别是源于其对下游自噬通路的调控差异（Andrade-Silva et al., 2018）。在顺铂诱导的小鼠肾损伤模型中，与野生型小鼠相比，TLR2 KO 小鼠表现出更强的肾损伤及更低的生存率，而 TLR4 KO 小鼠则表现出肾保护性作用；与 TLR4 KO 小鼠相比，TLR2 KO 小鼠肾组织中呈现出更低的自噬相关蛋白 LC3 及 ATG5 的表达。这一差异可能是由于 TLR4 除了与 TLR2 共享下游调节分子 MyD88 外，还通过调节 TRIF 来发挥自噬的调节功能。这些研究进一步强调了适度的自噬在清除损伤细胞、聚集蛋白及大量沉积的胶原中具有重要的作用，是维持细胞稳态关键的细胞效应机制。

5. 其他 TLR 信号对自噬的调节及其生物学意义　除了 TLR2 和 TLR4，其他多个 TLR 受体信号也参与了自噬调节。利用 TLR7 配基 ssRNA 处理小鼠巨噬细胞 RAW264.7 可见 LC3 形成显著的点状聚集、LC3-Ⅰ向 LC3-Ⅱ转化以及电镜下成熟自噬小体（自噬溶酶体）的形成。咪喹莫特是咪唑喹啉类化合物，也是 TLR7 的新型激动剂。咪喹莫特能诱导 RAW264.7 形成 LC3 点状聚集，增加长寿命蛋白降解。TLR7 配基对自噬的活化依赖 Beclin 1、TLR7 和 MyD88。TLR7 信号活化激活自噬对结核分枝杆菌的清除也具有重要意义，用单链 RNA 或咪喹莫特刺激感染了结核分枝杆菌的巨噬细胞能杀死 20% ～ 40% 的胞内分枝杆菌。

鞭毛蛋白（TLR5 的配基）和 CpG（TLR9 配基）并不能显著诱导 RAW264.7 细胞出现明显的自噬活化。Poly（I：C）能诱导自噬活化，但由于 Poly（I：C）既能激活 TLR3，也能激活 MDA5，因此尚不能完全确定 Poly（I：C）对自噬的活化是通过激活 TLR3 或 MDA5，还是两种受体信号活化均能激活自噬。

TLR3 对于调节小鼠心肌梗死后的心力衰竭具有重要作用。体外给予心肌细胞 TLR3 刺激可以通过 TRIF 信号通路增加自噬组分 LC3-Ⅱ、p62 等的蛋白表达，在不影响自噬流的情况下诱导心肌细胞的自噬，进而促进心力衰竭并造成死亡率升高。

6. microRNA 调节 TLR 信号与自噬的关系及生物学意义　microRNA（miRNA）属于非编码 RNA 的一类，一般包含 18 ～ 25 个核苷酸，它们可以通过结合在靶基因的 3'-非转录结构域（3'-UTR）而促进靶基因 mRNA 的降解和（或）抑制其翻译。以往的研究表明，miRNA 可以通过影响细胞增殖、凋亡、老化及转移而参与肿瘤、血液病、骨骼病及神经系统疾病等多种疾病的发展进程。最新的研究发现，miRNA 可以通过抑制 TLR 相关的自噬信号活化而缓解癫痫的发病过程。IL-1β、TLR 等是癫痫发病相关的重要因素，TLR4 参与促进星形胶质细胞颞叶癫痫的发生，给予 TLR4 的配体 LPS 刺激可导致癫痫发作阈值的急性及长期下降。在侧脑室注射红藻氨酸造成的大鼠癫痫模型当中，研究人员证明 miR-181b 可以通过抑制 p38/JNK 信号负性调控 TLR4 信号通路，进而下调自噬相关蛋白 LC3 Ⅱ / Ⅰ 、Beclin1 等的表达，通过抑制自噬和凋亡而发挥神经保护性作用。在另一个报道中，研究人员发现 miR-421 可以通过抑制 MYD88 的转录水平而负向调控 TLR2/TLR4 所介导的自噬流活化，最终抑制海马神经元的自噬及凋亡，缓解皮罗卡品诱导的小鼠癫痫的发病进程（Wen et al.，2018）。目前关于 miRNA 通过调节 TLR 而影响自噬的报道尚不多见，其复杂的调控网络及调控机制还有待被阐明。

三、RLR 信号与自噬调控

1.RLR 及其信号途径 RLR 是一类新发现的模式识别受体，属于 DExD/H 盒 RNA 螺旋酶家族，主要识别细胞质中的病毒 RNA，通过 RLR 级联信号诱导干扰素和促炎细胞因子产生，对抗病毒天然免疫的建立起着非常重要的作用。目前已知的 RLR 家族成员有 RIG-I、MDA5 和 LGP2。RLR 的 N 端有两个募集 caspase 的结构域（caspase recruitment domain，CARD），中间是一个 DEAD 盒螺旋酶 /ATP 酶结构域，C 端是调节结构域。RLR 在细胞中位于细胞质内，识别双链 RNA 病毒的基因组 RNA 以及单链 RNA 病毒在复制间期产生的双链 RNA。给予 Ⅰ 型干扰素刺激或病毒感染都会诱导 RLR 的表达水平增高。

RIG-I 和 MDA5 识别不同的 RNA 病毒，RIG-I 识别带有三磷酸尾的短双链 RNA（长度不超过 1kb）；而 MDA5 则识别长的双链 RNA（超过 2kb），如 poly（I：C）等。LGP2 在 RIG-I 和 MDA5 介导的病毒识别中扮演正调控因子的角色。当配体与 RLR 结合后，RLR 的 CARD 结构域与 N 端也含有 CARD 结构域的接头分子 IPS-1 相互作用，启动信号级联，通过 EYA4、TRAF3、 NAP1/SINTBAD、 TBK1/IKK-i 和 IRF3/7 诱导 Ⅰ 型干扰素基因表达。RLR 信号也同时通过 TRADD、FADD 和 Caspase-8/-10 诱导 NF-κB 转位到细胞核，发挥转录调节作用。

2. RIG-I 与自噬的相互调节 目前人们对 RIG-I 与自噬关系的研究刚刚开始，认识还停留在较为粗浅的阶段。然而，已有的证据提示，RIG-I 与自噬之间具有十分密切的关联。ATG12-ATG5 异源二聚体复合物可与 RIG-I、MDA5 和 IPS-1 直接相互作用，抑制其解离，从而对 RLR 信号发挥负调节作用。线粒体是自噬调节 RLR 信号的关键点。自噬缺陷时，损伤的线粒体无法被清除而大量堆积，线粒体膜上的蛋白 IPS-1 在细胞中的表达量增加，进而激活 RLR 信号下游产生干扰素和细胞因子。此外，自噬缺陷也导致线粒体损伤产生的 ROS 无法清除，也能增强 RLR 信号。反之，激活 RIG-I 信号能诱导自噬活化。Caspase 8 的抑制剂能诱导白血病细胞 U937 的 RIG-I 信号活化、细胞质中出现自噬小体堆积、LC3- Ⅰ 向 LC3- Ⅱ 的转化，以及 LC3 的点状聚集增强。RIG-I 对自噬的活化参与了 RIG-I 上调导致的急性髓样白血病细胞的死亡。详细的机制研究证明，未受外源 RNA 触发活化的 RIG-I 可与 Src 相互作用，抑制 Akt-mTOR 活化，从而激活自噬。

RLR 对于防止 RNA 病毒感染至关重要，并且必须严格控制它们的活性以维持免疫稳态。Tetherin（BST2/CD317）是一种干扰素诱导的抗病毒因子，因其能够阻止被感染细胞释放包膜病毒而闻名。Tetherin 是 RLR 介导的 Ⅰ 型干扰素信号传导的负调节剂。Ⅰ 型干扰素诱导的 Tetherin 能够促进 MAVS 蛋白通过自噬途径进行降解。此外，Tetherin 蛋白募集 E3 泛素连接酶 MARCH8，催化 MAVS 蛋白在第 7 位赖氨酸发生 K-27 依赖的泛素化修饰，这是一个依赖于 NDP52 的自噬降解识别信号。这项研究揭示了由 Tetherin-MARCH8-MAVS-NDP52 轴产生的 RLR 信号负反馈回路。富含亮氨酸的蛋白质 25（leucine-rich repeat containing protein 25，LRRC25）也是 RLR 介导的 I 型干扰素信号传导的关键负调节剂。在 RNA 病毒感染后，LRRC25 特异性结合 RIG-I，促进 RIG-I 与自噬载体受体 p62 之间的相互作用，从而促进 RIG-I 通过自噬途径降解。典型猪瘟病毒（swine fever virus，CSFV）的感染可活化自噬，研究发现，CSFV 通过下调 ROS 依赖的 RLR 信号，诱导自噬，延迟细胞凋亡，从而导致病毒在宿主细胞中持续感染。登革病毒（Dengue virus，DENV）为单正链 RNA 病毒，通过抑制先天细胞免疫以促进病毒复制，DENV 感染的抗体依赖性增强（antibody dependent enhancement，ADE）被确定为主要的严重登革热病的危险因素。DENV 和 DENV-ADE 感染均通过 RLR-MAVS 信号轴诱导早期 ISG（NOS2）表达，从而活化自噬。

四、CLR 受体信号与自噬调控

1.CLR 受体及其信号途径 典型的 CLR 含一个或多个糖基识别域（carbohydrate recognition domain，CRD），其蛋白表面突起的环上存在两个 CLR 功能必需的 Ca^{2+} 结合位点。CLR 包括分泌型和跨膜型两种，分泌型 CLR 的代表是胶原凝集素家族，如 MBL 蛋白。跨膜型 CLR 根据其蛋白 N 端朝向不同分为 I 型和 II 型。I 型的 CLR 有 DEC205 和 MMR，I 型 CLR 属于甘露糖受体家族；DC 表达的 CLR 大多属于 II 型跨膜蛋白，包括 Dectin 1、Dectin 2、Mincle、DC-SIGN 和 DNGR-1 等，II 型 CLR 属于脱唾液酸糖蛋白受体家族。跨膜型的 CLR 主要发挥模式识别受体功能。DC 表达的 CLR 通过识别甘露糖、岩藻糖、葡聚糖等的碳水化合物结构，与病原体相互作用。这些 CLR 能识别大多数种类的人类病原体：甘露糖受体特异性识别病毒、真菌和分枝杆菌；岩藻糖结构更倾向表达于某些细菌和寄生虫；葡聚糖结构在分枝杆菌和真菌中都存在。CLR 识别并内化病原体，使其降解并进行随后的抗原呈递。不同的病原体结合 CLR 可以引发不同的免疫反应。DC-SIGN 通过识别甘露糖、岩藻糖能与多种病原体相互作用。DC-SIGN 识别念珠菌的 N- 甘露聚糖并且在诱导辅助性 T 细胞（Th）细胞应答中起作用。当含有甘露糖的病原体（如结核分枝杆菌、麻风分枝杆菌、HIV-1、麻疹病毒及白色念珠菌等）与 DC-SIGN 结合后，DC-SIGN 的信号能够影响 TLR4 介导的免疫应答。DC-SIGN 与 TLR4 的交互作用依赖 TLR4（也包括 TLR3 和 TLR5）信号激活 NF-κB。DC-SIGN 信号活化丝氨酸 / 苏氨酸蛋白激酶 RAF1，后者可以催化 NF-κB 的 p65 亚基磷酸化。磷酸化的 p65 亚基与 CBP 和 p300 结合发生乙酰化修饰。乙酰化能够增加 p65 与 DNA 的亲和力，增强其转录活性。值得注意的是，该途径的激活和 RAF1 信号体的募集取决于所识别的碳水化合物配体的性质，并影响炎症反应的性质和随后引起的适应性免疫。例如，DC-SIGN 结合表达甘露糖的病原体如结核分枝杆菌时，需要募集上游效应子白血病相关的 RHo-GEF（1ARG；也称为 ARHGEF12）和 RHoA 以激活 RAF1 信号体。RAF1 信号传导导致 NF-κB 的 p65 亚基的磷酸化和乙酰化，从而增加促炎反应。

Dectin 1、Dectin 2 和 Dectin 3，以及 IgG（FcγRs）的 Fc 受体以脾酪氨酸激酶（SYK）依赖方式诱导反应，其中 Dectin1 在两种主要的人类 DC 亚群，即骨髓 DC（mDC）和浆细胞样 DC（pDC）上表达，它们在控制 Th2 型 CD4⁺ T 细胞中具有相反的作用。在 mDC 上表达的 Dectin1 降低 Th2 型 CD4⁺ T 细胞应答，而在 pDC 上表达的 Dectin1 有利于 Th2 型 CD4⁺ T 细胞应答。

Dectin 1 可识别 β-1,3- 葡聚糖，这种分子在真菌中广泛表达，包括白色念珠菌、曲霉菌及卡氏肺孢子虫等。Dectin 1 与真菌结合诱导其胞质结构域中的 YxxL 基序磷酸化，然后 Syk 酪氨酸激酶被募集至两个磷酸化的受体处，并辅助形成包含 CARD9、BCL-10 及 MALT1 的复合物，继而诱导 IKK 复合物激活，IKKβ 催化 IκBα 发生磷酸化修饰，使其进入泛素－蛋白酶体途径降解，释放出的 NF-κB 进而转位进入细胞核中发挥转录调节功能。Dectin 1 还可以不依赖 Syk 的方式活化下游信号，Dectin 1 的活化导致 RAF1 磷酸化激活，后者进一步使 p65 的 Ser276 磷酸化。Ser276 磷酸化的 p65 为 CBP 和 p300 提供结合位点，p65 的多个赖氨酸位点被乙酰化修饰，转录调节活性得以增强。除诱导直接细胞活化外，包括 TLR1、TLR2、TLR4 和 TLR6 在内的几种跨膜 TLR 还可与 Dectin1 协同进行真菌识别，这些 TLR 可识别白色念珠菌细胞壁的含甘露聚糖结构。

最近的研究报道，Dectin 1 具有另一个重要的生物学功能。通过 Dectin 1 发出的信号可防止真菌感染期间中性粒细胞胞外陷阱（NET）不受控制的释放。重要的是，这可以防止在对真菌的免疫反应期间发生广泛的组织损伤。但并非所有白色念珠菌菌株都能被 Dectin 1 识别，很可能是由于细胞壁 β- 葡聚糖组分结构中细微的菌株相关的差异，这可能解释了 Dectin 1 缺陷的宿主具有不同的易感性。

Dectin 2 和 Mincle 都能与信号接头蛋白分子 Fc 受体 γ 链（FcRγ）通过一个带正电荷的氨基酸残基在跨膜区形成配对。CLR 信号活化可诱导 FcRγ 的免疫受体酪氨酸激活基序（immunoreceptor tyrosine-based activation motif，ITAM）的酪氨酸磷酸化，进而募集 Syk 激酶激活下游信号级联。这两个受体信号的活化导致不依赖 TLR 的细胞因子产生，如肿瘤坏死因子和 IL-6。

2.Dectin1 信号与自噬调节　目前，关于 CLR 信号与自噬调节的研究刚刚起步。Dectin 1 信号与自噬调节的研究稍多。真菌细胞壁表面的 β- 葡聚糖与 Dectin 1 结合能引发吞噬作用，产生活性氧和炎性细胞因子用于抗真菌感染。事实上，自噬激活过程中的组分也参与传统吞噬作用的调节。真菌和 β- 葡聚糖颗粒通过刺激巨噬细胞和 DC 都能诱导 LC3- Ⅰ 转化为 LC3- Ⅱ，并募集至吞噬体。这个过程需要 Syk 激酶和 NADPH 氧化酶的参与。葡聚糖激活 Dectin 1 诱导 LC3 募集至吞噬体有助于增强对 MHC Ⅱ 分子的募集作用，促进对真菌的抗原呈递，调节适应性免疫应答。此外，Dectin 1 对 β-1,3- 葡聚糖的识别还能引发 TLR9 定位于吞噬体。Dectin 1 能特异性调节 TLR9 依赖的基因表达的变化。

LC3 相关吞噬作用（LAP）是一种新兴的非常规自噬过程，它能将信号从模式识别受体桥接至自噬机制。LAP 的形成导致脂化的 LC3 掺入吞噬体膜（即 LAPosome）。有研究显示，LAP 在被巨噬细胞吞噬后进入吞噬体膜，与 Dectin 1 的相互作用激活 Syk 并触发随后的 NADPH 氧化酶介导的活性氧（ROS）产生，参与 LAP 的诱导；此外，β- 葡聚糖激活的 Dectin 1 还能在 NF-κB 自噬依赖性途径中将巨噬细胞转化为 M1 表型而发挥致动脉粥样硬化作用（Li et al.，2019）。大规模的转录组和分泌组研究提示，蛋白分泌的增多仅有部分与转录增强相关。生物信息分析结合功能学研究提示，Dectin 1/Syk 信号活化能够激活传统和非传统（囊泡介导）的蛋白分泌。其中，Dectin 1 激活的非传统蛋白分泌过程依赖炎症小体活性和自噬活化。然而 Dectin1 活化对自噬信号本身的影响及其生物学意义，仍有待深入研究。

五、NLR 受体信号与自噬调控

1.NLR 受体及其信号途径　NLR 是固有免疫系统中一类重要的胞浆型模式识别受体，能够感受外源入侵的微生物组分和内源的 DAMP 分子，如 ATP、线粒体 DNA 和 ROS 等。NLR 在固有免疫应答和抵抗病原体入侵的过程中发挥重要作用（Dolasia et al., 2018）。NLR 分子包括 3 个特异性结构域：N 端的效应结构域，能募集下游效应信号分子；位于中央的 NACTH 结构域，具有结合核苷酸和 ATP 酶的活性，对于 NLR 的寡聚化和活化十分重要；C 端富含亮氨酸重复序列（leucine-rich repeat，LRR）结构域，负责检测和识别配体，同时介导自身调控和蛋白相互作用。NLR 家族可分为 5 个亚家族：含有酸性激活结构域的 NLRA、含有 BID 结构域的 NLRB、含有 CARD 结构域的 NLRC、含有 PYD 结构域的 NLRP 及 NLRX。

目前研究较多的 NOD1 和 NOD2 都是 NLRC 亚家族的成员，NOD1 识别革兰氏阴性菌中含有中性二氨基庚二酸结构的肽聚糖；而 NOD2 则识别革兰氏阴性菌和阳性菌共有的大分子结构胞壁肽。NOD1 和 NOD2 识别它们的配体后，能够通过自身寡聚化来招募和激活下游分子 RICK（RIP2），进一步激活 NF-κB 和 MAPK 信号通路。RICK 是一种丝氨酸 / 苏氨酸激酶，当它与 NOD1 或者 NOD2 通过 CARD 结构域相互作用后，能够被泛素化。RICK 的 K63 泛素化对于招募激酶 TAK1 激活下游通路具有重要的作用。RICK 自身招募 IKKγ 并促进其 K63 泛素化，使其与 TAK1 相互作用，进而使得 IKKβ 磷酸化，导致 IκB 磷酸化并降解，从而释放 NF-κB 入核发挥转录激活功能。除了 NF-κB 途径，NOD1 和 NOD2 还可激活 MAPK 通路，包括 p38、ERK 和 JNK 信号通路。但目前对 MAPK 通路的激活机制尚不清楚，可以肯定的是需要上游分子 RICK 和 TAK-1 的参与。

目前针对 NLRP 亚家族和 NLRX 亚家族也有一些研究发现。低氧通过调节雷帕霉素（mTOR）/NLRP3 通路，在结肠炎的发展过程中起改善炎症的作用。NLRP4 通过与 Beclin1 的关联负调控自噬过程。NLRP4 通过与 Beclin1 直接作用使其处于非活性状态从而抑制自噬。在感染甲型链球菌时，NLRP4 被招募到吞噬体膜上，并与 Beclin1 短暂解离，启动蛋白自噬。铜绿假单胞菌可激活 NLRP3 炎症小体，从而触发自噬，使细菌逃避吞噬细胞的杀伤。在病毒感染期间，NLRX1 蛋白与线粒体 Tu 翻译延长因子（TUFM）相互作用，进而与 ATG-5、ATG-12 和 ATG16L 相互作用，启动自噬。说明 NLR-ATG 信号级联在细菌和病毒感染过程中都起着诱导自噬的重要作用。

2.NOD 信号调节自噬，参与克罗恩病和菌痢的发生发展　克罗恩病（Crohn's disease）是一种慢性自身炎症性疾病，其特征为在肠黏膜过度的炎症反应。长期以来，克罗恩病被认为是 T 细胞依赖的免疫反应控制的自身免疫病。近年来的遗传学研究建立了这种炎症与固有免疫基因多态性之间的关联，这些基因包括 NOD2、自噬相关蛋白 ATG16L1 和免疫相关 GTP 酶家族蛋白 M。肽聚糖与 NOD2 结合后能够诱导自噬活化和细菌清除，然而带有 NOD2 和 ATG16L1 任意一个风险等位基因的个体，这个过程就会受到阻断。鸟类结核分枝杆菌亚种、侵袭性大肠埃希菌（enteroinvasive E. coli）都被认为是导致克罗恩病的微生物。宿主对侵入到肠道黏膜的细菌采取的固有防御机制有通过 TLR 和细胞内的 NLR 识别细菌并产生抗菌肽。其他固有免疫防御机制还包括吞噬作用、细胞内杀死，以及继发的抗原加工、提呈及 T 细胞活化。NOD1 和 NOD2 分别识别来自革兰氏阴性菌的肽聚糖和阳性菌的胞壁肽，诱导产生和释放趋化因子与促炎细胞因子，如 TNF-α、IL-1β 和 IL-6。NOD2 的功能缺失会增加克罗恩病的易感性。而自噬蛋白 ATG16L1 和 IRGM 基因多态性也会增加克罗恩病的易感性，提示该疾病的发生、发展可能与自噬有着难以分割的联系。一直以来，研究人员都认为 NOD2 信号和自噬对克罗恩病炎症的影响互不相干，新的研究却发现肽聚糖的胞壁酰二肽组分激活 NOD2 对自噬有很强的诱导作用，并促进细菌转运到自噬溶酶体清除以及后续的抗原提呈。当细菌进入细胞后，NOD2 将 ATG16L1 募集至质膜，启动自噬小体的形成。自噬活化可将细菌转运至自噬小体，与溶酶体融合形成自噬溶酶体，进而将抗原提呈给 MHC Ⅱ（Munz，2016）。该过程一方面促进了细菌的清除，另一方面促进了抗原提呈和免疫活化。在缺氧环境下，细胞可通过减少 NLRP3 与 mTOR 的结合和激活自噬改善肠道炎症（Cosin-Roger et al.，2017）。

志贺菌是高度适应机体的病原菌，感染后可导致菌痢发生。志贺菌最为显著的致病特征是其能侵入多种宿主细胞，包括上皮细胞、DC 及巨噬细胞等。志贺菌侵入宿主细胞后可导致肠道发生严重的炎症反应。如果志贺菌侵入肠道固有层的常驻巨噬细胞，细菌可从吞噬小体中逃逸进入胞质，诱导 caspase1 活化及巨噬细胞死亡。志贺菌对 caspase1 的活化和 IL-1β 的加工过程的调节是由 NOD 样受体 IPAF 介导的。IPAF 和 caspase1 对于志贺菌诱导的 caspase1 依赖的巨噬细胞的死亡至关重要。然而 IPAF 和 caspase1 缺陷可显著诱导自噬活化，并抑制感染志贺菌巨噬细胞的死亡。但是该过程的调节机制尚不明确。

3. 线粒体自噬功能缺失诱导 NLRP3 炎症小体活化　炎症小体活化是由多蛋白复合物信号介导的炎症相关的半胱氨酸天冬氨酸特异蛋白酶（caspase）的活化，以及白细胞介素 -1β（interleukin-1β，IL-1β）、白细胞介素 -18（IL-18）等炎症因子的成熟过程。其中，NOD 样受体家族蛋白 3（NOD-like receptor protein 3，NLRP3）炎症小体是目前研究最透彻的炎症小体类型，它参与了人类众多疾病的发生发展。研究发现，自噬可以负调控炎症小体活性，自噬相关蛋白可以维持线粒体的完整性。自噬相关基因 *16L1* 缺失可促进内毒素诱导的炎症，自噬微管相关蛋白 LC3B 和膜突蛋白样 BCL-2 作用蛋白 Beclin1 的缺失可导致线粒体功能障碍及线粒体 DNA 释放到胞质，促进 NLRP3 炎症小体活化。LPS 诱导的 NF-κB 活化促进 p62/SQSTM1 表达，介导线粒体自噬，抑制 NLRP3 炎症小体活化。

线粒体是细胞内 ROS 的主要来源，其参与 NLPR3 炎症小体的调控，但是其作用仍尚未阐明。一种观点认为 ROS 介导了 NLRP3 炎症小体的活化，另有观点认为 ROS 提高了 NLRP3 炎症小体的敏感性，但对 NLRP3 炎症小体的活化没有影响。

第二节　细胞因子受体信号与自噬调控

细胞因子（cytokine）是由细胞分泌的，具有介导和调节免疫、炎症和造血过程的小分子蛋白质，在固有免疫应答和适应性免疫应答过程中发挥着传递激活、诱导、抑制信息的作用。大部分细胞因子的生物学活性为刺激免疫细胞的增生和分化。例如，IL-1 可刺激 T 细胞的分化，IL-2 刺激抗原激活的 T 淋巴细胞和 B 淋巴细胞增殖，IL-4、IL-5 和 IL-6 刺激 B 淋巴细胞增生和分化，IFN-γ 刺激巨噬细胞增生和分化，IL-3、IL-7 和粒细胞单核细胞集落刺激因子刺激造血细胞增生和分化。辅助性 T 淋巴细胞（Th 细胞）是产生细胞因子种类最多的细胞，在适应性免疫系统中发挥核心调节作用。Th 细胞的主要表面标志是 CD4，通过与抗原提呈细胞（antigen presenting cell，APC）表面的 MHC Ⅱ 呈递的多肽抗原反应，分泌多种细胞因子，调控或"辅助"其他淋巴细胞发挥功能。根据其产生细胞因子种类的不同，Th 细胞主要分为 Th1、Th2、Th17 和 Treg 细胞。

　　自噬体的形成受到多种外界的刺激，包括饥饿条件下营养元素缺乏、机体自身产生的及病原体来源的信号分子，即 TLR 的配体和细胞因子。细胞因子对于自噬信号通路的调节各有不同，IFN-γ、TNF-α、IL-1、IL-2、IL-6 和 TGF-β 可以诱导自噬活化，而 IL-4、IL-10 和 IL-13 主要发挥抑制自噬的作用（图 26-2）。此外，自噬信号通路可以调节细胞因子的产生和分泌，IL-1、IL-18、TNF-α 和 Ⅰ 型干扰素等的分泌受自噬信号的调节（Harris，2011）。本节将主要介绍 Th1、Th2、Th17、Treg 细胞因子与自噬的关系。

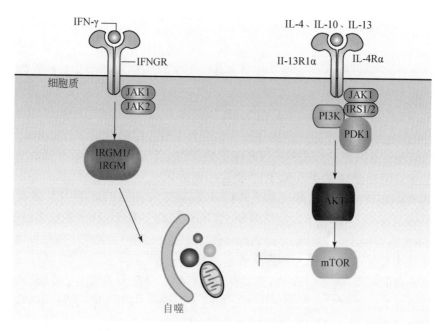

图 26-2　细胞因子对于自噬信号通路的调节作用

细胞因子 IFN-γ 通过 IFNGR/IRGM1/IRGM 信号通路诱导自噬的活化；细胞因子 IL-4、IL-10 和 IL-13 主要通过 PI3K/AKT/mTOR 信号通路发挥抑制自噬的作用

一、Th1 细胞因子信号与自噬

1. Th1 细胞因子及功能概述　Th 细胞是产生细胞因子种类最多的细胞，根据所产生细胞因子的种类，分为 Th1 细胞和 Th2 细胞。在 IFN-γ 的作用下，Th0 细胞可分化为 Th1 细胞，Th1 细胞主要分泌包括 IL-2、IFN-γ、IFN-α 和 TNF-α 等在内的 Th1 细胞因子。

Th1 细胞主要介导细胞毒作用和局部炎症有关的免疫应答、辅助抗体生成、参与细胞免疫及迟发型超敏性炎症的发生，故称为炎症性 T 细胞，可被视为迟发型超敏反应 T 细胞。因而，Th1 细胞在机体抗胞内病原体感染中发挥着重要的作用。细胞自噬参与多种病原体的感染过程，免疫系统通过细胞自噬对抗病原体的感染，但一些病原体可以通过特定机制逃避或者利用自噬。细胞自噬可以受 Th1 细胞因子的调控。例如，在 NF-κB 活性受到抑制的情况下，TNF-α 可以诱导尤因肉瘤（Ewing sarcoma）细胞自噬活化。IFN-γ 抗分枝杆菌的保护性作用机制与诱导活化自噬相关。显示细胞自噬是 Th1 型免疫反应的重要效应机制。

2.IL-2 与自噬调节　白细胞介素 -2（interleukin-2，IL-2），又称 T 细胞生长因子（T cell growth factor，TCGF），主要是由活化的 CD4$^+$ Th1 细胞产生的具有广泛生物活性的细胞因子。IL-2 除了可促进 T 细胞增殖以外，还可促进细胞因子的生成及 B 细胞、NK 细胞的增殖，故为调控免疫应答的重要因子。此外，IL-2 也参与抗体反应、造血和肿瘤监视等重要的生物学过程。研究发现 IL-2 既可以促进细胞增殖，也可以促进细胞死亡，其最终药效取决于所作用细胞的类型和给药剂量。在治疗黑色素瘤和肾脏上皮细胞癌的过程中，IL-2 可以促进免疫系统对癌细胞的识别和靶向清除。目前重组白介素 -2 已获得美国 FDA 批准用于黑色素瘤和晚期肾癌的治疗。

在近期临床报道中，高剂量 IL-2 对于 25% 的肾癌患者有效，其中 20% 患者的生存周期超过 5 年。但是高剂量 IL-2 治疗的毒副作用比较明显，最大的副作用表现为高血压，心脏、肠道、中枢、肺及肝脏毒性。以上不良反应严重威胁患者的生命，因此高剂量 IL-2 治疗只能局限于医疗机构，这种局限性常会导致治疗的中断。各种临床探索包括联合使用 TNF-α、iNOS 或 VEGF 提高 IL-2 的药效和（或）降低 IL-2 的毒性都以失败告终，联合用药并未明显改善 IL-2 的治疗效果。其他尝试包括疫苗接种、过继细胞疗法或者抑制 CTLA-4 在增加 IL-2 治疗效果的同时也增加了治疗所产生的毒性。到目前为止，高剂量 IL-2 仍然被认为是唯一对转移性肾癌有确切临床疗效的药物。高剂量 IL-2 引发不良反应的具体机制尚不清楚，IL-2 活化自噬引发的系统性自噬综合征（systemic autophagic syndrome）被认为可能是造成不良反应的原因，使用自噬抑制剂（氯喹）可以降低 IL-2 的不良反应进而提高其治疗效果。IL-2 是体内重要的抗肿瘤免疫调节因子，将 IL-2 基因导入肿瘤细胞、肿瘤间质细胞和肿瘤浸润淋巴细胞中，能在肿瘤局部达到有效的抗肿瘤浓度，避免全身给药可能引起的毒副作用。

作为免疫系统内重要的"前哨"细胞，成纤维细胞在伤口愈合、慢性炎症及肿瘤的发生发展过程中发挥着至关重要的作用。人类和小鼠成纤维细胞均表达功能性 IL-2 受体，包括 IL-2R α、β 和 γ 三种亚基。IL-2 转导的成纤维细胞具有治疗神经母细胞瘤和结肠癌肿瘤的效果。作为一种进化保守的负责输送胞内降解产物进入溶酶体降解的途径，自噬的每个进程在维持细胞稳态上都发挥着重要作用。自噬活化在 IL-2 诱导成纤维细胞增殖过程中是必需的（Kang et al.，2013），IL-2 也能够明显诱导小鼠胚胎成纤维细胞和原代肺成纤维细胞活化自噬。研究表明，用 IL-2（6000u/ml）刺激小鼠胚胎成纤维细胞和肺原代成纤维细胞 48 小时，可明显诱导 LC3- Ⅱ 表达和自噬小体数量增加，IL-2 促进 LC3- Ⅱ 点状聚集的作用随着 IL-2 剂量的增大而增强。IL-2 还可通过促进小鼠胚胎成纤维细胞内 HMGB1 易位，使 HMGB1 和 Beclin1 发生相互作用，从而活化自噬。使用自噬抑制剂（3-MA

和 Bafilomycin A1）或敲除自噬基因 *Atg5* 和 *Beclin1* 抑制自噬活性可降低 IL-2 对自噬的过度活化，抑制 IL-2 促细胞增殖作用，引发细胞凋亡（图 26-3）。

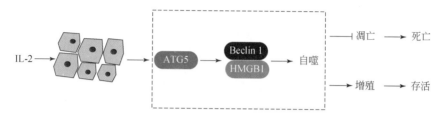

图 26-3　IL-2 对自噬的调节作用

IL-2 促进小鼠胚胎成纤维细胞内 HMGB1 发生易位，HMGB1 和 Beclin1 发生相互作用，诱导自噬的活化，促进成纤维细胞增殖和存活。自噬抑制剂或者敲除自噬相关基因 Atg5 和 Beclin1 降低 IL-2 活化自噬的程度，抑制 IL-2 的促细胞增殖作用，引发成纤维细胞发生凋亡

3. IFN 与自噬调节　干扰素（IFN）是一类具有抗病毒、抗肿瘤和免疫调节作用的细胞因子，包括 I 型干扰素（IFN-α、IFN-β、IFN-ω 和 IFN-τ）、II 型干扰素（IFN-γ）和 III 型干扰素（IFN-λ）。干扰素的免疫调节效应包括以下几方面：①诱导 MHC 抗原递呈信号通路；②提高 Th 细胞的效应；③提高抗肿瘤作用；④抗微生物作用；⑤调节白细胞运输；⑥增强 LPS 信号。虽然大多数干扰素的活性与 JAK-STAT 信号通路激活相关，但是 MAPK 信号通路在干扰素所调节基因的激活过程中也发挥关键作用。研究表明，I 型干扰素可以通过 JAK-STAT 或 PI3K-AKT-mTORC1 信号通路调节自噬参与抗病毒感染的过程。PI3K-AKT-mTOR 是一条参与调节自噬活性的经典信号通路。I 型干扰素能诱导多种人细胞系自噬活化（Schmeisser et al.，2013），如 IFNA2c/IFN-α2c 和 IFNB/IFNβ 给药 24 小时可以诱导 B 淋巴瘤细胞活化自噬，其中自噬标志蛋白 LC3-II、ATG12-ATG5 复合物和自噬货车蛋白 SQSTM1 的表达量增加；IFNA2c 加药刺激 HeLa S3、MDA-MB-231、T98G 和 A549 细胞系 48 小时也上调自噬标志蛋白 LC3-II 的表达；透射电镜检测也显示 I 型干扰素可以增加细胞内自噬小体的数量。I 型干扰素协同 mTOR 或者 PI3K-AKT 信号抑制可以进一步增加自噬标志蛋白 LC3-II 的表达，显示 PI3K-AKT-mTORC1 信号通路参与了 I 型干扰素诱导的自噬的活化。近期研究表明，干扰素激活基因 15（*ISG15*）是一类由感染、IFN-α/β 刺激、局部缺血、DNA 损伤老化等诱导产生的一类泛素样蛋白分子。ISG15 与靶蛋白分子通过共价结合发挥修饰作用，这一过程叫作 ISG 化。研究表明，IFN-I 能够诱导信号蛋白发生 ISG 化，增加细胞因子表达来抗感染；ISG 化也能妨碍病毒的侵入、复制及细胞内致病菌的释放来抵抗病毒感染。最新研究显示，ISG15 与 p62、组蛋白去乙酰化酶 6（HDAC6）相互作用，促进 p62 及 HDAC6 蛋白的 ISG 化，增加自噬溶酶体的形成，从而促进靶蛋白通过自噬 - 溶酶体途径降解（Fan et al.，2015）。因此，ISG 化不通过传统途径诱导自噬途径，而通过诱导自噬溶酶体或溶酶体成分与靶蛋白的融合来增加自噬。研究还表明，IFN-I 短时间刺激能够诱导自噬，而长时间的刺激，IFN-I 则通过诱导 Beclin 1 的 ISG 化抑制自噬。以上研究表明 IFN-I 通过诱导靶蛋白的 ISG 化调节自噬。

IFN-α/β 是机体抵御病毒感染的第一道防线，IFN-γ 信号通路对于控制细胞内细菌感染至关重要。由 CD4[+] T 细胞分泌 IFN-γ 通过激活巨噬细胞起到抗微生物的作用。IFN-γ

可以通过上调蛋白激酶（PKR）、ADAR1 和鸟苷酸结合蛋白（guanylate-binding protein, GBP）抵抗某些特殊病毒感染。IFN-γ 诱导细胞内微生物的杀伤作用还可以通过产生 NO 和 ROS 分子来完成，NO 和 ROS 分子在细胞信号和调节炎症反应过程中发挥着重要作用。在结核分枝杆菌感染情况下，CD8$^+$ T 细胞和 NK 细胞也能分泌 IFN-γ 来帮助清除感染的细胞。研究表明，IFN-γ 通过激活自噬在宿主抵抗结核杆菌感染以及清除巨噬细胞中结核杆菌的过程中发挥重要作用。IFN-γ 也能够诱导细胞内 GTP 酶的产生，诱发固有免疫抵抗外界感染。IFN-γ 还具有直接抗肿瘤作用，抑制细胞增殖，提高肿瘤细胞对凋亡的敏感性，上调 MHC- Ⅰ 和 MHC- Ⅱ 复合物的表达进而提高机体抗肿瘤的免疫反应。IFN-γ 信号通路及 STAT1 依赖的 IFN-γ 信号通路能够调节 CD8$^+$ T 细胞介导的急性肺损伤。IFN-γ 通过上调自噬水平，导致细胞内胰蛋白酶的激活和炎症反应来上调自噬促进胰腺炎。

自噬最初被认为是通过自噬小体的形成降解聚集蛋白和损伤细胞器来维持细胞内稳态的一种机制，在免疫防御、细胞凋亡和中枢神经退行性疾病中发挥重要作用。自噬对于细胞内病原体的识别、IFN-γ 效应和信号通路，以及 MHC Ⅱ 复合物的递呈起重要作用。大量研究证明 IFN-γ 活化自噬，通过活化自噬不仅能提高细胞内微生物的清除和免疫活化，还能促进其下游 JAK2-STAT1 信号激活和细胞炎症反应。研究表明，化疗药物吉西他滨和丝裂霉素在治疗肿瘤的过程中会诱导自噬流活化，而阻断自噬则明显降低 IFN-γ 的表达，肿瘤细胞的生长明显受到抑制。阻断 IFN-γ 的表达能够降低 JAK2 抑制自噬。因此，化疗药联合 JAK2 抑制剂及自噬抑制剂能够明显抑制肿瘤细胞增殖，提高肿瘤细胞对化疗药的敏感性。IFN-γ 还通过激活 ULK1 导致丝裂原活化蛋白激酶 MLK3 和下游激酶 ERK5 活化来介导抗病毒反应。IFN-γ 可以通过诱导 Irgs（p47 GTP 酶）、eIF-2α 激酶和蛋白激酶 R 来活化自噬，以上激酶都参与自噬信号通路的调节。越来越多的研究表明，IFN-γ 通过活化 JAK2-STAT1 诱导自噬，IFN-γ 通过 JAK1 和 JAK2 磷酸化 STAT1 酪氨酸位点启动其信号转导级联反应，随后 STAT1 二聚体结合 IFN 激活应答元件，进而诱导上百个 IFN 激活基因的转录。自噬相关基因 *Atg5* 和（或）*Atg7* 的缺失不仅可抑制 IFN-γ 促进 LC3 的聚集和自噬小体的形成，还可以阻断 IFN-γ 活化 JAK2-STAT1 信号通路；而抑制 JAK2-STAT1 信号通路负向调节因子 SHP2 的表达则可以上调磷酸化 STAT1 的表达，进而活化自噬。

4. TNF-α 与自噬调节　肿瘤坏死因子（tumor necrosis factor, TNF-α）是一类参与系统性炎症的脂肪因子，同时也是细胞因子家族成员参与急性炎症反应的重要细胞因子。TNF-α 主要由 M1 型巨噬细胞产生，也可以由 CD4$^+$ 淋巴细胞、NK 细胞、中性粒细胞、肥大细胞、嗜碱性粒细胞和神经元产生。TNF-α 的主要作用是免疫调节，作为一种内源性致热源，能够诱导发热、细胞凋亡，抑制肿瘤发生和病毒复制。TNF-α 促进炎症反应的同时也能引起许多临床相关问题，TNF-α 与类风湿性关节炎（rheumatoid arthritis, RA）、强直性脊柱炎、炎性肠病、银屑病和过敏性哮喘等疾病的进展存在密切联系。

TNF-α 通过调节自噬活性参与疾病进展主要体现在类风湿性关节炎。类风湿性关节炎是一种以关节病变为主的全身性疾病，除关节外还有其他系统和重要脏器受累。近年来，细胞因子 TNF-α 在类风湿性关节炎中的作用越来越受到重视。临床研究发现类风湿性关节炎组血清 TNF-α 水平明显高于正常对照组，TNF-α 参与类风湿性关节炎的发病可能与改变铁代谢、抑制促红细胞生成素的生成、抑制红系集落形成单位和红系爆式集落形成单位的形成有关。类风湿性关节炎自噬信号通路的活化体现在破骨细胞内 *Beclin1* 和 *Atg7*

表达明显上调，人为过表达 *Beclin 1* 活化自噬可以诱导破骨细胞的生成和增强破骨细胞的吸收能力，而自噬功能的缺失则可以抑制破骨细胞的分化能力。研究证明 TNF-α 能在体内和体外通过上调自噬相关基因的表达（*Beclin1* 和 *Atg7*）活化自噬。TNF-α 转基因关节炎小鼠通过移植 *Atg7* 基因缺失的骨髓细胞后不仅表现为破骨细胞数量减少，还可以保护 TNF-α 诱导的骨侵蚀、蛋白多糖丧失及软骨细胞的死亡。

二、Th2 细胞因子信号与自噬

1. Th2 细胞因子及功能概述 作为 Th 细胞的一个亚群，Th2 细胞主要分泌 IL-4、IL-5、IL-6 和 IL-13 等 Th2 细胞因子。Th2 细胞因子的主要功能为刺激 B 细胞增殖并促进 IgG 和 IgE 等抗体产生，增强抗体介导的体液免疫应答。与 Th1 型细胞因子不同，Th2 型细胞因子在饥饿或 IFN-γ 刺激下主要发挥抑制自噬的作用。然而，有研究表明 IL-4 可以激活 CD4⁺ Th2 细胞、树突状细胞及 B 细胞的自噬；IL-13 对支气管上皮细胞的自噬也有活化作用；IL-6 通过激活胰腺 β 细胞和套细胞淋巴瘤细胞的自噬而起保护作用（Harris et al.，2007）。这表明 Th2 型细胞因子对不同类型细胞的自噬调节作用不尽相同。

2. IL-4/IL-13 与自噬调节 IL-4 主要由 Th2 细胞产生，激活的肥大细胞、嗜碱性粒细胞也能产生 IL-4。其生理功能是调节 IgE 和肥大细胞或嗜酸性粒细胞介导的免疫应答。具体包括：①诱导 Th2 细胞的生长和分化。②诱导 B 细胞发生抗体类别转换产生 IgE，但抑制向 IgG2a 和 IgG3 发生类别转换。③刺激内皮细胞表达黏附分子 VCAM-1 等，增加淋巴细胞、单核细胞，特别是嗜酸性粒细胞与之结合的能力。IL-4 还刺激内皮细胞分泌 CC 家族的趋化因子如 MCP-1，其结果是局部 IL-4 浓度增高，诱导大量单核细胞和嗜酸性粒细胞参与炎症反应。④ IL-4 是肥大细胞的生长因子并与 IL-3 协同作用，刺激肥大细胞增殖。

IL-13 主要由活化的 T 细胞产生，抗 CD28 抗体可诱导 IL-13 转录。IL-13 的生物学活性包括：①趋化单核细胞，延长单核细胞在体外存活时间，抑制 LPS 诱导单核细胞、巨噬细胞产生 IL-1、IL-6、IL-8 和 TNF-α 等炎症因子。②协同抗 IgM 活化 B 细胞的增殖，诱导和上调 B 细胞 MHC Ⅱ类抗原、CD23 和 CD72 的表达，诱导 B 细胞产生 IgM、IgG 和 IgE。③诱导大颗粒淋巴细胞（large granular lymphocyte，LGL）产生 IFN-γ，并可与 IL-2 协同刺激 LGL 产生 IFN-γ，因而在诱导 LAK 细胞活性及 Th1 型细胞免疫中可能具有重要作用。

作为两类经典的 Th2 细胞因子，IL-4 的受体为 IL-4Rα 与 γc 链形成的异源二聚体，IL-13 的受体为 IL-4Rα 与 IL-13Rα1 形成的异源二聚体，此外 IL-13 还能与假性诱饵受体 IL-13Rα2 特异性结合，但并不介导下游信号的激活。IL-4 和 IL-13 受体复合物信号传导通过胰岛素受体底物 IRS-1/2 和 STAT-6 信号通路。虽然 STAT-6 参与 IL-4 和 IL-13 诱导的基因表达，但是 IRS-1/2 信号激活 PI3K 和 AKT 信号通路。IL-4 和 IL-13 可以抑制巨噬细胞活化自噬清除分枝杆菌的功能，进一步研究发现小鼠和人巨噬细胞内 IL-4 和 IL-13 不仅能抑制饥饿诱导的自噬活化，还能抑制 IFN-γ 诱导的自噬活化。IL-4 和 IL-13 抑制自噬的过程主要体现在抑制分枝杆菌进入溶酶体，同时抑制巨噬细胞的自噬活性来提高分枝杆菌的生存能力。IL-4 和 IL-13 还可以激活 PI3K-AKT 信号通路，随后激活 mTOR 进而起到抑制自噬的作用。IL-4 敲除小鼠体内磷酸化 PI3K 和 mTOR 的表达下降，而自噬标志性蛋白 LC3-B 表达增加，表明 IL-4 对自噬活化起到抑制作用。

作为一种多功能细胞因子，IL4 与 IL4 受体复合物的结合可以激活 JAK 信号传导，通过 mTOR 非依赖性和 PI3K 依赖性途径诱导 B 细胞自噬活化来调节 B 细胞功能。IL-4 诱导的自噬能够增强 B 细胞介导的 T 细胞增殖，并促进 B 细胞的抗原提呈作用。IL-4 还通过雷帕霉素靶蛋白复合物 1（mTORC1）和 RUFY4 诱导增强自噬流，进而加快 LC3 降解，促进自噬体形成及其与溶酶体的融合，促进 MHC Ⅱ 的内源性抗原提呈，表明 IL-4 对某些类型细胞的自噬活化起促进作用。

3. IL-6 与自噬调节　作为 Th2 型细胞因子，IL-6 既可由淋巴细胞如 T 细胞、B 细胞分泌，也可由非淋巴细胞分泌，如成纤维细胞、巨噬细胞、内皮细胞、成骨细胞、肿瘤细胞等。不同组织 IL-6 的产生需要不同刺激因子的诱导，这些刺激因子包括多种抗原和非抗原性物质，如 DNA 或 RNA 病毒感染、细菌内毒素及细胞因子 TNF-α、IL-1、IL-8，以及血小板衍生生长因子、IFN 等。IL-6 通过与广泛表达于多种细胞表面的 IL-6 受体（IL-6 receptor，IL-6R）结合从而发挥多种生物学效应。IL-6 与 IL-6R 相互结合后主要通过 JAK-STAT 和 Ras-MAPK 两种细胞内信号转导途径调节靶细胞基因的表达，从而导致相应的生物学反应。具体为 IL-6 与 IL-6R 相互作用后，二聚化的 gpl30 使结合于胞质内侧的非受体型酪氨酸蛋白激酶 JAK 活化，活化的 JAK 催化 gpl30 胞质侧的酪氨酸残基发生磷酸化反应，膜远端的酪氨酸残基磷酸化后可招募 STAT3 并使其磷酸化，磷酸化的 STAT3 由单体形成复合体，转移至细胞核中，激活调控基因的转录活性，此即 JAK-STAT 信号转导途径。

c-fos 癌基因、JunB 肿瘤抑制蛋白均为激活的 STAT 的靶标。而近膜端的两个酪氨酸残基磷酸化后可招募接头蛋白 SHP2，激活 Ras-Raf-MAPK 信号途径。SHP2 在 IL-6 信号转导中还可以发挥负调控作用，作为一种蛋白酪氨酸磷酸酶，SHP2 可与 IL-6 信号通路中的 SOCS3 结合，通过抑制 JAK 及促进蛋白降解减弱 IL-6 的作用。IL-6 作为一种多效的细胞因子，是一把"双刃剑"，既可以调节多种重要的生理功能，又可参与许多病理损伤，IL-6 在许多临床疾病的发生发展中充当着重要角色。

IL-6/IL-6R/gpl30 下游信号通路 JAK/STAT、PI3K/Akt 和 Ras/Erk 在自噬过程中都发挥着重要的调节作用。IL-6 对于自噬的调节作用体现在抑制饥饿诱导的单核细胞自噬活化。IL-6 主要通过下调 LC3、Beclin 1 和Ⅲ型 PI3K 的蛋白水平，使 STAT3 第 705 位酪氨酸发生磷酸化发挥抑制自噬的作用。使用抑制 STAT3 磷酸化的抑制剂 LLL12 可以逆转 IL-6 对自噬的抑制作用，说明 IL-6 主要通过 STAT3/Bcl-2/Beclin1 信号通路抑制饥饿诱导的自噬。此外，IFN-γ 可诱导参与结核分枝杆菌感染的单核细胞的自噬活化，IL-6 对自噬的抑制作用还体现在可以抑制 IFN-γ 诱导的自噬活化，IL-6 通过降低 Atg12-Atg5 复合物的表达水平，活化 mTOR、p38 和 JNK 信号通路抑制 IFN-γ 诱导的自噬活化。研究显示，IL-6 还通过多重机制激活自噬，抑制 mTORC1 和 Akt 的活化，进而激活胰岛 B 细胞使其抵抗由促炎细胞因子诱导的细胞凋亡。同时，IL-6 可以激活人胰岛细胞中的 STAT3 和自噬相关蛋白 GABARAPL1 而起保护细胞的作用。综上，IL-6 通过对自噬的双重调节作用参与细胞生理功能的维持。

三、Th17 细胞因子信号与自噬

1. Th17 细胞因子及功能概述　Th17 细胞因子是由辅助性 T 细胞 17（T helper cell 17，Th17）分泌的一系列细胞因子。表达白介素 -17（interleukin 17，IL-17）的 T 细胞亚群，在自身免疫性疾病和机体防御反应中具有重要的意义。转化生长因子 β（transforming growth factor β，TGF-β）、IL-6、IL-23 和 IL-21 在 Th17 细胞的分化形成过程中起着积极的促进作用，而 IFN-γ、IL-4、细胞因子信号抑制蛋白 3（suppressor of cytokine signaling 3，SOCS3）和 IL-2 则抑制它的分化。

IL-17 通过与其受体结合，可诱导效应细胞分泌趋化因子、集落刺激因子等，进而促进中性粒细胞和巨噬细胞的产生和募集。此外，Th17 细胞与其他 CD4$^+$ T 细胞亚型之间存在复杂的相互调控网络。在正常机体内，介导免疫耐受的 Treg 细胞和介导炎症反应的 Th17 细胞间功能相互拮抗，两者保持平衡。机体发生异常时，Th17/Treg 功能失衡，引起一系列炎症免疫反应损伤机体。研究报道，Th17 细胞及其细胞因子与多种自身免疫性疾病有关，如系统性硬化病、类风湿性关节炎、系统性红斑狼疮、慢性淋巴细胞性甲状腺炎及器官移植排斥反应等。

系统性红斑狼疮（SLE）是免疫细胞失调导致的自身免疫性疾病，Th17 细胞及 Treg 细胞的功能异常会促进 SLE 的发生发展，该过程也伴随自噬的异常。Th17 细胞分泌的 IL-17A、IL-17F 和 IL-22 可促进自身免疫反应和生发中心的形成，导致 B 细胞分泌大量的致病性自身抗体。而 Treg 细胞通过释放免疫抑制细胞因子 IL-10 和 TGF-β 维持免疫稳态，并以细胞因子依赖性方式抑制异常的免疫应答。有研究指出，自噬以溶酶体依赖的方式维持 T 淋巴细胞的稳态和 Treg 介导的自身免疫反应。自噬的异常是导致 SLE 疾病进展中 Th17/Treg 免疫失衡的关键，而自噬抑制剂氯喹（CQ）可抑制 Th17 细胞的应答反应，促进 Treg 细胞的免疫调节作用，降低促炎细胞因子的分泌和抗 dsDNA 抗体产生。目前自噬抑制剂已被应用于 SLE 的临床治疗。

2. IL-17A 与自噬调节　IL-17 家族包括 IL-17A ～ IL-17F 共 6 个成员，其中 IL-17A 是最早发现并研究的，其他成员与 IL-17A 有较高的同源性。IL-17A 自从被发现，其生物学功能就被广泛地研究。间充质细胞核髓样细胞是 IL-17A 主要的靶细胞，其主要的靶基因包括炎症细胞因子、造血因子、趋化因子、抗微生物肽和组织重塑物质。IL-17A 对中性粒细胞的扩增和趋化被认为是其特征性作用。研究表明，IL-17A 主要通过刺激促炎性细胞因子包括 IL-6、TNF-α、G-CSF 等诱导组织炎症。IL-6 是第一个被确认的 IL-17A 靶基因，这一机制也被用来鉴定 IL-17A 的生物学活性。IL-17A 也能诱导产生其他的促炎性细胞因子如 TNF-α 和 IL-1β，还能通过刺激 COX-2 和诱生型一氧化氮合酶来增加前列腺素和一氧化氮在各类细胞的表达。趋化因子也是重要的 IL-17A 的靶基因，特别是 CXC 类趋化因子，包括 CXCL1、CXCL2、CXCL5、CXCL8 和 CXCL10 等。这些趋化因子可能通过募集中性粒细胞介导 IL-17A 的生物学功能。

IL-17A 能促进多种微生物肽的表达，如 β- 防御素和某些 S100 蛋白，在肺、皮肤和肠道都是天然抗生素，IL-17A 能诱导上皮细胞产生这些抗生素，提供广谱的抗微生物保护作用。IL-17A 也能诱导某些组织重构关联分子的产生。基质金属蛋白酶（MMP）包括 MMP1、MMP3、MMP9 和 MMP13 都是 IL-17A 的靶基因，它们在细胞外基质破坏和组织损伤中具有重要作用，也是肿瘤发生的重要因素。IL-17A 最近也被发现能够调节淋巴细胞的生物学功能，单独使用 IL-17A 或者联合 B 淋巴细胞活化剂均能促进 B 淋巴细胞存活，进一步增殖和分化成免疫球蛋白分泌活性细胞，这一过程依赖于转录因子 Twist-1。另外，T 细胞不仅仅是 IL-17A 的来源细胞，同样也是 IL-17A 的靶细胞。在细胞和整体水平，IL-17A 都能通过直接作用于 $CD4^+$ T 细胞来抑制 TGF-β 表达，从而调节 Th0 细胞向 Th1 方向极化。

众多研究表明，IL-17A 参与了如关节炎、肿瘤、慢性阻塞性肺疾病、哮喘和自身免疫性疾病等多种疾病的病理进程。自噬在 IL-17A 参与以上疾病的发生发展中发挥重要作用。其中 IL-17A 参与调节组织纤维化过程中，主要通过活化 STAT3 信号途径调节自噬相关核心复合物组分表达与活化，参与抑制自噬活性并能抑制自噬相关蛋白参与的细胞外胶原降解过程。而在多种组织纤维化模型中阻断 IL-17A 能够显著恢复纤维化组织中受损的自噬活性，显著改善多种组织纤维化的发生发展，表明 IL-17A 能够通过抑制自噬活性参与组织纤维化的发生发展。活化自噬和自噬相关细胞死亡对于急性肺损伤后肺组织炎症和纤维化的消退具有重要意义，因此 IL-17A 参与对自噬的调节主要体现在对肺纤维化进展的影响。IL-17A 能够显著抑制饥饿诱导的上皮细胞自噬活化，降低自噬小体的数量，下调自噬核心复合物 Vps34、Beclin1 的表达，并且 IL-17A 抑制自噬活化不依赖于 TGF-β1 信号（Liu et al.，2013；Mi et al.，2011）。

研究表明，IL-17 通过影响成纤维细胞样滑膜细胞（FLS）的增殖和调节自噬水平来促进类风湿性关节炎的进展，该过程与 STAT3 信号通路密切相关。IL-17 能够促进 FLS 细胞的自噬和增殖，自噬抑制剂 3-MA 可抑制自噬及 IL-17 介导的 FLS 细胞增殖。抑制 STAT3 活化会降低 IL-17 诱导的 FLS 细胞的自噬活化。IL-17A 还能调节慢性子宫内膜炎（CE）患者子宫内膜（EM）细胞的自噬水平，影响子宫内膜对移植胚胎的接受性。慢性子宫内膜炎的病理过程会伴随淋巴细胞失调，细胞因子、趋化因子及其他调节分子的异常表达。女性患者的 EM 中 IL-10、TGF-β 和 IL-17 异常表达，自噬水平降低，子宫内膜发生促炎免疫反应导致怀孕率降低。通过调节自噬可调节局部免疫反应，提高患者子宫胚胎植入的成功率。

3. IL-22 与自噬调节　IL-22 由活性 T 细胞（主要包括 Th17 和 Th1 细胞）产生，早期被称为 IL-10 相关 T 细胞衍生诱导因子，与 IL-10 有 23% 的同源性，归为 IL-10 家族成员。IL-22 通过与 IL-22 受体蛋白的结合来发挥其生物学功能。IL-22 受体复合物由两条受体链构成：IL-22R1 和 IL-10R2，它们均属于 Ⅱ 型细胞因子受体家族。其中，IL-22R1 是 IL-22 特异性结合的蛋白分子，而 IL-10R2 是 IL-10 受体复合物和 IL-22 受体复合物间的共用链。IL-22 与其受体复合物结合后主要通过 Jak/STAT 通路转导活化信号。Jak1、Tyk2 的活化导致 STAT1、STAT3、STAT5 的酪氨酸残基磷酸化。此外，IL-22 也可激活 3 条主要的 MAPK 通路：MEK-ERK、JNK/SAPK 和 p38 激酶途径。IL-22 作为一种新型的细胞因子，在细胞中参与多条信号通路，发挥着多种生物学功能，如参与炎症反应、先天免疫系统的激活、细胞增殖与分化、基因表达的调控、动脉粥样硬化及肿瘤等疾病的发生发展等。

IL-22 通过调节自噬影响胰腺炎疾病的进展已有报道。多项研究认为 IL-22 对于急、慢性胰腺炎都有一定的治疗作用。与野生型小鼠相比，*IL-22* 基因敲除小鼠患胰腺炎的概率明显增加；而肝脏特异性表达 IL-22 的转基因小鼠患胰腺炎的概率则极低。进一步研究认为 IL-22 介导对胰腺炎的保护作用体现在 IL-22 抑制自噬活性，IL-22 通过增加抗凋亡相关蛋白 Bcl-2 和 Bcl-XL 表达，使 Bcl-2/Bcl-XL 与 Beclin 相结合，抑制 Beclin 的活性，通过阻碍自噬小体的形成来抑制自噬活性（Feng et al.，2012）。

急性或慢性肝功能衰竭是肝病致死的主要原因，IL-22 可能对严重酒精性肝炎起到治疗作用。研究指出，IL-22 通过 AMPK 依赖性方式上调自噬保护对乙酰氨基酚（APAP）诱导的肝损伤。在 APAP 诱导的急性肝损伤模型的体内实验中，IL-22 可显著降低 APAP 导致的肝活性氧的产生并抑制肝坏死。进一步研究发现，IL-22 可增加肝脏自噬体的产生，上调模型小鼠肝 LC3-Ⅱ 和 AMPK 的磷酸化，减轻 APAP 诱导的细胞毒性。而加入 AMPK 抑制剂阻断 AMPK 信号通路时，IL-22 介导的自噬活性降低，对肝细胞的保护作用减弱。

然而，IL-22 在肠纤维化中却是起到促进疾病发展的作用。肠纤维化是肌成纤维细胞过度增殖和胶原沉积导致的慢性疾病。有研究指出，诱导单核细胞自噬能抑制 IL-23/IL-22 介导的肠纤维化。敲除 mTOR 基因或使用 mTOR 抑制剂雷帕霉素能降低 2，4，6-三硝基苯磺酸诱导的纤维化模型中 IL-23 及 IL-22 的产生，改善肝纤维化，并且这种作用与自噬活性升高密切相关。敲除自噬相关蛋白 ATG-7 抑制自噬后会导致 IL-22 和 IL-23 表达升高，加剧纤维化进程。IL-22 还可促进成纤维细胞向肌成纤维细胞的转化，用抗体中和 IL-22 则能减弱纤维化反应。这些研究结果表明 IL-23 和 IL-22 可能是肠纤维化治疗的新靶点。

四、Treg 细胞因子信号与自噬

1. Treg 细胞因子及功能概述　Treg 细胞一种具有免疫抑制活性的 CD4+ T 细胞亚群。Treg 细胞通过释放细胞因子 IL-10 和 TGF-β，抑制 T 细胞及抗原提呈细胞的功能，降低炎性细胞因子的产生及抗体分泌而发挥免疫抑制作用。FOXP3 是 Treg 细胞重要的转录因子，其持续表达是维持 Treg 细胞免疫抑制活性的关键因素。Treg 通过上调抑制性免疫细胞表面分子的表达和下调活化 T 细胞的相关基因表达，发挥免疫调节作用。初始 CD4+ T 细胞在受到外来抗原刺激后，在共刺激信号的作用下活化，分化成不同亚型的效应 T 细胞。初始 CD4+ T 细胞在 TGF-β 单独诱导下，可以分化成 Treg 细胞。Treg 细胞可有效控制自身免疫性疾病和维持自身免疫耐受，其数量和功能的改变与肿瘤、感染、自身免疫性疾病等密切相关。

2. IL-10 与自噬调节　IL-10 是一种在促炎介质产生之后才出现的细胞因子，对多种免疫细胞功能均有抑制作用，它在限制和防止过度免疫反应及其所引起的损伤方面具有重要作用。同时，它可增强免疫系统"清道夫"的功能，并且有助于在抗原持续存在的情况下诱导外周耐受。大量研究显示 IL-10 在多种疾病的发病机制中发挥重要作用。红斑狼疮、EB 病毒相关的淋巴瘤和黑色素瘤等的生长都与 IL-10 的过表达有关。此外，在病毒感染初期，IL-10 升高可增强 NK 细胞的活性，对病毒的清除有一定的积极作用。不过由 IL-10 引起的免疫抑制作用会导致病毒的持续存在，使病情恶化。IL-10 在免疫麻痹形成过程中也发挥了决定性作用，如创伤、重大手术、烧伤或休克后，IL-10 过表达会导致细菌感染，严重者引起败血症。

IL-10 主要利用 Janus 激酶家族成员和 STAT 转录因子来发挥其抑制作用。IL-10 和其受体结合可刺激 Janus 激酶家族的两个成员，即 Jak1 和 Tyk2，使 IL-10R1 上的两个酪氨酸残基（Tyr446 和 Tyr496）磷酸化，转录因子 STAT3 通过其 SH2 结构域与 IL10R1 结合并被磷酸化，然后迁移至核内，并与不同的启动子结合元件结合，诱导相应基因的转录。此外，某些细胞受到 IL-10 刺激后，细胞内的 STAT1 和 STAT5 也可被激活。IL-10 还可诱导 SOCS3 产生，SOCS3 可结合 Janus 激酶，抑制 Janus 激酶的活性。SOCS3 的作用与终止 IL-10 的抑制效应有关。

自噬活化参与人类巨细胞病毒（HCMV）的早期感染过程。IL-10 作为一种重要的调节免疫反应的细胞因子，通过抑制 HCMV 诱导的自噬活化来抑制病毒的复制过程（Wang et al.，2014）。IL-10 通过激活 PI3K/Akt 信号通路抑制自噬起到抗病毒感染作用，使用自噬活化剂雷帕霉素或者过表达 Beclin 1 可以逆转 IL-10 抑制自噬的作用。IL-10/IL-10R 信号通路还可以通过激活 I 型 PI3K/AKT 信号通路，导致 p70S6K 磷酸化，活化 mTORC1，抑制饥饿诱导巨噬细胞的自噬活化。

3. TGF-β 与自噬调节 转化生长因子（transforming growth factor，TGF）是一类多功能细胞因子，除了对细胞的增殖、分化产生影响外，还在胚胎发育、胞外基质形成、骨的形成和重建等方面起着重要作用。TGF-β 广泛存在于多种生物的各种组织中，通过与两种不同型（I 型和 II 型）受体的结合而发挥作用，其中 I 型为丝氨酸（Ser）激酶型受体，II 型为苏氨酸（Thr）激酶型受体。TGF-β 与 TGF-β II 型受体（TGF-βR II）结合后，再激活并募集 TGF-β I 型受体（TGF-βR I），经组合后形成二聚体形式的受体复合物。TGF-βR II 磷酸化 TGF-βR I 的甘氨酸 - 丝氨酸富集区域（GS 序列）并活化 TGF-βR I 的丝氨酸 / 苏氨酸活性。活化的 TGF-βR I 反过来又磷酸化受体相关 Smad 蛋白。Smad 蛋白在细胞质和细胞核间进行穿梭和磷酸化的过程对于 TGF-β 信号的动态调控具有重要意义。此外，非 Smad 依赖型信号通路也参与 TGF-β 下游信号的活化，如 c-Jun 的 N 端激酶（c-Jun N-terminal kinase，JNK）作为 MAPK 激酶家族成员，参与 TGF-β 促进胶原的生成。

TGF-β 可作为一种多功能的细胞因子参与肾脏纤维化的调节过程。大量研究证明，TGF-β 通过活化自噬参与肾脏纤维化的发生发展，其具体过程为：TGF-β 可以时间依赖性 / 剂量依赖性增加自噬相关蛋白 LC3 的表达和自噬小体的数量，上调自噬相关基因 *Atg5*、*Atg7* 和 *Beclin1* 的表达。此外，TGF-β 可以增加肾脏上皮细胞内活性氧自由基（reactive oxygen species，ROS）和 NADPH 氧化酶的含量，诱导自噬相关性死亡，自噬抑制剂 3-MA 可以抑制 TGF-β 的促凋亡效应（Ding et al. Choi，2014）。

TGF-β 可通过激活肝癌细胞的自噬活性参与肝癌的疾病进展。例如，TGF-β 可以增加肝癌细胞内自噬小体的数量，提高一系列长效蛋白的降解速度。TGF-β 还可以上调 Beclin1、ATG5、ATG7 和死亡相关蛋白激酶（DAPK）的 mRNA 水平。敲除 TGF-β 下游信号通路 Smad2/3、Smad4 的基因，或者抑制 JNK 激酶活性可以抑制 TGF-β 诱导的自噬活化，表明 TGF-β 诱导的自噬活化既可以通过 Smad 信号通路，又可以通过非 Smad 信号通路。不仅 TGF-β 参与调节自噬信号通路的活化，自噬信号通路也可以影响 TGF-β 相关的生物学功能，即抑制自噬相关基因的表达可以抑制 TGF-β 介导的生长抑制和促凋亡基因的表达。

五、其他细胞因子信号与自噬调节

1. IL-1β 与自噬调节　IL-1β 是 IL-1 细胞因子家族成员，由活化的巨噬细胞产生，与 IL-1 受体（IL-1R）结合后产生生物学作用。IL-1β 是一个非常重要的促炎细胞因子，在炎症免疫损伤机制中起着主要的调节作用。IL-1β 还参与多种细胞生物活性，包括细胞增殖、分化和凋亡等。IL-1β 可以通过活化自噬参与对炎症和感染性相关疾病的调节作用。例如，IL-1β 通过影响胰腺腺泡细胞内钙平衡和胰蛋白酶原活性活化自噬。在急性胰腺炎发病过程中 IL-1β 表达量明显上调，IL-1β 通过上调内质网应激标志物葡萄糖调节蛋白（glucoseregulated protein，GRP78）和肌醇需求酶 1（inositol-requiring enzyme，IRE1）的表达诱导钙离子的释放，促进胰蛋白酶原向胰蛋白酶的转化，活化自噬，降低胰腺腺泡细胞的细胞活力，参与急性胰腺炎的发病过程。

2. IL-27 与自噬调节　IL-27 是免疫调节细胞因子，主要由微生物产物或炎症介质刺激 APC 细胞表达。调节性 T 细胞（Treg）、IFN-γ 和他汀类药物也可诱导 APC 细胞产生 IL-27。IL-27 与其受体（IL-27R）的结合诱导 STAT1 和 STAT3 活化，在免疫调节中具有促炎和抗炎的双重作用。研究表明，IL-27 在结核分枝杆菌 H37Rv 感染的巨噬细胞中下调 IFN 诱导的自噬体生成和吞噬体成熟，并抑制这些细胞中由营养缺乏所诱导的自噬，有效地促进了细胞内分枝杆菌的存活。该过程中 IL-27 对溶酶体降解的影响仍不清楚。鉴于 IL-27 可激活 STAT1 和 STAT3，这些信号蛋白在 IL-27 对自噬调节中的潜在作用需要进一步研究。

3. PD1/PD-L1 与自噬调节　许多肿瘤细胞及肿瘤浸润性免疫细胞高表达 PD-L1 来逃脱机体的免疫监视。在正常条件下，PD-L1 信号通路在维持免疫稳态中发挥重要作用。在肿瘤中，PD-L1 可以通过两种方式破坏肿瘤免疫来保护肿瘤细胞免受细胞毒性 T 细胞的侵害。第一种是在淋巴结内，肿瘤浸润性免疫细胞过表达的 PD-L1 可以阻止淋巴结中细胞毒性 T 细胞的活化及随后被募集到肿瘤中。第二种是在肿瘤微环境中，树突状细胞中 PD-L1 的上调导致细胞毒性 T 细胞的失活。在这两种情况下，PD-L1 与 PD1 的相互作用能够抑制 T 细胞的功能，导致 T 细胞耐受，抑制其增殖，降低细胞因子产生及阻碍对肿瘤细胞的识别。除了其免疫抑制作用外，PD1/PD-L1 信号通路被认为在肿瘤内在功能和存活中起关键作用。最新研究表明，与弱表达 PD-L1 的肿瘤细胞相比，高表达 PD-L1 受体的鼠黑色素瘤细胞和人卵巢癌细胞对自噬抑制剂更为敏感。尽管自噬抑制剂与抗 PD-L1 药物联合使用能够增强抗肿瘤活性，但自噬抑制仅仅是影响免疫系统介导的肿瘤细胞死亡途径复杂网络的一个组成部分，需要进一步的研究证明自噬阻断联合 PD-L1 抑制剂能否作为肿瘤治疗的新途径。

第三节　T 细胞受体信号、B 细胞受体信号与自噬调节

T 细胞受体（T cell receptor，TCR）和 B 细胞受体（B cell receptor，BCR）分别是位于 T 淋巴细胞和 B 淋巴细胞表面的抗原特异性受体。TCR 是 T 细胞识别蛋白抗原的特异性受体，不同的 T 细胞克隆其抗原识别受体的分子结构也不相同。大多数成熟 T 细胞（约

占 95%）的 TCR 分子是由 α 和 β 两条异二聚体肽链组成的 TCRαβ 分子。在通常情况下，异种蛋白抗原分子必须与细胞表面的自身 MHC 分子结合才能被 TCR 识别。BCR 与 TCR 一样，是由特异识别抗原的分子与信号转导分子组成的 BCR 复合分子，BCR 能直接识别游离抗原分子，它识别的表位是抗原的构象决定簇。TCR 和 BCR 通过结合抗原，调控 T 细胞或 B 细胞的生存、发育、分化和功能的发挥。

自噬在免疫系统中的重要作用已经毋庸置疑，对于淋巴细胞来说，自噬调节幼稚 T 淋巴细胞的稳态，特别是参与了线粒体质量和更新过程的调节。此外，自噬对成熟 T 淋巴细胞的增殖也十分重要。自噬还是调节淋巴细胞死亡的重要途径，长时间的细胞因子撤除以及急性抗原受体刺激（如 HIV 感染）会导致自噬高度活化，造成大量 T 细胞死亡。自噬还参与了胸腺细胞发育阳性选择和阴性选择的调节。对于 B 细胞来说，自噬可促进 B 淋巴细胞存活及前体 B 淋巴细胞的发育。在没有共刺激分子的情况下，刺激 B 细胞抗原受体会诱导强烈的自噬性细胞死亡。总之，自噬作为一种重要的细胞过程，参与了淋巴细胞发育、分化和功能的调节。本节将侧重讨论 TCR 和 BCR 信号活化对于自噬的调节。

一、T 细胞中的自噬诱导与 T 细胞的增殖、存活

在免疫细胞中，T 细胞数量与 T 细胞的增殖能力及死亡调节有关，其中 T 细胞的死亡通过两种途径受到严格调控：一个是激活诱导的细胞死亡（activation-induced cell death，AICD）；另一个是激活的 T 细胞自发性死亡。AICD 主要由 Fas 配体和 TNF-α 触发的死亡信号介导，是防止 T 细胞过度活化的重要机制。当缺乏存活信号时，激活的 T 细胞会发生自发性死亡，这个过程不依赖于外部的死亡信号，主要由 Bcl-2 家族促凋亡成员介导。TCR 信号调节的自噬参与了 T 细胞增殖和存活的调节。

1. CD4⁺ T 细胞中的自噬诱导 T 细胞亚群数量在机体中受到严格调控，当 T 细胞受到特异性抗原刺激时，T 细胞数量大量扩增；而当抗原清除后，T 细胞数目随时间逐渐降低。凋亡及自噬相关细胞死亡都参与了这个过程的调节。在小鼠中分离出的静息幼稚型 CD4⁺ T 细胞中，检测不到自噬小体存在，提示较低的自噬活性。抗 CD3 抗体可特异地识别 T 细胞表面的 CD3 分子，并通过激活 T 细胞表面 TCR-CD3 复合物与 APC 表面 MHC Ⅱ类分子 - 抗原肽的结合，使 T 细胞活化并增殖。但是 T 淋巴细胞在其全面活化过程中不仅需要 TCR-CD3 复合物的第一信号，还需要第二信号来增强 T 淋巴细胞的活化与增殖。T 淋巴细胞表面的协同刺激分子 CD28 与其配体 B7 的相互作用是为 T 淋巴细胞活化提供第二信号的主要途径之一。在体外利用抗 CD3 抗体刺激提供第一信号的同时，用抗 CD28 抗体协同刺激提供第二信号，就可以使 T 淋巴细胞充分活化。当给予静息型 T 细胞 CD3 抗体、CD28 抗体刺激，以及在 Th2 极化条件下进行培养时，在 20% 的 T 细胞中可以观察到自噬小体的存在及 LC3 点状聚集，提示 TCR 信号活化可以诱导自噬活化。给予 T 细胞雷帕霉素及全 caspase 抑制剂 zVAD 刺激均能增强其自噬活性。此外，Ⅲ型 PI3K 抑制剂、JNK 抑制剂或敲除 JNK 均能抑制 T 细胞自噬活化，提示 T 细胞中自噬的诱导和维持均需要 JNK 和Ⅲ型 PI3K 信号途径的参与。CD4⁺ T 细胞活化可以上调一系列自噬信号蛋白表达从而激活自噬。例如，小鼠原代 CD4⁺ T 细胞活化可通过 NK-κB 激活 Beclin 1 启动子转录，上调 Beclin 1 蛋白表达。幼稚 CD4⁺ T 细胞激活或分化后的效应

CD4⁺ T 细胞的再活化都可上调 LC3 蛋白水平。

T 细胞信号活化所激活的自噬对维持 CD4⁺ T 细胞稳态、增殖、分化及功能都十分关键（Jacquin et al., 2018）。T 细胞自噬缺陷导致损伤的线粒体及细胞器无法被及时地清除，细胞内活性氧自由基大量堆积造成慢性损伤，最终引起胸腺细胞减少、外周淋巴器官中 CD4⁺ 和 CD8⁺ T 细胞群比例严重失衡、CD4⁺ T 细胞存活能力下降，凋亡增加。除了参与维持 CD4⁺ T 细胞稳态及其外周器官存活外，TCR 活化诱导的自噬还可促进 TCR 信号驱动的 CD4⁺ T 细胞增殖。利用羧基荧光素二乙酸琥珀酰亚胺酯［5（6）-carboxyfluorescein N-hydroxysuccinimidyl ester，CFSE］监测 T 细胞增殖，用抗 CD3 抗体、抗 CD28 抗体和 IL-2 进行体外 TCR 活化后，*Atg5* 缺陷的 CD4⁺ T 细胞增殖能力明显受损。但是，自噬抑制并未对 TCR 驱动的 CD4⁺ T 细胞活化产生影响。T 细胞信号活化所激活的自噬事实上与满足 T 细胞活化的能量代谢需求有关。在 Th1 细胞中，无论用药理学还是遗传学方法抑制自噬都会损害 TCR 活化后 ATP、IFN-γ 和 IL-2 的产生。自噬缺陷型 Th1 细胞功能的这些缺陷可以通过添加甲基丙酮酸，使电子传递链和氧化磷酸化活性得以逆转。

自噬对于维持抑制性 CD4⁺ Foxp3⁺ Treg 细胞的功能完整性至关重要。特异性缺失 CD4⁺ Foxp3⁺ Treg 细胞中 Atg7 导致外周器官中 CD4⁺ Foxp3⁺ T 细胞比例降低，剩余细胞活性 caspase3 染色增强，表明自噬缺陷会损伤 Treg 细胞的存活能力。然而，Atg7 缺陷的 Treg 细胞用抗 CD3 抗体、抗 CD28 抗体和 IL-2 体外刺激培养并过继转移到 Rag1⁻/⁻ 小鼠后可以正常增殖。这些现象这表明 Atg7 对于 Treg 细胞存活至关重要，但并不是 TCR 诱导 Treg 细胞增殖的必不可少的条件。缺乏 Atg7 的 Treg 细胞显示 Foxp3、Foxo 和 Bach2 表达降低，以及效应 T 细胞分化途径的富集，利用雷帕霉素抑制 mTORC1 可恢复 Foxp3、Foxo 和 Bach2 表达。这表明自噬参与维持 Treg 负调节效应。

T 细胞存在外周耐受机制，用以控制那些表达自身反应性 TCR 却逃脱胸腺清除的 T 细胞的活性。其中，T 细胞无能对于预防自身免疫反应非常重要，也参与外周 Treg 细胞的产生。自噬参与了 T 细胞耐受 - 逃避机制的维持，决定了 CD4⁺ T 细胞的命运（Mocholi et al., 2018）。在 CD4⁺ T 细胞活化期间抑制自噬会诱导持续的 T 细胞低反应状态，伴随着无反应性特征基因表达。在与 TCR 结合后不能诱导自噬的细胞中出现线粒体呼吸和蛋白酪氨酸磷酸酶 PTPN1 转换减少，导致 TCR 介导的信号传导异常。这也意味着，抑制自噬可能有助于恢复自身免疫 T 细胞的耐受特性，从而抑制自身免疫应答。

2. CD8⁺ T 细胞中的自噬诱导　在 CD8⁺ T 细胞中，自噬也参与了 T 细胞存活的调节。在 CD8⁺CD28⁺ T 细胞中，TCR 介导的活化会产生强烈的自噬诱导作用。与之相反，CD8⁺CD28⁻ T 细胞中 TCR 活化仅诱导低水平的自噬激活。TCR 活化诱导的自噬对 CD8⁺ T 细胞形成记忆 T 细胞十分重要（Xu et al., 2014）。在病毒感染模型中的研究显示，病毒感染急性期幼稚型 CD8⁺ T 细胞的克隆扩增并不依赖自噬。病原感染后，抗原特异性 T 细胞快速增殖产生效应细胞群；感染清除后，仅有少量具有长效记忆的 T 细胞群留下以便对二次感染产生快速响应。自噬对记忆 CD8⁺ T 细胞的形成至关重要，自噬在这个过程中可能主要通过调节 T 细胞能量代谢方式的转化发挥调节作用。CD4 启动子特异性敲除自噬基因 Atg7 的小鼠模型显示 CD8⁺ T 细胞在没有自噬的情况下效应期可以以正常方式进行。然而，在细胞群缩减期间，Atg7⁻/⁻ 的 CD8⁺ T 效应细胞（CD8⁺ T_eff）群经历灾难性崩溃，导致无法形成记忆 CD8⁺ T 细胞群。Atg7⁻/⁻ 的 CD8⁺ T 效应细胞从转录和细胞表面的标记表型看并未显示显著异常。然而，与野生型抗原特异性 CD8$^+$T 细胞相比，这些细胞具有高线粒体负荷且细胞中线粒体活性氧增加。随着细胞开始转向线粒体呼吸，CD8$^+$T 细胞在效应期发生线粒体生物合成，这是记忆 CD8$^+$T 细胞形成的重要事件。在记忆形成之前，与氧化磷酸化启动相关的高线粒体负荷会导致从电子传递链中脱落的电子泛滥，它们可与分子氧相互作用，导致超氧化物的产生。因此，线粒体可能需要在 CD8$^+$T 细胞应答的晚期效应阶段进行严格的调节。CD8$^+$T 细胞激活后，细胞代谢转换为糖酵解以支持细胞增殖。随后在效应细胞群缩减期间，记忆前体细胞转向氧化磷酸化和脂肪酸氧化，这种变化促进记忆 CD8$^+$T 细胞分化。在野生型 CD8$^+$T 细胞中，GLUT-1 在激活后上调以支持糖酵解，激活晚期 GLUT-1 在 CD8$^+$T$_{eff}$ 中下调。自噬缺陷型的 CD8$^+$T$_{eff}$ 在效应期的峰值处显示出更高的 GLUT-1 表达，并且在晚期效应期中没有像在野生型小鼠中那样发生 GLUT-1 下调。相对于野生型对照，Atg7$^{-/-}$ 小鼠早期和晚期 CD8$^+$T$_{eff}$ 细胞中葡萄糖摄取也显著增加。这些结果意味着 Atg7$^{-/-}$ 的 CD8$^+$T$_{eff}$ 细胞持续保持糖酵解而未能转变为线粒体呼吸。此外，对于将脂质递送至溶酶体分解，进而为脂肪酸氧化提供脂肪酸代谢物的过程，自噬在其中不仅帮助抗原特异性 CD8$^+$T 细胞抵抗氧化损伤，还帮助 T 细胞维持必要的能量转换，共同防止 T 细胞凋亡。

自噬与衰老之间存在着密切的联系，随着年龄的增长自噬活性降低。就这一点来说，免疫系统与机体其他器官类似。在衰老过程中，T 细胞应答能力降低。例如，老年小鼠和人类都表现出疾病易感性增加。当用自噬诱导化合物亚精胺处理小鼠时，老年小鼠对流感疫苗接种和感染的 CD8$^+$T 细胞应答可以显著改善。但这种效应在老年 T-Atg7$^{-/-}$ 小鼠中丧失。这表明自噬水平下降是 T 细胞免疫衰老背后的细胞固有驱动力。随着世界人口老龄化越来越严重，提高老年人免疫力和疫苗效力的方法非常重要，以亚精胺等化合物为目标的自噬途径可能为实现这一目标提供了很好的机会。

3. 精氨酸调节的 TCR 信号与自噬诱导　精氨酸缺陷会导致 T 细胞增殖障碍和功能异常。对于培养的 Jurkat 细胞以及人外周血丝裂原激活的 T 细胞，如果剥夺其培养环境中的精氨酸会抑制多种膜抗原分子表达，其中包括 TCR 受体复合物中介导信号传递的 CD247 分子；同时可诱导内质网应激反应和自噬活化，但并不导致细胞凋亡。精氨酸剥夺可以诱导 eIF2α、JNK 及 Bcl-2 磷酸化，降低 Beclin 1 与 Bcl-2 的结合，从而促进自噬小体形成。在剥夺精氨酸的条件下，敲低内质网应激信号分子 IRE1α 可以抑制自噬活化，导致 T 淋巴细胞凋亡。这些研究提示，自噬活性有利于维持缺乏精氨酸条件下的 T 细胞存活。在细胞培养环境中重新加入精氨酸可以恢复 T 细胞增殖能力，抑制自噬。从这部分研究结果来看，TCR 的信号活化对自噬起到的是抑制效应。这也提示，对于不同的 T 细胞亚群，在不同的环境条件下，TCR 信号活化对自噬可能产生不同的调节作用。

二、自噬连接 BCR 信号与共刺激信号

在 B 细胞内，抗原刺激通过 BCR 信号活化诱导 B 细胞发生凋亡。共刺激因子（如 CD40L 和 TLR 配基）抑制 B 细胞发生凋亡，诱导自身的活化和增殖。BCR 信号的活化可诱导 B 细胞内形成大量的自噬小体。此外，自噬在 B 细胞及其他抗原呈递细胞（如树突状细胞）抗原处理、呈递、MHC Ⅱ类分子共表达以及 T 细胞识别中也发挥着重要作用。

由于 B 细胞抗原呈递过程参与 B 细胞与表达 CD40L 的 Th 细胞的相互作用；BCR 配基化后发生内化，在自噬小体内与共刺激因子受体 TLR9 相互作用，参与 TLR9 对其核酸配基的结合，因此自噬作为桥梁连接 BCR 信号和共刺激信号。

1. BCR 信号通路诱导自噬活化 BCR 信号通路在 B 细胞凋亡、活化、诱导自噬小体的形成中发挥重要作用。BCR 配基化（配基抗原或抗体与 BCR 形成交联反应）诱导 B 细胞内自噬小体样 LC3 点状聚集和自噬小体样结构的形成，而过多自噬小体的形成最终诱发细胞凋亡。虽然 BCR 配基化诱导凋亡的发生只存在于某些 B 淋巴细胞系，抗原介导的 BCR 配基化诱导凋亡发生于原代 B 淋巴细胞，但是自噬小体的形成是 BCR 配基化诱导凋亡的关键步骤。CD40 共刺激信号通路活化可以反转 BCR 配基化诱导的自噬性凋亡。多种外界刺激诱发 B 细胞同时发生自噬与凋亡，而抑制凋亡（半胱天冬酶抑制剂、过表达 Bcl-2）并不能影响自噬，表明凋亡的发生并不是诱发自噬活化的必需步骤。BCR 配基化在早期阶段诱导 B 细胞活化自噬，在晚期阶段诱导 B 细胞发生凋亡，其诱导 B 细胞发生凋亡不同于经典细胞凋亡效应，提示自噬诱导的细胞凋亡可能是一条新的细胞凋亡信号通路。

BCR 信号通路与自噬的关系在肿瘤中已有报道。黑色素瘤是皮肤黑色素细胞的恶性肿瘤，其特征在于高度恶性、快速进展和高死亡率，其发病机制尚无定论。BCR 信号通路的重要蛋白 Lyn 激酶在黑色素瘤中表达显著上调，敲减 Lyn 会导致自噬货车 p62 表达下调，caspase 3 和 LC3- Ⅱ / Ⅰ 的表达上调，诱导黑色素瘤细胞凋亡和自噬，从而显著抑制细胞的增殖、迁移和侵袭。此外，肺癌的耐药复发及肺感染与 BCR 信号通路诱导的自噬也密切相关。Lyn 及 Src 在小细胞肺癌（SCLC）和非小细胞肺癌（NSCLC）细胞中过表达并处于活化状态，使用达沙替尼抑制 BCR 信号通路时，自噬诱导的细胞凋亡也被抑制。在肺部感染过程中，Lyn 是革兰氏阴性菌感染后诱导自噬清除病原体过程的必需蛋白，Lyn 可介导肺泡巨噬细胞的吞噬作用和自噬小体成熟。当溶酶体包裹细菌后，TLR2 启动吞噬过程激活 Lyn，促进早期吞噬体的形成、自噬体成熟和自噬介导的细菌降解。而加入自噬抑制剂 3-MA 阻断自噬时，巨噬细胞的吞噬作用减弱，细菌清除能力下降，提示 BCR 信号通路通过调节自噬参与肿瘤及感染的疾病过程。

2. B 细胞抗原呈递和自噬 自噬在 B 细胞抗原呈递过程中发挥重要作用。B 细胞表面表达 MHC Ⅰ类和Ⅱ类分子参与 B 细胞抗原提呈作用。辅助性 T 细胞特异性识别 MHC Ⅱ类分子呈递的抗原肽，B 细胞表面 MHC Ⅱ类分子呈递的抗原肽对于 B 细胞与 T 辅助细胞之间的相互作用起关键作用。自噬参与饥饿诱导的 B 细胞提呈抗原过程。在饥饿诱导条件下，细胞内抗原被有效提呈于 B 细胞表面的 MHC Ⅱ类分子，表明细胞内抗原经由自噬小体内处理这一过程更有利于抗原提呈。B 细胞抗原与 BCR 结合后被内化、处理、装载于 MHC Ⅱ类分子表面，呈递给辅助性 T 细胞，此过程是 B 细胞抗原呈递的最有效路径。通过 BCR 介导的抗原处理和辅助性 T 细胞的相互作用，B 细胞被最大化激活。虽然抗原处理和装载过程发生在 MHC Ⅱ类小室，但是 MHC Ⅱ类小室与自噬小体的融合能进一步促进抗原的处理。近期研究表明，BCR 配基化后先移位至 MHC Ⅱ类小室，后经由 MHC Ⅱ类小室与自噬小体的融合移位至自噬小体。因此，自噬在经由 BCR 内化的抗原处理和呈递中发挥重要作用。

3. 自噬连接 BCR 信号通路和共刺激因子 CD40L（T 细胞 -B 细胞活化分子、肿瘤坏死因子相关蛋白）是 T 细胞来源的共刺激信号，抑制抗原刺激诱发的 B 细胞凋亡，进而诱导 B 细胞活化和增殖。BCR 介导的抗原处理对于 B 细胞与表达 CD40L 的 T 辅助细胞的相互作用是必需的，因此 CD40L 与 B 细胞表面的 CD40 形成共刺激信号晚于 BCR 介导的抗原处理。BCR 传递凋亡信号先于 B 细胞与 CD40L 的结合，这一凋亡信号诱导自噬小体的形成。凋亡的 BCR 信号所诱发的自噬活化会增加 B 细胞的抗原处理，增强 B 细胞与表达 CD40L 的 T 细胞相互作用。此外，自噬连接共刺激因子受体 TLR9 与 BCR 信号。TLR9 作为识别核酸抗原的受体，与抗原结合后移位到自噬小体，而 BCR 配基化内化后移位到自噬小体与 TLR9 形成相互作用，共同参与抗原的处理和呈递。综上，自噬作为桥梁连接 BCR 信号通路和共刺激因子信号通路。

小　结

　　免疫信号和自噬调控在维持正常生理功能及疾病发生发展过程中发挥关键作用。自噬与免疫和炎症的关系十分密切，自噬信号异常会增加机体被病原体感染的风险。此外，自噬本身也受到多种免疫、炎症信号的调节。免疫信号和自噬的交互调节作用既参与正常生理功能，又导致疾病的发生。因此，进一步明确免疫信号调节自噬的作用机制，对于阐明多种疾病发生机制及研发新的治疗手段具有重要意义。

（中国医学科学院药物研究所　花　芳　尚　爽　王　凤　胡卓伟
中国医学科学院医药生物技术研究所　李　珂）

参 考 文 献

ANAND P K, TAIT S W, LAMKANFI M, et al., 2011. TLR2 and RIP2 pathways mediate autophagy of Listeria monocytogenes via extracellular signal-regulated kinase（ERK）activation［J］. J Biol Chem, 286（50）: 42981-42991.

ANDRADE-SILVA M, CENEDEZE M A, PERANDINI L A, et al., 2018. TLR2 and TLR4 play opposite role in autophagy associated with cisplatin-induced acute kidney injury［J］. Clin Sci（Lond）, 132（16）: 1725-1739.

COSIN-ROGER J, SIMMEN S, MELHEM H, et al., 2017. Hypoxia ameliorates intestinal inflammation through NLRP3/mTOR downregulation and autophagy activation［J］. Nat Commun, 8（1）: 98.

DING Y, CHOI M E, 2014. Regulation of autophagy by TGF-β: emerging role in kidney fibrosis［J］. Seminars in Nephrology, 34（1）: 62-71.

DOLASIA K, BISHT M K, PRADHAN G, et al., 2018. TLRs/NLRs: Shaping the landscape of host immunity［J］. Int Rev Immunol, 37（1）: 3-19.

DZAMKO N, GYSBERS A, PERERA G, et al., 2017. Toll-like receptor 2 is increased in neurons in Parkinson's disease brain and may contribute to alpha-synuclein pathology［J］. Acta Neuropathol, 133（2）: 303-319.

FAN J B, MIYAUCHI-ISHIDA S, ARIMOTO K, et al., 2015. Type I IFN induces protein ISGylation to enhance cytokine expression and augments colonic inflammation［J］. Proceedings of the National

Academy of Sciences of the United States of America，112（46）：14313-14318.

FENG D，PARK O，RADAEVA S，et al.，2012. Interleukin-22 ameliorates cerulein-induced pancreatitis in mice by inhibiting the autophagic pathway［J］. International journal of biological sciences，8（2）：249-257.

HARRIS J，2011. Autophagy and cytokines［J］. Cytokine，56（2）：140-144.

HARRIS J，DE HARO S A，MASTER S S，et al.，2007. T helper 2 cytokines inhibit autophagic control of intracellular *Mycobacterium tuberculosis*［J］. Immunity，27（3）：505-517.

JACQUIN E，APETOH L，2018. Cell-intrinsic roles for autophagy in modulating CD4 T cell functions［J］. Front Immunol，9：1023.

KANG R，TANG D，LOTZE M T，et al.，2013. Autophagy is required for IL-2-mediated fibroblast growth［J］. Exp Cell Res，319（4）：556-565.

LI X，LUO H，YE Y，et al.，et al.，2019. β-glucan，a dectin-1 ligand，promotes macrophage M1 polarization via NF-κB/autophagy pathway［J］. Int J Oncol，54（1）：271-282.

LIN H，YAN J，WANG Z，et al.，2013. Loss of immunity-supported senescence enhances susceptibility to hepatocellular carcinogenesis and progression in Toll-like receptor 2-deficient mice［J］. Hepatology，57（1）：171-182.

LIU H，MI S，LI Z，et al.，2013. Interleukin 17A inhibits autophagy through activation of PIK3CA to interrupt the GSK3B-mediated degradation of BCL2 in lung epithelial cells［J］. Autophagy，9（5）：730-742.

MI S，LI Z，YANG H Z，et al.，2011. Blocking IL-17A promotes the resolution of pulmonary inflammation and fibrosis via TGF-beta1-dependent and -independent mechanisms［J］. J Immunol，187（6）：3003-3014.

MOCHOLI E，DOWLING S D，BOTBOL Y，et al.，2018. Autophagy is a tolerance-avoidance mechanism that modulates TCR-mediated signaling and cell metabolism to prevent induction of T cell anergy［J］. Cell Rep，24（5）：1136-1150.

MUNZ C，2016. Autophagy beyond intracellular MHC Class II antigen presentation［J］. Trends Immunol，37（1）：755-763.

SCHMEISSER H，FEY S B，HOROWITZ J，et al.，2013. Type I interferons induce autophagy in certain human cancer cell lines［J］. Autophagy，9（5）：683-696.

WANG L，ZHANG H，QIAN J，et al.，2014. Interleukin-10 blocks in vitro replication of human cytomegalovirus by inhibiting the virus-induced autophagy in MRC5 cells［J］. Biochem Biophys Res Commun，448（4）：448-453.

WANG Z，YAN J，LIN H，et al.，2013. Toll-like receptor 4 activity protects against hepatocellular tumorigenesis and progression by regulating expression of DNA repair protein Ku70 in mice［J］. Hepatology，57（5）：1869-1881.

WEN X，HAN X R，WANG Y J，et al.，2018. MicroRNA-421 suppresses the apoptosis and autophagy of hippocampal neurons in epilepsy mice model by inhibition of the TLR/MYD88 pathway［J］. J Cell Physiol，233（9）：7022-7034.

XU X，ARAKI K，LI S，et al.，2014. Autophagy is essential for effector CD8（+）T cell survival and memory formation［J］. Nat Immunol，15（12）：1152-1161.

第二十七章　自噬和免疫应答

随着对细胞自噬及免疫功能的深入了解，人们逐渐发现自噬系统与免疫系统之间存在紧密联系（Deretic et al.，2013；Jiang et al.，2019）。在哺乳动物细胞中，自噬功能参与多种先天免疫和适应性免疫反应。自噬是真核细胞对抗入侵微生物的先天免疫原始形式，借助自噬接头蛋白分子自噬经过触发模式识别受体信号参与调控一系列的免疫效应，提供一种清除细胞内微生物的基本机制。自噬通过消除内源炎性小体组装蛋白，影响细胞因子等免疫介质的分泌，进而调控先天免疫炎症信号通路（Levine et al.，2019）。同时细胞自噬参与抗原提呈过程，并通过抗原提呈细胞稳态调节进一步影响适应性免疫应答（Puleston et al.，2014）。本章将主要讨论自噬如何参与并调控免疫功能及免疫应答。

第一节　自噬对病原体的限制和清除作用

一、异源自噬：自噬对细胞内病原体的直接清除作用

根据体内生存部位的不同，细菌可分为胞内菌和胞外菌。大多数致病菌为胞内菌，与疾病的慢性发作和复发有密切联系；而胞外菌的致病力与毒力因子有密切联系。针对两种细菌的不同致病机制，机体的免疫防御机制也有所不同。胞内菌主要感染过程包括致病菌侵入机体并定植在组织中，在细胞内进行大量增殖并导致宿主发病。例如，伤寒沙门菌入侵宿主时，利用Ⅲ型分泌系统（T3SS）向宿主细胞内注入大量毒力蛋白。这些毒力蛋白整合到宿主细胞骨架上，诱导红细胞膜皱缩并帮助细菌进入细胞，形成含有沙门菌体的囊泡（SCV），进而使其潜伏在宿主体内得以长期生存。部分伤寒沙门菌在T3SS的协助下能够阻断SCV形成，并通过SipB分裂线粒体引发自噬活动。不同于胞内菌，胞外菌自身没有侵入宿主细胞的能力。例如，铜绿假单胞菌主要依靠分泌毒力因子致病，同时导致细胞结构破坏而激活自噬。目前，对于胞外菌的自噬有待深入探索。研究发现，常见条件性致病菌铜绿假单胞菌的外毒素 A（PEA）可诱导 MLE-12 细胞产生氧化应激损伤，并激活细胞自噬。幽门螺杆菌分泌的毒力因子空泡毒素 VacA 经细胞空泡化等途径干扰内质体和溶酶体通路及宿主免疫反应，进而激活机体的应激机制。

早在 30 年前，人们就已经研究发现炎症能够诱导自噬。最近 10 年，研究证据表明自噬在抵御病原体入侵的机体防御系统中发挥关键作用。细菌侵入细胞后，能够被泛素蛋白标记并经自噬途径降解。这种靶向病原体的自噬过程被称为"xenophagy"（异源自噬）。目前，自噬参与多种病原体的直接清除过程，这些病原体包括李斯特菌、福氏志贺菌、沙门菌、弓形虫和辛德毕斯病毒等。然而，寄生虫在不断进化过程中演变出规避宿主细

胞自噬性清除，转而利用宿主细胞自噬机制进行增殖的机制。这些现象也体现出自噬在微生物感染过程中具有多重作用。

异源自噬的发生几乎涉及包括自噬核心复合物在内的经典自噬的所有分子。这些分子相互协调并识别、捕捉、清除细胞内病原体。A 组链球菌（group A *Streptococcus*，GAS）是最早被发现可经自噬途径清除的细菌。GAS 首先通过细胞内吞作用感染进入细胞，在细胞质内形成自噬小体样结构的 GcAV 囊泡（GAS-containing autophagosome-like vacuoles，含 GAS 的自噬小体样囊泡）。不同于传统仅 1μm 左右自噬小体，GcAV 直径可达 10μm。GcAV 的形成不仅依赖自噬核心蛋白复合物，同时也依赖小 GTP 结合蛋白 RAB7。GcAV 与溶酶体融合形成自噬溶酶体后，GAS 被溶酶体降解并失活。GAS 在大部分细胞通过上述异源自噬途径灭活。

作为一种维持胞内代谢稳态的机制，自噬与机体微生物感染有着紧密的关系（Gomes et al., 2014）。一方面，自噬已被证明参与多种病原体的直接清除过程；另一方面，寄生虫在进化中演变出规避宿主细胞自噬性清除作用，转而利用宿主细胞自噬的机制进行增殖，体现了自噬在微生物感染过程中具有双重作用。近年来，各种感染性疾病日趋严重，而新发传染病也不断被报道，如超级细菌、严重急性呼吸综合征（SARS）、埃博拉病毒、甲型禽流感病毒、中东呼吸综合征（MERS），以及一直危害热带地区民众的疟疾，都给公共卫生健康带来了严重威胁，甚至给公众带来了恐慌。长期以来，抗生素、干扰素等药物，在对抗感染性疾病中起着非常重要的作用。但随着抗生素的不合理滥用，细菌耐药日益严重，病毒也出现了新的变异趋势和抗药能力。WHO 的一份研究报告指出，目前药物失去作用的速度与科学家发现新药物的速度相当。通过药物调节细胞内自噬信号通路，已经被证实是一种有效的抗胞内感染的途径。深入探索自噬与病原菌之间复杂的关系与具体机制，将有助于寻找一种不同于抗生素，不易产生耐药性且高效的抗菌方法。

（一）异源自噬的作用和分子机制

越来越多的研究发现，自噬在宿主细胞清除细菌、病毒等病原体的过程中发挥关键作用。细胞靶标性识别病原体并经自噬降解途径清除，此过程与其他类型选择性自噬相似。类似于聚集体自噬（aggrephagy）或线粒体自噬（mitophagy），异源自噬发生时，自噬受体选择性识别泛素化标记的病原体。自噬受体与自噬蛋白 LC3 或 GABARAP 相互作用后，将病原体运输至自噬小体。因此，异源自噬清除入侵病原体依赖于泛素蛋白的参与，泛素蛋白修饰也为异源自噬提供"吃我"的信号。研究发现，细胞内沙门菌能够被线性泛素链及 K63 泛素链修饰；巨噬细胞内海洋分枝杆菌能够被 K48 和 K63 泛素链修饰；上皮细胞内志贺菌残膜能够被 K48 泛素链识别并修饰。在细菌、病毒感染过程中，宿主细胞受体所介导的信号将进一步触发异源自噬。这些受体包括 Sequestosome 1 样受体（Sequestosome 1-like receptors）、Toll 样受体（Toll-like receptors）、NOD 样受体（NOD-like receptors）、RIG-I 样受体（RIG-I like receptors）等模式识别受体，以及病原体受体 CD46 及晚期糖基化终末产物特异受体 RAGE。这些受体通过识别大量微生物相关分子模式（microbe-associated molecular pattern，MAMP 和危险相关分子模式（damage-associated molecular pattern，DAMP）信号通路触发异源自噬。自噬受体 SLR 在控制病原体感染中发挥关键作用。由于 SLR 具有一个或多个 LIR 结构域，所以能够发挥自噬接头蛋白的作用。SLR 主要包括 p62/sequestosome1（SQSTM1）、OPTN（optineurin）、NBR1（neighbor of BRCA1 gene）和 NDP52（nuclear dot protein 52 kDa）等蛋白。SLR 可识别泛素、半乳糖凝集素及膜磷脂修饰的蛋白质，这些被修饰的蛋白能够结合到入侵微生物表面及破损宿主细胞表面。SLR 同时协助连接修饰蛋白与宿主细胞中 LC3、GABARAP（GABA receptor associated protein，GABA 受体相关蛋白）等 ATG8 同源蛋白，进而促使装载外来微生物的自噬受体进入新生成的自噬小体。研究发现，SLR 对不同类型泛素链修饰蛋白、非泛素类修饰蛋白或 Atg8 旁系同源蛋白具有不等亲和力。上述现象能够解释SLR 对不同病原微生物的差异识别能力。例如，NDP52 和 p62 均抑制沙门菌，但仅有后者 p62 能清除辛德毕斯病毒。

含有结核分枝杆菌、沙门菌或幽门螺杆菌的吞噬体囊泡能够与自噬体融合，这些病原体亦存在直接被吞噬进入自噬体的可能。这些细菌为生存进化形成干扰自噬降解的能力，成为其致病机制的关键环节。例如，结核分枝杆菌是一种胞内感染病原体。感染结核分枝杆菌的巨噬细胞由于自噬体与溶酶体的融合过程受阻，不能有效形成成熟自噬溶酶体进而降解、清除分歧结核杆菌。这种抑制自噬降解的作用是结核分枝杆菌致病机制的关键环节。Gutierrez 等研究者证明活化自噬能够抑制结核分枝杆菌细胞内存活效率。饥饿或雷帕霉素诱导自噬活化能促使含有结核分枝杆菌的吞噬体与溶酶体融合，转运更多的结核杆菌到溶酶体中进行降解。在结核分枝杆菌感染小鼠动物模型中的研究发现，特异性敲除髓系细胞 *Atg5* 的小鼠比野生型小鼠体内累积更多的结核分枝杆菌，同时出现更为严重的肺组织坏死。

研究发现，在结核分枝杆菌感染巨噬细胞过程中其 ESX-1 分泌系统增加宿主细胞吞噬体膜通透性，促使细菌 DNA 暴露于宿主细胞内，进而被接头蛋白 STING 所介导的细胞内 DNA 降解途径识别。STING 能够识别泛素标记的细菌并最终导致标记细菌进入NDP52 和 p62 依赖的自噬降解途径。铜绿假单胞菌能够诱导肺泡巨噬细胞 MH-S 发生自噬，siRNA 抑制 Beclin1 或自噬抑制剂 3-MA（3-methyladenine）均增加 MH-S 细胞铜绿假单胞菌感染负荷，而自噬诱导剂雷帕霉素则促进 MH-S 细胞清除铜绿假单胞菌的感染。

自噬降解单独病毒组分的过程称为"病毒自噬"（virophagy）。不同于异源自噬，病毒自噬的靶标是新合成的病毒组分而非整个病毒颗粒。病毒蛋白和 RNA- 蛋白质复合物可由宿主内不同自噬受体识别进而进入针对性的自噬降解。例如，p62 能识别辛德毕斯病毒衣壳蛋白，而该作用并不依赖于泛素蛋白修饰。

（二）异源自噬在沙门菌感染中的作用与分子机制

沙门菌感染具有典型异源自噬特征，这里详细阐述宿主细胞通过自噬调节沙门菌感染的分子机制。在感染上皮细胞后，大部分沙门菌隐藏于宿主 SCV 中（*Salmonella*-containing vacuoles，含沙门菌囊泡）。然而，由于 T3SS 的囊泡损伤效应导致 15% ～ 20% 的细菌经泛素蛋白修饰，进而被自噬体膜包裹。自噬受体 p62、NDP52 与 OPTN 参与识别泛素蛋白修饰后的沙门菌，并将其带入自噬小体（图 27-1）。敲除上述自噬受体导致沙门菌大量增殖，提示 3 种自噬受体在抑制沙门菌感染过程中均发挥重要作用。研究发现，NDP52 结合 LC3 及 TBK1（TANK binding kinase 1），促进 OPTN 177 位丝氨酸残基磷酸化，进而增强 LC3B 的结合能力。

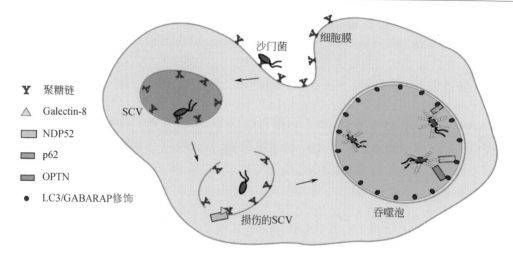

图 27-1　对沙门菌的异源自噬清除

当 SCV 受损时，宿主细胞的聚糖链暴露并被 Galectin-8 识别，此时沙门菌迅速地被泛素化修饰，自噬受体 p62、NDP52 与 OPTN 识别泛素化修饰的沙门菌，并将它们带入自噬小体

半乳糖凝集素 8（Galectin-8）参与维持内涵体和溶酶体的完整性，并且通过与蛋白或者糖链相互作用识别细菌感染。Galectin-8 可以识别宿主细胞暴露于受损 SCV 表面的聚糖链。研究发现，感染李斯特菌、福氏志贺菌、化脓性链球菌的宿主细胞可以衍生出大量聚糖链。此外，Galectin-8 还能够识别宿主细胞受损的内涵体或溶酶体。聚糖链、受损内涵体或受损溶酶体均与 Galectin-8 短暂结合后解离，并以依赖于泛素化修饰的方式螯合于 NDP52 蛋白。因此，Galectin-8 是宿主细胞监控早期细胞内病原体感染的主要机制。

脂质第二信使甘油二酯（diacylglycerol，DAG）介导自噬性细菌消除不依赖泛素化修饰。DAG 能直接定位到 SCV，此作用为诱导自噬途径清除沙门菌提供基础。DAG 的形成可造成 SCV 膜损伤，募集蛋白激酶 PKCδ，进而经 JNK 和 NADPH 氧化酶途径触发自噬反应。研究发现，含细菌的自噬小体能分别与 DAG 或泛素蛋白共定位提示两者为分别独立的自噬降解途径。DAG 能在沙门菌周边 SCV 膜上触发诱导自噬，这一现象符合 Noda 等提出的理论。Noda 等认为 LC3 募集至细菌周边不依赖隔离膜形成，这是由于隔离膜形成至少需要在 ULK1 复合物、ATG9L1 及 ATG16L 复合物等 3 个层次募集ATG，因此最有可能的模式是通过非 LC3 /GABARAP 自噬受体蛋白在接近病原体侵入宿主细胞的部位招募 ATG。研究发现 tachylectin Ⅱ 样 β 螺旋桨结构域（tachylectin-Ⅱ -like beta-propeller domain）Tecpr1 受体蛋白与 ATG5 相互作用，以异源自噬方式清除志贺菌。ATG16L1 则通过与泛素链相互作用被招募至泛素修饰沙门菌，进而完成自噬清除。

以沙门菌作为研究对象阐明了多种异源自噬机制，但仍然存在多个问题没有解决。泛素蛋白能共定位于入侵细菌，但如何区分泛素修饰的组分来源于细菌还是宿主细胞仍有待阐明。在沙门菌及内在黏附－侵袭性大肠埃希菌（adherent-invasive E. coli，AIEC）感染过程中，E3 连接酶富含亮氨酸的重复序列和无菌 α 基序 1（leucine-rich repeat and sterile α motif-containing-1，LRSAM1）为泛素化修饰所必需。借助 LRSAM1 结构域中 LRR 识别细菌蛋白，并经其 RING 结构域促使泛素蛋白对细菌进行修饰。然而，LRSAM1 所识别细菌配基及其泛素化底物仍然未知。研究发现，E3 连接酶 Parkin 参与宿主细胞经泛素化自噬途径清除结核分枝杆菌。Parkin 缺陷小鼠对结核杆菌感染更为敏感。Parkin 缺失果蝇对沙门菌、分枝杆菌感染更敏感，然而，目前对于 Parkin 具体结合入侵细菌的靶点仍不清楚。不同自噬受体可能识别不同"吃我"信号，目前明确的是 NDP52 是 3 种自噬受体中唯一能够识别 Galectin-8 结合暴露多聚糖的自噬受体。研究发现，不同自噬受体对多聚泛素链具有不同的亲和力。存在于细胞质中的沙门菌能够至少被线性链和 K63 泛素链两种类型的泛素链修饰。与 K48 泛素链相比，p62 和 OPTN 优先结合 K63 和线性泛素链。值得注意的是，接近泛素结合区域的翻译后修饰能够影响自噬受体的结合特性。异源自噬过程中采用多种自噬受体的优势在于募集不同的效应蛋白。例如，NDP52 招募 TBK1 结合到宿主细胞内的沙门菌。TBK1 不仅经磷酸化 OPTN 和 p62 增加 LC3 的结合力，还通过调节自噬体成熟促进抗菌性自噬。

二、自噬对病原体的限制作用

（一）LC3 介导的吞噬抑制细菌繁殖

吞噬细菌后，具有单层膜结构的吞噬囊泡迅速被 LC3 修饰，此过程称为 LC3 相关吞噬作用（LC3-associated phagocytosis，LAP）。LAP 依赖于 PI3K 复合物与 LC3 形成的共轭系统，而不依赖于 ULK1 复合物且不会形成双层膜结构的囊泡。LAP 参与巨噬细胞清除类鼻疽杆菌、死细胞的降解，同时也参与巨噬细胞经含 T 细胞免疫球蛋白黏蛋白域蛋白 4（T-cell immunoglobulin and mucin domain containing protein 4，TIMD4）或 C 型凝集素结构域家族 7 成员 A（C-type lectin domain family 7 member A，CLEC7A），又称为 Dectin 1 蛋白产生的真菌抗原提呈过程。

（二）自噬对病原体限制的其他非经典途径

研究发现，自噬在中性粒细胞胞外陷阱（neutrophil extracellular trap，NET）的形成过程中发挥重要作用。中性粒细胞受到外源微生物或化学物质刺激后，向胞外释放由染色质和颗粒蛋白组成的纤维状结构。这种纤维状结构能捕获并杀灭包括细菌、真菌和原虫在内的多种细胞外微生物。研究发现，在嗜酸性粒细胞和肥大细胞中也存在上述机制。染色质释放导致宿主细胞死亡的特异性细胞死亡程序被称作 NETosis。NETosis 不同于凋亡和坏死，其发生需要 3 个过程的相互作用：氧化应激产生、瓜氨酸化组蛋白及自噬发生。自噬对 NET 形成的重要性已经获得研究证据：药理手段干预自噬能诱导或抑制 NET 形成，同时影响 NET 功能蛋白的递送过程。研究发现 PMA 依赖自噬诱导 NETosis，自噬抑制剂 Wortmannin 能够抑制中性粒细胞 NET 的形成。

此外，在自噬溶酶体中含有活性氧自由基、抗菌肽、蛋白水解酶、巯基还原酶和质子泵等多种具有抗菌活性分子。在触发炎症信号后，吞噬细胞经 NADPH 氧化酶 2（NADPH oxidase 2，NOX2）在吞噬溶酶体内产生大量具有杀灭病原微生物作用的活性氧自由基。此外，自噬小体中含有拮抗微生物作用的防御素类抗菌肽。这些抗菌肽多来源于泛素、核糖体前体蛋白等胞质蛋白的降解产物，能与吞噬小体中的细菌融合并杀灭细菌。研究发现，结核分枝杆菌感染的巨噬细胞自噬受体 p62 将胞质蛋白运载到自噬小体中，在自噬小体中这些胞质蛋白被加工成具有杀灭结核分枝杆菌能力的肽段。与此同时，酸性条件激活自噬小体中的组织蛋白酶朊酶，进而能够增强自噬溶酶体杀灭微生物及处理抗原的能力。

研究发现，一些自噬相关蛋白具有直接靶向识别目标微生物的能力。例如，ATG5 能直接结合志贺菌表面蛋白 VirG，但 ATG5 与 VirG 的相互作用发生在 VirG 识别表位不被志贺菌蛋白 IcsB 占据的前提下，同时依赖于 ATG5 结合辅助蛋白 TECPR1 与磷酸肌醇相互作用蛋白 2（WD repeat domain phosphoinositide-interacting protein 2，WIPI2）的相互作用。WIPI2 是哺乳动物磷脂酰肌醇 PtdIns3P 结合 ATG8 的旁系同源物，参与吞噬泡的形成。

其他自噬抗菌途径还涉及自噬蛋白 Beclin 1、免疫相关 GTP 酶（immunity-related GTPase，IRGM）与双磷脂酰甘油（cardiolipin）的直接绑定作用。双磷脂酰甘油是一种只存在于细菌和线粒体的脂质。IRGM 部分定位于线粒体，同时也是克罗恩病的遗传易感因素之一。E3 泛素连接酶 Smurf-1 也是宿主细胞对抗辛德毕斯病毒和单纯疱疹病毒的关键因素。Smurf-1 同时也参与线粒体自噬，这种选择性自噬在某些方面类似于异源自噬。

IFN-γ 诱导的免疫相关 p47 GTP 酶（immunity-related p47 GTPase，IRG）和鸟苷酸结合蛋白（guanylate binding protein，GBP）参与宿主细胞针对沙眼衣原体和弓形虫的异源自噬。IRGs 和 GBP 能聚集于含病原体的囊泡（pathogen-containing vacuoles，PVs）膜表面，改变泡膜的电子密度进而破坏囊泡膜。细胞膜变形、穿孔、破裂，导致病原体死亡，并最终引起感染细胞的坏死。这种 IRGs 和 GBP 对病原体的限制作用不依赖于自噬小体的形成，却依赖于自噬蛋白 ATG3 和 ATG5 参与。研究发现，敲除宿主细胞的 *Atg3* 或 *Atg5* 基因均导致 IRGs 和 GBP 无法定位至 PVs 膜。

三、病原体从自噬逃逸及其对自噬的利用

细菌利用各种机制在宿主细胞质中存活并逃避自噬性降解。沙门菌、结核分枝杆菌能抑制宿主细胞吞噬体成熟并在吞噬体内生存、繁殖。福氏志贺菌、嗜肺军团菌、单纯疱疹病毒 1 型（herpes simplex virus，HSV-1）和卡波西肉瘤相关疱疹病毒（Kaposi's sarcoma associated herpesvirus，KSHV）能够破坏自噬体的形成，或利用自噬体作为其自身增殖的空间。研究发现，福氏志贺菌在侵入非吞噬性细胞后迅速逃逸至细胞质并进行复制。在感染的初始阶段，自噬核心蛋白 ATG16L1 迅速被 NOD1 和 NOD2 募集至福氏志贺菌进入细胞质膜的侵入位点，并以依赖于 RICK 而非 NF-κB 的方式激活自噬。进入细胞质的福氏志贺菌利用毒力蛋白 IcsA 促进肌动蛋白聚合，进而躲避自噬。自噬蛋白 ATG5 与 IcsA 蛋白结合能隔离福氏志贺菌，并促使其进入自噬降解。然而，福氏志贺菌的 T3SS（Ⅲ型分泌系统）可分泌另外一种志贺菌蛋白 IcsB。IcsB 竞争性抑制 ATG5 与 IcsA 的蛋白结合。IcsB 与 IcsA 蛋白结合后，福氏志贺菌 IcsA 蛋白就能免于被 ATG5 识别，进而促使福氏志贺菌完成自噬降解逃逸。除 ATG5 外，其他宿主因素也发挥限制福氏志贺菌的作用。例如，Septin 可以牢笼的形式捕获福氏志贺菌并进入自噬降解途径。研究发现，Septin 牢笼内的福氏志贺菌与 p62、NDP52 和 LC3 存在共定位。此外，大多数从自噬逃脱的福氏志贺菌及其液泡膜残留物能够被 Galectin-8 识别，经泛素修饰后与自噬受体 p62 结合，进而被隔离到自噬小体中。这种对福氏志贺菌残留物的隔离及降解，有助于控制下游炎症反应程度，否则将会激起过度炎症反应造成宿主细胞的进一步损伤。

类似于志贺菌，产单核细胞李斯特菌感染宿主后能规避自噬性降解，迅速从液泡进入细胞质，并在细胞质中快速复制。Birmingham 等研究发现，尽管在感染早期能够观察到该李斯特菌与 LC3 的共定位，但该细菌仍能有效避免自噬性降解。胞质中存在的李斯特菌只有被泛素蛋白修饰后，才能被 p62 识别并与 LC3 结合，进而实现自噬小体对李斯特菌的吞噬。李斯特菌素、磷脂酶 C 和肌动蛋白组装诱导蛋白（actin assembly-inducing protein，ActA）这 3 种李斯特菌源性蛋白对宿主细胞的自噬具有抑制作用，能延长胞质内李斯特菌的生存期。一旦进入细胞质，李斯特菌菌体表面的 ActA 即与宿主肌动蛋白单体、肌动蛋白相关蛋白 2/3（actin-related protein 2/3，ARP2/3）复合物相互作用，诱导肌动蛋白发生聚合作用并驱动以此为基础的运动。上述作用不仅使李斯特菌躲避自噬监测，还具有抑制泛素蛋白对该病原体修饰的作用。研究发现，李斯特菌毒性因子内化素 K（internalin K，Inl K）能够募集宿主主要穹隆蛋白（major vault protein，MVP）。MVP 是细胞质中构成核糖核蛋白颗粒拱顶的主要成分。Inl K 与 MVP 之间的作用帮助李斯特菌进行伪装，并逃避宿主自噬识别。李斯特菌复制主要发生在宿主细胞的细胞质。宿主细胞单层膜结构的含李斯特菌不成熟吞噬体（spacious *Listeria*-containing phagosome，SLAP）中也发现存在李斯特菌。LC3 阳性的 SLAP 具有间隔样的自噬体特征，同时也是非酸性降解性腔室。隔离在 SLAP 中的李斯特菌比细胞质中的菌体生长得更加缓慢。然而，SLAP 的存在造成李斯特菌与宿主免疫系统的长期对峙。SLAP 的形成亦被认为是一种细菌持续感染的原因。研究发现，胆固醇依赖的李斯特菌溶血素 O（listeriolysin O，LLO）参与 SLAP 形成，并抑制吞噬体与溶酶体融合。一方面，自噬反应在李斯特菌感染早期参与 SLAP 形成，自噬抑制剂抑制 SLAP 形成。另一方面，自噬对 SLAP 液泡中的李斯特菌具有维持作用。当 LLO 活性受损时，这种维持作用尤其明显。抑制自噬促使李斯特菌过度增殖。然而，无论李斯特菌采用何种机制逃避自噬，条件性敲除小鼠巨噬细胞和粒细胞的 *Atg5* 都能够增加小鼠对李斯特菌的易感性，这些证据也说明自噬在抗微生物感染中发挥着关键作用。

类鼻疽伯克霍尔德菌是类鼻疽的病原体。类鼻疽是在热带地区尤其是东南亚地区和澳大利亚北部流行的传染病，具有较高的致死率。类鼻疽伯克霍尔德菌能够通过细菌表面 4 型菌毛黏附于非吞噬细胞上。一小部分细胞内的细菌被宿主细胞自噬识别，经 LC3 直接招募进入内涵体而非经典自噬体。然而，大多数细菌能够躲避自噬及其他诸如诱导型一氧化氮合酶（inducible nitric oxide synthase，iNOS）等宿主细胞的防御机制，而在细胞质中大量复制。这些细菌通过与细胞膜融合的方式侵入相邻细胞，导致多核巨细胞的形成。类鼻疽伯克霍尔德菌对宿主细胞的侵袭涉及一个或多个 TTSS3 基因所编码的蛋白，这些蛋白部分参与该菌从内涵体逃逸到细胞质的过程。例如，类鼻疽假单胞菌Ⅲ型分泌蛋白 BopA 在逃逸过程中发挥了关键作用：在类鼻疽伯克霍尔德菌感染小鼠巨噬细胞的实验中，菌体 *bopA* 基因突变使该菌与自噬蛋白 LC3 和溶酶体标记蛋白 LAMP1 共定位增加，细胞内存活细菌减少，大量细菌在吞噬溶酶体中被杀灭。研究发现，类鼻疽伯克霍尔德菌Ⅵ型集群的相关基因 *bpss0180* 能诱导吞噬及非吞噬性宿主细胞发生自噬。在巨噬细胞感染中，*bpss0180* 基因突变的类鼻疽伯克霍尔德菌菌株与 LC3 共定位减少、细胞内存活细菌数目减少，重新导入完整的 *bpss0180* 基因可以逆转上述现象。这些结果说明 *bpss0180* 基因编码蛋白经宿主细胞自噬协助类鼻疽伯克霍尔德菌的胞内存活。

类似细菌，病毒也进化出多种对抗自噬的机制。1 型单纯疱疹病毒 HSV 的 ICP34.5 蛋白、流感病毒 M2 蛋白及 HIV 病毒编码的蛋白 Nef 均能通过抑制自噬核心蛋白 Beclin1 阻断自噬。Nef 与 Beclin1 进化保守的结构域结合，该结合区域与内源性自噬抑制剂高尔基体相关的植物病程相关蛋白 1（Golgi-associated plant pathogenesis-related protein 1, GAPR1）的结合区域相同。小鼠疱疹病毒 -68 编码蛋白 M11（B 细胞淋巴瘤 -2 病毒的同系物）通过 BH3 结构域抑制自噬蛋白 Beclin1。卡波西肉瘤相关疱疹病毒（KSHV）表达蛋白 FLIP（FLICE-like inhibitory protein，FLICE 样抑制蛋白）在 LC3 膜结合反应中抑制 E2 样酶 ATG3。HIV 病毒 Nef 蛋白、丙型肝炎病毒 NS3 蛋白和麻疹病毒 Mev3 蛋白也能与自噬因子免疫相关 GTP 酶家族蛋白 IRGM 相互作用，而其相互作用的效应还有待进一步研究。此外，HBV 作为一种可慢性感染人类肝细胞的病毒，其肝细胞的潜伏和复制不仅是引起肝癌发生发展的关键原因，同时也是其抵抗胞外药物作用的重要原因。研究发现，HBV 可通过 R-224 Smad 介导的非经典自噬通路，使宿主细胞自噬反应有利于病毒复制，并促进 HBV 慢性感染的发展进程。

第二节　自噬与抗原提呈

抗原提呈是指经由主要组织相容性复合物（major histocompatibility complex，MHC）分子有效传递抗原的过程。MHC 分子分为 MHC Ⅰ类分子和 MHC Ⅱ类分子。几乎所有有核细胞表面均表达 MHC Ⅰ类分子，CD8$^+$T 淋巴细胞主要识别由 MHC Ⅰ类分子提呈的抗原肽；在感染的情况下，CD4$^+$T 细胞能够识别由专职抗原提呈细胞及上皮细胞表面 MHC Ⅱ类分子所提呈的抗原肽。

一、自噬与 MHC Ⅰ类分子抗原提呈

MHC Ⅰ类分子主要提呈来自细胞内的抗原，如病毒蛋白、内源性肿瘤抗原、细胞质和细胞核中的自身抗原。细胞内抗原在蛋白酶体中被加工为免疫原性多肽片段，称为抗原肽。抗原肽在肽链转运蛋白的参与下被转运至内质网腔，并与 MHC Ⅰ形成复合物。MHC Ⅰ / 抗原肽复合物则经高尔基体在细胞表面表达。自噬在限制性抗原肽产生、抗原肽膜定位、抗原提呈过程等多个环节影响 MHC Ⅰ类分子的抗原提呈。

（一）自噬调节 MHC Ⅰ类分子在细胞膜表面的表达

自噬可通过调节蛋白质翻译，影响 MHC Ⅰ限制型抗原肽产生及 MHC Ⅰ在细胞膜表面表达（Van Kaer et al., 2017）。自噬活化往往伴随 eIF2α（eukaryotic translation initiation factor 2α）磷酸化。磷酸化的 eIF2α 不仅对依赖于 5′-Cap 的常规核糖体转录具有抑制作用，还可促进 mRNA 与内部核糖体进入位点（internal ribosome entry site, IRES）结合。抑制哺乳动物雷帕霉素靶蛋白 1（mammalian target of rapamycin complex 1, mTORC1），能够在活化自噬的同时抑制真核翻译起始因子 4E 结合蛋白 1（eukaryotic translation initiation factor 4E binding protein 1, eIF4EBP1）和核糖体蛋白 S6 激酶 70kDa 多肽 1（ribosomal protein S6 kinase 70kDa polypeptide 1，RPS6KB1，p70S6K）磷酸化。

研究表明 eIF4EBP1 和 p70S6K 均参与了 5'-Cap 常规核糖体转录。药理性给予雷帕霉素能够增加免疫多肽组的多样性，使细胞表面产生更多新抗原。采用这些新抗原肽免疫小鼠，诱导产生的细胞毒性 T 淋巴细胞能特异性杀伤经雷帕霉素处理过的淋巴瘤细胞，而对未处理过的淋巴瘤细胞无杀伤作用。eIF2α 与 mTORC1 信号转导通路之间是否存在间接激活作用仍有待明确。

除此之外，MHC Ⅰ 类分子的内化和回膜过程也影响 MHC Ⅰ 类分子在细胞膜表面表达。MHC Ⅰ 类分子内化后可进入溶酶体进行降解，或循环回细胞膜。在原代小鼠 DC 细胞上，敲除 *Atg5*、*Atg7* 或 *Vps34* 可上调细胞膜表面 MHC Ⅰ 类分子表达。研究发现，敲除 *Atg5* 和 *Atg7* 主要减少 MHC Ⅰ 类分子内化性降解，进而促进其细胞膜表面表达，而与其回膜无关。网格蛋白介导的内吞作用参与 MHC Ⅰ 类分子内化过程，脂质化的 LC3 促进 AP2 相关激酶 1〔polypeptide-2（AP2）-associated protein kinase 1，AKK1〕与 MHC Ⅰ 类分子结合，促进 MHC Ⅰ 类分子的内化及降解。上述现象提示自噬可降低 MHC Ⅰ 类分子抗原提呈。的确，*Atg5* 缺失的 DC 细胞能更为有效地活化病毒特异性 T 淋巴细胞。

（二）自噬调节抗原提呈过程

MHC Ⅰ 类分子的抗原提呈过程也受自噬的调节。MHC Ⅰ 类分子提呈的抗原肽主要来源于细胞内新合成的抗原肽或缺陷的核糖体起始产物（defective ribosomal initiation product，DRiP）。自噬抑制剂 3-MA 能抑制 HeLa 细胞中 DRiP 自噬性降解，促使其经蛋白酶体途径降解，增强 MHC Ⅰ 类分子抗原提呈。巨噬细胞感染 HSV-1 后活化自噬，有助于提呈 HSV-1 糖蛋白 B 来源的肽段至 CD8+ 的 T 细胞。与此类似，人巨细胞病毒潜伏相关抗原 UL138 的提呈需要自噬参与，此过程不依赖蛋白酶体及抗原加工转运蛋白，而是借助内体完成。自噬也同时参与 DC 细胞的抗原提呈，*Atg5* 缺失的 DC 细胞对流感病毒和淋巴细胞性脉络丛脑膜炎病毒的提呈能力显著降低；*Vps34* 缺失促进 DC 细胞对鸡卵白蛋白、流感病毒和淋巴细胞性脉络膜炎病毒的提呈能力。

（三）自噬调节 microRNA（miRNA）稳态影响免疫多肽组

丰富的 MHC Ⅰ 类分子抗原肽主要源于 miRNA 反应元件的转录产物。多蛋白复合物 RNA 诱导沉默复合体（RNA-induced signaling complex，RISC）以 miRNA 作为模板识别互补的 mRNA，活化 Argonaute 并切割 RNA。mRNA 在 RISC 的作用下容易生成 DRiP。与全长多肽相比，这些 DRiP 更容易被加载到 MHC Ⅰ 类分子并成为 MHC Ⅰ 类抗原肽的主要来源。miRNA 的装卸机制包括两个核心元件，即 Dicer 和 AGO2（argonaute RISC catalytic component 2）。Dicer 是 miRNA 的加工酶，而 AGO2 是 RISC 的主要效应蛋白。Dicer 和 AGO2 对于 DRiP 的形成至关重要，进而影响免疫多肽组的多样性。自噬受体 NDP52 能捕获 Dicer 和 AGO2 进入自噬降解途径，并通过改变 miRNA 稳态影响免疫多肽组的多样性。

研究发现，自噬能够直接影响 DRiP。DRiP 被泛素蛋白修饰后进入蛋白酶体被加工、处理，否则将被自噬受体 NBR1 捕获进入自噬降解。当自噬抑制时，大量泛素化修饰的 DRiP 积聚在聚集样诱导结构（aggresome-like-induced structures，ALISs），通过 p62 依赖途径进入蛋白酶体降解，随后进入经典依赖于 MHC Ⅰ 类分子提呈的抗原加工相关转运体（transporter-associated with antigen processing，TAP）途径。当自噬活化时，不会形成 DRiP 在 ALISs 的积聚现象。泛素化的 DRiP 被自噬受体 NBR1 识别进入自噬降解。因此，抑制自噬对 DRiP 的清除作用，可能会促进 MHC Ⅰ 类抗原的提呈作用。

二、自噬与 MHC Ⅱ 类分子抗原提呈

（一）概述

MHC Ⅱ 类分子抗原提呈是指细胞外抗原被抗原提呈细胞捕获后，被转运至自噬小体，利用来自内涵体的蛋白水解酶类（如组织蛋白酶）产生免疫原性肽段，随后加载肽段至 MHC Ⅱ 类分子并提呈至抗原提呈细胞表面，进而激活 CD4$^+$ T 淋巴细胞。MHC Ⅱ 类分子是获得性免疫反应中的关键分子，该分子提呈加工后的抗原刺激淋巴细胞，进而引发获得性免疫反应。在感染情况下，CD4$^+$ T 淋巴细胞能识别由专职抗原提呈细胞及上皮细胞表面 MHC Ⅱ 类分子所提呈的抗原肽。专职的抗原提呈细胞 DC 和巨噬细胞连接先天免疫与适应性免疫。这些抗原提呈细胞通过内吞作用将细菌、真菌和寄生虫等病原微生物及其他颗粒性抗原吞噬至吞噬小体内。在吞噬小体内杀灭微生物的同时，细胞对微生物抗原进行蛋白酶解、加工并产生免疫原性多肽。这些肽段与 MHC Ⅱ 类分子结合成稳定复合物后就避免了进一步的降解过程。不同于主要在胞浆蛋白酶体发生的 MHC Ⅰ 类抗原肽段加工，MHC Ⅱ 类外源性抗原加工主要发生在内涵体。微生物抗原被来自溶酶体的蛋白酶降解成肽段，这些肽段被装载到 MHC Ⅱ 类分子上，经由内质网进入含有组织蛋白酶的酸性内涵体构成的 MHC Ⅱ 类腔室（MHC class Ⅱ compartments，MIICs）。鉴于自噬溶酶体系统在 MHC Ⅱ 类分子抗原提呈中的作用，大多数研究者认为自噬参与了 MHC Ⅱ 类抗原提呈过程。

（二）自噬对 MHC Ⅱ 类分子抗原提呈过程的影响

自噬在 MHC Ⅱ 类分子限制性抗原肽的提呈过程中发挥关键作用（Hayward et al.，2010；Munz，2016）。Schmid 等在原代单核细胞衍生的 DC 中研究发现，自噬小体与 MIICs 具有很高的融合频率：50% 以上的 MIICs 接收源自自噬小体的输入蛋白。siRNA 干扰抑制自噬体形成明显减弱获得性免疫反应中 MHC Ⅱ 类分子的抗原提呈能力。这些证据表明自噬参与了 MHC Ⅱ 类分子抗原提呈过程。在人类 B 淋巴母细胞中进行的研究发现，一些 MHC Ⅱ 类分子所提呈的抗原表位源于宿主细胞内部，饥饿诱导的自噬活化可以增强 MHC Ⅱ 类分子对细胞内来源抗原的提呈。在吞噬卡介苗（BCG）的巨噬细胞或 DC 上，以饥饿或雷帕霉素处理诱导自噬均能够增加 MHC Ⅱ 类分子提呈结核分枝杆菌抗原的效力。结核分枝杆菌的分泌性抗原 Ag85B 与 LC3 阳性的自噬小体存在共定位，这提示自噬可捕获逃逸出吞噬体的抗原，并将其交付至溶酶体由 MHC Ⅱ 类分子表达提呈。用感染结核分枝杆菌的 DC 细胞注射小鼠实验研究发现，雷帕霉素预处理的 DC 细胞能够促进启动结核分枝杆菌特异性 CD4$^+$ T 淋巴细胞反应。Blanchet 等研究 HIV-1 感染时发现，DC 中出现的 LC3 阳性自噬体结构提示自噬参与了 TLR 受体信号的活化及抗原提呈过程，进而拦截、消灭 HIV-1。HIV-1 病毒的 HIV1-Env 蛋白可以活化 mTOR 抑制 DC 自噬，进而破坏免疫信号并增强对 CD4$^+$ T 淋巴细胞的感染。研究发现，流感基质蛋白与 LC3 共轭性结

合能促进启动抗原特异性 CD4[+] T 淋巴细胞反应。Lee、Schmid 等研究者在细胞特异性敲除 *Atg5* 的小鼠中发现，自噬对 DC 向 CD4[+] T 淋巴细胞提呈吞噬的细胞外抗原具有必要性。敲除 *Atg5* 的 DC 活化 CD4[+] T 淋巴细胞的能力降低，暴露于 HSV-2 时无法产生 IFN-γ。HSV-2 病毒致死实验中，细胞特异性敲除 *Atg5* 的小鼠更易死亡。采用胞质抗原卵白蛋白（ovalbumin，OVA）免疫 *Atg5* 敲除小鼠也无法启动 T 淋巴细胞的增殖反应。

此外，吞噬小体亦在 MHC Ⅱ类抗原处理过程中发挥重要作用。研究发现巨噬细胞的吞噬小体能通过内吞作用吞噬抗原类物质，并经酶类物质分解在吞噬小体内产生 MHC Ⅱ类分子相关肽段。在感染结核杆菌的 DC 中，MHC Ⅱ和帮助提呈脂质抗原的 CD1b 分子募集至吞噬小体周围，伴随 DC 成熟 MHC Ⅱ分子从吞噬小体快速转移至细胞质膜。

三、自噬与交叉提呈

研究发现 MHC 分子对抗原提呈存在交叉提呈的现象。MHC Ⅰ类分子也能提呈外源性抗原，主要通过将细胞外抗原内化进细胞或将抗原肽加载到表达 MHC Ⅰ的内体上，这一过程称为 1 型交叉提呈（type 1 cross-presentation，CP1）。与此类似，胞内抗原亦可通过 MHC Ⅱ类分子提呈，这一过程称为 2 型交叉提呈（type 2 cross-presentation，CP2）。交叉提呈主要发生在 XCR1[+] 亚型 DC 细胞。与其他亚型的 DC 细胞相比，XCR1[+] 亚型 DC 细胞自噬更为活化。这些结果提示交叉提呈的细胞上自噬高度活化。

自噬之所以能够调控 MHC Ⅰ类分子交叉提呈，主要是由于自噬参与细胞内微生物的搬运及微生物组分处理。例如，DC 细胞能将沙眼衣原体感染控制在包涵体中。DC 活化后包涵体解体引起细菌释放至细胞质，胞质细菌被捕获进入自噬小体并在组织蛋白酶作用下降解。经蛋白酶初步降解的抗原进入蛋白酶体进一步加工，随后经内体途径装载至 MHC Ⅰ类分子。因此，MHC Ⅰ类分子的微生物肽装载依赖自噬参与。这个过程既不需要抗原加工相关转运体（TAP），也不需要抗原肽的 N 端修饰。但是，新生 MHC Ⅰ类肽复合物以内吞方式转运至细胞表面是必不可少的过程。值得注意的是，自噬对抗原提呈的控制并不仅仅局限于 DC，还涉及 B 淋巴细胞和巨噬细胞等其他抗原提呈细胞。

自噬运送多种抗原物质进入溶酶体，构成细胞内来源的 MHC Ⅱ类抗原的主要来源。自噬活化能促进源于细胞质、线粒体、细胞核的抗原肽产生，表明自噬有助于运送这些组分进入 MIIC。研究发现，来自 DC 细胞的 MⅡC 内部含有自噬体样结构。这些结构不仅含有参与抗原加工的分子，还包含自噬标志性蛋白 LC3 和 ATG16L1。这些发现说明自噬为 MHC Ⅱ类抗原的提供来源，主要以自噬小体与装载抗原的 MⅡC 融合的方式被归类于抗原加工途径。因此，通过参与 MHC Ⅱ类抗原表位提呈过程，自噬在启动 T 淋巴细胞免疫反应中发挥关键作用，进而调控 T 淋巴细胞所介导的获得性免疫反应的性质和强度。

四、自噬通过影响抗原供体细胞调节免疫反应

自噬是决定抗原供体细胞（antigen-donor cell，ADC）存活或死亡的关键开关。当细胞暴露于营养不足、生长因子撤除、病原微生物入侵、机械损伤、癌性转化、化疗或放

疗等严苛应激条件下时，自噬是细胞存活的主要机制。当应激条件过强或持续时间过长，超出细胞自噬的应对能力而无法重建细胞稳态时，将会出现细胞死亡。死亡细胞成为新的抗原供体，暴发的炎症及免疫反应往往随之而来。

自噬不仅参与宿主细胞对病原微生物的直接杀灭作用，同时也参与针对病原微生物或肿瘤相关抗原的免疫反应过程。在 ADC 未死亡的情况下，自噬倾向于表现为 ADC 细胞自发的自我限制和防御机制。然而，当 ADC 无法通过自噬重新建立稳态而逐渐死亡时，自噬通过多个机制激起免疫反应。首先，自噬增强 ADC 包括 ATP 和溶血磷脂酰胆碱（lysophosphatidylcholine，LPC）等"找到我"的趋化信号释放。将 ATP 从特定的溶酶体标记阳性的腔室运送到迄今尚未定义的分泌腔室过程，以及细胞凋亡末期依赖于 caspase 的 ATP 细胞外分泌过程，都需要自噬参与。自噬促使肿瘤细胞在死亡过程中释放更多的 ATP 趋化信号，进而募集抗原提呈细胞进入肿瘤并促进这些细胞的抗原摄取。在化疗反应中自噬缺陷的恶性肿瘤细胞，由于不能释放足够 ATP 招募髓系细胞和淋巴细胞进入肿瘤，所以不能引起有效的抗肿瘤免疫反应。外源给予 ATP 酶抑制剂能逆转此缺陷，通过保持胞外 ATP 浓度驱使髓系细胞和淋巴细胞进入肿瘤，进而对死亡肿瘤细胞产生有效的抗肿瘤免疫反应。上述 ATP 驱动的趋化反应免疫细胞表达代谢型 P2Y2 受体。研究发现，自噬能够暴露 ADC 细胞膜钙网织蛋白（calreticulin，CRT）和磷脂酰丝氨酸（phosphatidylserine，PS）等"吃我"的吞噬信号。其中，PS 暴露对于激活吞噬过程具有关键作用。PS 作为多种受体的配基，不仅参与吞噬细胞对死亡细胞的识别，同时也能激活吞噬摄取的信号通路。

另外，死亡 ADC 所释放的 ATP 不仅能促使髓系来源的粒细胞样前体细胞向 DC 方向分化，也可结合 DC 上离子受体 P2RX7 并活化炎性小体，进而促使这些细胞分泌 IL-1β。死亡的 ADC 还能释放完整的自噬体，其中不仅含有多种抗原物质，同时也含有热休克蛋白（heat-shock proteins，HSPs）、CRT、高迁移率族蛋白 1（high-mobility group box 1，HMGB1）及 DRiPs 等。借助自噬小体表面表达的 C 型凝集素结构域家族成员 9A 的配体（C-type lectin domain family 9 A ligand，CLEC9AL），抗原提呈细胞能摄取自噬小体并交叉提呈多种抗原。携带抗原物质的自噬小体可直接从死亡 ADC 细胞内转移到 DC 进行交叉提呈。从蛋白酶体抑制剂处理后的 ADC 细胞中分离获得自噬小体，用其免疫动物能够有效激起小鼠产生特异性免疫反应。在此过程中，蛋白酶体抑制剂处理 ADC 细胞能够增强 p62 对各种自噬体底物的摄取能力。纯化分离获得的自噬小体不仅负载长寿蛋白，同时也负载 DRiP、CRT 和 DAMP 等多种短寿命多肽。DC 交叉提呈过程中，自噬小体的抗原依赖其表面 CLEC9AL 与 DC CLEC9A 之间的相互作用，同时借助凹陷蛋白（caveolae）介导的内吞作用将 ADC 自噬小体携载的抗原物质转运至非酸性腔室。研究发现，纯化的自噬小体也能以一种依赖于 TLR2-MyD88 的方式直接诱导 B 淋巴细胞活化。尽管纯化的自噬小体可能比全细胞裂解液来源的疫苗能更有效地激起免疫反应，但这种将死亡 ADC 细胞的自噬体内容物交叉提呈至抗原提呈细胞的作用能否在人体发生仍有待证明。总体而言，在病毒感染或恶性转化条件下的 ADC 自噬能够明显促进抗原提呈细胞的抗原吞噬及提呈能力，提示药理性诱导自噬可能作为激活抗癌免疫反应的辅助策略。

五、自噬对抗原提呈细胞的影响

（一）自噬与抗原提呈细胞 TLR 受体

自噬通过 TLR 信号影响抗原提呈过程。自噬有助于抗原提呈细胞识别微生物相关分子模式 MAMP 等危险信号，进而激活抗原提呈过程（Into et al.，2012）。胞质中 MAMP 以依赖自噬的方式穿梭进入内涵体腔，与 TLR7/9 等 TLR 受体配基结合结构域发生相互作用。天然或合成 TLR 配体可被自噬受体识别并被隔离于自噬小体内，进而与同样内化的 TLR 受体结合，结合后触发下游信号促使分泌Ⅰ型 IFN，从而增强抗原提呈细胞的抗原提呈能力。水疱口炎病毒无法活化 *Atg5* 基因缺失的浆细胞样 DC（plasmacytoid dendritic cell，pDC），该细胞的 TLR7、TLR9 也无法对单纯疱疹病毒 -1 及含 DNA 的免疫复合物刺激产生反应，无法进一步活化干扰素调节因子 7（interferon regulatory factor 7，IRF7）并产生 IFN-α。缺失 ULK1 并不影响上述效应，说明此效应主要与 LAP 而非传统意义的自噬存在联系。

（二）自噬与免疫突触

自噬可能影响抗原提呈细胞和 T 淋巴细胞之间免疫突触的形成及其结合特性，进而影响 T 淋巴细胞反应。抗原提呈细胞与 T 淋巴细胞之间形成的免疫突触能活化 STK11（serine threonine kinase 11，或 liver kinase B1，LKB1）和 AMP 激活蛋白激酶（AMP-activated protein kinase，AMPK），进而抑制 mTOR 并激活自噬。一旦 DC 与 T 淋巴细胞形成免疫突触，自噬的首要使命即为降解免疫突触及突触组成部分，进而活化 STK11 及 AMPK。最终降低的突触稳定性使 T 细胞活化适时终止。研究发现，siRNA 干扰 ATG16L1 或 IRGM 能够抑制 DC 自噬，增加 DC 与 T 淋巴细胞之间的免疫突触持续时间，进而延长 T 淋巴细胞活化时间并产生 Th17 细胞类型的 T 淋巴细胞反应。

（三）自噬与 DC 细胞

与其他细胞相比，DC 具有较高的基础自噬活性。这种自噬活性有助于 DC 加工、处理细胞内外抗原并通过 MHCⅠ类或Ⅱ类分子进行提呈。DC 内发生的自噬以内涵体介导为主。MIICs 中的自噬小体同时具有抗原提呈分子的分子标志及 LC3、ATG16L1 等自噬体的分子标志。内涵体介导的自噬对 DC 聚集体样脂多糖诱导的结构（DC aggresome-like lipopolysaccharide-induced structure，DALIS）具有直接吞噬作用。DALIS 也是 p62 和多泛素标记的结构，它与蛋白质合成紧密相关。研究发现，进入 DALIS 的 DRiP 能够被保存下来而避免降解。自噬反应能通过对 DALIS 的直接吞噬作用影响 DC 的抗原提呈能力。

研究发现，*Atg5* 基因缺失的 DC 其 MHCⅡ类分子可溶性及细胞相关抗原提呈能力受损。在遇到 2 型单纯疱疹病毒组分时，无法激起理想的 CD4[+] T 淋巴细胞反应。MHCⅡ类分子对瓜氨酸肽的提呈作用不仅受限于 ATG5 的表达水平，也可被 PI3K 抑制剂 3-MA 所抑制。这种机制可能与以瓜氨酸自身抗原为典型特征的类风湿性关节炎发病相关。研究发现，将 *Atg5* 基因缺失的胸腺移植到野生型小鼠，自噬所介导的 MHCⅡ类分子对抗原分子的提呈也涉及 CD4[+] T 淋巴细胞的分化选择。自噬在胸腺 T 淋巴细胞选择过程中发挥作用，这一作用在针对稀缺抗原及一些进入自噬体腔的抗原上更为显著。但是，目前尚不清楚上述机制是否同样适用于外周 DC 表达的抗原。

第三节　自噬对先天免疫的调控作用

一、概　　述

近年来随着分子生物学、细胞生物学、免疫学等学科的发展，研究发现细胞自噬与先天性免疫应答存在重要的交互作用。自噬是先天免疫的重要组成部分，参与介导多种先天性免疫信号。低氧、细菌感染、细胞器损坏等各种刺激下产生的自噬应激反应，不仅能降解胞内损伤的蛋白质和细胞器，同时也能清除感染细胞内的细菌和病毒。

由模式识别受体（pathogen recognition receptor，PPR）识别后，LPS、脂蛋白、鞭毛蛋白、核酸等病原微生物成分活化转录因子，引起炎性细胞因子、趋化因子、Ⅰ型干扰素及多个抗病原体基因表达，最终激发先天免疫应答。先天免疫的异常激活可引起自身免疫病、菌血症休克（septic shock）等炎性疾病，机体存在精密的先天免疫调控信号通路以防止过强或过弱的免疫应答。自噬在以清除病原为重要特征的先天免疫及诱导获得性免疫过程中发挥重要作用（表 27-1）。例如，非吞噬细胞对化脓性球菌、Q 热立克次体的清除过程中依赖 Rab-7 细菌自噬体的形成。连接分子 p62 和 NBRl 通过其 UBA（ubiquitin-associated region）及 LIR（LC3-interacting region）结构域分别结合泛素及 LC3，经选择性自噬降解被泛素化标记的蛋白聚集体、损伤的细胞器及胞内病原体。目前已经发现，自噬可选择性清除鼠伤寒沙门菌、福氏志贺菌、肠致病性大肠埃希菌及化脓性链球菌感染。李斯特单胞菌分泌 ActA 至菌体表面，能够募集宿主细胞的 Arp2/3 和 Ena/rasp 蛋白并伪装为宿主细胞细胞器，进而避免被泛素化及自噬降解。志贺菌Ⅲ型分泌系统的效应物损伤吞噬体膜，损伤的吞噬体膜被泛素化后经 p62 途径被自噬膜包裹并降解。损伤的吞噬体膜上可结合 Galectin-3、Nod1、Ipaf、Asc、caspase1、TRAF6 和 NEMO 等蛋白，这些蛋白与 NF-κB 依赖性细胞因子爆发密切相关，因此选择性自噬降解细菌控制感染时可能会产生不利的下游信号。

表 27-1　病原体与自噬通路的相互作用

病原体	自噬作用
细菌	
结核分枝杆菌	含细菌的吞噬体与自噬体融合
鼠伤寒沙门菌	自噬靶向受损的吞噬体
幽门螺杆菌	自噬靶向含有细菌的自噬体
铜绿假单胞菌	感染诱导自噬作用
大肠杆菌	侵入菌株激活自噬
炭疽杆菌	自噬降解炭疽致死毒素
李斯特菌	李斯特菌磷脂酶 C 和肌动蛋白组装诱导蛋白 A 抑制自噬；自噬靶向胞内细菌
福氏痢疾杆菌	p62 和 NDP52 靶向细菌诱导吞噬

续表

病原体	自噬作用
霍乱弧菌	霍乱毒素能抑制细胞自噬
病毒	
辛德毕斯病毒	降解的病毒衣壳随后诱导自噬
水疱性口炎病毒	病毒组分蛋白经自噬反应促进 TLR7$^+$ 浆细胞样树突状细胞成熟
人类免疫缺陷病毒	艾滋病病毒可以在旁观者 T 细胞中通过 gp41 诱导自噬依赖的细胞死亡。该病毒还可以在树突状细胞中抑制细胞自噬
单纯疱疹病毒 1 型	HSV-1 蛋白 ICP34.5 通过与 Beclin 1 相互作用抑制细胞自噬
人巨细胞病毒	该病毒 hCMV 蛋白 TRS1 通过与 Beclin 1 相互作用抑制自噬
麻疹病毒	病毒感染诱导自噬，通过 CD46 及 GOPC 蛋白
原生动物	
弓形虫	巨噬细胞中 CD40 依赖性激活诱导自噬杀伤弓形虫

自噬相关蛋白（autophagy related proteins，ATG）之间存在相互协同，在自噬体形成过程中引起细胞膜变化。研究发现，ATG 参与形成自噬体，同时负责 Irga6（一种免疫相关的 GTP 酶）的内质网 - 高尔基体至囊泡之间的转运。这种作用有助于巨噬细胞对刚地弓形虫（Toxoplasma gondii）的清除。自噬也在抗原提呈过程中发挥关键作用：自噬促进位于自噬体表面的 MHC Ⅱ 分子与病毒性或自身抗原结合，并提呈给 CD4$^+$ T 细胞；在人单纯疱疹病毒 1 型的感染过程中，自噬控制 MHC Ⅰ 将病毒抗原提呈给 CD8$^+$ T 细胞；除此以外，自噬在组织屏障调节、先天免疫受体所介导的免疫效应调节及免疫效应分子调节过程中也发挥重要作用。

二、自噬对肠黏膜的调节作用

肠黏膜是由肠上皮细胞、黏液层、免疫系统、微生物群、内分泌等组成的防御系统（图 27-2）。肠上皮细胞（intestinal epithelial cell，IEC）构成肠黏膜第一道机械和免疫屏障，阻止外来病原体和体内共生菌的入侵（Goto et al.，2012；Haq et al.，2019）。IEC 通过细胞凋亡、自噬、内质网应激等多种功能维持肠道内环境稳态。这种保护作用在环境急剧变化等条件下具有非常重要的作用。IEC 主要由吸收细胞、杯状细胞、内分泌细胞、潘氏细胞、M 细胞及未分化细胞构成。肠道炎症的发生可能与自噬反应存在联系，但自噬在肠上皮细胞中的具体作用机制并不清楚。

肠道作为体内第一大吸收器官，与营养素存在密不可分的联系。研究发现，氨基酸对肠上皮细胞自噬具有重要的调节作用。加热、氧化应激时谷氨酰胺均能提高细胞自噬水平，这种自噬水平上调与细胞存活有直接联系。应激发生后，谷氨酰胺缺乏诱导细胞凋亡蛋白酶和 ADP 核糖基酶活性增加。抑制 mTOR 或 p38MAP 激酶可降低上述两种酶活，这提示自噬可通过增强谷氨酰胺的活性保护细胞、减少凋亡。潘氏细胞与其他肠上皮细胞相比富含内质网。诱导自噬的主要蛋白缺失可能破坏自噬对细胞器的更新，导致内质网动态平衡被破坏。XBP1 是维持内质网动态平衡的重要转录因子。肠道相关研究发现，潘氏细胞对内质网应激异常敏感。然而，XBP1 缺失后不能完全表现出自噬缺陷，这是由

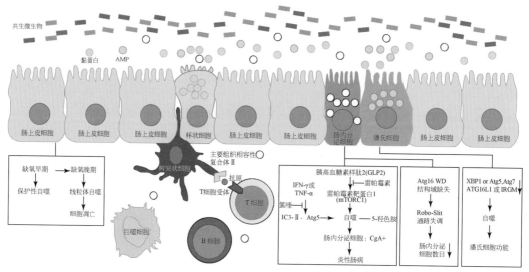

图 27-2　自噬参与调节肠黏膜正常功能与肠炎发生

肠黏膜是由肠上皮细胞、黏液层、免疫系统、微生物群、内分泌等组成的防御系统。缺氧早期，肠上皮细胞发生保护性自噬，缺氧晚期，激活线粒体自噬反应，造成细胞凋亡。内分泌细胞与自噬反应相互调节，5-HT 抑制自噬，GLP2激活 mTORC1 信号通路活化自噬反应。在 IFN-γ 和 TNF-α 刺激下自噬被激活，肠内分泌细胞的 CgA+ 细胞数目增加，导致炎性肠病（IBD）发生。Atg5 或 Atg7 激活自噬，参与维持潘氏细胞的生存与功能

于潘氏细胞在能够表现出自噬缺陷前已经死亡。动物实验研究发现，肠道功能异常与自噬缺陷有关。ATG16L1 缺失的潘氏细胞在电镜观察时发现线粒体明显退化，同时内质网被大量泡状结构取代。在 *Atg5* 和 *Atg7* 缺陷小鼠模型中，研究人员发现潘氏细胞顶端与基底部断裂分离、潘氏细胞消失，导致肠道抗微生物肽及其他分泌蛋白减少。克罗恩病患者临床研究发现，自噬缺陷与黏膜内环境稳定、损伤愈合及促炎症反应等多种基因表达改变密切相关，提示自噬缺陷与人类疾病的密切关联。研究发现，ATG16L1 和 IRGM 具有调控自噬的作用。ATG16L1 或 IRGM 发生突变时，潘氏细胞出现功能紊乱，进而导致肠黏膜屏障受损。缺氧应激时，潘氏细胞、杯状细胞等分泌细胞表现出严重的内质网应激及分泌受阻，这可能是导致内质网蛋白堆积的重要原因。通过自噬反应在内质网应激及胞吐过程中的作用可以推测，自噬缺陷会对所有胃肠道分泌细胞产生不同程度的作用，进而影响肠道功能。

　　研究表明，6 ～ 24 小时的 1% O_2 缺氧非但不导致绝大多数细胞死亡，反而促使细胞产生自噬保护。对细胞进行缺氧预处理，然后再进入缺氧环境时自噬可有效保护细胞免于死亡。这些结果提示缺氧诱导的自噬对细胞存在保护作用。小肠是缺氧敏感组织。这是由于缺氧不仅可使肠黏膜上皮细胞大量萎缩、脱落，出现细胞水肿、结构紊乱异常等黏膜屏障损伤症状，同时也能破坏肠上皮细胞紧密连接、增高肠黏膜通透性、增加肠道细菌移位风险。肠上皮细胞存在多种与自噬有关的特征。当暴露于多种细菌刺激或其他肠道环境危险信号时，自噬对肠上皮细胞的作用尤为重要。自噬功能紊乱可引起肠道各种不良反应。总之，缺氧能触发特定反馈机制导致细胞凋亡延迟并诱导产生自噬。缺氧诱导的线粒体自噬可阻止活性氧增加及细胞死亡。缺氧早期形成的自噬促进细胞存活，

可能是细胞在营养极度缺乏下提前产生的警告信号。然而，持续的自噬可导致 Ⅱ 型程序性细胞死亡，抑制凋亡后可激活自噬，反之亦然。

自噬参与肠道炎症反应。研究发现，小鼠肠上皮细胞 *Atg5* 或 *Atg7* 基因缺失小鼠结肠和回肠的整体形态貌似正常，但肠潘氏细胞却存在明显差异。与正常小肠上皮相比，在缺失 *Atg7* 的小肠上皮细胞中，脂多糖诱导产生 TNF-α 和 IL-1β mRNA 表达明显增强，同时 NF-κB 通路活化水平显著上升。这些证据说明，自噬可经 NF-κB 信号途径调节肠道炎症、降低肠内毒素，并保持肠道环境的动态平衡。有关新生儿坏死性小肠结肠炎（NEC）的研究发现，疾病发生时自噬相关蛋白表达增高，自噬调节蛋白 Beclin1 及 LC3 Ⅱ 被激活，同时伴有 p62 蛋白大量降解，结果提示肠上皮细胞发生了自噬。抑制自噬可经内质网应激提高炎症反应。相反，当激活自噬或抑制内质网应激时炎症基因表达显著降低。大量研究表明，起始阶段的自噬可清除受损细胞器，对肠黏膜发挥保护作用，但过度活化自噬后产生大量自噬泡，对细胞器产生不同程度的不利影响，最终导致细胞损伤甚至死亡。

肠内分泌细胞（enteroendocrine，EE）是人体最大的内分泌器官。EE 细胞分泌的肠激素 5- 羟色胺（5-hydroxytryptamine，5-HT）、胰高血糖素样肽（glucagon-like peptide，GLP）GLP-1、GLP-2 等与肠道生理及病理功能密切相关。EE 细胞数目及分泌方式与肠炎发生存在联系。临床观察发现，淋巴性肠炎患者多肽 YY 和嗜铬粒蛋白 A 表达细胞（CgA+）密度增加；炎性肠病（inflammatory bowel disease，IBD ）患者，GLP 分泌细胞与 5-HT 分泌细胞（肠嗜铬细胞）数目增加。研究不断发现自噬参与调节 EE 细胞的功能。在 IFN-γ 和 TNF-α 刺激所致小鼠结肠 IBD 模型中，CgA+ EE 细胞数目增加，同时结肠黏膜高表达自噬特征性蛋白 LC3-Ⅱ、Atg5。提示自噬参与调节 CgA+ 细胞的生成与分化。果蝇肠黏膜缺失 *Atg16* 的 WD-40 结构域，导致 Robo-Slit 信号通路失调，引起成熟 EE 细胞数目降低。这些证据提示果蝇 Atg16 促进肠干细胞分化成 EE 细胞。EE 细胞分泌的激素亦参与调节自噬反应。在肝癌细胞、泪腺细胞中，5-HT 能够抑制自噬活性。C57BL/6 小鼠注射 GLP2 后，促进 mTORC1 信号通路下游效应蛋白真核转录激活因子结合蛋白 1［eukaryotic translation initiation factor 4E（eIF4e）-binding protein 1，4E-BP1］与 S6 核糖体蛋白的磷酸化。给予 mTORC1 抑制剂雷帕霉素预处理能够阻断 4E-BP1 和 S6 核糖体蛋白的磷酸化。这些结果提示，GLP2 能够显著活化小鼠肠道 mTORC1 自噬激活通路。在肠炎发生发展过程中，多种类型细胞调节自噬反应的功能与分子机制仍有待阐明。

三、自噬对先天性免疫受体所介导免疫效应的调节作用

（一）自噬为 TLR 受体介导的免疫效应的必要条件

当细胞处于应激状态下时，自噬往往发挥细胞保护作用，抑制炎症反应。与此类似，TLR 信号通路相关的炎症反应也受自噬调节。本节将专注介绍自噬对 TLR 信号通路的调节，特别是自噬与线粒体相关的功能。

通常情况下，自噬抑制 TLR 信号通路。目前已经发现多个自噬相关蛋白负向调节 TLR 诱导的反应。用 LPS 刺激 TLR4 后，*atg16L1* 缺陷的巨噬细胞由于 caspase1 过度活化会产生大量的 IL-1β 和 IL-18。TLR 的募集并不直接活化 caspase1，而 proIL-1β/proIL-18 的成熟过程则需要 caspase1。细胞外 ATP 激活 P2X7 受体，诱导 caspase1 激活，

经 NLRP3 炎性小体（NOD-like receptor family pyrin domain containing 3 inflammasome）产生 IL-1β/IL-18。上述活化应激与 K⁺ 外流和溶酶体功能受损有关。缺失 ATG16L1 的细胞中 caspase1 活性提高，不需要细胞外 ATP 就能够促进 ROS 产生。因此，TRIF 介导信号通路产生 ROS 激活 NLRP3 炎性小体，而 ATG16L1 介导的自噬可显著抑制 ROS 产生。

研究发现通过缺失 LC3 Ⅱ 或 Beclin1 抑制自噬能导致生理性异常的线粒体聚集，同时在巨噬细胞中产生大量 ROS。在线粒体结构异常的细胞中，TLR4 对 LPS 刺激变得更加敏感。线粒体活性氧的产生引起 NLRP3 炎性小体向线粒体连接的 ER 膜募集，其中 NLRP3 与 ASC（关键的炎性小体形成调节器）相互作用促进 NLRP3 炎性小体的形成。此外，形成 NLRP3 炎性小体和过度生成的 ROS 促使线粒体 DNA 释放到胞质中，成为 caspase1 的共活化剂。因此，自噬作用可被认为通过保护线粒体稳态而对炎症反应进行负调控。TLR 信号通路可能与线粒体自噬有关，其中 TRAF6 介导的 ECSIT 多泛素化发挥了关键作用。

免疫相关的 p47 GTP 酶（IRGs）发挥着防御细胞内病原体的作用。鼠 Irgm1（LRG47）GTP 酶通过形成巨大的自噬溶酶体，诱导自噬消除细胞内的结核杆菌。刺激 TLR4 能够诱导 Irgm1，进而抑制 TLR4 触发的促炎细胞因子反应。人类 Irgm1 同源基因 IRGM 也发挥细胞内分枝杆菌的自噬清除作用。IRGM 对线粒体心磷脂具有亲和力，其定位到线粒体从而影响线粒体分裂、线粒体膜去极化及诱导自噬。有趣的是，线粒体分裂对于通过 IRGM 自噬控制胞内分枝杆菌是必要的。IRGM 也在自噬体成熟过程中发挥了重要的作用。因此，IRGM 可能调节 TLR 下游的线粒体功能。存在聚集倾向的蛋白往往与细胞毒相关联。例如，突变的亨廷顿蛋白含有大量重复的多聚谷氨酰胺，具有细胞毒性。聚集的亨廷顿蛋白被自噬受体（如 p62 和 HDAC6）识别，被认定为亨廷顿舞蹈病的标志。多聚谷氨酰胺突变蛋白通常存在单体、水溶性低聚物和不溶性包涵体等不同形式。研究发现，可溶或小单聚体突变亨廷顿蛋白具有更强的毒性，其形成聚合体或包涵体逃逸细胞的清除作用。MyD88 存在单体、低聚物和包涵体等不同形式，与具有突变亨廷顿蛋白类似特征。虽然 MyD88 经 p62 和 HDAC6 可掺入包涵体和聚合体，但目前仍不清楚这样的聚合结构是否影响 TLR 信号传导通路。siRNA 沉默 p62 基因或 HDAC6 的实验研究发现，p62 和 HDAC6 参与抑制 TLR 介导的 p38 和 JNK 信号通路活化，但对 NF-κB 信号通路的影响尚未明确。这些分子的存在能削弱 TRAF6 向 MyD88 信号复合物募集，促进 CYLD 向复合物募集。除 SQSTM1 和 HDAC6 外，NDP52 也可影响 TLR 信号通路。NDP52 介导 TRIF-TRAF6 复合物聚合及降解，从而抑制 TLR3/4 诱导的 NF-κB 和 IRF3 信号通路的活化。

OPTN 参与调节 TLR 信号通路，OPTN 通过结合多聚泛素化的 RIP1 竞争性拮抗 RIP1-NEMO 的相互作用。OPTN 与 TRAF3-TBK1 复合物存在相互作用，减少 Ⅰ 型干扰素的生成。UBQLN1 通过降解 TRIF 进而抑制后者介导的信号传导。这些结果表明自噬受体负调控 TLR 信号，但目前尚不明确这种负调控涉及蛋白聚集过程。

（二）自噬在 NLR 受体介导的免疫应答中发挥重要作用

胞内受体 NOD1（nucleotide-binding oligomerization domain-containing protein 1）和 NOD2 分别识别细菌特有的多肽 iE-DA（二氨基庚二酸）和 MDP（胞壁酰二肽），在细胞因子和抗菌肽的产生中发挥重要作用（Carneiro et al., 2013）。研究发现 MDP 激活

NOD2 可诱导细胞自噬，促进树突状细胞将抗原肽与 MHC Ⅱ分子的结合，最终清除胞内细菌。这种效应需要 NOD2 信号下游调控分子 RIPK2 及包括 ATG5、ATG7、ATG16L1 等自噬相关蛋白的共同参与。NOD1 和 NOD2 活化后，能激发小鼠胚胎成纤维细胞（MEF）、巨噬细胞、人淋巴细胞等形成自噬体。上述过程不依赖适配器蛋白 RIP2 和转录因子 NF-κB。研究发现，NOD1 和 NOD2 连同 ATG16L1 一同被募集到膜上细菌入侵位点，诱导自噬反应，并最终清除胞内细菌。虽然 NOD1 和 NOD2 下游信号通路仍然有待于进一步研究，但上述研究结果说明自噬在 NOD1 和 NOD2 的抗菌免疫应答中发挥重要作用。

Agrewala 等研究发现，NOD2 联合 TLR4 信号传导通路激活自噬反应，增强 DC 细胞杀伤细菌的能力，进而活化杀伤性 T 细胞。Ang Ⅱ（angiotensin Ⅱ）通过激活体内 ROS，促进 NLRP3 炎症小体 IL-1β 分泌及胶原的生成，引发肺纤维化。给予自噬激动剂雷帕霉素可减弱上述肺纤维化的发展进程。自噬通过清除 ROS、抑制 NLRP3 炎症小体分泌，同时自噬效应器 p62/SQSTM1 降解泛素化标记 IL-1β，最终达到缓解肺纤维化损伤的作用。

（三）自噬影响 RLR 受体介导的免疫应答

RIG-I 样受体（RLR）位于细胞质，负责识别胞质中包括 RIG-I、MDA-5 和 LGP-2 等病毒 dsRNA。病毒 dsRNA 通过 CARD（caspase activation and recruitment domain）结构域与位于线粒体膜上含有 CARD 结构域的接头分子 IPS-1（IFN-β promoter stimulator 1）相互作用，活化 TBKl/IKK-i，引起 IRF3/IRF7 的活化，诱导炎性细胞因子和 Ⅰ型干扰素的产生；亦可经 NF-κB 活化途径产生大量细胞因子，激发机体抗病毒反应。

ATG12 和 ATG5 复合物可直接结合 RLR 和 IPS-l 的 CARD 结构域，从而抑制 RLR 抗病毒过程中 Ⅰ型干扰素的产生。与此相反，*Atg5* 缺失的 MEF 细胞能够增强水疱性口炎病毒（vesicular stomatitis virus，VSV）感染或 dsRNA 处理后 Ⅰ型干扰素的表达和分泌，并限制 VSV 复制增殖。研究发现，缺失 ATG12 与 ATG5 复合物所必需的 ATG7，也能促进 dsRNA 诱导 Ⅰ型干扰素的表达。

自噬作用的缺乏会破坏细胞的稳态并影响 RLR-IPS-1 信号通路。*Atg5* 缺失的 MEF 细胞丧失自噬作用，导致正常及功能失调的线粒体聚集，引起胞内 ROS 升高。胞内大量累积的 ROS 在 RLR 的激活后，致使 Ⅰ型干扰素的水平升高，最终增强细胞对 VSV 的清除。最近的研究发现，HEK293T 细胞在病毒感染条件下激活 RIG-I-MAVS-TRAF6 信号通路，导致 Beclin1 蛋白 K63 多聚泛素化，进而激活自噬获得防御病毒感染的作用。

四、自噬对免疫效应分子的调节

（一）自噬调控炎症小体的激活

炎症小体是胞浆多蛋白复合体，属于一类新的炎症信号通路。炎症小体控制如 IL-1β、IL-18 和 IL-33 等多种炎症因子的成熟和分泌。胞浆 NLR 家族的成员（如 NLRP3 和 NLRP1）与连接蛋白相互作用形成炎症小体复合物。在野生型巨噬细胞内，TLR 的激动剂 LPS 不能诱导炎症小体激活和分泌产生 IL-1β。敲除自噬调控基因 *Atg16L1* 或 *Atg7* 时，或应用化学药物抑制细胞自噬，LPS 依赖的炎症小体被重新激活。这些研究结果说明，自噬能调控炎症小体的激活，同时限制炎症细胞因子 IL-1β 和 IL-18 的生成。

迄今为止，细胞自噬抑制炎症小体的机制尚未明确。可能的分子机制包括炎症小体通过细胞自噬而被直接降解；细胞自噬下调 ROS 产生，进而抑制炎症小体。在自噬相关基因如 *Atg5*、*Atg7*、*Atg12* 和 *Atg16L1* 缺失的细胞中，细胞自噬不能正常进行，导致线粒体异常积聚，ROS 释放大量增多。ROS 能够被先天免疫细胞内的炎症小体识别，释放促炎因子，进而引起炎症反应。细胞自噬可以减少线粒体聚集和清除泄漏的线粒体、过氧化物酶体，因此对胞内 ROS 起到负调控作用。这些研究结果提示 ROS 激活自噬可能是一种负反馈调节机制。

最近的研究发现，肠道微生物代谢产生的三甲基氧化胺（trimethylamine *N*-oxide）抑制 Atg16L1、LC3-Ⅱ及 p62 蛋白表达，降低自噬反应，进而上调肠上皮细胞核苷酸结合结构域、亮氨酸富集家族蛋白、NLRP3 炎症小体的活性。*GCN2*（general control non-derepressible kinase 2）基因敲除小鼠模型 IL-1β 表达升高、Th17 细胞反应增强及活性氧产生增多，发生严重的肠炎反应。Ravindran 等发现肠炎的发生与其 IEC 与 APC 细胞自噬反应抑制存在密切关联。食物残渣等碳水化合物经厌氧菌酵解产生的短链脂肪酸（short-chain fatty acid，SCFA）是 IEC 主要能量来源，并维持肠屏障的正常功能。HDAC 抑制子 SCFA 阻断 NLRP3 炎症小体活性，降低自噬反应，进而缓解 LPS 损伤肠屏障的作用。

（二）自噬对细胞因子产生和释放的影响

研究发现自噬可直接影响一些细胞因子的转录、加工和分泌。值得一提的是，破坏正常自噬通路可增加促炎细胞因子 IL-1α、IL-1β 和 IL-18 的分泌。调节 IL-1β 的加工和分泌在很大程度上严格依赖于 caspase1 的特异性活化，随后影响炎性小体的形成（Piccioli et al.，2013）。IL-1β 的分泌通常分两个阶段：首先是 IL-1β 前体被诸如 LPS 的激动剂诱导转录，然后经包括 ROS、尿酸结晶或 ATP 等内源信号刺激进行炎性小体组装和 caspase1 激活。自噬调节 IL-1β 的分泌至少通过两种不同的机制。敲除 *Atg7*、*Atg16L1* 或自噬基因 *BECN1*，或者加入自噬抑制剂 3-MA 均可抑制巨噬细胞或树突状细胞中的自噬反应。自噬反应缺失增强 TLR 激动剂所致 IL-1β 的加工和分泌。研究发现，在小鼠巨噬细胞和树突状细胞中上述作用依赖于 TRIF（TIR-domain-containing adaptor-inducing interferon-β）、线粒体 ROS 和（或）线粒体 DNA，部分依赖于 NLRP3。但是，在人外周血单核细胞前述作用可不通过 TRIF 而依赖 p38-MAPK 信号通路。TNF-α 的生成依赖于线粒体 ROS，这种细胞因子已被证实通过线粒体 ROS 诱导氧化应激。在小鼠肠上皮细胞条件性缺失 Atg7，LPS 能够促进 IL-1β 大量转录。LC3B 缺失小鼠，LPS 能够产生更高水平的 IL-1β 和 IL-18。临床研究发现，ATG16L1 多态性与克罗恩病发病风险密切相关。葡聚糖硫酸钠（DSS）在缺失 Atg16L1 的小鼠中更容易诱发结肠炎。这些实验结果表明，自噬可能是体内控制炎症反应的重要机制。

研究发现，自噬作用能够控制炎性小体激活及 IL-1β 生成。在 LPS 与 ATP 或明矾刺激下，经雷帕霉素诱导自噬能够抑制小鼠树突状细胞分泌 IL-1β。此外，给予雷帕霉素和 LPS 或 PAM3Cys，巨噬细胞中 IL-1β 前体的水平降低。这些研究结果表明自噬能够特异性靶向 IL-1β 前体，对其进行溶酶体降解，从细胞内部调控 IL-1β 前体的表达量。给予雷帕霉素诱导自噬，还能够有效降低 LPS 所致小鼠血清 IL-1β 增高的现象。IL-1α 和 IL-1β 都可诱导自噬，这可能是一个负反馈回路调控 IL-1 诱导的炎症反应。例如，IL-1 与 IL-23

能够促使淋巴细胞分泌 IL-17，自噬在调节 Th17 细胞应答中发挥重要作用，并通过上述机制参与如多发性硬化等自身免疫疾病的发生发展。

与 IL-1β 相似，IL-18 亦通过 NALP1、NALP3 和 PAF 结合为复合物（炎症小体），识别 PAMP 或 DAMP 后水解 pro-caspase1，caspase1 水解 pro-IL-18 生成 IL-18，继而引发炎症反应。最近的研究发现，炎症因子 IL-6 参与自噬反应。Thorburn 等研究发现 CD44（+）/CD24（low/-）乳腺癌干细胞中，自噬激活促进分泌 IL-6，进而维持乳腺癌干细胞功能。在神经胶质瘤细胞中，低氧可以激活保护性自噬。而高表达的 IL-6 通过调节 STAT3-Mir155-CREBRF-CREB3-ATG5 信号通路抑制自噬，进而促进胶质瘤的发展进程。

第四节　自噬参与获得性细胞免疫应答

一、自噬参与 T 淋巴细胞活化及应答效应

（一）概述

T 淋巴细胞已被广泛证明表达自噬基因并具有自噬活性。小鼠及人 CD4$^+$ 和 CD8$^+$ T 淋巴细胞的组成性自噬处于低活性水平。在体外培养过程中，刺激 T 淋巴细胞受体或 HIV 感染能诱导自噬活化。研究发现，小鼠胸腺皮质区的胸腺上皮细胞具有高水平的自噬活性，提示自噬在 T 淋巴细胞发育和选择中发挥作用（Merkley et al., 2018）。

（二）自噬对 T 淋巴细胞稳态和功能的影响

研究发现，经自噬及时清除并降低线粒体负荷对于维持正常造血干细胞（hematopoietic stem cell，HSC）的功能是必需的，也是产生髓系和淋巴系祖细胞必不可少的环节。离开胸腺后，幼稚型 T 淋巴细胞的成熟依赖自噬介导的线粒体含量减少。敲除胸腺基质 $Atg5$ 后，特异性针对多器官炎症反应的 CD4$^+$ T 淋巴细胞的选择性发生改变，说明自噬在 T 淋巴细胞选择与中央耐受中发挥作用。与之相反，CD8$^+$ T 淋巴细胞的选择性并未发生改变。目前已经建立一系列基因敲除模型研究自噬对体内 T 淋巴细胞的作用。在胎肝嵌合 $Atg5^{-/-}$、$Atg7^{flox/flox}$ Lck-Cre、$Vps34^{flox/flox}$ CD4-Cre 小鼠研究中发现，自噬缺陷的 T 淋巴细胞能够在胸腺正常发育，但明显影响外周 T 淋巴细胞。与野生型小鼠相比，$Atg5^{-/-}$、$Atg7^{-/-}$、$Atg3^{-/-}$、$Vps34^{-/-}$ 小鼠脾脏和淋巴结中的 T 淋巴细胞数量显著降低。这些 T 淋巴细胞在特定活化刺激下无法实现有效增殖。自噬缺陷的 T 淋巴细胞不能有效调节和控制细胞内细胞器质量，同时缺陷的 T 淋巴细胞线粒体负荷增加，这与氧化应激和细胞死亡增加形成正反馈。

研究发现，自噬参与调节性 T 淋巴细胞的能量代谢。通常情况下，T 淋巴细胞活化时 ATP 产生增加，溶酶体抑制剂阻断自噬后可抑制 ATP 的增加。给予自噬缺陷的 T 淋巴细胞以丙酮酸甲酯形式补充外源性能量，能够恢复自噬缺陷 T 淋巴细胞的某些功能。自噬同时参与了 iNKT 细胞（invariant natural killer T cell）的发育。特异性敲除 T 淋巴细胞 $Vps34$ 基因的转基因小鼠，胸腺 iNKT 细胞早期发育出现障碍并停滞于 G_0 期。同一研究发现，自噬在维持 Foxp3$^+$ 调节性 T 淋巴细胞的稳态和功能方面亦发挥关键作用。越来越多的证据显示，自噬多层次多角度调控 T 淋巴细胞的稳态和功能。

（三）自噬对 T 淋巴细胞活化和存活的影响

自噬反应影响 T 淋巴细胞的存活，幼稚型 T 淋巴细胞的自噬功能处于低活性状态。T 淋巴细胞自噬活性主要被细胞 FLICE 样抑制蛋白（cellular FLICE-like inhibitory protein，CFLIP 蛋白，也称为 CFLAR）抑制。在 T 淋巴细胞受体（T cell receptor，TCR）信号和 CD28 共刺激信号的诱导作用下，活化的 T 淋巴细胞具有增高的自噬功能。T 淋巴细胞在自噬协助下维持其活化状态：一方面，自噬反应抵消 TCR 刺激中上调的 CD95（也称为 FAS）和 CD95L（也称为 FasL）所产生的促凋亡作用；另一方面，自噬反应清除 T 淋巴细胞中受损的线粒体，并维持正常氧化应激水平进而抑制细胞凋亡。与野生小鼠相比，T 淋巴细胞自噬缺陷小鼠脾脏和淋巴结中 T 淋巴细胞的凋亡数目明显较高。

幼稚型 T 淋巴细胞在胸腺中发育为成熟 T 淋巴细胞，这一过程伴随着一系列表面标志蛋白的改变。MHC 分子对 T 淋巴细胞的分化和发育起重要作用。幼稚型 T 淋巴细胞必须与表达 MHC Ⅰ 或 Ⅱ 类抗原的胸腺上皮细胞接触才能分别分化成 $CD8^+$ 或 $CD4^+$ T 淋巴细胞。自噬通过控制细胞表面提呈的 MHC-Ⅰ 或 MHC-Ⅱ 类抗原肽，选择性决定 T 淋巴细胞的成熟。

自噬通过维持内质网钙离子流的稳态参与 T 淋巴细胞活化。T 淋巴细胞活化依赖于具有稳定的钙离子流的内质网参与，而自噬促进维持内质网钙离子流的稳态。TCR 刺激 T 淋巴细胞活化后，内质网的钙离子内流增加。然而，*Atg7* 缺陷的 T 淋巴细胞中钙离子内流出现障碍，钙离子结合并积聚在内质网样结构上，无法响应 TCR 活化刺激。

（四）自噬对 T 淋巴细胞分化的调节

自噬影响 T 淋巴细胞分化。这种作用一部分是通过控制先天免疫细胞实现的。例如，自噬缺陷的巨噬细胞大量分泌 IL-1α 和 IL-1β，并在 IL-6 和 TGF-β 的协同作用下诱导 Th17 类型的 T 淋巴细胞免疫反应。髓样细胞 *Atg5* 缺陷的小鼠受结核分枝杆菌感染后，肺组织具有较高水平的 IL-17。采用结核分枝杆菌抗原体外刺激髓样细胞 *Atg5* 缺陷小鼠肺组织淋巴细胞，也出现 $CD4^+$ T 淋巴细胞 IL-17 表达增加的类似现象。此外，自噬缺陷导致 DC 与 T 淋巴细胞免疫突触结合持续时间延长，也同样促使 T 淋巴细胞的极化方向向 Th17 倾斜。

另外，不同细胞因子所构成的免疫环境能够诱导相应 T 淋巴细胞分化的方向。如前所述，自噬对细胞因子的产生和分泌具有调节作用，势必也会影响 T 淋巴细胞分化的方向。例如，雷帕霉素诱导自噬抑制 IL-1 的分泌，IL-1 本身又活化自噬，因此自噬本身构成调控 IL-1 诱导炎症的负反馈机制。IL-1 协同 IL-23 能够驱动 Th17 极化分化，因此自噬在调节 Th17 类型的淋巴细胞反应中发挥重要作用。

最近研究发现，在基因敲除 *Atg5* 的小鼠中 $CD4^+$ T 细胞数目与短期激活没有明显差别，但是抗体生成能力明显减弱。T 细胞特异性敲除 *Atg16L1* 小鼠肠炎动物呈现 Ⅱ 型免疫反应及 $Foxp3^+$ 调节性 T 细胞（Treg）缺失的现象。特异性敲除 $Foxp3^+$ Treg 细胞的 *Atg16L1*，肠道 Foxp3（+）Treg 细胞活性降低。自噬抑制 Th2 细胞的扩增能力。选择性自噬过程中 p62 通过降解 Th9 细胞的转录因子 PU.1，进而抑制 Th9 细胞分泌 IL-9。自噬抑制剂氯喹可逆转上述作用，促进 IL-9 大量分泌，从而发挥抗肿瘤的作用。

（五）自噬与 CD8+ T 淋巴细胞

CD8+ T 淋巴细胞是机体清除病毒感染的重要细胞。美国 Emory 大学疫苗中心的科学家给志愿者接种黄热病疫苗后检测其血液中的相关基因，结果发现 gcn2 基因被迅速启动，产生大量 CD8+ T 淋巴细胞参与免疫应答（Ravindran et al.，2014）。gcn2 编码的蛋白是细胞内检测氨基酸水平的感应器，参与调节自噬功能。DC 被黄热病毒感染后，细胞内的氨基酸被大量消耗，通过 GCN2 诱导激活 DC 自噬，进而增强了 DC 对 CD8+ T 淋巴细胞的抗原提呈能力。缺失 gcn2 基因将削弱 DC 激活 CD8+ T 淋巴细胞的能力，gcn2 基因缺陷的小鼠无法对黄热病疫苗和流感疫苗产生有效的免疫应答。最近的研究发现，单纯性疱疹病毒 1 型能够通过干扰小鼠 DC 细胞的巨自噬，破坏激活 CD8+ T 细胞的功能。

二、自噬对 B 淋巴细胞及抗体免疫应答的影响

（一）概述

自噬参与维持前体阶段的 B 淋巴细胞及 B1 淋巴细胞的存活，并对浆细胞的功能、存活和稳态都非常关键。处于高分泌状态下的浆细胞，需要借助自噬维持其内质网功能。自噬尤其对骨髓浆细胞库具有明显的保护作用，参与并维持长期体液免疫记忆。

（二）自噬为 B 淋巴细胞的存活、发育所需

自噬对绝大多数已经成熟的 B 淋巴细胞的存活并不重要，自噬缺陷主要影响前体阶段的 B 淋巴细胞及 B1 淋巴细胞存活（Miller et al.，2008）。B1 淋巴细胞是一种具有自我更新能力的 B 淋巴细胞亚群，有别于传统意义上的骨髓来源的 B 淋巴细胞（B2 淋巴细胞），它是非骨髓来源的且不依赖于 T 淋巴细胞的细胞，能够分泌多种类型的自身抗体。研究发现，B1 淋巴细胞的存活依赖于自噬参与。Atg5 缺陷小鼠的胎肝祖细胞移植到致死剂量辐射的小鼠，重建骨髓的小鼠 B 淋巴细胞死亡增多，并且 pro-B 淋巴细胞向 pre-B 淋巴细胞的过渡出现障碍，最终导致腹膜及外周抗体分泌型 B 淋巴细胞 B-1a 细胞数目显著降低（Arnold et al.，2016）。另有研究发现，特异性敲除小鼠 CD19+（成熟 B 淋巴细胞标志蛋白）B 淋巴细胞的 Atg5，虽然该小鼠体内存在正常数量的成熟 B 淋巴细胞及正常边缘区 B 淋巴细胞 / 滤泡 B 淋巴细胞比例，但是抗体分泌型 B 淋巴细胞 B-1a 细胞数目显著减少，这提示自噬对于维持分泌型 B-1a B 淋巴细胞存活发挥关键作用。最近关于 pro-B 细胞、pre-B 细胞特异性敲除 Atg5 转基因动物的研究发现，自噬不影响两种细胞之间的转化，但在维持周围成熟 B 细胞的基础水平过程中发挥重要作用。肾脏的 B 细胞自噬促进抗核抗体的分泌、增加长寿命浆细胞的数目，进而维持正常的体液免疫反应。

（三）自噬在浆细胞分化及抗体应答中的作用

浆细胞是终末活化阶段的 B 淋巴细胞，它是获得性体液免疫反应的主要效应细胞。存在于脾脏、淋巴结等第二淋巴器官的 B 淋巴细胞遇到抗原后分化成短寿命浆细胞。T 淋巴细胞的重复刺激能够产生记忆型 B 淋巴细胞及长寿命浆细胞，这些细胞能够在专门的骨髓小龛终身生存，维持基础抗体水平并保有针对特定抗原的免疫记忆，进而能够及时产生针对病原体和有毒物质的机体保护效应。

　　浆细胞是专业的抗体分泌细胞，大量抗体在其中合成、组装和分泌。从 B 淋巴细胞向浆细胞的分化是由细胞应激压力介导的内在重塑过程，属于蛋白质组可塑性的细胞生物学范畴，涉及细胞压力、代谢和细胞更新之间的复杂关系。对抗体生产的调控涉及对这种专业分泌细胞的蛋白质折叠和组装的研究，剖析骨髓长寿命浆细胞小龛内在及周围环境中的组分，有助于理解抗体记忆的产生及单克隆丙种球蛋白病、多发性骨髓瘤等浆细胞退化性疾病的形成机制。自噬在浆细胞分化中发挥重要作用，它涉及调节内质网、分化及抗体生产这一系列浆细胞基本功能之间的平衡。自噬是决定长寿命浆细胞细胞命运及机体长期免疫力的内在因素。

　　作为专业的抗体分泌细胞，浆细胞能够合成、组装和分泌大量抗体。为实现这一目的，B 淋巴细胞必须重塑自身蛋白质组结构，快速地以遗传编码方式沉默 B 淋巴细胞角色，抑制转录因子 PAX5、BCL-6 的基因表达，同时通过诱导转录调控调节蛋白 IRF4 和 PRDM1 / Blimp-1 的表达，进而建立浆细胞功能。在浆细胞分化早期，关键错误折叠反应蛋白 XBP-1 通过驱动内质网的扩展和折叠能力，使细胞能够适应蛋白分泌负荷增加。大量抗体组装和运载通过内质网的过程也与代谢压力和氧化应激密切相关，抗氧化反应则是其中的适应机制。浆细胞同时经历着蛋白酶体压力，浆细胞保持强大分泌能力的同时需要通过蛋白酶体降解途径降解大量抗体生产形成的副产物。与此相悖的是，短寿命浆细胞中的蛋白酶体成分大大减少，导致过多游离泛素蛋白的消耗及多聚泛素化修饰蛋白堆积，同时促凋亡因子得以稳定，进而构成降低凋亡阈值的内在机制，并对抗体反应产生暂时性限制作用。由于上述原因，浆细胞对于蛋白酶体抑制所致凋亡尤为敏感，即使是多发性骨髓瘤细胞等恶性转化肿瘤细胞也同样敏感。蛋白酶体抑制剂 Bortezomibcan 可用于减少抗体介导的自身免疫性疾病。

　　自噬是一种保守的自我消化策略。作为一种主要的细胞回收途径，自噬能够为细胞重塑提供可能的资源，包括脂肪细胞、红细胞、淋巴细胞在内的多种细胞的分化过程均依赖于自噬。Pengo 等研究发现浆细胞分化过程中，存在强烈的自噬诱导效应。原代培养的 B 淋巴细胞在 LPS 刺激下活化，随着刺激时间延长酸性溶酶体组分增加，LC3 阳性的自噬溶酶体增加（Pengo et al.，2013）。巴弗洛霉素或 NH_4Cl 溶酶体抑制剂能够进一步增加 LC3 阳性自噬溶酶体数目。这些结果说明在 B 淋巴细胞活化过程早期，自噬流处于活化状态。LC3 及 ATG7、ATG9、ATG4a 表达增加，同时自噬受体 p62 在 B 淋巴细胞活化之初首先快速增加，然后表达逐渐降低。与 CD19[+] B 淋巴细胞相比，脾脏分离的 CD138[+]（浆细胞的特异性标记）的淋巴细胞具有更多 LC3 阳性的荧光自噬斑块，提示自噬参与 B 淋巴细胞向浆细胞的分化过程。

　　Pengo 等研究发现，特异性敲除 B 淋巴细胞的 *Atg5* 可抑制 B 淋巴细胞自噬（Conway et al.，2013）。LPS 能够刺激诱导 B 淋巴细胞向浆细胞分化。通过比较 *Atg5* 缺陷和野生 B 淋巴细胞蛋白质组的改变，发现在浆细胞分化过程中 *Atg5* 缺陷的 B 淋巴细胞内含有大量抗体蛋白及内质网原位蛋白的堆积，而线粒体、核糖体组分则没有出现明显改变。*Atg5* 缺陷的 B 淋巴细胞的内质网明显增大，而且内质网应激反应增加，体现在 mRNA 编码剪切型 XBP-1、总 XBP-1 及 BiP 大量堆积。给予野生型 B 淋巴细胞溶酶体蛋白酶抑制剂 Leupeptin 或 E-64d，同样能造成内质网原位蛋白堆积。浆细胞关键性转录调节因子 Blimp-1 能为内质网应激所诱导，驱动抗体表达。然而，在内质网应激反应增加的情况下

Atg5 缺陷的 B 淋巴细胞具有更多 Blimp-1 的 mRNA 及分泌性抗体 μ 链。给予野生型 B 淋巴细胞内质网应激诱导剂 Tunicamycin，同样能够引起 Blimp-1 及分泌性抗体 μ 链的大量表达。*Atg5* 缺陷的 B 淋巴细胞能够合成和分泌大量抗体蛋白（图 27-3），也说明自噬对抗体蛋白的合成具有一定的限制作用。

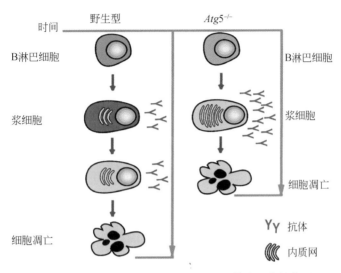

图 27-3 自噬在浆细胞细胞生物学及抗体分泌中的作用

敲除 *Atg5* 引起自噬缺陷，浆细胞在产生更多的内质网的同时迅速分泌大量抗体，并且很快出现细胞凋亡

浆细胞分化过程中发生明显的能量变化。自噬需要满足浆细胞分化及抗体分泌所需的高代谢需求。处在静息状态的 B 淋巴细胞，自噬对 ATP 的产生并不关键。LPS 刺激 3 天后，*Atg5* 缺陷 B 淋巴细胞所产生的 ATP 甚至不能达到野生型 B 淋巴细胞的 50%。此时，已有更多 *Atg5* 缺陷 B 淋巴细胞发生凋亡。这些结果说明，在浆细胞分化过程中自噬参与维持 B 淋巴细胞的能量与存活。

（四）自噬延长抗体反应时间

研究发现，在 T 淋巴细胞依赖性抗原免疫小鼠和非 T 淋巴细胞依赖性抗原免疫小鼠中，特异性敲除 B 淋巴细胞 *Atg5* 仅能产生较低水平的 IgM 和 IgG 抗体。在抗原特异性免疫、寄生虫感染及黏膜炎症的小鼠模型中，小鼠 B 淋巴细胞 *Atg5* 的敲除能够显著降低抗体反应。尽管体外的实验证明 *Atg5* 缺陷 B 淋巴细胞抗体合成和分泌增加，但由于缺乏自噬的保护作用，更多的 B 淋巴细胞发生凋亡，削弱了抗体分泌增强的效应。为了验证上述假说，研究者采用半抗原 NP-Ficoll 免疫小鼠，它能够持续活化 B 淋巴细胞。经过 NP-Ficoll 免疫后 2 周，与野生型小鼠相比特异性敲除 B 淋巴细胞 *Atg5* 小鼠的浆细胞数目没有发生改变，但产生了更多的 NP 抗体，这一研究结果提示单个 *Atg5* 缺陷的浆细胞具有更高的抗体分泌活性。Batista 等研究发现，病毒感染条件下，B 细胞、生发中心（germinal center，GC）细胞自噬高度活化。与雷帕霉素激活的经典自噬信号通路不同，GC B 细胞主要发生非经典自噬信号通路。这种非经典的提示信号通路调节 B 细胞的活化状态。

（五）自噬对骨髓长寿命浆细胞的作用

自噬通过抑制内质网应激反应及其信号，限制转录抑制因子 Blimp-1 和免疫球蛋白的表达，减少能量的过度消耗。这一机制使体内抗体反应得以持续，也是维持骨髓长寿命浆细胞小龛必不可少的内在机制。骨髓来源的 CD19⁻CD138ʰⁱ 浆细胞具有更多 LC3 阳性荧光斑块。然而，与野生型小鼠相比，特异性敲除 B 淋巴细胞 *Atg5* 的小鼠循环中总抗体量及骨髓中浆细胞数目没有发生改变。这一现象可能是由于与脾脏来源的 B220ʰⁱCD138ˡᵒ 细胞相比，特异性敲除 B 淋巴细胞 *Atg5* 的小鼠骨髓浆细胞重新出现了大量 ATG5 转录本和 LC3 阳性荧光斑块，提示骨髓中部分自噬功能的重新恢复。然而，以 NP-CGG 抗原免疫小鼠 11 个月后，特异性敲除 B 淋巴细胞 *Atg5* 的小鼠骨髓中 NP 抗原特异性的长寿命浆细胞比野生小鼠减少了 90%。骨髓长寿命浆细胞减少的原因一方面是由于自噬功能受损使浆细胞死亡增加，另一方面是由于依赖于自噬的 MHC Ⅱ 限制型抗原提呈能力的降低，从而使 B 淋巴细胞和 T 淋巴细胞的相互作用受阻。

长寿命、供体反应性记忆 B 细胞（long-lived，donor-reactive memory B cells，Bmems）生成同源抗体，调节移植免疫反应。敲除 *Atg7* 阻断 B 细胞自噬能够抑制 Ⅱ 型变态反应，不影响 Ⅰ 型变态反应，同时抑制 Bmems 产生抗体的频率。这一研究结果提示靶向自噬具有清除 Bmems 反应的潜力。Epstein-Barr 病毒（EBV）肿瘤蛋白 EBNA3C 是原始 B 细胞转化与维持淋巴细胞扩增的必要蛋白。EBNA3C 通过调节泛素化介导的蛋白质降解与基因转录，调控细胞周期与细胞凋亡。最近的研究发现，肿瘤病毒（如 EBV）通过篡改自噬反应作为生存的策略。EBNA3C 上调 ATG3、ATG5 和 ATG7 基因转录进而激活自噬（Bhattacharjee et al.，2018）。在营养匮乏条件下，EBNA3C 上调 p27Kip1 等肿瘤抑制基因激活自噬反应。这些研究结果说明 EBNA3C 通过调节自噬反应作为存活机制，同时也为 EBV 诱发的 B 细胞淋巴瘤提供了潜在的治疗手段。

小　结

先天免疫及获得性免疫反应在维持正常生理功能及疾病发生发展过程中发挥关键的作用。在先天免疫反应中，异源自噬可完成细胞内病原体的直接清除，同时激活 TLR、NLR 等模式识别受体及其信号转导通路，促进 NK T 细胞激活、细胞因子和吞噬等效应。在获得性免疫反应中，自噬反应对 T 淋巴细胞稳态、功能及分化，B 淋巴细胞存活、发育及浆细胞生存周期均产生重要影响。进一步明确自噬调节免疫系统的作用机制，对于阐明多种疾病的发生机制及研发新的治疗手段具有重要意义。

（中国医学科学院药物研究所　崔　冰　林　珩　胡卓伟）

参 考 文 献

ARNOLD J，MURERA D，ARBOGAST F，et al.，2016. Autophagy is dispensable for B-cell development but essential for humoral autoimmune responses［J］. Cell Death Differ，23（5）：853-864.

BHATTACHARJEE S，BOSE P，PATEL K，et al.，2018. Transcriptional and epigenetic modulation of autophagy promotes EBV oncoprotein EBNA3C induced B-cell survival［J］. Cell Death Dis，9（6）：605.

CARNEIRO L A，TRAVASSOS L H，2013. The interplay between NLRs and autophagy in immunity and inflammation［J］. Front Immunol，4：361.

CONWAY K L，KUBALLA P，KHOR B，et al.，2013. ATG5 regulates plasma cell differentiation［J］. Autophagy，9（4）：528-537.

DERETIC V，SAITOH T，AKIRA S，2013. Autophagy in infection，inflammation and immunity［J］. Nat Rev Immunol，13（10）：722-737.

GOMES L C，DIKIC I，2014. Autophagy in antimicrobial immunity［J］. Mol Cell，54（2）：224-233.

GOTO Y，KIYONO H，2012. Epithelial barrier：an interface for the cross-communication between gut flora and immune system［J］. Immunol Rev，245（1）：147-163.

HAQ S，GRONDIN J，BANSKOTA S，et al.，2019. Autophagy：roles in intestinal mucosal homeostasis and inflammation［J］. J Biomed Sci，26（1）：19.

HAYWARD A P，DINESH-KUMAR S P，2010. Special delivery for MHC II via autophagy［J］. Immunity，32（5）：587-590.

INTO T，INOMATA M，TAKAYAMA E，et al.，2012. Autophagy in regulation of Toll-like receptor signaling［J］. Cell Signal，24（6）：1150-1162.

JIANG G M，TAN Y，WANG H，et al.，2019. The relationship between autophagy and the immune system and its applications for tumor immunotherapy［J］. Mol Cancer，18（1）：17.

LEVINE B，KROEMER G，2019. Biological functions of autophagy genes：A disease perspective［J］. Cell，176（1-2）：11-42.

MERKLEY S D，CHOCK C J，YANG X O，et al.，2018. Modulating T cell responses via autophagy：the intrinsic influence controlling the function of both antigen-presenting cells and T cells［J］. Front Immunol，9：2914.

MILLER B C，ZHAO Z，STEPHENSON L M，et al.，2008. The autophagy gene ATG5 plays an essential role in B lymphocyte development［J］. Autophagy，4（3）：309-314.

MUNZ C，2016. Autophagy beyond intracellular MHC Class II antigen presentation［J］. Trends Immunol，37（11）：755-763.

PENGO N，SCOLARI M，OLIVA L，et al.，2013. Plasma cells require autophagy for sustainable immunoglobulin production［J］. Nat Immunol，14（3）：298-305.

PICCIOLI P，RUBARTELLI A，2013. The secretion of IL-1beta and options for release［J］. Semin Immunol，25（6）：425-429.

PULESTON D J，SIMON A K，2014. Autophagy in the immune system［J］. Immunology，141（1）：1-8.

RAVINDRAN R，KHAN N，NAKAYA H I，et al.，2014. Vaccine activation of the nutrient sensor GCN2 in dendritic cells enhances antigen presentation［J］. Science，343（6168）：313-317.

VAN KAER L，PAREKH V V，POSTOAK J L，et al，2017. Role of autophagy in MHC class I-restricted antigen presentation［J］. Mol Immunol，113：2-5.

第二十八章　自噬和免疫耐受

　　生物体的免疫功能受到严格的调控，以维持机体稳态。一方面，当机体受到病原体入侵或接收到危险信号时适时启动免疫应答，并在除去威胁之后及时关闭免疫反应，在一定的时间范围内不再响应，以避免免疫反应持续激活对机体造成危害。另一方面，免疫系统还需要通过精细的内部调节，不对自身抗原产生应答，以免造成自我伤害。机体这种对免疫反应不应答的状态被称为免疫耐受。大量研究显示，细胞自噬（特别是大自噬）广泛参与 T 细胞和 B 细胞相关的免疫耐受调控。近年来，越来越多的研究显示自噬不但能非选择性地降解细胞内的大分子物质，而且能够通过各类受体蛋白对自噬底物进行分选、运输，并选择性地靶向后者的降解，即进行选择性自噬。最近的多项研究显示，选择性自噬能够通过靶向免疫细胞的多个受体和效应分子，有效调控多种固有免疫细胞的耐受，避免反应过度。本章将主要讨论自噬如何具体参与并影响与获得性免疫和固有免疫相关的免疫耐受的调控。

第一节　免疫耐受和自噬调控

一、免疫耐受

　　1. 免疫耐受的形成和表现　　识别"自我"与"非我"并作出有效的反应是免疫系统的主要特性。免疫细胞识别"非我"物质，会通过活化、增殖和分化迅速产生正向的免疫应答；而对于"自我"物质，则不产生应答反应。这种在特定条件下，机体免疫系统对于接触的特定抗原表现出的免疫低应答或不应答的状态，被称为免疫耐受。作为一种特殊的免疫应答，免疫耐受通常只对某种异型抗原无应答，而对其他抗原保持正常的应答状态。免疫耐受能够由特定的抗原所诱导，那些诱导免疫耐受形成的抗原被称为耐受原。

　　人们很早就发现了免疫系统对自身正常物质不发生免疫应答的现象（即自身耐受）。最初对于免疫耐受机制的研究来自 20 世纪 50 年代 Medawar 和 Owen 的研究，他们发现胚胎期接触的异型抗原可以诱导免疫耐受。在此基础上，Burnet 于 1957 年提出克隆选择学说，并阐述了获得性免疫耐受形成的机制，认为胚胎期个体免疫尚未发育成熟，异型抗原会被当作自身抗原同等对待，能对这些抗原产生特异性反应的免疫细胞克隆都会被抑制或清除，因此之后对该种特异性抗原将不能产生有效的免疫应答。

　　获得性免疫耐受的形成和维持受多重因素的综合影响，主要可以归纳为抗原因素和机体因素两大部分。抗原的理化性状、剂量差异、进入机体的途径、不同的作用方式（持续存在还是暂时存在），以及抗原的表位特点及其变异都能影响免疫耐受的形成。而机体免疫系统的发育程度、对不同刺激的易感程度等也能够影响获得性免疫耐受的形成和调控。

传统的观点认为，免疫耐受的形成主要来源于获得性免疫系统，即 T 细胞和 B 细胞的调控；近年来，越来越多的研究揭示，免疫系统并不只能分辨"自我"与"非我"物质，还能够区分相关刺激物是否有害（即危险信号）。近 30 年来对于固有免疫系统的深入研究揭示出存在于固有免疫细胞上的一类特殊的受体分子——模式识别受体，能够通过识别来自机体内外的各种危险信号，促进免疫细胞（特别是固有免疫细胞）活化，产生相应的免疫应答。这些危险信号通常是来自细胞内外的各类生物大分子及其片段，被称为病原体相关分子模式（pathogen-associated molecular pattern，PAMP）或危险相关分子模式（danger-associated molecular pattern，DAMP）。它们能够通过模式识别受体，激活机体的炎症反应、干扰素反应等免疫通路，协调固有免疫和获得性免疫的反应。而为了避免"危险信号"的过度免疫应答对机体造成的损害，机体进化出一系列负向调控固有免疫反应的调控分子和机制，通过调控特定时间段内固有免疫细胞对于相关刺激的耐受状态，维持机体免疫反应的平衡和适度。

2. 免疫耐受的调控　获得性免疫耐受按形成时期和部位的不同，可以分为中枢免疫耐受和外周免疫耐受。中枢免疫耐受主要发生在机体的中枢免疫器官和组织（胸腺和骨髓）内，在胚胎期和新生期，未成熟的 T 细胞和 B 细胞在成熟的过程中，通过阳性选择和阴性选择等一系列过程，最终获得对于自身抗原的耐受性。在这一过程中，带有自身抗原受体的细胞被清除。在胸腺中，不与 MHC Ⅰ类和 MHC Ⅱ类抗原结合的 T 细胞会首先通过凋亡被清除，称为阳性选择；之后单独或者携带自身肽，能够以高亲和力与 MHC Ⅰ/Ⅱ结合的 T 细胞会被诱导细胞凋亡清除，即阴性选择。在 B 细胞发育期间类似阴性选择的过程也在骨髓中发生，具有自身反应性膜抗体的 B 细胞与自身抗原反应，导致细胞凋亡从而引起克隆缺失，即 B 细胞耐受。在中枢耐受的过程中，免疫系统通过针对 T 细胞的克隆清除和针对 B 细胞的克隆流产及受体免疫等方式调控 T 细胞和 B 细胞的耐受。

中枢免疫耐受不能完全清除对自身反应的抗原特异性 T 细胞和 B 细胞，因为许多自身抗原不存在于中枢淋巴器官中，也不通过血流提供给它们，这些在正常情况下不与中枢免疫系统接触的自身"隐蔽"抗原可能会与外周淋巴细胞接触。此外，由于 B 细胞中抗体基因的突变（主要发生在外周淋巴器官／组织中），也会产生新的能够激活免疫反应的细胞。这些细胞会通过外周耐受被清除或抑制。调控外周免疫耐受的机制多种多样，包括克隆忽视、克隆清除、克隆失能等。近年来大量研究发现，多种免疫抑制性细胞（包括调节性 T 细胞和髓样来源的抑制性细胞等）和各类抑制型免疫调控分子（包括 IL-10 等细胞因子及 CTLA-4、PD1 等抑制性受体）能够在不同情况下参与外周免疫耐受的调控。

在固有免疫反应中，大量外源的病原相关分子基序和来自机体内部的危险相关分子基序可以通过模式识别受体的识别，激活 NF-κB 信号网络、炎症小体和 Ⅰ/Ⅲ型干扰素等通路，引发炎症反应和抗病毒反应，调控固有免疫细胞的应答和继发的获得性免疫。炎症和干扰素的持续激活会对机体造成伤害，因此它们的活性必须被精确调控。NF-κB 信号网络和 Ⅰ 型干扰素等通路的诸多下游基因都是该通路的负向调控分子，通过负反馈介导细胞对于持续刺激的耐受。此外，其他细胞生理过程，如内吞、细胞自噬和蛋白酶体降解等方式也可以通过改变固有免疫信号网络中关键受体和调控分子的定位和浓度，调控固有免疫反应的细胞耐受。

二、自噬对免疫耐受的调控层次

1.大自噬对免疫耐受的调控 细胞自噬是发生在真核生物体内的一项基本生理活动，是由双层膜包裹细胞内需要降解的失去功能和老化的细胞器、有害的蛋白聚集体、侵染机体的微生物等形成自噬小体，随后自噬小体与溶酶体融合形成自噬溶酶体，最终导致底物降解的过程。其中，大自噬是细胞自噬最常见的形式，其主要过程包括自噬的起始、膜的延伸、自噬小体的形成、自噬小体与溶酶体的融合及底物的降解。自噬的主要驱动因素（如饥饿），能够通过抑制 mTOR 信号通路启动自噬过程。mTOR 信号通路中的关键受体 mTORC1 复合体抑制 UNC-51-like kinase 1（ULK1）、ATG13、ATG101 和 FIP200 组成的 ULK1 复合体的活性；而诱导细胞自噬的各种信号能够通过抑制 mTORC1 的活性，从而激活 ULK1 复合体，启动自噬，进一步激活下游的 Beclin-1 复合体。Beclin-1 复合体由 Beclin-1、第三类磷脂酰肌醇 -3- 磷酸激酶 VPS34、VPS15 及 ATG14L 组成。Beclin-1 复合体激活后产生磷脂酰肌醇 -3- 磷酸，后者可以促进自噬体的成核。自噬体的延伸需要两个泛素样连接系统，ATG5-ATG12 连接系统和微管相关蛋白轻链 3（LC3/ATG8）连接系统。胞质可溶性的 LC3 一型向磷脂酰乙醇胺修饰的 LC3 二型的转换，对于自噬的发生不可或缺。不断扩张的包含需降解底物的自噬小体在 SNARE 样蛋白的帮助下与溶酶体融合。溶酶体中酸性水解酶进一步将底物降解，分解出的氨基酸和脂类可作为能源物质，被机体重新利用。大自噬不仅能够调控细胞内物质的降解，还能在饥饿时循环营养物质保证细胞存活，在调控机体内各类免疫细胞维持稳态，并诱导免疫耐受的过程中具有不可或缺的作用。

大自噬可以发生在几乎所有的免疫细胞中，在 T/B 细胞中发生的大自噬，对 T/B 细胞参与的中枢耐受和外周耐受具有重要的调控作用。利用 *Atg5*、*Atg16L* 等一系列大自噬基因缺陷的小鼠模型，人们发现大自噬缺陷会显著抑制 T 细胞阳性选择和阴性选择，促进自身免疫病的发生，揭示出大自噬对于 T 细胞的免疫耐受具有重要的正向调控作用。此外，大自噬还能够通过影响 B 细胞和记忆淋巴细胞的发育、调控调节性 T 细胞的活性来影响外周耐受。在各类固有免疫细胞（树突状细胞、巨噬细胞、自然杀伤细胞等）中，大自噬也能通过调控其功能、存活和分化，影响相关细胞的免疫耐受。大自噬能够调控树突状细胞的活性和抗原呈递、抑制免疫性树突状细胞成熟，促进致耐受性树突状细胞的成熟，保持免疫稳态和免疫耐受。巨噬细胞内的大自噬缺陷，影响巨噬细胞的分化，导致炎症性巨噬细胞的过度激活。而自然杀伤细胞内的大自噬缺陷则能够影响其存活和肿瘤相关的免疫耐受。此外，大自噬在调控自然杀伤 T 细胞和肥大细胞的免疫耐受中也有重要作用。

大自噬除了通过自噬流直接影响免疫耐受外，还可以通过 ULK1、Beclin-1、ATG5 等调控大自噬的关键蛋白，以自噬非依赖的方式影响炎症、干扰素等重要免疫信号通路，从而负向调控免疫反应，诱导免疫耐受。

2.选择性自噬对免疫耐受的调控 除了在饥饿状态下，将细胞内物质运向溶酶体降解，更新出新陈代谢所需的能源物质之外，自噬还能够特异性地靶向细胞内的特定蛋白质、损伤的细胞器或细胞内的病原微生物，这一过程被称为选择性自噬。选择性自噬的发生依赖一系列货物识别受体的参与，包括 p62/SQSTM1、NBR1、OPTN、NDP52 等。在选择性自噬发生的过程中，货物受体决定降解底物的特异性，同时会伴随底物一起被消耗掉。

最近的研究揭示，各类免疫细胞上的关键受体（RIG-I、cGAS、AIM2 等）、适配体蛋白（MAVS、TRIF、STING 等）、激酶（IKK 复合物）和下游的转录因子（p65 等），都可以通过货物受体介导的选择性自噬进行降解，从而有效避免相应通路的持续激活，介导刺激诱导的免疫耐受。之前大量的研究显示，货物受体的底物识别依赖于泛素化，因此泛素调节系统不仅对细胞内蛋白酶体途径的降解至关重要，对于选择性自噬介导的免疫抑制也具有关键的作用。最近的研究揭示 p62 等货物受体也可以通过非泛素依赖的信号通路进行选择性自噬降解，这些新的调控机制对免疫应答和免疫耐受的调控还有待进一步研究。

第二节　自噬对适应性免疫耐受的调控作用

一、自噬与适应性免疫耐受

1. 概述　适应性免疫应答（adaptive immune response）是指具有抗原特异性的 T 细胞与 B 淋巴细胞在受到特定自身或外源抗原的刺激下，活化、增殖、分化成为效应细胞，产生一系列特异性免疫反应的过程。一般认为适应性免疫应答可以分为三个阶段：①抗原识别阶段：抗原特异性的 T/B 淋巴细胞识别抗原呈递细胞加工提呈的抗原，并启动活化的阶段。②增殖分化阶段：T/B 淋巴细胞受到特定抗原刺激后，在共刺激分子与细胞因子的协同作用下活化、增殖、分化为效应细胞的过程。③效应阶段：指效应 T 细胞释放细胞因子与细胞毒素，以及浆细胞分泌抗体等产生免疫效应的阶段。在适应性免疫应答过程中，机体产生适当的免疫反应的前提就是淋巴细胞具有识别"自我"与"非我"的特性，即抗原特异性 T 细胞与 B 细胞对自身正常组织细胞具有免疫耐受性，同时对于外源抗原性物质产生免疫排斥反应。适应性免疫耐受（adaptive immune tolerance）是在特定自身抗原刺激下，抗原特异性淋巴细胞不能被激活或不执行免疫反应而处于无反应的现象。根据适应性免疫耐受产生的时期、诱发原因及发生机制的不同，可将适应性免疫耐受分为中枢耐受和外周耐受。中枢耐受是指 T 细胞与 B 细胞等适应性免疫细胞在中枢免疫器官发育的过程中，能识别自身抗原的克隆被清除或处于无反应状态而形成的自身耐受。中枢耐受一般于机体胚胎期被诱导发生。外周耐受是成熟的 T 细胞与 B 细胞进入外周免疫器官遇到自身或外源性抗原时，不产生正向免疫应答的过程。外周耐受是成年动物产生免疫耐受的主要机制。免疫耐受对于机体正常生理功能的维持具有重要意义，中枢耐受是适应性免疫系统获得区别敌我能力的主要途径，外周耐受则是防止免疫系统对环境实体产生过度反应的关键。中枢耐受或外周耐受的不足可能引起多种自身免疫性疾病，包括系统性红斑狼疮、类风湿性关节炎、1 型糖尿病等，还可能导致哮喘、过敏及炎性肠病等。同时，过量的适应性免疫耐受也会造成一系列严重的后果，其中包括病原微生物或肿瘤对于宿主免疫反应的逃逸。因此，适应性免疫耐受需要被严格地调控。

自噬作为高度保守的降解系统，能清除降解细胞内损伤的细胞结构、衰老的细胞器及杂乱无用的大分子，并通过再循环为细胞提供能量与营养物，从而维持细胞的生命活动及保障细胞的正常代谢。因此，自噬在协调胞内病原体及自身抗原介导的适应免疫反应中起着关键作用。一方面，自噬能直接吞噬病原微生物，并向适应性免疫系统呈递病原微生物抗原，调节淋巴细胞介导的适应性免疫反应。另一方面，自噬能通过调节免疫细胞代谢，调控免疫细胞的寿命，从而维持淋巴细胞稳态及不同免疫细胞亚群的比例，抑制过度的免疫反应，并诱导适应性免疫耐受。因此，认识自噬对适应性免疫耐受的影响，对于研究适应性免疫应答、自身免疫性疾病、肿瘤免疫及移植免疫都具有重要意义。本节将从获得性免疫耐受的不同层次，探讨自噬在协调适应性免疫反应与自身免疫耐受过程中的机制。

2. 自噬调控适应性免疫耐受的层次　随着对自噬及适应性免疫耐受研究的深入，越来越多的实验结果表明自噬在适应性免疫耐受中起着关键的调控作用。在中枢耐受形成过程中，阴性选择是 T 细胞产生中枢耐受的主要机制，在中枢免疫器官中抗原呈递过程依赖于胸腺内细胞的自噬反应。而在外周免疫器官中，自噬不仅影响 T/B 淋巴细胞的形成、发育与稳态，还对淋巴细胞亚群的分布起调控作用。此外，在淋巴细胞激活过程中，自噬不仅控制淋巴细胞进入无能状态，还能影响效应淋巴细胞的增殖。而在淋巴细胞发挥效应后，自噬对记忆性淋巴细胞的形成也起着关键作用。由此可见，无论在中枢耐受还是外周耐受过程中，自噬都起着直接的且不可或缺的作用。另外，免疫调节细胞及免疫分子的负调节等因素也影响着适应性免疫耐受的形成。自噬不仅能影响调节性 T 细胞及调节性树突状细胞等免疫调节细胞的稳定及功能，还能对调节性细胞因子（如 TGF-β 及 IL-10）的产生与清除进行调控。综上所述，自噬可以在适应性免疫应答的多个层次发挥调控作用。自噬能调控淋巴细胞稳态、发育、增殖及激活，对适应性免疫反应及免疫耐受进行直接的调控；还能通过影响细胞因子及负调节性免疫分子，间接限制适应性免疫信号通路的过度激活，从而对细胞适应性免疫耐受起监控作用（图 28-1）。

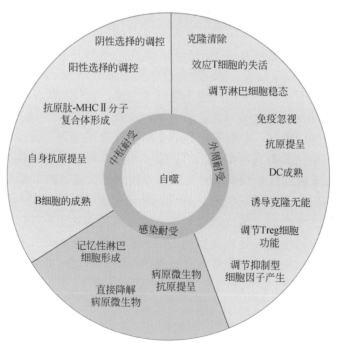

图 28-1　自噬在多层次上调控适应性免疫耐受

在中枢耐受形成过程中，自噬参与中枢免疫器官中的抗原提呈与自身抗原肽 -MHC 分子复合体的形成，对中枢耐受的阴性选择及阳性选择都具有关键作用；对于外周耐受，自噬不仅影响 T/B 淋巴细胞的形成与稳态、淋巴细胞亚群的比例与分布、淋巴细胞的无能状态，还控制调节性 T 细胞及调节型树突状细胞等免疫调节细胞的功能和调节性细胞因子的产生；在感染耐受的形成过程中，自噬也参与病原微生物抗原提呈、记忆性淋巴细胞形成及病原微生物蛋白降解等过程。通过多层次参与调控适应性免疫应答，自噬对细胞适应性免疫耐受起多重监控作用

二、自噬对中枢耐受的调控

1. 概述　中枢耐受是指 T/B 淋巴细胞在胸腺和骨髓内发育过程中，能识别自身抗原的细胞被清除或处于无反应状态，从而产生自身免疫耐受的现象。以 T 细胞为例，CD4[+] 和 CD8[+] 双阳性（DP）T 细胞需要经过胸腺的阳性选择与阴性选择以获得 MHC 限制性识别能力和对自身抗原具有耐受性的 T 细胞。当 DP 细胞迁移至胸腺皮质后，会与胸腺皮质上皮细胞（cortical thymic epithelial cell，cTEC）发生反应，与 cTEC 表面的抗原肽 -MHC 分子具有适当亲和力的 DP 细胞会被分别分化为 CD8[+] 与 CD4[+] 单阳性 T 细胞，而不能与抗原肽 -MHC 结合的 DP 细胞会发生凋亡，这一过程称为胸腺的阳性选择。随后与 cTEC 表面的自身抗原肽 -MHC 分子复合体具有高亲和力的 T 细胞会被诱导发生凋亡，导致克隆清除，这一过程称为阴性选择。有趣的是，作为非造血细胞中持续表达 MHC Ⅱ 分子的细胞，TEC 内持续存在大量的自噬体，而不是和其他细胞一样仅在饥饿等刺激后才出现自噬体。这暗示了自噬对 T 细胞在胸腺选择中的重要作用。

2. 自噬对阳性选择的调控　cTEC 主要通过其表面的自身抗原肽 -MHC 复合体对 T 细胞进行阳性选择，而 MHC Ⅱ 复合体的形成需要自噬溶酶体的参与，因此不难想象自噬在 T 细胞阳性选择过程中的重要作用。研究表明，自噬能调控 cTEC 表面 MHC 复合体的形成与数量。当将 *Atg5*[-/-] 小鼠胚胎胸腺移植到野生型小鼠肾被膜下后，*Atg5* 缺陷不仅导致 cTEC 表面 MHC Ⅱ 分子的减少，同时显著降低了表达 TCR 的 CD4[+] 细胞的数量。此外，将 *Atg5*[-/-] 小鼠胸腺移植到无胸腺的小鼠中后，移植 *Atg5*[-/-] TEC 的小鼠于 6 周后出现体重减少，并大部分于 10 周死亡，并于结肠、肝、肺、子宫和硬皮腺出现炎性细胞浸润（Nedjic et al.，2008）。由此可见，自噬介导并调控 cTEC 表面的 MHC 复合体的形成，从而参与 T 细胞的阳性选择，保障 T 细胞的抗原识别的能力，确保了免疫系统在不同刺激下产生适度的反应。

3. 自噬对阴性选择的调控　上述研究确定了自噬对调控 T 细胞阳性选择的重要作用，然而也留下了一个很大的问题，即 TEC 中自噬缺陷导致的自身免疫反应究竟是由于 cTEC 介导的阳性选择受损，还是自噬缺陷导致的胸腺髓质上皮细胞（mTEC）介导的阴性选择受阻。鉴于 LC3 在 cTEC 及 mTEC 中均出现聚点，且 LC3 与 MHC Ⅱ 运载泡在这些细胞中出现共定位，自噬被认为不仅能调控阳性选择，还参与阴性选择。Aichinger 等的研究表明自噬通过 MHC Ⅱ 直接在 mTEC 上提呈抗原。当 mTEC 中抗原充足时，抗原肽的提呈可以被抗原提呈细胞（APC）所补偿，在这种情况下自噬体介导的 MHC Ⅱ 抗原提呈并非必要，然而当 mTEC 中抗原水平较低时，mTEC 介导的阴性选择需要依赖自噬提呈抗原完成（Aichinger et al.，2013）。这也解释了为什么在移植 *Atg5* 缺陷 TEC 的无胸腺小鼠中活化的 CD4[+] T 细胞可浸润多个组织并导致全身性的自身炎症性疾病。然而，自噬对阴性选择的作用仍存在争议，如在 TEC 中条件性敲除 *Atg7* 并不会诱导小鼠 T 细胞亚群比例异常，*Atg7* 敲除小鼠也没有表现出明显的自身免疫性疾病（Sukseree et al.，2012）。但目前总体认为，自噬能介导 MHC Ⅱ 的形成并参与 mTEC 自身抗原肽的提呈，对阴性选择和自身免疫淋巴细胞的清除都起着关键性的作用。

三、自噬对外周耐受的调控

1. 概述　TEC 的阴性选择能清除潜在的自身反应性 T 细胞，但仍存在部分与自身抗原发生低亲和力的 T 细胞进入外周免疫器官，而这些自身反应性 T 细胞在生理状态下会识别自身抗原肽 -MHC 复合体，但是并不会活化而引起免疫反应，提示在外周也存在免疫耐受的机制。获得性外周免疫耐受是指成熟的 T 细胞或 B 细胞遇到自身或外源性抗体时，不产生免疫应答的现象。与中枢耐受相比，外周耐受的机制更为多样，包括克隆清除、克隆无能、免疫忽略、调节性 T 细胞的免疫抑制、耐受性树突状细胞调控等。

2. 自噬对 T/B 淋巴细胞形成与维持的调控　自噬对细胞存活起着关键而复杂的调控作用，一方面自噬能调节细胞内稳态并维持细胞存活；另一方面自噬能在特定情况下介导 II 型程序性细胞死亡。自噬的双重功能也体现在自噬对淋巴细胞存活的调控上。Pua 等在受辐照的小鼠体内移植 $Atg5^{-/-}$ 的造血细胞，发现 $Atg5$ 缺陷会导致 CD4$^+$ 及 CD8$^+$ 虽在胸腺中发育正常，但在外周大量死亡，并且在 TCR 激活下 CD4$^+$ 及 CD8$^+$ 无法有效地增殖（Pua et al., 2007）。随后，不同的研究组构建了不同的基因敲除模型以研究自噬在 T 细胞发育与内稳态调控方面的作用。在 T 细胞中敲除 $Atg3$、$Atg5$、$Atg7$、$Atg16L$、$Vps34$ 及 $BECN1$ 不仅导致二级淋巴器官中 CD4$^+$ 及 CD8$^+$ 淋巴细胞数量及比例的下降，而且其在 TCR 及 CD28 的激活下无法有效地增殖。

除了对 T 细胞发育及稳态的影响外，自噬对外周的 B 细胞发育也起着重要的作用。利用 B 细胞特异性敲除 $Atg5$ 及 $Atg7$ 的小鼠模型的研究发现，自噬缺陷对于成熟 B 细胞的数量及边缘区域囊泡 B 细胞的比例并无太大影响。但进一步的研究表明，$Atg5$ 缺失会导致祖 B 细胞（pro-B）无法有效发育成前 B 细胞（pre-B），在骨髓中发育不完全的 B 细胞会增加凋亡的概率，这导致了外周中 B1 B 细胞数量的减少。另一方面，$Atg5$ 缺陷也会特异性减少 B-1a 的数量，但对 B-1b 及 B2 B 细胞的数量无太大直接影响。以上几点均说明，在外周免疫系统中淋巴细胞的增殖能力依赖于自噬对营养物质的有效动员，以保证淋巴细胞在发育及免疫反应过程中的活性。

此外，近年来一些研究表明自噬对于记忆性淋巴细胞的形成与维持也具有重要的作用。在病原微生物感染过程中，初始 CD8$^+$ 细胞会转化为效应 CD8$^+$ 细胞并大量增殖以清除病原微生物。病原微生物被清除后，大部分的效应 CD8$^+$ 细胞会发生凋亡，剩下的小部分 CD8$^+$ 细胞会分化成记忆性 CD8$^+$ 细胞。Xu 等的研究表明在 CD8$^+$ 细胞激活及增殖的过程中自噬呈下降趋势，但当 CD8$^+$ 细胞停止增殖并进入收缩期时自噬开始上调，这提示自噬可能参与记忆细胞的形成。与上述结果一致，在病毒入侵早期，自噬缺陷对抗原激活的 CD8$^+$ T 细胞的早期扩增并无太大影响，同时对抗病毒效应细胞因子的释放及对病毒滴度的控制均无太大的影响。然而在病毒清除后，CD8$^+$ 细胞进入收缩期，自噬的激活能够增加 CD8$^+$ 细胞的存活率，并帮助记忆性 CD8$^+$ 细胞的形成（Puleston et al., 2014）。因此，T 细胞特异性敲除 $Atg5$ 或 $Atg7$ 致使机体无法产生足量的记忆性 CD8$^+$ 细胞以应对二次感染，并导致对慢性病毒的感染耐受。与记忆性 CD8$^+$ 细胞的产生类似，记忆性 B 细胞的维持与功能也在很大程度上依赖于自噬。研究表明，自噬并不影响 B 细胞的分化与增殖，但能维持 B 细胞的长期生存。自噬对 B 细胞长期稳定的调控可能与 B 细胞的内质网应激反应有关，因为在自噬缺陷的 B 细胞中发现了过度的内质网应激反应。另外，自噬并不影响 B 细胞在初次抗原免疫过程中产生抗体，然而却能协助 B 细胞在二次感染中产生足量抗体。研究表明，B 细胞 *Atg7* 特异性缺陷的小鼠遇到流感病毒感染能正常产生抗体，然而在二次感染时自噬缺陷导致 B 细胞产生的抗体大幅度减少，并导致小鼠的病毒复制量、肺损伤程度及死亡率的上升（Chen et al., 2014）。总地来说，自噬在感染后期能维持免疫细胞的存活并协助记忆性免疫细胞的形成，从而抵御病原微生物的二次感染。

3. 自噬与 T 细胞的克隆无能　T 细胞的活化需要双信号的刺激：第一信号是由 T 细胞的 TCR 识别 APC 表面的 MHC 复合体启动；第二信号由 T 细胞与 APC 的共刺激分子间的相互作用启动。当共刺激信号不足时，T 细胞接触抗原后仍处于无反应状态，称为克隆无能（clonal anergy），并导致特异性 T 细胞产生耐受。在外周免疫器官中，自身反应性 T 细胞的克隆无能是维持外周耐受及防止自身免疫性疾病的重要机制。Mocholi 等近期的研究表明，自噬的激活能抑制 T 细胞的克隆无能，从而干预免疫耐受（Mocholi et al., 2018）。该研究发现，当使用抑制剂处理或自噬关键基因（如 *Atg7*）缺失时，$CD4^+$ T 细胞在 TCR 激活下会产生一系列诱导克隆无能的基因表达（如 EGR2、EGR3、TLE4、GRAIL 等），同时激活信号 IL-2 的表达出现下调，从而导致 $CD4^+$ T 细胞在受到刺激后仍处于弱反应状态。进一步研究表明，自噬激活能促进酪氨酸激酶 PTPN1 降解，而 PTPN1 被认为参与了 T 细胞及 B 细胞的耐受过程。在自身免疫性脑脊髓炎小鼠模型中发现，使用氯喹处理或在 T 细胞中特异性敲除 *Atg7*，均能诱导克隆无能的发生，并降低脊髓炎的严重程度。此外，幼年特发性关节炎患者（juvenile idiopathic arthritis，JIA）的 T 细胞亦表现出对 Treg 调控及克隆无能诱导的不敏感，研究表明部分 JIA 患者 T 细胞中 PTPN1 呈较低表达。对 JIA 患者滑膜液中分离出来的 $CD4^+$ T 细胞进行氯喹处理后发现，抑制 $CD4^+$ T 细胞自噬的进程能有效增加诱导克隆无能的基因的表达，增强 T 细胞对耐受的敏感性。综上所述，自噬能阻碍 T 细胞进入无能状态，从而调控 T 细胞的外周耐受过程。

4. 自噬对调节性 T 细胞及 T 细胞亚群平衡的调控　调节性 T 细胞（regulatory T cell，Treg）是一类具有免疫调节功能的 T 细胞亚群。Treg 能通过细胞间直接接触或分泌抑制性细胞因子的模式，抑制效应性 $CD4^+/CD8^+$ T 细胞及 B 细胞的活化与增殖以及树突状细胞的成熟与功能，从而促进机体免疫耐受的形成，因此 Treg 在维持自身耐受和避免过度的免疫反应过程中起着不可或缺的作用。研究发现，与初始 T 细胞中的自噬反应仅在受饥饿等刺激时才会被诱导发生不同，自噬可在处于静息状态的 Treg 细胞中出现，说明自噬反应在静息状态的 Treg 细胞中已经被激活，这一结果提示自噬对 Treg 细胞具有重要的调控作用。通过在小鼠 Treg 细胞中条件性敲除 *Atg5* 或 *Atg7*，研究人员发现 Treg 的自噬缺陷将导致多个器官发生严重的自身炎症性疾病。进一步的研究表明，敲除 *Atg5* 或 *Atg7* 的 Treg 细胞凋亡增加、释放辅助性 T 细胞产生的细胞因子（如 IFN-γ）、下调 Foxp3（Treg 细胞标志性分子）表达，并伴随 mTORC1 信号的增强。与其他 T 细胞类似，自噬缺陷也导致了 Treg 细胞中的代谢平衡被打破，其中糖酵解代谢明显升高，这被认为是 Treg 细胞失去其调控功能的原因。此外，在 T 细胞及 Treg 细胞中特异性敲除 *Atg16* 也出现了类似的结果。该研究显示，自噬缺陷不仅导致 Treg 细胞糖酵解代谢的增强，还促进了 Treg 细胞脂肪酸合成和脂肪酸氧化（FAO）代谢，并最终导致 Treg 细胞存活能力的降低并失去调节能力（Wei et al., 2016）。由此可见，自噬能通过调控 Treg 细胞的代谢平衡，维持 Treg 细胞在外周免疫中的稳定性，从而保障 Treg 细胞在调节外周免疫信号及免疫耐受中的功能完整性。

Kabat 等的研究揭示 T 细胞或 Treg 自噬缺陷不仅影响 Treg 细胞的存活，还会进一步影响 T 细胞各个亚群的比例（Kabat et al.，2016）。*Atg16L* 在 T 细胞中的特异性敲除不仅导致 Treg 细胞比例的大幅度下降，Th1 及 Th17 细胞的比例也出现下降，但 Th2 细胞的比例呈现大幅提高。这一过程被认为是自噬缺失导致 T 细胞代谢失衡造成的。不同细胞对糖酵解反应的需求各有不同，如 Treg 细胞中糖酵解水平较低，该反应的活跃会导致 Treg 细胞大量凋亡；而 Th2 等细胞本身就需要一定的糖酵解反应，因此其对于糖酵解反应活跃引起的代谢波动并不敏感。自噬缺失引起糖酵解反应增强，导致 Treg 细胞大幅下降的同时也促进了 Th2 细胞的比例上调。而 Th2 细胞比例失衡及 Th2 细胞过度激活对抗原产生的异常反应，将造成一系列过敏性疾病，如哮喘、食物过敏等。

自噬不仅能维持 Treg 细胞的稳定性，保证 Treg 细胞调控免疫耐受的能力；还能维持机体内 T 细胞亚群的平衡，防止 Th 细胞对抗原产生过度反应。由此可见，自噬可通过调控 Treg 细胞稳定及 Th1/Th2 的平衡，从而保障外周 Treg 细胞及 Th 细胞介导对自身或外来抗原的免疫耐受。

5. 自噬对树突状细胞的调控　树突状细胞（dendritic cell，DC）是已知最重要的特异性 APC。一般认为，大部分 DC 处于非成熟状态，表达低水平的黏附因子与共刺激因子，但具有极强的抗原吞噬能力，在摄取特定抗原或受到特定 DC 刺激时分化为成熟的 DC。成熟的 DC 具有强抗原提呈能力，表达高水平的共刺激因子，并由外周组织迁移至次级淋巴器官与初始 T 细胞接触，使其分化为效应 T 细胞，引起免疫反应。然而，在缺乏炎症或 Toll 样受体（TLR）刺激时，DC 被阻滞在半成熟状态，分泌 IL-10（而不分泌 IL-12），能促进初始 T 细胞分化为 Treg 同时促进 Treg 细胞的扩增，从而介导外周免疫耐受及维持机体免疫平衡。自噬在多个层面对 DC 的功能进行调控，在 DC 成熟、DC 成熟信号（如 TLR）的激活、DC 抗原提呈、DC 迁移、DC 介导的 T 细胞分化等过程中都充当着重要的角色（Ghislat and Lawrence，2018）。

DC 具有激活免疫反应及介导免疫耐受的双重功能，而 DC 细胞的功能是由 DC 的成熟过程决定的。自噬在 DC 细胞成熟过程中充当着重要角色。通过造血干细胞移植模型，Hubbard-Lucey 等发现，*Atg16L1* 缺陷的移植受体小鼠出现成熟的 DC 数量增多及共刺激分子（如 CD80 及 CD86）表达的上调，导致 T 细胞大量增殖，并出现了严重的相关病症（Hubbard-Lucey et al.，2014）。而使用自噬激活剂如雷帕霉素刺激能诱导致耐受性 DC 降低共刺激信号并增加 IL-10 的表达，促进 Treg 扩增并促进对移植物的耐受（Ghislat et al.，2018）。由此可见，自噬的激活一方面能够降低 CD86 及 CD80 等共刺激信号的表达，抑制免疫性 DC 成熟，另一方面为诱导 IL-10 等抑制信号释放，促进耐受性 DC 的成熟，由此保持免疫稳态和免疫耐受。

DC 最重要的功能是对 $CD8^+$ 及 $CD4^+$ T 细胞呈递抗原多肽，其作用过程分别依赖于 MHC Ⅰ 及 MHC Ⅱ 类复合体。自噬主要介导 MHC Ⅱ 的形成。对于自身抗体，DC 中的自噬体能介导形成 MHC Ⅱ 并向 $CD4^+$ T 细胞呈递瓜氨酸肽，从而介导自身免疫反应。而对于肿瘤或致病性抗原，抗原在自噬体中被处理后，形成 MHC Ⅱ 并向 $CD4^+$ T 细胞呈递（Ireland et al.，2011）。在自噬体的作用下，DC 将 MHC Ⅱ 复合体呈递至 $CD4^+$ T 细胞，并激活 $CD4^+$ T 细胞的免疫反应。鉴于自噬在抗原呈递中的重要作用，不少病原微生物通过拮抗自噬来逃逸宿主免疫，如结核杆菌可以通过其 PE_PGRS47 蛋白抑制自噬活性，抑制 DC 介导 MHC Ⅱ 复合体向 CD4[+] T 细胞呈递，从而逃逸 T 细胞介导的免疫反应（Ghislat et al.，2018）。自噬不仅对 MHC Ⅱ 介导的抗原呈递起关键作用，对 MHC Ⅰ 介导的抗原呈递也具有辅助作用。自噬虽对泛素－蛋白酶体系统（ubiquitin-proteasome system，UPS）介导的 MHC Ⅰ 呈递过程没有直接的作用，然而在特定情况下，一些自噬体的底物能通过 UPS 系统介导 MHC Ⅰ 向 CD8[+] T 细胞呈递。另外，自噬能维持 MHC Ⅰ 分子的内化，从而降低其诱导的 CD8[+] T 细胞免疫反应（Wenger et al.，2012）。总地来说，自噬对于 DC 介导的 MHC Ⅱ 呈递具有关键作用，同时在一定程度上影响 MHC Ⅰ 呈递。通过调控 DC 的抗原呈递能力，自噬参与 T 细胞的激活与分化，保障机体在病原微生物入侵过程中做出合适的反应。

除了参与介导 DC 成熟及 DC 抗原呈递过程，自噬还参与 DC 成熟信号（如 TLR）的激活、DC 迁移及 DC 介导的 T 细胞分化等过程，同时还能对 DC 微环境进行调控。通过对 DC 生理特性及功能的调控，自噬能影响 DC 在免疫反应，尤其是在获得性免疫反应中的功能，从而在激活免疫反应及维持免疫耐受过程中都起着重要的调控作用。

6. 自噬与抑制性细胞因子　细胞因子是细胞在一定刺激下产生的小分子可溶性蛋白，对固有免疫和适应性免疫起关键的调控作用。一般认为自噬对细胞因子具有多重调控作用，自噬既能有效循环能量及营养物质利于细胞因子的合成，也在细胞因子降解过程中发挥重要的作用。而对于免疫耐受过程，自噬与细胞因子的互作研究已成为揭示免疫耐受的过程与机制的一个崭新的方向。

自噬能影响多种炎症相关细胞因子的释放，从而对细胞因子介导适应性免疫反应进行调控。一方面，自噬能抑制 CD4[+] T 细胞释放 IL-17，从而调控 Th1/Th17 细胞平衡及 Th17 介导的免疫反应。对于 IL-1β，自噬不仅能抑制 NLRP3 介导的 IL-1β 的激活，还能特异性靶向 pro-IL-1β 并介导其通过自噬溶酶体降解，从而抑制 IL-1β 的释放；而对于 IL-18，使用自噬抑制剂或自噬关键蛋白缺失细胞进行研究，发现自噬缺失能促进 TLR 激活剂或 LPS 介导的 IL-18 及 IL-1β 的释放。由此可见，自噬对于多种白细胞介素的释放都具有抑制效果，自噬的这一功能可能与自噬基因（如 *Atg16L*）的突变或缺陷，易于导致自身炎症性疾病这一现象具有一定的相关性。另一方面，自噬能诱导 IFN-γ 产生并促进 IFN-γ 介导的炎症反应。自噬不仅参与 IFN-γ 诱导的 JAK2-STAT1 通路，还能抑制 IFN-γ 通路的抑制分子 SHP2，从而促进 IFN-γ 介导的下游信号通路激活及相关的免疫反应。

抑制性细胞因子（如 IL-10、TGF-β 等）在免疫防御中具有重要作用，一方面能协助清除入侵的病原微生物，另一方面能介导对自身抗原的耐受过程。例如，免疫调控细胞因子 IL-10 能在单核细胞中拮抗 IFN-γ 诱导激活免疫反应，也能诱导 Treg 抑制 Th1 及 Th17 介导的免疫反应，还能直接抑制 TLR 介导的炎症反应。目前大部分研究认为自噬的激活能促进 IL-10 的释放。在不同的细胞中使用自噬激活剂能促进 IL-10 的表达，自噬关键基因（如 *Atg5* 或 *Atg16L1*）缺失或使用自噬抑制剂阻断细胞自噬的激活均导致 IL-10 释放水平的显著下降，并促进 T 细胞的激活与增殖。然而，在特定刺激下（如生长因子 VEGF165），自噬的激活也能抑制 IL-10 的水平（Wu et al.，2016）。但有关自噬对 IL-10 释放的调控作用是直接作用还是间接影响，以及自噬调控的具体机制还有待进一步研究。生长因子 TGF-β 在调控炎症反应及维持免疫平衡中起着重要作用。TGF-β 能调控一系列免疫细胞的增殖、分化及存活，如 TGF-β 能抑制 TCR 诱导的 T 细胞活化，以及抑制 Th1 细胞的极化、抑制 CD8$^+$ 细胞的增殖及细胞毒性、促进 Treg 细胞产生等。自噬降解过程能通过清除 TGF-β 而抑制 TGF-β 信号。有研究表明，多种 LC3 缺陷的细胞会增加 TGF-β 的水平，采用自噬性溶酶体抑制剂巴弗洛霉素 A1 处理细胞也具有类似的效果。进一步研究揭示，自噬货物识别受体 p62 的积累能稳定 TGF-β 的激活剂 Smad4，因此推测自噬导致的 p62 减少能够影响 TGF-β 信号。除了对上述两种抑制性细胞因子具有调控作用外，自噬与其他几种新型抑制性细胞因子如 IL-27、IL-35 及 IL-37 等都具有密切联系。有研究表明，IL-27 能抑制 IFN 诱导的自噬体形成从而促进胞内分歧杆菌的存活，此外，自噬也参与 IL-35 介导的免疫抑制过程（Wu et al.，2016）。

　　在适应性免疫过程中，自噬能被多种促炎性细胞因子诱导激活，也会被 Th2 细胞相关细胞因子抑制。自噬参与调节细胞因子的产生与降解，其与细胞因子的相互作用是适应性免疫激活与耐受中一个新兴的研究方向。抑制性细胞因子对于维持免疫稳态具有至关重要的作用，因此探究自噬与抑制性细胞因子的关系对于探究自噬在免疫耐受中的作用具有深远的意义。然而，如前所述，目前该领域的研究还处于起步阶段，还需要更多的探索来解释两者的关系。

第三节　自噬对固有免疫耐受的调控

一、固有免疫耐受和自噬

　　1. 概述　固有免疫（innate immunity），又称先天免疫或天然免疫，是机体防御系统的第一道防线，在介导病原微生物的抗性和耐受中都发挥着至关重要的作用。固有免疫反应主要由一系列胚系基因编码的模式识别受体（pattern recognition receptor，PRR）启动，后者包括 Toll 样受体、RIG-I 样受体、Nod 样受体、C 型凝集素受体和各类识别病原微生物 RNA 和 DNA 组分的核酸受体。在机体遭受病原体入侵之后，这些模式识别受体会分别激活 NF-κB 信号通路、干扰素信号通路和炎症小体等信号通路，产生 I / Ⅲ 型干扰素（interferon，IFN）和促炎性细胞因子，从而开启宿主免疫应答。固有免疫反应必须受到严格的调控，一方面，固有免疫反应不足，可能导致无法有效激活后续的获得性免疫或清除入侵的病原微生物；另一方面，持续的固有免疫反应会造成细胞和机体的损伤并引发自身免疫疾病。以内毒素激活的固有免疫反应为例，革兰氏阴性细菌细胞壁的成分脂多糖（LPS，又称内毒素）进入机体以后，Toll 样受体 TLR4 识别 LPS，引发过度的炎症反应。TLR4 能够介导 LPS 的内化，即 TLR4 识别游离的 LPS 后会导致细胞质侧面的网格蛋白牵引质膜内陷形成有被小泡，进而形成内体并与溶酶体融合，降解清除 LPS，造成内毒素耐受；此外，当出现内毒素耐受时，机体会进一步降低 TLR4 的转录，减少 TLR4 的蛋白量，从而下调 LPS 反应，造成炎性细胞因子表达下降，提高机体对内毒素的耐受性。

　　尽管自噬一直被认为是一套高度保守的降解系统，但是它在固有免疫应答和免疫耐受中的作用也不容忽视。首先，自噬能够被模式识别受体诱导，并提供清除侵染机体的病原微生物的平台。其次，参与自噬过程的重要分子可以与固有免疫信号通路中的关键分子相关联，即自噬途径与固有免疫信号通路高度整合，从而影响固有免疫信号通路的反应进程。最后，在清除入侵机体的病原微生物过程中，自噬也会选择性地降解固有免疫信号通路中关键的受体和正向调控分子，从而负向调控固有免疫应答反应。因此，认识自噬对固有免疫耐受的影响，对于通过调控自噬解决困扰人类的感染、肿瘤、自身免疫性疾病及器官移植中的排斥等问题都具有重要的意义。

2. 自噬调控固有免疫耐受的层次　固有免疫细胞如自然杀伤细胞、DC、γδ T 细胞等细胞亚群及其模式识别受体形成的固有免疫调控网络构成了固有免疫应答的整体，并且能够进一步调节适应性免疫。因此，机体对于固有免疫细胞及其模式识别受体介导的信号通路的精准调控是固有免疫耐受的核心。近年来，随着人们对于自噬在免疫应答中功能的认知不断扩展，自噬在固有免疫调节和免疫耐受方面的作用逐渐凸显出来。首先，自噬调控固有免疫细胞耐受。固有免疫细胞的异质性极强，组成固有免疫系统的细胞包括：肥大细胞、吞噬细胞中的巨噬细胞、中性粒细胞和 DC、嗜酸性粒细胞和嗜碱性粒细胞、自然杀伤细胞及 γδ T 细胞等。这些细胞不具备自行分裂增殖的能力，而是由骨髓中多能造血干细胞分化产生的。自噬会通过不同的复杂机制正向或负向调控骨髓中的多能造血干细胞发育成多种固有免疫细胞的能力。其次，在多种固有免疫细胞识别和消灭侵染机体病原体的过程中，自噬也会抑制不同固有免疫细胞的功能，形成固有免疫细胞耐受。此外，自噬负向调控固有免疫信号通路，介导固有免疫耐受。固有免疫系统通过模式识别受体识别病原微生物的 PAMP 和 DAMP，随后，模式识别受体将信号传递给适配器蛋白，如 Toll 样受体下游的 TRIF 和 MyD88、RIG-I 受体下游的线粒体抗病毒信号蛋白（MAVS）及炎症小体下游的 ASC。适配器蛋白会将信号进一步传递给酶促反应蛋白，如 IKK 复合物、TBK1/IKKε 激酶和 caspase1 等，继而引发下游转录反应事件和非转录反应事件，包括 IRF3/IRF7 诱导的干扰素和 NF-κB 诱导的促炎性细胞因子的表达，以及吞噬（phagocytosis）、自噬、细胞焦亡（pyroptosis）和细胞因子的加工成熟等。自噬可以在固有免疫信号通路的多个层次发挥负向调控作用，进而介导固有免疫耐受。自噬关键蛋白会阻碍固有免疫信号通路的级联反应，从而抑制固有免疫信号通路，介导固有免疫耐受；此外，自噬会选择性地降解固有免疫信号通路的核心蛋白，限制固有免疫信号通路的过度激活，从而达到细胞固有免疫耐受的目的（Deretic et al.，2015）（图 28-2）。

二、自噬对固有免疫细胞耐受的调控

1. 自噬对巨噬细胞耐受的调控　巨噬细胞（macrophage）通过高度的功能异质性在固有免疫应答过程中发挥重要作用。它是一种源于单核细胞的组织内白细胞，能够以固定细胞或游离细胞的形式对死亡细胞及其残骸以及入侵机体的病原微生物进行吞噬和消化，并且激活淋巴细胞和其他类型的免疫细胞，加速它们对病原微生物的应答反应。巨噬细胞在不同微环境下会发生极化，产生促进炎症的经典 M1 型巨噬细胞和抑制炎症的选择性的 M2 型巨噬细胞。自噬在巨噬细胞形成的不同阶段，包括造血干细胞维持、单核细胞 / 巨噬细胞迁移、单核细胞分化成巨噬细胞及巨噬细胞极化过程中都发挥着重要的调节功能。巨噬细胞提供了跨接固有免疫和适应性免疫的桥梁。在老化的免疫系统中，巨噬细胞及其他骨髓细胞会产生过量的细胞因子，也称作"炎症老化"。健康的巨噬细胞如何

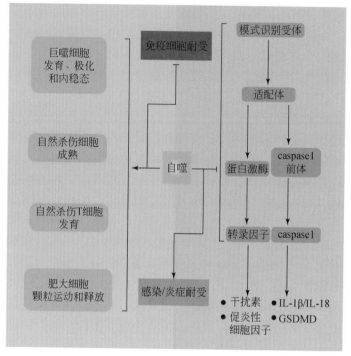

图 28-2　自噬调控固有免疫耐受

一方面，自噬能够影响巨噬细胞的发育、极化及内稳态、自然杀伤细胞的成熟、自然杀伤 T 细胞的发育、肥大细胞的颗粒运动和释放，从而在细胞水平形成免疫耐受。另一方面，自噬相关蛋白及选择性自噬靶向固有免疫信号通路，分别在模式识别受体、适配体、激酶 / 半胱天冬酶、转录因子等水平负向调控抗病毒和炎症信号通路及炎症小体的激活，最终引起感染耐受和炎症耐受

有效维持免疫耐受的机制目前尚不明确，但是已有报道显示自噬调节巨噬细胞衰老的进程。在缺乏必要的自噬关键蛋白基因 *Atg7* 的情况下，机体巨噬细胞数量增加，吞噬和亚硝酸盐爆发等关键功能减弱，炎性细胞因子反应显著增强。这一表现在衰老的巨噬细胞中也被观察到。此外，自噬活动的减少能够降低表面抗原的表达，并致使巨噬细胞代谢向糖酵解的方向倾斜。老年小鼠巨噬细胞自噬流进程明显低于年轻小鼠。这些现象提示，自噬对于维持巨噬细胞稳态和功能，在衰老过程中预防过度炎症、维持巨噬细胞耐受，进而调节代谢，减缓炎症、衰老相关的疾病进程的作用十分关键。

此外，过多的脂质积累会降低细胞内自噬水平，巨噬细胞自噬受损可能会促进肥胖患者固有免疫反应的过度激活。摄入高脂饮食（HFD）会导致小鼠的原发性骨髓来源的巨噬细胞（BMDM）和腹膜巨噬细胞自噬流水平下降。通过对 *Lyz2-Cre* 介导的在髓样细胞中特异性敲除 *Atg5* 的小鼠的相关研究，科研人员发现喂食 HFD 并使用低剂量 LPS 处理引发 *Atg5* 选择性敲除小鼠出现全身性和肝脏的炎症反应，而且，这种作用是肝脏特异性的，因为敲除小鼠没有出现增强的脂肪组织的炎症反应。自噬缺失促进炎症反应是通过对巨噬细胞极化的调控来实现的。*Atg5* 选择性敲除小鼠的骨髓来源的巨噬细胞和 Kupffer 细胞在极化过程中表现异常，促炎性的 M1 型巨噬细胞数量增多，抑炎性的 M2 型巨噬细胞数量减少。在 HFD 摄取和 LPS 处理的 *Atg5* 敲除小鼠中，肝脏炎症反应增强，出现肝损伤，可是并不伴随脂肪变性的现象。肥胖导致巨噬细胞自噬减少，诱发肝炎症和肝损伤（Stranks et al.，2015）。因此，巨噬细胞自噬的缺陷可能是巨噬细胞耐受缺失的基础，自噬对于巨噬细胞耐受具有重要的调控作用。

2. 自噬对自然杀伤细胞耐受的调控　　自然杀伤（NK）细胞是固有淋巴样细胞（ILC）家族的典型成员，也称作大颗粒淋巴细胞，其发育依赖于骨髓或胸腺微环境，具有识别和破坏被感染和转化的细胞的能力。NK 细胞强大的细胞毒性由一系列表面受体控制，这些受体可以传递刺激或抑制信号。抑制性的 NK 细胞受体主要由 MHC Ⅰ类分子介导。在经历病毒感染和恶性转化等应激事件后，构成 NK 细胞受体的刺激配对物包含了大量暴露在细胞表面的分子。自噬对这些分子的形成具有重要贡献。此外，小鼠骨髓来源的未成熟的 NK（iNK）细胞表现出一些持续进行的自噬现象，包括基底水平的 MAP1LC3B/LC3B 的脂化和 p62 的降解；利用细胞过继转移到免疫缺陷 *Rag2*⁻/⁻*Il2rg2*⁻/⁻ 老鼠中自我平衡的扩张实验，研究人员发现快速增生小鼠成熟的（mNK）细胞和 Ⅰ型 ILC 也会出现自噬流增强的现象，说明自噬参与 NK 细胞的成熟和稳态增殖的调控。在 NK 细胞特异性缺失 *Atg5* 的小鼠（*Ncr1*ᶜʳᵉ*Atg5*ᶠˡᵒˣ/ᶠˡᵒˣ）中，循环的 iNK 和 mNK 细胞数量明显减少，但外周血中 T 细胞和 B 细胞数量正常。此外，从 *Atg5* 敲除的小鼠中分离到的 NK 细胞前体（NKPs）在经 IL-15 处理后不能分化为 iNK 或 mNK 细胞，在野生型 NKPs 中沉默 *Atg3* 或 *Atg7* 也会出现类似的结果。因此，自噬在 NK 细胞耐受中也发挥功能，具体机制还有待深入发掘。

对于肿瘤治疗而言，实体肿瘤能够建立和维持免疫抑制微环境，防止细胞毒性效应免疫细胞渗入肿瘤中。在 B16-F10 肿瘤中，自噬关键蛋白 BECN1/Beclin-1 缺失诱导功能型 NK 细胞大量渗入肿瘤而抑制肿瘤生长。这种浸润主要是由 *BECN1* 缺陷的肿瘤细胞通过激活 MAPK8/JNK-JUN/c-Jun 信号通路，在肿瘤微环境中过度表达和释放 CCL5 细胞因子导致的。在人类黑色素瘤中，NK 细胞标志物和 CCL5 的表达存在正相关性，更重要的是，在黑色素瘤患者中发现表达高水平 CCL5 的患者其生存率显著提高。因此，靶向自噬对于打破肿瘤免疫抑制微环境屏障，允许具有细胞毒性的 NK 细胞进入肿瘤局部具有重要意义。基于自然杀伤细胞的抗癌疗法其成功的关键是使肿瘤细胞丧失激活抵抗 NK 细胞杀伤机制的能力，而肿瘤中的这种自噬反应能够避免其遭受 NK 介导的杀伤。目前已经证实，这些机制可能是在肿瘤微环境缺氧条件下形成的。缺氧诱导的自噬削弱了乳腺癌细胞对 NK 细胞释放的溶解物的易感性，而这种损伤作用可通过靶向自噬得到恢复。在缺氧细胞中，激活自噬可以参与选择性降解 NK 来源的促凋亡丝氨酸蛋白酶 GZMB（granzyme B），从而阻断 NK 细胞介导的靶细胞凋亡（Lopez-Soto et al.，2017）。总之，自噬在 NK 细胞的耐受方面发挥着重要的功能。通过靶向自噬调控 NK 细胞活性，充分利用 NK 细胞在临床环境中的抗肿瘤特性，可能是新型的肿瘤治疗策略。

3. 自噬对自然杀伤 T 细胞耐受的调控　　自然杀伤 T 细胞（NKT）是具有 T 细胞受体的先天淋巴样细胞的一个亚群，是通过 T 细胞受体识别的由单型 CD1d 分子呈现的脂质抗原。CD1d 是一类抗原呈递分子，可与自体和异体的脂质及糖脂结合。在激活后，NKT 细胞不仅具有直接的效应功能，还可以通过分泌多种细胞因子与同源 TCR-CD1d 相互作用，促进 NK 细胞转化、DC 成熟和 B 细胞活化。NKT 细胞被赋予了协调全方位免疫反应的能力，在介导病原体和癌细胞的免疫应答中具有重要的作用。肿瘤细胞和肿瘤浸润免疫细胞都会由于缺乏营养而受到肿瘤微环境压力，如缺氧或面对有毒代谢产物的积累。这种微环境的改变可导致自噬流强度的上调，发生自噬过程的肿瘤细胞会变得更加强健，能够更好地定植和转移。CD1d 分子在重新循环到质膜之前，会在含有 MHC Ⅱ 的隔室（MIICs）中通过内吞作用结合脂质抗原。自噬体与 MIICs 相关联，并且自噬相关蛋白支持抗原负载以增强 CD4[+] T 细胞免疫。在 DC 特异性缺失自噬基因 *Atg5* 的小鼠中，CD1d1 限制性糖脂表现出更好的表达。这些效应提高了嗜水气单胞菌感染过程中细胞对抗原的识别，进而降低了宿主细胞中的细菌载量。增强的 NKT 细胞激活与受体介导的糖脂摄取或协同刺激信号无关。相反，DC 中 *Atg5* 的缺失损害了 CD1d1 分子通过转导蛋白复合物 2（AP2）的网格蛋白依赖性内化，从而增加了刺激 CD1d1- 糖脂复合物的表面表达。这些发现表明，自噬机制可协助 AP2 向 CD1d1 分子募集，导致 NKT 细胞活化减弱，与自噬在 CD4[+] T 细胞刺激中的支持作用相反。然而，也有数据表明，在胸腺 NKT 细胞发育的过程中，*Atg5* 的缺失与 CD1d 的表达没有关联（Gapin，2016）。未来需要更多的深入研究来确定自噬在 CD1d 表达中的作用，也许具体的调控机制与细胞类型和作用时间相关。

4. 自噬对肥大细胞耐受的调控　　肥大细胞是由细胞因子及其他微环境刺激调节的异质表型的组织固有免疫细胞，含有肝素、组胺、慢反应物质（SRS-A）及嗜酸性细胞趋化因子（ECF-A），在受到过敏原刺激之后发生脱颗粒作用。肥大细胞在寄生虫、细菌和病毒感染中对机体起保护作用，在过敏、哮喘和自身免疫性疾病的发病机制中也扮演着重要角色。对于肥大细胞而言，在营养充分的条件下，LC3 二型总是持续地由 LC3 一型转换而来，而且 LC3 二型定位于肥大细胞的分泌颗粒。虽然在小鼠中敲除 *Atg7* 不影响机体骨髓来源的肥大细胞的发育，但是 *Atg7* 缺失的肥大细胞会出现严重的脱颗粒作用减弱的现象，然而，对于 *Atg7* 缺失的肥大细胞而言，它们产生的细胞因子并没有因为 *Atg7* 的敲除而受到改变。有趣的是，LC3 二型与分泌型溶酶体标志物 CD63 共定位在肥大细胞细胞外释放的脱颗粒物中，而 LC3 一型则不然，在 *Atg7* 缺失的肥大细胞中，这种共定位也不存在。在 *Atg7* 和 *Atg12* 敲除的肥大细胞中，正常颗粒的形成没有受到影响，但是 *Atg7* 和 *Atg12* 基因的缺失会导致 IgE 介导的去颗粒现象受阻，证实自噬在肥大细胞的颗粒运动和释放过程中发挥重要作用。此外，肥大细胞自噬的失调现象也存在于多种疾病状态，如系统性硬化、慢性鼻窦炎和哮喘（Ushio et al.，2011）。因此，研究肥大细胞中的自噬途径，探究自噬对肥大细胞耐受的影响，对于维持肥大细胞的功能，继而人为干预自噬控制肥大细胞的活性具有重要意义。

三、自噬对感染耐受的调控

1. 自噬分子对感染耐受的调控　　抗性和耐受是宿主对抗微生物感染的两种防御策略。自噬介导的病原微生物的降解被广泛认为是宿主应对感染产生的主要抗性机制。但是，自噬蛋白在社区相关的耐甲氧西林金黄色葡萄球菌（*Staphylococcus aureus*）USA300 感染时行使的主要功能是介导耐受而非抗性。在 *Atg16L1* 亚效等位基因小鼠（*Atg16L1^{HM}*）中，自噬水平显著性降低，在 USA300 感染后的败血症和肺炎模型小鼠（*Atg16L1^{HM}*）中都出现了更高的易感性和致死率。自噬通过限制 α- 毒素对内皮细胞造成损害来提供对机体的保护。值得注意的是，*Atg16L1^{HM}* 小鼠对 α- 毒素缺乏的金黄色葡萄球菌的感染表现出更高的存活率。α- 毒素通过结合内皮细胞、上皮细胞和单核细胞表面的毒素受体解整合素样金属蛋白酶 10a disintegrin and metalloprotease 10，（Adam10），导致宿主患上致死的败血症和肺炎。Adam10 蛋白在自噬缺陷细胞中得到累积可以解释为 *Atg16L1* 缺失的内皮细胞对 α- 毒素更为敏感的原因。因此，自噬在葡萄球菌感染耐受中发挥重要的调控作用，由病原体编码的单个毒力因子决定了给定的宿主因子是促进耐受性还是抗性（Maurer et al.，2015）。

在机体遭受病原微生物感染时，RIG-I 样受体和 cGAS 分别识别 RNA 病毒和 DNA 病毒的核酸组分，将信号分别传递给适配体蛋白 MAVS 和 STING，二者均会激活激酶 TBK1，从而磷酸化 IRF3，致使其二聚化入核，从而启动 I 型干扰素的转录激活。I 型干扰素的产生是细胞响应细胞质核酸刺激的标志。I 型干扰素本身不具备直接的抗病毒活性，它们能够诱导病毒感染的细胞及其邻近细胞处于免疫激活状态，从而限制病毒扩散。同时，它们能够增强 DC 的抗原呈递作用和 NK 细胞的功能，促进固有免疫反应；还可以通过促进 B 细胞和 T 细胞的成熟和活化来调节适应性免疫反应。I 型干扰素以自分泌和旁分泌的方式释放到细胞外，与干扰素受体结合，诱导干扰素诱导基因（IFN-stimulated genes，ISGs）的表达。ISGs 编码的蛋白不仅能够靶向病毒复制过程中的重要环节，破坏病毒在机体内的扩增，还能正向或负向调控固有免疫反应。

在 RIG-I 样受体介导的抗病毒反应中，自噬缺陷通过限制 I 型干扰素的产生来调节感染耐受。*Atg5* 缺失增强了诸如水疱性口炎病毒（VSV）等 RNA 病毒感染导致的 I 型干扰素的合成并能够有效抑制宿主细胞中的病毒复制。ATG5-ATG12 复合物及其结合蛋白（伸长因子 Tu，线粒体 TUFM）抑制 dsRNA 诱导的 I 型干扰素合成，从而破坏 RIG-I 信号通路的有效进程。此外，受干扰素诱导，dsRNA 激活的蛋白激酶（EIF2AK2，PKR）能够结合自噬 VPS34 复合体中的 Beclin-1，促进自噬体的形成。PKR 介导的真核生物翻译起始因子 2 亚单位 1（EIF2S1，eIF2α）的磷酸化也可以诱发自噬（Choi et al.，2018）。去泛素化酶 USP19 可以靶向 Beclin1，一方面促进自噬小体的起始及自噬流的进程；另一方面，USP19-Beclin-1 复合物可以通过自噬非依赖的方式与 MAVS 的 CARD 结合，阻挡 RIG-I 和 MAVS 的结合，从而负向调控抗病毒免疫反应。综上所述，自噬分子可以通过负向调控 RIG-I 样受体信号通路来产生感染耐受。

细胞质 DNA 受体 cGAS 识别细菌或 DNA 病毒的 dsDNA 并产生第二信使 cGAMP，随后，cGAMP 结合并激活内质网的 STING，进而激活 I 型干扰素信号通路。在 HSV-1 感染的情况下，DNA 激活的 I 型干扰素信号通路和自噬途径会发生整合。Beclin-1 与 cGAS 相互作用并抑制其转移酶活性，降低 cGAMP 的产生来限制 STING 的激活。相反，cGAS 与 Beclin-1 竞争性结合自噬抑制因子 Rubicon，从而触发自噬，引起细胞内病毒 DNA 的降解。此外，cGAMP 导致 ULK1 从 AMPK 复合物上解离下来，活化的 ULK1 会磷酸化 STING 并随后发生降解，从而抑制 I 型干扰素反应，达到感染耐受的效果。缺失 ATG9 能够导致 STING 在高尔基体上的聚集并增强 STING 依赖的 I 型干扰素的合成。此外，cGAS 依赖的信号能够诱导自噬，促进病原体的清除，作为一个负反馈环关闭信号。总之，自噬也参与了细胞质 DNA 受体的免疫耐受。

2. 选择性自噬对感染耐受的调控　通过靶向识别"货物蛋白"，选择性自噬可以高效、特异性地降解一系列免疫核心分子。选择性自噬能够降解核酸识别受体。在 RNA 病毒感染中，RIG-I 样受体受到选择性自噬的调节。富含亮氨酸的重复序列蛋白 25（LRRC25）是富含亮氨酸重复序列的蛋白家族中的一员。该家族在固有免疫、凋亡和核内 mRNA 转运等过程中发挥关键的作用。最近的研究发现，LRRC25 是 RIG-I 样受体介导的 I 型干扰素信号通路的负向调控因子。在宿主遭受 RNA 病毒感染时，LRRC25 特异性地与 ISG15-连接的 RIG-I 结合，促进 RIG-I 和自噬货物识别受体 p62 的相互作用，并介导 RIG-I 通过选择性自噬发生降解，调控感染耐受。LRRC25 或 ISG15 的缺失可抑制 RIG-I-p62 的相互作用及 RIG-I 的自噬降解。LRRC25 作为辅助 RIG- I 降解的第二受体在 p62 依赖的选择性自噬调控免疫耐受过程中发挥不可或缺的作用。在 DNA 病毒感染耐受中，自噬也扮演重要的角色。p62 特异性地识别 cGAS 的 K48 泛素化，并介导其发生自噬降解。在 HSV-1 感染的情况下，TRIM14 的表达量会增高，随后通过招募去泛素化酶 USP14 来切除 cGAS 上 414 位点的 K48 泛素化。敲除 *TRIM14* 可以减轻 HSV-1 引发的抗病毒反应。由于 I 型干扰素合成的减少，HSV-1 感染导致 *Trim14* 敲除小鼠发生高度敏感性致死。

此外，选择性自噬还可调控适配体蛋白的降解，介导感染耐受。受干扰素诱导表达的抗病毒蛋白 Tetherin/BST2 是重要的 ISG 蛋白，它能抑制 HIV-1 从感染细胞表面释放，对多种包膜病毒也具有类似的功能。Tetherin 不仅能够通过物理作用抑制病毒颗粒从感染细胞释放，还能调控针对 RNA 病毒的感染耐受。Tetherin 通过招募 E3 泛素连接酶 MARCH8，特异性地增强线粒体抗病毒蛋白 MAVS 第 7 位赖氨酸残基上 K27 泛素链的连接，从而提供自噬货物识别受体 CALCOCO2/NDP52 对于 MAVS 识别的降解信号，导致 MAVS 通过选择性自噬途径发生降解，防止 I 型干扰素信号通路的过度激活（Jin et al.，2017）。另外，激活 cGAS-STING 信号通路后，STING 会发生泛素化，由 TBK1 磷酸化 p62，使泛素化的 STING 直接进入自噬体降解。在没有 p62 的情况下，STING 无法转运进入自噬相关的囊泡。因此，DNA 病毒诱导 cGAS-STING 通路激活 TBK1，活化的 TBK1 进一步磷酸化 IRF3 并诱导 I 型干扰素，同时磷酸化的 p62 促进 STING 的选择性自噬降解，介导感染耐受。E3 泛素连接酶 TRIM32 能够负调控 TLR3/4 介导的固有免疫应答，在鼠伤寒沙门菌（*Salmonella typhimurium*）感染中，TRIM32-TAXBP1 复合物特异性地通过自噬途径降解适配器蛋白 TRIF，有效地关闭 TLR3/4 介导的固有免疫应答，从而行使 Toll 样受体相关的感染耐受。

四、自噬对炎症耐受的调控

1. 自噬分子对炎症耐受的调控　　模式识别受体在识别相应配体后，通过 MyD88 或 TIRF 等适配体蛋白，募集并激活一系列下游信号分子如 TRAF6、TAK1 和 IKK 复合物，导致 NF-κB 途径依赖的促炎性细胞因子，如 TNF、IL-6、IL-1β、IL-18 等的转录。IL-1β、IL-18 的成熟和释放还需要依赖炎症小体激活的 caspase1 发挥作用。自噬会平衡和调控免疫激活，介导固有免疫耐受，从而避免过度的炎症反应。炎症性疾病与自噬之间的紧密关联最初是从全基因组关联研究（GWAS）中获得的，它提供了遗传多态性与一系列人类疾病的易感性相关联的信息。最为著名的是，克罗恩病（Crohn disease，CD）中多态性的易感性基因位点涉及编码 ATG16L 和 IRGM 蛋白的基因，它们的产物与 NOD2 协作控制自噬过程。对克罗恩病这种炎症性肠病及溃疡性结肠炎的深入研究发现，其他自噬相关基因（几乎跨越了自噬过程的所有阶段）的多态性也与这些炎症性疾病休戚相关。例如，参与自噬起始早期阶段的 ULK1 蛋白和选择性自噬因子，如 SMURF1 和

NDP52。其他一些自噬相关分子与炎症紊乱及自身免疫性疾病的遗传也存在相关性，包括系统性红斑狼疮中的 *IRGM*、*ATG5*、*PRDM1-ATG5* 及 *DRAM1* 突变；哮喘中的 *ATG5* 突变；类风湿性关节炎中的 *ATG5 rs6568431* 突变；Vici 综合征中的 *EPG5* 突变；乳糜泻中的 *CLEC16A*、*ULK3* 和靶向自噬基因的 microRNA 突变；多发性硬化中的 *CLEC16A* 突变；神经系统紊乱，如肌萎缩侧索硬化和额颞叶痴呆患者，特别是严重的神经炎患者中的 *TBK1* 突变。CLEC16A 也与 I 型糖尿病的遗传相关，它涉及免疫浸润，并在线粒体自噬和自噬溶酶体的融合过程中起重要作用。

炎症小体在细胞内有几种形式，它们是细胞质病原体产物和胞内内源性激动剂的应答者（Zhong et al.，2016）。一旦被激活，由 Nod 样受体（主要包括 NLRP1、NLRP3、NLRC4）或者 AIM2、ASC 及 pro-caspase1 组成的炎症小体被迅速装配，发挥蛋白水解活性并导致促炎性细胞因子 pro-IL-1β 和 pro-IL-18 的切割和释放。非经典炎症小体不需要 ASC 和 Nod 分子，它由细胞质激动剂，如 LPS 直接激活 caspase4/caspase11（鼠）或者 caspase4 和 caspase5（人），促使 GSDMD（gasdermin D）活化并引发细胞焦亡。经典和非经典的炎症小体信号途径部分重叠，因为 caspase1 也会水解活化 GSDMD（Deretic et al.，2018）。自噬与炎症小体的关联，主要集中在自噬的抗炎作用中。最初自噬基因遗传突变与炎症相关的报道源于造血细胞中缺失 *Atg16L1* 的小鼠克罗恩病模型，*Atg16L1* 缺失引发小鼠出现 IL-1β 和 IL-18 升高的现象，并且小鼠的这些病理现象可利用特异性抗体阻断 IL-1β 和 IL-18 来消除。这是人们首次在体内证实自噬控制炎症小体耐受。最近的研究揭示，巨噬细胞特异性缺失自噬基因的小鼠会出现炎症小体介导的 IL-1β 释放增强，并患上葡萄膜炎（一种炎症介导的眼病），这种症状在克罗恩病患者身上也较为常见。自噬分子调控炎症耐受的主要原因是自噬能够清除细胞内的炎症激动剂。例如，自噬能够清除损坏的或者不可逆转的去极化线粒体，也就是发生通常所说的线粒体自噬，减少炎症小体激动剂活性氧（ROS）和线粒体 DNA 的释放，最终实现限制炎症小体激活，达到炎症耐受的效果。在 TLR2 和 TLR4 信号通路激活之后，诱导 II 型纤溶酶原激活抑制剂（PAI-2）表达，后者可稳定 Beclin-1 蛋白的水平从而促进自噬，减少线粒体活性氧的产生，降低 NLRP3 蛋白质量及抑制 pro-IL-1β 的加工。在 PAI-2 缺陷型细胞中过量表达 Beclin-1 可以抑制 NLRP3 对 LPS 的响应。

2. 选择性自噬对炎症耐受的调控 首先，选择性自噬降解会抑制促炎性细胞因子的转录激活，从而在转录水平介导炎症耐受。细胞衰老的一个显著特征是与衰老相关的分泌表型（SASP）发生与肿瘤和衰老相关的促炎反应。GATA4 是调节衰老和 SASP 的重要转录因子。在正常情况下，GATA4 会通过 p62 介导的选择性自噬而降解，但这种降解作用在衰老过程中被抑制，从而稳定了 GATA4 蛋白量，随后 GATA4 又激活转录因子 NF-κB，增强促炎性细胞因子的转录，从而启动 SASP 并介导衰老。GATA4 会在包括大脑在内的多个组织中堆积，可能导致衰老及相关的炎症（Kang et al.，2015）。NF-κB 信号通路的激活受 F-box 蛋白 SKP2（S-phase kinase associated protein 2）的负向调控。SKP2 的缺失会增强 NF-κB 信号通路的激活，增强促炎性细胞因子的生成。相关分子机制的研究发现，SKP2 介导 IKKβ 与 p62 相互作用，促进 IKKβ 通过 p62 依赖的选择性自噬降解，抑制 NF-κB 信号通路的激活，介导炎症耐受。此外，LRRC25 通过自身富含亮氨酸重复序列（LRR）与 p65/RelA 的 Rel 同源域（RHD）相互作用，促进 p65/RelA 被 p62 识别，最终介导 p65/RelA 通过选择性自噬发生降解，从而抑制 NF-κB 信号通路。

其次，选择性自噬会抑制炎症小体的激活，从而介导炎症耐受。巨噬细胞特异性缺失 p62 导致细胞中受损线粒体的累积，进而导致炎症小体依赖性的 IL-1β 的产生，并最终引发巨噬细胞死亡。同样地，面对炎症小体激活剂，缺乏范科尼贫血（Fanconi anemia）基因 *Fancc*（一种新发现的介导选择性自噬的因子）可积累受损线粒体的数量，并增强线粒体 ROS 依赖的炎症小体的激活。除了清除受损的线粒体抑制炎症小体的激活之外，自噬已被证实可直接靶向炎症小体组分来调控炎症耐受。在巨噬细胞中诱导 AIM2 或 NLRP3 炎症小体活化的过程会导致 G 蛋白 RalB 的激活和自噬小体的形成，组装好的炎症小体会被泛素化，随后招募到货物识别受体 p62 上，其中，ASC 与 p62 存在强烈的共聚集。AIM2 也会在 p62 募集到 K63 泛素化 ASC 的过程中被自噬清除。E3 泛素连接酶 TRIM11 作为 AIM2 炎症小体的负向调控因子，在 DNA 病毒感染过程中，通过其 PS 结构域与 AIM2 结合并发生自身泛素化，自身泛素化的 TRIM11 促进 AIM2 被 p62 识别并介导其通过 p62 依赖的选择性自噬发生降解。TRIM11 作为二级货物受体，将 AIM2 转运到自噬体并以依赖于 p62 的方式进行降解，行使炎症耐受的功能。此外，一些最新报道的来自 TRIM 家族的其他蛋白也可以作为自噬受体，专一性地降解炎症小体特定组分。例如，TRIM20 靶向 pro-caspase1、NLRP1 和 NLRP3，通过其 SPRY 结构域识别这些底物。TRIM20 具有 3 个 LC3 相互结合基序（LIR），保证了自身与 ATG8 家族（LC3s 和 GABARAPs）成员的相互作用。TRIM20 会组装到 ULK1、Beclin1 和 ATG16L1 复合体上，确保底物降解的有效性。值得注意的是，TRIM20 突变与家族性地中海热相关，TRIM20 突变之后与自噬核心蛋白结合的能力明显减弱。这意味着 TRIM20 介导的炎症小体组分的自噬降解在炎症耐受中发挥着关键作用。

综上所述，自噬介导炎症耐受，以防止内膜损伤形成的内源性和感染来源的外源性激动剂所导致的过度炎症反应，在免疫平衡中发挥重要作用。许多疾病相关的病理学过程都会涉及炎症反应，因此更好地理解自噬和炎症耐受之间的关系，对于今后药物的研发和炎症性疾病的治疗具有重要的指导意义。

小　　结

自噬在获得性免疫耐受和固有免疫耐受中都发挥着决定性的作用。揭示和理解自噬在免疫耐受中的作用机制，对于人为干预自噬，从而实现操控免疫耐受，打破免疫耐受的肿瘤治疗策略及重建免疫耐受的自身免疫性疾病的诊治策略提供了重要的理论依据。需要注意的是，自噬与免疫反应高度交叉、相互渗透，因此，直接干预自噬流的"一刀切"做法在疾病治疗过程中或许存在一定的风险。在这种情况下，更好的策略可能是操纵特异底物的选择性自噬降解，进而专一性地调控免疫耐受。因而，依赖选择性自噬的免疫疗法在多种危害人类身心健康的疾病的治疗上具有广阔的应用前景。

（中山大学　金寿恒　伍耀星　崔　隽）

参 考 文 献

AICHINGER M，WU C，NEDJIC J，et al.，2013. Macroautophagy substrates are loaded onto MHC class II of medullary thymic epithelial cells for central tolerance［J］. J Exp Med，210：287-300.

CHEN M，HONG M J，SUN H，et al.，2014. Essential role for autophagy in the maintenance of immunological memory against influenza infection［J］. Nat Med，20：503-510.

CHOI Y，BOWMAN J W，JUNG J U，2018. Autophagy during viral infection - a double-edged sword［J］. Nature Reviews Microbiology，16：340-353.

DERETIC V，KIMURA T，TIMMINS G，et al.，2015. Immunologic manifestations of autophagy［J］. Journal of Clinical Investigation，125：75-84.

DERETIC V，LEVINE B，2018. Autophagy balances inflammation in innate immunity［J］. Autophagy，14：243-251.

GAPIN L，2016. Development of invariant natural killer T cells［J］. Current Opinion in Immunology，39：68-74.

GHISLAT G，LAWRENCE T，2018. Autophagy in dendritic cells［J］. Cell Mol Immunol，15：944-952.

HUBBARD-LUCEY V M，SHONO Y，MAURER K，et al.，2014. Autophagy gene Atg16L1 prevents lethal T cell alloreactivity mediated by dendritic cells［J］. Immunity，41：579-591.

IRELAND J M，UNANUE E R，2011. Autophagy in antigen-presenting cells results in presentation of citrullinated peptides to CD4 T cells［J］. J Exp Med，208：2625-2632.

JIN S H，TIAN S，LUO M，et al.，2017. Tetherin suppresses type I interferon signaling by targeting MAVS for NDP52-mediated selective autophagic degradation in human cells［J］. Molecular Cell，68：308-322.

KABAT A M，HARRISON O J，RIFFELMACHER T，et al.，2016. The autophagy gene Atg16l1 differentially regulates Treg and TH2 cells to control intestinal inflammation［J］. Elife，5：e12444.

KANG C，XU Q K，MARTIN T D，et al.，2015. The DNA damage response induces inflammation and senescence by inhibiting autophagy of GATA4［J］. Science，349：12.

LOPEZ-SOTO A，BRAVO-SAN PEDRO J M，KROEMER G，et al.，2017. Involvement of autophagy in NK cell development and function［J］. Autophagy，13：633-636.

MAURER K，REYES-ROBLES T，ALONZO F，et al.，2015. Autophagy mediates tolerance to *Staphylococcus aureus* α-toxin［J］. Cell Host & Microbe，17：429-440.

MOCHOLI E，DOWLING S D，BOTBOL Y，et al.，2018. Autophagy is a tolerance-avoidance mechanism that modulates TCR-mediated signaling and cell metabolism to prevent induction of T cell anergy［J］. Cell Rep，24：1136-1150.

NEDJIC J，AICHINGER M，EMMERICH J，et al.，2008. Autophagy in thymic epithelium shapes the T-cell repertoire and is essential for tolerance［J］. Nature，455：396-400.

PUA H H，DZHAGALOV I，CHUCK M，et al.，2007. A critical role for the autophagy gene Atg5 in T cell survival and proliferation［J］. J Exp Med，204：25-31.

PULESTON D J，ZHANG H，POWELL T J，et al.，2014. Autophagy is a critical regulator of memory CD8(+) T cell formation［J］. Elife，3.

STRANKS A J，HANSEN A L，PANSE I，et al.，2015. Autophagy controls acquisition of aging features in macrophages［J］. Journal of Innate Immunity，7：375-391.

SUKSEREE S，MILDNER M，ROSSITER H，et al.，2012. Autophagy in the thymic epithelium is dispensable for the development of self-tolerance in a novel mouse model［J］. PLoS One，7：e38933.

USHIO H，UENO T，KOJIMA Y，et al.，2011. Crucial role for autophagy in degranulation of mast cells［J］. Journal of Allergy and Clinical Immunology，127：1267-1282.

WEI J，LONG L，YANG K，et al.，2016. Autophagy enforces functional integrity of regulatory T cells by coupling environmental cues and metabolic homeostasis［J］. Nat Immunol，17：277-285.

WENGER T，TERAWAKI S，CAMOSSETO V，et al.，2012. Autophagy inhibition promotes defective neosynthesized proteins storage in ALIS，and induces redirection toward proteasome processing and MHCI-restricted presentation［J］. Autophagy，8：350-363.

WU T T，LI W M，YAO Y M，2016. Interactions between autophagy and inhibitory cytokines［J］. Int J Biol Sci，12：884-897.

ZHONG Z Y，SANCHEZ-LOPEZ E，KARIN M，2016. Autophagy，inflammation，and immunity：a troika governing cancer and its treatment［J］. Cell，166（2）：288-298.

第二十九章　自噬与细胞存活及死亡

维持细胞稳态是自噬的重要功能之一，自噬主要通过溶酶体降解老旧细胞器和错误折叠的蛋白质而使细胞进行更新。在饥饿条件下，自噬可以通过重复利用代谢前体使细胞得以存活，还可以通过老旧细胞器及错误折叠的蛋白聚集物的降解来维持细胞的能量平衡，从而促进细胞存活。虽然早期研究认为细胞自噬是细胞存活的机制，但越来越多的研究证实，细胞自噬也能够调控细胞死亡过程，包括程序性细胞死亡（如细胞凋亡、坏死等）、炎症反应及获得性免疫过程，通过不同的通路定位不同的媒介（如线粒体、内质网、高尔基体等细胞器中的不同蛋白）进行自噬降解，进而调控细胞的生理过程，参与调控疾病的发生和发展。目前，自噬与众多调控或非调控的细胞死亡方式之间的因果关系依旧不甚清楚。自噬可以与 caspase 抑制引发的坏死样细胞死亡相伴发生；也可以与细胞凋亡同时发生或相互拮抗，这取决于具体的实验条件和两者共用的信号通路；还有可能调节一些其他方式的细胞死亡，比如坏死（necrosis）。最近的研究发现，自噬能够抑制炎症反应，包括炎症小体（inflammasome）依赖的 caspase 1 激活及前炎症小体细胞因子的成熟；自噬还能够参与调节 caspase 1 依赖的炎性细胞死亡（如焦亡）等。由于自噬与细胞死亡之间存在错综复杂的联系，调节自噬过程已经成为当前研究细胞死亡失调相关疾病的热点领域。

第一节　自噬与细胞存活

作为细胞内降解体系的一部分，自噬可以使细胞在恶劣的环境下存活直到环境改善。从酵母到哺乳动物，自噬的这种促进细胞存活的功能是由古老的应对外界刺激的自我保护功能进化而来的。另外，细胞自噬还与许多疾病相关，如心脏疾病、神经退行性疾病和肿瘤等。这些疾病都与自噬失调导致细胞对于死亡的敏感性改变相关。目前虽然人们已经在探索自噬通路的机制和调节方面取得了很大的进展，但是许多问题还没有被解决，包括自噬在代谢方面的功能与细胞生命进程的关系，自噬流量对于代谢状态及细胞死亡敏感性的影响；在细胞应激过程中，自噬流量影响并改变代谢途径的机制，以及代谢和能量感应、代谢底物提供及代谢转化的机制等。这一节主要讨论自噬在感应能量环境及在提供代谢底物方面如何调节细胞存活，自噬在凋亡通路、坏死通路中的影响，以及"自噬性组蛋白密码"（autophagic histone code）如何调节细胞死亡。通过阐述自噬在细胞存活和死亡中的调节作用，可以更好地理解自噬在维持细胞稳态，或者说自噬在调节控制细胞死亡和存活阈值中的作用。

一、胁迫条件下自噬对细胞存活的维持作用

从细胞到组织再到整个生物体，自噬在维持存活方面都起到了重要的作用。在哺乳动物刚刚出生时，通过胎盘的营养供给突然中断所引起的营养物质不足会激活自噬，从而在通过哺乳保证营养供应之前维持了足够的氨基酸代谢池来进行能量代谢。另外一个自噬促进存活的典型例子就是哺乳动物完全无食物供给时肝脏的代谢过程。大鼠禁食后肝脏中会发生自噬的快速激活，而这个过程可以被大量环己亚胺（cycloheximide，也称放线菌酮，一种蛋白质合成抑制剂）处理所延迟。在体内，饥饿肝脏中自噬小体水平很低，因为其清除速率高于形成速率。还有研究利用转基因手段在一些器官中观察 LC3 标记的自噬小体的募集现象来研究自噬，发现营养缺失可以诱导全身性的自噬反应。这说明了除肝脏之外的其他组织，如大量存在的肌肉组织，可以在禁食过程中为全身组织主要是大脑和红细胞提供代谢底物来维持生命。然而，在人体中，饥饿持续 3 天以上会导致自噬的下降，此时酮体会代替葡萄糖成为供应能源从而避免细胞中关键蛋白的合成不足（具体参见第十六章第二节）。

自噬还可以帮助维持氧化还原稳态。氧化应激条件下，活性氧（ROS）是维持自噬的主要细胞内信号转导物。营养缺乏可以诱导活性氧的产生和巯基氧化还原状态的失衡，这些都是引发自噬的重要介质。而 ROS 和活性氮（RNS）不可逆地氧化 DNA 和细胞生物分子，从而造成生物系统的损伤进而引起细胞死亡。有报道证实，氧化应激条件下，自噬主要通过 p62/Keap1/Nrf2 途径引发，从而清除所有不可逆的氧化的生物分子（蛋白质、DNA 和脂质），在抗氧化和 DNA 损伤修复系统中发挥重要功能，促进细胞存活（Ichimura et al.，2013）。

错误折叠的蛋白对于细胞是有毒性的，而且一些毒性蛋白的积累可以导致神经退行性失调相关疾病。一般认为错误折叠蛋白的毒性来自其疏水表面的暴露，这会导致它与正常蛋白相互作用，干扰这些蛋白之间关键的相互作用。为了避免这种蛋白导致的毒性，细胞中的蛋白质量控制系统会实时监控蛋白折叠情况，清除胞质中的错误折叠组分。分子伴侣可以识别并掩盖错误折叠单体的疏水表面，将它们运输至泛素－蛋白酶体系统降解或者进行分子伴侣介导的自噬。对于可溶性错误折叠蛋白，主要是由自噬－溶酶体系统来降解这些对蛋白酶体有抗性的毒性蛋白。另外，依赖微管的转运系统会将可溶性多聚物或聚集体送入包涵体中进行隔离。这些系统均由应激诱导的转录因子、协同伴侣因子和其他辅因子共同调控，从而有效清除毒性蛋白单体和多聚体。所以，自噬可以作为蛋白酶体降解错误折叠蛋白的补充系统。具体的例子就是自噬失调的小鼠会在脑部表现出神经退行性症状。最近研究发现，有两种蛋白可以将多泛素化和自噬联系起来，分别为 SQSTM1（sequestosome 1，p62）（Zaffagnini et al.，2018） 和 NBR1（the neighbour of BRCA1 gene 1，BRCA1 基因 1 邻位基因 1）。这两种蛋白都可以作为联系降解标记的泛素和自噬关键成员 LC3 的桥梁。SQSTM1 和 NBR1 可以识别可溶性蛋白聚集体从而引导其通过自噬－溶酶体系统降解。另外，一种分子伴侣介导的自噬（chaperone mediated autophagy，CMA）可以引导胞质蛋白进入溶酶体降解，而不需要目标蛋白进入自噬小

体。在 CMA 途径中，目标蛋白中的特殊基序（KFERQ 及相关序列）首先被分子伴侣 HSC70 识别并与 HSP40、Hip 和 Hop 形成复合物。30% 的胞质蛋白中都含有 KFERQ 相似序列，暗示了这些蛋白很有可能被 CMA 介导降解。底物蛋白通过溶酶体相关膜蛋白 2A（lysosome-associated membrane protein type 2A，LAMP2A）的帮助由分子伴侣复合物运输至溶酶体内腔。例如，帕金森病相关的编码 α-synuclein 的基因发生突变可以阻断其自身降解过程，CMA 在 α-synuclein 降解中发挥重要作用。最近有研究发现，CMA 可以降解一种神经细胞存活必需的转录因子肌细胞增强因子 2D（myocyte enhancer factor 2D，MEF2D）。虽然 CMA 的抑制会导致 MEF2D 在胞质内和整个细胞中含量的升高，但是 MEF2D 在细胞核中的含量及其与 DNA 的结合能力都会同时下降，而 α-synuclein 的过表达会降低 MEF2D 的转录活性导致增强的细胞死亡。因此，CMA 在 MEF2D 的质量控制及细胞存活中起重要作用，并且将 α-synuclein 的降解与 MEF2D 的活性联系起来从而在帕金森病的病理过程中发挥重要作用。所以说，自噬在蛋白质量控制系统中发挥了重要的作用，该系统可以保护细胞免受蛋白错误折叠所导致的毒性伤害从而促进细胞存活（具体参见第十八章和第二十章）。

二、自噬相关基因与细胞存活的联系

缺失自噬关键基因的生物体或细胞更易死亡，这表明自噬对于细胞维持存活至关重要。例如，缺失 *BECN1* 的小鼠在早期胚胎发育过程中死亡，而缺失 *Atg5* 的小鼠在出生 1 天内就会死亡，除非立即强制哺乳，这说明了自噬是战胜饥饿的关键途径之一。另外，小鼠神经细胞中缺失 *Atg5* 或 *Atg7* 都会导致与年龄相关的神经退化，而且小鼠寿命缩短。而干扰 Beclin 1-BCL2 的相互作用可以显著提高自噬水平，抑制提前衰老，并且显著延长小鼠的寿命（Fernandez et al.，2018）。在细胞不能摄入营养，如生长因子不足时，自噬基因对于维持细胞稳态和存活是非常必要的。其他自噬促进细胞存活的机制还包括自噬清除受损的细胞器、降解病原体和大的蛋白聚集体，而这些是不能够通过泛素 - 蛋白酶体系统降解的。因此，在衰老、感染、神经退行性疾病和肿瘤中，自噬与维持细胞存活息息相关（具体参见第二十二章和第二十四章）。

三、自噬通过维持细胞稳态促进细胞存活

自噬在维持细胞稳态方面发挥重要的作用。在正常营养供应条件下，自噬主要是通过对能量的感应调控细胞存活。最近发现，自噬与代谢之间的相互影响呈现出了一种复杂的动态反馈回路机制，而这种反馈调控着细胞的能量状态，使得细胞免于死亡。自噬的过程和自噬活性可以直接或间接地被细胞内外的代谢或能量状态所影响。自噬在细胞应答外界刺激的代谢网络中主要有三方面功能：一是综合感应细胞的能量状态；二是通过自噬流量的调整产生大量代谢底物作为反馈；三是通过自噬过程平衡 ATP 消耗和线粒体修复活性，从而保证细胞存活。

三个主要的能量感应通路将细胞能量水平与自噬过程联系起来，可以保证细胞有充

分的 ATP 供应、更高的产能效率和细胞修复能力。因此，一些下游引起的放大效应会更有效地调控细胞代谢的稳定性，这反过来会提高细胞的存活能力。细胞中主要的能量感应级联激酶包括 mTOR、AMPK 和蛋白激酶 A（protein kinase A，PKA）。这三个信号转导通路也与自噬调节的分子机制紧密相连。

1. mTOR 复合物　mTOR 通路调控蛋白合成和降解，而且 mTOR 本身还可以感受细胞内的 ATP 浓度。在酵母中，Atg1 和 Atg13 的相互作用可以被雷帕霉素受体复合物 1（TORC1）调控的 Atg13 高度磷酸化所调控，而这个过程会引发自噬体的形成。Atg1-Atg13 的这种相互作用似乎是持续的，因为其相互作用不能被营养条件或者 mTOR 的抑制所改变。在哺乳动物中，mTORC1 磷酸化 ATG1 的同源蛋白 ULK1，ULK1 可以与 ATG13 和 RB1CC1/FIP200 及 ATG101 形成复合物抑制自噬体合成吞噬泡的起始过程。TOR/mTOR 是联系细胞能量环境与自噬活性的中心调控途径，可以在能量不足的条件下提高产生 ATP 的代谢过程。例如，TOR 可以高度磷酸化 ATG13，从而导致自噬的激活。TOR 活性依赖于对可利用氮源的高度敏感，如 L- 谷氨酰胺或 L- 天冬酰胺。mTOR 对于氨基酸的感应能力是建立在 L- 谷氨酰胺的外流，以及 L- 亮氨酸的内流和双向转运系统中其他必需氨基酸的流量基础上的。亮氨酸是激活 mTOR 信号转导的最有效的氨基酸之一。因此，mTOR 以负反馈环路的形式参与调控氨基酸的代谢效率。另外，mTOR 还可以通过调控某些蛋白的状态来调控自噬。在线虫胚胎发育过程中，mTORC1 可以调控 PGL-1/3 的液液相分离来帮助胚胎利用自噬降解的机制来适应发育过程中的胁迫条件（Zhang et al.，2018）。然而，更具体的 mTOR 调控自噬的机制还没有被完全阐明（具体可参见第三章和第十六章）。

2. AMPK　AMPK 是细胞能量水平的感应器，对于自噬的调控也是必需的，AMPK 的突变或 AMPK 的抑制都会阻断自噬的发生。AMPK 可以被 ADP 和 AMP 的升高或葡萄糖饥饿所代表的 ATP 的缺乏所激活。AMPK 可以通过两个关键的信号转导分子来调控自噬：抑制 mTOR，以及最近发现的直接磷酸化 ULK1。因此，AMPK 以一种"自动防故障装置"的机制来发挥作用，通过两条不同的分子通路来调节自噬的活性，同时调控自噬的诱导及提供产生 ATP 的代谢物。同样重要的是，AMPK 在重塑整个细胞代谢从而提高诱导自噬的代谢能力方面也起到了关键的作用（Mihaylova et al.，2011）。例如，通过关闭 ATP 依赖的代谢过程，AMPK 可以促进 ATP 的保留。这个过程可能在氧含量降低而且需要提高每摩尔氧气所产生 ATP 量之时是非常重要的。因此，AMPK 通过双重的作用提高细胞内 ATP 水平：首先，通过提供可以作为 ATP 合成底物的代谢产物来提高细胞可利用的 ATP 水平；其次，通过关闭 ATP 消耗的代谢过程来降低 ATP 消耗并且使 ATP 损耗最小化（具体可参见第四章和第十六章）。

3. PKA　在氨基酸和血清饥饿处理的 HeLa 细胞中，PKA 可以介导 DNM1L/DRP1 的磷酸化，抑制分裂增殖，从而打破分裂 / 融合的平衡并促进细胞向后者发展（Chang et al.，2007）。这个过程会导致更大的含有更多拉长形线粒体的线粒体网络产生，从而表现出更高的 ATP 合成效率。这种更高的能量产生率是由线粒体 ATP 合成增多及更高的线粒体嵴密度和数量共同导致的。如果氧气和代谢物充足的话，细胞能源状态会倾向于向满足增长的能量需求的趋势发展。在此种情况下，ATP通常被保留，因为由去极化和破碎的线粒体引起线粒体自噬的概率会被降低。另外，胞质中的可用ATP也可以被更有效地利用，因为非拉长的线粒体需要消耗更多的胞质ATP来维持其膜电位，从而导致ATP储存消耗，加快死亡的启动。

除上述三种形式之外，之前也提到过自噬还可以在压力条件下通过清除损坏的细胞器和错误折叠蛋白来减轻功能性线粒体应激和降低有毒蛋白聚集物形成的危险从而调控细胞生存。这些都说明了自噬流量的变化可以有效调控代谢效率从而调节细胞存活。

总之，自噬可以帮助细胞进行蛋白质和细胞器的更新，降解长寿命蛋白质及有害蛋白聚集体；在细胞饥饿、缺氧及某些病理状态下，自噬可以帮助细胞抵抗胁迫条件；自噬基因对于细胞存活也发挥了积极的作用；自噬还能够通过维持细胞内环境稳态促进细胞存活。

第二节　自噬与细胞死亡

一般认为，细胞死亡是不可逆地导致细胞生命终止的过程。近来有研究认为某些条件下也存在可逆的细胞死亡程序，但具体调节机制尚不清楚。当前，对于细胞死亡比较一致的认识是细胞膜通透性不能可逆地恢复或细胞内生物大分子被完全片段化；可想而知，在这样的条件下细胞只能走向死亡。然而，正常的组织中也经常发生细胞死亡，这是维持生命体正常功能和形态所必需的。根据细胞死亡命名委员会（Nomenclature Committee on Cell Death，NCCD）最新的关于细胞死亡分类的建议，可以将细胞死亡分为两大类，即意外细胞死亡（accidental cell death，ACD）和受调控的细胞死亡（regulated cell death，RCD）。ACD主要是指由于细胞受到极端物理、化学或机械力刺激引起细胞结构迅速崩溃，从而导致细胞以一种不可控的方式死亡。而RCD可以作为正常生理发育过程的一部分，或者是细胞对于细胞内、外环境变化刺激的适应性反应。而根据细胞死亡的具体生化指标，又可以将这些死亡方式细化为不同的亚型。从生化的观点看，凋亡可以被定义为一种caspase依赖的RCD形式，根据死亡信号起始来源可以分为内部引发的凋亡、外部引发的凋亡及失巢凋亡（图29-1）。在这些死亡程序中有一个关键的子程序称为坏死性凋亡（necroptosis），被认为是一种caspase非依赖的细胞死亡形式。另外，根据细胞死亡依赖的不同物质（短肽、金属离子等），还可以分出许多不同种类的RCD（Galluzzi et al.，2018）。可以说对于细胞死亡的分类研究，目前还处于不断完善的过程中，导致细胞死亡的因素错综复杂，不同类型的细胞死亡机制也存在着相互交叉，而不同实验条件、不同类型细胞在应激条件下也有可能发生不同特征的死亡，所以可以认为细胞死亡在某些程度上也是一种细胞和环境特异性的行为。由于细胞死亡分类的复杂性，本章把细胞死亡分为三类，即凋亡（Ⅰ型细胞死亡）、自噬性细胞死亡（Ⅱ型细胞死亡）和坏死（Ⅲ型细胞死亡）（表29-1）。

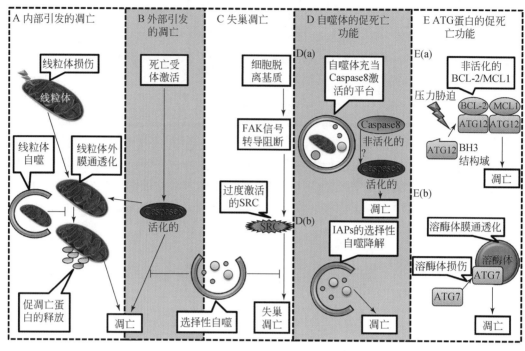

图 29-1　自噬性死亡与凋亡

A 内部引发的凋亡。许多蛋白、脂类和代谢产物可以诱发线粒体损伤，进一步引发线粒体外膜通透化，这会导致分解代谢水解酶类［如凋亡诱导因子（apoptosis inducing factor，AIF）或核酸内切酶 G（endonuclease G，Endo G）］和 caspase 激活因子［如细胞色素 c 和线粒体来源的 caspase 第二激活因子（second mitochondria-derived activator of caspase，SMAC）］释放进入胞质。这些变化通常标志着内部引发的凋亡是不可逆的。通过对损伤线粒体进行选择性自噬清除（线粒体自噬）可以限制促凋亡因子的释放，从而延缓内部引发的凋亡。B 外部引发的凋亡通路是由三聚物配体与所谓的死亡受体结合引发。这条通路中的一个关键事件就是 caspase 8 的激活。自噬可以选择清除有活性的 caspase 8，从而在死亡受体激活后延缓外部引发的凋亡。由于 caspase 8 诱导的凋亡依赖于 BH3 作用结构域的死亡配体（BH3-interacting domain death agonist，BID）的裂解和激活，而 BID 又是一个可能的线粒体外膜通透化诱导因子，所以线粒体自噬也可能抑制通过死亡受体转导的致死性的信号。C 自噬可以选择性清除由于黏着斑激酶（focal adhesion kinase，FAK）信号转导阻断而诱导产生的过度激活的酪氨酸激酶 SRC，从而延缓由于细胞脱离细胞外基质导致的失巢凋亡。D，E 自噬蛋白在凋亡中的作用。自噬体和 ATG 蛋白通常构成对细胞的保护机制，而在某些特殊条件下，它们也有可能参与到死性的信号转导过程。D（a）自噬体可以充当 caspase 8 激活的平台，虽然这个过程的详细机制还未被阐明（图中用问号标出）。D（b）在果蝇体内，抗凋亡蛋白［如 Bruce（BIR-containing ubiquitin conjugating enzyme，含有 BIR 的泛素结合酶）是哺乳动物凋亡蛋白抑制因子（inhibitor of apoptosis proteins，IAP）］通过选择性自噬清除可以促进凋亡。E（a）特定的促凋亡刺激信号，如 C6 神经酰胺或衣霉素，可以诱导 ATG12 和抗凋亡的 BCL-2 或 MCL1 蛋白相互作用，从而抑制两者的功能来增强凋亡。E（b）ATG7 可以在溶酶体损伤后促进溶酶体膜通透化，从而促进凋亡通路的激活

表 29-1　不同类型细胞死亡的生化特征

细胞死亡类型	生化特征
自噬性细胞死亡	LC3 脂质化 SQSTEM1 降解
凋亡	失巢凋亡：EGFR 表达下调；ERK1 信号转导抑制；β1 整合素的缺失；BIM 的过表达；caspase 3（6，7）的激活 内部激活的凋亡：MOMP；不可逆转的 ΔΨ$_m$ 缺失；IMS 蛋白的释放；呼吸链抑制 外部激活的凋亡：死亡受体信号转导；caspase 8（10）的激活；BID 裂解和 MOMP；caspase 3（6，7）的激活；PP2A 的激活；DAPK1 的激活；caspase 9 的激活
坏死	死亡受体信号转导；caspase 抑制；RIP1 和（或）RIP3 的激活

注：MOMP，线粒体外膜通透化。

第一节中已经提到细胞自噬最初被认为是一种细胞维持稳态、抵抗环境压力（包括营养缺失、能量供应不足、内质网应激、活性氧过多及缺氧等）的手段。后来人们发现在死亡细胞中经常出现自噬的表型和生化标志，于是自噬与细胞死亡之间的关系又成为一个新的研究热点。然而自噬只在一小部分细胞死亡中充当了起因的角色。而且，许多认为自噬是细胞死亡原因的文献中并没有提供足够的证据。"自噬性细胞死亡"（autophagic cell death）这个概念在20世纪70年代被提出，它是指一种程序性细胞死亡，这种细胞死亡方式最初被描述为caspase依赖的坏死样细胞死亡，通常伴有细胞中自噬体的积累。这个概念有时会误导人们认为自噬在细胞死亡机制中起到了一定的作用，事实上，死亡介导功能并不是这个定义的一部分。而现在，"自噬性细胞死亡"可以被理解为三种不同的含意：①自噬相关的细胞死亡（autophagy-associated cell death），这也是这个概念最初的意思；②自噬介导的细胞死亡（autophagy-mediated cell death），这个概念包含了细胞死亡的标准机制如凋亡等，但是由自噬引发的；③一种独特的细胞死亡机制，不依赖于凋亡或坏死。从这三种解释来看，②的解释其特异性要强于①，但需要通过生物学或化学方法抑制自噬，再观察到细胞死亡的抑制才能证明这个观点。而③的解释特异性更强，因为即使抑制自噬阻断了细胞死亡，还需要后续的证据证实细胞死亡的机制不是凋亡或坏死。所以，目前一些学者认为如果不能满足③这一解释的证明要求，最好还是将"自噬性细胞死亡"这个概念替换为"自噬相关的细胞死亡"或"自噬介导的细胞死亡"。根据以上原则，在证实自噬是细胞死亡发生的前提，但是不能证实自噬确实介导了细胞向死亡的转换的时候，推荐使用"自噬依赖的细胞死亡"（autophagy-dependent cell death）来代替"自噬介导的细胞死亡"，而现在虽然对于"自噬性细胞死亡"这种叫法仍有争议，但是这种叫法是目前公认的，所以本书后续的内容及大多数文献依然沿用这一名称。

由于自噬与细胞死亡之间的精确关系依旧没有被证实，许多研究的重点都集中在阐明自噬与细胞死亡程序的关系上。最近也有研究证实，调节自噬的信号通路与一些细胞死亡程序的途径存在交叉，包括凋亡和坏死。这一节将着重讨论自噬与细胞死亡的关系以及自噬对死亡过程的调控。

一、自噬与凋亡

细胞凋亡是一种被细胞调控的死亡方式，需要蛋白酶和核酸酶在完整质膜中协同发挥作用。凋亡的形态学特征包括DNA断裂、质膜出现小泡、细胞凝缩，最终细胞分解为膜环绕的凋亡小体，而这些凋亡小体最终会被细胞经吞噬作用清除。细胞凋亡的典型生化特征包括线粒体功能障碍、呼吸链抑制、线粒体内膜电位丧失、线粒体膜通透性增高及膜内侧磷脂酰丝氨酸的外翻。细胞凋亡在生理条件下能够维持组织的稳态，在发育过程中起着重要的作用，另外，细胞凋亡还有可能在一些疾病的进程中发挥重要的作用。许多条信号通路都可以激活细胞凋亡。"内部引发的"（线粒体依赖的）凋亡通路是引发凋亡的主要机制，这条通路通常是由细胞外的有害刺激引发，依赖于BCL-2家族蛋白调控的蛋白水解酶激活的系列活化连锁反应。而外部激活的凋亡通路需要通过受体配体相互作用引发，与内部引发的凋亡通路会共用某些下游信号传递途径（见图29-1）。

自噬和凋亡都是细胞中受到严格调控的生物学过程，它们在发育、组织稳态的维持和疾病过程中都起到重要的作用。类似的刺激信号可激活这两条通路，而且两条通路中一些信号分子的相互作用说明了两者机制存在交叉。例如，研究表明凋亡和自噬都能被代谢压力所激活。生长因子缺失、营养和能源代谢不足可以激活哺乳动物细胞中 LKB1–AMPK 通路，提高细胞周期蛋白依赖激酶抑制因子 $p27^{kip1}$ 的稳定性，从而通过诱导自噬促进细胞存活。相反，如果在同样条件下沉默 $p27^{kip1}$ 会激活凋亡。另外，自噬还可以作为抵抗内质网应激的适应性反应。有趣的是，内质网钙平衡或内质网功能受到扰动时能同时提高自噬及凋亡所引起的细胞死亡。在不同的组织中，自噬对于细胞抵抗内质网应激促进存活的作用不同。在大肠癌和前列腺癌细胞中，内质网应激诱导的自噬在清除不需要的多泛素化蛋白聚集物中起了重要的作用，从而保护细胞免于死亡。然而，在正常人类大肠细胞及非转化的小鼠胚胎成纤维细胞中，自噬不能够缓解内质网应激而更倾向于促进内质网应激诱导的细胞凋亡。越来越多的证据显示，自噬和凋亡能够协同发生、拮抗或者相互促进，从而对细胞命运造成不同的影响。最近的研究还发现，许多介导自噬的通路可以和凋亡复合物相互影响，这为深刻理解两条途径的调控网络奠定了基础。

1. 自噬与凋亡的联系

（1）自噬抑制凋亡：利用不同的实验体系进行的研究暗示了自噬在细胞死亡中的作用是环境和细胞种类依赖的。自噬可以延缓凋亡程序的启动，包括饥饿、DNA 损伤和血流动力学压力引发的凋亡。对大鼠进行一天禁食后会引起其肝脏发生自噬，但如果饥饿持续几天的话，肝脏细胞会发生凋亡。造血细胞系缺乏生长因子 IL-3 首先会激活自噬而最终也会发生凋亡。这说明了 *Atg* 基因在有完整凋亡机制的细胞中具有促进存活的功能。SQSTM1 标记的蛋白聚集物对于细胞死亡有保护作用，因为 SQSTM1 缺失泛素连接酶活性结构域的突变体会抑制 SQSTM1 阳性聚集物的形成并且促进细胞的死亡过程。

另外，自噬早期阶段的抑制会使得细胞对压力诱导的凋亡敏感。直肠癌细胞中，利用 3-MA 抑制由于抑制 p38 而导致的自噬可以诱发自噬性细胞死亡并且引发凋亡反应。这些发现说明自噬可以作为对抗伤害刺激的一个存活手段，可以使得细胞只有在持续刺激下才发生死亡，这时自噬就会被抑制，从而使凋亡代替自噬成为细胞死亡的方式。事实上，死亡信号刺激的撤除会引起结肠癌细胞中自噬囊泡数量和体积的减小，而且细胞会重新进入细胞周期。通过遗传学手段进行的研究也说明了自噬蛋白直接参与了生存与死亡的平衡过程。通过沉默 HeLa 细胞的自噬基因来抑制由于营养缺乏引发的自噬过程会导致细胞发生凋亡，这个过程可以被凋亡机制的抑制所延迟。当在自噬体成核阶段抑制自噬时，饥饿细胞会通过经典的凋亡过程加快死亡。相似地，在缺失自噬体形成阶段所需泛素样连接系统相关基因的 HeLa 细胞中，自噬体的形成会被削弱，而且对于饥饿诱导的凋亡更加敏感。体外实验结果也被体内通过 *Atg* 基因失活诱导细胞死亡的现象所证实。*AMBRA1* 缺失的胚胎显示出与自噬失调及过度凋亡相关的神经系统发育缺陷，这证实了自噬相关基因在细胞死亡过程中的调节作用。与之不同的是，如果通过药物或者是沉默 LAMP2 表达在后期融合阶段阻断自噬，会发生伴有凋亡和自噬特征的细胞死亡。因此，观察到自噬囊泡积累的现象并不一定意味着自噬活性的升高，因为在这些条件下，自噬都是被抑制的。当细胞通过不同途径被诱导发生自噬而且自噬过程在早期或晚期阶段被抑制时，细胞会由于不能适应压力而发生凋亡。然而，对于恶性胶质瘤细胞，3-MA 可以抑制烷化物试剂诱导的凋亡，而 Bafilomycin A1 使细胞对于烷化物试剂诱导的凋亡敏感，这说明抑制自噬的不同阶段可以导致对凋亡产生不同的影响。

有证据表明自噬主要通过线粒体自噬的机制抑制细胞的凋亡倾向。线粒体构成了存活和死亡信号相互斗争的"战场"，两者通过斗争决定以线粒体外膜通透化（mitochondrial outer membrane permeabilization，MOMP）为标志的内源性凋亡通路是否被激活。事实上，成百上千种不同的因子，包括蛋白、脂质及代谢产物都会影响线粒体膜功能和生理的完整性。在细胞死亡的过程中，MOMP 会引起分解代谢中的水解酶类［如凋亡诱导因子（AIF）和核酸内切酶 G］及 caspase 激活因子［如细胞色素 c 和第二线粒体衍生激活因子（second mitochondria-derived activator of caspase，caspase SMAC，也被称作 DIABLO）］从线粒体释放出来，从而导致线粒体跨膜电位（$\Delta\Psi_m$）消失，最终导致生物能量严重缺失。这些变化在内源性凋亡途径中具有不可逆的特性（图 29-1A）。损伤的线粒体特别倾向于激活凋亡程序，所以线粒体损伤释放的这些物质被自噬清除可以提高凋亡诱导的阈值。

那么自噬是通过何种途径特异性降解损坏的线粒体呢？$\Delta\Psi_m$ 的降低通常意味着呼吸链功能缺失或者是内膜通透性提高，这会引起锚定在外膜上的蛋白发生 Lys63 的泛素化，这些外膜蛋白包括电压依赖性阴离子通道 1（voltage-dependent anion channel 1，VDAC1）、线粒体融合蛋白 1（mitofusin 1，MFN1）和 MFN2，它们会连接线粒体自噬（mitophagy）所需的细胞器。这个途径是可能的，因为 $\Delta\Psi_m$ 的消失可以关闭一种破坏 PINK1（PTEN-induced putative kinase 1）激酶的蛋白酶，从而导致 PINK1 在受损线粒体表面聚集。之后 PINK1 就可以招募并磷酸化帕金森病蛋白（Parkinson disease protein，PARKIN）。PARKIN 是一类 E3 泛素连接酶，它可以泛素化线粒体外膜的底物，从而标记出需要通过自噬降解的细胞器。除了 $\Delta\Psi_m$ 消失，线粒体的分裂破碎也是引起线粒体自噬所必需的，这个过程构成了一个"fail-safe"的机制，以防止有功能的线粒体发生不必要的降解。饥饿细胞中的线粒体会经历 $\Delta\Psi_m$ 的损耗但不会破碎，意味着它们并不会经历线粒体自噬。与之相反，通透性转运孔（permeability transition pore，PTP，是一种多蛋白组成的孔，可以通透线粒体内膜）开放的线粒体表现出 $\Delta\Psi_m$ 的降低及破碎现象，可以使得它们通过自噬被清除。

自噬在抑制胰腺中不必要的细胞死亡方面也起到了一定的作用。胰腺腺泡细胞中含有许多非活性酶前体（酶原）如胰蛋白酶原（胰蛋白酶的前体），这些酶原被隔离于微粒中，但也有可能泄漏进入胞质引起细胞死亡。在蛙皮缩胆囊肽（cerulein）诱导的胰腺炎模型中，利用转基因手段过表达自噬蛋白液泡膜蛋白 1（vacuole membrane protein 1，VMP1）可以促进含有非正常激活胰蛋白酶的微粒体的清除。VMP1 过表达可以减轻胰腺炎的酶学、组织病理学和肉眼可见的一些指标，而通过降低 VMP1 表达阻断自噬流量可以使由乙醇和细菌脂多糖联合诱导的胰腺炎发生恶化。因此，VMP1 可以通过促进微粒体经自噬途径清除来抑制细胞死亡。

自噬还可以通过选择性降低胞质中的前凋亡蛋白的丰度来缓解凋亡引发的细胞死亡（图 29-1B）。事实上，自噬可以特异地选择被泛素化的蛋白作为靶蛋白，泛素化修饰使得这些蛋白可以与自噬受体相互作用，这些受体属于一系列的接头蛋白如 SQSTM1，这个蛋白可以同时结合泛素化的底物和 LC3。例如，缺乏促凋亡蛋白 BAX 的大肠癌细胞可以抵抗肿瘤坏死因子相关凋亡诱导配体（tumour necrosis factor-related apoptosis-inducing ligand，TRAIL）所诱导的细胞死亡，但自噬被抑制时这种抗性就会消失。这是由于自噬可以介导有活性的 caspase 8 的选择性清除。相似地，在 TNF 诱导的小鼠肝细胞凋亡模型中，通过特异性敲除 Atg7 抑制自噬可以提高 caspase 8 的活性，这可能是由于不能通过自噬有效清除 caspase 8 造成的。另外，自噬可以特异性降解原癌基因酪氨酸激酶 SRC 从而使癌细胞避免由于黏着斑激酶（focal adhesion kinase，FAK）信号转导受阻引发的失巢凋亡（图29-1C）。在这种条件下，SRC 结合 E3 泛素蛋白连接酶 CBL，CBL 含有一个 LC3 结合区域可以作为分子接头将 SRC 定位于 LC3 阳性的自噬小体上从而被降解。另外，自噬还可以通过降解 SQSTM1，抑制由 SQSTM1 引发的活性氧（ROS）产生和细胞死亡。

（2）自噬促进凋亡：一些实验结果暗示了抑制自噬可以阻断凋亡过程，也就是说自噬可以引发凋亡。当利用 3-MA 抑制乳腺、前列腺和大肠癌细胞及胶质瘤细胞的自噬过程时，这些细胞便不能发生凋亡。白藜芦醇诱导的自噬可以转化为凋亡过程，而且这个凋亡过程可以被自噬的抑制所阻断。最近有研究证实，在未受病毒感染的 CD4 T 淋巴细胞中，由 HIV 包膜糖蛋白引发的死亡信号中自噬在凋亡的上游发挥作用，因为凋亡可以被 BECN1 和 Atg7 的基因沉默所抑制，这说明在特定条件下自噬可以引发凋亡。在果蝇组织中，过表达 Atg1 会诱导自噬，同时抑制 Tor 信号转导，抑制细胞生长，而高水平的自噬可以导致凋亡。

也有许多通过诱导自噬性细胞死亡促进凋亡激活的例子，而且在自噬中起关键作用的蛋白也可能在促凋亡信号转导过程中发挥作用。那么自噬可以通过哪些机制来促进凋亡呢？自噬体形成阶段（而非降解阶段）被认为与 SKI-I［一种泛-鞘氨醇激酶（pan-sphingosine kinase）抑制剂］和硼替佐米［bortezomib，又称万科注射剂（velcade，PS-341），一种 26S 蛋白酶体信号通路抑制剂］处理细胞后 caspase 8 的激活相关［图 29-1D(a)］。在这种条件下，caspase 8 可以与死亡受体接头蛋白 FADD（FAS-associated death domain，FAS 相关死亡结构域）及 ATG5 形成复合物，与 ATG5、LC3 和 SQSTM1 共定位，最终以 ATG5、FADD 和 SQSTM1 依赖的形式被激活。在利用 SKI-I 或硼替佐米处理的细胞中，自噬早期阶段的抑制（通过 Atg3 或 Atg5 的敲除）会降低 caspase 8 及 caspase 3 效应因子的激活，而自噬晚期阶段的抑制（通过 Bafilomycin A1 的处理）会加强 caspase 依赖的细胞死亡。这些数据暗示了自噬体的形成过程，而非整个自噬的过程可以为 caspase 8 的激活提供有利条件。然而，在自噬被诱导时 caspase 8 通常不会被激活，而如果利用小鼠模型，将在自噬早期阶段行使功能的 Atg7 进行肝特异性敲除，就可以通过体内 TNF 检验证实 caspase 8 的激活。具体是何种因素决定自噬体的形成是否引发 caspase 8 的激活依旧不清楚。

自噬还有可能通过去除凋亡的内源抑制因子来促进凋亡。在果蝇中，自噬主要通过 caspases 和凋亡蛋白抑制因子（inhibitor of apoptosis protein，IAP）的相互作用来调节。IAPs 中有一种叫作 Bruce（BIR-containing ubiquitin-conjugating enzyme，含有 BIR 的泛素共轭酶）的蛋白，可以通过自噬降解，这解释了为何通过遗传学手段（通过针对 Atg1、Atg13 或 vps34 的突变）抑制自噬可以阻止卵母细胞在卵子发生后期的发育性凋亡［（图29-1D（b）］。最近还有报道证实，自噬可以通过降解促进星形胶质细胞中存活的关键蛋白 Caveolin-1 来促进棕榈酸诱发的凋亡进程（Galluzzi et al.，2018）。

目前许多通过遗传学方法操纵自噬进程的研究发现，在选择性致毒模型中，自噬与凋亡的促进密切相关。最近有研究发现人肺上皮细胞暴露于烟草提取物（cigarette smoke extract，CSE）中会激活其外源凋亡通路而死亡。CSE 诱导的细胞死亡涉及 Fas 依赖的死亡诱导信号转导复合物（Fas-dependent death-inducing signaling complex，DISC）的激活和 caspases（8，9，3）的下游激活。人肺上皮细胞暴露于 CSE 会同时发生自噬体形成及 LC3B-Ⅰ向 LC3B-Ⅱ转化的增加。自噬蛋白 Beclin 1 或 LC3 的沉默可以在体外抑制应答 CSE 暴露引起的凋亡，这说明自噬水平的提高与上皮细胞死亡密切相关。后续的研究发现，在这个模型中，LC3B 可能发挥了外源性凋亡调节因子的作用。LC3B 以脂筏蛋白 Caveolin-1 依赖的形式与形成 DISC 的关键组分 Fas 形成复合物。CSE 的暴露可以导致 LC3B 迅速与 Fas 解离，这与凋亡信号转导的激活相关。总之，这些利用 RNA 干扰沉默表达的实验其结果暗示了在 CSE 诱导的特异毒性模型中，LC3B 具有促凋亡功能，然而这个模型中自噬活性在促进细胞死亡过程中的相关功能依旧不清楚。应该注意的是，CSE 诱导的自噬或许与饥饿诱导的自噬不同，前者的发生需要不同途径的成员形成复合物，这也许会改变自噬反应的功能。因此，"毒性自噬"的概念或许能包含这种改变功能的意思，这个过程可能不仅取决于 CSE 诱导激活自噬的程度是生理性的还是过量的，还取决于外源底物的本质（如复杂的体内共栖生物如焦油或病毒碎片）及其与自噬体的相互作用。

　　另外，还有许多自噬和凋亡同时发生的例子如 Tp53 依赖的自噬，这个过程需要损伤调节自噬调控因子（damage-regulated autophagy modulator，DRAM）的上调，而 DRAM 的上调与凋亡的上调是一致的。TNF-α 可以在胚胎滋养层细胞中诱导自噬，这可以导致内源凋亡通路的激活。在这个模型中，Atg5 的沉默可以抑制 TNF-α 依赖的促凋亡 caspase 的激活，而且 Atg5 的敲除可以保护小鼠胚胎成纤维细胞在促死亡环境刺激下存活，然而文章作者把该作用归功于伴侣蛋白依赖的自噬补偿性激活而非自噬本身的抑制。这些研究也提出了一个重要的结论：在任何条件下，利用遗传学手段沉默某些特定的自噬相关因子的表达都不能说明自噬是否具有细胞保护功能，因为任何基因表达的沉默都有可能影响与自噬无关的其他信号转导通路，或者引发一些补偿机制，如一些其他形式的自噬。

　　还有发现称许多 ATG 蛋白可以不依赖于自噬过程而参与致死性信号的传递。ATG12 被认为可以通过线粒体通路在激活 caspases 过程中发挥作用，因为它的缺失可以降低应答多种凋亡压力，包括 C6 神经酰胺、表鬼臼毒素吡喃葡萄糖苷、紫杉酚、衣霉素等处理引发的 caspases 激活［图 29-1E（a）］。ATG12 的这个活性需要 BH3 结构域来介导其与 BCL-2 和 MCL1 相互作用，而非其自噬活性参与。与之相似，在小鼠肝癌细胞 Hepa-1c1c7 中，Atg7（而非 Atg5）在溶酶体膜通透化引发溶酶体损伤后促自噬诱导，这点与 MOMP 相似，都可以引发凋亡［图 29-1E（b）］。这些例子阐明了单独的 ATG 蛋白促进致死性信号转导的机制。

　　然而，对于细胞在有完整的凋亡机制时是否可以将自噬作为死亡机制依旧不清楚。在单等位基因敲除 BECN1 的乳腺癌细胞中恢复 Beclin 1 表达会导致增强的自噬。在 IFN-α 处理的人宫颈癌细胞中，ATG5 可以通过与 FADD 相互作用来促进细胞自噬性死亡。与之相应，细胞可能会因凋亡而死亡，除非细胞经受了足够剧烈的其他死亡机制的刺激。可以说自噬更倾向于作为一种促进存活的机制而非促进死亡的机制，至少是在有完整凋亡机制的细胞中，而在死亡过程中的细胞中，可以将自噬作为其最后的求生手段。

2. mTOR 通路在自噬及凋亡中的作用　哺乳动物雷帕霉素靶向基因（mammalian target of rapamycin，mTOR）可以感应并且平衡来自营养、生长因子、能量及压力的信号，从而在早期发育生长和成体衰老过程中起重要的调控作用。低的胰岛素和胰岛素样生长因子 1（insulin/IGF-1）信号、营养或能源的不足及压力信号会转化为对 TOR 活性的下游调控。TOR 活性的抑制可以导致 mRNA 翻译的速率降低从而激活自噬。饥饿条件下，TOR 被迅速抑制以便激活自噬。有趣的是，最近有研究发现，在自噬起始阶段，mTOR 信号转导被抑制，但是当饥饿持续时 mTOR 信号转导又会被重新激活。结果就是，重新激活的 mTOR 可以缓解自噬过程，从自噬溶酶体中产生前溶酶体小管及前溶酶体囊泡（该过程也称作 autophagic lysosome reformation，ALR）（Yu et al.，2010），它们可以发育成熟成为有功能的溶酶体，从而恢复溶酶体平衡。这种负反馈的调节可以保证在营养物质充足的条件下自噬的终止，从而避免了胞质中过度的囊泡积累所引起的细胞死亡。

据报道 mTOR 在凋亡中有许多功能，这些功能的发挥取决于细胞所处的环境以及不同的下游靶点，如 Tp53、BAD 和 BCL-2 蛋白等。最近，有两个新的 mTOR 作用蛋白被鉴定出来：富含脯氨酸的 AKT 底物（PRAS40）和 Q6MZQ0/FLJ14213/CAE45978 蛋白。这暗示了它们在凋亡调节中具有一定的作用，可以控制细胞生长和死亡的平衡。更新的研究发现，抗凋亡蛋白 BCL-2 同系物 MCL1 可以作为一个压力感受器来协调控制自噬和凋亡。最终的结果取决于 BAX 和 Beclin 1 的相互作用对于下游效应的激活所导致的 MCL1 的降解程度。与 TOR 可能同时调控自噬和凋亡一致的是，mTOR 的抑制可以导致营养供应不足，这被认为是由 MCL1 降解所引起的。除了被广泛认同的 TOR 可以分别正向或负向调节多种同化或异化代谢过程，要更深入地了解 TOR 在自噬及凋亡中的作用机制还需要进行进一步的研究。

3. Beclin 1 是调控自噬和凋亡的关键蛋白　*BECN1* 是酵母 *Atg6* 在哺乳动物中的同源基因，其表达产物与 VPS34 和 VPS15 构成核心复合物，能够诱导细胞自噬，在自噬体形成过程中起关键作用（图 29-2）。Beclin 1 在人和小鼠的许多组织中广泛表达。相似地，*Bec-1* 是哺乳动物 *BECN1* 在线虫中的同源基因，可以在幼虫形成时期（发育停滞时期）所有重塑的组织中表达。*Bec-1* 在胚胎发育时期非常关键，而且在正常幼虫发育和整个成虫生长过程中都是必需的。*BECN1* 的缺失还可以导致小鼠胚胎的死亡，*BECN1*$^{+/-}$ 小鼠患肿瘤的概率更高。这些现象和自噬缺陷紧密相关，而没有出现凋亡引起细胞死亡所导致的缺陷。已经证实自噬和凋亡之间的相互交叉一部分是被 Beclin 1 和抗凋亡蛋白 BCL-2 及 BCL-XL 在功能和结构上的相互作用所介导的。Beclin 1/BCL-2 的相互作用在进化上显得非常保守。在线虫中，Bec-1 分别与 BCL-2 同系物 Ced-9 及 Let-512/Vps34 形成两个功能不同的复合物。*Bec-1* 缺失的幼虫缺少 Let-512/Vps34 的脂质 PtdIns 3- 磷酸盐产物，这种现象证实了 Bec-1 对于在自噬中膜运输及内吞过程起关键作用的 Let-512/Vps34 的功能是必需的。另外，*Bec-1* 基因的失活会引发凋亡，这一点可以被动物生殖细胞及身体组织中因凋亡而死亡的细胞数目的增长所证实。总之，这些研究证实了 Bec-1 在自噬和凋亡过程中都起到了关键的调控作用。最近，Beclin 1/BCL-2/BCL-XL 相互作用的结构基础被阐明（Pattingre et al.，2005）。Beclin 1 含有 BCL-2 同源（BCL-2 homology，BH）3 区，这个区域实际负责与 BCL-2/BCL-XL 蛋白的相互作用。BH3 结构域可以与 BH3 受体结合

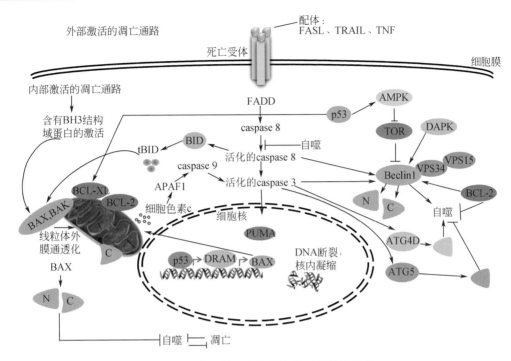

图 29-2　自噬性死亡与凋亡分子机制的联系

凋亡可以被外部受体依赖的信号刺激或内部线粒体介导的信号转导所激活。外部激活的凋亡通路由死亡受体及其同源配体的结合而起始，如 FASL、TRAIL 或 TNF。这导致接头分子 FADD 与死亡受体结合而后激活 caspase 8。活化的 caspase 8 可以直接裂解并激活 caspase 7 和 caspase 3，从而促进凋亡。内部引发的凋亡通路是由含有 BH3 结构域蛋白感应不同种类细胞压力来激活而调控，如 DNA 损伤或内质网应激，这之后会激活位于线粒体外膜的 BAX/BAK，诱发线粒体外膜通透化，导致不同的凋亡介导因子，如细胞色素 c 的释放，这会激活 caspase 9。反过来 caspase 9 又会裂解和激活 caspase 3 和 caspase 7，从而诱发凋亡性细胞死亡。这两条通路都交汇于 caspase 3 的激活这一点上。自噬体形成需要 Beclin 1 与 VPS34 和 VPS15 等作为多蛋白（PI3K）复合物的成员。自噬和凋亡通路的相互交叉至少部分上是被 Beclin 1 和抗凋亡蛋白 BCL-2 及 BCL-XL 在结构和功能上的相互作用来介导的。不同的凋亡刺激（内部的或外部的）能够导致 caspase 介导的 Beclin 1 的裂解，结果就是 Beclin 1 失去自身诱导自噬的能力。取而代之的是其 C 端片段被转运至线粒体，使得细胞对于凋亡信号敏感。与 Beclin 1 和 ATG5 这种裂解后失去诱导自噬能力的现象相反，caspase 裂解的 ATG4D 能够获得促进自噬的能力。p53 在凋亡和自噬途径中都起着关键的作用。在转录水平，Tp53 上调 BAX、PUMA 和 BID 或者降低抑制 BAX 的 BCL-2 的表达。除了凋亡，Tp53 还能够通过对于 TOR 的抑制和 DRAM 的转录激活来诱导自噬。有趣的是，胞质中 Tp53 抑制自噬的现象暗示了 Tp53 与自噬／存活通路之间存在着极为复杂的关系。DAPK 是一类 Ca^{2+}/CaM 调控的丝／苏氨酸蛋白激酶，它与凋亡及自噬性细胞死亡也有着密切联系

来抑制抗凋亡蛋白，如 BCL-2 和 BCL-XL，或者激活促凋亡 BCL-2 家族成员，如 BAX 和 BAK。有趣的是，Beclin 1 的 BH3 结构域或者 BCL-XL 的 BH3 受体结构域发生突变会阻断 Beclin 1 和 BCL-XL 的相互作用，从而解除 BCL-XL 介导的自噬过程的抑制。值得注意的是，BCL-2 特异性定位于内质网而非线粒体从而能够在酵母、哺乳动物细胞，以及共表达心脏来源的 BCL-2 和荧光标记自噬表征蛋白 GFP-LC3 的转基因小鼠心肌细胞中有效抑制饥饿所诱导的自噬。有实验证实，siRNA 介导的只含有 BH3 结构域的蛋白 BAD 的表达降低或缺失可以减少饥饿诱导的细胞自噬，而转染过表达 BAD 或加入 BH3 类似物处理可以在人类细胞中诱导自噬。相似地，线虫中唯一的含 BH3 结构域蛋白 Egl-1 的缺陷可以缓解饥饿诱导的自噬，而 Egl-1 的功能恢复可以激活自噬。总之，这些研究说明

含有 BH3 结构域的蛋白或 BH3 类似物不仅可以作为细胞死亡的诱导剂，还可以作为自噬的调节因子。有趣的是，虽然 BCL-2 与 Beclin 1 的结合可以减弱 Beclin 1 激活自噬的能力，而且 Beclin 1 含有一个 BH3 基序，其与促凋亡蛋白极为相似，但 Beclin 1 并不能调节 BCL-2 的抗凋亡能力来诱导凋亡。Beclin 1 与 BCL-2 相互作用不能在自噬缺陷的 *Atg5*^{-/-} 小鼠胚胎成纤维细胞（mouse embryonic fibroblast，MEF）中调节凋亡，这种现象否定了 Beclin 1 介导的自噬对细胞的保护作用。

4. Caspases 在自噬中的调节作用　最近的一些研究结果为进一步阐明自噬和凋亡之间相互影响的分子机制提供了新的线索。如果把小鼠造血细胞系中必需的白细胞介素 -3（interleukin-3，IL-3）生长因子撤除会引发自噬促进细胞生存的机制，如果持续撤除这种生长因子会导致细胞发生凋亡性的细胞死亡。由于生长因子缺失而导致的凋亡与 caspase 介导的 Beclin 1 和 PI3K 的降解密切相关，这削弱了 Beclin 1 在自噬方面的功能。另外，Beclin 1 和 PI3K 的降解不依赖于细胞类型，而且凋亡的引发可以是内源的（通过线粒体死亡促进因子的释放）也可以是外源的（死亡受体依赖的）。重要的是，在 IL-3 依赖的小鼠前 B 细胞 Ba/F3 中，被 caspase 介导降解产生的 Beclin 1 的 C 末端片段定位于线粒体，使细胞对凋亡敏感，这很有可能是通过促凋亡因子的释放所引起的（图 29-2）。而促凋亡蛋白 BAX 通过增强 caspase 介导的 Beclin 1 在 D149 位置的裂解可以抑制自噬；不能被 caspase 降解的 Beclin 1 和 BCL-XL 可以拯救 BAX 诱导的自噬（Luo et al.，2010），这两种现象说明凋亡可以抑制自噬。进一步支持自噬和凋亡之间联系的证据是，其他一些自噬蛋白也是 caspase 诱导的凋亡降解底物。caspase3 可以降解人 ATG4D 产生丝氨酸蛋白酶反过来降解新合成的 ATG8（哺乳动物中称作 LC3）的 C 末端（图 29-2）。Caspase 裂解的 Atg4D 可以导致酵母 Atg8 同源蛋白 γ- 氨基丁酸受体相关蛋白 1（γ-aminobutyric acid receptor-associated protein-like 1，GABARAP-L1）的去脂化活性增强；而沉默 Atg4D 的表达会抑制自噬并且使细胞对于饥饿及十字孢碱诱导的细胞死亡敏感。这种现象证实了 caspase 可以激活 Atg4D 介导的自噬来促进饥饿细胞的存活。有意思的是，过表达 ATG4D 的截短片断（经 caspase 裂解后的形式）裂解的 ATG4D 可以在人细胞中诱导凋亡，这之前需要 ATG4D 快速募集到线粒体。ATG5 在自噬体的形成过程中是必需的，它也可以通过被 caspase 裂解而加强细胞对凋亡刺激的敏感性。裂解后截短的 ATG5 转移至线粒体从而调控线粒体凋亡通路。值得注意的是，caspase 介导的 ATG5 和 Beclin 1 的裂解可以使自噬转向凋亡方向，同时 ATG4D 裂解产生的截短物可以提高自噬活性（图 29-2），这些现象强烈暗示了自噬与凋亡有着密切的联系。

5. 抗凋亡的 FLIP 可以作为抗自噬的调节因子　在发现自噬机制与凋亡机制中复合物存在相互交叉影响的基础上，最近又有研究发现了抗凋亡蛋白 Flice 抑制蛋白（Flice inhibitory protein，FLIP）作为自噬的负性调节因子的新机制。细胞和病毒中 FADD 样白介素 -1β 转换酶（FADD-like interleukin-1 beta-converting enzyme，FLICE）样抑制因子同源蛋白（分别称为 c-FLIP 和 v-FLIP）是已知的肿瘤坏死因子 / 神经生长因子（tumor necrosis factor/nerve growth factor，TNF/NGF）家族死亡受体引发的凋亡抑制因子。有确凿的证据证实，FLIP 与 LC3 竞争性结合 ATG3（ATG3 在正常环境中是一种 E2 样的酶），结果就是，FLIP 抑制了 ATG3 介导的自噬体的延伸，因此降低了自噬水平。然而，在压力条件下，FLIP 允许 ATG3-LC3 的相互作用进而诱导自噬（Lee et al.，2009）。总之，

FLIP 不仅可以作为抗凋亡因子，还可以通过其抑制性地结合 ATG3 行使自噬抑制因子的功能。

6. 死亡相关蛋白激酶（death-associated protein kinase，DAPK）家族在凋亡和自噬中的功能 DAPK 是一种 Ca^{2+}/CaM（calmodulin，钙调蛋白）调控的丝/苏氨酸激酶，它可以调控多种死亡信号诱导的细胞死亡过程。DAPK 有抑制肿瘤的作用，在大多数肿瘤中由于 DNA 甲基化其表达被抑制。DAPK 被认为与凋亡和自噬性细胞死亡都有关系。在内质网应激诱导下 DAPK 被激活，反过来引起凋亡与自噬混合形式的细胞死亡反应（Gozuacik et al.，2008）。另外，在分离的成纤维细胞体外模型中以及在小鼠肾毒性模型这种体内条件下敲除 Dapk 可以获得对于内质网应激的保护。在这两个实验条件下发现凋亡和自噬都减弱了，这证实了在内质网应激条件下 DAPK 可以整合来自凋亡和自噬两条通路的信号来诱导细胞死亡的观点。DAPK 对于自噬的调控功能已经在哺乳动物细胞和线虫中被证实，利用突变或 RNA 干扰（沉默）来降低线虫中 DAPK 的同源基因 Dapk-1 的表达可以降低咽喉部肌肉细胞由于饥饿诱导的自噬的发生。然而，DAPK 具体通过哪种机制来促进细胞自噬依旧不清楚。最近有一项关于这个问题的研究，发现 Beclin 1 可以作为 DAPK 下游调控的靶点（图 29-2）。DAPK 介导 Beclin 1 的 BH3 结构域的 Thr119 磷酸化，能够促进 Beclin 1 从它的抑制因子 BCL-2 家族成员上解离下来，从而激活 Beclin 1 诱导自噬。

7. Tp53 在自噬和凋亡中的作用 前面的章节已经提到，Tp53 可以被细胞中广泛的压力信号所激活，如 DNA 损伤、缺氧或者异常癌基因表达促发的细胞周期阻滞、DNA 修复、细胞衰亡及凋亡。Tp53 可以通过内源及外源通路调控凋亡已被研究得较为充分。Tp53 的功能是整合压力信号，通过多结构域的 BCL-2 家族成员 BAX、只含有 BH3 的成员 PUMA 和 BID 转录激活，或者减弱抑制 BAX 的 BCL-2 的表达来诱导凋亡（图 29-2）。值得注意的是，Tp53 诱导凋亡通常要依赖于环境。例如，BAX 失活条件下 Tp53 可以在癌基因转化的成纤维细胞中诱导凋亡，但在正常的胸腺细胞中 Tp53 就没有明显的介导凋亡的能力。除了可以控制 BCL-2 蛋白家族中促凋亡成员的转录，Tp53 还可以转录激活凋亡机制中的核心成员，如编码 caspase 9 辅激活因子 APAF1 的基因。另外，Tp53 可以通过转录调控 caspase 6 的效应因子表达。最近有报道证实，在 Cnot3 缺失的小鼠心肌细胞中，Atg7 可以与 Tp53 相互作用进而调控 Tp53 的活性诱导促进细胞死亡的基因表达（Yamaguchi et al.，2018）。虽然 Tp53 还可以激活在外源凋亡通路中起作用的基因转录，但它在凋亡中的作用还是主要通过内源机制来发挥。令人惊讶的是，Tp53 不只具有转录激活的功能，还具有转录抑制的功能，此功能也可能参与了对凋亡的调控。虽然大多数研究都集中于 Tp53 的凋亡调控活性，但是最近许多报道也强调了 Tp53 与自噬之间的功能联系。Tp53 可以通过 AMP 依赖的蛋白激酶[adenosine 5′-monophosphate（AMP）-activated protein kinase，AMPK] 的激活来抑制 mTOR，或者通过对有自噬诱导功能的编码溶酶体蛋白的基因 DRAM 的转录激活来引发自噬（图 29-2）。在基因组不稳定的压力条件下，Tp53 通过 DRAM 诱导自噬可以导致凋亡性细胞死亡。因此，在 Tp53 调控的凋亡和自噬途径网络中，DRAM 似乎成为一个具有关键作用的组分。有趣的是，新的研究发现了 Tp53 在胞质中除了引发凋亡抑制自噬之外还有另外新的功能。敲除或者通过药物或干扰抑制 Tp53 表达可以在人类、小鼠和线虫细胞中诱导自噬。自噬的增强可以促进 Tp53 失活的癌细胞在缺氧和营养不足的条件下存活，这说明抑制 Tp53 引起的自噬可以作为一种细胞自我保护的机制。值得注意的是，胞质中而非核中的 Tp53 可以抑制 Tp53 失活细胞的剧烈自噬，这暗示了 Tp53 在自噬调控过程中可以通过形成复合物来发挥作用。确凿的证据证实，在 $Tp53^{-/-}$ 细胞中，AMPK 是激活的，而感受营养的激酶哺乳动物雷帕霉素靶蛋白（mTOR）是被抑制的。由于 AMPK 和 mTOR 在自噬调节中发挥着关键的作用，Tp53 的抑制很有可能是通过 AMPK/mTOR 依赖的通路来调控自噬的。总地来说，这些发现说明 Tp53 依赖于其亚细胞定位来调控自噬过程。

总之，Tp53 以一种复杂的、环境依赖的模式将自噬和凋亡联系起来，协调两者以最终恢复细胞和生命体的代谢平衡（详细内容见第六章）。

8. 线粒体自噬（mitophagy） 线粒体凋亡是一种线粒体自杀的过程，通常是由线粒体外膜透化（MOMP）及后续的电位丧失所引起。最近的研究显示，在 BAX/BAK 介导 MOMP 发生之后，一种叫作 DDP/TIMM8a 的线粒体膜间（intermembrane space，IMS）蛋白会释放到胞质中，在那里它可以结合 dynamin 样 GTP 酶 DRP1。这种相互作用会激活 DRP1 介导的线粒体分裂以及随后的线粒体凋亡。线粒体功能失调及 ROS 的产生是诱发线粒体凋亡的主要因素。有趣的是，越来越多的证据说明线粒体程序性的破坏可以诱发自噬。事实上，最近有研究暗示了功能失调的线粒体可以通过线粒体自噬（mitophagy）过程中自噬体的形成来去除，或者通过线粒体凋亡小体的形成，最终通过非典型胞外分泌过程释放进入胞外空间（Jangamreddy et al.，2012）。最近还有报道称，在上皮癌细胞中利用蛋白酶体抑制剂 MG132 来抑制蛋白酶体功能可以激活 BAX/BAK 依赖的线粒体自噬。然而，需要对于线粒体凋亡分子机制更进一步的明确才能够阐明其在病理生理方面的重要意义（参见第十九章）。

二、自噬与坏死

坏死是由剧烈的、意外的或者是非生理损伤所导致的一类细胞死亡。这类细胞死亡通常与膜破坏引起的细胞裂解紧密相关，随后细胞内容物会泄漏到胞外空间，这就会导致局部炎症以及对周围组织的破坏。在一些特定的情况下，细胞发生肿胀或癌变可以先于坏死发生。虽然坏死和凋亡在形态特征上区别很大，但两个过程并不是互相排斥的。凋亡和坏死可以以剂量依赖的方式应答多种试剂处理引起的损伤刺激。许多在低剂量可以引起凋亡的试剂可以在相对高剂量处理时最终引起坏死。许多细胞内部事件可以决定凋亡性死亡和坏死性死亡之间的平衡。细胞能量的改变（如 ATP 水平）可以代表影响细胞命运的因素之一。由于 ATP 对于 caspase 激活过程中的一些特定步骤是必需的，细胞 ATP 水平的迅速降低通常会导致坏死性细胞死亡。

而自噬和坏死之间的相互作用更加复杂。这两个过程可以被同时激活，或者是顺序激活，而且它们会导致相同或相反的结果。自噬可以抑制多种形式的坏死性细胞死亡的能力被认为是自噬最重要的促进存活的功能之一，这个过程通常是通过阻断凋亡或抑制坏死性细胞死亡而导致的。

1. 自噬与坏死的联系 在肿瘤细胞中进行的一些实验暗示了细胞中自噬与坏死机制相互影响、相互交叉的可能性。在代谢压力应答过程中，自噬可以限制肿瘤坏死和炎症反应，从而为细胞提供了保护的功能。虽然自噬缓冲了代谢压力，但无论是在体内还是在体外条件下，由凋亡和自噬联合引起的损伤都会促进坏死导致的细胞死亡。虽然还没有搞清究竟是什么原因引发的肿瘤细胞的坏死，但是 ATP 的生成不足以保持质膜完整很有可能会导致代谢严重失调和细胞裂解。可以推知细胞坏死过程中会发生 ATP 的剧烈下降，而自噬可以将代谢反馈系统的信号进行整合，从而帮助产生足够的 ATP 来维持细胞生存。通过一种天然的聚胺——亚精胺可以加强自噬，抑制质膜完整性的破坏以及防止坏死的生物标志物染色质蛋白高迁移率 B1 组蛋白（high mobility group B1，HMGB1）的释放。

另外，最近有研究证实，一种特异的坏死性凋亡抑制剂 necrostatin-1（Nec-1）不仅可以抑制神经细胞坏死过程，还可以抑制自噬。这些现象说明，自噬有可能是由坏死性凋亡引起的，存在增强细胞死亡过程中的细胞压力可以诱导自噬的可能性。而已知的是坏死可以在细胞代谢和完整性被非生理因素扰乱之时被引发，细胞程序性自我毁灭级联激活包括 cathepsin 的激活和溶酶体的破裂。因此，自噬和坏死可能由于共享了细胞中的杀伤性事件而存在紧密的相互联系。一些研究证实了自噬向坏死转化的可能性。最近研究发现缺氧引发的自噬会达到一个不可逆的点，此时酸性区域会通过 BNIP3 依赖的方式引发坏死性细胞死亡。在原生生物盘基网柄菌属中，Atg1 的失活可以抑制液泡化而非细胞死亡，将发展中的自噬引起的细胞死亡转化成为一种与哺乳动物细胞坏死不完全相同但又极为相似的死亡方式。有趣的是，在 L929 小鼠纤维素瘤细胞系中，TNF-α 可以通过众所周知的自噬和凋亡的诱导因子 FADD 来诱导坏死。

与自噬和凋亡之间的关系相似，有证据证实自噬可以促进或抑制坏死，或者与坏死毫不相关。例如，在急性淋巴白血病细胞中，雷帕霉素结合糖皮质激素地塞米松（glucocorticoid dexamethasone）会引起带有坏死性凋亡特征的自噬依赖的细胞死亡，说明在这个特殊的体系中自噬可以促进坏死性凋亡的发生。最近还有报道证实，Atg9a 在小鼠骨骼发育过程中以不依赖自噬的方式促进坏死的发生（Imagawa et al.，2016）。然而，大多数报道都得出了相反的结论：自噬能够在多种细胞中抑制坏死性凋亡，如 L929 细胞、淋巴细胞或者是经 TNF-α、抗原刺激或饥饿处理的人类癌细胞。目前，更多的关于自噬和坏死性凋亡之间关系的研究还在进行中。另外，自噬还可以作为细胞对抗 PARP 介导的细胞坏死的存活手段。许多研究已证实，通过 ROS、DNA 破坏试剂或电离辐射可以导致下述事件相继发生，包括 PARP 激活、ATP 消耗、AMPK 激活、mTOR 的抑制和自噬的诱导。更重要的是，这种可被诱导的自噬可以保护细胞对抗由 DNA 损伤引起的 PARP 激活而导致的细胞死亡，是一种细胞的存活手段。

2. RIPK1、RIPK3 坏死以前被描述为由极端理化压力引起的死亡。然而，被广泛认同的理论是特异的基因可以调控坏死，这个过程被称作坏死性凋亡。激酶受体作用蛋白 1（kinases receptor-interacting protein 1，KRIP1；又称作 receptor-interacting serine/threonine-protein kinase 1，RIPK1）和 RIPK3 是坏死性凋亡过程中的关键信号分子。有研究称，用广谱 caspase 抑制剂 zVAD 处理 L929 细胞，可以导致细胞自噬和死亡；而且这个过程需要 RIPK1 的参与，暗示了自噬也参与了坏死性凋亡的过程。在许多模型中，自噬被发现可以调控坏死性凋亡。在上皮细胞中，抑制自噬可以拯救棕榈酸诱导的坏死性凋亡。最近有报道证实，Map3k7 敲除的小鼠前列腺细胞对于 TRAIL（TNF 相关的凋亡诱导配体）诱导的细胞死亡更敏感，而这种坏死性凋亡主要是通过 SQSTM1 募集 RIPK1，也就是通过自噬相关的坏死复合体（necrosome）来诱导的（Goodall et al.，2016）。

有研究表明，柯萨奇病毒（Coxsackievirus）在肠道上皮细胞中进行复制时，可通过 RIPK3 调控并利用自噬帮助自身复制机制的组装，同时抑制坏死的引发。而在敲除 *Atg7* 的小鼠胰腺细胞中继续敲除 *RipK3*，可以加强由于自噬缺陷引发的坏死性凋亡过程。基于 5- 氨基乙酰丙酸的光动力学疗法（photodynamic therapy）可以使人胶质母细胞瘤细胞 LN-18 对 RIPK3 依赖的细胞死亡变得敏感，而这个过程可以被自噬的激活逆转。以上研究表明，RIPK1、RIPK3 将自噬和坏死联系在了一起，两者或协同或拮抗，共同调节细胞死亡的过程，然而，还需要更进一步的研究来阐明这两个过程复杂的相互影响的分子机制。

3. 自噬和多聚腺苷二磷酸核糖聚合酶 1 [poly（ADP ribose）polymerase1，PARP1] 介导的坏死　PARP1 属于细胞核内的酶家族成员，可以通过多 ADP 核糖基化作用调控 DNA 修复、转录调节、染色质修饰及基因组稳定性。PARP1 过度激活可以导致 ATP 供应不足，从而诱导坏死性细胞死亡并且抑制能量依赖的细胞凋亡。有趣的是，PARP1 激活可以参与已知的促进自噬的信号转导通路。前面已经提到 AMPK 可以作为细胞内能量的生物感受器，在缺少 ATP 时被激活。AMPK 可以通过 mTOR 信号转导通路的抑制（图 29-3）或者是 ULK1 复合物的激活促进自噬进程（Egan et al.，2011）。PARP1 应答 DNA 损伤的激活可以依次导致 ATP 不足、AMPK 激活、mTOR 抑制和自噬的诱导。DNA 损伤诱导的自噬能够保护细胞免于由 PARP1 激活引起的坏死性细胞死亡，可以作为细胞存活的机制。这些研究发现暗示了，PARP1 的激活可以引起两方面效果：ATP 的缺少诱导坏死的同时诱导自噬保护细胞免于死亡。最终细胞是存活还是死亡取决于自噬和坏死之间的平衡。在这个设定中，促进存活的自噬诱导成为细胞在极端压力环境下死亡前的最后一个存活手段。

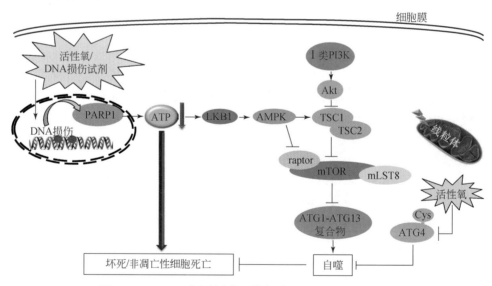

图 29-3　PARP1 对自噬和坏死性细胞死亡的双重调节作用

PARP1 在调节氧化应激诱导的自噬中，通过 LKB1-AMPK-mTOR 信号传导途径介导并且充当针对活性氧诱导的坏死细胞的存活机制。另外，胁迫条件可以引起线粒体活性氧升高，导致 ATG4 的半胱氨酸残基（Cys）被氧化、自噬水平降低、坏死等非凋亡途径增强

4. DAPK-PKD 在自噬和坏死过程中的作用　蛋白激酶 D（protein kinase D，PKD）是一类丝/苏氨酸蛋白激酶，可以参与许多细胞生物学过程，包括细胞增殖、迁移和死亡，而且该激酶可以被氧化应激所激活。大量 ROS 的积累最终会导致细胞损伤并且激活多种细胞反应包括自噬、凋亡和坏死。自噬的激活可以通过清除损坏蛋白和细胞器维持细胞稳态来促进细胞存活。最近有研究发现 PKD 可以作为氧化压力下细胞自噬的一个新的调节因子，它可以通过磷酸化 VPS34 来促进自噬体的形成。同样可以应答氧化压力的 DAPK 可以通过磷酸化 Beclin 1 将其从 BCL-X$_L$ 中释放出来，也可以通过磷酸化激活 PKD。有趣的是，PKD 在 DAPK 的下游发挥作用，在氧化压力条件下诱导自噬需要两者同时参与（Eisenberg-Lerner et al.，2012）。因此，DAPK 可以在压力条件下通过两个不同的机制来协调自噬的诱导：第一条途径就是通过 Beclin 1 的磷酸化，第二条途径是通过 PKD 的磷酸化，使激活的 PKD 磷酸化 VPS34 来激活自噬。

三、自噬与其他细胞死亡方式

随着研究的深入，有越来越多的细胞死亡形式被鉴定出来，自噬作为细胞维持稳态对抗死亡的手段，与这些新发现的死亡形式必定存在着千丝万缕的联系。例如，内亡（entosis）或称侵入性细胞死亡可以在葡萄糖饥饿的条件下通过 AMPK 被诱导，AMPK 同时也是自噬的正调控因子；TM9SF4 在人类恶性肿瘤细胞的吞噬过程中起重要作用的同时也参与了调控营养缺乏诱导的自噬（Sun et al.，2018）。这些现象都暗示了自噬与内亡是共同调控的。最近还有研究证实，自噬可以帮助肌肉干细胞抵抗衰亡从而帮助其维持干性（Garcia-Prat et al.，2016）。在 erastin 处理的小鼠胚胎成纤维细胞中，自噬还可以通过降解铁蛋白来增加不稳定的铁和 ROS 从而导致铁死亡（ferroptosis）。另外，在丙烯醛处理的人脐静脉内皮细胞中，如果利用 3-MA 抑制自噬会加剧细胞焦亡（pyroptosis）的进程，而自噬诱导剂 rapamycin 则能够缓解细胞焦亡。在利用 As$_2$O$_3$ 处理建立的非酒精性脂肪肝炎模型中，抑制自噬可以缓解细胞焦亡的进程。从以上事实来看，自噬与焦亡的关系错综复杂，需要更多的研究来阐明。

四、自噬的表观遗传调控与细胞死亡

"组蛋白密码"这一概念最初由 Allis 和 Turner 提出，它概括了组蛋白修饰对于染色体结构的作用，以及相应的对细胞核功能的调节。根据这个假设，有着特异共价修饰的组蛋白会影响染色质结构从而导致对于转录过程的影响。该假设后来又被发展完善，即组蛋白的翻译后修饰是在特异的染色质相关功能和过程的调控下完成的（Tan et al.，2011）。

已知在细胞核内，组蛋白乙酰化与组蛋白去乙酰化过程处于动态平衡，精确地调控基因的转录和表达。在乙酰基转移酶的作用下，在组蛋白赖氨酸残基上添加乙酰基的过程，是细胞控制基因表达、蛋白质活性或生理过程的一种机制。组蛋白乙酰化多发生在核心组蛋白 N 端碱性氨基酸集中区的特定赖氨酸残基，也就是将乙酰辅酶 A 的乙酰基转移到赖氨酸的—NH^{3+} 中和掉 1 个正电荷。组蛋白乙酰化水平是由组蛋白乙酰基转移酶（histone acetyltransferase，HAT）和组蛋白去乙酰化酶（histone deacetylase，HDAC）共同决定的。

　　自噬过程中组蛋白的翻译后修饰开始并没有引起人们的注意，直到最近人们还并不认为自噬过程中存在核调控，因为有报道称没有细胞核的细胞依然能够在自噬诱导剂的作用下发生自噬囊泡的积累。然而，近几年出现了与之相反的实验证据，提出细胞核在自噬过程中具有关键的调控作用，TFEB、ZKSACN3、TFE3 这三个转录因子也被证实与自噬调控密切相关（Pan et al., 2017）。而事实上，自噬过程似乎囊括了转录和表观遗传程序，而表观遗传程序中包括组蛋白翻译后修饰。组蛋白修饰中 H3K9 的二甲基化的去除参与了自噬的早期阶段，H4K16 去乙酰化参与了自噬的晚期阶段，这些过程保证了存活所需的自噬水平。值得注意的是，这种参与自噬的修饰也表现出了与凋亡组蛋白标记显著的负相关特征，这暗示了自噬性组蛋白密码可以促进细胞存活（Fullgrabe et al., 2014）。而且，这种组蛋白修饰也有可能通过调控自噬相关的转录因子 TFEB、ZKSACN3、TFE3 与相应 DNA 序列的亲和性来调控自噬相关基因的转录，从而调控自噬过程（参见第十一章）。

　　组蛋白修饰的调控与凋亡、自噬和肿瘤进程存在着显著而又不令人吃惊的相关性。凋亡、自噬及组蛋白修饰的失调与肿瘤发生密切相关。毋庸置疑，存活相关组蛋白密码（histone survival code）只是代表了自噬性组蛋白修饰调控机制的冰山一角。如果说存活相关组蛋白密码的概念是刚刚出生，那么死亡相关组蛋白密码（death histone code）的概念则还处于婴儿期。而且，这些组蛋白翻译后修饰如何参与自噬调控过程（转录、表达沉默、停滞、自噬流量控制等）还需要更加深入具体的研究来阐明。

第三节　自噬性死亡与疾病

　　在过去的许多年中，越来越多的实验证据证实了自噬在人类健康的不同方面起着关键的调控作用。这些研究对于自噬有正面也有负面的报道，取决于疾病的种类和进程。总地来说，自噬在细菌、病毒等病原体感染、蛋白聚集导致的相关疾病、溶酶体贮积病、肿瘤等疾病中都发挥了一定的作用，而自噬性细胞死亡或多或少地参与了上述过程。

　　在病原体感染过程中，自噬会将细菌定位于胞质（酿脓链球菌）、未成熟的自噬体内（结核分枝杆菌）或被损坏的自噬体样囊泡中（伤寒沙门菌）。在伤寒沙门菌感染巨噬细胞（而非上皮细胞）过程中，细菌可以诱导自噬依赖的宿主细胞死亡而非定位于溶酶体进行降解。这个过程很可能是一种宿主的自我保护机制，从而避免细菌生长以及限制细菌对邻近细胞的进一步感染。而在病毒感染过程中，宿主细胞会分泌干扰素（IFN），这类细胞因子可以引发细胞抗病毒机制来限制病毒的复制。IFN 被证实可以上调自噬。一类 IFN，如 IFN-α 可以诱导 PKR 的激活，PKR 是一类 eIF2α 激酶，可以抑制蛋白合成和限制病毒复制。PKR 信号转导可以促进自噬诱导等过程。二类 IFN，如 IFN-γ 也能够诱导自噬或自噬性细胞死亡并且引发细胞内分歧杆菌的自噬降解。

　　在肿瘤方面，自噬与肿瘤的相关性早在 20 年前就有报道，而一些可能的分子机制最近才被广泛关注。虽然自噬对于肿瘤生成的正面和负面作用都有报道，但是人们还是更倾向于将自噬作为肿瘤的抑制因子。自噬在肿瘤中发挥作用的机制还不是很清楚。自噬性细胞死亡主要是在凋亡缺陷的情况下发挥作用，凋亡缺陷会导致不受调控的细胞生长，在这种情况下，细胞毒性刺激会诱导自噬性细胞死亡来杀死肿瘤细胞，这个过程主要是通过 mTOR 通路的抑制，或者 I 型 PI3K-kinase/Akt 通路或Ⅲ型 PI3K-kinase/Beclin 1 通路的激活来诱导。在这种情况下，自噬的自我杀伤功能就为抑制肿瘤进程提供了可能的思路。另外，如果细胞可以有效抵抗凋亡或者营养缺陷非常严重，就会发生细胞坏死。最近还有报道证实，自噬可以通过重复利用精氨酸促进肿瘤生长（Poillet-Perez et al., 2018）。所以，理解营养缺陷应激、自噬和细胞通过凋亡和坏死导致的死亡之间的关系对于采用新的肿瘤代谢治疗策略来抑制癌细胞代谢是非常关键的。

越来越多的研究证实三种主要的细胞死亡途径即凋亡、坏死和自噬之间存在着错综复杂的相互联系，而自噬在细胞存活和死亡过程中发挥着双重作用，因此，自噬可以作为细胞在存活和死亡之间获得平衡的机制。随着细胞成像技术的日益进步以及特异性更高的药物抑制剂被开发，人们对于细胞死亡过程的理解也日益深入。由于能够对不同细胞类型应答不同死亡刺激进行更加细致的定义，越来越多的细胞死亡亚型被鉴定出来。其中一个例子就是关于利用依托泊苷（etoposide，ETO，一种 DNA 拓扑异构酶Ⅱ的抑制剂，可以导致 DNA 双链的断裂）处理小鼠胚胎干细胞引起死亡的研究。这种细胞死亡是 caspase 和坏死非依赖的，但它部分依赖于溶酶体蛋白酶的活性。而且认为自噬并不在这个细胞死亡过程中发挥作用，说明依托泊苷在细胞中引起了一种新的程序性细胞死亡形式，Endo G（一种核酸内切酶）在这个过程中参与了 DNA 的断裂。利用 Tp53 的抑制剂 pifithrin α 来抑制 Tp53 的转录活性或者 Tp53 在线粒体中的作用都能够显著改善细胞死亡。该报道的作者利用希腊神话中使命引渡者 Charon 的名字命名小鼠胚胎干细胞这种独特的程序化死亡过程，称为"charontosis"（Tichy et al., 2013）。

小　结

自噬是细胞维持胞内稳态的重要途径之一，在细胞存活和死亡过程中发挥重要的调控作用。当前，人们认识到自噬促进或抑制细胞死亡是细胞所处的内外环境和细胞种类依赖的。一方面，在正常营养供应条件下，自噬可以通过细胞中主要能量感应级联激酶包括 PKA、AMPK 和 mTOR 等途径，将细胞能量水平与自噬过程联系起来，从而实现对能量的感应而调控细胞存活过程。另一方面，细胞自噬也能够调控细胞死亡过程。mTOR、Beclin 1、caspases、FLIPs、DAPK、Tp53 等在自噬和凋亡中都有重要的调控作用，使得两种死亡方式存在机制上的相互交叉。而由于 PARP1 过度激活导致细胞能量不足以及 DAPK–PKD 通路的激活都可以引发坏死和自噬的发生，表明自噬和坏死也可以相互影响。另外，自噬还可以通过表观遗传调控如组蛋白密码修饰来调控细胞死亡。更多有关自噬和细胞死亡之间关系的研究还在进行当中。随着对细胞死亡机制研究的深入，自噬与现有及新发现的细胞死亡形式之间的关系也会更加错综复杂，阐明自噬对于细胞存活和死亡的调控作用还有很长的路要走，而当前这些研究成果势必会成为今后研究细胞死亡失调相关疾病的热点领域，也为有目的地调控自噬来进行疾病的特异性治疗提供了实验基础。

（天津医科大学　闫晓洁　周瑞敏　马振毅）

参 考 文 献

CHANG C R, BLACKSTONE C, 2007. Cyclic AMP-dependent protein kinase phosphorylation of Drp1 regulates its GTPase activity and mitochondrial morphology ［J］. Journal of Biological Chemistry, 282（30）: 21583-21587.

EGAN D F, SHACKELFORD D B, MIHAYLOVA M M, et al., 2011. Phosphorylation of ULK1（hATG1）by AMP-activated protein kinase connects energy sensing to mitophagy ［J］. Science, 331（6016）: 456-461.

EISENBERG-LERNER A, KIMCHI A, 2012. PKD is a kinase of Vps34 that mediates ROS-induced autophagy downstream of DAPk ［J］. Cell Death and Differentiation, 19（5）: 788-797.

FERNANDEZ A F, SEBTI S, WEI Y, et al., 2018. Disruption of the beclin 1-BCL2 autophagy regulatory complex promotes longevity in mice ［J］. Nature, 558（7708）: 136-140.

FULLGRABE J, HELDRING N, HERMANSON O, et al., 2014. Cracking the survival code Autophagy-related histone modifications ［J］. Autophagy, 10（4）: 556-561.

GALLUZZI L, VITALE I, AARONSON S A, et al., 2018. Molecular mechanisms of cell death: recommendations of the Nomenclature Committee on Cell Death 2018 ［J］. Cell Death and Differentiation, 25（3）: 486-541.

GARCIA-PRAT L, MARTINEZ-VICENTE M, PERDIGUERO E, et al., 2016. Autophagy maintains stemness by preventing senescence ［J］. Nature, 529（7584）: 37-42.

GOODALL M L, FITZWALTER B E, ZAHEDI S, et al., 2016. The autophagy machinery controls cell death switching between apoptosis and necroptosis ［J］. Developmental Cell, 37（4）: 337-349.

GOZUACIK D, BIALIK S, RAVEH T, et al., 2008. DAP-kinase is a mediator of endoplasmic reticulum stress-induced caspase activation and autophagic cell death ［J］. Cell Death and Differentiation, 15（12）: 1875-1886.

ICHIMURA Y, WAGURI S, SOU Y, et al., 2013. Phosphorylation of p62 activates the Keap1-Nrf2 pathway during selective autophagy ［J］. Mol Cell, 51（5）: 618-631.

IMAGAWA Y, SAITOH T, TSUJIMOTO Y, 2016. Vital staining for cell death identifies Atg9a-dependent necrosis in developmental bone formation in mouse ［J］. Nature Communications, 7: 13391.

JANGAMREDDY J R, LOS M J, 2012. Mitoptosis, a novel mitochondrial death mechanism leading predominantly to activation of autophagy ［J］. Hepatitis Monthly, 12（8）: e6159.

LEE J S, LI Q, LEE J Y, et al., 2009. FLIP-mediated autophagy regulation in cell death control ［J］. Nature Cell Biology, 11（11）: 1355-1362.

LUO S, RUBINSZTEIN D C, 2010. Apoptosis blocks Beclin 1-dependent autophagosome synthesis: an effect rescued by Bcl-xL ［J］. Cell Death and Differentiation, 17（2）: 268-277.

MIHAYLOVA M M, SHAW R J, 2011. The AMPK signalling pathway coordinates cell growth, autophagy and metabolism ［J］. Nature Cell Biology, 13（9）: 1016-1023.

PAN H, YAN Y, LIU C, et al., 2017. The role of ZKSCAN3 in the transcriptional regulation of autophagy ［J］. Autophagy, 13（7）: 1235-1238.

PATTINGRE S, TASSA A, QU X, et al., 2005. Bcl-2 antiapoptotic proteins inhibit Beclin 1-dependent autophagy ［J］. Cell，122（6）：927-939.

POILLET-PEREZ L，XIE X，ZHAN L，et al.，2018. Autophagy maintains tumour growth through circulating arginine ［J］. Nature，563（7732）：569-573.

SUN L，MENG Z，ZHU Y，et al.，2018. TM9SF4 is a novel factor promoting autophagic flux under amino acid starvation ［J］. Cell Death and Differentiation，25（2）：368-379.

TAN M J，LUO H，LEE S，et al.，2011. Identification of 67 histone marks and histone lysine crotonylation as a new type of histone modification ［J］. Cell，146（6）：1016-1028.

TICHY E D，STEPHAN Z A，OSTERBURG A，et al.，2013. Mouse embryonic stem cells undergo charontosis，a novel programmed cell death pathway dependent upon cathepsins，p53，and EndoG，in response to etoposide treatment ［J］. Stem Cell Research，10（3）：428-441.

YAMAGUCHI T，SUZUKI T，SATO T，et al.，2018. The CCR4-NOT deadenylase complex controls Atg7-dependent cell death and heart function ［J］. Science Signal，11（516）. eaan3638.

YU L，MCPHEE C K，ZHENG L，et al.，2010. Termination of autophagy and reformation of lysosomes regulated by mTOR ［J］. Nature，465（7300）：942-946.

ZAFFAGNINI G，SAVOVA A，DANIELI A，et al.，2018. p62 filaments capture and present ubiquitinated cargos for autophagy ［J］. Embo J，37（5）：e98308.

ZHANG G，WANG Z，DU Z，et al.，2018. mTOR regulates phase separation of PGL granules to modulate their autophagic degradation ［J］. Cell，174（6）：1492-1506.

第三十章 自噬与其他细胞活动的协调

自噬是一种调节细胞稳态的分解代谢途径，一系列环境及遗传因素能诱导自噬。在过去几十年，自噬的研究得到了极大的发展。自噬可以通过从生物大分子中释放营养物质及协助清除错误折叠蛋白和受损细胞器来维持细胞内环境的稳态；自噬亦能破坏细胞内的细菌，甚至整个细胞。此外，自噬在众多的生理及病理条件下均发挥重要的作用，包括细胞能量代谢、细胞发育及分化、细胞应激、细胞生存及死亡、衰老及长寿、免疫应答及炎症反应，以及降解疾病引起的蛋白聚合物等（图 30-1）。关于自噬调节以上生理及病理作用的内容已在其他章节进行了详细阐述，本章主要论述自噬与其他细胞活动的协调，包括自噬与细胞内吞作用、细胞分泌及细胞膜转运事件等细胞活动的协调作用。

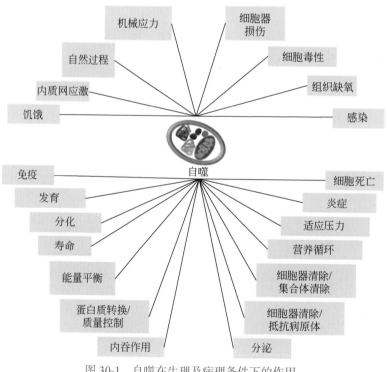

图 30-1 自噬在生理及病理条件下的作用

第一节 自噬与细胞内吞作用的协调

一、细胞内吞作用的分类及其基本机制

内吞作用又可称为入胞作用或胞吞作用，是通过质膜凹陷将细胞外物质包含其中

进而将细胞外物质转运入细胞内的过程。根据进入细胞内物质大小的差异以及被捕获入胞机制的不同可将内吞作用分为三种类型：吞噬作用、吞饮作用和受体介导的内吞作用（Nagata et al.，2010）。

1. 吞噬作用（phagocytosis）　是通过细胞部分变形、质膜凹陷或通过形成伪足将细胞外颗粒包裹后将其摄入细胞，摄入颗粒物质的直径一般大于1μm。肌动蛋白参与调控伪足的运动，抑制肌动蛋白聚合的药物会抑制细胞的吞噬作用，如使用细胞松弛素。

2. 吞饮作用（pinocytosis）　细胞摄入细胞外溶质或液体的过程称为吞饮作用。与吞噬作用相类似，首先是细胞局部质膜凹陷形成一个小窝，内含细胞外液体物质，然后质膜凹陷所形成的小窝与质膜脱离形成小泡进入细胞内。吞饮作用又可分为两种类型，即液相内吞和吸附内吞。液相内吞为非特异性地将细胞外液及其溶质摄入细胞内。吸附内吞则具有一定的特异性，是先将细胞外大分子或颗粒物质以某种方式吸附在细胞表面，然后摄入细胞内，如阳离子铁蛋白通过静电作用先吸附在带负电荷的细胞表面，然后再转移到细胞内（Nagata et al.，2010）。

3. 受体介导的内吞作用（receptor mediated endocytosis）　具有高度特异性，是利用细胞表面的受体与细胞外蛋白或其他化合物特异性结合，然后将其摄入细胞内。其过程为：首先，细胞表面的受体与相应配体（即被内吞的分子）结合形成复合物，继而结合部位的质膜凹陷形成有被小窝，小窝再与质膜脱离形成有被小泡，从而将细胞外物质摄入细胞内。进入到细胞内的有被小泡脱去外衣与内涵体的小囊泡结合形成大的内涵体，内涵体酸化使受体与配体分离，带有受体的部分膜结构可通过循环内涵体再与质膜融合，受体又回到质膜，完成受体的再循环。

内吞过程中质膜上受体与配体特异性结合部位的胞质面存在某些蛋白，其对于内吞过程具有重要的调控作用。网格蛋白是其中最主要蛋白之一，它与另一种较小的多肽形成了有被小泡外衣的结构单位，即三腿蛋白复合物。许多三腿蛋白复合物聚合构成五边形或六边形的网格样结构，覆于有被小泡或有被小窝的胞质面。网格蛋白装配成的外衣可牵动质膜，使有被小窝下凹；有被小泡外衣中还存在另一种不同类型的蛋白，它是多亚基的复合物，即调节素。它能识别特异的跨膜蛋白受体，并使之与三腿蛋白复合物连接，起选择性介导作用（Kaksonen et al.，2018）。

二、自噬与细胞内吞作用的相互作用

对于高效自噬流（autophagic flux）来说，功能性细胞内吞途径与具有蛋白水解功能的溶酶体（含有蛋白酶、脂酶及糖苷酶）相融合是自噬流发生发展所不可缺少的，其机制为利用空泡质子ATP酶（proton vacuolar-ATPase）使囊泡内酸化，进而将囊泡内蛋白质分解成氨基酸，然后利用转运载体（transporters）和通透酶（permeases）将氨基酸转运至胞质中。

简单地讲，细胞的内吞途径是通过一系列复杂的步骤在细胞内形成小泡，其本质是源于细胞质膜的凹陷。胞质内多种蛋白和具有多个亚单位的复合体对于小泡的形成和成熟具有促进作用，这些蛋白和复合体包括网格蛋白（clathrin）、Rab蛋白（Rabaptin）、ESCRT和囊泡转运复合物（retromer）等。此外，来源于高尔基体活化并且可以循环利用的囊泡对小泡具有修饰作用，同型小泡也可以通过自身融合进行修饰。内吞途径形成的小泡有两个去向：多数小泡可从早期内体进入再循环内体（recycling endosome，RE）再重新回到质膜；其余的小泡则从早期内体移动到晚期内体（late endosome）从而形成多泡体（multivesicular body，MVB）（图30-2）。其中，管腔内小泡（intraluminal vesicles，ILVs）为多泡体的一种，ILVs的形成受到内体ESCRT复合体的调控。ILVs表面受体如表皮生长因子（epidermal growth factor，EGF）受体，介导ILVs进入早期内体内部及后期被投递到溶酶体中的整个过程。通常情况下溶酶体在体内较为稳定，可避免出现自身消化。溶酶体膜上存在高度糖基化蛋白可避免溶酶体膜的降解，如溶酶体相关膜蛋白（lysosomal-associated membrane protein，LAMP）。此外，溶酶体膜还可通过一系列的自身修饰使其能承受内部各种蛋白酶的作用（Lamb et al.，2013；Münz，2017）。

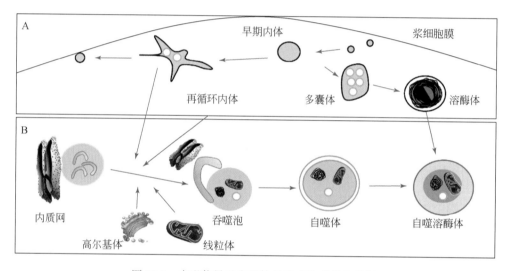

图30-2　自噬信号及自噬体的形成和成熟的机制

A. 在氨基酸和生长因子存在的条件下，内吞作用将通过早期内体（EE）在质膜发生。早期内体和再循环内体有助于吞噬泡的形成。B. 在氨基酸和营养物质匮乏的条件下，自噬被激活，在高尔基体和线粒体参与下在内质网上的某个位点开始形成吞噬泡。再循环内体和早期内体也有助于形成吞噬泡。吞噬泡闭合形成吞噬体后，自噬体与包括早期胞内体、多泡体、晚期内体及溶酶体在内的内吞小泡融合，最终形成自噬溶酶体（Lamb et al.，2013）

1. 自噬与细胞内吞共享分子途径

（1）磷脂酰肌醇3-激酶复合体（phosphatidylinositol 3-kinase complex，PI3K complex）：早期内体存在Beclin 1复合体，Rubicon含有RUN结构域，为富含半胱氨酸的结构域，是与Beclin 1相互作用的蛋白。早期内体阶段Rubicon作为PI3K重要的附属蛋白，在细胞内吞和自噬过程中均发挥作用。Rubicon出现在Rab5阳性的早期内涵体上并且与Rab7结合，抑制Rab7的活性，进而在细胞内吞和自噬过程中发挥负性调控作用，Rab蛋白为晚期溶酶体融合及自噬体成熟所必需的蛋白之一。Atg14L（又称Barkor）为自噬的正调控蛋白，能够通过其C端80氨基酸BATS（Barkor/ATG14L autophagosome targeting sequence）调控PI3K复合体，使PI3K复合体脱离内涵体系统，转而调控内质网上自噬体的形成。目前较为明确的是在内吞过程晚期，多种类型的PI3K复合体均参与并发挥了调控作用（图 30-3）（Lamb et al.，2013；Matsunaga et al.，2010）。

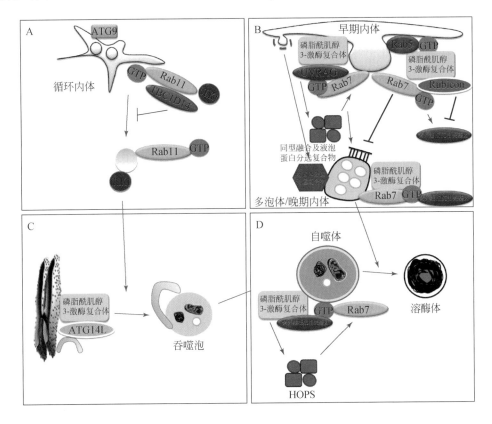

图 30-3　自噬与内吞机制

A. Rab11 阳性的循环内体上，TBC1D14（属于 RabGAP 激酶）蛋白与活化的 Rab11 结合抑制 Ulk1 从循环内体膜上向正在形成的吞噬泡上转移。B. 早期内体的外衣 COPI 具有促进自噬体成熟的作用，它可以激活晚期内体区室的酶解活性。内质网为 Rab5 阳性的细胞器，它可以招募 Beclin 1、PI3K 核心复合体及其效应器 Rubicon。Rubicon 通过 Rab7-GTP 抑制 UVRAG 的活化，当 Rab7-GTP 蛋白的量达到一定阈值时，抑制作用增强，UVRAG 的上调可通过活化 HOPS 复合体进一步促进 Rab7-GTP 的形成。这些过程能促进内体成熟以及晚期内体和多泡体的形成。Rab7-GTP 还能促进多泡体与溶酶体的融合。C.PI3K 的效应器 ATG14L/Barkor 使 Beclin 1 复合体集中到内质网上自噬体的形成位点，在内质网上形成 PI3P 池。D.UVRAG-HOPS-Rab7 循环在自噬体的成熟过程中发挥重要作用，促进自噬体与溶酶体的融合（Lamb et al.，2013）

（2）自噬相关蛋白：自噬为快速而且紧密的调控过程，研究表明，去除氨基酸和血清 5 分钟后，在活的和固定的细胞中即可检测到自噬泡的膜结构。哺乳动物细胞中自噬的发生至少需要 18 种自噬及自噬相关蛋白的参与。自噬相关蛋白按照其功能分类可分为：ULK1/2（unc-51-like kinase1/2）激酶复合体；磷脂酰肌醇 3 磷酸（phosphatidylinositol 3-phosphate，PI3P）结合 Beclin 1 激酶复合体；Atg12-Atg5-Atg16 泛素样复合体；磷脂酰乙醇胺（phosphatidylethanolamine，PE）结合 Atg8/LC3 家族；PI3P 效应器如 WIPI 家族蛋白（WD-repeat domain protein interacting with phosphoinositides）及唯一的膜整合蛋白 Atg9。ULK1/2 复合体受到雷帕霉素靶蛋白复合物 1（mammalian target of rapamycin complex-1，mTORC1）的调控。初期自噬体上不同类型的 Beclin 1 复合体共同作用上调 PI3P 的表达。Atg12-Atg5-Atg16 泛素样复合体位于 ULK1/2 复合体和 Beclin 1 复合体调控的下游，为 LC3-PE 结合物上游调控蛋白（Axe et al.，2008；Lamb et al.，2013）。

分布在高尔基体反面网状结构（*trans* Golgi network，TGN）和内涵体区室（endosomal compartments）中的自噬相关蛋白，除 Atg 9 为膜整合蛋白外，其余均为胞质蛋白，共同参与调控新生的自噬泡和自噬体膜结构的形成。Atg8/LC3 家族成员通过与 PE 共价结合参与膜稳定性的调控。p150 为 Beclin 1 复合体的调节亚基，经过豆蔻酰化（myristoylation）修饰后参与膜结构的形成。除上述蛋白之外，其余自噬相关蛋白如何参与膜结构的调控目前仍不明确。虽然目前部分自噬相关蛋白的功能活性逐渐探明，但其完整的生物学效应仍亟待进一步研究（Lamb et al.，2013）。

（3）溶酶体（lysosome）：为细胞内吞和自噬底物的处理工厂。近期研究表明溶酶体的功能受到位于其表面的多种蛋白的复杂调控。溶酶体为 mTORC1 信号途径调控的平台。从自噬的初始阶段到自噬溶酶体的形成，mTORC1 信号途径贯穿其整个阶段。此外，核转录因子 TFEB 也参与协调溶酶体的形成，在溶酶体与自噬的相互联系上发挥重要的作用。

2. 自噬与细胞吞噬作用的协调　自噬与细胞吞噬作用这两种途径可以提升细胞内营养物质的含量，但更为重要的作用在于维持细胞内稳态和抵抗病原体的入侵。这两种自身消化方式，包括杀灭体内异常活细胞或者清除死亡细胞，对细胞生存和组织内环境稳定起着至关重要的作用。

自噬和细胞吞噬作用对细胞凋亡发挥着双重调控作用：一方面，自噬可以通过分隔损伤的线粒体，减少死亡介质的释放而起到抑制凋亡的作用；另一方面，自噬与肿瘤的抑制途径相关，自噬（或其关键的调控蛋白）可能是促进肿瘤细胞死亡所必需的。细胞吞噬作用也在机体内发挥着类似作用，如专职吞噬细胞（professional phagocytes）在杀灭受微生物感染的活细胞的同时也可以清除机体坏死组织。体内的上皮细胞可吞噬邻近的衰老或者凋亡细胞，起到自我更新作用。上述吞噬作用有助于清除体内众多的触发持续性炎症反应、组织纤维化、变态反应或炎性癌变的危险信号。

虽然自噬与吞噬两者活化的机制不同，但在后期过程中两者逐渐汇聚到相类似的过程，两种途径共享多种调控因子，如 PI3P 对晚期吞噬体及自噬体与溶酶体的融合过程均发挥调控作用。近期研究表明，在坏死细胞及病原体的清除过程中，自噬与吞噬过程存在一系列的交叉应答（图 30-4）（Oczypok et al.，2013）。

（1）自噬和细胞吞噬在维持内环境稳态方面的协调作用：体内快速而高效地清除凋亡和坏死的细胞是机体至关重要的管家功能（housekeeping function）。近期研究表明自噬和吞噬通过共同作用完成体内死亡细胞的清除工作，阻止有害的炎症介质的释放。如果死亡细胞无法清除，则新生细胞没有足够的生存空间，此外，死亡细胞释放的炎症危险信号也会对机体组织造成危害。组织中死亡细胞的持续存在，可导致自身免疫性疾病如系统性红斑狼疮的发生。

细胞凋亡后质膜外翻，磷脂酰丝氨酸从膜内层转位到膜外层，成为诱导巨噬细胞吞噬的标志。巨噬细胞分泌的蛋白乳脂球上皮生长因子 -8（milk fat globule epidermal growth

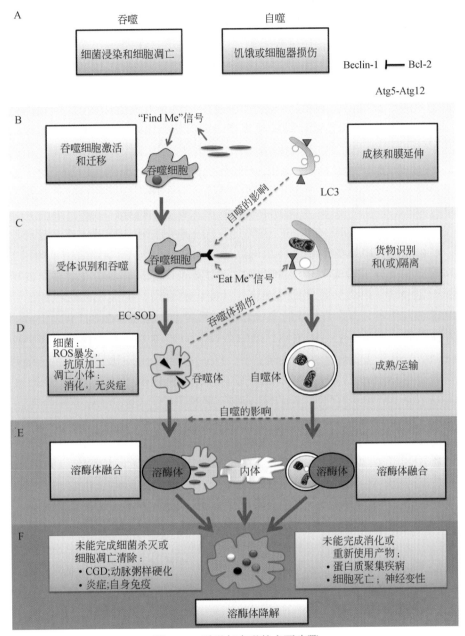

图 30-4　吞噬与自噬的主要步骤

适当的活性信号（A 和 B），降解目标物的吞噬体（C）与自噬体的成熟（D 和 E），溶酶体的降解清除（F）是吞噬和自噬两种途径的重要过程。吞噬过程中死亡细胞发出的危险信号及病原体可刺激吞噬细胞的迁移。病原体、凋亡细胞的捕获和吞噬需要大量的不同受体的参与并依赖于细胞内由 EC-SOD 调控的氧化还原状态。吞噬体内不同的内容物对 ROS 产物浓度和降解酶活化程度的影响各异。同样细胞内普遍或者局部的刺激均可促发 Atg5-Atg12 和 LC3 在膜上的聚集，这一过程是自噬体膜延伸所必需的。对于由饥饿、损伤或潜在有害物质所诱发的非选择性细胞质的隔离，需要 LC3 相结合的膜结构。吞噬体内的病原体对吞噬体的破坏也是自噬激活的机制之一。反之，激活的自噬系统也会促进吞噬体与溶酶体融合。因此，两个途径可以通过相互联系、共同作用，清除体内内源性或者外源性的危险信号，如炎症、癌变及死亡刺激。对于吞噬和自噬两种途径，如果最终不能有效地与溶酶体融合则会导致一系列的疾病。溶酶体底物无法有效降解也会影响细胞内能量的供应、线粒体及其他细胞内重要结构的更新，导致细胞的死亡或神经退行性改变。未消化的溶酶体底物的聚集见于慢性肉芽肿疾病、神经退行性疾病等（Oczypok et al.，2013） factor 8，MFG-E8）可以和磷脂酰丝氨酸结合从而介导巨噬细胞对凋亡细胞的吞噬过程，MFG-E8 的作用与细菌感染后调理素的作用相类似。近期的一项研究指出，在凋亡细胞中，磷脂酰丝氨酸在细胞膜上的转位过程受到 Atg5 或 BECN1 的调控，两者可使磷脂酰丝氨酸在细胞外膜上适度表达。在胚胎发育过程中吞噬过程也发挥了重要作用，如果吞噬细胞的功能受到影响导致其不能有效地清除发育过程中的死细胞，则会导致发育异常。同样，在肺纤维化模型中自噬过程也具有保护作用，通过 Toll 样受体 4（Toll-like receptor 4，TLR-4）调控自噬过程，可清除肺纤维化模型中的损伤或坏死细胞，抑制炎症反应，起到保护作用（Oczypok et al.，2013；Qu et al.，2007）。

（2）内吞通过自噬蛋白调节 MHC 限制性抗原提呈：抗原提呈和加工对于适应性免疫应答十分重要。抗原提呈细胞能够通过自噬或者分子伴侣介导的自噬处理抗原，并将抗原肽以与 MHC Ⅰ类或 MHC Ⅱ类分子结合的形式提呈给特异性 T 淋巴细胞。

1）LC3 相关的吞噬作用在 MHC Ⅱ类抗原加工中的作用：病原体或细胞碎片被细胞吞噬后，经自噬途径降解的溶酶体产物可以通过 MHC Ⅱ类分子将抗原提呈给 CD4[+] T 细胞。对病原体相关分子模式（pathogen-associated molecular patterns，PAMP）的摄取会刺激 PAMP 识别受体（PRR）激活骨髓细胞，从而影响吞噬体的成熟和对抗原的处理，因为 PAMP 能够改善 MHC Ⅱ类分子的提呈作用。刺激 Toll 样受体 2（TLR2）能够将 LC3B 募集到吞噬体膜并调节吞噬泡的成熟，该途径被称为 LC3 相关吞噬作用（LC3 associated phagocytosis，LAP）。LC3B 在这一过程中结合到吞噬体单层膜的胞质侧表面。除 TLRs 外，C 型凝集素受体 Dectin 1、Fc 受体和凋亡细胞碎片受体 TIM4 也可以刺激 LAP。LC3B 与吞噬体膜的结合不依赖于 ULK1 / Atg1 复合物，但是需要 Beclin 1 / Atg6 复合物将 PI3P 置于吞噬体膜上并募集 NADPH 氧化酶 2（NOX2），因为 NOX2 的激活是吞噬体中 LC3B 积累所必需的。通过 Atg16L1 的 WD40 结构域能够将 Atg5-Atg12 / Atg16L1 复合物募集到吞噬体膜中用于 LC3B 酯化，但 WD40 结构域的识别底物仍不清楚。LC3B 与吞噬体膜结合的功能可能在不同细胞之间有所不同。在小鼠巨噬细胞中，LC3B 与吞噬体膜的结合能促进吞噬体与溶酶体的融合。在浆细胞样树突状细胞中，LC3B 将吞噬体重定向到含有 TLR 的内体上，以便更有效地进行病原体感染和 Ⅰ 型干扰素的产生。在人树突状细胞和巨噬细胞中，LC3B 与吞噬体膜的结合能延迟吞噬体与溶酶体的融合，以用于 MHC Ⅱ类分子对呈递抗原的持续加工。不考虑它们的动力学差异的话，各类细胞的 LC3B 均在溶酶体酸化和融合之前脱离自噬泡。此外，在小鼠和人的巨噬细胞中，均发现 LAP 能促进 MHC Ⅱ类抗原的加工与提呈。在树突状细胞 *Atg5* 缺陷的小鼠中，MHC Ⅱ类分子参与的细胞外抗原的加工也受到抑制。此外，在实验性自身免疫性脑脊髓炎（EAE）模型的 *Atg5* 缺陷树突状细胞中，用 LAP 处理含有自身抗原的细胞碎片后再刺激自身免疫性 CD4[+] T 细胞的过程将受到抑制，这有助于在输入致敏的自身免疫 CD4[+] T 细胞后，保护小鼠免受中枢神经系统（CNS）自身免疫的伤害。此外，在敲除树突状细胞 *Atg16L1* 的小鼠中，肠道中共生体诱导的调节性 CD4[+] T 细胞受抑制。最后，LAP 缺陷巨噬细胞对凋亡细胞的低效清除可能导致狼疮样自身免疫，并伴有自身免疫抗体的产生。这种类似狼疮的自身免疫依赖于 Atg5、Atg7、Beclin 1 和 NOX2，但不依赖于 ULK1 复合物。因此，LAP 参与细胞外 MHC Ⅱ类抗原的加工和提呈（图 30-5）（Keller et al.，2018；Romao et al.，2013）。

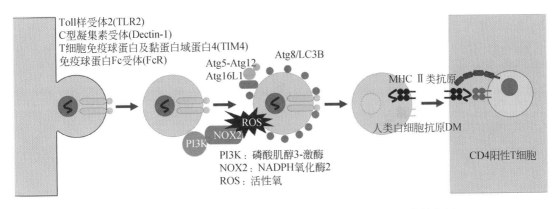

图 30-5 LC3 相关吞噬作用（LAP）在 MHC Ⅱ类抗原加工中的作用

与 TLR2、Dectin 1、TIM4 或 Fc 受体结合后的吞噬物通过磷酸肌醇 3- 激酶（PI3K）磷酸化 PI3 导致 NADPH 氧化酶 2（NOX2）募集到吞噬体膜。吞噬体膜上 LC3 的积累依赖 NOX2 来源的活性氧（ROS）。Atg16L1 的 WD40 结构域是 Atg5-Atg12 / Atg16L1 复合物定位于吞噬体膜和在该膜上进行 LC3 酯化所必需的。酯化的 LC3 调节吞噬体与溶酶体融合，从而增强 MHC Ⅱ类抗原提呈到 CD4[+]T 细胞（Keller, et al., 2018）

2）Atg 协助 MHC Ⅰ类分子的内吞作用：自噬协助内吞作用调节细胞表面受体的内化。有报道表明，阿尔茨海默病的淀粉样蛋白前体蛋白（amyloid precursor protein，APP）的内化依赖于 LC3B 的酯化。网格蛋白介导的内吞作用参与 APP 的降解，其受益于 LC3B 与衔接蛋白 2（adaptor protein 2，AP2）复合物的相互作用，并且在 AP2 的其中一个亚基（AP2A1）中鉴定出了 LC3 相互作用区域（LIR）。mTOR 抑制或饥饿会以 Atg5 依赖性的方式增强 APP 的内化。此外，APP 与 Beclin 1 / Atg6 直接相互作用以募集相应的 PI3 激酶复合物，能够进一步增强 APP 的内化以促进其降解。自噬机制与网格蛋白介导的内吞作用有着紧密联系，而且网格蛋白本身也被认为含有 LIR 基序。因此，LC3B 可能是通过将部分 AP2 和网格蛋白募集到细胞膜来增强网格蛋白介导的内吞作用。不同 MHC 分子对网格蛋白介导的内吞作用有着不同程度的依赖性。由于不同的 MHC 分子具有不同的内化途径，所以这个问题变得更加复杂。对于 MHC Ⅱ类分子，除非它们与其伴侣不变链结合或被膜相关的 RING-CH（MARCH）E3 泛素连接酶泛素化，否则它们将依赖于网格蛋白介导的内吞作用。然而，尚未有发现 LC3B 酯化缺陷对细胞表面的 MHC Ⅱ类抗原水平有影响。相反，经典和非经典 MHC Ⅰ类抗原均稳定地存在于 Atg5 或 Atg7 缺陷型小鼠的树突状细胞表面。甲型流感或淋巴细胞性脉络丛脑膜炎病毒感染后经典 MHC Ⅰ类抗原的内化被抑制，这导致 CD8[+] T 细胞应答增强。巨噬细胞特异性敲除 Atg5 和 Atg7 后，增加了 CD8[+]T 细胞的激活。然而，对于 MHC Ⅰ类抗原来说至少还存在两个内化途径。已报道在自噬缺陷的细胞系中发现了通过再循环内体的独立于网格蛋白介导的 MHC Ⅰ类抗原内化途径。相反，MHC Ⅰ类抗原通过内体途径内化降解能够被 MARCH E3 泛素连接酶促进，这可能是由于网格蛋白介导的内吞作用的参与。实际上，依赖 LC3B 酯化的内吞作用能够导致 MHC Ⅰ类抗原降解增多。此外，LC3B 能够与衔接蛋白相关激酶 1（adaptor associated kinase 1，AAK1）相互作用，AAK1 能够磷酸化 AP2 的一个亚单位（AP2M1），以促进网格蛋白介导的内吞作用。在 LC3B 酯化被抑制的情况下，AAK1 向 MHC Ⅰ类抗原的募集受到影响，而 AAK1 敲低能够稳定细胞表面的 MHC Ⅰ类抗原水平。因此，自噬能够促进 MHC Ⅰ类抗原的内化，从而减少对于 CD8[+] T 细胞的刺激。但是，不仅 CD8[+] T 细胞的反应会受到 LC3B 酯化的影响，由于非经典 MHC Ⅰ类分子 CD1d 也受到 LC3B 酯化的限制，自然杀伤 T 细胞（NKT）的反应也会受 LC3B 调节。Atg5 缺陷的树突状细胞能稳定细胞表面的 CD1d 分子，从而提高 NKT 细胞的识别能力，改善少动假单胞菌感染后的早期先天性免疫控制。因此，经典和非经典的 MHC Ⅰ类分子都被 LC3B 辅助的内吞作用内化（图 30-6）（Keller et al., 2018；Loi et al., 2016）。

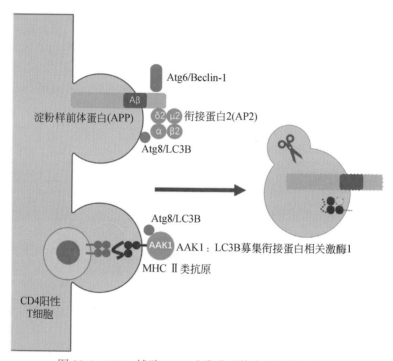

图 30-6　LC3B 辅助 MHC Ⅰ类分子等表面受体的内化

酯化的 AAK1 与表面受体结合，通过磷酸化 AP2 复合体的 μ 亚基促进 AP2 依赖性的内化。AP2 的 α 亚基直接与酯化的 LC3B 结合，从而促进网格蛋白介导的内吞作用。最后，Atg6 / Beclin 1 直接结合阿尔茨海默病的 APP 以进行有效内化。这些 LC3B 相关的内化最终都导致表面受体于溶酶体中降解（Keller et al., 2018）

（3）自噬和细胞吞噬在清除病原体方面的协调作用及其机制：某些细菌被吞噬后进入吞噬体内不仅可以长期存活，甚至还可以破坏吞噬体进入到细胞内。目前吞噬体的改变或者破坏也被认为是自噬系统活化的机制之一。当吞噬过程不能有效地清除病原体时，自噬过程可作为后援系统进一步发挥抗感染作用。例如，单核细胞增生李斯特菌（*Listeria monocytogenes*）分泌的李斯特菌细胞溶解素（Listeriolysin-O，LO）可溶解吞噬体膜使其内部吞噬的细菌释放出来，但这一过程也会激活自噬系统，从而通过自噬途径发挥补充抗感染的作用。某些细菌进入吞噬体非但无法被清除，反而躲避在吞噬体内受到保护，如伤寒沙门菌（*Salmonella enterica*）、鼠伤寒沙门菌（*S.enterica* serovar.

typhimurium），因此细胞难以通过吞噬途径将其清除，但这两种细菌的Ⅲ型分泌系统（type Ⅲ secretion system）所产生的部分蛋白可触发自噬系统，从而导致整个含沙门菌囊泡（*Salmonella*-containing vacuoles，SCV）得以清除。此外，结核分枝杆菌（*Mycobacterium tuberculosis*）可阻止吞噬体的成熟，但是自噬系统的激活可使吞噬体内 pH 降低从而杀死储存在自噬体内的细菌。吞噬过程中 TLR 信号通路参与对巨噬细胞的调节，此外，LC3蛋白在吞噬体上的表达上调可促进吞噬体与溶酶体的融合而有助于细菌的杀灭。吞噬与自噬两者最终都需要与溶酶体结合发挥作用，因此尽管存在自噬和吞噬双重免疫监督机制，但仍有病原体可通过抑制自噬体与溶酶体的融合来逃避免疫机制，避免被清除，如丙型肝炎病毒（hepatitis C viruses）（Oczypok et al.，2013）。

（4）自噬和细胞吞噬在细胞死亡、免疫应答及炎症反应中的协调作用：自噬和吞噬其本质是各自或者共同发挥作用，以维持组织或细胞水平的内环境稳定，尤其是在细胞死亡事件中两者之间存在动态联系。大量研究结果表明，一些之前被认为特异性参与某一过程的分子，事实上在另一过程中也发挥着相似的作用，如自噬过程中的 LC3 蛋白，之前被认为特异性参与调控自噬过程，但目前研究证实其在吞噬过程中也具有调控作用。巨噬细胞吞噬病原体、凋亡细胞、坏死细胞或坏死性凋亡细胞的过程中，虽然吞噬体膜不具备自噬体典型的双层膜结构，但是 LC3 仍然被快速招募到吞噬体膜上发挥作用，招募过程受到 Beclin 1、PI3KC3、Atg5 和 Atg7 的调控，但无须 ULK1（unc-51-like kinase 1）的参与，这一过程被定义为 LC3 相关的吞噬作用（LC3-associated phagocytosis，LAP）。TLRs、TIM4、FcγR 及 NADPH 氧化酶介导的 ROS 为调控 LAP 所需要的上游信号，死亡细胞的高效清除及吞噬体的成熟均需要 LAP 的参与。

若死亡细胞无法通过正常的方式进行清除，则会导致肿瘤、自身免疫性疾病和神经退行性疾病的发生。目前大量的文献揭示了自噬和凋亡之间的相互关系，研究发现自噬相关蛋白常直接受到凋亡性蛋白的抑制。此外，凋亡性蛋白也可作为自噬的底物，如半胱天冬酶。由此揭示出凋亡与自噬在另一层面的交叉应答。虽然目前没有较为统一的定论，但是自噬本身可以决定细胞的死亡形式，但在某些情况下自噬也可以将细胞命运由凋亡转向生存，这个过程又被称为程序性细胞存活（programmed cell survival）。与吞噬作用相类似，自噬在胚胎发育过程中也发挥凋亡细胞的清除作用，同时也参与细胞内营养物质和能量的调控，增强细胞对抗毒性物质的能力，促进细胞生存。

吞噬细胞最基本的功能就是清除侵入体内的病原体。吞噬作用在天然免疫过程中发挥了必不可少的作用，可将吞噬的病原体降解，降解产物作为体内的营养物质加以利用。此外，吞噬作用在适应性免疫过程中也是必不可少的，主要发挥抗原呈递的作用。同时，相关研究也证实除吞噬途径外，自噬途径也在天然免疫和适应性免疫过程中发挥重要的作用，包括病原体清除、抑制或促进病毒复制、调节 T 细胞和 B 细胞的平衡、抗原处理和呈递，这些作用又被称为免疫吞噬（immunophagy）。

吞噬作用将凋亡的炎性细胞清除又称为胞葬作用（efferocytosis），这一作用是体内消除炎症反应和抑制自身免疫反应的关键。胞葬作用对炎症和自身免疫反应的抑制，部分原因是其促进抗炎细胞因子如 IL-10、TGFβ、血小板活化因子（platelet activating factor，PAF）及前列腺素 E2（PGE2）的释放，另外也抑制促炎因子如 TNFα 和 IL-1β 的释放。但是，如果 LAP 作用缺失，死亡细胞被吞噬后反而会出现促炎因子的增加和抗炎因子的减少。

炎症反应的重要机制为炎症小体（inflammasome）的激活，它是细胞内的一类多蛋白复合物，当它感受到外界刺激信号后会激活半胱天冬酶 -1（caspase-1），活化的 caspase-1 能够调控 IL-1β 及其他炎症因子。有趣的是，早期研究认为自噬本身可作为一种抗炎机制，因为有研究结果表明在 *Atg16L1* 基因敲除的脓毒血症的小鼠模型中，IL-1β 的释放增强。但近期的研究指出饥饿诱导的自噬过程能促进炎性小体的激活，而 IL-1β 的释放增加是依赖于炎性小体的。这些研究结果表明，自噬在调控炎症反应过程中具有双重作用，其作用的发挥取决于自噬激活的时间和方式（Martinez et al.，2011；Stuart et al.，2008；Vernon et al.，2013）。

三、展　望

目前相关研究特别指出了内吞途径和自噬途径的共同调控因子。溶酶体为感知细胞内能量状态的平台，两种途径最终都依赖于溶酶体的降解，但两条途径之间的交叉应答及共同调控机制仍需进一步研究。目前借助于先进的大规模的筛选技术可从众多已知的膜运输（membrane trafficking）调控因子中筛选出与自噬相关的调控因子，因此在细胞内关于内吞和自噬这两条主要的降解途径，预计将会发现更多的共同调控机制。

第二节　自噬与细胞分泌的协调

近年来的研究表明，在哺乳动物系统，自噬在蛋白运输和分泌的过程中发挥了特殊的生物学作用。自噬协助整合膜蛋白到细胞膜的运输，并影响细胞分泌，包括传统性细胞分泌和非传统性细胞分泌，这是膜运输的一种特殊途径。自噬途径和 Atg 分子机制在特定的分泌细胞中参与调节蛋白或其他效应物的颗粒内容物或次级溶酶体的分泌。这些分泌的生物活性蛋白或其他产物参与组织重构、炎症过程及某些高度特异性组织及器官的发育。

一、细胞分泌

1. 传统性细胞分泌

（1）传统性细胞分泌的定义：细胞将在粗面内质网上合成的非内质网组成部分的蛋白和脂类通过小泡运输的方式运输到高尔基体，经过高尔基体的进一步加工和分选运送到细胞内相应结构、细胞质膜及细胞外的过程称为细胞分泌（cell secretion），即传统的内质网－高尔基体分泌途径（ER to Golgi secretory pathway）。分泌的物质主要包括各种酶类、激素、神经递质、局部介质、血清蛋白、抗体，以及细胞外基质成分等。分泌的物质主要是供细胞内使用，或通过与细胞质膜的融合进入细胞质膜或运输到细胞外（Viotti，2016）。

（2）高尔基体在细胞分泌活动中的作用：高尔基体在分泌活动中所起的作用主要是对粗面内质网运来的蛋白质类物质进行加工（如浓缩或离析）、储存和运输，最后形成分泌泡。高尔基体对蛋白质的分类依据是蛋白质上的信号肽或信号斑。

细胞中蛋白质的合成从细胞核中的基因组 DNA 转录合成信使 RNA（mRNA）开始，

mRNA 从细胞核到达细胞质，在内质网（ER）上合成蛋白质，然后内质网上的蛋白质以小囊泡的形式脱离下来，被输送到高尔基体。被输送到高尔基体的蛋白质上已经标记了蛋白质的去向。此时，高尔基体会读取蛋白质的"收货地址"，如果蛋白质上有"分泌"信号，高尔基体就形成一个可以分泌蛋白质到细胞外的小囊泡，把需要分泌到细胞外的蛋白质包裹到里面。当形成的分泌泡自高尔基体囊泡上断离时，分泌泡膜上带有的高尔基囊膜所含有的酶，还能不断起作用，促使分泌颗粒不断浓缩、成熟，最后排出细胞外。如果蛋白质上有信号表示该蛋白应留在内质网，高尔基体就会形成另外一种小囊泡，把蛋白质送回到 ER。总之，高尔基体通过阅读蛋白质上的信息把蛋白质运送到相应的目的地。此外，高尔基体亦能对其运输的蛋白质进行加工，其加工过程就是把各种寡糖链连接到蛋白上，此过程称为糖基化，而这种糖基化是蛋白质最终可以执行各种功能的保证。

（3）传统性细胞分泌的分类：传统性细胞分泌分为组成性分泌（constitutive secretion）和调节性分泌（regulated secretion）。如果新合成的蛋白合成后即被分泌，称为组成性分泌。如果新合成的蛋白以高浓度被储存在分泌囊泡（包括分泌溶酶体、分泌颗粒或其他细胞器的部分），当细胞受到适当刺激后才引起分泌，称为调节性分泌。分泌溶酶体、分泌颗粒及其他细胞器部分来源于后高尔基囊泡（post-Golgi vesicles），或受后高尔基囊泡影响。

2. 非传统性细胞分泌 是细胞运输定位在胞质内的不同蛋白到细胞外环境，或协助运输整合膜蛋白到细胞膜，而不通过高尔基体途径的一系列不同过程的总称。因此，并非所有的非传统性分泌的蛋白都是通过相同的机制分泌的。

二、自噬与传统性细胞分泌

1. 自噬与组成性分泌 最新的研究表明自噬与组成性分泌之间存在相互作用。自噬与组成性分泌之间由一种特殊区域 TASCC（TOR-autophagy spatial coupling compartment）相连接（图 30-7，途径 2）。TASCC 参与自噬性降解，并间接支持通过传统内质网－高尔基体途径分泌产生的一些蛋白。TASCC 是衰老细胞中细胞核周围与高尔基体并列的在形式上可识别的溶酶体样细胞器簇。在 *Ras* 突变诱导的衰老细胞中可以观察到 TASCC 的形成。TASCC 定位对诺考达唑（可有丝分裂抑制剂）不敏感，但可被布雷菲德菌素 A（可抑制蛋白从内质网转运到高尔基体）干扰，因此 TASCC 是依赖于传统分泌细胞器来维持的。TASCC 主要由具有晚期或成熟吞噬性区域特征的降解性细胞器组成，其为 p62 和 LAMP 表达阳性；LC3 的表达可能为阳性；更重要的是，其在功能上为 mTOR 阳性。这个区域在支持一部分经传统途径分泌物质的产生和分泌中发挥作用。关于这个系统起何作用，解释之一是它主要参与少数几种关键蛋白的细胞分泌，同时通过自噬降解大量的蛋白质。在此模型中，自噬小体捕获并运输细胞蛋白，在 TASCC 中修剪并降解目的蛋白，同时使存在于 TASCC 中的 mTOR（自噬溶酶体释放的氨基酸能够激活 TASCC 中的mTOR）选择性地促进一定量的蛋白质的翻译和分泌。此过程通过在衰老细胞中增强的IL-6 分泌而得到了证实。然而，在同样的研究中有迹象表明在已分化的细胞中该过程也可能存在，以简化分泌蛋白的过程（Deretic et al.，2012；Narita et al.，2011）。

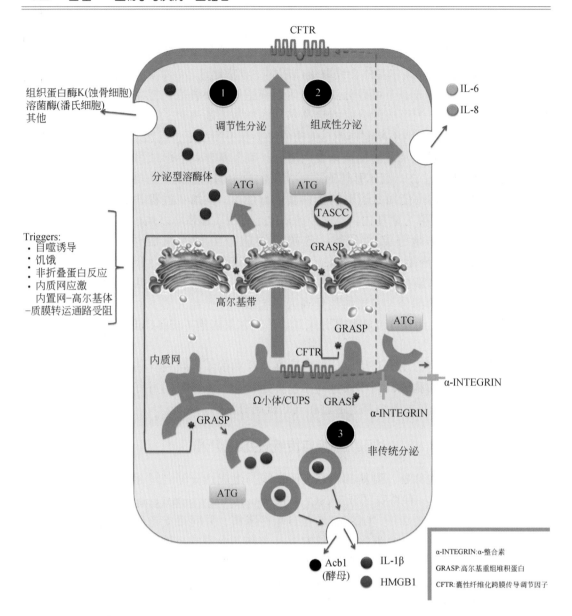

图 30-7　非降解性自噬在传统性分泌（组成性分泌和调节性分泌）及非传统性分泌中的作用

途径 1. 自噬对调节性分泌的影响：分泌溶酶体、分泌颗粒及其他细胞器部分来源于后高尔基囊泡（post-Golgi vesicles），或受后高尔基囊泡影响。ATG 因子影响调节性分泌，能够运送不同的生物活性物质，如组织蛋白酶 K 和溶酶菌等。此外，还包括非蛋白质物质，如经药物处理的肿瘤细胞分泌的 ATP。途径 2. 自噬对组成性分泌的影响：自噬通过称作 TASCC 的区域影响组成性分泌（如 IL-6 或 IL-8 的分泌）。TASCC 是衰老细胞中细胞核周围与高尔基体并列的、在形式上可识别的溶酶体样细胞器簇。途径 3. 依赖自噬的非传统性细胞分泌过程 [基于自噬的非传统性细胞分泌（autophagy-based unconventional secretion）；自行分泌（autosecretion）]：如哺乳动物促炎因子 IL-1β 和 HMGB1 的分泌及酵母 Acb1 的分泌。通常情况下，GRASP 位于高尔基体，影响自噬的早期阶段。CUPS，为酵母中基于自噬的非传统性细胞分泌所必需的结构，可能等同于哺乳动物细胞中的 Ω 小体（Ω-some）。另外，自噬亦参与将 CFTR（cystic fibrosis transmembrane conductance regulatory）的内质网形式运输到细胞膜的顶端，而绕过传统的 ER-Glogi- 质膜通路，以挽救引起囊泡性纤维症的 CFTR 突变体的功能。GRASP 在自噬依赖的 CFTR 的非传统性运输中及在果蝇细胞内将 α-integrin 运到细胞膜基底外侧的非传统性运输中发挥作用。Triggers，为诱导非传统性细胞分泌或运输的某些条件（Deretic et al., 2012）

2. 自噬与调节性分泌　　研究表明自噬或自噬相关基因缺陷可引起储存在分泌颗粒及溶酶体内物质的调节性分泌的改变。许多证据表明自噬参与许多调节性分泌（图30-7，途径1）：①在巨噬细胞消化微生物的过程中发现 Atg 依赖的吞噬体与溶酶体的融合作用增强；②克罗恩病特有的帕内特细胞分泌溶解酶素；③自噬活跃的肿瘤细胞分泌 ATP（在警报素发挥免疫作用中充当细胞外信号分子）；④骨再吸收过程中在褶皱边缘破骨细胞分泌组织蛋白酶 K（cathepsin K）；⑤过敏反应中肥大细胞的 LC3 阳性分泌颗粒的脱粒等。此外，自噬是前庭上皮细胞分泌耳椎蛋白及参与中耳平衡感受的耳石成分糖蛋白的分泌所需。自噬亦参与细胞黑色体的成熟。黑色体是特异性溶酶体相关的细胞器，其含有来源于高尔基体的成分，这些成分负责通过分选内涵体及经由质膜的复杂运输。Atg5和 LC3 共定位于黑色体前体（PMEL17 标记），淀粉样纤维为黑色体前体提供结构基础，成熟的黑色体前体装满黑色素，最终黑色素细胞将黑色素转移至接受细胞中，如角质细胞。

自噬直接或者间接地影响胰腺胰岛 B（β）细胞的胰岛素分泌过程。在胰岛内，自噬更多地以间接的方式影响细胞内线粒体及内质网等细胞器的状态，这些细胞器参与通过细胞质内 Ca^{2+} 瞬变引起的依赖葡萄糖刺激的胰岛素释放，并参与在外周胰岛素抵抗及糖尿病情况下，作为正常葡萄糖耐量适应的部分，增加 B 细胞的体积。

自噬或者自噬基因如何影响调节性分泌仍不明确，其可能参与分泌途径中的普通环节，包括后高尔基体的载体运输和细胞膜区域的融合性能；亦可能承担分泌细胞器独特的、高度特异性的成熟过程及维持其完整性和特性。通过上述机制，自噬在前庭细胞中影响网格蛋白相关的适配器 AP3 复合物（clathrin-associated adaptor AP3 complex）的水平（表达及稳定性），如在黑色素细胞中黑色体的发生依赖于 AP3 运输酪氨酸酶；自噬亦可组织极性细胞膜区域（如破骨细胞中肌动蛋白内皱褶边缘）。后一种情况的特异性融合接收位点可能为调节性分泌溶酶体及其"货物"提供指向。LC3-Ⅱ或 Atg8 的旁系同源物可能是标记定向与溶酶体融合的接受细胞膜（如皱褶边缘）所需。这种现象同样适用于其他细胞膜区域，例如，这种关系类似于溶酶体与细胞膜来源的细胞内囊泡的融合，如巨噬细胞中含有病原体的吞噬体或上皮细胞发生细胞侵入性死亡（entosis）中的内吞囊泡。entosis 是分离的上皮细胞侵入相邻细胞，侵入细胞在相邻细胞的内吞囊泡中继续存活，或经过依赖 Atg 与溶酶体融合的途径而死亡的一种过程。由于传统 LC3 阳性自噬体通过靶向与溶酶体细胞器融合来完成其功能，上述自噬机制和 LC3 的意外功能属于 LC3/Atg8 作为栓接/融合装置的功能，从而囊括了经典的自消化自噬途径的后续步骤（Deretic et al.，2012；Sanjuan et al.，2007）。

三、自噬与非传统性细胞分泌

1. 基于自噬的非传统性细胞分泌　　近年来的研究发现自噬在蛋白分泌与运输中发挥作用，其中具有突破性的进展在于认识到一系列非传统性分泌的细胞溶质蛋白，这些蛋白缺少先导肽，故不能进入传统性的内质网 - 高尔基体分泌途径（ER to Golgi secretory pathway），而依赖于自噬将其输出细胞外，即基于自噬的非传统性分泌（autophagy-based unconventional secretion）。为了区别于其他非传统性蛋白的分泌过程，基于自噬的非传统性分泌可定义为自行分泌（autosecretion）（Bruns et al.，2011；Deretic et al.，2012；

Manjithaya et al., 2010）。

在一系列非传统性分泌蛋白中，如酵母中的 Acb1 及哺乳细胞中的 IL-1β、IL-18 和 HMGB1 的分泌，至少在某些情况下，自噬细胞器或者它们的中间物可以作为囊泡执行细胞外的运输（图 30-7，途径 3）。这些缺失先导肽的蛋白质的分泌依赖于 Atg 因子，以 GRASP 蛋白（Golgi reassembly and stacking protein）的参与为特征。GRASP 在网柄菌属中称为 GrpA，在酵母中称为 Grh1，在果蝇中称为 dGRASP，在哺乳细胞中称为 GRASP55（GORASP2）和 GRASP65（GORASP1）。正常情况下，GRASP 定位在高尔基体，GRASP 蛋白初始被认为可组织高尔基微小堆形成高尔基扁平膜囊，但 GRASP 似乎在通过高尔基体的传统性分泌中并没有发挥重要的作用，而是非传统性分泌和运输中的特异性因子，其影响自噬的早期阶段，包括果蝇和酵母中的 AcbA/Acb1、哺乳细胞的 IL-1β 和 IL-18，以及果蝇 α-integrin 及人上皮细胞 CFTR 的分泌（图 30-7，途径 3）（Bruns et al., 2011；Deretic et al., 2012；Manjithaya et al., 2010）。

2. Ω 小体 /CUPS　目前，关于自噬是如何促进非传统性细胞分泌的研究尚少。Ω 小体（omegasome）是基于自噬的非传统性细胞分泌的细胞器或转运中间体的来源。Ω 小体是初期自噬体产生的发源地，在酵母中这种相关结构被称为非传统性细胞分泌的场所（compartment for unconventional protein secretion，CUPS）。

自噬、自身分泌及传统性分泌途径汇集的共同细胞器是内质网（endoplasmic reticulum，ER），尤其是在内质网 - 高尔基体 - 中间小室或管状囊泡群。非传统性细胞分泌起始于内质网出口位点附近处 Ω 小体样结构（CUPS）的形成。此出口位点可用 Sec13 标记，但与 Sec13 不完全重叠。

众所周知，内质网出口位点（Sec12 和 Sec16）和 COP Ⅱ 组分（Sec23 和 Sec24）对于自噬体的形成具有重要的作用。在哺乳动物细胞中也能观察到早期分泌途径的调节因子参与自噬，这在受 Sec12 GEF 调控的 GTP 酶 Sar1 的作用及在 Ω 小体和自噬体形成中其他早期 ER-to-Golgi 分泌途径的调节者的作用中得到了证实。研究表明，酵母中的 CUPS 和哺乳动物细胞中的 Ω 小体是相关的，但仍有待于进一步的验证。目前关于在酵母中到底是哪个因素在 CUPS 与 PAS（pre-autophagosomal structure or phagophore assembly site）的形成中发挥着重要的作用还存在不一致的观点。例如，COP Ⅱ 的 Sec23 参与自噬，但其突变后并不能中断 Acb1 的非传统分泌，而 Sec12 对于自噬相当重要，但是对于 CUPS 的形成则是非必要的。因此，Ω 小体中定向于降解性自噬及定向于自行分泌的亚级结构尚待确定。

饥饿能够诱导 CUPS 和 Ω 小体的形成。尽管可能存在细微的分子和生理差异，酵母的 CUPS 结构从形态学及定位上均与哺乳动物中与自噬体形成相关的 Ω 小体的结构极其相似。两者的显著特点是均能被饥饿诱导，均为 PI3P 阳性及均与 Atg 因子相关。CUPS 不同于 Cvt 结构（被 Ape1 标记），且不能被雷帕霉素诱导。值得注意的是：Ω 小体在细胞自噬中的作用和其为 PI3P 阳性，这些特征并没有在使用雷帕霉素中报道，而是仅仅基于饥饿依赖性诱导的自噬。Ω 小体是发生于典型的 LC3/Atg8- 阳性自噬体之前的很早期的一种结构。与 Ω 小体相同，CUPS 亦是在不依赖于 Atg8 和 Atg9 的过程中形成的。当酵母细胞饥饿时，CUPS 结构（每个细胞 1～3 个，通过 Grh1- 绿色荧光蛋白检测）在 Sec13 标记的处于过渡状态的内质网 Grh1 阳性位点上形成。CUPS 包含 PI3P、Atg8 及

Atg9。因此，这些结构类似于 PAS。CUPS 亦包含 Vps23，在哺乳类中称为 TSG101，其意义尚不清楚。在 CUPS 内并未发现其他的 ESCRT（endosomal sorting complex required for transport）。Vps23 是 ESCRT Ⅰ 复合物成员之一，其与多泡内涵体的分选有关，但也具有其他作用。虽然在酵母细胞 Vps23 为非传统分泌 Acb1 所需要，但 Vps23 缺失并不影响 Grh 阳性 CUPS 形成，这表明 Vps23 可能是 CUPS 下游分选效应器功能的一部分。其他 ESCRT 成员，如 Vps27 及 ESCRT 复合物的其他成员 ESCRT0、ESCRT Ⅰ、ESCRT Ⅱ 和 ESCRT Ⅲ，在酵母中检测到相应的突变体时，其对 CUPS 仅有微小的动力学影响。因此，这些 ESCRT 成员的作用不能等同于 Vps23 的作用。Vps23/TSG101 更重要的意义可能在于其在执行分选功能时能结合到泛素化物质上，这在研究 CUPS 功能及选择和运输定向于基于自噬的非传统性分泌的可能的适配器中已被证实。但酵母 Atg1 缺失并不能阻碍 GRASP（Grh1）转移至 CUPS。因此，Atg1 的作用与 Grh1 的定位是分离的。相似的现象亦出现在 Atg8 和 Atg9 突变体。目前并不清楚在饥饿处理后，上游通路的因子通过调节哪些分子事件而导致酵母中 GRASP 同源体再分布到 CUPS，但 GRASP 在哺乳细胞自噬小体形成中发挥作用。在酵母中，除了 Vps23 分布到 CUPS 外，GRASP 的等同物对于饥饿后 Atg9 的再分布起着重要的作用，酵母中 GRASP 的同源体 Grh1 对 Atg9 的作用与哺乳动物中控制自噬启动的 GRASPs（GRAPS55）的作用一致（Bruns et al.，2011；Deretic et al.，2012；Manjithaya et al.，2010）。

3. 自噬在非传统性细胞分泌及控制炎症小体激活中的双重作用　IL-1β 是一个通过膜性细胞器分泌的缺失前导肽的胞质蛋白，目前的研究结果推测 IL-1β 可能是基于自噬的非传统分泌的底物。然而，问题远较预期的复杂。许多报道都集中于从免疫学角度研究自噬对 IL-1β 的作用，并明确自噬在 IL-1β 激活上起到负性调控作用。这些报道结果与初始的报道一致，即小鼠 Atg16L1 缺失可增加 IL-1β 的产生；但其与自噬在 IL-1β 分泌上发挥正性作用的基于细胞生物学的预测恰恰相反。自噬通过降低内源性炎性小体激活的来源间接地抑制 IL-1β 的激活，亦可能通过自噬性降解炎性小体的成分直接地抑制 IL-1β 的激活。炎性小体是一个至少由三个成分组成的蛋白复合物：NLR（Nod-like receptor）蛋白（如 NLRP3）、衔接蛋白 ASC 和 caspase1。当激动剂作用时，炎性体加工 IL-1β 前体（与一些其他前体蛋白一起）为成熟的 IL-1β，即从生物学上激活 IL-1β，为其分泌做好准备。自噬通过去除提供内源性炎症小体激动剂的去极化或已坏死的线粒体来抑制炎性体的激活。当受损的线粒体聚积在有自噬缺陷的细胞中时，它们就成为炎性体激活者内源性刺激物（活性氧，线粒体 DNA）的来源。这与自噬清理细胞内部潜在的有害大分子聚集体和失能细胞器的原始作用是一致的。因此，在没有基础自噬情况下，内源性因素会导致炎性体激活和增加 IL-1β 的加工处理及无菌炎症的来源。

自噬的确在 IL-1β 的非传统分泌中发挥着作用。然而，这很难与基础自噬在保持细胞内清洁和下调炎性体激活的基本作用相区别。当饥饿诱导自噬时，在早期的过程中，如果炎性体被传统的炎性激动剂，如二氧化硅、尼日利亚菌素、β 淀粉样蛋白原纤维和明矾等激活，将会导致 IL-1β 的分泌增强。这个作用随时间而减弱，自噬对炎性体的负调控在后期成为主导。总之，自噬负性控制炎性体激活和正性控制 IL-1β 的分泌，最终净作用取决于两种相反作用的抗衡。诱导性自噬促进 IL-1β 的分泌及其他胞内炎性底物的分泌，如 IL-18 及其他危险信号分子 HMGB1。这些急性作用在刺激的极早期就能被检测到（Deretic et al.，2012；Manjithaya et al.，2010）。

4. 自噬和 GRASP 在非传统性蛋白运输中的作用　　自噬与 GRASP 运输蛋白的作用不仅仅局限在缺失前导肽蛋白的自行分泌，亦参与将整合膜蛋白运输到细胞膜的极性区的非传统途径，而绕过传统的 ER-Glogi- 质膜通路。最近研究发现，最常见的引起囊泡纤维症的 CFTR 家族突变蛋白 ΔF508 CFTR（cystic fibrosis transmembrane conductance regulator）依赖 Atg-5、Atg-7 及 GRASP55，非传统性地转运到质膜。阻断传统的 ER-to-Golgi 分泌途径（使用 Sar1、Arf1 和 Syntaxin5 显性负表达构建体）可增强 ΔF508 及野生型 CFTR 的 ER 形式在细胞膜的表达。通过检测 GRASPs 的作用，如 GRASP55 蛋白，发现 GRASP 的豆蔻酰化是必需的，但更重要的是，GRASP55 的 Ser-441 残基的磷酸化及 CFTR 的 C 端信号与 GRASP55 的第一个 PDZ（PSD95，Dlg1 and zonula occludens-1 anchoring）结构域（PDZ1）的联系是 CFTR 通过非传统途径运输到细胞膜所需的。

CFTR 的非传统途径转运至质膜是生物功能性的，且 CFTR 位于质膜的顶端。CFTR 具有功能性通道活性，能阻止 ΔF508 CFTR 转基因纯合子小鼠典型的营养不良和生长阻滞表型，但在无 CFTR 小鼠无此作用。GRASP 依赖非传统运输途径亦在果蝇的整合蛋白转运至基底外侧膜（整合蛋白在此发挥生理功能）中得以证实。因此，到质膜非传统转运途径保持了极化的特异性，而这种极化并不是随机的过程，而是一种高度精确的途径，逐渐演变为在某些环境下发生的违背常规的、救助的运输方式。

另一个重要发现是非传统 CFTR 运输被内质网应激及非折叠蛋白反应（unfolded protein response，UPR）所诱导。用毒胡萝卜素耗竭内质网储存 Ca^{2+} 导致 GRASP（GRASP55 或 GRASP65）依赖的非传统运输途径 GRASP 的核心糖基化激活。引起这些事件信号通路特异性依赖于的 Ser/Thr 激酶 IRE1，而非 PERK 和 ATF6。在研究 CFTR 时，三者均作为 UPR 的关键信号转导者被检测到。IRE1 的作用超出了其被普遍认为的内质网应激时作为切割 XBP1（X-box binding protein 1）的核酸内切酶的功能。因为，TRAF2（TNF-receptor associated factor 2）依赖的 JNK（c-Jun N-terminal kinase/stress-activated protein kinase）激活亦发挥了作用。此外，在内质网应激后（或 ER-to-Golgi 运输途径被阻断后），GRASP55 发生了磷酸化，且特异性残基 Ser-441 是运输 ΔF508 CFTR 到质膜的非传统性途径所必需的。IRE1 信号通路和 GRASP55 磷酸化的准确链接有待确定。但是过表达野生型后，可磷酸化的 GRASP55 需要 IRE1 实现其诱导运输 ΔF508 CFTR 至质膜上的非传统性途径的能力。因此，UPR1、IRE1 及 GRASP55 在这一通路上按顺序连接，且这条通路依赖于自噬因子（Deretic et al.，2012，Gee et al.，2011）。

5. 自噬和外泌体分泌的协调作用　　外泌体是细胞释放到细胞外的一种小囊泡。与其他细胞外囊泡不同的是，外泌体是由细胞膜内陷形成内体（endosome），再形成多泡体（multivesicular body，MVB），最后分泌到胞外。尽管细胞应激或激活信号能调节外泌体的分泌，但是外泌体分泌仍属于组成型分泌。外泌体中携带有多种蛋白质、DNA 和 RNA 等重要信息，也被认为是一种非传统分泌方式。外泌体能够将携带的蛋白质、RNA 等转运到邻近细胞并调节受体细胞。因此，外泌体在很多生理过程如发育、免疫应答、组织修复中都有着重要的作用。

许多证据表明自噬途径与外泌体的形成和分泌之间存在着密切关系。多泡体成熟和管腔内囊泡（intraluminal vesicles，ILVs）产生时的膜内陷以及外泌体形成时选择性纳入蛋白的机制被认为是一种内体微自噬。这种内体微自噬依赖于转运所需的内体分选复合物（the endosomal sorting complexes required for transport，ESCRT）和分子伴侣 Hsc 70 将细胞质中的蛋白转运到 ILV 中。该过程不需要底物的折叠或溶酶体中分子伴侣介导的自噬（CMA）所必需的成分 LAMP-2A，但它依赖于 hsc70 与内体酸性磷脂的静电结合。

在自噬过程中，自噬体可以与溶酶体或 MVB 融合。对 ESCRT 突变体的研究揭示了自噬过程与 MVB 产生之间的密切关系。ESCRT 突变体中由于内体溶酶体系统不能与自噬体融合导致自噬流受阻，并且表现出自噬体数量增加。在不同的秀丽隐杆线虫的 ESCRT 突变体中，ESCRT 机制的缺陷导致自噬活性增加，进而诱导细胞处理异常内体的有害积累。在这种情况下，诱导自噬有助于增加细胞存活和组织寿命，这可能是因为细胞通过自噬选择性去除晚期内体。值得注意的是，自噬调节剂能够调节 MVB 形成和外泌体释放。通过饥饿、雷帕霉素处理或 LC3 过表达诱导自噬能够抑制外泌体的释放，这表明在自噬激活的条件下，随着外泌体的分泌被抑制，MVB 被导向自噬途径。因此，诱导自噬和外泌体释放之间的平衡可能受细胞代谢状态的调节（Baixauli et al.，2014）。

四、多任务蛋白在自噬和分泌中的作用

1. COP Ⅱ在自噬和分泌中的作用　由于在内质网出口点（ER exit sites，ERES）处可以获得弯曲膜，所以 ERES 可能是自噬体生物发生的优选位点。或者，在 ERES 处可能存在着自噬和分泌途径共享的机制。首先，ER 输出机制的核心组件能调节自噬，如在某些 COP Ⅱ 组分或其调节器有遗传缺陷的酵母菌株中不能产生自噬体。最近，几种使 COP Ⅱ 外壳磷酸化的蛋白质，包括 Sar1、Ypt1 / Rab1 和 CK1 激酶 Hrr25，已证明与自噬有关。GTPase Sar1 与交换因子 Sec 12 相互作用并启动 COP Ⅱ 囊泡转运，在酵母和哺乳动物细胞中抑制 GTPase Sar1 会损害自噬，这意味着自噬对 ER 输出和 COP Ⅱ 组分在进化上的保守依赖性，如用 ER 输出的抑制剂 FLI-06 处理哺乳动物细胞，会减少饥饿条件下自噬体的数量。此外，最近在酵母中的一项研究表明，ER 定位的 Qa/t-SNARE Ufe1 的输出是响应饥饿而诱导的，并且 Ufe1 靶向含有 Atg8 和 Atg9 的位点，有助于自噬体形成。

COP Ⅱ 机制可能不仅仅具有作为自噬调节者调控转运的作用，还可能因应激反应而转向自噬。例如，最近的一项研究表明，COP Ⅱ 底物适配物 Sec24 的膜远端表面上三个氨基酸的磷酸化增强了在 PAS（pre-autophagosomal structure）处 Sec24 与 Atg9 的相互作用。虽然 Sec24 上远端位点的磷酸化需要增加自噬体数量，这有利于饥饿期间的细胞稳态，但并不需要 ER 到 Golgi 的运输。Sec24 磷酸化位点在哺乳动物 SEC24A 中是保守的，并且高度保守的激酶 Hrr25 是磷酸化该位点的激酶之一。转向自噬的 COP Ⅱ 囊泡机制在哺乳动物中也已有记录。研究表明，诱导自噬导致Ⅲ类 PI3 激酶依赖的 ERES 组分向 ERGIC（ER-Golgi intermediate compartment）重新定位（Farhan et al.，2017）。

2. TRCPR2 是自噬和分泌机制连接的桥梁　多任务调节者的另一个例子是 TECPR2（tectonin β-propeller–containing protein 2），是一种涉及神经退行性疾病的蛋白质。TECPR2 与 ATG8（哺乳动物中的 LC3）结合并正向调节自噬。ATG8 是一种小的泛素样分子，通过涉及其他自噬蛋白的级联与生长的自噬体膜中的磷脂酰乙醇胺结合。最近发现 TECPR2 能够与 COP Ⅱ 组分 SEC24D 相互作用并以 LC3C 依赖性方式调节 ERES 的数量。但 TECPR2 从 ERES 调节者转换为自噬调节者的机制仍有待确定（Farhan et al.，2017）。

3. Rab1 及其在自噬和分泌中的双重作用　Rab GTPases 调节所有膜结合的细胞内运输途径。因此，某些 Rab（酵母中的 Ypt）调节自噬和分泌并不奇怪。例如，COPⅡ囊泡上 Ypt1 的活化导致 Uso1 的募集，使其将囊泡束缚至高尔基体。活性 Ypt1 也是饥饿诱导的自噬所必需的，并且提供了将自噬组分（如 ULK/Atg1）靶向 PAS 的手段。考虑到这类蛋白质进化的保守程度，哺乳动物中的 Ypt1（Rab1）和 Trs85（激活 Ypt1 / Rab1 的多聚鸟嘌呤核苷酸交换因子的组分）可能与自噬的调节有关，这也许并不奇怪（Farhan et al., 2017）。

4. ULK1/2 是调节自噬和分泌的多任务激酶　最近，ULK1/2 以其在诱导和调节自噬中的作用而闻名，在正常生长期间，它在 ER–Golgi 间的运输中发挥作用。ULK1/2 定位于 ERES 并能够磷酸化 SEC16A，这是一种促进 ERES 生物发生和维持的支架蛋白。有趣的是，ULK1/2 对 SEC16A 的磷酸化是将特定"货物"从 ER 运输到 Golgi 所必需的。由于 SEC16A 是几种激酶的靶标，其翻译后修饰可以提供一种微调 COPⅡ转运的方法，同时会提供生长因子和营养素。虽然抑制 COPⅡ转运会损害饥饿诱导的自噬，但需要进一步的研究来确定 ULK1/2 磷酸化 SEC16A 对自噬是否是必需的，并精确阐明 SEC16A 的多任务功能在分泌和自噬的情况下是如何进行协调的（Farhan et al., 2017）。

5. UVRAG 及其在自噬和 COPⅠ反向运输中的双重作用　在没有细胞应激的情况下，PI3P 结合蛋白 UVRAG 定位于 ER，它在此组装成含 RINT-1 的束缚复合物，此复合物能调节 COPI 囊泡的到来，COPI 囊泡参与了 Golgi 至 ER 的逆行运输。在诱导自噬时，UVRAG 从 RINT-1 复合物解离并与Ⅲ类 PI3K 复合物结合以介导 ATG9 从 Golgi 的动员。UVRAG 还通过与 C 类 Vps 复合物结合来调节自噬体成熟。因此，UVRAG 是一种多任务蛋白，其功能随细胞应激而改变（Farhan et al., 2017）。

五、小　　结

新近揭示的自噬与生物活性物质的传统性和非传统分泌及整合蛋白的运输等的生物合成过程的众多交集延伸了自噬生理作用的范畴。几个特定的组织和器官在生物发生作用中均受到自噬机制的影响。自噬参与破骨细胞对骨的重建、皮肤黑色素细胞和视网膜色素上皮细胞黑色体的成熟及炎症介质的分泌，这些作用是最早发现的自噬的扩展作用。随着研究的不断深入，自噬影响领域扩展到复杂的多细胞组织及周围环境中单细胞原核细胞如酵母的细胞外空间。复杂的临床综合征，如炎性疾病克罗恩病及囊泡性纤维症，除了传统的表现外，均受到自噬作用的影响。自噬的下一个作用又会是什么？自噬在生物学方面令人惊讶的作用似乎是没有止境的！

第三节　自噬与细胞膜转运事件的协调

一、自噬与连接蛋白

连接蛋白（connexins）是一组通过自噬降解的横向质膜蛋白。目前尚不清楚它们是否直接掺入到自噬前体结构样 Notch1 中，或通过自噬受体样机制（如黏着斑）降解。然而，令人注目的是连接蛋白与自噬有相互调节作用。位于质膜上的连接蛋白通过与调节自噬体形成的各种蛋白质相互作用来抑制自噬，如 ATG16L1、VPS34、Beclin 1 和 VPS15。当通过饥饿诱导自噬时，ATG14 到达 ATG-Connexin 复合物后，这种效应会被逆转，这使其能够与 ATG9A 一起内化。因此，连接蛋白的自噬降解降低了这些抑制蛋白的水平，从而实现更持久的自噬激活（Pavel et al.，2017）。

二、自噬与细胞连接

与质膜相关的组分的降解也可以通过自噬受体介导，自噬受体在相关底物蛋白和自噬体组分（如 LC3）之间起到桥梁的作用。当细胞基质黏着斑（focal adhesion，FA）在基底细胞膜上被分解时，这种机制对于它们的降解是很重要的。该过程被认为主要是由自噬受体（NBR1）介导的。最近的研究还表明，在自噬诱导的 Src 活化时，FA 的分解和转换取决于 paxillin 氨基末端保守的 LIR 基序（FA 的早期前体和重要成分）和 LC3 之间的直接相互作用。这些数据可以解释为什么自噬是细胞迁移、侵袭和转移所必需的，至少在 4T1 原位小鼠乳腺肿瘤模型中是这样的。

作为横向质膜的一部分，黏附连接（adherens junction，AJ）和紧密连接（tight junction，TJ）在控制细胞 - 细胞间黏附和细胞旁屏障的功能中起作用，这两者都是维持细胞极性所必需的，但这种现象在上皮 - 间充质转换（epithelial-mesenchymal transition，EMT）和肿瘤侵袭时是丢失的。实际上，自噬增加了 E- 钙黏蛋白降解（AJ 的主要跨膜组分），因此促进了 EMT 期间 AJ 的降解。此外，E- 钙黏蛋白水平可能在自噬缺陷细胞中是转录抑制的，在此细胞中 p62 水平的增加稳定了致癌转录因子 Twist1，其抑制 E- 钙黏蛋白合成并增强 EMT。然而，自噬依赖性 AJ 降解过程中所涉及的分子事件尚未完全明了，并且可能涉及其他过程。例如，自噬降解 TJ 蛋白质 claudin-2 会导致上皮细胞 TJ 的通透性降低，细胞旁屏障特性增加，这是与炎性肠病相关的现象（Pavel et al.，2017）。

三、自噬与纤毛发生

自噬与纤毛发生也存在相互调节。饥饿通过将某些自噬蛋白（如 ATG16L1，AMBRA1，LC3，GABARAPL1）重新定位于纤毛而诱导自噬，从而有效促进纤毛发生所需的纤毛 - 质膜转换的增加。纤毛发生上调自噬，潜在地促成自我维持的前馈机制：纤毛发生 - 自噬 - 纤毛发生。最近的研究表明，机械刺激如流体流动会触发并延续这种前馈循环，因为自噬在减小细胞大小/形状方面发挥着核心作用，进一步加剧了纤毛发生。以这种方式，自噬可以响应肾脏中的流体流动以调节上皮细胞的大小（Pavel et al.，2017）。

小　　结

最近的研究表明质膜及其相关蛋白与自噬之间存在着多层面的调节。自噬能通过调节影响分化或迁移的蛋白质的降解来调控细胞的命运。连接蛋白即为其中一个例子，说明了质膜上的自噬抑制机制本身是如何通过自噬降解，从而提供自动调节的正反馈，这可以从多方面促进自噬。

（苏州大学　张慧灵　倪　勇）

参 考 文 献

AXE E L，WALKER S A，MANIFAVA M，et al.，2008. Autophagosome formation from membrane compartments enriched in phosphatidylinositol 3-phosphate and dynamically connected to the endoplasmic reticulum［J］. J Cell Biol，182（4）：685-701.

BAIXAULI F，LOPEZ-OTIN C，MITTELBRUNN M，2014. Exosomes and autophagy：coordinated mechanisms for the maintenance of cellular fitness［J］. Front Immunol，5：403.

BRUNS C，MCCAFFERY J M，CURWIN A J，et al.，2011. Biogenesis of a novel compartment for autophagosome-mediated unconventional protein secretion［J］. J Cell Biol，195（6）：979-992.

DERETIC V，JIANG S，DUPONT N，2012. Autophagy intersections with conventional and unconventional secretion in tissue development，remodeling and inflammation［J］. Trends in Cell Biology，22（8）：397-406.

FARHAN H，KUNDU M，FERRO-NOVICK S，2017. The link between autophagy and secretion：a story of multitasking proteins［J］. Molecular Biology of the Cell，28（9）：1161-1164.

GEE H Y，NOH S H，TANG B L，et al.，2011. Rescue of ΔF508-CFTR trafficking via a GRASP-dependent unconventional secretion pathway［J］. Cell，146（5）：746-760.

KAKSONEN M，ROUX A，2018. Mechanisms of clathrin-mediated endocytosis［J］. Nat Rev Mol Cell Biol，19（5）：313-326.

KELLER C W，LOI M，LIGEON L A，et al.，2018. Endocytosis regulation by autophagy proteins in MHC restricted antigen presentation［J］. Curr Opin Immunol，52：68-73.

LAMB C A，DOOLEY H C，TOOZE S A，2013. Endocytosis and autophagy：Shared machinery for degradation［J］. Bioessays，35（1）：34-45.

LOI M，MULLER A，STEINBACH K，et al.，2016. Macroautophagy proteins control MHC class I levels on dendritic cells and shape anti-viral CD8（+）T cell responses［J］. Cell Reports，15（5）：1076-1087.

MANJITHAYA R，ANJARD C，LOOMIS W F，et al.，2010. Unconventional secretion of *Pichia pastoris* Acb1 is dependent on GRASP protein，peroxisomal functions，and autophagosome formation［J］. Journal of Cell Biology，188（4）：537-546.

MARTINEZ J，ALMENDINGER J，OBERST A，et al.，2011. Microtubule-associated protein 1 light chain 3 alpha（LC3）-associated phagocytosis is required for the efficient clearance of dead cells［J］. Proc Nati Acad Sci U S A，108（42）：17396-17401.

MATSUNAGA K，MORITA E，SAITOH T，et al.，2010. Autophagy requires endoplasmic reticulum targeting of the PI3-kinase complex via Atg14L［J］. J Cell Biol，190（4）：511-521.

MüNZ C，2017. Autophagy proteins in phagocyte endocytosis and exocytosis［J］. Frontiers in Immunology，8：1183.

NAGATA S，HANAYAMA R，KAWANE K，2010. Autoimmunity and the clearance of dead cells［J］. Cell，140（5）：619-630.

NARITA M，YOUNG A R，ARAKAWA S，et al.，2011. Spatial coupling of mTOR and autophagy augments secretory phenotypes［J］. Science，332（6032）：966-970.

OCZYPOK E A, OURY T D, CHU C T, 2013. It's a cell-eat-cell world: autophagy and phagocytosis [J]. Am J Pathol, 182（3）: 612-622.

PAVEL M, RUBINSZTEIN D C, 2017. Mammalian autophagy and the plasma membrane [J]. FEBS J, 284（5）: 672-679.

QU X, ZOU Z, SUN Q, et al., 2007. Autophagy gene-dependent clearance of apoptotic cells during embryonic development [J]. Cell, 128（9）: 931-946.

ROMAO S, GASSER N, BECKER A C, et al., 2013. Autophagy proteins stabilize pathogen-containing phagosomes for prolonged MHC Ⅱ antigen processing [J]. J Cell Biol, 203（5）: 757-766.

SANJUAN M A, DILLON C P, TAIT S W, et al., 2007. Toll-like receptor signalling in macrophages links the autophagy pathway to phagocytosis [J]. Nature, 450（7173）: 1253-1257.

STUART L M, EZEKOWITZ R A, 2008. Phagocytosis and comparative innate immunity: learning on the fly [J]. Nat Rev Immunology, 8（2）: 131-141.

VERNON P J, TANG D L, 2013. Eat-me: autophagy, phagocytosis, and reactive oxygen species signaling [J]. Antioxid Redox Signal, 18（6）: 677-691.

VIOTTI C, 2016. ER to Golgi-dependent protein secretion: the conventional pathway [J]. Methods Mol Biol, 1459: 3-29.

缩略词表

缩略词	英文全称	中文全称
$[Ca^{2+}]_{cyt}$	cytoplasmic calcium concentration	细胞质钙离子浓度
$[Ca^{2+}]_{ER}$	endoplasmic reticulum calcium concentration	内质网钙离子浓度
2-APB	2-aminoethoxydiphenyl borate	2- 氨基乙基二苯硼酸盐
2-DG	2-deoxy-D-glucose	2- 脱氧 -D- 葡萄糖
3-MA	3-methyladenine	3- 甲基腺嘌呤
4EBP1	4E binding protein 1	4E 结合蛋白 1
5-mC	5-methylcytosine	5- 甲基胞嘧啶
ABCC1	ATP-binding cassette C1	ATP 结合盒 C1
ACC	acetyl-CoA carboxylase	乙酰辅酶 A 羧化酶
ACD	accidental cell death	意外细胞死亡
ACSS2	acyl-CoA synthetase short chain family member 2	乙酰辅酶 A 合成酶 2
ActA	actin assembly-inducing protein	肌动蛋白组装诱导蛋白
AD	acidic activation domain	酸性激活结构域
AD	Alzheimer disease	阿尔茨海默病
ADaM	allosteric drug and metabolite	别构药物和代谢物
ADAR1	adenosine to inosine acting on RNA enzyme 1	RNA 腺苷脱氢酶 1
ADI	arginine deiminase	精氨酸脱亚氨酶
ADP	adenosine diphosphate	二磷酸腺苷
AICAR	5-aminoimidazole-4-carboxamide ribonucleoside	5- 氨基咪唑 -4- 甲酰胺核糖核苷酸
AICD	activation-induced cell death	激活诱导的细胞死亡
AID	Auto-inhibition domain	自抑制结构域
AIEC	adherent-invasive *E. coli*	黏附侵袭性大肠杆菌
AIF	apoptosis-inducing factor	凋亡诱导因子
AIM	Atg8-interacting motif	Atg8 结合基序
AIM2	absent in melanoma 2	黑色素瘤缺乏因子 2
AIR	ATG12-ATG5-interacting region	ATG12-ATG5 相互作用区域
AJ	adherens junction	黏附连接
AKT	serine/threonine protein kinase	丝氨酸 / 苏氨酸激酶

缩略词	英文全称	中文全称
Akt/PKB	protein kinase B	蛋白激酶 B
ALFY	autophagy-linked FYVE protein	自噬关联的 FYVE 蛋白
ALIS	aggresome-like induced structure	聚集小体样诱导结构
ALP	autophagy lysosome pathway	自噬溶酶体途径
ALS	amyotrophic lateral sclerosis	肌萎缩侧索硬化
ALS	autophagy-lysosome system	自噬 - 溶酶体系统
AMBRA1	autophagy/beclin-1 regulator 1	自噬 /Beclin-1 调节因子 1
AMP	adenosine monophosphate	一磷酸腺苷
AMPK	AMP-activated protein kinase	AMP 活化蛋白激酶
ANT	adenine neucleotide translocator	腺嘌呤核苷转位酶
ANXA2	annexin A2	膜联蛋白 A2
AP-1	activator protein-1	激活蛋白 1
APC	antigen presenting cell	抗原提呈细胞
API	Aminopeptidase Ⅰ	氨肽酶Ⅰ
APP	amyloid precursor protein	淀粉样前体蛋白
Arf1	adenosine diphosphate ribosylation factor 1	腺苷二磷酸核糖基化因子 1
ARP2/3	actin-related proteins 2/3	肌动蛋白相关蛋白 2/3
ASAH1	N-acylsphingosine amidohydrolase 1	N- 酰基鞘氨酸酰胺水解酶 / 酸性神经酰胺酶 1
ASC	adult stem cell	成体干细胞
ASC	apoptosis-associated speck-like protein containing a CARD	含有 CARD 的凋亡相关斑点蛋白
ASK1	apoptosis signal regulating kinase 1	凋亡信号调节激酶 1
ASS	argininosuccinate synthetase	精氨琥珀酸合成酶
ATF2	activating transcription factor 2	活化转录因子 2
ATF4	activating transcription factor 4	激活转录因子 4
ATF6	activating transcription factor 6	活化转录因子 6
ATG	autophagy-related gene	自噬相关基因
ATGL	adipose triglyceride lipase	脂肪甘油三酯脂肪酶
ATP	adenosine triphosphate	三磷酸腺苷
AV	autophaic vacuole	自噬（小）体
AVd	degrading autophagic vacuole	降解自噬体（自噬溶酶体）
AVi	initial autophagic vacuole	早期自噬体
AVP	argininevasopressin	精氨酸加压素

缩略词	英文全称	中文全称
Aβ	amyloid beta	β 淀粉样蛋白
Bag-1	the Bcl2-associated athanogene 1 protein,	bcl-2 相关致病基因 1 蛋白
Bcl-2	B-cell lymphoma 2	B 细胞淋巴瘤 2
BCR	B cell receptor	B 细胞受体
BH	Bcl-2 homology domain	Bcl-2 同源结构域
BID	BH3-interacting domain death agonist	BH3 作用结构域的死亡配体
Bip	heavy-chain binding protein	重链结合蛋白
BMDM	bone marrow-derived macrophage	骨髓来源的巨噬细胞
BM-MSC	bone marrow derived MSC	骨髓来源的 MSC
BNIP3	Bcl-2/adenovirus E1B 19kDa protein-interacting protein 3	Bcl-2/ 腺病毒 E1B-19kDa 蛋白 - 互作蛋白 3
BRD4	bromodomain-containing protein 4	含溴化合物蛋白质 4
Bruce	BIR containing ubiquitin-conjugating enzyme	含有 BIR 的泛素共轭酶
BS	binding site	结合位点
Ca^{2+}	calcium ion	钙离子
CaMKK	calmodulin-dependent protein kinase kinase	钙调蛋白依赖的蛋白激酶激酶
CAMKK2	calmodulin-dependent protein kinases kinase 2	钙调蛋白依赖的蛋白激酶激酶 2
CaMKKβ	calmodulin-dependent kinase kinaseβ	钙调蛋白依赖的蛋白激酶激酶 β
cAMP	cyclic Adenosine monophosphate	环腺苷酸
CARD	caspase recruitment domain	募集 Caspase 的结构域
CARM1	coactivator-associated arginine （R） methyltransferase 1	共激活剂相关精氨酸（R）甲基转移酶 1
caspase	cysteinyl aspartate specific proteinase	半胱天冬酶
CBD	carbohydrate-binding domain	碳水化合物结合域
CBM	carbohydrate-binding module	碳水化合物结合模块
CBP	CREB binding protein	CREB 结合蛋白
CBS	cystathionine β-synthetase	胱硫醚 β- 合成酶
CC	coiled-coil domain	卷曲螺旋
CCCP	carbonyl cyanide *m*-chlorophenylhydrazone	羰基氰化物间氯苯腙
CCL5	CC chemokine ligand 5	CC 趋化因子配体 5
CCT	chaperonin containing t-complex polypeptide 1	含 t 复合物伴侣素多肽 1
CDK	cycling dependent kinase	周期蛋白依赖性激酶
ceRNA	competitive endogenous RNA	内源性竞争 RNA
CFLIP, or CFLAR	cellular FLICE-like inhibitory protein	细胞 FLICE 抑制蛋白

缩略词	英文全称	中文全称
cGAMP	cyclic guanosine monophosphate-adenosine monophosphate	环磷酸鸟苷单磷酸腺苷
cGAS	cyclic GMP-AMP synthase	环鸟腺苷酸合成酶
CGI-58	comparative gene identification-58	对比相似性基因58
Chk1	cell cycle checkpoint kinase 1	细胞周期检测点激酶1
CHOP	C/EBP-homologous protein	C/EBP 同源蛋白
CICR	calcium-induced Ca^{2+} release	Ca^{2+} 诱导的 Ca^{2+} 释放
circRNA	circular RNA	环状 RNA
ciRNA	circular intronic RNA	环状内含子 RNA
CL	crossover loop	交换环
CLEC7A	C-type lectin domain family 7 member A, Dectin 1	C 型凝集素结构域家族7成员A，Dectin 1
CLEC9AL	C-type lectin domain family 9 A ligand	C 型凝集素结构域家族9 A 配体
CLR	C-type lectin receptor	C 型凝集素受体
CMA	chaperone-mediated autophagy	分子伴侣介导的自噬
Cn	calcineurin	钙调神经磷酸酶
CNS	central nervous system	中枢神经系统
COP Ⅱ	coat protein complex Ⅱ	外壳蛋白复合物Ⅱ
CP-MSC	placental chorionic plate-derived MSC	胎盘绒毛膜板来源的 MSC
CPY	carboxypeptidase Y	羧肽酶 Y
CRD	carbohydrate recognition domain	糖基识别域
CRT	calreticulin	钙网织蛋白
CSC	cancer stem cell	肿瘤干细胞
CSD	cold shock domain	冷休克域
CSE	cigarette smoke extract	烟草提取物
CTB	cytotrophoblast	细胞滋养层细胞
CTD	C-terminal domain	C 端结构域
cTEC	cortical thymic epithelial cell	胸腺皮质上皮细胞
CTLA-4	cytotoxic T-lymphocyte-associated protein 4	细胞毒性 T 淋巴细胞相关蛋白4
CUPS	compartment for unconventional protein secretion	非传统性细胞分泌的场所
CVT	cytoplasm-to-vacuole transpoot	胞质 - 液泡运输
CYP2E1	cytochrome P450 2E1	细胞色素 P450 2E1
DAG	diacylglycerol	二酰甘油
DALISs	DC aggresome-like lipopolysaccharide-induced structures	DC 聚集体样脂多糖诱导的结构

缩略词	英文全称	中文全称
DAMP	damage-associated molecular pattern	损伤相关分子模式
DAP1	death-associated protein 1	死亡相关蛋白 1
DAPK	death associated protein kinase	死亡相关蛋白激酶
DBD	DNA binding domain	DNA 结合结构域
DC	dendritic cell	树突状细胞
Dcp1	drosophila caspase 1	果蝇胱天蛋白酶 -1
DD	death domain	死亡结构域
DDIT3	DNA damage inducible transcript 3	DNA 损伤诱导转录本 3
DFCP1	double FYVE-containing protein 1	双重 FYVE 包含蛋白 1
DHA	docosahexaenoic acid	二十二碳六烯酸
DHFR	dihydrofolate reductase	二氢叶酸还原酶
DISC	death-inducing signaling complex	死亡诱导信号复合体
DJ-1	nucleic acid deglycase 1	核酸去糖基酶 1
DMP	3, 5-dimethylpyrazole	3, 5- 二甲基吡唑
DNA	deoxyribonucleic acid	脱氧核糖核酸
DNM2	dynamin 2	动力蛋白 2
DNMT	DNA methyltransferase	DNA 甲基转移酶
DP	double positive cell	双阳性细胞
DRAM	damage-regulated autophagy modulator	损伤调节自噬调控因子
DRiPs	defective ribosomal initiation products	核糖体启动缺陷产物
DRM	desmin-related myopathy	节蛋白相关肌病
Drp1	dynamin-related protein 1	动力相关蛋白 1
dsRNA	double-stranded RNA	双链 RNA
DTX	docetaxel	多烯他赛
DUB	deubiquitylating enzyme	去泛素化酶
E1	ubiquitin-activating enzyme	泛素活化酶
E2	ubiquitin-conjugating enzyme	泛素结合酶
E3	ubiquitin ligase	泛素链接酶
EB	embryoid body	拟胚体
EBNA1	Epstein–Barr nuclear antigen 1	Epstein-Barr 病毒核抗原 1
EcircRNA	exonic circRNAs	外显子 circRNA
ECTD	the extreme C-terminal ATG7-specific domain	最 C 端的 ATG 特异性结构域
EGF	epidermal growth factor	表皮生长因子

缩略词	英文全称	中文全称
EGFR	epidermal growth factor receptor	表皮生长因子受体
EGLN	egl-9 family hypoxia-inducible factor	egl-9 家族低氧诱导因子
EGO complex	exit from rapamycin-induced growth arrest complex	EGO 复合体
EGR	early growth response protein	早期生长反应蛋白
EIcircRNA	exonic-intronic circRNA	外显子 - 内含子 circRNA
eIF	eukaryotic initiation factor	真核生物起始因子
eIF2α	eukaryotic translation initiation factor 2α	真核生物起始因子 2α
eIF4A	eukaryotic initiation factor 4A	真核起始因子 4A
eIF4EBP1	eukaryotic translation initiation factor 4E binding protein 1	真核翻译起始因子 4E 结合蛋白 1
eMI	endosomal-microautophagy	内体微自噬
EMT	epithelial-mesenchymal transition	上皮 - 间充质转换
Endo G	endonuclease G	核酸内切酶 G
enEVT	endovascular extravillous trophoblast	血管内绒毛外滋养层细胞
EOR	endoplasmic reticulum overload response	内质网超负荷反应
Epac	exchange protein directly activated by cAMP	环腺苷酸结合蛋白
epg-2	ectopic PGL granules 2	异位 PGL 颗粒 2
epg-3	ectopic PGL granules 3	异位 PGL 颗粒 3
epg-4	ectopic PGL granules 4	异位 PGL 颗粒 4
epg-5	ectopic PGL granules 5	异位 PGL 颗粒 5
epg-8	ectopic PGL granules 8	异位 PGL 颗粒 8
ER	endoplasmic reticulum	内质网
ERAD	endoplasmic reticulum associated degradation	内质网相关降解
ERGIC	ER-Golgi intermediate compartment	高尔基中间隔间
ERICA	ER stress-induced chaperone-mediated autophagy	ER 应激诱导的分子伴侣介导的自噬
ERK	extracellular signal - regulated kinase	胞外信号调节激酶
ERS	endoplasmic reticulum stress	内质网应激
ERSE	endoplasmic reticulum stress element	内质网应激反应元件
ES	ectoplasmic specialization	外质特化结构
ESC	embryonic stem cell	胚胎干细胞
ESCRT	endosomal sorting complexes required for transport	转运所需内体分选复合物
ESR	electron spin resonance	电子自旋共振

缩略词	英文全称	中文全称
EVT	extravillous trophoblast	绒毛外滋养层细胞
F2, 6BP	fructose-2, 6-bisphosphate	果糖 -2, 6- 二磷酸
FADD	FAS-associated death domain	FAS 相关死亡结构域
FAK	focal adhesion kinase	黏着斑激酶
FAN	factor associated with neutral sphingomyelinase	中性鞘磷脂酶相关因子
FAO	fatty acid oxidation	脂肪酸氧化
FAS	fatty acid synthase	脂肪酸合成酶
FAs	focal adhesions	细胞 - 基质黏着斑
FCCP	carbonyl cyanide 4-（trifluoromethoxy）phenylhydrazone	碳酰氰 4-(三氟甲氧基) 苯腙
FGF	fibroblast growth factor	成纤维细胞生长因子
FGF12	fibroblast growth factor 12	成纤维细胞生长因子 12
FIP200	200 kDa FAK-family interacting protein	200 kDa FAK 家族互作蛋白
FIP200/RB1CC1	RB1-inducible coiled-coil protein 1	视网膜母细胞瘤诱导卷曲蛋白 1
Fis1	mitochondrial fission protein 1	线粒体分裂蛋白 1
FKBP12	FK506 binding protein, 12 kDa molecular weight	12 kDa 的 FK506 结合蛋白
FLICE	FADD-like interleukin-1 beta-converting enzyme	FADD 样白介素 1β 转换酶
FLIP	Flice inhibitory protein	Flice 抑制蛋白
FOXK	forkhead box transcription factor K	叉头框转录因子 K
FOXO	forkhead box transcription factor O	叉头框转录因子 O
FOXO1	forkhead box transcription factor O1	叉头框转录因子 O1
FOXO3	forkhead box transcription factor O3	叉头框转录因子 O3
FR	flexible region	柔性区域
FRB	FKBP12-rapamycin binding	FKBP12- 雷帕霉素结合
FTD3	frontotemporal dementia linked to chromosome 3	3 号染色体相关的额颞叶痴呆
FUNDC1	FUN14 domain containing protein1	含 FUN14 功能域蛋白 1
FXR	farnesoid X receptor	法尼酯 X 受体
G6P	glucose-6-phosphate	葡萄糖 -6- 磷酸
G6PC	glucose-6-phosphatase α	葡萄糖 -6- 磷酸酶 α
G6PD	glucose-6-phosphate dehydrogenase	葡萄糖 -6- 磷酸脱氢酶
GAA	lysosomal acid α-glucosidase	溶酶体酸性 α- 葡萄糖苷酶
GABARAP	γ-aminobutyric acid receptor-associated protein	γ- 氨基丁酸受体相关蛋白
GABARAPL1	γ-aminobutyric acid receptor-associated protein-like 1	γ- 氨基丁酸受体相关蛋白 1

缩略词	英文全称	中文全称
GAP	GTPase-activating protein	GTP 酶激活蛋白
GAPDH	glyceraldehyde-3-phosphate dehydrogenase	甘油醛 -3- 磷酸脱氢酶
GAPR1	Golgi-associated plant pathogenesis-related protein 1	高尔基体相关植物发病相关蛋白 1
GAS	Group A *Streptococcus*	A 组链球菌
GASP1	G protein-coupled receptor associated sorting protein1	G 蛋白偶联受体相关分选蛋白 1
GATA1	GATA binding protein-1	GATA 结合蛋白 1
GATE-16	Golgi-associated ATPase enhancer of 16kDa	16kDa 的高尔基体相关三磷酸腺苷酶增强子
GBD	glycogen-binding domain	糖原结合功能域
GBP	guanylate-binding protein	鸟苷酸结合蛋白
GCL	γ-glutamate cysteine ligase	γ- 谷氨酰半胱氨酸连接酶
GCN2	general control nonderepressible 2	一般性调控阻遏蛋白激酶 2
GDP	guanine dinucleotide phosphate	鸟嘌呤二核苷酸磷酸
GEF	guanine exchange factor	鸟嘌呤交换因子
GFP	green fluorescent protein	绿色荧光蛋白
GILT	interferon-γ-inducible lysosomal thiol reductase	干扰素 γ 诱导的溶酶体巯基还原酶
GLP-1	glucagon-like peptide-1	胰高血糖素样肽 1
GLS	glutaminase	谷氨酰胺酶
GLUD1	glutamate dehydrogenase 1	谷氨酸脱氢酶 1
GLUT4	glucose transporter 4	葡萄糖转运体 4
Golgi v-SNARE	Golgi vesicle-associated *N*-ethylmaleimide-sensitive factor attachment protein receptor	高尔基体囊泡相关 *N*- 乙马来酰亚胺敏感因子连接蛋白受体
GOPC	Golgi-associated PDZ-and coiled-coil motif-containing protein	高尔基体相关 PDZ 和卷曲螺旋蛋白
GPAT	glycerol phosphate acyltransferase	甘油磷酸酰基转移酶
GPCR	G protein-coupled receptor	G 蛋白偶联受体
GPN	glycine-L-phenylalanine amide-naphthalene	甘氨酸 -L- 苯丙氨酸 - 萘酰胺
gRNA	guide RNA	指导 RNA
GRP78	glucose-regulated protein78	葡萄糖调节蛋白 78
GSDMD	gasdermin D	消皮素 D
GSH	glutathione, γ-L-glutamyl-L-cysteinyl-glycine （reduced）	还原型谷胱甘肽
GSK3	glycogen synthase kinase 3	糖原合成酶激酶 3

缩略词	英文全称	中文全称
GSK3β	glycogen synthase kinase 3 beta	糖原合酶激酶 3β
GSSH	glutathione, γ-L-glutamyl-L-cysteinyl-glycine（oxidized）	氧化型谷胱甘肽
GST π	glutathione S-transferase π	谷胱甘肽 S 转移酶 π
GTP	guanine trinucleotide phosphate	鸟嘌呤三核苷酸磷酸
GWAS	genome-wide association study	全基因组关联研究
GZMB	granzyme B	颗粒酶 B
HAS	human serum albumin	人血清白蛋白
HAT	histone acetyltransferase	组蛋白乙酰基转移酶
HBV	hepatitis B virus	丙型肝炎病毒
HCV	hepatitis C virus	乙型肝炎病毒
HD	Huntington's disease	亨廷顿舞蹈病
HDAC	histone deacetylase	组蛋白去乙酰酶
HDAC6	histone deacetylase 6	组蛋白去乙酰酶 6
HFD	high-fat diet	高脂饮食
HGF	human growth factor	人生长因子
HIF	hypoxia-inducible factor	缺氧诱导因子
HIF1α	hypoxia-inducible factor 1α	缺氧诱导因子 1α
Hip	the HSP70-interacting protein	HSP70 结合蛋白
HK	hexokinase	己糖激酶
HMGB1	high mobility group box 1	高迁移率组蛋白 1
HMT	histone methyltransferase	组蛋白甲基转移酶
Hop	the HSP70-HSP90 organizing protein	HSP70-HSP90 衔接蛋白
HPC	hepatic progenitor cell	肝脏祖细胞
HR	homologous recombination	同源重组
HR	the handle region	手柄区域
HRI	heme-regulated inhibitor	血红素调节抑制因子
HSC	hematopoietic stem cell	造血干细胞
HSC70	heat shock cognate protein 70	热休克同源 70 蛋白
HSF1	heat shock factor 1	热休克蛋白 1
HSL	hormone-sensitive lipase	激素敏感脂肪酶
HSP	heat-shock protein	热休克蛋白
HSP40	heat shock protein 40	热休克蛋白 40
HSP70	heat shock protein 70	热休克蛋白 70

缩略词	英文全称	中文全称
HSP90	heat shock protein 90	热休克蛋白 90
HSV-1	herpes simplex type 1	单纯疱疹病毒 1 型
IAP	inhibitor of apoptosis protein	凋亡蛋白抑制因子
IBP	interferon regulatory factor-4 binding protein	干扰素调节因子 4 结合蛋白
ICD	immunogenic cell death	免疫原性细胞死亡
ICM	inner cell mass	内细胞团
iEVT	interstitial extravillous trophoblast	间质细胞滋养层细胞
IFN	interferon	干扰素
IGF	insulin-like growth factor	胰岛素样生长因子
IGF-1	insulin-like growth factor 1	胰岛素样生长因子 1
IGF-BP3	insulin growth factor binding protein 3	胰岛素生长因子结合蛋白
IKK	IκB kinase	IκB 激酶
IL	interleukin	白细胞介素
IL-1	interleukin 1	白细胞介素 1
IL-1β	interleukin 1β	白细胞介素 1β
IL-3	interleukin 3	白细胞介素 3
IL-6	interleukin 6	白细胞介素 6
ILC	innate lymphoid cell	固有淋巴样细胞
ILVs	intraluminal vesicles	管腔内囊泡
IMPase	inositol monophosphatase	肌醇单磷酸酶
IMS	intermembrane space	线粒体膜间
iNKT	invariant natural killer T cells	恒定自然杀伤细胞
IP3	inositol triphosphate	三磷酸肌醇
IP3R	inositol triphosphate receptor	三磷酸肌醇受体
IPC	ischemic preconditioning	缺血预适应
IPS-1	IFN-β-promoter stimulator 1	干扰素 β 启动子刺激因子 1
iPSC	induced pluripotent stem cell	诱导多能干细胞
IRE1	inositol-requiring enzyme 1	肌醇需求酶 1
IRE1α	inositol-requiring enzyme 1α	肌醇需求酶 1α
IRESs	internal ribosome entry sites	内部核糖体进入位点
IRF3	interferon regulatory factor 3	干扰素调节因子 3
IRF7	interferon regulatory factor 7	干扰素调节因子 7
IRGM	immunity-related GTPases	免疫相关 GTP 酶
IRGs	immunity-related p47 GTPases	免疫相关 p47 GTP 酶

缩略词	英文全称	中文全称
IRS	insulin receptor substrate	胰岛素受体底物
ISA	international symposium on autophagy	国际自噬研讨会
ISG15	interferon-stimulated gene 15	干扰素刺激基因 15
ITAM	immunoreceptor tyrosine-based activation motif	免疫受体激活基序
IUGR	intrauterine growth retardation	宫内发育迟缓
JAK2	Janus kinase 2	Janus 激酶 2
JIA	juvenile idiopathic arthritis	幼年特发性关节炎
JIP1	JNK-interacting protein-1	c-Jun N 端相互作用蛋白 1
JMJD6	JmjC domain-containing protein 6	JmjC 区域包含蛋白 6
JNK	c-Jun N-terminal kinase	c-JunN 端激酶
KAT	lysine acetyltransferase	赖氨酸乙酰转移酶
kDa	1000 dalton	千道尔顿
KDM	histone or lysine demethylase	组蛋白赖氨酸去甲基化酶
Klf4	Krüppel-like factor family-4	Krüppel 样因子 4
KSHV	Kaposi's sarcoma associated herpesvirus	卡波西肉瘤相关疱疹病毒
LAMP1	lysosome-associated membrane protein 1	溶酶体相关膜蛋白 1
LAMP2	lysosomal-associated membrane protein 2	溶酶体相关膜蛋白 2
LAMP2A	lysosome-associated membrane protein 2A	溶酶体相关膜蛋白 2A
LAMPs	lysosomal-associated membrane protein	溶酶体结合膜蛋白
LAP	LC3-associated phagocytosis	LC3 相关吞噬作用
LC3	microtubule-associated protein 1 light chain 3	微管相关蛋白 1 轻链 3
LDHB	lactate dehydrogenase B	乳酸脱氢酶 B
LE	late endosome	晚期内体
LIF	leukemia inhibitory factor	白血病抑制因子
LIPL	lysosomal acid lipases	溶酶体酸性脂肪酶
LIR	LC3-interacting region	LC3 相互作用区
LKB1	liver kinase B1	肝脏激酶 B1
lncRNA	long non-coding RNA	长链非编码 RNA
LO	listeriolysin-O	李斯特菌细胞溶解素
LOX	lectin-like oxidized low-density lipoprotein	氧化低密度脂蛋白受体
LPC	lysophosphatidylcholine	溶血磷脂酰胆碱
LPL-1	lipoprotein lipase-1	脂蛋白脂肪酶 1
LPS	lipopolysaccharide	脂多糖
LRR	leucine-rich-repeat	富含亮氨酸的重复序列

缩略词	英文全称	中文全称
LRRC25	Leucine-rich repeat containing protein 25	富含亮氨酸的重复序列蛋白 25
LRRK	Leucine-rich repeat kinase	富含亮氨酸重复激酶
LRRK2	leucine-rich repeat kinase 2	富含亮氨酸重复激酶 2
LRSAM1	leucine-rich repeat and sterile α motif-containing-1	富含亮氨酸的重复和无菌 α 基序 1
LT-HSC	long-term stem cell	长期造血干细胞
MⅡCs	MHC class Ⅱ compartments	MHC Ⅱ类分子间隔
MALS	macro autophagy-lysosome system	自噬 - 溶酶体系统
MAMP	microbe-associated molecular pattern	微生物相关分子模式
MAP	microtubule associated protein	微管相关蛋白
MAP1LC3	microtubule-associated protein 1 light-chain 3	微管结合蛋白 1 轻链 3
MAPK	mitogen-activated protein kinase	促分裂原活化的蛋白激酶
MAPKK	mitogen-activated protein kinase kinase	促分裂原活化的蛋白激酶激酶
MAVS	mitochondrial antiviral-signaling protein	线粒体抗病毒信号蛋白
M-BMSC	mandible-derived BMSC	颌骨来源的骨髓间充质细胞
MCL	mantle cell lymphoma	套细胞淋巴瘤
MD2	myeloid differentiation factor 2	髓样分化因子 2
MDA	malondialdehyde	丙二醛
MDS	myelodysplastic syndrome	骨髓增生异常综合征
MeCP2	methyl-CpG-binding protein 2	甲基结合蛋白家族
MEF	mouse embryonic fibroblast	小鼠胚胎成纤维细胞
MEF2D	myocyte enhancer factor 2D	肌肉细胞转录增强因子 2D
MEK	mitogen-activated protein kinase kinase	促分裂原活化的蛋白激酶激酶
MFF	mitochondrial fission factor	线粒体分裂因子
MFG-E8	milk fat globule epidermal growth factor 8	乳脂球上皮生长因子 -8
MFN1	mitofusin 1	线粒体融合蛋白 1
MFN1/2	mitofusin1/2	线粒体融合蛋白 1/2
MHC	major histocompatibility complex	主要组织相容性复合体
M-HEAT	middle HEAT repeats	中间的 HEAT 重复片段
mHtt	mutant huntingtin	突变亨廷顿蛋白
MIPA	the micropexophagic membrane apparatus	过氧化物酶体微自噬膜装置
miRNA	micro RNA	微小 RNA
MITF	microphthalmia-associated transcription factor	小眼症相关转录因子
MKK	mitogen-activated protein kinase kinase	促分裂原活化的蛋白激酶激酶

缩略词	英文全称	中文全称
MKKK	MAP kinase kinase kinase	MAPK 激酶激酶
MKP	mitogen-activated protein kinase phosphatases	促分裂原活化的蛋白激酶磷酸酶
MLK3	mixed lineage kinase 3	混合谱系激酶 3
MND	motor neuron disease	运动神经元疾病
MO	membranous organelle	膜细胞器
MO25	mouse protein 25	鼠蛋白 25
MOMP	mitochondrial outer membrane permeabilization	线粒体外膜通透化
MPC	mitochondrial pyruvate carrier protein	线粒体丙酮酸载体蛋白
MPP	multipotent progenitor cell	多潜能祖细胞
MPP$^+$	1-methyl-4-phenyl pyridinium	1- 甲基 -4- 苯基吡啶离子
MPT	mitochondrial permeability transition	线粒体通透性转换
mRNA	messenger ribonucleic acid	信使核糖核酸
MSC	mesenchymal stem cells	间充质干细胞
MSD MPS Ⅲ A	multiple sulfatase deficiency mucopolysaccharidosis type Ⅲ A	多硫酸酯酶缺乏症Ⅲ A 型黏多糖增多症
mt tRNAs	mitochondrial tRNAs	线粒体 tRNAs
mtDNA	mitochondrial DNA	线粒体 DNA
MTOC	microtubule organizing center	微管组织中心
mTOR	mammalian target of rapamycin	哺乳动物雷帕霉素靶蛋白
mTORC1	mammalian target of rapamycin complex 1	雷帕霉素靶蛋白复合体 1
mTORC2	mammalian target of rapamycin complex 2	雷帕霉素靶蛋白复合体 2
MVB	multivesicular bodies	多泡体
MVP	major vault protein	穹窿体主蛋白
MXL-3	Max-like 3	碱性螺旋转录因子 MXL-3
MYBL2/B-MYB	MYB-related protein B	MYB 相关蛋白 B
MyD88	myeloid differentiation primary response 88	髓样分化因子 88
NAADP	nicotinic acid adenine dinucleotide phosphate	烟酸酰胺腺嘌呤二核苷酸磷酸
NAD	nicotinamide adenine dinucleotide	烟酰胺腺嘌呤二核苷酸
NADH	reduced nicotinamide adenine dinucleotide phosphate	还原型烟酰胺腺嘌呤二核苷酸
NADH/NAD$^+$	nicotinamide adenine dinucleotide	还原型 / 氧化性烟酰胺腺嘌呤二核苷酸
NADPH	nicotinamide adenine dinucleotide phosphate	还原型烟酰胺腺嘌呤二核苷酸磷酸
NAFLD	nonalcoholic fatty liver disease	非酒精性脂肪肝

缩略词	英文全称	中文全称
NASH	nonalcoholic steatohepatitis	非酒精性脂肪性肝炎
NBR1	neighbour of *BRCA1* gene 1	*BRCA1* 基因 1 邻位
NBS	nucleotide-binding site	核苷酸结合位点
NCCD	Nomenclature Committee on Cell Death	细胞死亡命名委员会
ncRNA	non-coding RNA	非编码 RNA
NDP52	nuclear dot protein 52 kDa	52 kDa 的核点蛋白
NES	nuclear export sequence	核输出序列
NES	nuclear export signal	核输出信号
NET	neutrophil extracellular trap	中性粒细胞胞外陷阱
NF-κB	nuclear factor kappa B	核因子 κB
N-HEAT	N-terminal HEAT repeats	N 端 HEAT 重复片段
NHEJ	nonhomologous end joining	非同源末端连接
NHERF2	Na^+/H^+ exchanger regulatory factor 2	钠氢交换调节因子 2
NIK	NF-κB inducing kinase	NF-κB 诱导激酶
NK	natural killer cell	自然杀伤细胞
NLRP3	NACHT, LRR and PYD domains-containing protein 3	包含 NACHT、LRR 和 PYD 结构域蛋白 3
NLRs	NOD-like receptors	NOD 样受体
NLS	nuclear localization signal	核定位信号
NMD	nonsense-mediated mRNA decay	无义介导的 mRNA 降解
NMT1	n-myristoyl transferase 1	*N*- 肉豆蔻酰基转移酶 1
NOD/SCID	nonobese diabetes/severe combined immune deficiency	非肥胖型糖尿病 / 重症联合免疫缺陷
NOD2	nucleotide-binding oligomerization domain-containing protein 2	核苷酸结合寡聚化结构域蛋白 2
NOR1	nitro domain containing protein 1	硝基还原酶结构域蛋白 1
NOX	NADPH oxidase	NADPH 氧化酶
Nrf2	nuclear factor E2-related factor 2	核因子 E2 相关因子 2
NSC	neural stem cell	神经干细胞
NSCLC	non-small cell lung cancer	非小细胞肺癌
NSF	*N*-ethylmaleimide-sensitive factor	*N*- 乙马来酰亚胺敏感因子
NSM	nonselective microautophagy	非选择性微自噬
NV junction	nucleus-vacuole junctions	核 – 液泡连接点
OCR	oxygen comsumption rate	耗氧率
Oct4	octamer-binding transcription factor 4	八聚体结合转录因子 4

缩略词	英文全称	中文全称
OPA1	optic atrophy 1	视神经萎缩蛋白 1
OPTN	optineurin	视神经蛋白
OS	oxidative stress	氧化应激
OVA	ovalbumin	卵白蛋白
oxLDL	oxidized low-density lipoprotein	氧化低密度脂蛋白
p38IP	p38 interacting protein	p38 相互作用蛋白
p70^{S6K}	ribosomal protein S6 kinase 70 kDa polypeptide 1	核糖体蛋白 S6 激酶 70 kDa 多肽 1
PAD4	peptide arginine deiminase 4	肽基精氨酸去亚胺基酶 4
PAF	platelet activating factor	血小板活化因子
PAI-2	plasminogen activator inhibitor type 2	Ⅱ 型纤溶酶原激活物抑制剂蛋白
PAMP	pathogen-associated molecular pattern	病原体相关分子模式
PAO	pre-amyloid oligomer	淀粉蛋白前寡聚体
PAQR3	progestin and adipo Q receptor 3	孕激素和脂肪 Q 受体 3
PARKIN	Parkinson's disease protein	帕金森病蛋白
PARP1	poly（ADP-ribose）polymerase 1	多聚腺苷二磷酸核糖聚合酶 1
PAS	pre-autophagosomal structure	前自噬体结构
PAX2	paired-box protein 2	双链复合蛋白 2
PCD	programmed cell death	程序性细胞死亡
PCR	polymerase chain reaction	多聚酶链反应
PD	Parkinson's disease	帕金森病
PD1	programmed cell death protein 1	程序性死亡蛋白 1
pDC	plasmacytoid dendritic cell	浆细胞样树突状细胞
PDCD4	programmed cell death protein 4	程序性细胞死亡蛋白 4
PDE4A4	cyclic AMP phosphodiesterase-4A4	环磷酸腺苷磷酸二酯酶 -4A4
PDGF	platelet derived growth factor	血小板源性生长因子
PDH	pyruvate dehydrogenase	丙酮酸脱氢酶
PDI	protein disulfide isomerase	蛋白质二硫键异构酶
PDK1	phosphoinositide-dependent kinase 1	磷酸肌醇依赖激酶 1
PDK2	Phosphoinositide-dependent kinase 2	3- 磷酸肌醇依赖性蛋白激酶 2
PDLIM1	PDZ and LIM domain 1	PDZ 和 LIM 结构域蛋白 1
PE	phosphatidylethanolamine	磷脂酰乙醇胺
PERK	protein kinase R-like ER kinase	蛋白激酶 R 样内质网激酶
PFKFB4	6-phosphofructo-2-kinase/fructose-2,6-bisphosphatase 4	6- 磷酸果糖 -2- 激酶 / 果糖 -2, 6-双磷酸酶 4

缩略词	英文全称	中文全称
PGC-1α	peroxisome proliferator-activated receptor-γ coactivator-1 alpha	过氧化物酶体增殖物激活受体 γ 类激活蛋白 1α
PGL-1	P granule components 1	P 颗粒成分 1
PGL-3	P granule components 3	P 颗粒成分 3
PH	pleckstrin homology	底物同源
PHD	prolyl hydroxylase	脯氨酸羟化酶
PHLPP1	PH domain and leucine rich repeat protein phosphatase 1	PH 结构域富含亮氨酸的重复序列蛋白磷酸酶 1
PI	phosphatidylinositol	磷脂酰肌醇
PI-3, 4, 5P3	phosphatidylinositol-3, 4, 5-biphosphate	磷脂酰肌醇 3, 4, 5- 三磷酸
PI-3, 4P2	phosphatidylinositol-3, 4-biphosphate	3, 4- 二磷酸磷脂酰肌醇
PI3K	phosphatidylinositol 3-kinase	磷脂酰肌醇 3 激酶
PI3KC3-C1	Type 3 phosphoinositide 3-kinase complex 1	Ⅲ 型磷脂酰肌醇 3 激酶复合物 1
PI3KC3-C2	Type 3 phosphoinositide 3-kinase complex 2	Ⅲ 型磷脂酰肌醇 3 激酶复合物 2
PI3KR4	phosphoinositide 3-kinase regulatory subunit 4	磷脂酰肌醇 3- 激酶调节亚基型 4
PI3P	phosphatidylinositol 3-phosphate	磷脂酰肌醇 3 磷酸
PIKK	phosphatidylinositol 3 kinase related kinase	磷脂酰肌醇 3- 激酶相关激酶
PINK1	PTEN induced kinase 1	PTEN 诱导的激酶 1
PIP2	phosphatidylinositol 4, 5-biphosphate	磷脂酰肌醇 4, 5- 双磷酸
PIP3	phosphatidylinositol 3, 4, 5-triphosphate	磷脂酰肌醇 3, 4, 5- 三磷酸
piRNA	piwi-interacting	piwi 相互作用 RNA
PK	pyruvate kinase	丙酮酸激酶
PKA	protein kinase A	蛋白激酶 A
PKB	protein kinase B	蛋白激酶 B
PKC	protein kinase C	蛋白激酶 C
PKD	perotein kinase D	蛋白激酶 D
PKK	phosphoinositide 3-kinase-related kinase	磷脂酰肌醇 3- 激酶相关激酶
PKM2	pyruvate kinase M2 isoform	丙酮酸激酶 M2 亚型
PKR	doublestranded RNA-dependent protein kinase	双链 RNA 激活的蛋白激酶
PL	phospholipid	磷脂
PLC	phospholipase C	磷脂酶 C
Plekhm1	pleckstrin homology domain containing protein family M member 1	普列克底物蛋白同源结构域蛋白家族 M 成员 1
PLGA	poly（lactic-co-glycolic acid）	聚乳酸 - 羟基乙酸共聚物

缩略词	英文全称	中文全称
PLIN	perilipin	脂滴包被蛋白
PLIN2	perilipins 2	脂滴包被蛋白 2
PLIN3	perilipins 3	脂滴包被蛋白 3
PMN	piecemeal microautophagy of the nucleus	细胞核微自噬
POMC	proopiomelanocortin	阿黑皮素原
PP	protein phosphatase	蛋白磷酸酶
PP2A	protein phosphatase 2A	蛋白磷酸酶 2A
PPARγ	peroxisome proliferator-activated receptor γ	过氧化物酶体增殖物激活受体 γ
PPM1E	protein phosphatase, Mg^{2+}/Mn^{2+} dependent 1E	镁离子 / 锰离子依赖的蛋白磷酸酶 1E
PPP	pentose phosphate pathway	戊糖磷酸途径
pre-miRNA	precursor micro RNA	前体微小 RNA
pri-miRNA	primary micro RNA	初级微小 RNA
PRKAA	AMP-activated protein kinase catalytic subunit alpha	AMP 活化蛋白激酶催化亚基 a
PRKAB	AMP-activated protein kinase subunit beta	AMP 活化蛋白激酶催化亚基 β
PRKAG	AMP-activated protein kinase subunit gamma	AMP 活化蛋白激酶调节亚基 γ
PRMT	protein arginine methyltransferase	精氨酸转甲基酶
PRODH/POX	proline dehydrogenase/oxidase	脯氨酸脱氢酶 / 氧化酶
PRR	pattern recognition receptor	模式识别受体
PS	phosphatidyl serine	磷脂酰丝氨酸
PS1	presenilin 1	衰老蛋白（早老素）1
PSC	pluripotent stem cell	多能干细胞
PT	permeability transition	通透性转换
PTEN	phosphatase and tensin homologue deleted on chromosome 10	人第 10 号染色体缺失的磷酸酶及张力蛋白同源物
PTP	permeability transition pore	渗透性转运孔
PTPN1	non receptor type 1	非受体型蛋白酪氨酸磷酸酶 1
PVS	peri-vacuolar dot-like structure	周围液泡点状结构
Rab5	ras-related protein rab-5	RAS 相关蛋白 5
RACK1	receptor for activated C kinase 1	活化的蛋白激酶 C 受体 1
Raptor	regulatory associated protein of mTOR	mTOR 的调节相关蛋白
RARα	retinoic acid receptor α	视黄酸受体 α
RAS	rat sarcoma viral oncogene	RAS 癌基因

缩略词	英文全称	中文全称
RB	retinoblastoma protein	成视网膜细胞瘤蛋白
RB1CC1	RB1-inducible coiled-coil protein 1	RB1 诱导卷曲螺旋蛋白 1
RBP	RNA binding protein	RNA 结合蛋白
RCD	regulated cell death	受调控的细胞死亡
RE	ecycling endosome	循环内涵体
REDD1	regulated in development and DNA damage responses 1	发育和 DNA 损伤反应调节蛋白 1
rER	rough endoplasmic reticulum	糙面内质网
RES	ribsome entrysite	核糖体进入位点
Rheb	Ras homolog enriched in brain	Ras 蛋白脑组织同源类似物
RHEB	Ras homolog enriched in brain	脑中富集的 Ras 同源物
RIG- I	retinoic acid-inducible gene I	视黄酸诱导基因蛋白 I
RIP	receptor-interacting protein	受体相互作用蛋白
RIP1	kinases receptor-interacting protein 1	激酶受体作用蛋白 1
RISC	RNA-induced silencing complex	RNA 诱导沉默复合体
RLR	RIG-I-like receptor	RIG-I 样受体
RNA	ribonucleic acid	核糖核酸
RNase A	ribonuclease A	核糖核酸酶 A
RNS	reactive nitrogen species	活性氮
ROS	Reactive oxygen species	活性氧自由基
rRNA	ribosomal RNA	核糖体 RNA
S1P	site-1 protease	位点 -1 蛋白酶
S2P	site-2 protease	位点 -2 蛋白酶
SAMP8	senescence accelerated mouse P8	快速老化 P8 系小鼠
SAR	selective autophagy receptor	选择性自噬受体
SATB2	special AT-rich sequence-binding protein 2	特异性结合蛋白 2
SC	satellite cell	肌卫星细胞
SCV	*Salmonella* containing vacuole	沙门菌囊泡
SDS	sodium dodecyl sulfate	十二烷基磺酸钠
SEL1L	protein sel-1 homolog 1	蛋白 sel-1 同源物 1
SEPA-1	suppressor of ectopic P granules in autophagy mutant-1	自噬突变体 1 异位 P 颗粒抑制子
sER	smooth endoplasmic reticulum	滑面内质网
SERCA	sarco/endoplasmic reticulum Ca^{2+} ATPase	肌质网或内质网的钙 -ATP 酶

缩略词	英文全称	中文全称
SFK	Src-family kinase	Src 家族激酶
SGK	serum/glucocorticoid regulated kinase	血清 / 糖皮质激素调节激酶
Sidt2	SID1 transmembrane family, member 2	SID1 跨膜家族成员 2
siRNA	small interfering RNA	小干扰 RNA
SIRT1	silence information regulator 1	沉默信息调节因子 1
SKP2	S-phase kinase associated protein 2	S 期激酶相关蛋白 2
SLAP	spacious *Listeria*-containing phagosome	含李斯特菌的不成熟吞噬体
SLC1A5	solute carrier family 1（neutral amino acid transporter）member 5	中性氨基酸转运蛋白成员 5
SLRs	sequestosome 1-like receptors	SQSTM1- 样受体
SMAC	second mitochondria-derived activator of caspase	caspase 第二线粒体衍生激活因子，也称作 DIABLO
smARF	short mitochondrial ARF	短小线粒体 ARF
SNARE	soluble *N*-ethylmaleimide-sensitive factor attachment protein receptor	可溶性 *N*- 乙基马来酰亚胺敏感因子附着蛋白受体
snoRNA	small nucleolar RNA	小核仁 RNA
snRNA	small nuclear RNA	小核 RNA
SOCS	suppressor of cytokine signalling	细胞因子信号抑制物
SOD	superoxide dismutase	超氧化物歧化酶
Sox2	SRY related HMG box-2	性别决定区 Y 框蛋白 2
SPK2	sphingosine kinase 2	鞘氨醇激酶 2
SQSTM1/p62	sequestosome 1/p62	选择性自噬接头蛋白 p62
SR	serine/argine	丝氨酸 / 精氨酸
SR-B Ⅰ	scavenger receptor class B type Ⅰ	清道夫受体 B 类Ⅰ型
SREBP2	sterol regulatory element-binding protein 2	固醇调节元件结合蛋白 2
STAT1	signal transducer and activator of transcription 1	信号传导及转录激活因子 1
STAT3	signal transducer and activator of transcription 3	信号转导及转录活化因子 3
STB	syncytiotrophoblast	合体滋养层细胞
Stbd1	starch-binding domain-containing protein 1	淀粉结合域蛋白 1
STING	stimulator of interferon genes protein	干扰素基因蛋白刺激因子
STK11	serine/threonine kinase 11	丝氨酸 / 苏氨酸激酶 11
STRAD	Ste20-related adaptor protein	Ste20 相关的接头蛋白
SVZ	subventricular zone	脑室下区
T3SS	Type Ⅲ Secretion System	Ⅲ型分泌系统
TAK1	transforming growth factor activated kinase-1	转化生长因子激酶 1

缩略词	英文全称	中文全称
TAK1	transforming growth factor-β-activated kinase 1	TGF-β 激活激酶 1
TAK1	transforming growth factor-β-activating kinase 1	转化生长因子 β 激活激酶 1
TAP	transporter-associated with antigen processing	抗原提呈相关转运体
TBC1D15	TBC1 domain family member 15	TBC1 结构域家族蛋白 15
TBC1D17	TBC1 domain family member 17	TBC1 结构域家族蛋白 17
TBK1	TANK-binding kinase 1	TANK 结合激酶 1
TCA	tricarboxylic acid cycle	三羧酸循环
TCGF	T cell growth factor	T 细胞生长因子
TCR	T cell receptor	T 细胞受体
Tecpr1	Tectonin beta-propeller repeat-containing protein 1	β- 螺旋结构重复蛋白 1
TECPR2	tectonin β-propeller–containing protein 2	肌钙蛋白 β- 螺旋桨蛋白 2
TFE3	transcription factor E3	转录因子 E3
TFEB	transcription factor EB	转录因子 EB
TG	triglyceride	甘油三酯
TG2	transglutaminase 2	转谷氨酰胺酶 2
TGF-β	transforming growth factor-β	转化生长因子 β
TGN	*trans*-Golgi network	反面高尔基体网
Th	helper T cell	辅助性 T 细胞
TIGAR	Tp53-induced glycolysis and apoptosis regulator	Tp53 诱导糖酵解和凋亡调节因子
TIMD4	T-cell immunoglobulin and mucin domain containing protein 4	含 T- 细胞免疫球蛋白粘蛋白域蛋白 4
TIPARP	TCDD inducible poly［ADP-ribose］polymerase	TCDD 诱导 ADP 核糖聚合酶
TIR	Toll-interleukin 1 receptor	Toll-Interleukin 1 受体
TLR	Toll-like receptor	Toll 样受体
TLR-4	Toll-like receptor 4	Toll 样受体 -4
TNF	tumor necrosis factor	肿瘤坏死因子
TNFR	tumor necrosis factor receptor	肿瘤坏死因子受体
TNFSF10	TNF superfamily member 10	TNF 超家族成员 10
TNF-α	tumor necrosis factor alpha,	肿瘤坏死因子 α
TOR	target of rapamycin	雷帕霉素靶蛋白
TORC1	target of rapamycin complex 1	TOR 复合体 1
TORC2	target of rapamycin complex 2	TOR 复合体 2
TPC	two-pore channel	双孔通道
TRAF2	TNF receptor-associated factor 2	肿瘤坏死因子受体相关因子 2

缩略词	英文全称	中文全称
TRAF3	TNF receptor associated factor 3	肿瘤坏死因子受体相关因子 3
TRAF6	TNF receptor associated factor 6	肿瘤坏死因子受体相关因子 6
TRAIL	tumour necrosis factor-related apoptosis-inducing ligand	肿瘤坏死因子相关凋亡诱导配体
Treg	regulatory T cell	调节性 T 细胞
TRIF	TIR domain-containing adapter molecule 1	含 TIR 结构域的适配器分子 1
TRIM	tripartite motif containing	三基序蛋白
tRNA	transfer RNA	转运 RNA
TRP	transient receptor potential channel	瞬时受体电位通道
TRPML	transient receptor potential channel mucolipin subfamily	TRP 黏脂蛋白
TSC	tuberous sclerosis complex	结节性硬化复合物
TSC1	tuberous sclerosis complex 1	结节性硬化复合物 1
TSC1/2	tuberous sclerosis complex 1/2	结节性硬化复合物 1/2
TSC2	tuberous sclerosis complex 2	结节性硬化复合物 2
TZD	thiazolidinedione	噻唑烷二酮
Ub	ubiquitin	泛素
UBA	ubiquitin binding domain	泛素相关结构域
UbL	ubiquitin-like	类泛素
Ublc system	ubiquitin-like conjugation systems	泛素样共轭系统
UCP	uncoupling protein	解偶联蛋白
UFD	ubiquitin fold-like domain	类泛素折叠结构域
ULK	unc-51 like kinase	unc-51 样激酶
ULK1	unc-51 like kinase 1	unc-51 样激酶 1
ULK1/2	unc-51-like kinase 1 and 2	unc-51 样激酶 1/2
UPR	unfolded protein response	未折叠蛋白应答
UPS	ubiquitin proteasome system	泛素蛋白酶体系统
UPS	ubiquitin-proteasome system	泛素 - 蛋白酶体系统
UTR	untranslate region	非翻译区
UVRAG	ultraviolet radiation resistance-associated gene	紫外辐射抗性相关基因
VAMP7	vesicle-associated membrane protein7	囊泡相关膜蛋白 7
v-ATPase	vacuolar H$^+$-adenosine triphosphatase ATPase	液泡质子三磷酸腺苷酶
VDAC	voltage-dependent anion channel	电压依赖性阴离子通道
VDAC1	voltage-dependent anion channel 1	电位依赖的阴离子通道 1

缩略词	英文全称	中文全称
VDAC2	voltage-dependent anion channel 2	电压依赖性阴离子通道 2
VEGF	vascular endothelial growth factor	血管内皮生长因子
VMP1	vacuole membrane protein 1	液泡膜蛋白 1
Vps	vacuolar protein sorting	液泡蛋白分选
Vps34	vacuole protein sorting 34	液泡蛋白分选蛋白 34
Vps35	vacuolar protein sorting-35	液泡蛋白分选蛋白 35
VSM	vacuolar sequestering membrane	液泡隔离膜
VTC	the vacuolar transporter chaperone	液泡转运蛋白
WASH	Wiskott-Aldrich syndrome protein（WASP）and SCAR homologue	Wiskott-Aldrich 综合征蛋白（WASP）和 SCAR 同源物
WIPI2	WD repeat domain phosphoinositide-interacting protein 2	WD 重复结构域的磷脂酰肌醇互作蛋白
XBP1	X-box binding protein 1	X- 盒结合蛋白
ZZ	zinc finger	锌指结构
α-KG	α-ketoglutaric acid	α- 酮戊二酸